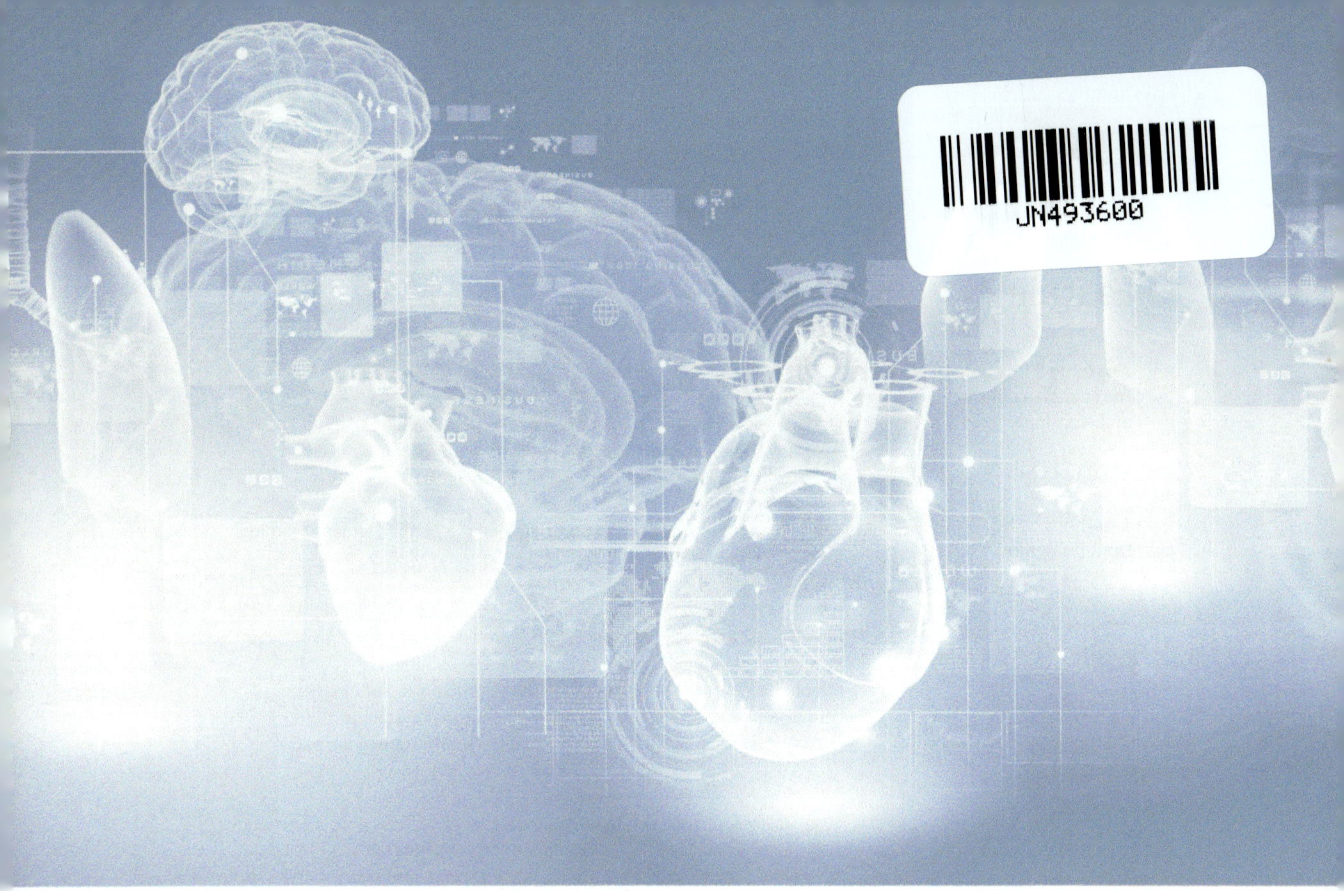

제4판

말, 언어, 청각의 해부와 생리

ANATOMY & PHYSIOLOGY FOR SPEECH, LANGUAGE, AND HEARING

J. Anthony Seikel · Douglas W. King · David G. Drumright 지음
김재옥 · 김정완 · 송윤경 · 표화영 · 허승덕 옮김

CENGAGE Learning 박학사

Andover • Melbourne • Mexico City • Stamford, CT • Toronto • Hong Kong • New Delhi • Seoul • Singapore • Tokyo

CENGAGE Learning

Anatomy & Physiology for Speech, Language, and Hearing

4th Edition

J. Anthony Seikel, Ph.D.
Douglas W. King, Ph.D.
David G. Drumright, B.S.

Original edition © 2010 Delmar, a part of Cengage Learning.
Anatomy & Physiology for Speech, Language, and Hearing , 4th Edition
by Seikel, King, Drumright ISBN: 9781428312234

This edition is translated by license from Delmar, a part of Cengage Learning, for sale in Korea only.

ISBN-13: 978-89-98521-33-2

Cengage Learning Korea Ltd.
14F, YTN Newsquare
76 Sangamsan-Ro, Mapo-Gu
Seoul 121-904 Korea
Tel: (82) 2 330 7000
Fax: (82) 2 330 7001

Cengage Learning is a leading provider of customized learning solutions with office locations around the globe, including Singapore, the United Kingdom, Australia, Mexico, Brazil, and Japan. Locate your local office at: **www.cengage.com/global**

Cengage Learning products are represented in Canada by Nelson Education, Ltd.

For product information, visit **www.cengageasia.com**

Printed in Korea
1 2 3 4 19 18 17 16

역자 서문

화자와 청자 간의 메시지가 교류되는 의사소통의 과정을 이해하기 위해서는 알아야 할 것이 매우 많다. 특히 의사소통장애의 예방, 진단 및 치료를 담당하는 전문가는 노년학, 복지학, 아동학, 언어학, 심리학, 통계학, 해부학, 생리학 등의 기초 학문적 지식 및 음성공학과 재활공학 등의 공학적 지식, 그리고 간호학, 구강악안면외과학, 신경의학, 이비인후과학, 재활의학, 청소년소아의학 등의 의학적 지식 등을 갖추어야 한다. 이 중에서도 인체의 구조와 기능에 관한 학문인 해부학과 생리학은 말-언어장애를 진단하고 치료하는 전문가가 반드시 학습해야 하는 학문이다.

2015년 현재 전국에 길쳐 70여 개 이상의 대학과 대학원에서 언어병리학과 청각학 전공이 개설되어 있지만, 전문가 양성에 필요한 교육적 교재는 그리 많지 않다. 특히 의사소통의 구조와 기능을 설명하는 교재는 매우 부족한 실정이다. 이에 의사소통장애 관련 전문가와 학생, 일반인이 의사소통 구조와 기능을 보다 쉽고 정확하게 이해하는 데 도움을 주고자, 국외에서 교재로 많이 사용되고 있으며 의사소통장애 전문가가 임상에서 활용하기에 적합한 『Anatomy & Physiology for Speech, Language, and Hearing』 4판을 번역하여 『말, 언어, 청각의 해부와 생리』라는 제목으로 출간하게 되었다.

이 책의 원서는 Dr. Seikel을 비롯한 여러 명의 교수진이 집필하고 많은 학자들의 감수를 통해 완성된 것으로 주된 특징은 다음과 같다. 첫째, 각 챕터에서 해당 내용을 간단하게 정리하여 제시한 메모와 삽화, 그림, 표, 연구문제 등을 통해 방대한 내용을 보다 쉽게 정리하여 이해할 수 있게 하였다. 둘째, 해부와 생리가 연관되어 있는 임상 경험에 관한 내용을 많이 제시함으로써 기초 지식으로 존재하는 해부학과 생리학이 아닌 현장에서 활용할 수 있는 실제 학문이 되도록 초점을 맞추었다. 셋째, ANATESSE라는 소프트웨어를 제작하여 본문 내용에 대한 자세한 설명과 애니메이션,

그림을 수록하여 본문 내용을 보다 쉽게 이해할 수 있도록 하였다. 이러한 장점과 더불어 번역본에는 '용어의 영어/한자어·외래어/한글 표기'를 추가로 덧붙여 독자들이 의사소통장애 관련 해부와 생리 용어를 편리하게 학습할 수 있을 것이다. 해부학과 생리학은 기본적으로 의학적 지식을 바탕으로 하기 때문에 의학용어가 많이 사용된다. 의학용어는 라틴어나 그리스어를 어원으로 한 영어로 이루어져 있고 이를 한문으로 번역하여 사용하고 있으며, 최근 일반인을 위한 한글 용어가 혼용되고 있다. 따라서 이를 함께 살펴볼 필요가 있기 때문에 하나의 의학용어에 대해 영어, 한자어, 한글을 함께 제시하였다.

자신의 생각을 말로 표현하여 산출하고 이를 청자가 듣고 이해하는 과정은 보통 사람에게 매우 자연스러운 현상이라 그다지 중요하게 생각하지 않을 수 있다. 그러나 이 과정에 사용되는 의사소통체계를 조금만 깊이 있게 들여다본다면 그 복잡하고 신비로운 인체의 구조와 기능에 매료될 것이다. 이 책은 이처럼 복잡한 의사소통 과정에 대한 내용에 보다 쉽게 다가갈 수 있도록 구성되어 의사소통장애 분야의 새로운 해부와 생리 교재로 사용될 수 있을 것으로 기대된다.

『말, 언어, 청각의 해부와 생리』 4판 번역본은 전공 분야 교수님 여러 분이 번역 작업을 함께해 주셨다. 빠듯한 일정에도 불구하고 방대한 분량을 번역해 주신 모든 분께 감사의 말씀을 드린다. 아울러 번역의 시작 과정에서 초안 작업에 동참하셨으나 끝까지 함께하지 못하고 고인이 되신 최순애 선생님의 명복을 진심으로 빌며 고마움을 전하고 싶다. 마지막으로 『말, 언어, 청각의 해부와 생리』의 출판을 맡아 주신 박학사의 구본하 사장님, 편집을 총괄해 주신 편집부 김재석 선생님, 그리고 교정 작업을 해 주신 박민정 선생님을 비롯해 본 교재의 출판을 위해 밤샘 작업까지 하며 고생해 주신 박학사의 여러분께 감사드린다.

2015년 7월

역자 대표 김재옥

저자 서문

개요

이 책에서는 지속적으로 변화하는 언어병리학과 청각학의 특성을 반영하였다. 이 학문을 학습하는 학생들은 방대한 정보를 습득해야 한다. 언어치료사나 청각사로서 본 저자들은 전문가로서의 새로운 길을 여는 여러분에게 큰 빚이 있을 뿐만 아니라 도움을 주어야 한다는 책임의식을 느낀다. 이 책에서는 학생들에게 지속적으로 발달하고 있는 이 영역에 관한 기초적인 지식을 제공하고자 하였다.

이 책과 보조 자료는 언어병리학과 청각학에서 수학하는 학부생과 대학원생을 위해 제작되었다. 정확한 정보를 제공하고 여러분의 미래에 대한 욕구를 만족시키기를 바라는 마음으로 4판에서는 많은 수정 작업이 이루어졌다. 가능한 한 명확하게 정보를 제공하고자 많은 그림을 교체하고 모두 컬러로 변경하였다. 조음 생리 부분은 새롭게 업데이트하였으며, 청각 생리 부분은 상당히 자세한 부분까지 첨가하면서 이 영역의 흥미롭고 새로이 발견된 내용을 반영하였다. 또한 학생들이 학습하는 데 도움이 많이 되는 도구인 ANATESSE 소프트웨어를 업데이트하였다. 이 책의 저자들은 이 개정 작업에 대해 매우 기쁘게 생각한다.

단순히 암기하는 과정보다는 학습해 나가는 데 초점을 맞추었다. 해부학과 생리학은 암기를 필요로 하지만 암기만으로는 여러분이 마주할 미래의 대상자를 치료하기가 어렵다. 학습은 단순히 관람하는 운동경기가 아니며 우리는 경험한 것을 가장 잘 학습한다. 교사로서 확신하건대 학습하면서 자료를 이용하거나 여러 다른 감각 기제를 사용하여 자료를 살펴본다면 여러분의 기초 지식에 자료를 더 잘 통합할 수 있을 것이다. 우리는 21세기 학생들에게 유용한 교재와 보조 자료를 만들기 위해 노력하였다.

이 책의 구성

말, 언어 및 청각체계의 전형적인 구조에 대해 구성하려고 하였다. 학습을 돕기 위해 해부학과 생리학을 분리하였다. 해부학과 생리학이라는 용어를 소개하고 이 용어를 호흡계의 해부와 생리를 다룬 장(章)에 삽입하였다. 그다음으로 발성계를 살펴보고 조음/공명계 해부와 생리에 대해 설명하였다. 또한 언어병리학 영역에서 매우 중요한 기능인 삼킴의 생리뿐만 아니라 청각계의 해부와 생리도 다루었다. 청각 생리 부분, 특히 피질 수준에 관한 내용을 많이 포함했으며 이 부분은 청각 생리와 신경 생리를 설명한 장에 반영되었다. 개정판에서는 신경계 해부와 생리 부분을 마지막 장에 배치하였다.

4판의 개정된 내용

4판에서는 컬러 이미지(그림과 사진)를 삽입하여 정보를 통합하는 능력을 향상시키고자 하였다. 조음, 청가 및 신경생리 부분을 개정하고 업데이트하였으며 정보를 보다 명확하게 전달하기 위하여 좌우 여백에 용어를 추가하였다.

사용법

이 책은 말, 언어 및 청각과 관련된 해부학과 생리학을 차례로 제시하였다. 요즘 학생들을 염두에 두고 학습 능력을 향상하기 위해 보조 자료를 제공하였다. 이 책을 읽으면서 해부에 관한 자세한 정보를 자기 것으로 만드는 것이 중요함을 깨달아야 한다. 해부학과 생리학을 가르치는 저자들은 문제를 많이 풀수록 학생들이 학습하는 데 많은 도움이 된다는 것을 안다. 이 소프트웨어는 동일한 문제를 반복함으로써 자료에 대한 이해도를 상당히 높일 것이다. 여러분이 훌륭한 치료사가 되기를, 이 자료가 여러분이 선택한 직업의 길에 도움이 되기를 간절히 바란다.

평론가

저자를 대신하여 Delmar Cengage Learning은 이 책을 만드는 과정에 아낌없는 조언과 제안을 해 주신 다음의 평론가들에게 감사의 뜻을 전한다.

Alfredo Ardila, Ph.D., ABPN
Professor, Department of Communication Sciences and Disorders

Florida International University
Miami, FL

Michael Blomgren, Ph.D., CCC-SLP
Associate Professor, Department of Communication Sciences and Disorders
The University of Utah
Salt Lake City, UT

Stephanie S. Cotton, M.A., CCC-SLP
Northern Arizona University
Flagstaff, AZ

Ruby Drew, Ph.D.
Board Certified in Neurologic Communication Disorders
Associate Professor
Western Carolina University
Cullowhee, NC

Donald S. Finan, Ph.D.
Assistant Professor, Department of Speech, Language, and Hearing Sciences
University of Colorado at Boulder
Boulder, CO

Gail B. Kempster, Ph.D., CCC-SLP
Associate Professor, Department of Communication Disorders and Sciences
Rush University
Chicago, IL

Lisa LaSalle, Ph.D.
Professor, Department of Communication Disorders and Sciences
University of Wisconsin at Eau Claire
Eau Claire, WI

Nancy Manasse, Ph.D.
California State Univeristy, Los Angeles
Los Angeles, CA

Bridget Russell, Ph.D., CCC-SLP
Associate Professor, Department of Speech Pathology and Audiology
State University of New York at Fredonia
Fredonia, NY

저자 소개

J. Anthony (Tony) Seikel은 미국 아이다호 주의 포카텔로에 위치한 아이다호주립대학교에서 교수로 재직 중이다. 그의 주된 연구 영역은 병리 및 음향학과 지각 간의 관계이지만 기술을 통한 교수법의 향상에도 관심이 있다.

Douglas W. King은 생존해 있던 2001년까지 워싱턴주립대학교의 기초의학 프로그램에 재직한 교수이다. 그는 학생들과 동료들을 무척 사랑하였으며 당뇨병이 있는 학생들을 위한 해부학 장학제도를 마련하였다.

David G. Drumright는 워싱턴 주 스포캔에 거주하는 프로그래머 겸 교사이다. 그는 여러 학교에서 전자공학을 가르치며 언어병리학과 청각학을 전공하였다. 이 교재의 초기 프로그램인 ANIMA, 4판의 ANATESSE, 청각학에서 설명 소프트웨어인 AUDIN, 그리고 여러 작은 설명 도구 소프트웨어를 만들었다.

J. Anthony (Tony) Seikel
David G. Drumright

감사의 글

이 책의 저자들은 우선 평론가들에게 깊은 감사를 전하며 실제로 4판을 작업하는 데 공헌한 Delmar Cengage 팀 구성원들에게 이 책을 바칩니다. 이 책을 검토해 주신 평론가들의 노력에 감탄하며 이 책이 그들의 노력에 부합되기를 희망합니다. 개정 작업을 하면서 교재로 만들기까지 수없이 이루어진 수정 작업에 의한 변화는 Delmar Cengage의 엄청난 노력 덕분입니다. 그들과 이 작업을 함께 하게 된 것을 큰 영광으로 생각합니다.

이 책의 저자로서 우리에게 풍부한 영감을 주신 분들에게도 감사의 말씀을 전합니다. 언어병리학과 청각학 학생들을 열심히 가르치고 학기가 지나면서 우리가 인식하지도 못하는 사이에 학생들이 얼마나 많은 영감을 불어넣어 주었는지 모릅니다. 우리 영역은 밝게 빛날 뿐만 아니라 온정을 이끄는 특별한 무언가가 있습니다. 학생 여러분, 선생님들과 함께 항상 활기차게 생동하시길 바랍니다. 감사합니다.

학습자를 위하여

인간 의사소통체계의 복잡성과 아름다움에 지속적으로 감명을 받는다. 인간은 감각 · 운동체계를 집중적으로 연결하기 위한 특별한 조정과 조절이 요구되는 매우 복잡한 의사소통체계를 사용한다. 여러분이 신체체계의 지식을 쌓아 두면 미래에 언어치료사나 청각사로서 일할 때 유익하게 사용할 수 있으리라 확신한다.

또한 여러분이 학습한 만큼 미래의 대상자에게 이득이 될 것이며 여러분의 노력으로 얻은 지식은 여러분의 경력에도 도움이 될 것이다. 해부학을 공부하는 것은 어려운 과정이지만 지금부터 축적해 가는 노력으로 의료계에서 종사할 때 기초지식이 된다는 것은 감사해야 할 일이다.

인체의 구조와 기능에 대해 깊이 이해하는 것은 말 · 언어장애를 진단하고 치료하는 사람에게 매우 중요한 일이다. 임상가로서 출발점에 있는 여러분은 임상 환경에서 여러분에게 주어진 책임감이 얼마나 큰지를 이미 알고 있을 것이다. 인체에 관한 지식은 여러분이 정확하고 현명한 결정을 내리는 데 필요한 기본 바탕을 제공할 것이라고 확신한다. 해부학의 세계에 여행 온 것을 환영한다.

이 책의 사용법

이 책은 말, 언어 및 청각과 관련된 해부와 생리를 순차적으로 설명한다. 요즘 학생들을 염두에 두고 그들의 학습을 도울 수 있는 보조 자료를 제공한다. 이 책에 자세히 설명된 해부학 내용을 자기 것으로 만드는 것이 중요하다. 여러분이 선택한 직업의 길로 가는 데 다음과 같은 요소를 길잡이로 사용하길 바란다.

- **가장자리 메모**는 중요한 용어, 핵심 단어, 정의를 정리한 것으로 다른 색깔로 강조되어 있다. 중요한 용어는 진하게 표시하였으며 그 정의는 용어 해설에서 찾아볼 수 있다. 이 용어들을 학습하여 시험이나 퀴즈에 대비하자.
- **임상 노트**는 임상 현장에서 해부학의 중요성이 강조되는 임상 경험에 관한 주제를 다룬다. 수업시간에 활발하게 논의하고 과제를 수행하기 위해 연구보고서에서 다룬 주제들을 이용하여 전문성을 확장하자.
- **100장 이상의 사진**을 통해 여러분이 학습하는 신체 부위와 기능을 실제로 살펴볼 수 있다. 신체계통, 부위, 과정을 정확하게 설명하기 위한 참고자료로 이를 사용하자. 인체의 해부가 얼마나 복잡한지 놀라게 될 것이다.
- **300개 이상의 삽화, 그래프, 차트**는 해부, 과정, 신체계통에 관한 시각 자료를 제공한다. 그림은 다루고 있는 특정 개념이나 해부 요소에 대한 이해를 돕는다. 퀴즈와 시험을 준비하기 위해 복습하는 과정에서 그림을 통해 주제를 시각적으로 요약할 수 있다.
- **표**는 실제 임상에서 마주하는 것과 관련이 있는 해부학적 개념의 다양한 요소, 기능, 구조와 병리에 초점을 둔다. 빠르게 학습할 수 있는 참조로 표를 사용하고 임상과 관련된 새로운 해부학적 지식을 쌓자.
- **요약**에 그 장에서 다루는 주요 주제를 간결하게 정리하였다. 이는 시험을 준비할 때 특히 중점을 두어야 하는 전반적인 개념을 잘 요약해 준다.

- **근육표**에 주된 근육과 근육군의 시작점, 경로, 삽입점, 신경지배를 설명하였다. 표를 이용하여 각 장에서 학습하는 다양한 근육을 정리하고 기억하자. 부록 C, D, E에 호흡, 발성, 얼굴, 연구개, 인두의 근육을 정리한 표를 제시하였다. 이 부록을 통해 근육을 재빨리 훑어보고 퀴즈와 시험에 대비할 수 있다.
- **이 장의 요약**에 해당 장의 내용을 종합적으로 정리하였다. 중요한 용어는 진하게 표시하였고 본문과 차별화하여 빠르게 살펴볼 수 있도록 요약 내용을 정리하였다.
- **연구문제**와 **정답**은 다시 읽어야 할 필요가 있거나 중점적으로 학습해야 할 내용을 파악할 수 있도록 문제 형식으로 제시하였다. 중간고사나 기말고사를 위해 정리할 때 기억을 되살리기 위해 문제를 풀어 보자.
- 각 장의 **참고문헌** 목록은 보고서나 수업 프로젝트를 위한 조사를 할 때 좋은 자료가 된다. 그러나 지면 관계로 책에 싣지 못해 박학사 웹사이트의 '자료실'에서 내려받아야 한다.
- **부록**은 알파벳 순서로 나열된 해부학 용어, 알아 두면 유용한 복합형, 감지기, 뇌신경, 병리 등을 포함한다. 또한 본문에서 진하게 표시된 주요 용어를 용어 해설에 실었으며, 이를 한문 용어와 한글 용어로 구분하여 다시 정리하였다.

이 책의 개관

이 책은 말에 대한 '고전적인' 4개의 계통(호흡계, 발성계, 조음/공명계, 신경계)으로 구분하여 구성했다. 호흡계(폐가 관여)는 말의 '에너지원'이 되고, 발성계(후두가 관여)는 음성을 산출한다. 조음/공명계는 음성(또는 다른 몸짓들)에 의해 산출된 음향 에너지를 우리가 말로 이해하는 소리로 변형시킨다. 조음계는 저작(씹기)과 연하(삼킴) 기능을 담당하여 언어병리학 영역 내에서 이에 대한 중요성이 높아지고 있다. 신경계는 근육을 조절하고 정보를 받아들이며 정보를 감지한다. 끝으로 청각 기전은 구어와 비구어적 음향 신호를 청자가 받아들여 자신의 세계에서 이해하는 과정에 관여한다.

해부학은 기본 원리에 비해서 깊이 있게 알아야 할 영역이 매우 많다. 이 책에 딸린 소프트웨어는 독자가 앞으로 학습할 수도 있는 보다 자세한 정보의 기초 지식을 제공하는 것을 목표로 한다. 이 책은 개괄적인 내용을 제공함으로써 세부적인 내용을 다루는 다음 단계를 준비하고 요약을 통해 보다 큰 그림을 그릴 수 있도록 하였다. 또한 전문 용어를 쉽게 기억할 수 있도록 어원을 제시하였다.

ANATESSE 소프트웨어

개인용 컴퓨터 환경에서 보다 쉽게 사용할 수 있도록 말 기전의 구조와 기능을 살펴볼 수 있는 소프트웨어(ANATESSE CD-ROM)를 만들었다. ANATESSE 소프트웨어를 이용하여 강의 중에 제시되는 구조물을 재확인할 수 있으며, 그 구조물의 기능에 관한 예시도 볼 수 있다. 이 책의 좌우 여백에 아이콘이 삽입된 부분은 그 학습 내용을 ANATESSE 소프트웨어에서 찾아볼 수 있다.

아이콘이 표시된 부분은 ANATESSE CD-ROM에서 구조물을 적극적으로 조작하여 말 생리를 살펴보고 구조물 간의 관계와 그것이 어떻게 기능하는지를 학습할 수 있다. ANATESSE 소프트웨어는 진도에 맞추어 학습하도록 되어 있으며 퀴즈를 통해 학습 습관의 효율성을 평가할 수 있다. ANATESSE 소프트웨어를 이용하여 주당 2~3회씩 30분간 학습한다면 수업과 학습에서 많은 효과를 거둘 수 있다. 또한 이 소프트웨어는 퀴즈와 시험을 준비하는 데 큰 도움이 될 것이다. 우리는 학습자들로부터 지속적으로 ANATESSE에 관한 조언을 듣고 이를 반영하며, 이 자료가 여러분뿐 아니라 우리 학생들에게도 도움이 되기를 희망한다.

교육용 자료의 사용법

경험은 이해의 핵심이다. 이 책에서 주기적으로 여러분 자신의 신체와 그 기능에 대해 안내할 것이다. 여러분이 이 '여행'의 장점을 이용한다면 그 과정을 더 깊게 이해하는 기초를 마련하는 학문 속의 현상을 경험하는 기회가 될 것이다.

해부학은 운동을 관람하는 것처럼 그냥 지켜보는 것이 아니라 적극적인 참여를 통해 배워 나가는 것이다. 본문에서 해부학과 생리학 개념의 기초를 쌓아 나가면서 ANATESSE 소프트웨어를 적극적으로 활용할 때 말 해부학과 생리학을 이해하는 정도가 더욱 향상될 것이다.

임상가로서 임상의 세부적인 내용에 대한 통찰력을 키우고자 한다면 임상 노트를 통해 임상 현장에서 중요시되는 해부학적 지식을 넓힐 수 있을 것이다. 임상에서 볼 수 있는 관련 질환을 다룬 표도 포함한다. 또한 여러분이 학습하는 체계의 신체적 결함, 질환 또는 상해로 인한 말 · 언어 · 청각장애의 예도 부록에 제시하였다. 이 책에서 제시하는 모든 요소가 여러분의 영역에서 유기적인 요소로 작용하여 일생 동안 학습하는 데 도움이 되기를 희망한다.

우리는 여러분이 용어를 쉽게 이해할 수 있도록 노력하였다. 해부학 자체에서 사용하는 용어가 있는데 이 강의 동안 그것을 여러분의 것으로 만들어야 한다. 본문에서 새로운 용어가 등장할 때 볼드체로 강조하고, 같은 페이지에 정의도 함께 제시하였다.

책을 읽으면서 컴퓨터를 이용한다면 더 많은 정보를 얻을 수 있을 것이다. 이 책과 ANATESSE 소프트웨어를 함께 사용하여 언어치료사 또는 청각사로서의 경력에 도움이 되기를 바란다.

차례

제3장 호흡생리학 137

제4장 발성해부학 173

제5장 발성생리학 233

제8장 저작과 연하의 생리 ………… 423

제9장 청각의 구조 ………… 465

제12장 신경생리학 665

♣ 이 책의 **참고문헌**은 박학사 웹사이트(http://www.pakhaksa.co.kr)의 자료실에서 내려받을 수 있습니다.

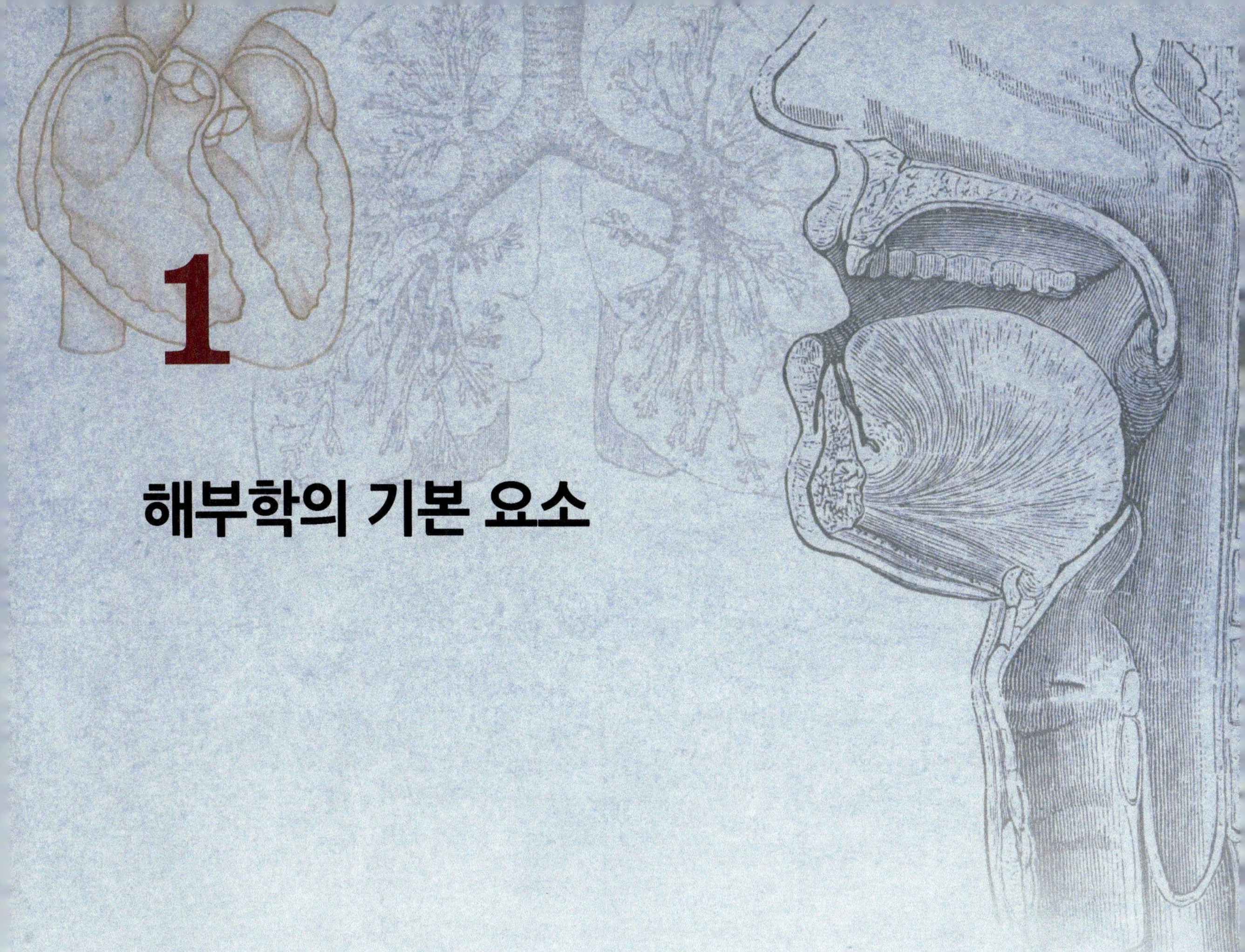

1

해부학의 기본 요소

오랜 기간 수많은 방식으로 인체의 각 구조물에 대한 연구가 진행되어 왔다. 학생은 관찰력만으로 해부학을 학습해야 하는데 해부학자들도 해부학을 연구하는 데 많은 어려움이 있었다. 현대에는 여러 기구와 기술을 사용하여 해부학과 생리학에 관한 연구를 진행한다. 그러나 초기의 학자들은 이러한 혜택을 받지 못했다. 자세히 귀를 기울여 보면 낯설고 혼란스러운 용어와 사투를 벌이는 초기 해부학자들의 음성이 메아리가 되어 들려 올 것이다. 그러면 의학사전을 펼쳐 혼동이 되는 단어의 어원을 살펴보자. 과거의 용어를 현재까지 사용한다는 것은 학문의 선조가 자원이 극히 제한되었음에도 불구하고 학문에 대해 정확하게 연구했다는 것을 입증한다.

이 장에서는 말, 언어 및 청각의 해부와 생리를 학습하는 데 필요한 기본 요소를 설명한다. 우선 해부학을 넓은 범위에서 살펴본 후, 인체를 구성하는 기본 조직(tissue)에 대해 소개할 것이다. 조직들이 결합하여 구조(structure)를 형성하고, 이러한 구조들이 결합하여 기능적 개체(functioning body)를 형성한다. 앞으로 이러한 부분들이 어떻게 결합하는지에 대해서도 논의할 것이다. 이를 통해 여러분이 새롭고 생소한 해부학 용어를 이해할 수 있는 장을 마련하고자 한다.

Anatesse Lesson

❋ 해부와 생리

해부(anatomy): 그리스어로 '절개(anatome)'

절개(dissect): 라틴어로 '자르다(dissecare)'

생리학(physiology): 그리스어로 '자연(physis) + 학문(logos)'

해부학(anatomy)은 유기체의 구조에 관한 학문이다. 과거에는 유기체를 부위별로 **절개**(dissection)하거나 자르는 것을 의미하기도 했지만, 시간이 지나면서 신체를 부위별로 분리하는 것 이상의 넓은 개념을 가진 학문 분야로 발전해 왔다. **생리학**(physiology)은 살아 있는 유기체와 유기체를 구성하는 부위의 기능뿐만 아니라 화학적 과정을 연구하는 학문이다. 과학과 기술이 발전할수록 해부학과 생리학은 세분화되었다. **응용해부학**(applied anatomy), 일명 **임상해부학**(clinical anatomy)은 질병을 진단하고 치료를 목적으로 연구하는 응용해부학으로, 특히 수술과 관련이 있다. **기술해부학**(descriptive anatomy), 일명 **계통해부학**(systematic anatomy)은 질병이 없는 신체의 각 부위를 설명한다. 기술해부학에서는 신체가 같은 기능을 가진 계통들이 모여서 이루어진다는 관점을 갖는다.

육안해부학(gross anatomy): 현미경 없이 눈으로 볼 수 있는 구조를 연구하는 학문

현미해부학(microscopic anatomy): 현미경을 사용하여 개체의 구조를 연구하는 학문

표면해부학(surface anatomy): 내부 구조물과 관련된 신체와 그 표면을 연구하는 학문

발달해부학(developmental anatomy): 수정부터 성인기까지의 성장과 발달을 연구하는 학문

병리학적(pathological): 그리스어로 '질병(pathos) + 학문(logos)'

병리해부학(pathological anatomy): 병리적 상태와 관련하여 개체의 부분을 연구하는 학문

비교해부학(comparative anatomy): 다른 동물 간의 동질한 구조를 연구하는 학문

호흡생리학(respiratory physiology): 호흡 기능을 연구하는 학문

육안해부학(gross anatomy)은 현미경을 사용하지 않고 육안으로 볼 수 있는 구조물을 연구할 수 있는 반면, **현미해부학**(microscopic anatomy)은 육안으로 볼 수 없는 구조물을 조사한다. **표면해부학**(surface anatomy)은 신체 표면의 형태와 구조를 연구하며, 특히 신체 표면 아래에 있는 기관과 관련시켜 연구한다. **발달해부학**(developmental anatomy)은 수정(conception)부터 성인기까지 유기체의 발달을 다룬다.

병리적인 부분에 관심이 있다면 **병리해부학**(pathological anatomy)의 영역을 살펴볼 수 있다. 해부학과 생리학에서 비교는 주로 종(species) 간에 이루어진다. 왜냐하면 동물 개체 간의 유사성과 차이점에 관한 지식을 습득하여 다른 동물 모델 연구에 어떻게 사용할 것인지를 파악할 수 있기 때문이다. **비교해부학**(comparative anatomy)이 이러한 정보를 제공해 준다.

생리학은 기술의 발전과 함께 변화한다. 생리학의 발달 과정을 살펴보면, 근육에 가해지는 힘을 측정하는 것과 같이 상당히 단순한 방법부터 근육계와 신경계를 포함하여 하나의 세포 또는 세포 그룹에 가해지는 전기 자극을 측정하는, 고도로 섬세한 **전기생리적 기술**(electrophysiological technique)과 같이 다양한 방법을 사용할 수 있다. 실제로 청각사는 청각적 자극이 뇌로 보내는 전기 자극(**청각유발검사**, evoked auditory potentials)을 측정하는 청각 생리신경학적 과정에 관심이 있을 것이다. **호흡생리학**(respiratory physiology)은 호흡과 관련된 모든 과정을 살펴보는 학문이다.

여러분은 해부학을 학습하면서 다양한 영역에서 결실을 맺을 수 있을

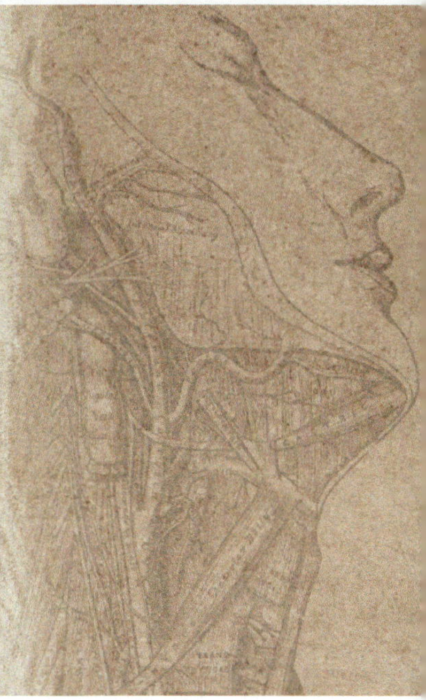

기형유발물질

기형유발물질(teratogen)은 태아의 발달 과정에 심각한 기형을 초래하는 **기형발생**(teratogenesis) 물질이다. 기형유발물질은 산전 과정에서 영향을 미친다.

태아는 조직의 분열(proliferation)과 분화(differentiation)에 의해 발달하기 때문에 기형유발물질이 영향을 미치는 시기는 매우 중요하다. 심장의 발달은 배아기 3주부터 8주 사이에 주로 이루어지는 반면, 구개(입천장, palate)는 5주경에 형성되기 시작하여 12주경에 완성된다. 신경은 배아기 3주부터 출생 시까지 발달한다. 이 기간은 인간 발달에서 가장 손상을 받기 쉬운 시점이다. 기형유발물질은 바로 이 기간에 기관이나 계통의 발달에 영향을 미칠 수 있다.

유기체 내 수은[뇌성마비(cerebral palsy), 지적장애(mental retardation), 맹(blindness), 뇌 위축(cerebral atrophy), 발작(seizure)], 헤로인과 모르핀[태아 경련(neonatal convulsion), 진전(tremor), 사망), 알코올(태아알코올증후군(fetal alcohol syndrome), 지적장애, 소뇌증(작은머리증, microcephaly), 관절기형, 상악기형(maxillary anomaly)] 및 담배(성장 지연) 등의 많은 기형유발물질이 신체에 미치는 영향에 대해 알려져 있다.

것이다. 기술해부학은 말과 관련된 생리적 기전을 이해하고 그 생리에 대해 논의하는 데 도움을 줄 수 있다. 계통들의 여러 작용에 의해 변화되는 현상을 다루기 위해서는 병리해부학적으로 접근해야 할 것이다. 이러한 변화를 논의하는 과정에서 육안으로는 볼 수 없는 질병의 영향을 받은 구조물을 조사할 때에는 현미해부학의 도움을 받을 수 있다.

또한 해부학과 생리학을 좀 더 이해하기 위해 관련 영역에 대한 지식도 습득해야 한다. **세포학**(cytology)은 세포의 구조와 기능을 연구하는 학문이며, **조직학**(histology)은 현미경을 이용하여 세포와 조직을 연구하는 학문이다. **골격학**(osteology)은 뼈의 구조와 기능을 연구하는 반면, **근육학**(myology)은 근육의 형태와 기능을 연구한다. **관절학**(arthrology)은 뼈를 연결하는 관절에 관한 학문이며, **혈관학**(angiology)은 혈관과 림프계를 연구하는 학문이다. **신경학**(neurology)은 신경계를 연구하는 학문이다.

말 산출에 관여하는 기전을 설명하기 위해 모든 학문 분야를 볼드체로 표시하였다.

요약하면,

- **해부학**은 유기체의 구조에 관한 학문, **생리학**은 기능에 관한 학문이다.
- 해부학의 세부 영역은 상호작용하여 말, 언어 및 청각의 해부와 생리를 이해하는 데 필요한 자세한 정보를 제공한다.

세포학(cytology): 그리스어로 '세포(kytos) + 학문(logos)'

조직학(histology): 그리스어로 '조직(histos) + 학문(logos)'

골격학(osteology): 그리스어로 '골격(osteon) + 학문(logos)'

근육학(myology): 그리스어로 '근육(mys) + 학문(logos)'

관절학(arthrology): 그리스어로 '관절(arthron) + 학문(logos)'

혈관학(angiology): 그리스어로 '혈관(angio) + 학문(logos)'

신경학(neurology): 그리스어로 '신경(neuron)+학문(logos)'

- **기술해부학**은 신체의 각 부위와 기능적인 계통을 관련시켜 설명한다.
- **병리해부학**은 질병과 관련된 구조의 변화에 관한 것이다.
- **육안해부학**과 **현미해부학**은 연구하는 구조물의 보이는 수준에 의해 구분된다.
- **발달해부학**은 유기체의 성장과 발달에 관하여 연구한다.
- **세포학**이나 **조직학**과 같은 학문은 세포와 조직을 연구하는 반면, **근육학**은 근육의 형태와 기능을 연구한다.
- **관절학**은 뼈를 연결하는 관절계를 연구하고, **골격학**은 뼈의 형태와 기능을 연구한다.
- **신경학**은 신경계를 연구한다.

※ 해부 용어

해부학의 구조물은 수정된 용어를 사용하여 설명할 것이다. 용어를 명료하게 사용하여 구조물을 정확하게 표현하는 것은 해부학을 학습하는 데 무엇보다도 중요하다. 또한 용어를 통해 해부학의 근원을 파악할 수 있다. 해부학 용어를 학습하면서 라틴어나 그리스어의 고전을 접목하여 언어의 역사를 되새겨 보는 것은 매우 흥분되는 일이다. 앞으로 설명되는 용어는 대부분 쉽게 이해하기 어렵겠지만 그럼에도 매우 중요하다.

여러분은 해부학의 지식체계가 매우 계층적이라는 사실을 명심해야 한다. 오늘 학습한 것이 내일 학습할 것의 기초가 될 것이다. 해부 용어는 해부 구조를 학습하는 데 필요한 기초가 될 뿐만 아니라 새롭게 제공되는 자료로부터 최대한의 효과를 얻기 위해 사용될 전문적인 지식이 될 것이다.

신체기관

흉부(thorax): 횡격막(가로막, diaphragm)과 7번 경추(cervical vertebra) 사이의 부위

복부(abdomen): 라틴어로 '배(belly)'

인체는 특정 부위를 지칭하는 용어로 구분할 수 있다. 흉부(가슴, thorax)는 가슴 부위이고, 복부(배, abdomen)는 외견상 앞쪽 복벽에 해당한다. 이 두 부위가 **몸통**(trunk, torso)을 구성한다. **배측몸통**(등쪽몸통, dorsal trunk)은 일반적으로 **등**(back)이라고 한다. 엉덩이뼈 부위는 **골반**(pelvis)이라고 한다. 몸통 위에는 **머리**(head, caput)가 놓여 있다.

두개골(머리뼈, skull)은 두 부분으로 나뉘는데, 뇌와 뇌의 구성요소를 둘러싸는 **두개부위**(머리부위, cranial portion)와 입, 인두, 비강, 상부기도

및 씹기와 관련된 구조물을 둘러싸는 **안면부위**(얼굴부위, facial portion)이다.

팔과 다리는 몸통에 붙어 있다. **상지**(upper extremity)는 위팔(arm; 어깨~팔꿈치), 아래팔, 손목, 손으로 구성된다. **하지**(다리, lower extremity)는 대퇴(넓적다리), 하퇴(종아리), 발목, 발로 구성된다.

신체에는 5개 공간(cavity)이 있으며, 그 안에 여러 기관이 있다. 신경해부학적 공간으로 뇌가 들어 있는 두개강(머리안, cranial cavity)과 척수가 있는 척주관(vertebral canal)이 있다. 몸통에는 흉강(가슴안, thoracic cavity; 폐 및 폐와 관련된 구조물이 있음), 심낭(심장막안, pericardial cavity; 심장이 있음), 그리고 소화계 구조물이 있는 복강(abdominal cavity)이 있다. 이 공간들은 내부에 있는 구조물을 둘러싸고 있기 때문에 중요하지만 외상에 의해 손상을 받게 되면 감염의 온상지가 될 수도 있다.

기본 해부 용어

해부 용어는 여러 신체 부위와 기관의 위치, 방향을 알려 주기 때문에 매우 중요하다.

그림 1-1과 같이 **해부학적 위치**(anatomical position)란 신체가 선 자세에서 손바닥, 팔, 손이 앞을 향한 상태를 말한다. 방향에 관한 용어를 말할 때는 이 자세가 기본이 된다. 여기에는 축(axis)이라는 개념이 내포되어 있다. 신체와 뇌(그리고 다른 많은 구조물)는 다른 구조물로부터 파생된 축이나 중심선을 갖는다. **축골격**(몸통뼈대, axial skeleton)은 축이 되는 척주를 포함한 머리와 몸통을 말한다. 반면에 **사지골격**(팔다리뼈대, appendicular skeleton)은 상지와 하지를 포함한다. **신경축**(neuraxis) 또는 뇌의 축은 발달 단계에서 뇌의 형태가 변화하기 때문에 약간 앞으로 기울어져 있다. 배아신경계는 기본적으로 관 모양이지만 대뇌피질(대뇌겉질, cerebral cortex)이 발달함에 따라 굴곡이 생기고 종뇌(끝뇌, telencephalon; 대뇌가 되는 부위)가 앞으로 구부러진다. 그 결과, 중추신경계는 T 모양이 된다. 척수와 뇌간(뇌줄기, brain stem)은 신체의 표면에 해당하는 **배측**(등쪽, dorsal)과 **복측**(배쪽, ventral) 면을 갖는다. 대뇌가 앞으로 구부러지기 때문에 배측이 **상**(위, superior)이 되고 복측이 **하**(아래, inferior)가 된다. 대부분의 해부학자는 이렇게 혼동되는 것을 막기 위해 상과 하라는 용어를 잘 사용하지 않는다.

어떤 용어들은 신체의 물리적 위치(예: **수직**이나 **수평**)와 관련이 있지만

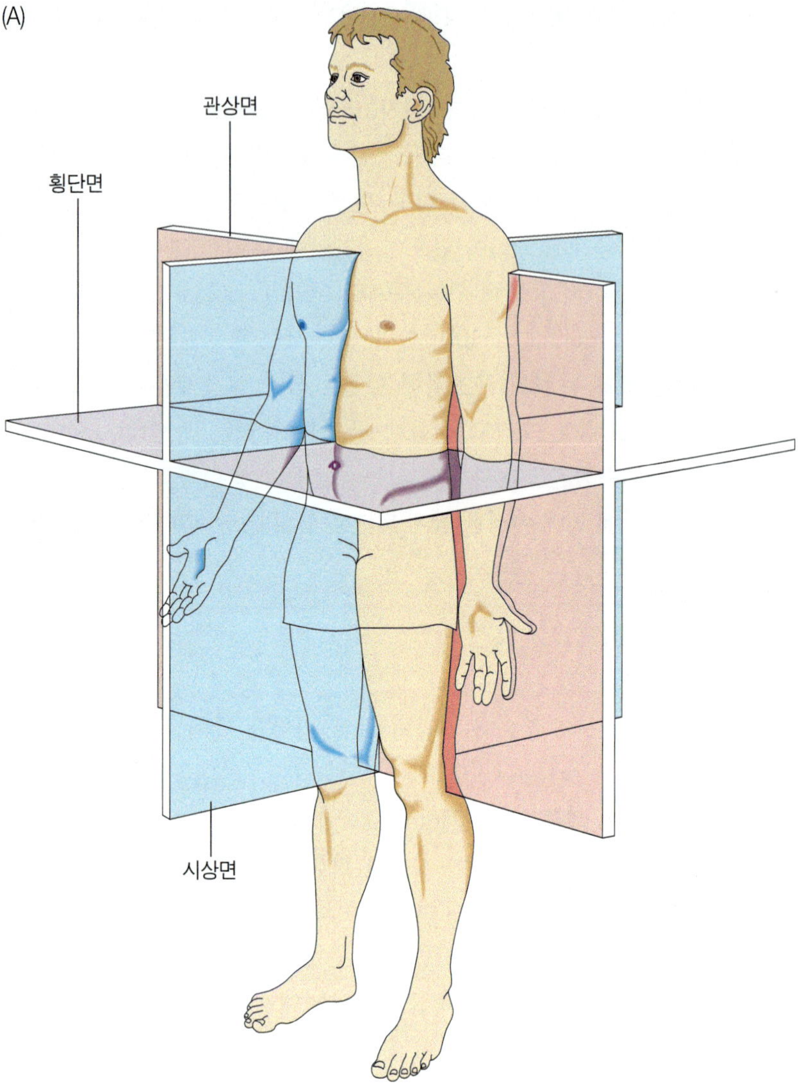

그림 1-1. 방향 관련 용어.
(A) 기준이 되는 단면. (계속)

출처: Delmar/Cengage Learning

또 다른 용어들[예: **전두**(이마, frontal) 또는 **관상**(좌우, coronal), **종단**(세로, longitudinal)]은 신체의 단면이나 축을 의미하기 때문에 신체의 위치와는 무관하다.

해부학적 위치를 생각할 때 기준이 되는 단면을 떠올리게 된다. 이것을 서 있는 신체의 잘린 단면이라고 생각할 수 있지만 실제로는 가상의 축을 의미한다. 만약 신체를 앞면과 뒷면으로 나눈다면 **전두면**(이마면, frontal section) 혹은 **전두부위**(frontal view)가 생길 것이다(전두부위는 전두면에 의해 생기지만 실제로는 동의어로 사용된다). 그러나 신체를 왼쪽과 오른쪽으로 반을 나눈다면 **정중시상면**(midsagittal section)이 생긴

전두면(frontal section): 신체를 앞과 뒤의 반으로 나누는 것

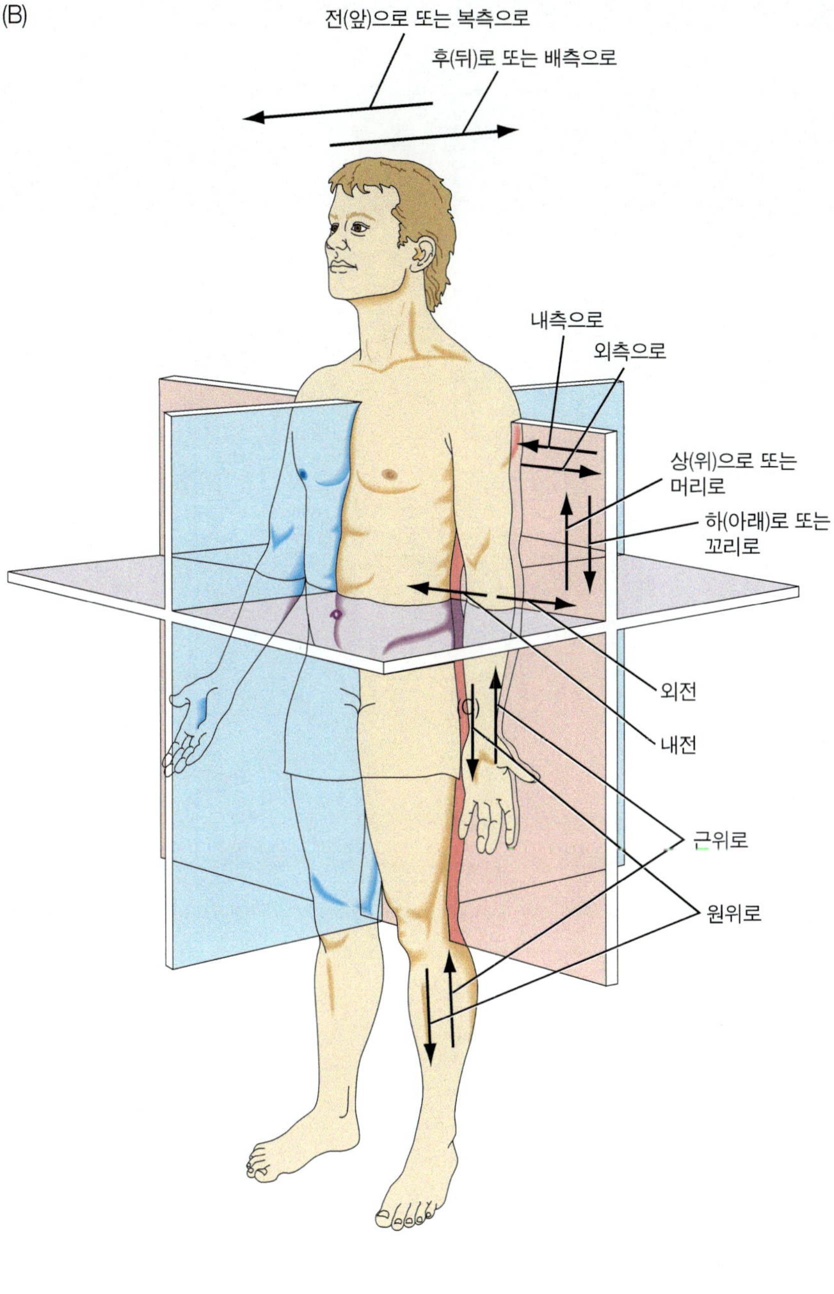

그림 1-1. 방향 관련 용어. (B) 움직임 관련 용어. (계속)

출처: Delmar/Cengage Learning

다. **시상면**(sagittal section)은 신체를 왼쪽과 오른쪽으로 나누는 것이고, 이러한 절개는 sagittal plane이라고도 한다. 횡단면(가로단면, transverse section)은 신체의 위와 아래를 반으로 나눈다. **그림 1-1**은 이러한 단면을 보여 준다.

전두면 또는 **관상면**(coronal section)은 신체를 앞과 뒤로 나누며, 잘린 면이 두개골의 관상봉합(coronal suture)과 평행하고 그 축을 따라 신체를

시상(sagittal): 라틴어로 '화살 같은(sagittalis)'

시상면(sagittal section): 신체를 오른쪽과 왼쪽으로 나누는 것

관상면(coronal section): 신체를 앞과 뒤의 반으로 나누는 것

(C)

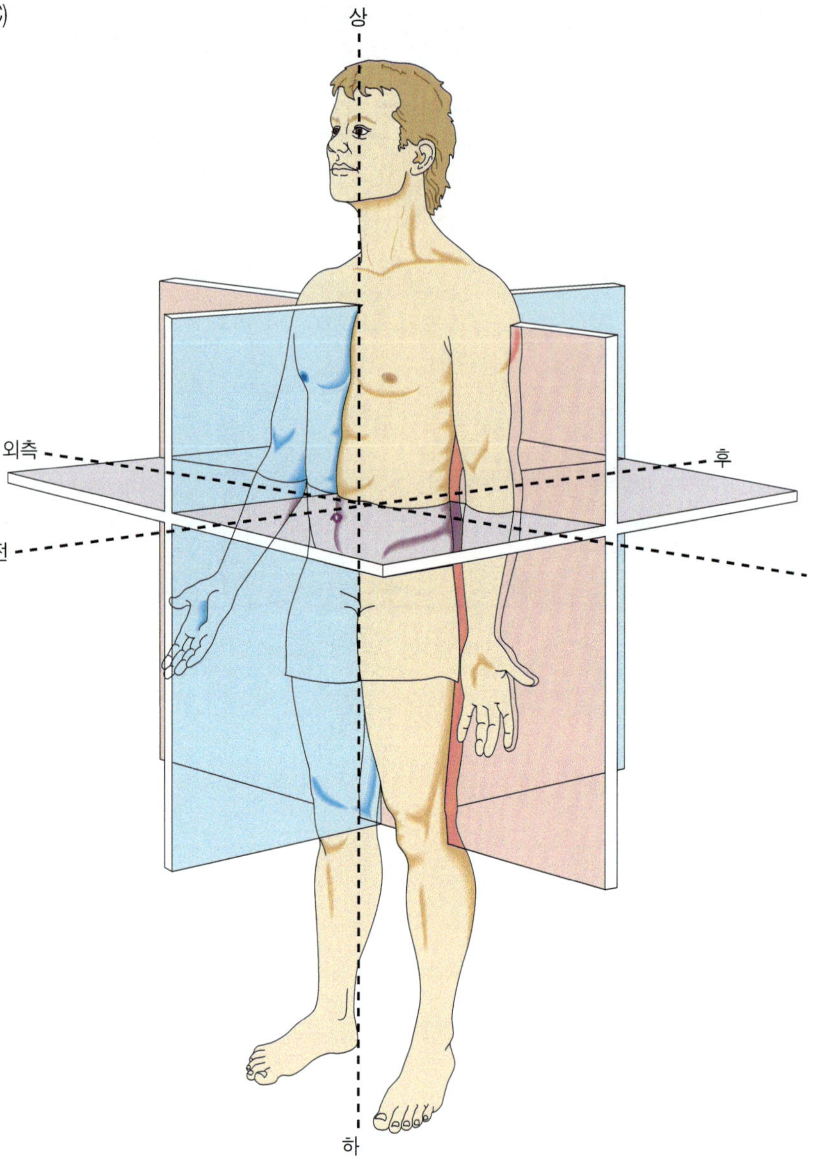

그림 1-1. 방향 관련 용어.
(C) 공간 용어.

출처: Delmar/Cengage Learning

반으로 나눈다. 이러한 중간 단면은 신체를 절반으로 나누지만 단면이 중앙선에서 벗어날 수도 있다. 기준이 되는 기본 단면을 중심으로 구조물을 회전해도 여전히 각 부위의 위치를 설명할 수 있다.

전(anterior): 라틴어로 '이마(front)'

복측(ventral): 복부나 앞면을 포함

전(앞, anterior)이라는 용어는 신체의 앞부분을 뜻한다(여러분 중에서 카드게임을 해 본 사람은 '밑돈을 올리다'라는 의미의 'ante up'이라는 용어를 알 것이다. 또한 '전쟁 전'이라는 의미의 'antebellum'도 기억할 것이다). 직립하는 사람에서는 **복측**과 전이라는 용어가 동의어지만 네발동물에서는 의미가 달라진다. 서 있는 개의 복측은 복벽을 포함하고 지면을 향하게 된다. 개에서 전은 얼굴부위를 말한다.

전의 반대는 **후**(뒤, posterior)로 '뒤쪽으로'의 의미를 지니며, 두발동물에서는 **배측**과 동의어이다. 그러나 이 용어는 네발동물과 사람에서 다른 의미를 갖는다. 따라서 앞면을 향하는 근육 혹은 뒤쪽에서 특정 지표를 갖는 구조물을 언급할 수 있다. 이 용어들은 '신체의 특성'에 따라 달라진다. 신체가 어떠한 자세에 있든지 상관없이 앞은 신체의 '앞쪽으로'를 의미한다. **입쪽**(rostral)이라는 용어는 종종 '머리 쪽으로'의 의미를 갖는다. 만약 입쪽이라는 용어가 두개골 내에 있는 구조물을 표현하는 데 사용되었다면 이것은 다른 것의 앞쪽에 있는 구조물을 말한다.

근육의 경로를 말할 때 주로 신체의 표면이나 내부와의 관계에 비추어 그 위치를 명확하게 할 필요가 있다. 따라서 어떤 구조물이 다른 구조물로부터 **말초**(peripheral; 중심으로부터 멀리 떨어진)에 있다고 할 수 있다. 만약 표면으로 국한한다면 그 구조는 **표면**(얕은, superficial)에 있다라고 한다.

어떤 기관이 다른 것에 비해 **심부**(깊은, deep)에 있다는 것은 신체의 축에 가까운 것을 의미한다. 또한 구조물이 **외**(바깥, external) 또는 **내**(안, internal)에 있다고 하지만 일반적으로 이 용어들은 신체 내부의 공간을 염두에 두고 사용한다. 더불어 사지 측면에서는 **원위**(먼쪽, distal; 중앙선으로부터 먼) 혹은 **내측**(안쪽, medial; 중앙선을 향한)과 같은 용어를 사용할 수도 있다.

일부 용어는 해부학적 위치에 근거하여 설명하기보다는 신체의 현재 위치를 바탕으로 설명한다. **상**(지면으로부터 먼)과 **하**(지면에 가까운)는 중력이 중요한 상황에서 사용된다. **복와**(엎드린, prone; 배를 대고)와 **앙와**(누운, supine; 등을 대고)는 현재 취하고 있는 자세를 설명하는 데 주로 사용된다.

어떤 구조물의 다른 구조물과의 상대적인 위치를 설명할 때 해부학적 위치를 가끔 무시하기도 한다. **외측**[가쪽, lateral; 측면과 관련된, 가령 미식축구에서 '측면 패스(lateral pass)']과 **근위**[몸쪽, proximal; 붙어 있는 지점이나 기준점에 가까운, 가령 '가까워지다(approximate)'라는 영어 동사]가 이에 해당한다. 이 두 용어는 일반적으로 팔다리와 몸통 사이의 관계를 기술하는 데 사용된다.

움직임과 관련하여 사용되는 용어도 있다. **굴곡**(굽힘, flexion)은 관절을 구부릴 때 사용되는 용어로 복측을 향할 때 사용된다. 굴곡은 일반적으로 2개의 복측면이 서로 가까워질 때 발생한다. 따라서 윗몸 일으키기는 허리를 구부리기 때문에 굴곡 현상으로 볼 수 있다. **신전**(폄,

'네발동물(quadruped)'이라는 용어는 네발 달린 동물을 의미하고, '두발동물(biped)'은 두발 달린 동물을 의미한다.

후(posterior): 뒤를 향하는

배측(dorsal): 신체의 뒤쪽을 포함하거나 혹은 먼쪽(원위)을 의미

입쪽(rostral): 라틴어로 '곰 같은(rostralis)'

말초(peripheral): 상대적으로 말초에 있는 혹은 멀리 떨어진

표면(superficial): 표면 위 혹은 표면에 가까운

심부(deep): 표면으로부터 먼

외(external): 라틴어로 '바깥쪽(externus)'

내(internal): 신체의 안쪽

복와(prone): 얼굴을 아래로 하고 신체가 수평을 취하는 자세

앙와(supine): 얼굴을 위로 하고 신체가 수평을 취하는 자세

외측(lateral): 측면을 향하여

근위(proximal): 라틴어로 '다음(proximus)'

굴곡(flexion): 라틴어로 '접는(flexio)'

신전(extension): 그리스어로 '바깥(ex)' + 라틴어로 '펼치다(tendere)'

extension)은 굴곡의 반대 용어로, 두 부분이 서로 멀어질 때 발생한다. 즉, 윗몸 일으키기를 마쳤을 때 신전된 상태로 돌아가게 된다. **과신전**(젖힘, hyperextension)은 윗몸 일으키기를 마친 후 등이 아치를 이루는 상태를 말하며, 종종 **배측굴곡**(후방굽힘, dorsiflexion)이라고도 한다.

과신전(hyperextension): 과도하게 폄

배측굴곡(dorsiflexion): 등쪽면들이 근거리로 가까워지도록 굽힘(동의어 hyperextension)

발바닥(plantar): 발의 바닥에 속함

발과 발가락을 기준으로 굴곡과 신전을 사용할 때는 다소 복잡하다. **발바닥**(plantar)은 굴곡근(굽힘근, flexor)인 발의 바닥을 의미한다. 만약 발가락으로 일어선다면 발을 펴야 하지만 동작상 **족저굴곡**(발바닥쪽굽힘, plantar flexion)이라고 하는 것이 합리적이다. **족저반사**(발바닥움켜잡기반사, plantar grasp reflex)는 발바닥에 자극이 주어질 때 발가락이 움켜잡는 양상을 취하는 것을 말한다. **후굴곡**(뒤굽힘, dorsiflexion)은 발의 등쪽(윗면)을 상승시킬 때 사용할 수 있다. 발바닥이 안쪽을 향할 때는 **내번**(안쪽번짐, inversion)이라 하고, 발이 바깥을 향할 때는 **외번**(뒤집힘, eversion)이라 한다.

내번(inversion): 라틴어로 '안(in) + 돌리다(versio)'

외번(eversion): 라틴어로 '~부터(ex) + 돌리다(versio)'

손바닥(palmar)은 손의 바닥으로 복측면(굽힘근)을 말한다. 손바닥의 반대쪽은 배측면이다. 만약 손을 회전하여 손바닥을 아래로 향하게 한다면 **엎침**[pronation, 한 사람이 복측면을 바닥에 두고 누운 자세가 복와위(엎드린 자세)인 것을 기억하자]이라고 한다. 손바닥이 위를 향하도록 회전하는 것은 **뒤침**(supination)이라고 한다. **수장반사**(손바닥움켜잡기반사, palmar grasp reflex)는 손바닥을 가볍게 자극할 때 발생하는 것으로, 잡으려고 손가락을 굽히는 반사이다.

손바닥(palmar): 손의 바닥에 속함

엎치다(pronate): 엎드리는 자세를 취하다

뒤치다(supinate): 누운 자세를 취하다

앞에서 설명한 용어와 그 외 유용한 용어에 대한 정의가 이 책 뒷부분의 부록 A와 B, 용어 해설에 수록되어 있다. 다른 의학사전에도 해부학 용어가 차례대로 정리되어 있으므로 좋은 참고 자료가 될 것이다.

근육, 뼈, 그리고 기타 기관에 관한 명칭은 의료인들이 라틴어와 그리스어를 세계 공용어로 사용했던 시대에 대부분 만들어졌다. 불확실한 부위별 명칭을 보다 명확하게 하기 위한 의도였다. 라틴어와 그리스어로부터 파생된 많은 형태소를 따로 학습한다면 새로운 용어를 접했을 때 의미를 파악할 수 있을 것이다. 가령, 신경 경로를 나타내는 '**동측**(ipsilateral)'이라는 용어는 '**같은**(ipsi)'과 '**외측**(lateral)'이라는 용어로 나뉘며, 이것은 다른 어떤 것과 신경 경로가 같은 방향에 있다는 것이다. 부록에 제시된 기본 단어 유형을 기억한다면 인체 해부학과 생리학을 효과적으로 학습할 수 있을 것이다.

같은(ipsi): 같은

여러분이 해부학이나 생리학 영역의 용어를 공부하면서 복수형 때문에 어려움을 겪지 않기를 바란다. 다행히도 라틴어는 일반적으로 규칙이 적고 구성이 잘되어 있는 언어이기 때문에 용어를 정리하는 데 도움이 된다.

'-a'로 끝나는 단수형 용어는 복수형이 대부분 '-ae'로 끝난다[흉막(**가슴막**, pleura; pleurae)]. '-us'로 끝나는 용어[예: **반점**(locus)]의 복수형은 '-i'가 된다. '-um'으로 끝나는 단수형 용어[예: **자료**(datum) 또는 **층**(stratum)]의 복수형은 '-a'('data' 또는 'strata')이다.

영국식 표현의 영어['구멍(hiatuses)'은 사용하나 'datas'라는 표현은 사용하지 않는다] 사용에 익숙한 사람도 있지만 모든 사람이 그런 것은 아니다. 복합 형태의 많은 용어가 소유를 나타내는 소유격의 형태를 갖는다[몸통(corpus): body; 몸통의(corporum): of the body].

불행하게도 이러한 형태의 영어 발음은 일관성이 적어 예측하기 어렵다. 사전에 제시된 발음 표기가 의료인들 사이에서 통용되는 발음과 종종 일치하지 않기도 한다.

요약하면,

- **축골격**은 몸통과 머리로 구성된 반면, **사지골격**은 팔과 다리로 구성된다.
- **몸통**은 배와 가슴 부위로 구성된다.
- 해부학 용어는 구조물의 위치와 방향을 정의하기 위해 사용되는 특별한 용어이다.
- **전두면**은 앞과 뒤를 반으로 나누는 데 사용되는 용어인 반면, **정중시상면**은 신체를 왼쪽과 오른쪽으로 나누는 데 사용되는 용어이다.
- **횡단면**은 신체를 위와 아래로 나누는 것이다.
- **전**과 **후**는 신체의 앞면과 뒷면이며, 이는 직립한 인체에서 **복측** 및 **배측**과 동일하다.
- **표면**은 신체의 표면인 반면, **말초**와 **심부**는 표면을 향하거나 표면으로부터 먼 방향을 말한다.
- **원위**는 팔다리의 중심선으로부터 먼 것을, **내측**은 팔다리의 중심선을 향하는 것을 뜻한다.
- **상**은 높은 위치를 말하며, **하**는 지면에 가까운 위치를 뜻한다.
- **복와**와 **앙와**는 현재 취하고 있는 자세가 배를 대고 누웠는지 혹은 등을 대고 누웠는지를 말한다.
- **외측**은 측면이고, **근위**는 팔다리가 부착된 지점에 가까운 지점이며, **원위**는 팔다리가 시작된 곳으로부터 먼 지점이다.
- **굴곡**과 **신전**은 관절을 구부릴 때 사용되는 용어로, 굴곡은 두 복측면이 서로 가까워지는 것이고 신전은 두 부분이 서로 떨어지는 것이다.
- **발바닥**은 발의 바닥이고, **손바닥**은 손의 바닥이다. 두 용어 모두 배면

이다.

다음 절에서는 여러분이 학습하기 전에 알아야 할 신체계통의 구성에 대해 설명하고자 한다. 기본 조직, 기관, 그리고 이러한 조직들이 구성하고 있는 구조물과 기관들로 구성된 계통을 포함한다. 자, 이제부터 모든 신체를 구성하고 있는 기본 요소를 살펴보자.

※ 해부 구성요소: 기관, 조직, 계통

기관

신체는 세포가 특정 기능을 하도록 특성화된 핵(nucleus)과 다양한 세포물질로 구성된 살아 있는 조직인 세포로 이루어진다. 세포는 그것이 구성하는 조직(tissue)의 유형에 따라 다르다. 이 책에서는 말과 청각에 관여하는 구조물을 형성하는 근육세포, 신경세포, 뼈세포에 초점을 맞추고자 한다. 네 가지의 기본 조직이 인체를 구성하고 있으며, 이것의 다양한 복합물이 인체의 구조를 형성한다. 이는 상피조직, 결합조직, 근육조직, 신경조직으로 표 1-1과 같이 수많은 하위 분류가 있다. 각 조직을 차례대로 살펴보자.

조직(tissue): 라틴어로 '짜다(texere)'

조직

상피조직

상피조직(epithelial tissue)은 피부를 구성하는 바깥의 점막층을 말한다. 상피조직은 세포사이물질이 풍부한 뼈, 연골 및 혈액과는 대조적으로 세포사이물질이 부족한 것이 특징이다. 세포사이물질의 결핍으로 상피세포는 밀집된 층을 형성하여 보호 역할을 한다. 상피조직은 여러 층이 있을 수 있다. 우리는 흔히 상피조직이 인체를 덮고 있는 표피라고 생각하지만 상피의 대부분은 인체 내 거의 대부분의 공간과 그 공간들을 연결하는 관을 덮고 있다. 어떤 상피조직은 분비작용(선세포, glandular epithelium)을 하고, 어떤 것은 **섬모**(cilia) 혹은 털 모양의 융기가 있어 상피 표면으로부터 오염물질을 활발하게 밀어내어 제거한다[섬모상피(beating ciliated epithelia)].

표 1-1. 조직의 유형.

I. 상피조직(epithelial)

A. 단순상피: 1개의 세포층

편평(비늘)상피: 한 층의 납작한 세포; 혈관벽, 심장, 폐포, 림프관.

입방상피: 큐브 모양; 갑상선과 같이 일부 샘에서는 분비 기능.

원주상피: 한 층의 원통형 세포; 위, 장, 담낭, 담관의 내벽.

섬모상피: 섬모가 있는 원통형 세포; 비강, 후두, 기관, 기관지의 벽.

B. 복합상피: 여러 개의 세포층

중층상피: 원주상피 위의 납작한 세포; 피부 표피, 구강, 인두, 식도 벽, 결막.

이행상피: 배 모양의 세포층; 방광 벽 등.

C. 기저막

주로 콜라겐으로 구성됨; 상피조직 아래에 위치; 상피조직과 결합조직을 결합시키는 기능을 포함하여 고정의 기능과 다른 기능이 있음.

II. 결합조직(connective)

A. 성근조직: 탄력적; 기관 지지, 근육 사이.

B. 지방조직: 지방방울이 있는 세포; 근육과 장기 사이.

C. 백색섬유조직: 강하고 치밀함; 뼈들을 연결하는 인대; 뼈를 덮는 골막, 근육 위 근막.

D. 황색탄력조직: 탄력적; 탄성이 필요한 부위; 기관, 연골, 기관지, 폐.

E. 림프조직: 림프구; 편도, 아데노이드, 림프절의 림프조직 형성.

F. 연골조직: 단단하고 유연함.

1. 유리연골: 푸르스름하면서 하얗고 매끈함; 뼈, 늑골의 늑연골, 후두, 기관지 및 기관통로의 관절면.
2. 섬유연골: 치밀하고 흰 유연한 섬유; 추간판, 무릎 연골 표면 사이.
3. 황색(탄력)연골: 단단하고 탄력적; 귓바퀴, 후두개.

G. 혈액: 혈구(세포: 적혈구, 백혈구), 혈소판, 혈장.

H. 뼈: 가장 단단한 결합조직.

1. 치밀뼈: 하버스관, 층판 구조.
2. 해면뼈: 스펀지 모양, 큰 하버스관, 적혈구, 백혈구, 혈장을 생성하는 적색골수.

III. 근육조직(muscular)

A. 횡문근: 골격근, 수의적.

B. 평활근: 내부 장기 근육, 불수의적.

C. 심근: 횡문근과 평활근의 혼합, 불수의적.

IV. 신경조직(nervous)

A. 뉴런: 정보 전달; 교통 조직.

B. 신경아교세포: 영양분 전달; 혈액뇌장벽.

출처: Taxonomy from *Foundations of Anatomy and Physiology* by J. S. Ross & K. J. W. Wilson, 1966, pp. 1–32. Baltimore, MD: Williams & Wilkins.

섬모는 신체의 표면 전반에서 관찰되며 움직임에 관여하는 기능인 운동성(motile)이 있다. 섬모는 호흡통로 공간, 뇌실 내, 척수의 중심관 내벽, 후각수용체(냄새)의 일부, 심지어 망막(retina)의 막대세포(rods)와 원뿔세포(cone)에서도 발견된다. 섬모조직은 공통적으로 박동성(beating)이 있다—한 방향으로 빠르게 움직이다가 반대 방향 또는 되돌아가는 방향에서는 좀 더 천천히 움직인다. 이 방법으로 느린 박동 시에 이물질을 한곳에서 다른 곳으로 옮기고, 빠른 박동으로 원래 위치로 되돌아갈 수 있다. 이런 특이한 기능을 통해 호흡기로부터 오염물질이 적재된 점액을 제거하고, 이물질 입자를 후각수용체의 표면으로 이동시킨다. 청각학에서도 지난 10여 년간 섬모가 폐로부터 끈적끈적한 오물을 밖으로 배출하는 것과 같은 동일한 운동성이 있다는 사실을 발견했는데, 와우관의 유모세포(outer hair)가 활발하게 움직여 소리 자극에 반응한다는 것이다.

주로 아교질(collagen)로 이루어진 **기저막**(바닥막, basement membrane, baseplate)은 상피조직 아래에 있으며, 상피조직의 위치에 따라 다양한 기능을 한다. 기저막은 여과작용(예를 들어 콩팥에서)을 하거나 상피조직을 고정시킨다(상피조직과 결합조직이 만나는 지점에서처럼). 기저막은 상피세포가 성장하는 방향을 결정하는 과정에서 중요하다.

상피조직의 역할은 일부 물질에 대한 방어벽을 형성하는 것이다. 예를 들어 우리가 '피부'라고 알고 있는 표면 상피는 환경에 존재하는 유해물질을 방어한다(상피조직은 불침투성의 성질을 갖지만 근래에 개발된 많은 용액은 상피벽을 빠르게 통과할 수 있다). 상피조직은 탈수나 용액이 빠져나가는 것을 막는다. 특정 유형의 상피조직은 분비 기능이 있거나(샘을 구성하는 분비 상피조직) 후각계통(냄새)의 감각 상피조직은 감각 기능도 있다.

결합조직

결합조직(connective tissue)은 지지와 보호의 목적에 따라 분화된 가장 복잡한 유형의 조직이다. 결합조직은 상피조직과 달리 주로 **바탕질**(matrix)로 알려져 있는 세포사이물질로 구성되며, 그 안에서 결합조직의 세포들이 결합되어 있다. 결합조직은 단단한 형태, 액체 형태, 혹은 젤 형태이다.

원형조직(성근조직, areolar tissue)은 **성긴결합조직**(loose connective tissue)으로도 불리며 지지 역할을 한다. 이 탄력물질은 근육 사이에서 발견되며 기관들 사이의 얇은 점막층으로 존재한다. 성근조직은 기관들 사이의 **사이질**(interstitial) 공간을 채우고, 성근조직의 섬유는 신축성 있는

사이질(interstitial): 라틴어로 '조직의 공간 혹은 사이(interstitium)'

아교질 망을 형성한다. **지방조직**(adipose tissue)은 지방세포가 잔뜩 들어 있는 성근조직이다. **림프조직**(lymphoid tissue)은 편도와 아데노이드에서 발견되는 특정 결합조직이다.

섬유조직(fibrous tissue)은 구조물들을 연결하고 여러 유형의 섬유조직이 혼합되어 있을 수 있다. **백색섬유조직**(white fibrous tissue)은 강하고 밀집되어 있으며 매우 치밀하게 구성되어 있다. 후반부에서 잠깐 살펴보겠지만 백색섬유조직은 뼈와 뼈를 연결하는 인대와 근육을 둘러싸는 근막(fascia)에서 볼 수 있다. **황색탄력조직**(yellow elastic tissue)은 기관이나 기관지의 연골처럼 늘어난 후에 원래의 모양으로 되돌아가는 결합조직에 있다. **아교섬유**(collagenous fiber) 또는 **그물섬유**(reticular fiber)는 섬유결합조직(fibrous connective tissue)이 신축성을 갖도록 하지만 **탄력섬유**(elastic fibers)는 반동성(recoil)을 갖게 한다.

연골(cartilage)은 강도(strength)와 탄력성(elasticity)이라는 독특한 특성이 있어 매우 중요한 조직이다. 연골의 **인장강도**(당김힘, tensile strength)는 섬유가 당겨졌을 때 쉽게 끊어지지 않도록 하는 성질이며, **내압강도**(압축힘, compressive strength)는 누르는 힘에 저항하여 그 형태를 유지하려는 성질이다. **유리연골**(hyaline cartilage)은 매끈하고 푸른 빛깔에 투명하다. 유리연골은 흉곽의 연골 부위, 후두나 기도 또는 기관지를 구성하는 연골 부위로 뼈의 관절을 이루는 표면을 매끄럽게 한다. **섬유연골**(fibrocartilage)은 아교섬유를 함유하여 척추뼈 사이의 완충작용을 하고, 하악골과 두개골 사이의 턱관절(temporomandibular joint) 표면을 매끄럽게 한다. 섬유연골은 충격을 흡수하거나 미끄러질 때 표면을 매끄럽게 한다. **황색(탄력)연골**[yellow(elastic) cartilage]은 아교질이 적은 대신 탄력섬유가 많고 귓바퀴, 코, 후두덮개에 있다.

혈액(blood)이 결합조직이라고 하면 여러분은 아마 놀랄 것이다. 혈액을 구성하는 액상 성분을 혈장(plasma)이라 하며, 이 바탕질에는 혈구(적혈구와 백혈구 포함)가 떠 있다. 혈구는 다른 종류의 결합조직인 뼈의 골수에서 생성된다.

뼈(bone)는 결합조직 중에서 가장 단단하다. 뼈의 단단한 성질은 뼈의 대부분을 구성하고 있는 무기염에서 기인한다. 뼈는 일반적으로 치밀골과 해면골로 분류된다. **치밀골**(치밀뼈, compact bone)은 현미경상에서 층판구조를 이루는 반면, **해면골**(갯솜뼈, spongy bone)은 구멍이 많다. 해면골은 적혈구와 백혈구 그리고 혈장바탕질을 생성하는 골수를 포함한다.

결합조직의 보호 기능은 여러 다른 유형의 세포에 의해 이루어진다. **섬유모세포**(fibroblast)는 세포외 바탕질(extracellular matrix)을 생성하여 단백질을 합성하고 분비한다. 섬유모세포의 또 다른 중요 기능은 상처 복구이다. 섬유모세포는 상처 부위에 침입하여 바탕질을 만들어서 새살을 형성하기 위한 혈관의 침투를 돕는다. 이 과정에서 상처 부위가 닫히고 봉합되며 혈액을 공급함으로써 상처 부위가 복원된다. 바탕질은 섬유모세포의 수축하는 성질에 의해 수축하고 결국 부분적으로 상처 부위를 봉합한다.

포식세포(macrophage)는 결합조직의 '복구' 기능을 담당하는 또 다른 주요 세포이다. 포식세포는 분비물이나 괴사된(죽은) 조직을 수집하는 역할을 한다. 포식세포는 박테리아와 죽은 조직을 둘러싸 용해 단백질을 분비하여 이들을 소화한다. 죽은 조직을 소화하고 제거하는 과정은 조직을 재생하기 전의 중요한 단계이다. 신경계에서 조직의 재생에 관해 다룰 때 이 주제에 대해 설명할 것이다.

보호 기능을 담당하는 다른 중요한 두 가지 세포로 림프구(lymphocyte)와 비만세포(mast cell)가 있다. B-림프구는 골수에서 생성되어 외부 물질이 출현하면 림프조직 내에서 자극을 받아 급증한다. 결과적으로 이들은 바이러스의 공격에 대항하기 위한 항체를 생성하여 분비한다. T-림프구는 골수에서 생성되며 흉선(가슴샘, thymus)에서 소멸된다. 이들은 바이러스로부터 자극을 받아 증식하고 바이러스성 항원을 찾아 파괴한다. 비만세포는 성긴결합조직과 일부 기관에서 찾아볼 수 있다. 이들은 자극, 즉 염증에 '일차적으로 반응'한다. 결합조직에 발생한 염증은 이를 방어할 목적으로 상처받은 부위로 다른 세포의 유입을 촉진한다. 이러한 방어 기능이 제어되지 않을 경우에는 과민성 염증 반응인 아나필락시스쇼크(anaphylactic shock)가 발생할 수도 있다.

근육조직

근육의 기능은 12장에서 자세히 다룰 것이다.

근육(muscle)은 수축성이 있는 조직이다. 앞에서 언급된 결합조직들은 중요한 지지 역할을 담당하지만 수축 능력은 없다. 근육섬유는 자극에 의해 수축할 수 있다.

근육은 일반적으로 횡문근, 평활근, 또는 심장근으로 분류된다(**그림 1-2**). **횡문근**(가로무늬근육, striated muscle)은 현미경상에서 가로무늬 형태를 보이기 때문에 이러한 명칭이 붙었다. 횡문근 골격 구조물을 움직이는 데 사용되기 때문에 **골격근**(골격근육, skeletal muscle)으로도 알려져 있다. 또한 **수의근**(맘대로근육, voluntary muscle) 혹은 **체성근육**(몸근육, somatic muscle)이라고도 알려져 있는데, 이 근육은 의식적이고 수의적인 과정에 반응하여 움직일 수 있기 때문이다. 이와는 반대로 **평활근**(민무늬

횡문(striated): 라틴어로 '줄무늬가 있는(stria, striped)'

체성(somatic): 그리스어로 '신체(soma)'

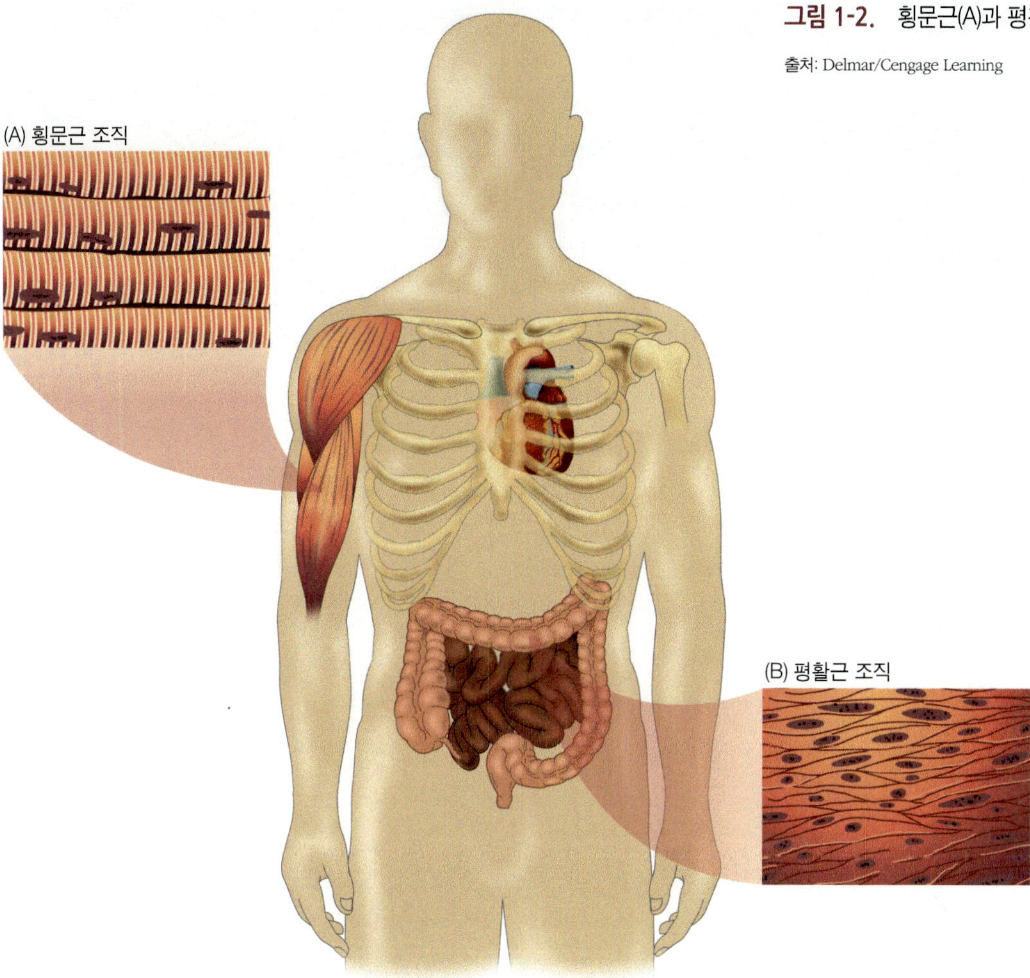

그림 1-2. 횡문근(A)과 평활근(B).

출처: Delmar/Cengage Learning

근육, smooth muscle)에는 소화관과 혈관의 근육조직이 포함된다. 평활근은 일반적으로 방추형 세포(spindle-shaped cells)로 이루어진 층 구조이다. **심근**(심장근육, cardiac muscle)은 세포들이 서로 연결되어 그물 형태를 이룬다. 평활근과 심근은 일반적으로 수의적인 조절을 받지 않고 12장에서 다룰 불수의적 신경계인 **자율신경계**(autonomic nervous system)의 지배를 받는다.

자율(autonomic): 그리스어로 '자신(autos) + 법칙(nomos)'; 스스로가 조절하는

신경조직

신경조직(nervous tissue)은 전달 기능을 가진 조직이다. 신경조직은 다양한 형태의 **뉴런**(neuron) 또는 신경세포(nerve cell)로 구성된다. 신경조직의 기능은 하나의 뉴런에서 다른 뉴런으로, 뉴런에서 근육으로, 또는 감각

신경조직 구조는 11장에서 설명한다.

수용기에서 다른 신경 구조물로 정보를 전달하는 것이다.

요약하면,

- 인체를 구성하는 네 가지 **기본 조직**은 상피조직, 결합조직, 근육조직, 신경조직이다.
- **상피조직**은 신체를 덮는 표면 및 공간과 통로의 내벽에 있다.
- **결합조직**은 바탕질의 기능을 하며 다양하다.
- **성긴결합조직**은 느슨하고 얇다. **지방조직**은 중요한 지방 침전물로 구성된 원형 조직이다.
- **백색섬유결합조직**과 **황색탄력조직**은 인대, 힘줄 및 연골에 있다.
- **연골**은 인장강도와 내압강도를 지니며 탄력적이다(연골섬유는 끊거나 누르는 힘에 저항하며 연골은 변형되었을 때 원래의 형태로 돌아가려는 성질이 있다).
- **유리연골**은 매끄러운 반면 섬유연골은 아교 성분으로 구조물들 사이에서 완충작용을 한다.
- **황색연골**은 탄력성이 크다.
- **혈액**은 액상의 결합조직인 반면 **뼈**는 매우 밀집된 결합조직이다.
- **근육**은 **수의근**(횡문근), **불수의근**(평활근), **심근**의 세 가지 유형의 조직으로 구성된다.
- **신경조직**은 의사소통체계를 위해 분화된다.

조직 집합체

기관(organ): 기능적 단위를 가진 신체의 조직

기본 신체 조직(상피조직, 결합조직, 근육조직, 신경조직)은 보다 큰 구조를 형성하기 위해 사용된다. 예를 들어, 기관(organ)은 **기능적 단위**(functional unity)를 가진 조직의 집합체로 기관을 형성하는 조직은 같은 목적을 수행한다. 다시 말해, **근육**(예: 횡격막)은 근육조직으로 이루어진 구조물로서 이 근육들은 같은 방식으로 뼈나 연골에 부착되어야 한다. 지금부터는 보다 큰 기관 단위를 살펴보자.

근막(fascia): 라틴어로 '끈'

근막. 앞 단원에서 언급한 바와 같이 근막(fascia)은 기관을 둘러싸는 층으로 이루어진 막으로 촘촘하거나 얇거나 두꺼울 수 있다. 횡문근은 두꺼운 **근육다발막**(perimysium)으로 둘러싸여 있어 그 아래의 근육을 뚜렷하게 보기 어렵다.

인대(ligament): 라틴어로 '끈(ligamentum)'

내장(viscera): 라틴어로 '신체 장기'

인대. 인대(ligament)라는 용어는 특별히 '결합'을 의미한다. 내장인대

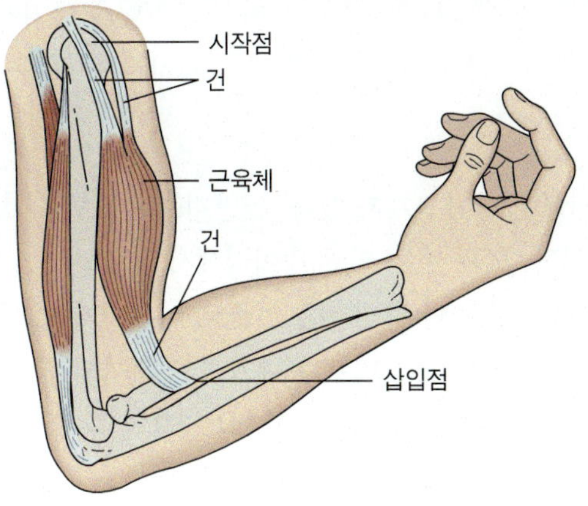

그림 1-3. 근육과 뼈를 연결하는 건.

출처: Delmar/Cengage Learning

(visceral ligaments)는 기관을 서로 결합하거나 구조물이 제 위치에 있도록 고정한다. **골격인대**(skeletal ligaments)는 일반적으로 뼈와 뼈를 연결하기 때문에 높은 압력을 견딜 수 있어야 한다. 이를 위해 결합조직 섬유가 동일한 방향으로 위치하여 인대는 인장강도가 높다. 대부분의 인대는 신축성이 거의 없으나 일부[예를 들어 후척수인대(posterior spinal cord ligaments)]는 탄력섬유를 포함하고 있어 약간의 신축성을 갖는다. 신축성이 있는 인대는 황색을 띠는 반면 탄력성이 없는 인대는 백색을 띤다.

건. **건**(힘줄, tendon)은 근육과 뼈 또는 근육과 연골을 연결한다(**그림 1-3**). 건섬유는 세로로 정렬되어(얼기설기 또는 그물처럼 짜여 있지 않고) 인장강도가 높지만 내압강도는 낮다. 건은 실제로 근육의 일부이기 때문에 항상 골격 구조의 결합조직에 붙어 근육과 다른 구조물(일반적으로 뼈)을 연결한다. 건은 연결되어 있는 근육과 동일한 **형태**(morphology)를 갖는다. 치밀한 원통형의 근육은 길고 가느다란 건을 갖는 경향이 있다. 횡격막처럼 납작한 근육은 납작한 형태의 건을 갖는다. 건의 구조를 현미경으로 살펴보면 손상에 잘 저항할 수 있는 구조라는 것을 알 수 있다. 아교질 섬유가 서로 얽혀 있어 건에 가해지는 힘이 섬유다발 전체에 분산된다.

형태(morphology): 그리스어로 '형태(morphe) + 근육(mys)'

건이 층판 구조인 경우에는 **건막**(널힘줄, aponeurosis)이라고 한다. 건막은 근막과 매우 유사하나 근막에 비해 더 촘촘하다. 또한 건막은 결합조직 섬유의 방향이 세로로 배열되어 있지만 근막은 섬유가 그물 모양으로 이루어져 있다.

건막(aponeurosis): 그리스어로 '~로부터(apo) + 신경(neuron)'; 건

세로 모양의 섬유가 촘촘하게 밀집되어 있는 건은 상당히 강하다. 건은 같은 직경의 근육이 견딜 수 있는 힘의 8,000배 이상의 잡아당기는 힘을 견딜 수 있다. 사실 근육에 붙어 있는 건은 그 근육을 잡아당기는 힘의 적

어도 2배 이상의 힘을 견딜 수 있다. 다시 말해 근육이 갑작스럽게 당겨질 때 건이 손상되기 전에 근육이나 근육-건 연접 부위(musculo-tendinous junction)가 먼저 손상된다.

연골은 호흡계(2장), 발성계(4장), 조음/공명계(6장)를 설명할 때 더 중요하게 다룰 것이다.

뼈. 뼈와 연골 간에는 흥미로운 상관관계가 있다. 일반적으로 발달 과정에 있는 뼈는 연골 부위가 있고, 모든 뼈는 연골 덩어리에서 발달한다. 뼈와 뼈 사이의 **관절**(articulation) 또는 연결 지점은 연골로 이루어져 있다. 왜냐하면 연골로 이루어진 표면이 뼈의 표면보다 매끄러워 뼈끼리 더 자유롭게 움직일 수 있기 때문이다. 마찬가지로 탄력성이 필요한 부위에서는 연골이 뼈를 대신한다. 흉곽의 연골(2장), 후두의 연골(4장), 코의 연골(6장)에 대해서는 추후에 살펴볼 것이다. 연골에 무기염 성분이 스며들면서 단단해지고 결국에는 뼈가 된다.

관절(articulation): 두 구조물 사이의 결합 지점

뼈는 골격 구조를 단단하게 지지하며 기관과 연조직(soft tissue)을 보호한다. 뼈의 30%는 아교질로 이루어져 인장강도가 높다. 뼈조직의 단단함과 내압강도는 뼈 속의 칼슘양에 비례한다. 실제로 노화된 뼈는 노화로 인한 칼슘의 손실로 압박에 매우 취약하다.

뼈는 길이(길거나 짧음)나 모양(납작함) 또는 일반적으로 형태가 불규칙한 정도에 따라 구분된다. 골막(뼈막, periosteum; 뼈를 덮고 있는 섬유성 막)은 연골로 이루어진 부위를 제외하고 뼈의 전체 표면을 덮고 있다. 가장 바깥의 골막층은 힘줄과 만나는 지점에서 뼈와 가장 단단하게 붙어 있다. 가장 바깥의 골막은 단단하고 질기지만 안쪽 골막은 뼈의 재생을 돕는 **섬유모세포**(fibroblast)를 함유한다.

섬유모세포(fibroblast): 라틴어로 '섬유(fibra)' + 그리스어로 '미생물(blastos)'

혈구는 해면골의 기둥(trabeculae; 기둥은 구조물을 지지하는 '보'에 해당) 공간 내에서 생성된다. **그림 1-4**에서 볼 수 있듯이 해면골 안의 공간은

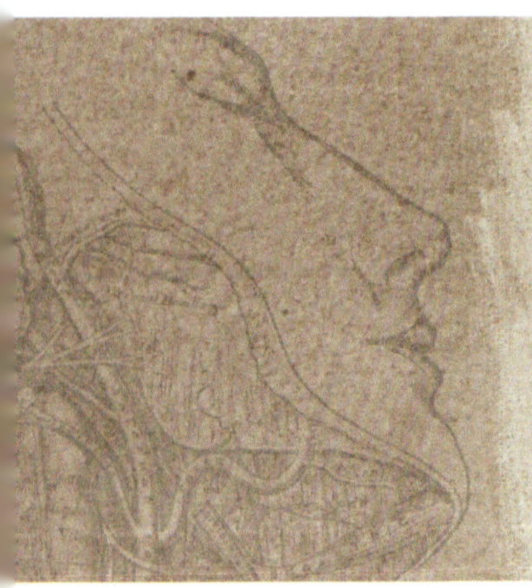

■ 골다공증

골다공증(뼈엉성증, osteoporosis)은 칼슘의 손실로 뼈에 점차 구멍이 증가하는 상태를 말한다. 칼슘의 감소는 노화나 **골연화증**(osteomalacia)처럼 비타민 D의 결핍으로 발생할 수 있다. 또한 칼슘은 질병으로 침상에 누워 있는 경우와 같이 뼈를 사용하지 않을 때에도 감소한다. 골다공증 환자는 정상적으로 가해지는 힘에 의해서도 골절될 만큼 취약하다. 넘어져서 골반이 부러진 노인은 낙상 전에 골반이 부러질 수 있다. 골다공증 환자는 기침을 하는 동안 늑골이 부러질 수도 있다.

골다공증은 두개골에 발생하는 **파젯병**[Paget's disease, 변형뼈염(osteitis deformans)]과 같이 국소 부위에 제한되어 발생할 수도 있다. ■

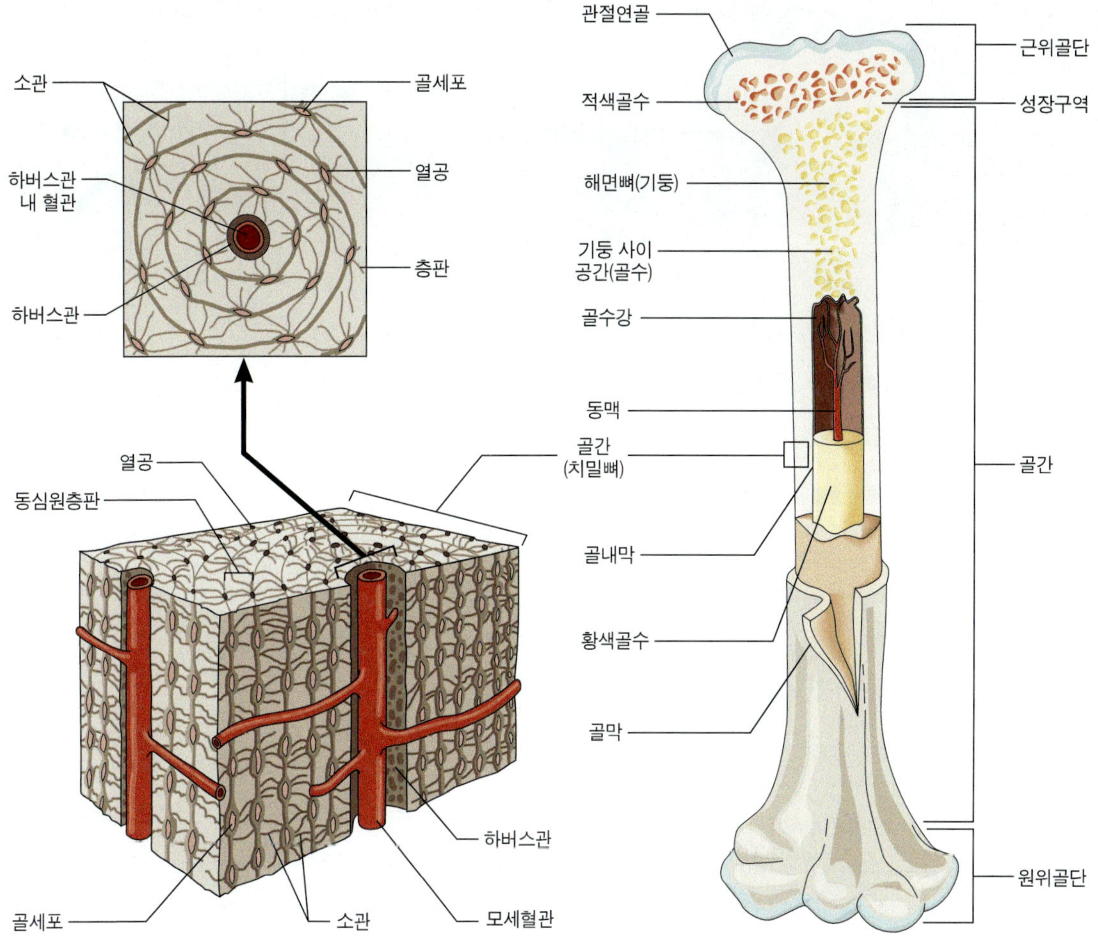

그림 1-4. 골막, 하버스관, 해면골 기둥을 보여 주는 뼈의 현미경적 구조.

출처: Delmar/Cengage Learning

치밀골이 보호한다. 치밀골에 결합된 골막과 뼈 전체 구조에 공급되는 혈액에 관하여 살펴보자.

뼈의 성장과 발달은 '사용하거나 아니면 손실되거나(use it or loose it)'의 전형적인 예이다. 뼈의 밀도와 형성은 뼈에 작용하는 힘의 양과 직접 관련이 있다. 활동에 의해 근육을 사용함으로써 뼈가 강해지고 자극을 받은 지점의 뼈 밀도가 증가한다. 남성이 여성에 비해 근육량이 더 많고, 대부분의 경우에 남성의 뼈가 더 두드러지게 발달한다.

관절. 뼈와 다른 뼈, 연골과 다른 연골은 **관절**(joint)로 연결된다(그림 1-5). 관절은 여러 형태가 있다. 일반적으로 관절은 가능한 운동 범위에 따라 분류되는데, 자유롭게 움직일 수 있는 관절(**가동관절**, diarthrodial

관절(joint): 라틴어로 '결합(junctio)'

가동관절(diarthrodial): 자유롭게 움직일 수 있는 골격계의 관절 분류

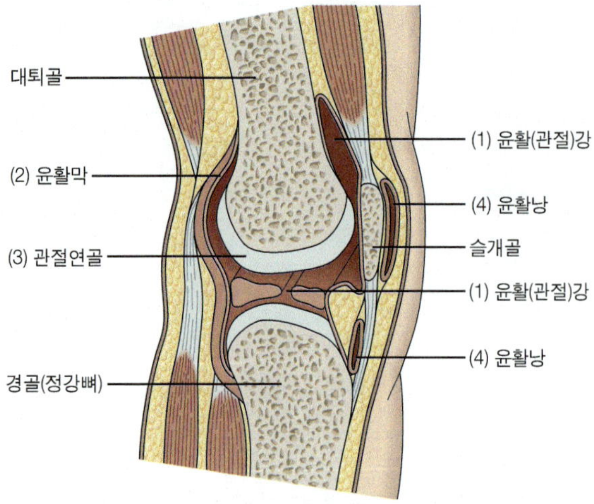

단순윤활관절

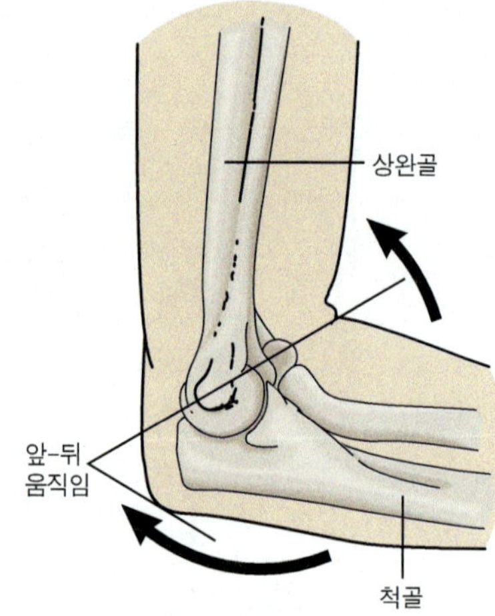

경첩관절

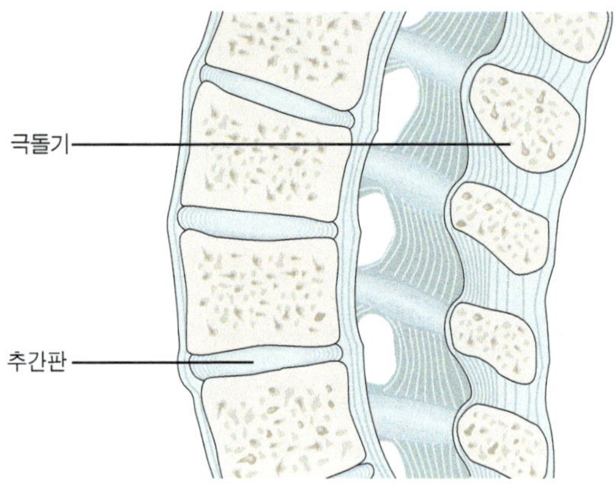

결합

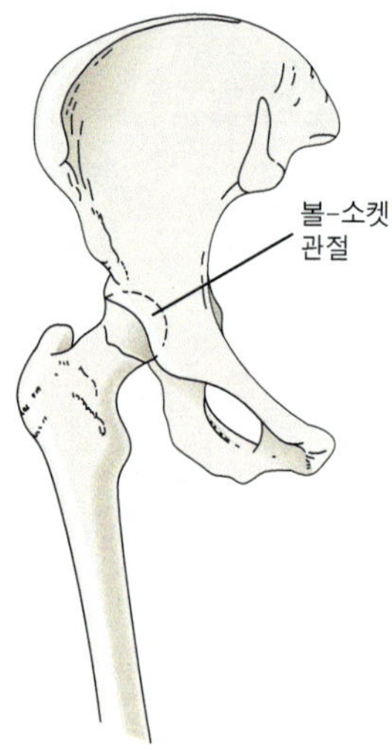

타원관절

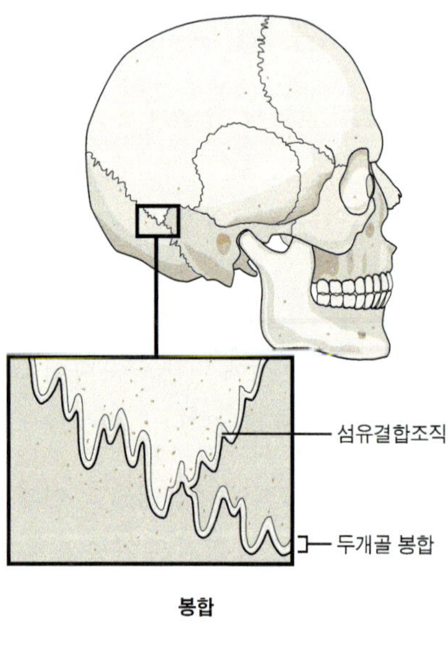

봉합

그림 1-5. 여러 유형의 관절.

출처: Delmar/Cengage Learning

표 1-2. 관절 유형.

I. **섬유관절**(움직일 수 없는 관절)
 A. 인대결합: 인대에 의해 연결.
 B. 봉합: 두개골 결합 .
 C. 정식관절: 치조 내 치아.

II. **연골관절**(제한된 움직임)
 A. 유리연골결합: 노화에 따라 골화되는 연골.
 B. 치골결합: 섬유연골에 의해 연결된 뼈.

III. **윤활관절**(매우 잘 움직일 수 있는 관절)
 A. 평면관절(활주관절; 전동관절): 얇거나 납작한 면.
 B. 절구(구상)관절.
 C. 과상관절: 얕은 볼-소켓 관절.
 D. 타원관절: 미식축구 모양의 볼-소켓 관절 .
 E. 중쇠(차축)관절.
 F. 안장관절.
 G. 접번(경첩)관절.

joints), 움직임이 제한된 관절(**반관절**, amphiarthrodial joints), 또는 움직일 수 없는 관절(**부동관절**, synarthrodial joints)로 구분된다(**표 1-2**). 관절은 관절을 이루는 두 뼈 사이를 연결하는 데 관여하는 기본 구성요소에 의해서도 분류된다. 부동관절은 해부학적으로 **섬유관절**(fibrous joints)로 분류되는 반면, 반관절은 **연골관절**(cartilaginous joins)로 분류되며, 가동관절은 **윤활관절**(synovial joint) 또는 관절공간 내 윤활액(synovial fluid)을 포함한 관절로 분류된다.

섬유관절. 섬유관절(fibrous joints) 혹은 부동관절은 크게 인대결합과 봉합의 두 가지 유형이 있다. **인대결합**(syndesmosis)은 섬유인대에 의해 연결되지만 거의 움직일 수 없다. **봉합**(suture)은 두개골 사이의 관절로 전혀 움직일 수 없다. 뼈끼리 맞닿는 면이 거칠고 톱니 모양으로 뼈를 단단하게 연결한다.

봉합에도 여러 형태가 있다(**그림 1-6**). 톱니봉합(serrate suture)이나 치아봉합(dentate suture)은 두 뼈가 서로 맞닿는 부분을 톱니 모양으로 단단하게 봉합한다(**그림 1-6B**). 이러한 유형의 봉합은 두 두정골 사이에서 볼 수 있다. 비늘봉합(squamous suture)은 2개의 뼈가 실제로 열쇠 모양으로 겹쳐 있으며, 나무 조각이 연결된 것 같다(**그림 1-6C**). 세 번째 봉합 유형은 **정식관절**(못박이관절, gomphosis)로 구멍에 못이 고정되어 있는 형태이다(**그림 1-6A**). 치조(alveolus)와 치아가 이러한 관절을 이룬다. 마지막

반관절(amphiarthrodial): 제한된 움직임을 가진 골격계의 관절 분류

부동관절(synarthrodial): 전혀 움직일 수 없는 골격계의 관절 분류

섬유관절(fibrous joints): 섬유조직에 의해 연결된 관절

연골관절(cartilaginous joints): 두 뼈를 연결하는 연골 내의 관절

윤활관절(synovial joints): 완충작용을 하는 윤활액에 싸여 있는 가동관절의 한 유형

인대결합(syndesmosis): 그리스어로 '인대(syndesmos) + 상태(osis)'

봉합(suture): 라틴어로 '붙인 곳(sutura)'

정식관절(gomphosis): 그리스어로 '조이는(bolting)'

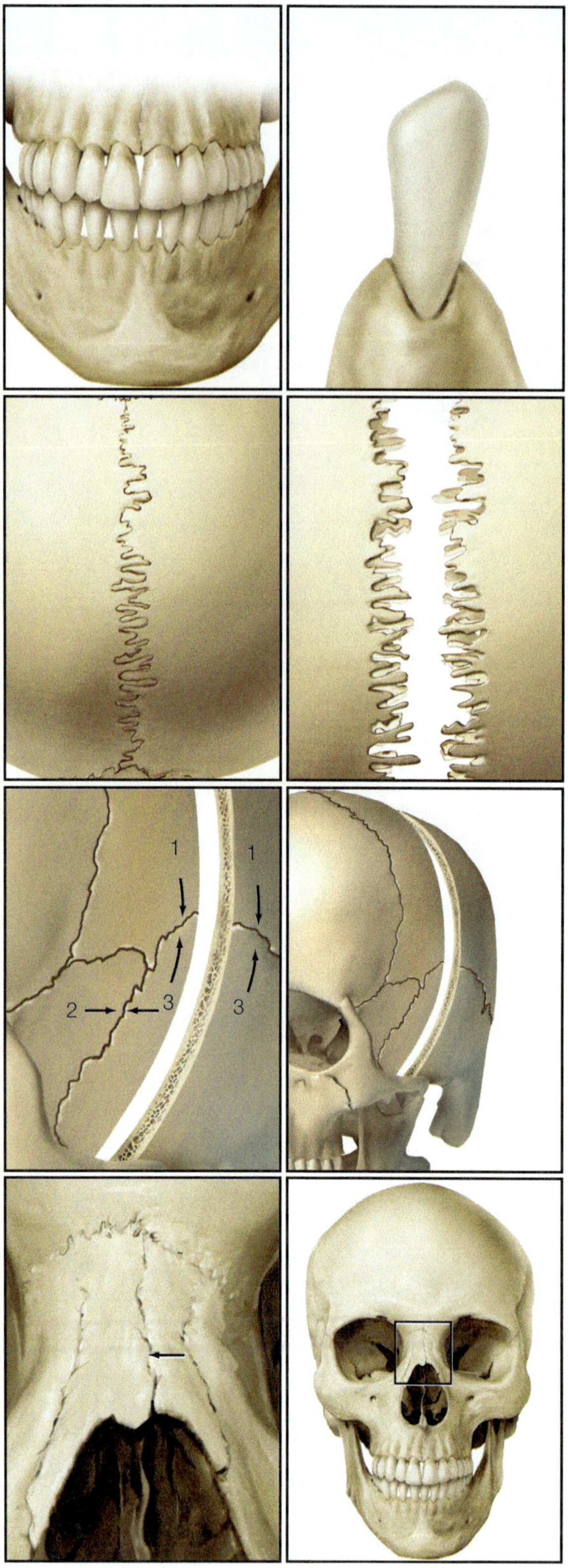

(A) 정식관절 또는 못관절

(B) 치아(톱니)봉합

(C) 비늘봉합
(화살표 표시)

(D) 평면봉합
(화살표 표시)

그림 1-6. 봉합은 뼈의 판들 사이의 부동 결합이다. (A) 치조나 구멍에 박혀 있는 치아와 같은 구조물에서 보이는 정식관절 또는 못관절; (B) 삐죽삐죽한 가장자리 때문에 이러한 명칭이 붙은 톱니봉합; (C) 지골(phalange)과 서로 맞물리고 중복되어 '열쇠' 모양을 이룬 두 뼈의 판에서 보이는 비늘봉합; (D) 두 뼈 사이에서 가장자리와 가장자리가 단순하게 만난 평면봉합.

출처: Delmar/Cengage Learning

으로 평면관절(plane joint)이 있는데, 두 뼈의 모서리가 단순하게 직접 연결되어 있다(**그림 1-6D**).

연골관절. 명칭이 의미하듯이 연골관절(cartilaginous joints) 혹은 반관절은 두 뼈 사이를 연골이 연결하는 관절이다. 성장하는 동안 연골이 뼈로 변화하기 때문에 어떤 경우에는 성장이 멈춘 후에도 연골 상태로 남아 있을 수 있다. **유리연골결합**(synchondrosis)은 흉골자루(복장뼈자루, manubrium sterni)와 흉골몸체(복장뼈몸통, corpus sterni)의 연결 부위로 연골로 결합된 상태이지만 연령이 증가하면서 골화된다. 연골관절의 두 번째 유형은 **섬유연골결합**(symphysis)으로, 치골뼈 사이의 치골결합(두덩결합, pubic symphysis) 혹은 척주의 디스크 사이에 있다.

유리연골결합(synchondrosis): 그리스어로 '함께(syn) + 연골(chondros) + 상태(osis)'

섬유연골결합(symphysis): 그리스어로 '자라는(growing)'

윤활관절. 윤활관절(synovial joints) 혹은 가동관절의 두드러진 특징은 윤활작용을 하는 물질인 **윤활액**이 차 있는 관절공간의 형태이며, 그 주위에 관절낭이 있다. **관절낭**(관절주머니, articular capsule)은 바깥은 아교질 조직의 섬유막(fibrous membrane)과 뼈를 연결하는 인대, 그리고 안쪽은 윤활막(synovial memebrane)으로 이루어져 있다. 유리연골은 관절을 이루는 각 뼈의 표면을 덮고 있어 매끄러우면서도 강한 표변을 형성한다.

관절낭(articular capsule): 윤활액을 감싸고 있는 섬유성 결합조직

윤활관절은 두 뼈의 관절면만 결합되었는지 혹은 2개 이상의 관절면이 결합되었는지에 따라 단순 혹은 복합으로 구분된다. **평면윤활(활주)관절**[plane synovial(gliding) joints; 가동관절]은 결합하는 뼈의 관절면이 납작하다. 관절을 이루는 뼈끼리 미끄러짐이 가능하다. **절구(구상)관절**[spheroid(cotyloid) joints]은 관절을 이루는 뼈끼리 상호작용한다(평면관절을 제외한 모든 관절처럼). 즉 결합되는 한 면은 볼록하고 다른 면은 오목하게 만나 관절을 이룬다. 절구관절은 볼록한 관절볼(convex ball) 또는 관절머리가 **관절오목**(cotylica)과 만나 이루는 볼-소켓 관절(ball-socket joint)이다. 회전(rotation)을 포함하여 모든 범위의 운동이 가능하다.

절구(cotyloid): 그리스어로 '컵 모양의(kotyloeides)'

과상(condylar): 그리스어로 '손가락관절(kondylos)'

과상관절(condylar joint): 제한된 운동성을 가진 얕은 볼-소켓 관절

과상관절(condylar joint)은 얕은 형태의 볼-소켓 관절 형태로 운동이 보다 제한된다. **타원관절**(ellipsoid joint)은 뼈의 모양이 타원형(미식축구 공 모양)이라서 붙은 명칭이다. 이 관절은 회전을 제외한 다양한 범위의 운동이 가능하다. 반대로 **중쇠(차축)관절**[trochoid(pivot) joint]은 회전이 가능하도록 설계되어 있다. 이 관절은 공간 안으로 튀어나온 뼈돌기로 구성된다. **안장(안상)관절**[sellar(saddle) joint]은 아마도 관절의 명칭에 가장 잘 묘사되어 있다. 안장관절을 이루는 관절면은 말안장처럼 볼록하고 다른 오목한 모양의 관절면이 말안장 위에 놓여 있다. **경첩(접번)관절**[hinge joint(ginglymus)]은 장식장 문의 경첩과 같은 역할을 한다. 한 면의 제한된

타원관절(ellipsoid joint): 오목한 볼록한 면과 오목한 면이 타원형을 이루는 얕은 볼-소켓 관절

중쇠관절(trochoid joint): 회전만이 가능한 돌기와 오목한 면으로 구성된 관절

안장(sellar): 라틴어로 '터키 말의 안장(sella)'

안장관절(sellar joint): 오목한 면이 긴 볼록한 면 위에 놓인 볼-소켓 관절(동의어 saddle joint)

경첩관절(hinge joint): 경첩과 같이 굽힘과 폄만이 가능한 관절

접번관절(ginglymus): 그리스어로 '경첩(ginglymos)'

▩ 두개골조기유합증

유아가 성장함에 따라 두개골 봉합은 점차 골화되는데, 이를 **골유합**(뼈붙음, synostosis)이라 한다. 완전한 골유합은 정상적으로 아동기에 이루어지지만 어떤 경우에는 출생 전에 이루어지기도 한다. 뇌의 정상적인 성장, 특히 생후 1년간 뇌의 성장으로 두개골에 압력이 가해진다. **조기골유합**(premature systosis) 혹은 **두개골조기유합증**(머리뼈붙음증, craniosynostosis)이 뼈의 성장에 미치는 영향은 상당히 크다. **조기시상뼈융합**(premature sagittal synostosis)과 함께 아동의 머리가 봉합을 따라 뾰족해지고 뒤로 길어진다. 유전질환인 아퍼트증후군(Apert syndrome)은 관상봉합의 조기 유합에 의해 관절면이 두드러지게 튀어나와 전형적으로 '뾰족한 머리(peaked-head)' 모양을 갖게 된다. ▩

범위 내에서 회전하여 굴곡과 신전만이 가능한 관절이다.

요약하면,

- 조직이 결합하여 보다 큰 구조물을 형성한다.
- **근막**은 기관을 둘러싸는 얇은 막이다.
- **인대**는 기관들을 결합하거나 뼈들끼리 또는 뼈와 연골을 연결한다.
- **건**은 근육을 뼈나 연골에 연결한다. 만약 건이 납작하면 이를 **건막**이라고 한다.
- 뼈와 연골은 신체 구조를 형성하고 관절에 의해 움직일 수 있다.
- **가동(윤활)관절**은 자유롭게 움직일 수 있고, **반(연골)관절**은 움직임이 제한되며, **부동(섬유)관절**은 움직일 수 없다.
- **섬유관절**은 움직일 수 없는 구조물들을 연결하고, **연골관절**은 연골이 일차적인 관절 기능을 담당하며, **윤활관절**은 관절낭 내에 윤활액이 함유되어 윤활작용을 하는 관절이다.
- 윤활관절에는 **평면(활주)관절**, **절구관절**, **과상관절**, **중쇠관절**, **안장관절**, **타원관절**, **경첩관절**이 있다.

근외막(epimysium): 그리스어로 '위에(epi) + 근육(mys)'

근육. 근육섬유 다발이 모여 형성된 결합 단위는 기능적·해부적 정의를 내릴 수 있다. 해부적으로 근육은 기능적 단위를 가진 근육섬유 집단이다. **근외막**(근육바깥막, epimysium)으로 불리는 결합조직의 근막이 근육을 둘러싸며, 근육은 힘줄에 의해 골격 구조와 연결된다. 근육은 신경전달을 받아 근육조직 다발이 수축되고, 혈관으로부터 필요한 영양분을 공급받는다. 근육의 형태나 유형은 기능에 따라 매우 다양하다. 넓고 납작한 근육의 섬유는 여러 지점에서 시작되어 특정 지점으로 집중되어 당도록 방사된다. 원통형의 근육은 양쪽 끝 모두 한 지점에 집중되어 부착한다. 모든 경우에 근육섬유의 방향은 힘이 가해지는 지점으로 규정한다. 그 이유는 근육섬유가 그 방향으로 적극적으로 짧아지기 때문이다.

근육은 본래 길이의 약 절반까지 수축할 수 있어서 긴 근육이 짧은 근육에 비해 더 긴 거리만큼 수축할 수 있다. 근육의 직경은 과제를 수행하는 근육섬유의 개수를 나타내기 때문에 근육의 힘과 직접적으로 관계가 있다.

신경-근육의 기능에 대해서는 12장에서 다룰 것이다.

신체가 수행하는 일(work)의 양은 근육의 작용력(매우 적은 양부터 큰 양)과 근육의 수축 속도(매우 빠르거나 느려서 유지되는)에 따라 매우 다양하다. 근육의 형태에 따라 다양한 기능이 있지만 근육과 뼈 사이의 물리적인 관계도 근육을 사용하는 데 다양하게 영향을 미친다.

근육은 두 지점 사이의 거리를 줄일 경우에만 힘을 산출할 수 있고 일직선상으로만 수축할 수 있다(괄약근 제외). 일반적으로 근육섬유가 부착되고 거의 움직일 수 없는 지점을 **시작점**(이는곳, origin)이라고 하며, 근육이 수축함에 따라 움직이는 부착점을 **삽입점**(닿는곳, insertion)이라고 한다. 팔다리를 보면 삽입점은 몸통으로부터 보다 멀리 떨어져 있다. 움직임을 주도하는 근육을 **작용근**(agonist) 또는 주작용근(prime mover)이라 하며, 이와 반대로 주어진 움직임에 대해 반대작용을 하는 근육을 **길항근**(대항근, antagonist)이라 한다. 따라서 한 움직임에 대한 작용근은 반대의 움직임에 대해서는 길항근이 될 수 있다. 구조물을 고정하는 근육은 **협동근**(synergist)이라고 한다.

작용근(agonist): 특정 운동 행위를 목적으로 수축하는 근육(길항근과 반대)

길항근(antagonist): 작용근의 수축과 반대되는 근육

그림 1-7에서 보듯이, 근육이 부착하는 지점은 과제를 수행하기 위해 근육을 수축할 때 산출될 수 있는 힘의 양에 영향을 미친다. 관절에 가깝게 부착한 근육일수록 관절에서 먼 위치에 부착한 근육에 비해 더 멀리 그리고 더 빠르게 뼈를 움직일 수 있다. 반대로, 관절에서 먼 위치에 부착한 근육은 지렛대 원리의 이점대로 움직임이 가능한 범위 내에서 더 많은 힘을

▩ 신경근육 질환

신경근육의 상태는 주로 근육계와 근육을 지배하는 신경의 구성요소에 의해 좌우된다. **근위축성 측삭경화증**(루게릭병, 근육위축가쪽경화증, amyotrophic lateral sclerosis)은 운동뉴런이 파괴되고, 그 결과 근육의 기능이 상실되는 질환이다. **다발경화증**(multiple sclerosis)에서는 수초(신경말이집, myelin)가 파괴되는데, 병변의 위치에 따라 질환의 증상이 다양하다. **중증근무력증**(myasthenia gravis)은 면역계통의 이상 반응의 결과로 신경-근육 접합부(nerve-muscle junction)가 파괴되는 상태이다. 이 질환으로 신경과 근육 간의 소통이 이루어지지 않아 근육이 약해지고 근육의 운동 범위가 손상된다. ▩

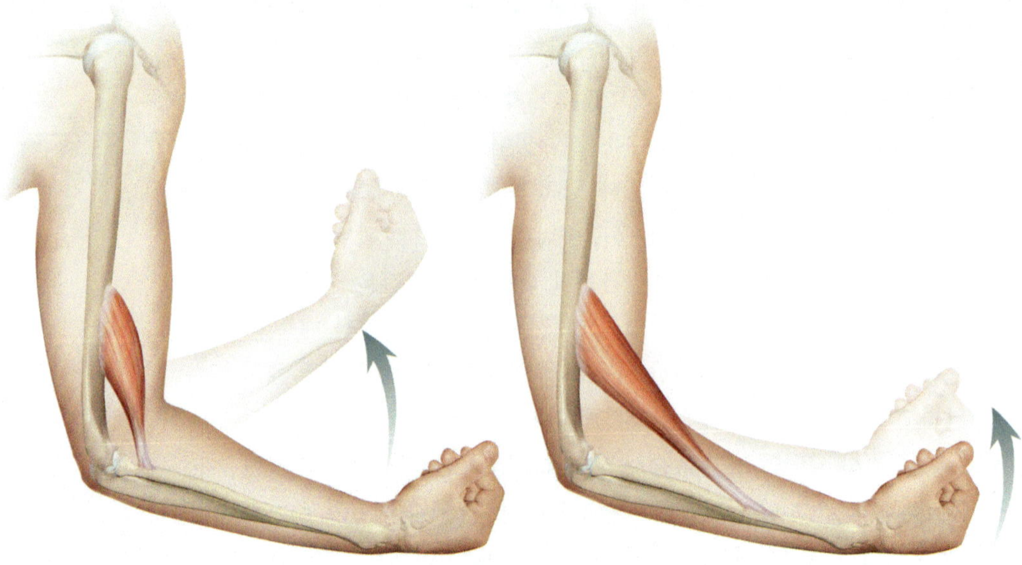

그림 1-7. 시작점에서 파생된 기계적 장점. 왼쪽 그림은 근육이 회전하는 지점에 가깝게 부착하고 움직임이 가능한 지점은 근육이 수축할 때 움직임의 범위가 크다. 오른쪽 그림은 근육이 회전하는 지점에서 먼 곳에 부착하여 뼈가 움직일 수 있는 거리가 짧지만 근육은 움직이는 방향으로 큰 힘을 산출할 수 있다.

출처: Delmar/Cengage Learning

신경지배(innervation): 신경에 의해 받는 자극

구심(afferent): 라틴어로 '~로(ad) + 운반하다(ferre)'

원심(efferent): 라틴어로 '~로부터(ex) + 운반하다(ferre)'

산출할 수 있다. 그러므로 관절에서 멀리 위치한 근육은 들어올리는 데 장점이 있으며, 관절에 더 가깝게 부착한 근육은 이 근육이 부착한 뼈가 움직일 수 있는 범위가 크다는 장점이 있다.

근육은 하나의 신경에 의한 **신경지배**(innervation)를 받는다. 신경은 감각[sensory; 일반적인 용어로 **구심**(afferent)] 또는 흥분[excitatory; **원심**(efferent)]의 성질을 갖는다. **운동단위**(motor unit)는 하나의 구심신경섬유와 이 신경이 지배하는 근육섬유로 구성된다. 모든 근육섬유는 신경의 지배를 받는다. 또한 근육은 근육의 상태에 관한 정보를 중추신경계로 전달하는 감각적 요소도 갖는다.

요약하면,

- **근육**은 수축성이 있는 조직으로 길이가 약 절반까지 줄어드는 근육다발을 갖는다.
- 최소한의 움직임이 가능한 부착 지점을 **시작점**이라 하고, 상대적으로 운동성이 있는 부착 지점을 **삽입점**이라 한다.
- 구조물을 움직이는 근육을 **작용근**이라 하며, 이와 반대되는 움직임을 갖는 근육을 **길항근**이라 한다.

- 구조물을 고정하는 근육을 **협동근**이라 한다.
- 근육은 하나의 신경에 의한 신경지배를 받는다.
- **운동단위**는 원심신경섬유와 이것의 지배를 받는 근육 다발을 일컫는다.

신체계통

조직이 모여 기관이 형성되는 것처럼 기관이 모여 기능적 계통(functional system)을 형성한다. **신체계통**(body system)은 기능적 단위를 가진 기관들의 집합을 말한다. 즉 기관이 모여 기본적인 기능을 수행하고, 기관이 기능을 상실하거나 결핍될 경우 계통의 기능이 변화된다. 계통은 기능을 중심으로 정의되므로 기관은 하나 이상의 계통에 속하게 된다. 이와 유사하게 인간의 물리적 의사소통 계통 또한 여러 기관이 모여서 형성된 것이다.

계통(system): 기능적으로 정의되는 기관들의 집합체

신체의 기본이 되는 계통은 매우 간단하다. **근육계**(muscular system)는 평활근, 횡문근, 심근을 포함한다. **골격계**(skeletal system)는 신체의 구조를 형성하는 뼈와 연골을 포함한다. **호흡계**(respiratory system)는 구강・비강・인두강, 기도・기관지, 폐를 포함한 외부 환경과의 가스 교환에 관여하는 통로와 조직을 포함한다. **소화계**(digestive system)는 구강과 인두를 포함하여 식도, 간, 창자 및 관련 샘(glands)이 이에 속한다. **생식계**(reproductive system)는 생식[난소(ovary), 정소(testes)]과 관련된 기관을 포함하고, **비뇨계**(urinary system)는 신장(kidney), 요관(ureter), 방광(bladder), 요도(urethra)를 포함한다. **내분비계**(endocrine system)는 호르몬의 생성과 방출에 관여하므로 갑상샘(thyroid gland), 정소, 난소와 같은 샘이 이에 포함된다. **신경계**(nervous system)는 근육 조절과 감각 기능을 담당하는 신경조직 및 중추신경계와 말초신경계의 구조를 포함한다.

근육계(muscular system): 평활근, 횡문근, 심근을 포함하는 해부상의 계통

골격계(skeletal system): 신체를 구성하는 뼈와 연골을 포함하는 해부상의 계통

호흡계(respiratory system): 호흡에 관여하는 신체계통으로 폐, 기관지, 기관, 후두, 인두, 구강, 비강을 포함

말계통

말이란 여러 계통이 종합적으로 관여하는 매우 복잡한 과정이다. 말계통(speech system)은 기능적으로 여러 기관과 구조가 하나의 방식을 위해 결합하는 과정으로 정의 내릴 수 있다.

말계통을 전통적인 방법으로 분류하면 호흡계, 발성계, 조음계, 공명계, 신경계로 나눌 수 있다. **호흡계**는 해부상으로 기도, 폐, 기관 등을 포함한 호흡계를 말한다. **발성계**(phonatory system)는 호흡계의 구성요소를 사용

발성계(phonatory system): 음성을 산출하는 후두 구조를 포함하는 계통

조음계(articulatory system): 말 과학에서 말소리를 산출하는 구강의 형태와 관련된 구조물의 계통

공명계(resonatory system): 성대의 진동으로 발생한 음향학적 산출물이 통과하면서 공명하는 성도의 일부분(일반적으로 구강, 인두, 비강을 포함); 때로는 비강과 비인두만을 의미하기도 함

하여 음성을 산출하는 데 관여하는 계통이다(후두 구조물과 소화계). **조음계**(articulatory system)는 해부학적으로 소화계와 호흡계의 일부(혀, 입술, 치아, 연구개 등)를 포함하여 말소리의 특성을 변화시키는 데 사용되는 구조물들의 복합체이다. **공명계**(resonatory system)는 비강과 연구개 그리고 해부적으로 호흡계와 소화계의 일부를 포함한다. 일부 말 과학자들은 조음계와 공명계를 엄격하게 구별하지만, 이 책에서는 이를 혼합하여 말 산출에 관여하는 조음/공명계로 보고자 한다.

이 책에서는 말계통에 관하여 상당히 유동적으로 정의한다. 어떠한 계통도 분리하여 생각할 수 없다. 말을 산출하기 위해 모든 계통이 통합적으로 활동해야 하며, 과제를 수행하는 협응의 수준도 복잡하다(그림 1-8).

조음계와 공명계에 관한 이론은 6장에서 더 자세히 다룰 것이다.

요약하면,

- 기관들이 결합하여 **기능적 계통**을 형성하는데 그 계통은 다음과 같다. 근육으로 구성된 계통(**근육계**), 신체의 골격을 이루는 계통(**골격계**), 호흡에 관련된 계통(**호흡계**), 소화를 담당하는 계통(**소화계**), 생

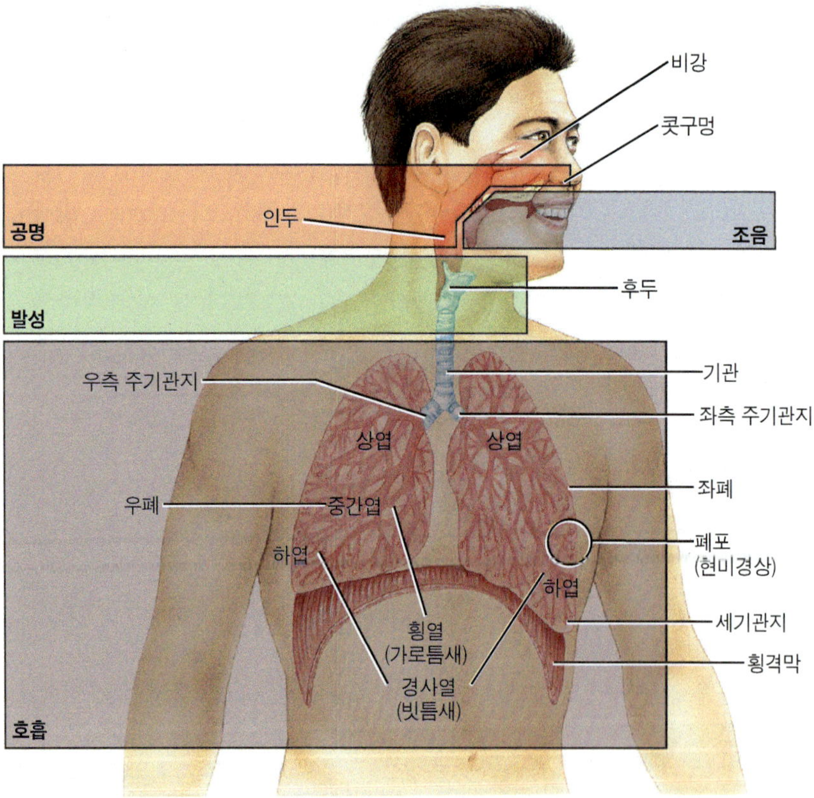

그림 1-8. 해부체계와 말 산출 기관의 관계.

출처: Delmar/Cengage Learning

식에 관여하는 계통(**생식계**), **비뇨계**와 **내분비계** 및 **신경계**가 있다.

- 언어병리학 분야에서는 기능적으로 정의되는 네 가지 계통이 있다.
- **호흡계**는 호흡에 관여하는 계통이며, 유성음을 산출하는 데 관여하는 (후두) **발성계**는 호흡계와 소화계를 구성하는 요소로 이루어져 있고, **조음/공명계**(얼굴, 입, 코의 구조물을 포함)와 **신경계**(말 과정을 조절하는 중추신경계와 말초신경계 포함)로 구성된다.

이 장의 요약

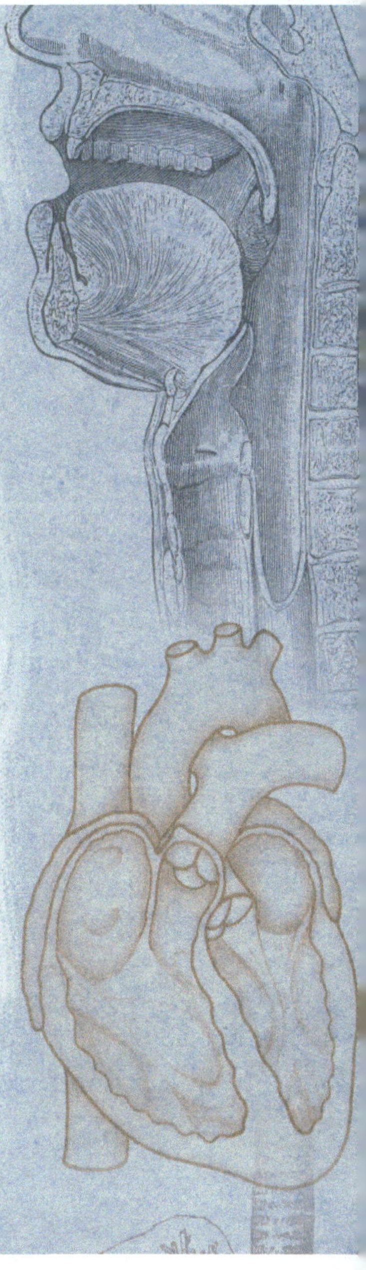

해부학(anatomy)과 **생리학**(physiology)은 유기체의 구조와 기능에 관한 학문이다. 해부학을 세분화하여 살펴보면 말과 관련된 해부와 생리를 자세하게 이해할 수 있다. **기술해부학**(descriptive anatomy)은 신체의 각 부분부터 기능적 계통과 관련이 있고, **병리해부학**(pathological anatomy)은 질병으로 초래된 구조의 변화와 관련된다. **세포학**(cytology)이나 **조직학**(histology)과 같은 학문은 세포와 조직을 연구하며, **근육학**(myology)은 근육의 형태와 기능을 조사한다. **관절학**(arthrology)은 뼈들을 연결하는 관절계통에 관한 학문인 반면, **골학**(osteology)은 뼈의 형태와 기능에 관한 학문이나. **신경학**(neurology)은 신경계통에 관한 학문이다.

축골격(axial skeleton)은 몸통과 머리를 지지하는 것이며, **사지골격**(appendicular skeleton)은 팔다리와 관련이 있다. 해부 용어는 신체와 신체 각 부분의 위치 및 방향과 관련이 있다. **전두면**(frontal plane)은 신체를 앞과 뒤의 반으로 나누는 단면이며, **시상면**(sagittal plane)은 신체를 왼쪽과 오른쪽 반으로 나눌 때 생기고, **횡단면**(transverse plane)은 신체를 위와 아래의 반으로 나눌 때 생긴다. **전**(anterior)과 **후**(posterior)는 신체의 앞과 뒤를 말하고, 인간에서는 **복측**(배쪽, ventral)과 **배측**(등쪽, dorsal)의 동의어이다. **말초**(pheripheral)는 표면이나 표재를 향하는 방향을 뜻하는 반면에 **심부**(deep)는 표면으로부터 먼 방향을 뜻한다. **원위**(먼쪽, distal)와 **근위**(몸쪽, proximal)는 팔다리의 끝으로부터 먼 것과 가까운 것을 뜻한다. **상**(위, superior)과 **하**(아래, inferior)는 위쪽과 아래쪽을 말한다. **외측**(가쪽, lateral)과 **내측**(안쪽, medial)은 바깥과 중앙을 말한다. **굴곡**(굽힘, flexion)은 관절에서 복측면들이 서로를 향하여 구부러질 때 사용되며, **신전**(폄, extension)은 이 면들이 서로 멀어질 때 사용된다. **발바닥**(plantar)과 **손바닥**(palmar)은 각각 발의 복측면과 손바닥의 복측면을 말한다.

인체를 구성하는 네 가지 기본 조직은 **상피조직**, **결합조직**, **근육조직**, **신경조직**이다. **상피조직**(epithelial tissue)은 신체의 표면을 덮거나 공간과 통로를 둘러싸고 있다. **결합조직**(connective tissue)은 구조물들을 서로 연결하는 다양한 조직을 형성하고, 인대, 건, 연골, 뼈, 혈액이 포함된다. **근육조직**(muscular tissue)은 수축성이 있으며, **횡문근**(가로무늬근, striated muscle), **평활근**(민무늬근, smooth muscle), **심근**(cardiac muscle)으로 구성된다. **신경조직**(nervous tissue)은 신경전달을 위해 분화되어 있다.

조직들이 결합하여 여러 구조물과 기관을 형성한다. **근막**(fascia)은 기관을 둘러싸며, **인대**(ligament)는 뼈나 연골을 결합하고, **건**(힘줄, tendon)은 근육을 뼈나 연골에 부착한다. 그리고 **뼈**(bone)와 **연골**(cartilage)은 신체의 구조를 형성한다. 골격 구조 간의 **관절**(joint)은 **가동(윤활)관절**[diarthrodial(synovial) joint; 자유롭게 움직일 수 있는 관절], **반(연골)관절**[amphiarthrodial(cartilaginous) joint; 움직임이 제한된 관절] 및 **부동(섬유)관절**[synarthrodial(fibrous) joint; 움직일 수 없는 관절]로 분류된다. **섬유관절**(fibrous joints)은 신체를 움직일 수 없도록 결합하고, **연골관절**(cartilaginous joints)은 일차적으로 연결 기능을 가진 연골에 있으며, **윤활관절**(synovial joints)은 관절낭 내에 윤활액이 있는 관절이다.

근육다발(muscle bundle)은 근육의 길이를 대략 절반까지 줄일 수 있다. **시작점**(기시, origin)은 거의 움직임이 없는 부착 지점을 말하며, **삽입점**(정지, insertion)은 상대적으로 움직일 수 있는 부착 지점을 말한다. **작용근**(agonist)은 구조물을 움직이는 근육이고, **길항근**(antagonist)은 움직임과 반대작용을 하는 근육이며, **협동근**(synergist)은 구조물을 고정시키는 근육이다. 근육은 하나의 신경에 의한 **신경지배**(innervation)를 받으며, 신경의 분포는 **구심**(afferent) 또는 **원심**(efferent)의 성질을 갖는다. **운동단위**(motor unit)는 원심신경섬유와 이 신경의 지배를 받는 근육섬유를 말한다.

신체계통(body system)은 **근육계**(muscular system), **골격계**(skeletal system), **호흡계**(respiratory system), **소화계**(digestive system), **생식계**(reproductive system), **비뇨계**(urinary system), **내분비계**(endocrine system), **신경계**(nervous system)로 이루어진다. 말 산출에 관여하는 계통에는 **호흡계**, **발성계**, **조음/공명계**, **신경계**가 포함된다.

연구문제

1. ______________은 유기체 구조에 관한 학문이다.

2. ______________은 살아 있는 유기체와 이를 구성하는 부분들의 기능을 연구하는 학문이다.

3. ______________해부학은 질병을 진단하고 치료하기 위한 해부학적 학문이다.

4. ______________해부학은 질병이 없는 상태에서 신체의 각 부분에 대해 기술하는 것으로, 신체란 기능을 같이하는 계통들의 복합체로 본다.

5. ______________은 세포의 구조와 기능에 관한 학문이다.

6. ______________은 뼈의 구조와 기능에 관한 학문이다.

7. ______________은 근육의 형태와 기능에 관한 학문이다.

8. ______________은 신경계에 관한 학문이다.

9. 피부와 점막은 ______________ 조직으로 구성되어 있다.

10. ______________은 강하면서 탄력성이 있기 때문에 중요한 결합조직에 해당된다.

11. ______________은 수축성이 있는 조직이다.

12. ______________은 기관들을 결합하고 뼈와 뼈 또는 뼈와 연골을 연결한다.

13. ______________는 기관을 둘러싸고 있는 얇은 막이다.

14. ______________은 근육을 뼈나 연골에 연결한다.

15. 근육에 부착된 지점으로 상대적으로 움직임이 거의 없는 부위는 ______________이다.

16. 근육에 부착된 지점으로 상대적으로 움직임이 많은 부위는 ______________이다.

17. 아래에 설명한 계통의 명칭을 쓰시오.

a. ______________ 이 계통은 신체의 평활근, 횡문근, 신경근을 포함한다.

b. ______________ 이 계통은 신체의 구조를 형성하는 뼈와 연골을 포함한다.

c. ______________ 이 계통은 외부와의 가스 교환에 관여하는 조직으로 구성된 통로이며, 구강, 비강, 인두강, 기도 및 기관지와 폐를 포함한다.

d. ______________ 이 계통은 식도, 간, 창자 및 관련 샘을 포함한다.

e. ______________ 이 계통은 신경조직 및 중추신경계와 말초신경계의 구조를 포함한다.

18. 아래에 설명한 말계통의 명칭을 쓰시오.

a. ______________ 이 계통은 외부와의 가스 교환에 관여하는 조직으로 구성된 통로이며, 구강, 비강, 인두강, 기도 및 기관지와 폐를 포함한다.

b. ______________ 이 계통은 음성을 산출하는 데 관여하며 호흡계의 구성요소(후두 구조)를 사용한다.

c. ______________ 이 계통은 말소리의 특성을 변화시키는 데 사용되는 구조로 구성되며, 해부적으로 소화계와 호흡계로 분류된 부위(혀, 입술, 치아, 연구개 등)가 포함된다.

d. ______________ 이 계통은 비강과 연구개 및 해부적으로 호흡계와 소화계로 분류된 부위가 포함된다.

19. 해부학 용어: 다음 그림에 제시된 해부적 명칭을 쓰시오.

a. ______________면

b. ______________면

c. ______________면

d. ______________측면

e. ______________측면

f. ______________[중간선(midline)으로부터 멀어지는 운동]

g. ______________(중간선을 향하는 운동)

h. ______________(중간선으로부터 멀리 떨어진)

i. ______________(중간선 근처에 위치한)

j. ______________[측면(side)과 관련된]

k. ______________(위)

l. ______________(아래)

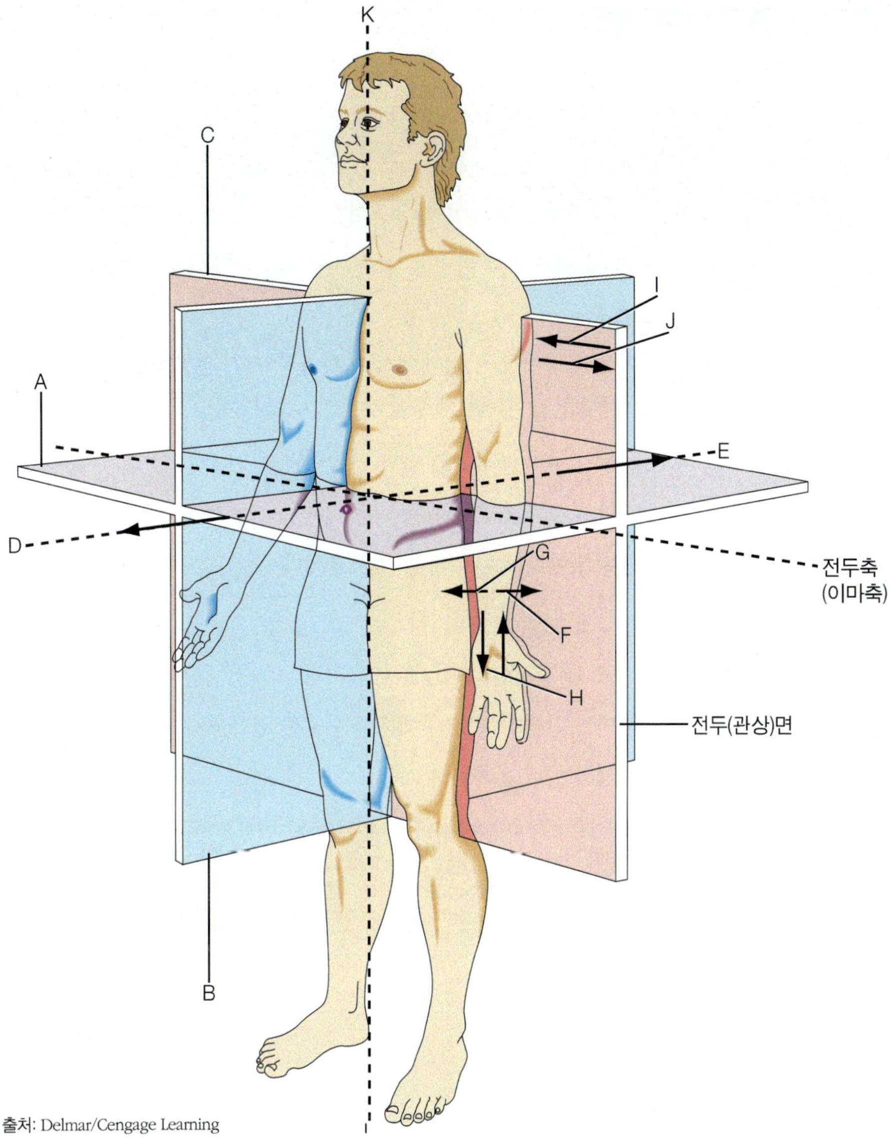

출처: Delmar/Cengage Learning

20. 언어병리학의 영역이 발달함에 따라 언어와 말장애 관련 분야에서 일하는 전문가가 '말-언어병리학자/언어치료사(speech-language pathologist)'로 알려지게 되었다. 이 명칭에서 언급하는 바와 같이 '병리학자'라는 용어는 무엇을 의미하는가?

연구문제 정답

1. 해부학은 유기체 구조에 관한 학문이다.
2. 생리학은 살아 있는 유기체와 이를 구성하는 부분들의 기능을 연구하는 학문이다.
3. 임상 또는 응용 해부학은 질병을 진단하고 치료하기 위한 해부학적 학문이다.
4. 계통 해부학은 질병이 없는 상태에서 신체의 각 부분에 대해 기술하는 것으로, 신체란 기능을 같이하는 계통들의 복합체로 본다.
5. 세포학은 세포의 구조와 기능에 관한 학문이다.
6. 골격학은 뼈의 구조와 기능에 관한 학문이다.
7. 근육학은 근육의 형태와 기능에 관한 학문이다.
8. 신경학은 신경계에 관한 학문이다.
9. 피부와 점막은 상피조직으로 구성되어 있다.
10. 연골은 강하면서 탄력성이 있기 때문에 중요한 결합조직에 해당된다.
11. 근육은 수축성이 있는 조직이다.
12. 인대는 기관들을 결합시키고 뼈와 뼈 또는 뼈와 연골을 연결한다.
13. 근막은 기관을 둘러싸고 있는 얇은 막이다.
14. 건(힘줄)은 근육을 뼈나 연골에 연결한다.
15. 근육에 부착된 지점으로 상대적으로 움직임이 거의 없는 부위는 시작점(기시)이다.
16. 근육에 부착된 지점으로 상대적으로 움직임이 많은 부위는 삽입점(정지)이다.
17. 아래에 설명한 계통의 명칭을 쓰시오.
    a. 근육계 이 계통은 신체의 평활근, 횡문근, 신경근을 포함한다.
    b. 골격계 이 계통은 신체의 구조를 형성하는 뼈와 연골을 포함한다.
    c. 호흡계 이 계통은 외부와의 가스 교환에 관여하는 조직으로 구성된 통로이며, 구강, 비강, 인두강, 기도 및 기관지와 폐를 포함한다.
    d. 소화계 이 계통은 식도, 간, 창자 및 관련 샘을 포함한다.
    e. 신경계 이 계통은 신경조직 및 중추신경계와 말초신경계의 구조를 포함한다.

18. 아래에 설명한 말계통의 명칭을 쓰시오.

a. 호흡계 이 계통은 외부와의 가스 교환에 관여하는 조직으로 구성된 통로이며, 구강, 비강, 인두강, 기도 및 기관지와 폐를 포함한다.

b. 발성계 이 계통은 음성을 산출하는데 관여하며 호흡계의 구성요소(후두 구조)를 사용한다.

c. 조음계 이 계통은 말소리의 특성을 변화시키는 데 사용되는 구조로 구성되며, 해부적으로 소화계과 호흡계로 분류된 부위(혀, 입술, 치아, 연구개 등)가 포함된다.

d. 공명계 이 계통은 비강과 연구개 및 해부적으로 호흡계와 소화계로 분류된 부위가 포함된다.

19. 해부학 용어: 다음 그림에 제시된 해부적 명칭을 쓰시오.

a. 횡단(가로)면
b. 시상면
c. 관상 또는 이마면
d. 전(앞) 또는 복(배)측면
e. 후(뒤) 또는 배(등)측면
f. 외전(벌림) [중간선(midline)으로부터 멀어지는 운동]
g. 내전(모음) (중간선을 향하는 운동)
h. 원위(먼쪽) (중간선으로부터 멀리 떨어진)
i. 내측(안쪽) (중간선 근처에 위치한)
j. 외측(가쪽) [측면(side)과 관련된]
k. 상 (위)
l. 하 (아래)

20. 병리학이란 질병이 있는 조직을 연구하는 학문이다. 이를 확장하면 말-언어병리학자(언어치료사)는 의사소통장애라는 영역의 병리를 연구하는 사람을 뜻한다.

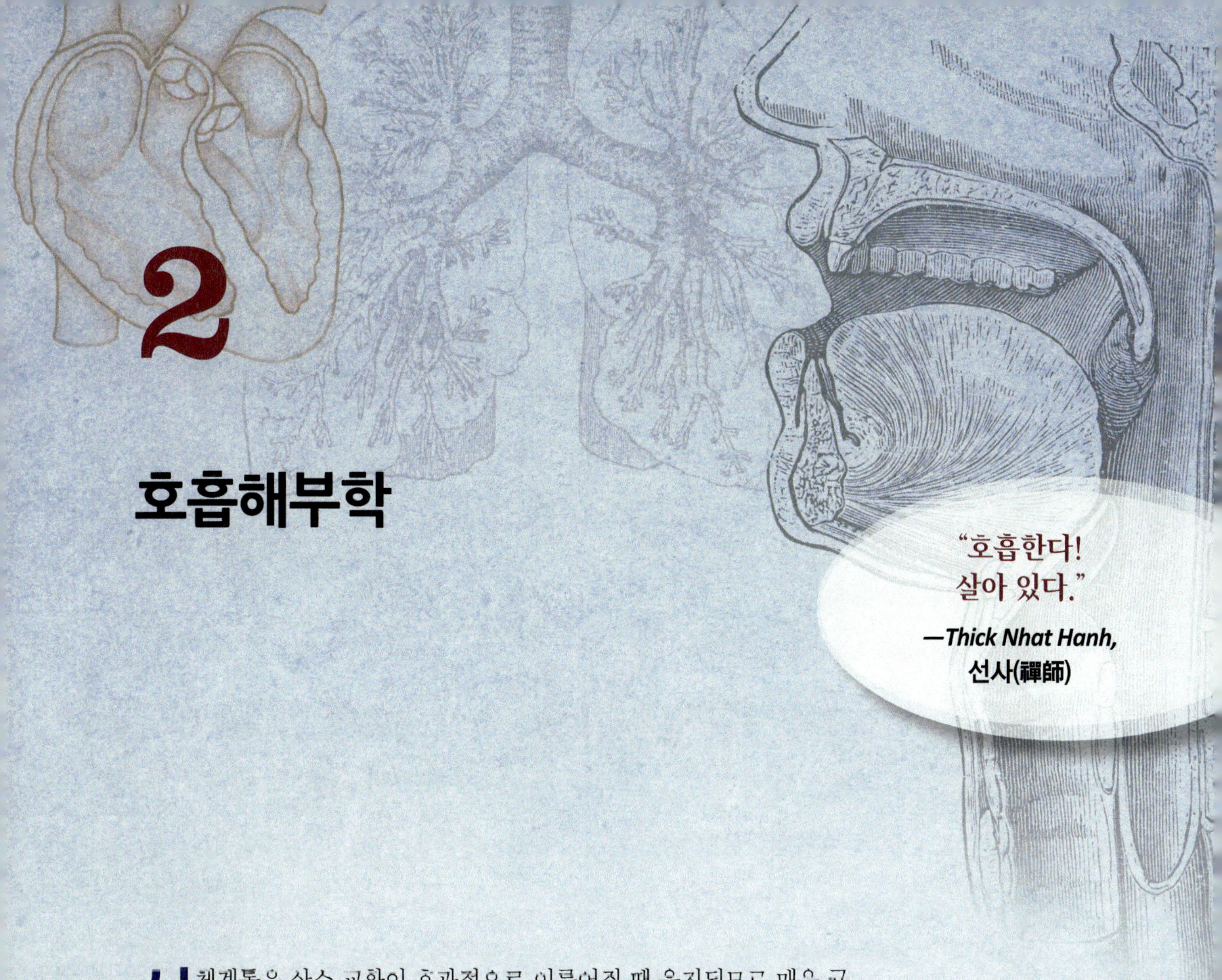

2

호흡해부학

> "호흡한다!
> 살아 있다."
>
> **—*Thick Nhat Hanh*, 선사(禪師)**

신체계통은 산소 교환이 효과적으로 이루어질 때 유지되므로 매우 규칙적으로 호흡해야 한다. 인간은 호흡계를 산소 교환뿐만 아니라 의사소통에 필요한 에너지원으로도 사용해 왔다. 호흡생리학에 대한 설명에서도 알 수 있듯이 우리는 생명을 유지하기 위해 생리적으로 요구되는 범위 내에서 호흡 기전을 엄격히 통제한다. 우선 생명 유지에 필요한 호흡에 관하여 살펴보자.

호흡(respiration)이란 유기체와 유기체를 둘러싸고 있는 환경 사이에 가스를 교환하는 것이다. **흡기**(들숨, inspiration) 과정에서 생명 유지를 위해 숨을 들이마셔 신체의 세포로 산소를 공급하고, **호기**(날숨, expiration) 과정에서는 숨을 내쉬어 노폐물을 배출한다.

흡기(inspiration): 그리스어로 '호흡(spiro)'

가스 교환은 **폐포**(alveoli)라는 작은 공기 주머니 안으로 공기가 들어온 이후에 이루어진다. 폐로 공기가 들어오는 과정은 강력하다. 모든 힘은 자연적으로 균형과 평형을 이루려고 한다. 흡기를 이루는 기본적인 기전은 피하 주사에 비유될 수 있다. **그림 2-1**과 같이 피하 주사기의 플런저를 아래로 잡아당기면 열려 있는 구멍의 주변에 있는 물질이 튜브 내로 들어가 비어 있는 공간을 채우게 된다. 여러분도 호흡계를 하나의 주사기로, 입이나 코를 주사기의 끝이라고 상상해 보면, 플런저(여러분의 횡격막)가 잡아

폐포(alveoli): 라틴어로 '작은 구멍 또는 공간'

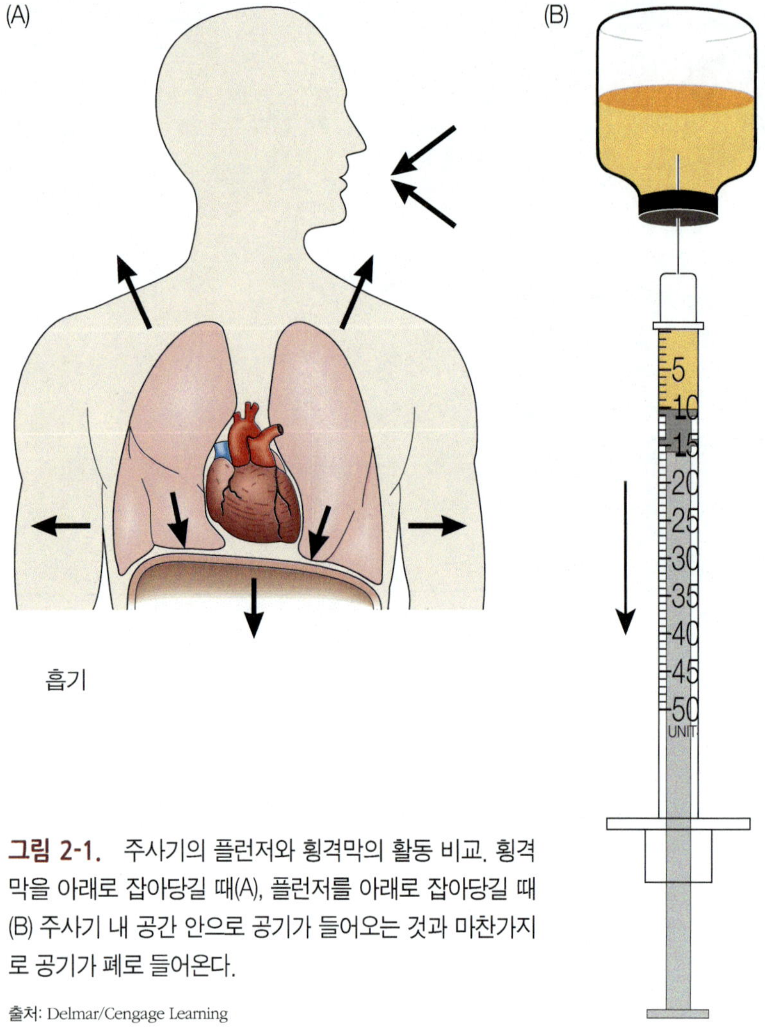

그림 2-1. 주사기의 플런저와 횡격막의 활동 비교. 횡격막을 아래로 잡아당길 때(A), 플런저를 아래로 잡아당길 때(B) 주사기 내 공간 안으로 공기가 들어오는 것과 마찬가지로 공기가 폐로 들어온다.

출처: Delmar/Cengage Learning

당겨지면서 공간(폐) 안으로 공기가 유입되는 것을 알 수 있다. 만약 플런저를 뒤로 당기는 동안 손가락으로 입구를 막으면 손가락에 흡인력을 느낄 수 있다. 이러한 흡인력은 공간 내부의 기압이 상대적으로 낮아져서 대기압과 불균형이 초래되어 생성된다. 이를 좀 더 자세히 알아보기 위해 물리적 원리를 살펴보자.

Anatesse Lesson

호흡을 유발하는 힘을 설명하기 전에 기압이 실제로 무엇인지를 알 필요가 있다. **기압**(air pressure)이란 공기 입자가 공간 벽에 가하는 힘을 말한다. 입자 간의 전하로 인해 공기 입자는 다른 공기 입자와 거리를 유지하려고 한다. 만약 그 공간이 대기와 열려 있는 상태라면 공간 내 안쪽 벽에 가해지는 압력은 바깥 벽에 가해지는 압력과 같아진다.

기압(air pressure): 공기 입자에 의해 표면에 가해지는 힘

그러나 공간을 차단하고 부피를 변화시키면 상황은 달라진다. 공간을

점점 작게 만들면 공기 입자들 간의 거리를 유지시키는 힘은 변하지 않지만 이 힘이 공간 벽에 작용하게 된다. 가해지는 힘 자체가 변한 것이 아니라 가해지는 면적이 변화(면적을 감소시켰다는 사실을 잊지 말자)하고, 그 결과 압력이 증가하게 된다. 다시 말해, **압력**(pressure)이란 일정 면적에 가해지는 힘, 즉 **P = F/A**로 표시된다. 면적이 감소하면 압력은 상승한다.

보일의 법칙(Bolye's law)에 의하면, 일정한 온도에서 기체가 들어 있는 공간의 부피가 증가하면 압력은 감소한다. 만약 주사기 내부 공간의 크기(부피)를 증가시키면 공간 안의 기압이 감소할 것이다. 반대로 공간 안의 부피를 감소시키면 기압이 상승할 것이다. 힘은 균형과 평형을 이루려고 한다. 부피가 증가할 때 압력은 감소하며, 자연의 법칙에 따라 공기는 압력이 평형 상태가 되도록 흐른다. 따라서 공기는 공간, 즉 폐 안으로 흘러 들어갈 것이다.

그림 2-2는 이러한 현상을 그림으로 설명한 것이다. 양쪽 공간 안에 11개의 입자가 있다. 왼쪽의 경우, 공간의 부피가 감소하여 11개의 입자가 서로 가까워짐으로써 압력이 증가한다[**양압**(positive pressure)이라 한다]. 이와 마찬가지로 플런저를 뒤로 잡아당기면 입자 간의 간격이 멀어지고 압력이 감소하는데 이러한 압력을 **음압**(negative pressure)이라 한다. 이러한 현상은 거시적 또는 미시적 수준에서의 호흡생리학을 논의하는 데

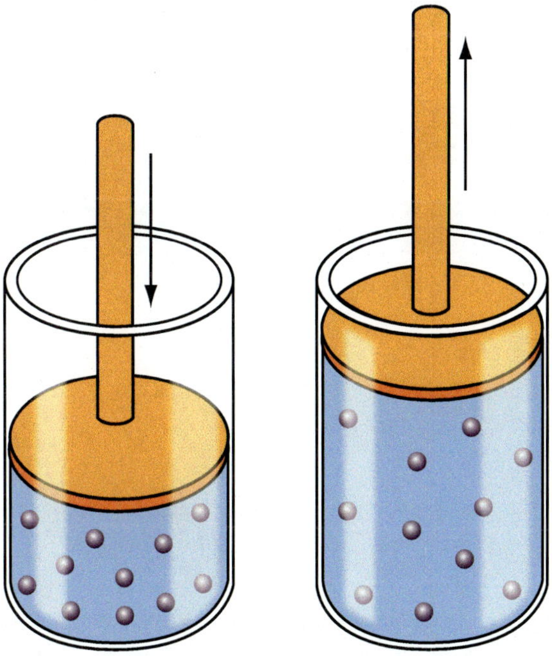

그림 2-2. 왼쪽은 피스톤을 아래로 눌렀을 때 공간 안의 공기를 압축하여 기압이 상승한다. 오른쪽은 피스톤을 제자리로 잡아당기면 입자들 사이의 공간이 넓어지면서 상대적으로 음압이 생성된다.

출처: Delmar/Cengage Learning

필요한 모든 원칙을 설명하고 있다. 또한 공기를 폐로 유입시키는 힘에 의해 이산화탄소가 몸 밖으로 배출된다.

요약하면,

- **압력**은 단위 면적에 가해지는 힘을 말한다.
- **보일의 법칙**은 용기의 부피가 증가할 때 용기 안의 기압이 감소하는 것을 설명한다.
- 이렇게 상대적으로 **음압**이 되어 압력이 평형 상태가 될 때까지 용기 안으로 공기가 들어간다.
- 부피가 감소하면 압력이 증가하고 용기 안과 밖의 압력이 같아질 때까지 공기가 밖으로 나간다.
- 이 원칙은 공기가 폐로 유입되고 배출되는 흐름을 설명하는 기본이 된다.

Anatesse Lesson

호흡기관의 구조

개관

호흡계는 뼈로 이루어진 울타리에 의해 지지되고 보호받는 구조로 가스 교환을 담당한다(표 2-1). 가스 교환은 폐에 의해 이루어지지만 흉곽(가슴우리, rib cage)은 보호의 기능을 담당한다.

표 2-1. 호흡 구조물.

뼈로 구성된 흉부	내장 흉부
척추와 척주	호흡기
늑골과 척주에 부착 부위	입과 코
흉곽대	기관과 기관지
견갑골과 쇄골	폐
흉골	종격
골반대	
좌골	**호흡근**
치골	횡격막
천골	흡기 보조근
장골	호기
	자세 조절 근육

자, 이제부터 호흡계의 세계로 여행을 떠나 보자. 먼저 자신의 호흡에 집중해 보자. 그리고 다음과 같이 따라해 보자. 똑바로 서서 눈을 감고 코로 10회 정도 조용하게 호흡한다. 코에 신경을 집중하고, 콧구멍을 따라 공기가 들어오고 나가는 것을 느껴 보자. 그리고 매번 숨을 들이쉴 때 복부가 바깥으로 조금 잡아당겨진 후에 흉곽이 약간 확장되는 것을 느낄 수 있을 것이다. 자, 코를 통해 깊이 숨을 들이마시고 나서 자신의 흉부 전체가 올라오고 어깨가 펴지는 것을 느껴 보자.

또한 이완된 상태에서 호흡에 집중하면 흡기와 호기에 따라 움직이는 신체 부위가 다르다는 것을 알 수 있다. 우선 콧구멍을 살펴보면 콧구멍은 폐로 들어가는 공기를 따듯하게 데우고 가습하는 호흡통로이다. 그리고 흡기와 함께 자연스럽게 복부가 앞으로 나온다. 이는 횡격막(가로막, diaphragm)이 수축하면서 공기가 안으로 들어올 때 복부를 아래로 누르기 때문이다. 그리고 숨을 가볍게 들이마실 때는 흉부가 조금만 확장되고, 숨을 깊게 들이마실 때는 자신의 흉부가 현저하게 확장되는 것을 느꼈을 것이다. 만약 이 과정의 어느 한 부분이라도 놓쳤다면 숨을 몇 차례 더 들이마시고 내쉬어 보자. 이러한 과정을 통해 호흡과 관련된 뼈와 근육에 어떠한 변화가 있는지를 이해할 수 있다.

호흡의 기능을 이해하기 위해서는 골격계를 이해할 필요가 있다. 폐는 흉곽 내에 위치하며, 위로는 **1번 늑골**(첫째 갈비뼈, first rib)과 **쇄골**(빗장뼈, clavicle), 아래로는 12번 늑골로 둘러싸여 있다(**그림 2-3**). 바깥쪽과 앞

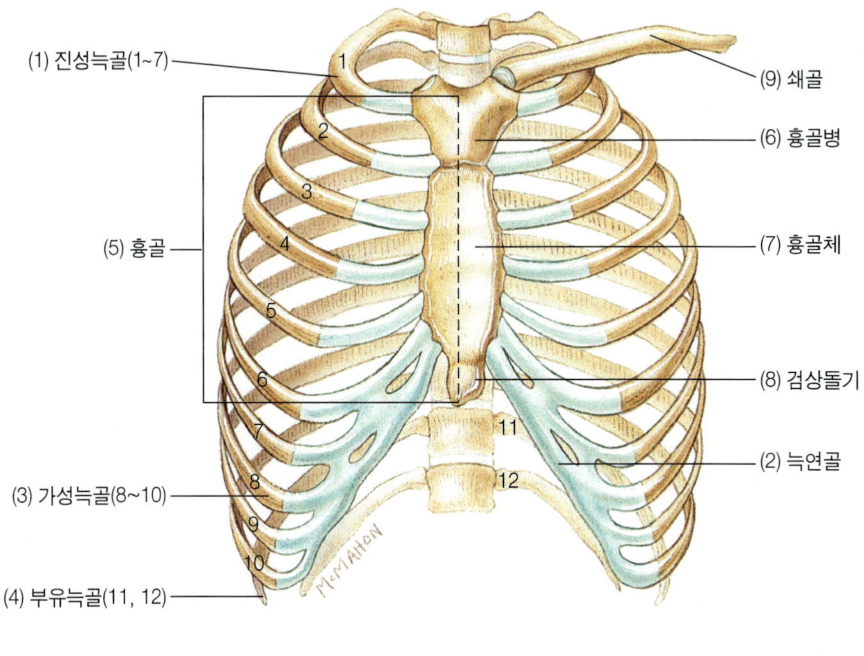

그림 2-3. 흉부의 앞모습.

출처: Delmar/Cengage Learning

흉골(sternum): 라틴어로 '가슴받이'

척수(spinal cord): 척주 내 신경과 세포체

척주(vertebral column): 척추를 형성하는 뼈 구조

쪽은 늑골들과 **흉골**(복장뼈, sternum)로 이루어져 있다. 전체 흉곽은 신체와 팔다리를 지배하는 신경계인 **척수**(spinal cord)를 감싸는 **척주**(vertebral column)와 연결된다.

척주

척주(vertebral column)의 기능적 단위는 **척추뼈**(vertebra; 복수형은 vertebreae) 또는 척추 분절(vertebral column segment)이다. 척주는 경추, 흉추, 요추, 천골, 미골의 다섯 부위로 나뉜다(**그림 2-4**). 척주 및 척수신경과 관련된 해부학적 약어는 다음과 같다. 척추뼈는 위에서 아래로 순차적으로 번호가 매겨지는데, 가장 윗부분인 **경추**(목뼈, cervical vertebra)는 C1, 그다음은 C2, 계속해서 C7까지 있다. 마찬가지로 첫째 **흉추**(등뼈, thoracic vertebra)는 T1이고 마지막 흉추는 T12이다. **요추**(허리뼈, lumber vertebra)는 L1에서 L5까지 있으며, **천골**(엉치뼈, sacral vertebra)은 S1에서 S5까지, 그리고 **미골**(꼬리뼈, coccygeal vertebra, coccyx)은 여러 개의 뼈가 융합된 뼈이다.

척주는 33개의 뼈로 이루어졌으며, 기능에 따라 오목(fossa)과 융기(protuberance)로 이루어져 있다. 척추뼈들은 모양이 유사하지만 각 척추골의 위치, 부위, 부착물(예를 들어 늑골) 및 신경의 하중에 따라 형태와 주요 지점이 다르다. 머리를 지탱하는 부위는 척추동맥(vertebral artery)을 보다 안전하게 보호해야 하므로 **구멍**(foramina)이 크고, 아래 부위는 물건을 들어올릴 때 근육의 힘을 지탱해야 하기 때문에 **척추체**(척추뼈몸통, corpus)가 크다.

구멍(foramina, foramen): 라틴어로 '구멍'

몸통(corpus) : 라틴어로 '몸통'

▩ 촉진

손으로 구조물을 검사하는 촉진(palpation)은 해부를 이해하는 데 중요한 수단으로 사용될 수 있다. 임상에서 구강 말초 기능을 평가하여 말의 문제를 진단하고 치료하는 데 도움이 되는 환자의 신체적 조건에 대한 정보를 수집할 수 있기 때문에 이 과정을 능숙하게 수행할 수 있어야 한다. 가령, 대상자가 턱을 움직이는 동안 하악과 측두골이 이루는 관절인 턱관절을 촉진하여 관절의 종합적인 평가와 함께 대상자가 수행할 수 있는 근육 조절의 정도를 파악할 수 있다.

이 장을 통해 여러분이 쉽게 수행할 수 있는 촉진 기법을 소개하고자 한다. 이 기법은 언어병리학과 관련된 구조물을 이해하는 데 도움이 될 것이다. ▩

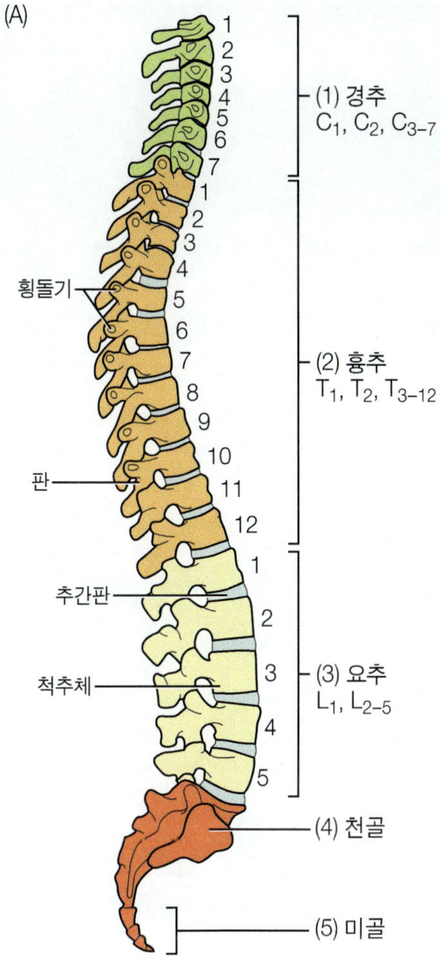

그림 2-4. (A) 척주 구성요소. (계속)

출처: Delmar/Cengage Learning

경추

척추뼈의 주요 부위는 튀어나온 **극돌기**(가시돌기, spinous process; 친구의 등 척추를 가볍게 쓰다듬을 때 만져지는 부위)와 양쪽의 **횡돌기**(가로돌기, transverse process)이다(**그림 2-5**). 척추체는 척추뼈의 앞을 형성하고, 바로 뒤에 **추공**(척추뼈구멍, vertebral foramina)이라는 큰 구멍이 있다. 이 구멍을 통해 척수가 지나간다. 척수신경은 **추간공**(척추사이구멍, intervertebral foramina)을 통해 척수에서 나오거나 척수로 들어간다. 척추뼈는 하나 위에 하나씩 얹혀서 척주를 형성한다. 이러한 관절 구조는 **상관절면**(superior articular facet)과 **하관절면**(inferior articular facet)에 의해 이루어진다. 이 관절면들은 연접된 두 척추뼈를 만나게 하고, 앞뒤로 움직이는 것은 제한하여 척수를 보호하며, 회전이나 흔들림 운동은 제한한다. 우리는 자유롭게 움직일 수 있어야 하지만 척주 내부에 있는 척수의 중요

면(facet): 프랑스어로 '작은 면(facette)'

(B)

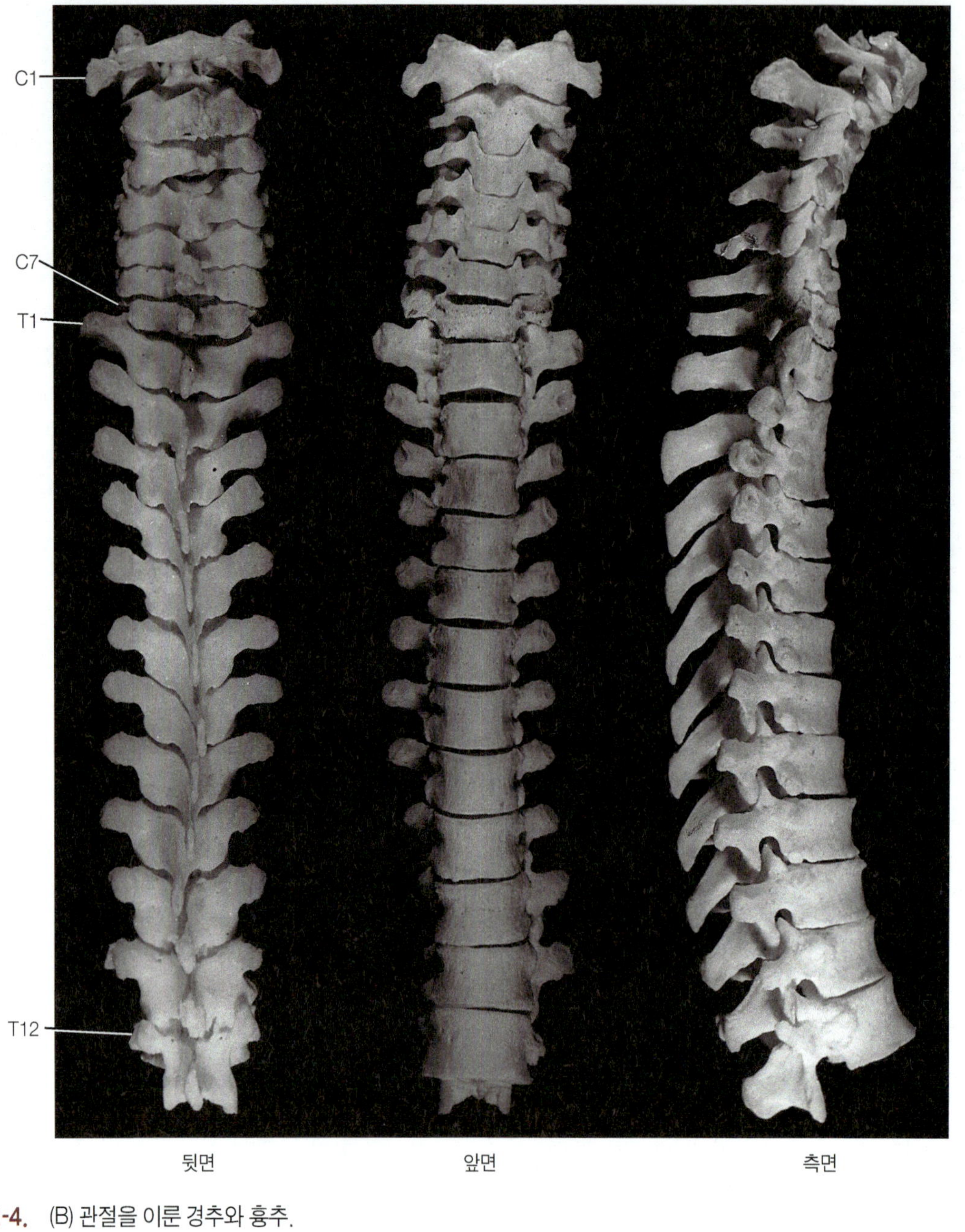

그림 2-4. (B) 관절을 이룬 경추와 흉추.

출처: Delmar/Cengage Learning

성을 고려해서 너무 자유롭게 움직여서도 안 된다.

가장 위의 척추뼈는 C1인 **환추**(고리뼈, atlas)로, 두개골이 회전할 수 있도록 받치는 역할을 한다고 해서 붙은 명칭이다(지구를 받치고 있는 신화적 형상에서 따온 이름). 환추의 아랫면과 관절을 이루는 뼈는 C2로 **축추**

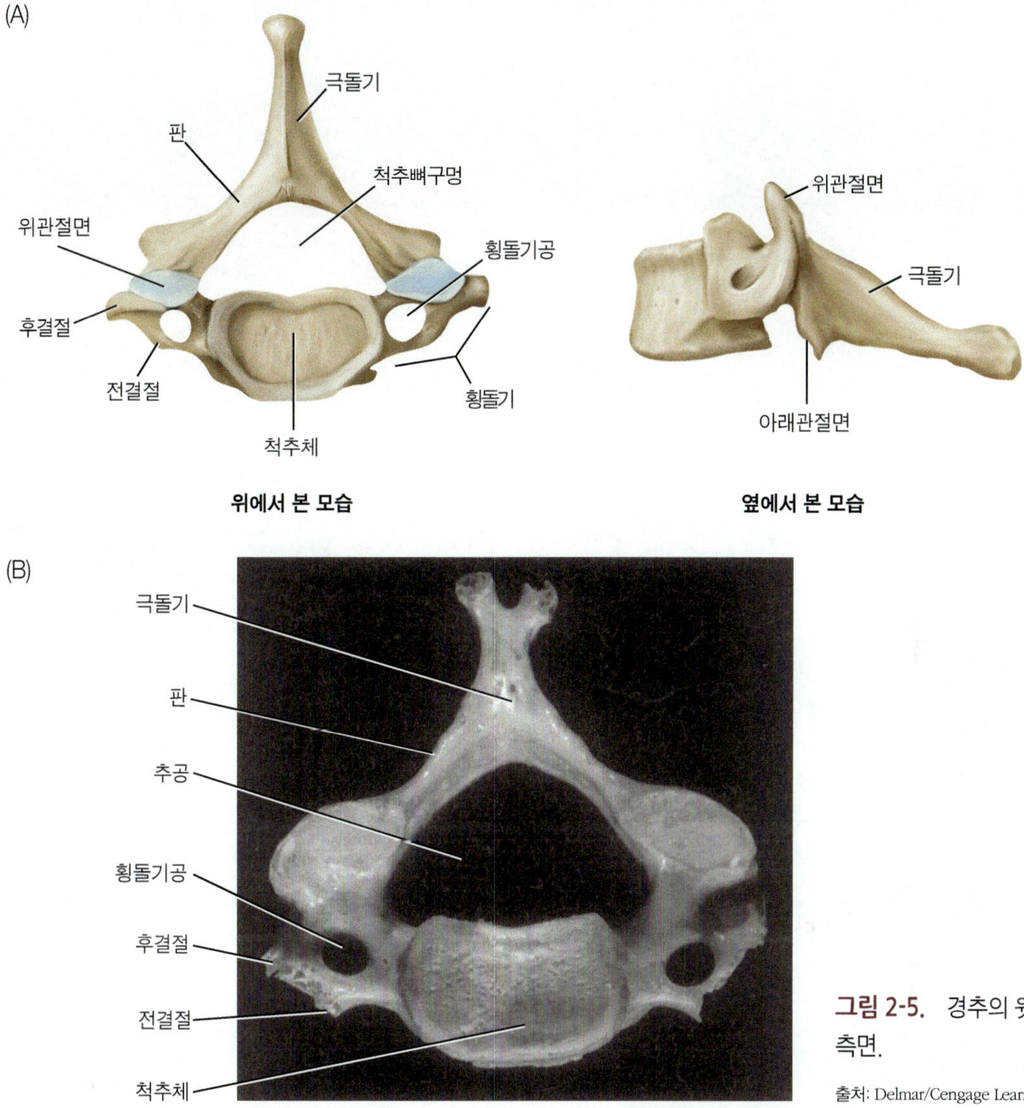

그림 2-5. 경추의 윗면과 측면.

출처: Delmar/Cengage Learning

(중쇠뼈, axis)이며 두개골의 주축이 된다(**그림 2-6**). C1과 C2는 C3부터 C7과는 매우 다르다. C1의 뒤쪽에는 **후결절**(posterior tubercle)이라는 작은 돌출이 있다. 척추-두개골 관절 사이의 면적이 넓어야 하므로 C1과 C2의 상관절면은 C3부터 C7의 위관절면에 비해 크다. 마찬가지로 이 부분은 뇌간(뇌줄기, brainstem)에서 척수로 전환되는 지점이기 때문에 아래쪽 경추에 비해 추공이 크다. 축추(C2, 둘째 목뼈)에는 **치상돌기**(dense process, odontoid process)가 돌출되어 있다. 잘못 움직일 경우 이 부위에서 척수가 손상되어 생명이 위태로울 수 있기 때문에 치아돌기와 추공 간의 관계에 의해 척수가 보호된다. 축추(C2)에는 환추(C1)에서 볼 수 없는 기본적

결절(tubercle): 라틴어로 '약간 부은(tuberculum)'

치아(dens): 라틴어로 '치아'

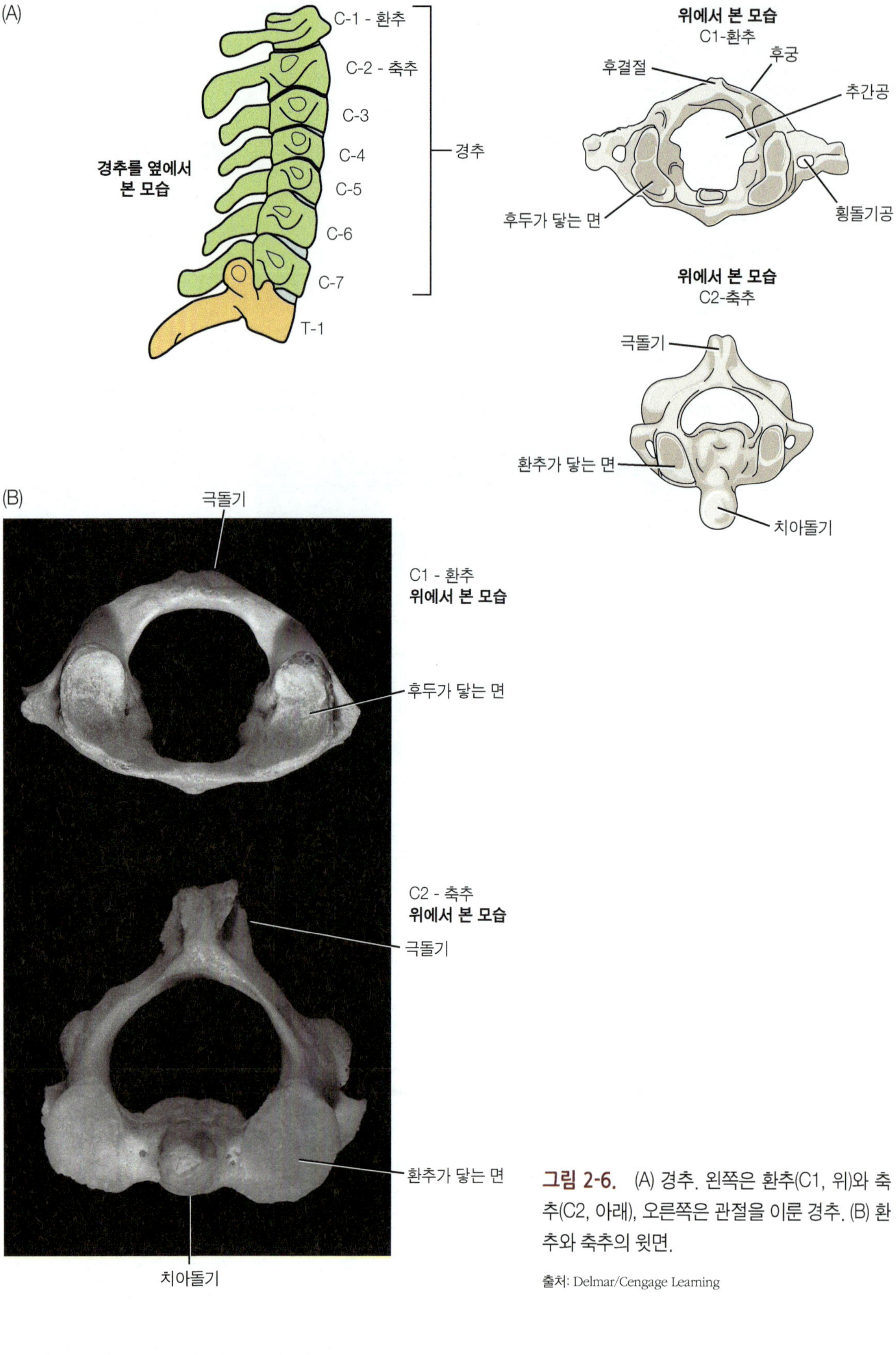

그림 2-6. (A) 경추. 왼쪽은 환추(C1, 위)와 축추(C2, 아래), 오른쪽은 관절을 이룬 경추. (B) 환추와 축추의 윗면.

출처: Delmar/Cengage Learning

치상돌기기형

치상돌기기형(치아돌기기형, odontoid malformations)은 C2의 치아돌기가 정상적으로 발달하지 못한 것이다. 이 경우 환추(C1)는 축추(C2) 위에서 자유롭게 회전이 가능하여 과회전이나 과신전을 할 경우 척수와 연수의 심각한 손상을 초래할 수 있다. 치상돌기기형이 진단되기 전에 목의 관절통이나 경직감을 호소할 수도 있고 증상이 없을 수도 있다. 다른 목적으로 목 부위의 방사선 검사를 실시하면서 돌기가 없는 상태가 발견되기도 한다. 낙상과 같은 경미한 손상으로도 심각한 결과가 초래된다. 치상돌기기형에 관한 문헌에 의하면, 레슬링 선수의 경우 반복적인 실신(혈압이 감소하면서 머리가 어찔해지는 상태), 일시적인 사지 약화, 심한 경우에는 경련장애를 보이기도 한다. 좀 더 심각한 기형은 **치상돌기이형증**(os odontoideum malformation)이라 하며, 척주의 앞쪽 끝이 분리된 경우이다. 이 경우, 일반적으로 척주의 끝에 혈액이 공급되어 종종 척추큰구멍 안쪽으로 자라게 된다. 그 결과 척주의 끝 부분이 척수와 뇌간 아래 부위를 압박하여, 손상된 위치에 따라 근약화, 통증, 운동 조정 능력의 감소(ataxia, 실조)를 초래한다. 만약 끝 부분이 동맥을 압박하면 혈액 공급의 감소로 추가 합병증이 발생할 수 있다.

인 극돌기가 있다. **그림 2-6**은 C1과 C2의 관절을 보여 준다.

그림 2-5에서 볼 수 있듯이 전형적인 경추에는 여러 주요 부위가 있다. 척추체와 극돌기로 위치를 알 수 있는데, 척추체는 앞에 위치해 있고 뒤쪽의 극돌기는 약간 아래로 기울어져 있기 때문이다.

그림 2-5를 살펴보면 **횡돌기**로 알려진 측면 돌기는 뒤쪽 측면(posterolateral)을 향한다. 윗면에는 **척추경**(추체뿌리, pedicle) 위에 놓인 **상관절면**이 있고, 아랫면에는 **하관절면**이 있다. 관절을 이루는 척주들은 두 면끼리 만난다. **그림 2-5**에서 쌍을 이루는 횡돌기공(transverse foramina)은 경추에만 유일하게 있으며 C7에는 없을 수도 있다. **그림 2-7**은 척추동맥(vertebral artery)이 횡돌기공을 통과하는 것을 보여 준다. 턱이 가슴에 닿을 정도로 고개를 숙였을 때 7번 경추를 촉진할 수 있을 것이다. 목에서 만져지는 첫 번째 튀어나온 극돌기가 C7이다. 또한 측두골의 유양돌기(꼭지돌기, mastoid process)에서 아래쪽으로 환추(C1)의 큰 횡돌기를 촉진할 수 있다.

척추경(pedicle): 라틴어로 '발(pedalis)'

흉추

12개의 **흉추**(등뼈, thoracic vertebrae; T1~T12)는 흉곽의 늑골들이 뒤에서 부착하기 때문에 호흡 골격의 기본이 된다. **그림 2-8**과 같이 흉추에는 큰 극돌기와 횡돌기가 있다. 척추뼈 사이에는 척추뼈들이 관절을 이

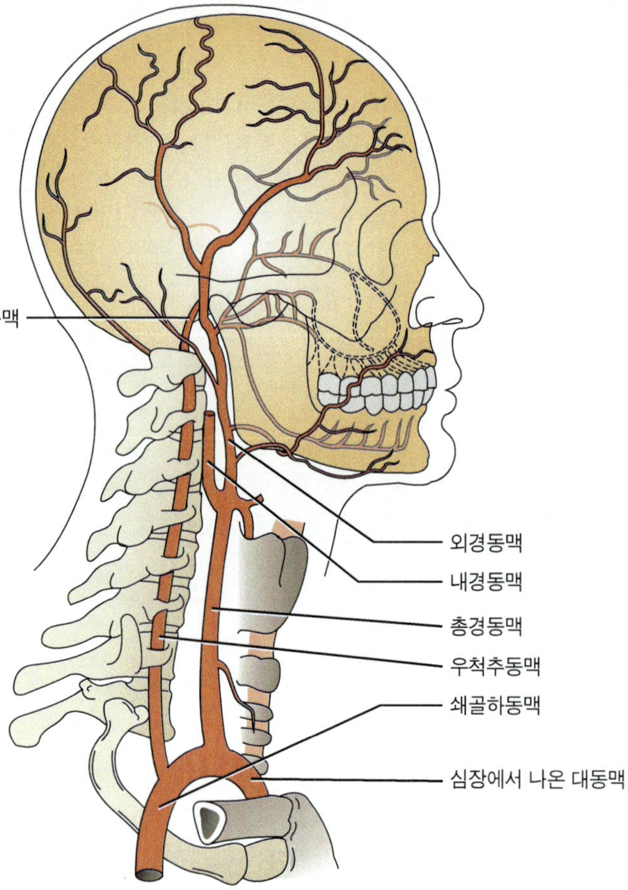

그림 2-7. 경추의 횡돌기공을 통과하는 척추동맥 경로.

출처: Delmar/Cengage Learning

룰 때 위와 아래의 **추골절흔**(척추뼈패임, vertebral notch)에 의해 **추간공**이 형성되며, 이를 통해 척수와 척수신경이 연결된다. 상늑골면(위갈비면, superior costal facet)과 하늑골면(아래갈비면, inferior costal facet)에도 주의를 기울여야 하는데, **그림 2-9**와 같이 늑골과 연접하는 지점이기 때문이다.

늑골과 흉추가 이루는 관절 구조는 복잡하다. 2번 늑골이 2번 척추뼈에 붙고, 3번 늑골이 3번 척추뼈에 붙는 등 순서대로 붙어 있는 것처럼 단순해 보이지만 1번 늑골과 마지막 3개의 늑골(1, 10, 11, 12)만이 각각 일대일로 척추뼈에 연결된다. 나머지 늑골(2~9)은 같은 번호에 해당하는 척추뼈의 횡돌기와 척추체에 연결되면서 바로 그 위의 척추체에도 연결된다(예를 들어 2번 늑골은 T2의 횡돌기 및 T1, T2의 척추체와 연결된다). 이러한 관절의 효율성은 호흡에 필요한 흉곽의 움직임에 관하여 살펴볼 때 명확하게 알 수 있을 것이다.

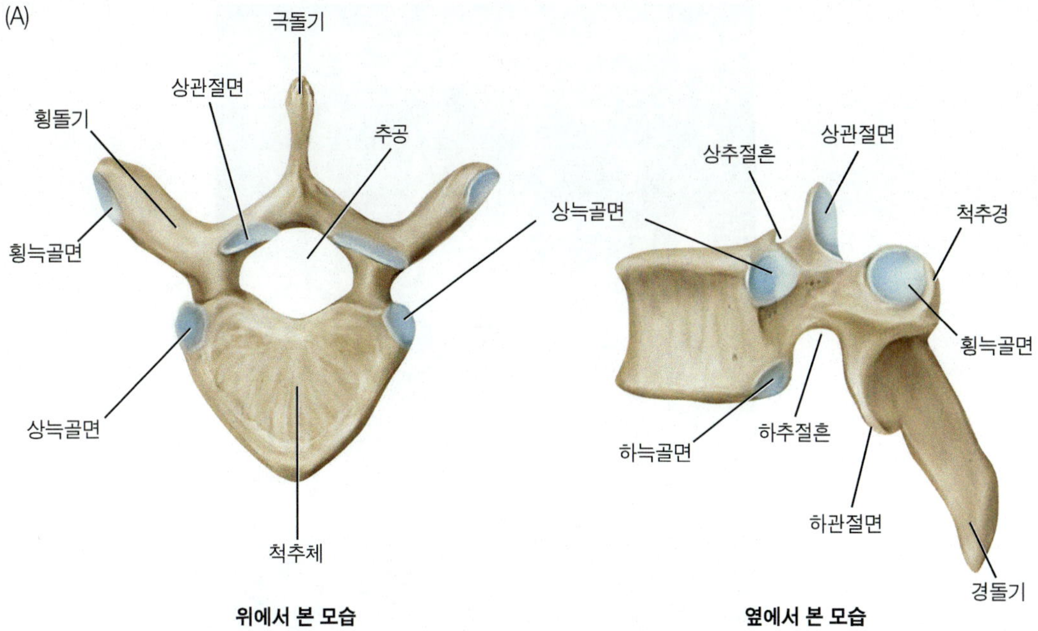

그림 2-8. (A) 흉추의 윗면과 측면. (계속)

출처: Delmar/Cengage Learning

요추

5개의 **요추**(허리뼈, lumbar vertebrae)는 흉추나 경추에 비해 상당히 커서 물건을 들어올리거나 걸을 때 받는 충격을 견딜 수 있다. 요추는 등과 허리의 주된 근육과 직간접으로 연결되어 있을 뿐만 아니라 횡격막의 뒤쪽 섬유와도 연결된다. 횡돌기와 극돌기는 상대적으로 작고 척추체는 흉추나 경추보다 상당히 크다.

천골과 미골

천골(엉덩이뼈, sacrum)은 5개의 천추(엉치척추뼈, sacral vertebrae)가 융합된 하나의 뼈이다. 천골와 그 사이의 골화된 추간판(척추원반, intervertebral disc)은 극돌기와 횡돌기가 남아 있어 척추뼈로서의 흔적이 있다. 천추공(엉치뼈구멍, sacral foramina)은 척추간공의 기능을 담당하여 천골신경(엉치신경, sacral nerve)의 이동통로가 된다(그림 2-10).

천골(sacrum): 라틴어로 '성스러운(sacralis)'

미골(꼬리뼈, coccyx)은 미추(꼬리척추뼈, coccygeal vertebrae)들이 융합된 것이다. 새의 주둥이 모양을 닮아 이와 같은 명칭이 붙었으며, 미골은 작은 디스크를 사이에 두고 천골의 아래와 관절을 이룬다.

미골(coccyx): 그리스어로 '뻐꾸기(kokkus, 뻐꾸기의 부리 모양)'

(B)

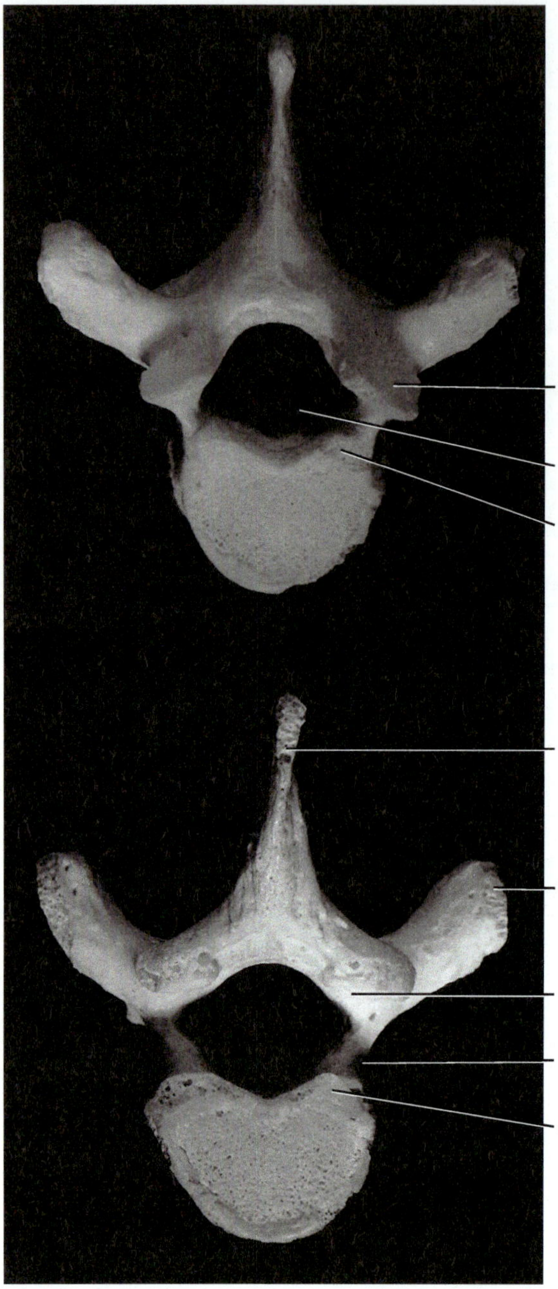

그림 2-8. (B) 흉추의 윗면과 아랫면.

출처: Delmar/Cengage Learning

요약하면,

- **척주**는 강하지만 유연한 기둥들이 결합된 척추 분절로 구성되어 있다.
- **척추뼈**는 배열된 순서에 따라 구분된다—C1~C7(**경추**), T1~T12(**흉추**), L1~L5(**요추**), S1~S5(**천골**).

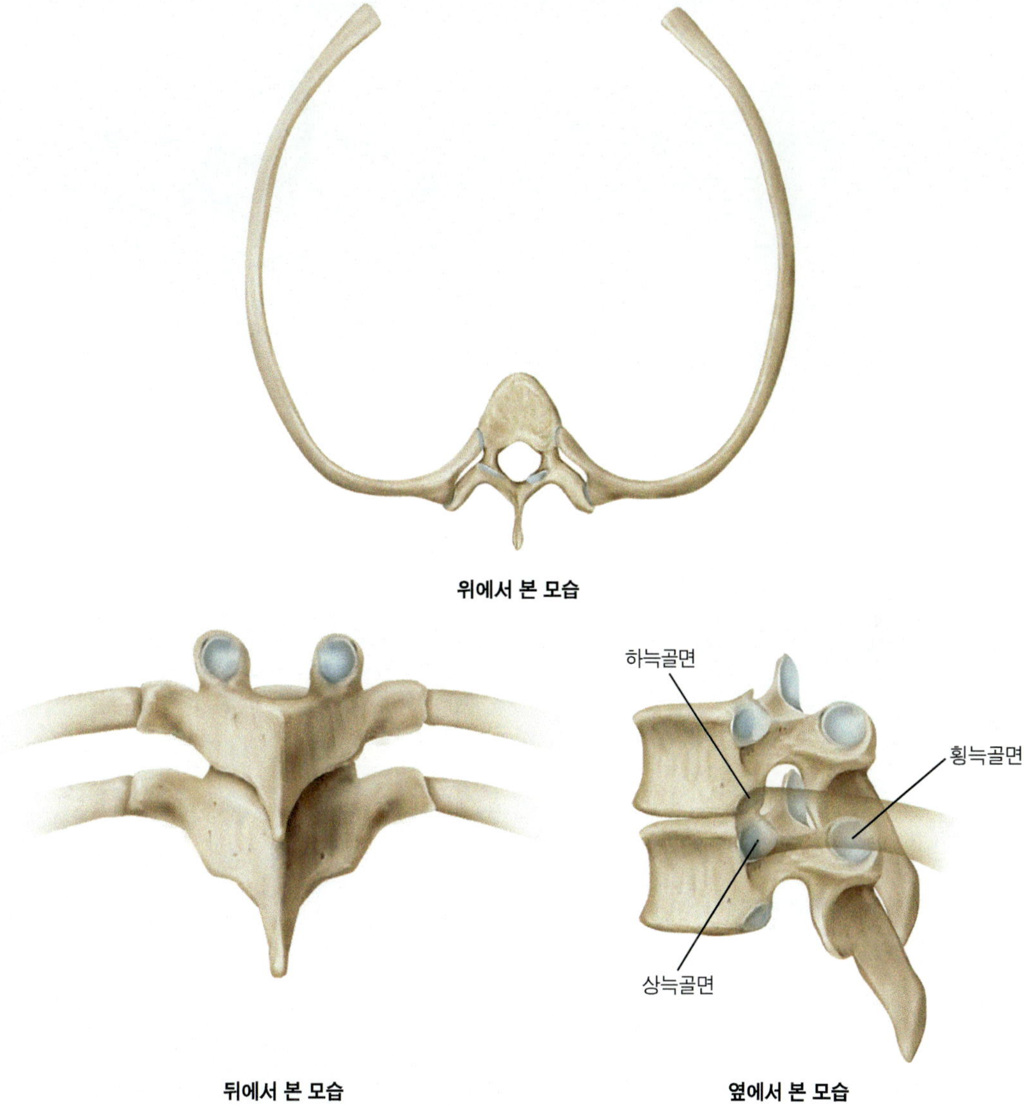

그림 2-9. 늑골과 척추 관절.

출처: Delmar/Cengage Learning

- 미추들이 융합된 것을 **미골**이라 한다.
- 척주의 **극돌기**와 **횡돌기**에 많은 근육이 연결된다.
- 또한 척추뼈는 척추들 사이의 공간을 통해 척수로 들어가고 나가는 **척수신경**과 함께 척수를 둘러싸고 있다.
- 흉곽의 늑골은 척주와 관절을 이루면서 호흡에 필요한 흉곽의 움직임을 어느 정도 허용한다.

(A)

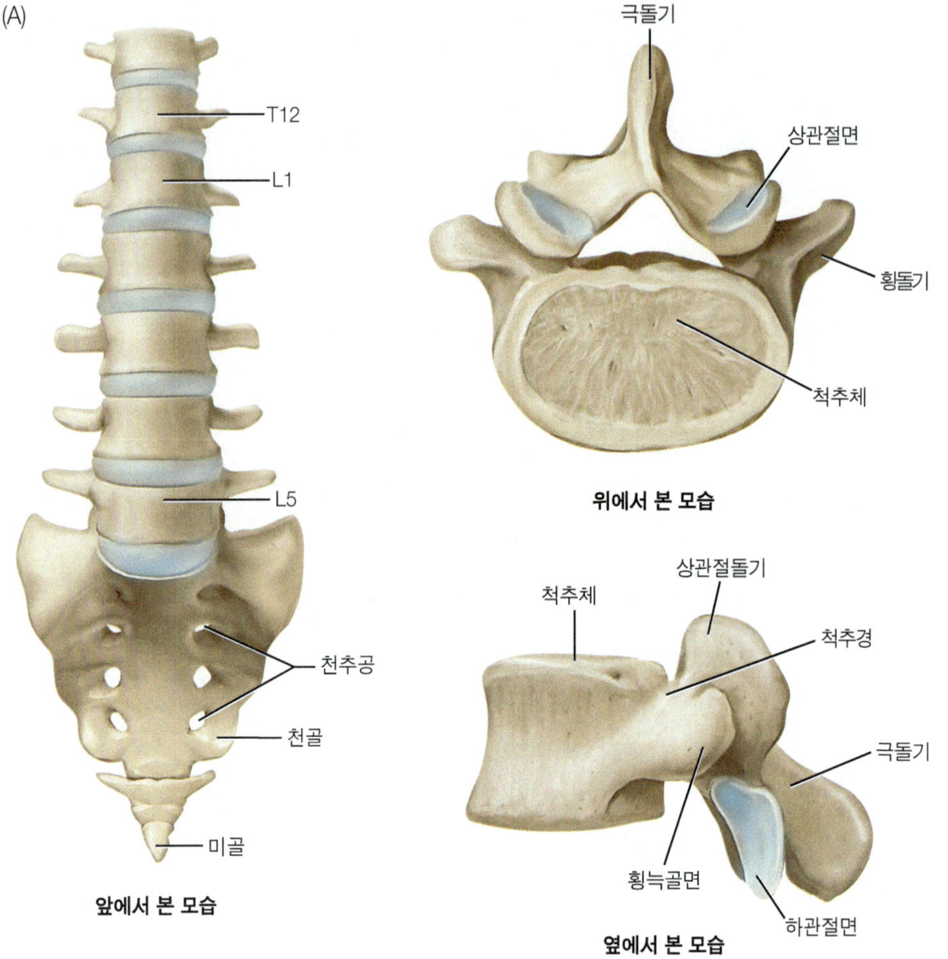

(B)

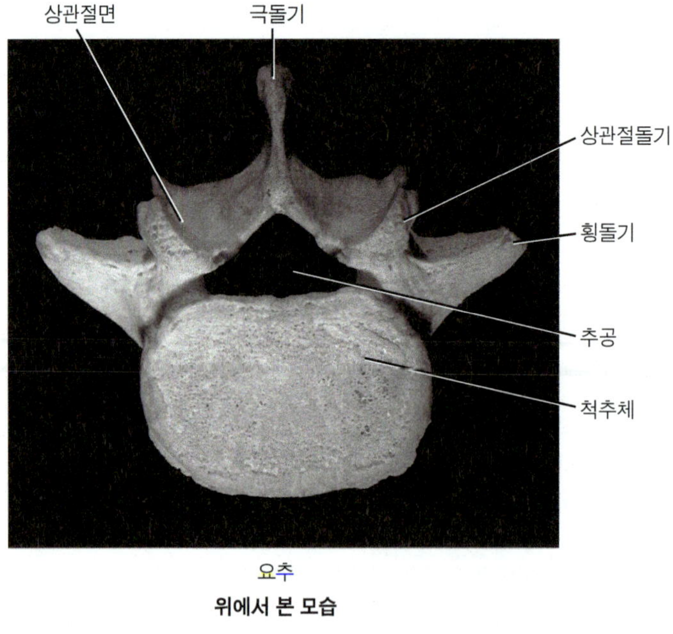

그림 2-10. (A) 왼쪽은 천골, 미골과 관절을 이루는 요추이고 위에서 오른쪽 그림은 요추의 윗면, 아래 오른쪽 그림은 측면을 보여 준다. (B) 요추의 윗면.

출처: Delmar/Cengage Learning

척수 손상

척수는 뼈 구조인 척주에 의해 보호받는다. 척추뼈들은 부분적으로 자물쇠와 열쇠의 관계를 형성하며 맞물려 있어 움직임이 제한된다. 척주는 많은 인대에 의해 결합되고 등근육으로 둘러싸여 있다.

척수는 이렇게 여러 겹으로 보호를 받음에도 불구하고 손상되기 쉽다. 척수 손상의 주된 원인은 교통사고로, 특히 사고를 당한 사람이 잘 지지되지 못했을 경우에 발생한다. 사고자를 차에서 꺼낼 때 척수가 찢어질 수 있는 회전성의 스트레스가 척주에 가해지고, 그 결과 척수가 팽창하게 된다(일반적으로 목의 과다굽힘으로 척추체에 압력이 가해진다). 가해지는 힘이 상당히 큰 경우에는 척수가 끊어질 수도 있다.

종종 손상을 받은 척수의 아래쪽 운동과 감각 기능이 상실되어 하반신마비(paraplegia; 다리의 마비) 또는 사지마비(quadriplegia; 양손과 양다리의 마비)가 초래된다. 척수 손상에 관하여 자세히 알고 싶다면 Mackay, Chapman 및 Morgan(1997)의 연구를 참조한다.

골반대와 흉곽대

척주는 신체의 중앙에 위치하고, 외부 환경과 물리적으로 상호작용하려면 부속물들이 척주에 연결되어야만 한다. 다리는 **골반대**(다리이음뼈, pelvic girdle)를 통해 이 중심축에 연결되고, 팔은 **흉곽대**(팔이음뼈, pectoral girdle)에 의해 연결된다.

골반대는 **장골**(엉덩뼈, ilium), **천골**(엉치뼈, sacrum), **치골**(두덩뼈, pubic bone), **좌골**(궁둥뼈, ischium)로 구성된다(**그림 2-11**). 이들이 결합함으로써 다리를 사용할 때 전달되는 상당한 수준의 무게도 견딜 수 있는 매우 강한 구조가 형성된다.

흉곽대는 상부의 골반대에 해당한다.

흉곽(pectoral, pectoralis): 라틴어로 '가슴을 포함하는'

골반대

골반대는 다리와 척주를 연결하는 강한 구조이다(**그림 2-11**). 이 구조물을 통해 다리가 움직일 때 발생하는 힘이 여러 뼈, 즉 척주에 연결된 뼈에 분산된다.

골반대는 장골, 천골, 치골, 좌골로 구성된다. **장골**은 큰 날개 모양의 뼈[상체의 **견갑골**(어깨뼈, scapula, shoulder blade)과 유사]로 복부근육과 많은 부모들이 아이를 안을 때 튀어나온 골반뼈에 기대어 지지한다. 장골능(엉덩뼈능선, iliac crest)의 위 바깥면은 서혜인대(살고랑인대, inguinal ligament)가 연결되는 위쪽의 주요 지점으로, 장골능부터 2개의 치골이 만나 **치골결합**(두덩결합, pubic symphysis)을 이루는 지점까지 연결된다. 이 뼈의 안쪽 중앙 부위에 큰 덩어리 구조인 천골이 있다. **그림 2-11**과 같이 천골은 5번 요추와 관절을 이룬다. 장골은 천골과 측면으로 관절을 이루어 천장관절(엉치엉덩관절, sacroiliac joint)을 형성한다. 미골은 척주의 가장 아래 부위로 4개의 척추뼈가 융합하여 천골의 아래 부위와 관절을 이룬다. 장골, 천골, 치골 및 좌골이 결합한 구조물을 일컬어 무명뼈(innominate bone) 또는 관골(볼기뼈, hip bone)이라 하는데, 무명은 '이름이 없는'이라는 뜻이다.

흉곽대

쇄골(clavicle): 라틴어로 '작은 열쇠(clavicula)'

흉곽대는 **견갑골**과 **쇄골**(빗장뼈, clavicle)을 포함하며 팔을 지지한다. 쇄골은 빗장뼈(collarbone)로도 알려져 있으며, 흉골(복장뼈, sternum)의 위쪽에 부착하고 측면으로는 날개 모양의 견갑골과 연결된다. 쇄골은 어깨의 앞쪽을 지지한다(**그림 2-12**). 견갑골과 연결된 뼈는 쇄골이 유일하며 이

(A)

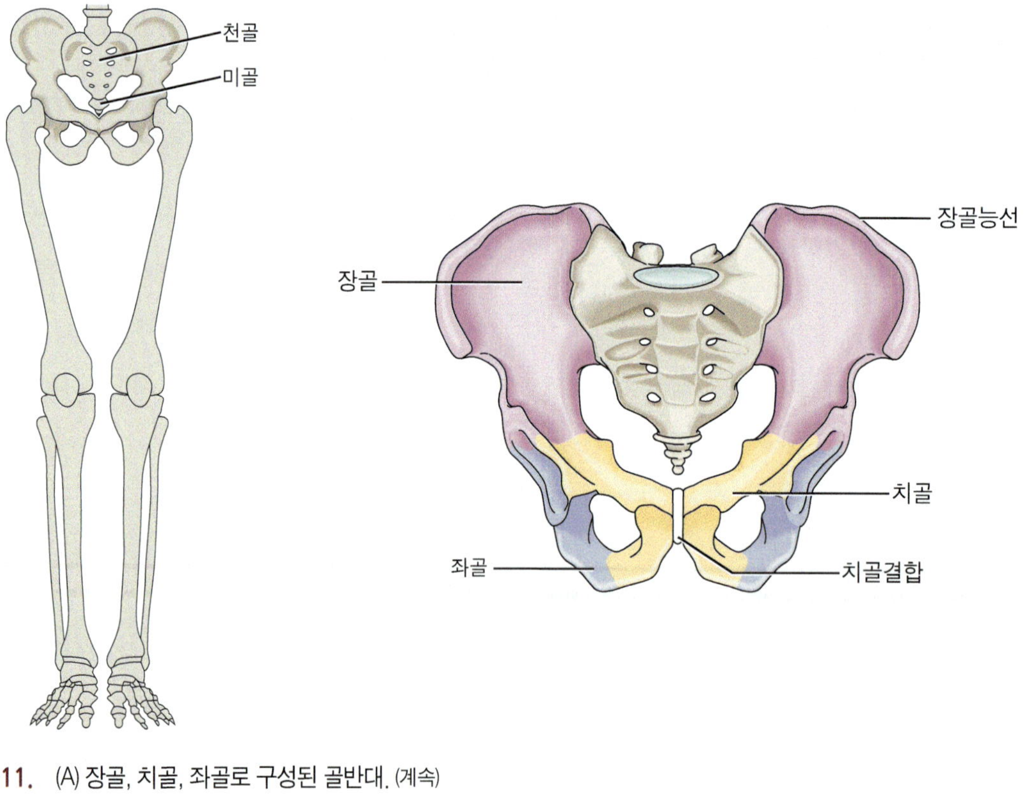

그림 2-11. (A) 장골, 치골, 좌골로 구성된 골반대. (계속)

출처: Delmar/Cengage Learning

(B)

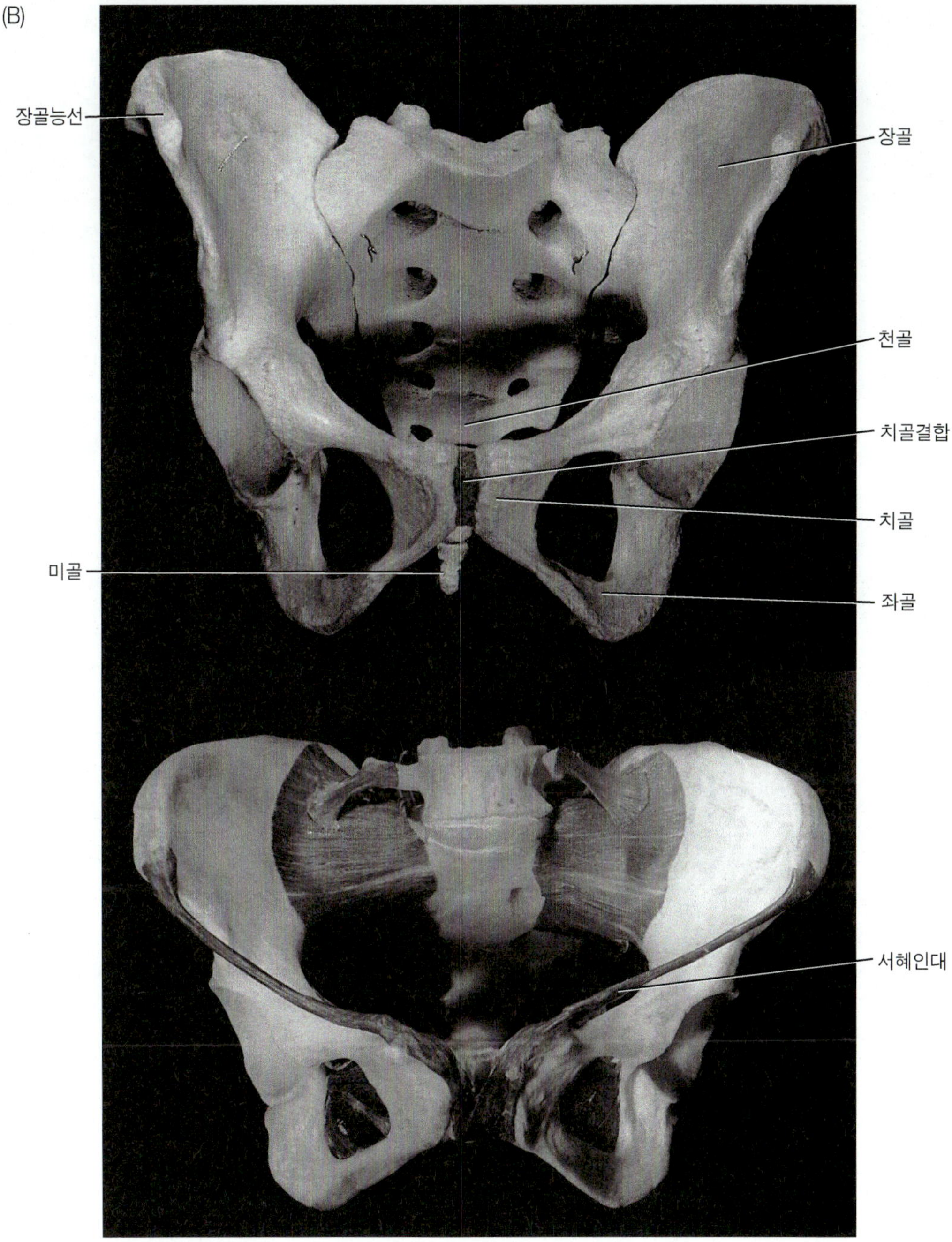

그림 2-11. (B) 골반의 앞면. 아래 그림은 서혜인대의 위치를 보여 준다.

출처: Delmar/Cengage Learning

를 거쳐 흉골에 연결된다. 견갑골은 여러 근육에 걸쳐 있어 힘이 손실되지 않고 상체가 부드럽게 움직일 수 있는 역동적 긴장성을 유지한다. 이런 불안정한 배열로 인해 견갑골과 쇄골 사이의 연결 부위가 약하다는 단점이 있다. 이 두 뼈가 탈구될 경우에 구조가 붕괴되고 결국 어깨가 앞쪽과 안쪽으로 회전한다.

흉곽대의 물리적인 배열은 'A자형 틀'을 형성하여 견갑골에서 상대적으로 단단한 관절을 만들고 가슴과 등에 많은 근육이 연결되어 힘이 분산된다.

전체적으로 살펴보면 인체 골격을 2개의 A자형 틀이 연결된 하나의 관으로 생각할 수 있다. 이 관은 유연하지만 몸통을 강하게 지지하고, 심지어 팔과 다리를 사용하여 몸통을 자유롭게 움직일 수 있게 한다. A자형 틀은 최

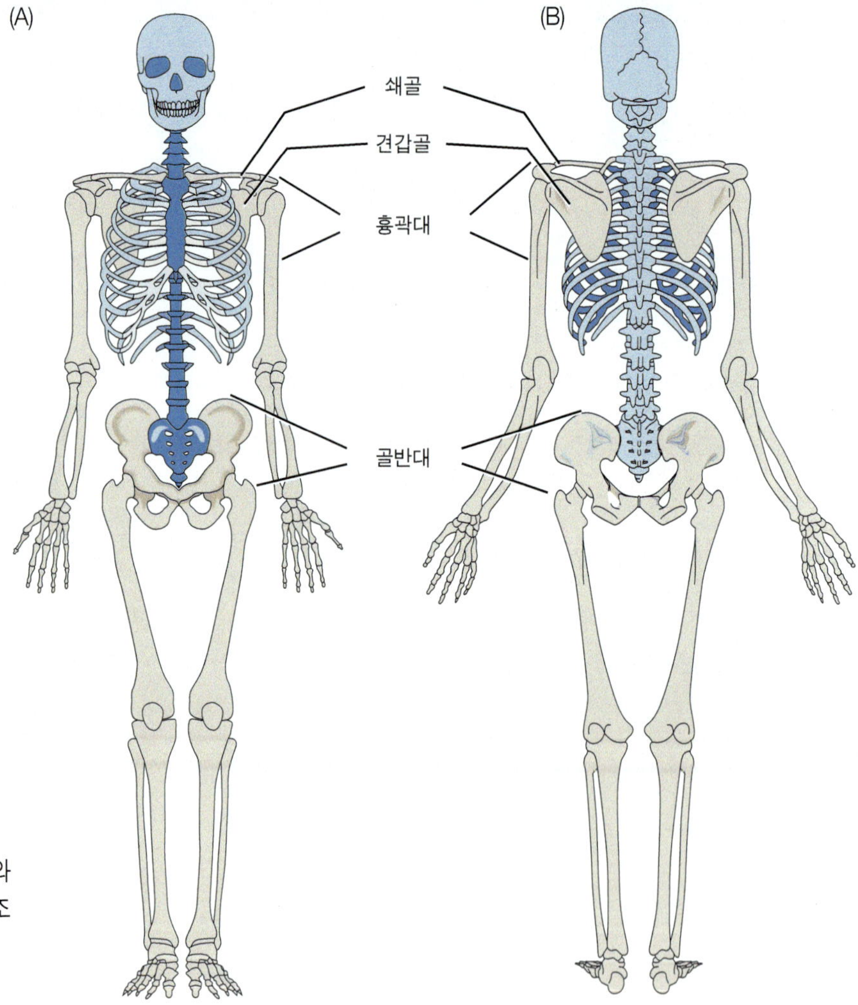

그림 2-12. (A) 골반대와 흉곽대를 이루는 골격 구조의 앞면. (B) 뒷면. (계속)

출처: Delmar/Cengage Learning

(C)

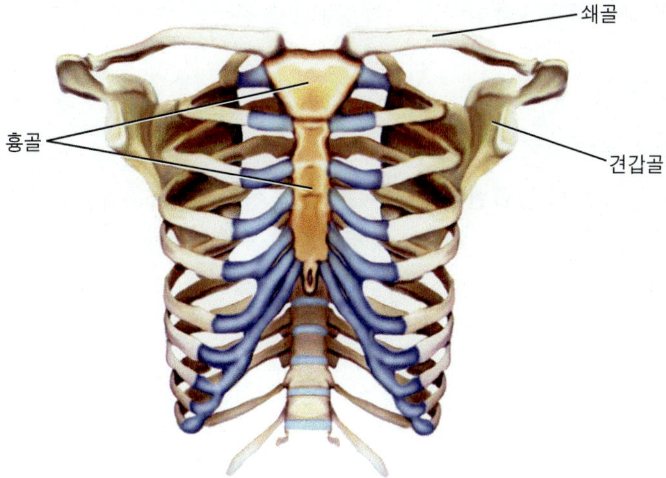

(D)

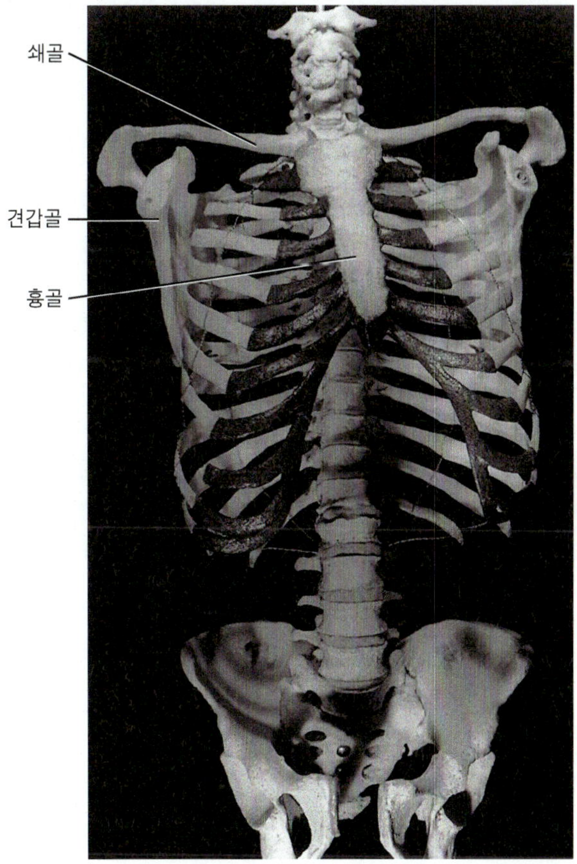

흉곽대와 골반대

그림 2-12. (C) 흉곽대만 분리한 모습. (D) 골반대 및 흉곽대와 관절을 이루는 흉부.

출처: Delmar/Cengage Learning

소한의 뼈를 사용하여 팔다리가 힘을 최대로 산출할 수 있도록 한다.

요약하면,

- 호흡계를 지지하는 뼈 구조는 **흉곽**과 **척주**이다.
- 척주의 바닥은 **골반대**이며, 이는 **장골**, **천골**, **치골**, **좌골**로 구성된다.
- **흉곽대**는 **견갑골**과 **쇄골**로 구성되고 **흉골**에 연결된다.
- 이러한 구조물들은 팔과 다리에 연결된다.

늑골과 흉곽

Anatesse Lesson

늑골이 어느 정도는 움직일 수 있기 때문에 흉곽은 척추와 관절을 이루어 앞에서는 위로 올라가고 측면 회전을 통해 내려간다. 흉곽은 12개의 늑골로 이루어지며, 가장 아래의 2개를 제외하고 나머지 늑골은 앞쪽에서 연골을 통해 흉골에 연결된다. **그림 2-13**은 흉골이 흉곽의 중심 지점이 되면서 호흡에서 중요한 구조물이라는 것을 보여 준다.

그림 2-13에서 주의 깊게 살펴보아야 할 것은 흉곽이 앞쪽에서 아래로

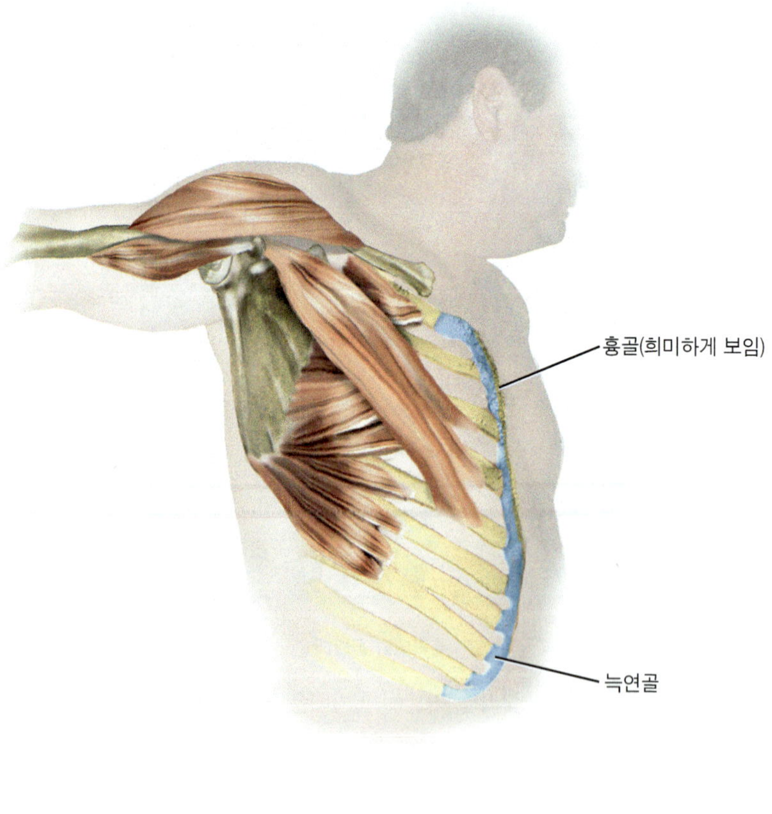

그림 2-13. 늑골과 흉골 간의 관계를 보여 주는 흉곽의 옆모습. 흉곽이 앞에서 아래로 약간 기울어져 있음에 주의한다.

출처: Delmar/Cengage Learning

약간 기울어져 있다는 것이다. 척추뼈와 늑골이 이루는 관절에 의해 흉곽이 움직이기 때문에 흡기 시에는 흉곽이 위로 상승하면서 흉부의 크기가 증가한다.

늑골

인체의 **흉부**(가슴, thorax)에서 **늑골**(rib)은 12쌍을 이루며, 일반적으로 각 늑골은 **늑골두**(갈비뼈머리, head), **늑골경**(갈비뼈목, neck), **늑골체**(갈비뼈몸통, shaft), **늑골각**(갈비뼈각, angle)의 네 부분으로 구성된다(**그림 2-14**). 늑골두는 척주와 관절을 이루는 관절면이고, 늑골각은 늑골이 앞쪽으로 현저하게 구부러지기 시작하는 지점을 말한다. 흉부는 술통 모양이기 때문에 위쪽과 아래쪽의 늑골은 중간에 위치한 늑골에 비해 상대적으로 작다. 흉곽에는 많은 근육이 붙어 있어 힘, 강도, 연속성 및 유동성이 있다.

늑골은 일반적으로 **진성늑골**(참갈비뼈, true ribs), **가성늑골**(거짓갈비

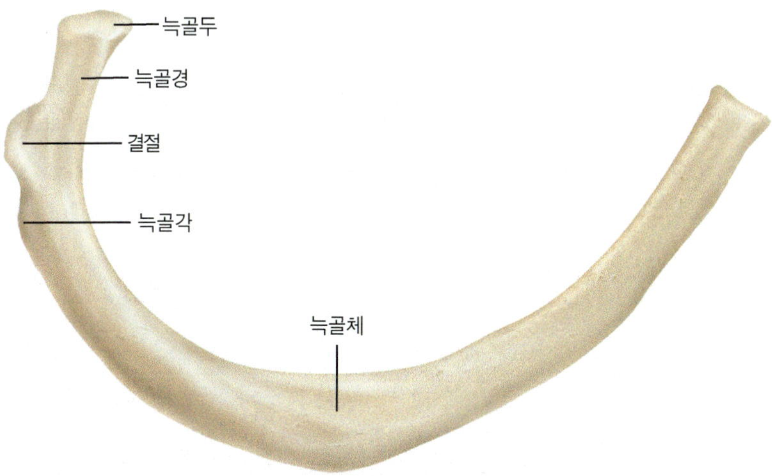

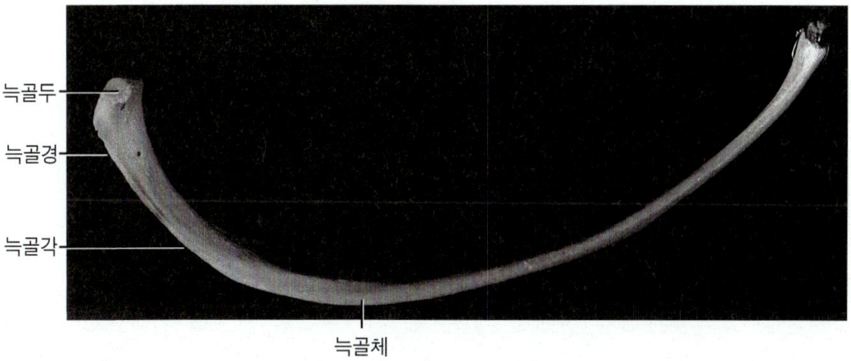

그림 2-14. 주요 지표가 있는 2번 늑골.

출처: Delmar/Cengage Learning

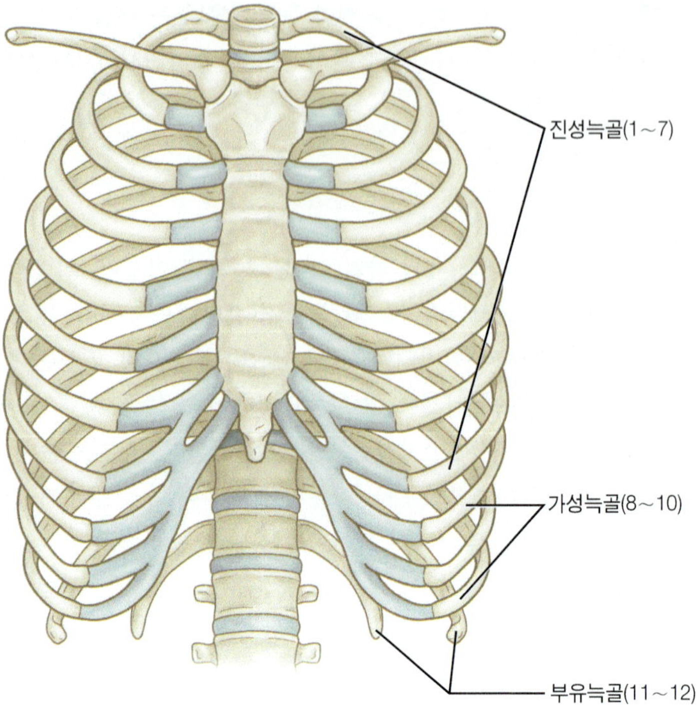

그림 2-15. 진성늑골, 가성늑골, 부유늑골 간의 관계를 보여 준다.

출처: Delmar/Cengage Learning

연골의(chondral): 그리스어로 '연골성의(chondros)'

뼈, false ribs), **부유늑골**(뜬갈비뼈, floating ribs)의 세 유형으로 구분된다. 진성늑골 또는 척추흉골늑골(척추복장갈비뼈, vertebrosternal ribs)은 위쪽에 위치한 늑골로 구성되고(1번 늑골~7번 늑골), 이들은 직접 흉골에 연결되며, 실제로 늑골의 **연골**(chondral) 부위를 통해 연결된다(그림 2-15). 가성늑골 또는 척추늑골연골[척추갈비연골, vertebrochondral ribs(8번, 9번, 10번 늑골)]도 연골을 통해 흉골에 연결되지만 연골부위가 위쪽으로 만난 뒤에 흉골과 연결된다. 부유늑골 또는 척추늑골[척추갈비뼈, vertebral ribs(11번, 12번 늑골)]은 척주와 관절을 이룬다.

연골의 탄력성 때문에 늑골의 긴 축이 부러지지 않고 구부러질 수 있다. 따라서 흉곽은 매우 단단하지만(늑골은 주로 뼈로 이루어지므로) 움직임

우리는 인간의 흉곽이 일관된 방식으로 존재할 것이라고 생각하지만 실제로는 그렇지 않다. 대부분은 12쌍의 늑골로 이루어져 있지만 성인의 8%는 13번 늑골을 갖고 있다. 이 8%에 해당하는 사람들은 걱정할 필요가 없는데 침팬지와 고릴라도 모두 13쌍의 늑골을 갖는다. 이와 유사하게 인구의 1%에서 목의 늑골이 경추에 연결되어 있기도 한다. 이렇게 드문 현상으로 혈액 공급의 문제가 발생할 수 있다. 또한 미골을 포유류 꼬리기관의 흔적이 남아 있는 것이라고 여겨지기도 한다.

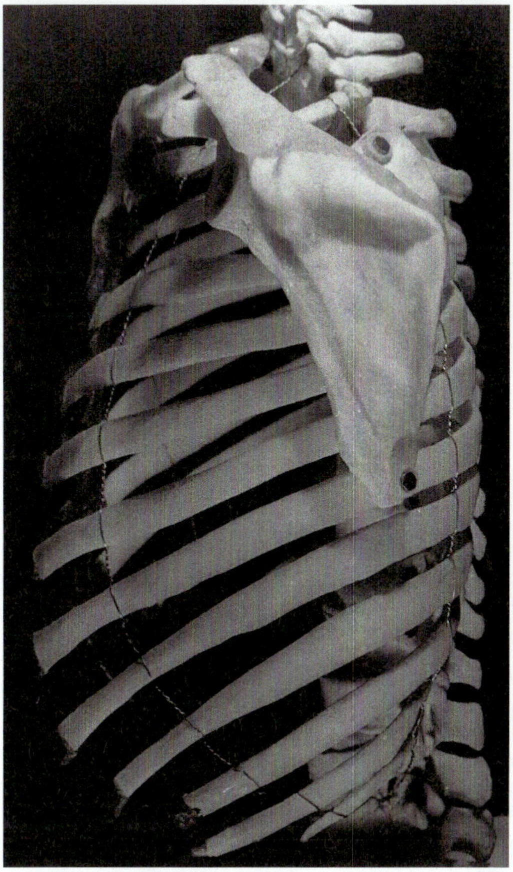

그림 2-16. 흉곽의 옆모습. 흉곽이 앞에서 아래로 기울어진 것은 호흡을 하는 동안 흉부의 폐활량을 증가시키기 위한 기전 중의 하나이다.

출처: Delmar/Cengage Learning

이 가능하다(탄력성이 있는 연골의 특성으로).

또한 흉곽은 심장과 폐의 주요 보호기관이다. 그리고 흉곽은 호흡의 기본 구조가 되며 일반적인 술통 모양으로 이루어진 구조는 중요하다.

그림 2-16에서 보듯이 늑골은 뒤쪽에서 척주를 따라 결합한다. 만약 파리가 늑골의 머리 끝 부분에서 시작하여 늑골의 윗면을 따라 흉골과 연결된 지점까지 걸으면 뒤 바깥 방향으로 걷다 바로 둥글게 커브를 돌아 다시 앞을 향하게 된다. 흉골에 연결되는 연골부위에 도달하면 끝이 매우 둥근 활 모양과 만난다. 간단히 말해서 뒤 바깥으로 돌아 신체의 앞쪽에서 둥글게 되어 있는 늑골은 흉부의 뒷면, 측면, 앞면 대부분의 골격 구조를 형성한다. 또한 흉곽이 움직이지 않고 중립을 이룬 상태에서는 늑골이 아래쪽으로 경사져 있기 때문에 파리는 아래쪽을 향해 걸어가게 된다. 흉곽은 척추와 연결되고 연골에 의해 흉골과 연결되므로 위로 들어올려질 수 있다. 이를 통해 호흡에 필요한 폐활량을 증가시킬 수 있다.

늑골의 뒤쪽은 흉추와 활주[가동, gliding(arthrodial)]관절을 이루기 때문에 흡기 시에 측면과 앞면 모두에서 늑골이 위로 들어올려질 수 있다. 앞에서 언급한 바와 같이 대부분의 늑골은 2개의 척추뼈에 연결된다.

흉골

흉골병(manubrium sterni): 라틴어로 '흉골의 손잡이'

검상(xiphoid): 그리스어로 '칼'

칼 모양(ensiform): 라틴어로 '칼을 닮은'

흉골(복장뼈, sternum)은 **흉골병**(복장뼈자루, manubrium sterni), **흉골체**(복장뼈몸통, corpus), **검상돌기**[칼돌기, xiphoid(ensiform) process]의 세 부분으로 구성된다(**그림 2-17**). 흉골에는 늑골이 붙는 관절강이 있는데, 여기에서 흉골병이 쇄골 및 1번 늑골과 연결되고, 2번 늑골이 흉골병과 흉

(A)

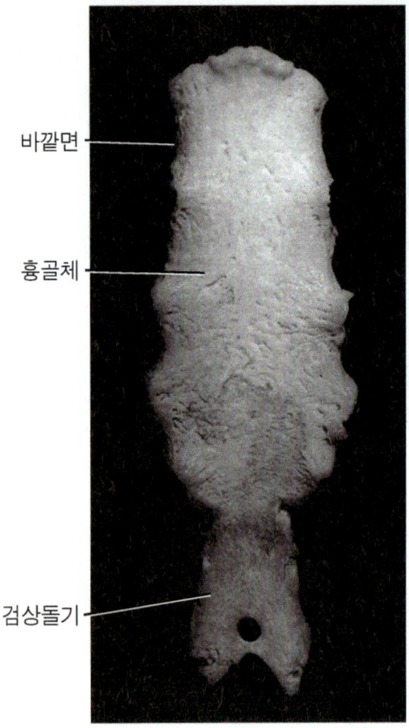

흉골병을 제거한 흉골

(B)

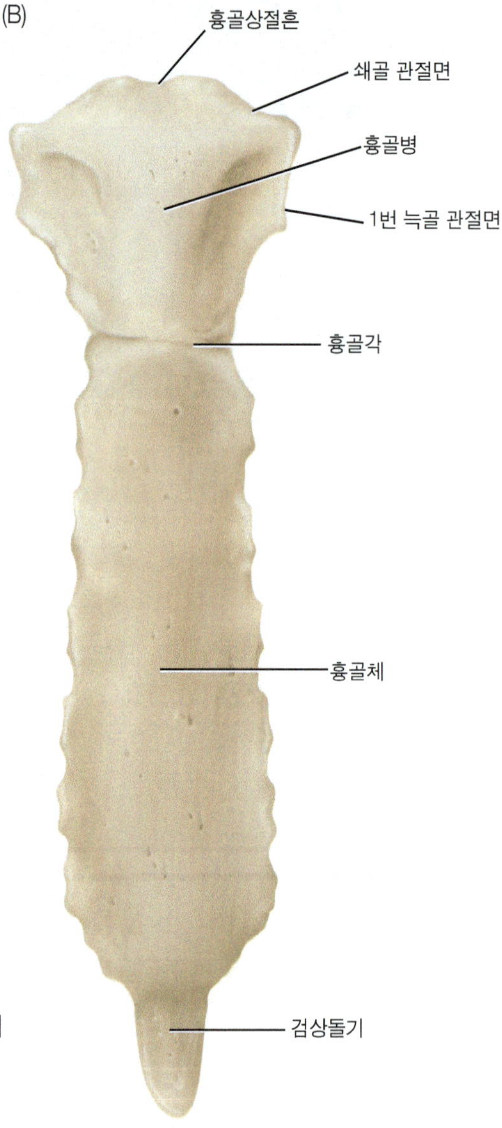

그림 2-17. 흉골의 도식과 사진. 왼쪽 그림에서 흉골병이 제거된 것임을 주의한다.

출처: Delmar/Cengage Learning

골체가 만나는 지점에서 관절을 이루는데 이를 **흉골각**(복장뼈각, manubrosternal angle)이라 한다. 흉골체는 늑연골을 통해 5개 이상의 늑골과 직접 연결되고, 나머지 가성늑골인 8번, 9번, 10번 늑골과는 늑연골과 간접적으로 연결되어 있다.

흉골은 손으로 만져 보면서 해부 구조를 살펴볼 수 있다. **그림 2-17**의 흉골 그림에서 볼 수 있듯이 자신의 흉골 구조를 촉진할 수 있을 것이다. 첫째, '후두융기[Adam's apple; 후두의 갑상연골(thyroid cartilage)에 해당]'를 찾은 후에 어깨 수준에서 매우 평편한 지점에 이를 때까지 손가락을 아래로 내려 보자. 이 지점은 흉골병의 윗면으로 **흉골상절흔**[목아래패임, suprasternal(sternal notch)]이라 한다. 양쪽에서 만져지는 힘줄은 무시하고 바로 바깥쪽의 뼈를 촉진해 보자. 그것이 쇄골이다. 쇄골과 흉골병이 관절을 이루는 부위가 만져진다면 그 바로 아래에 1번 늑골의 관절도 찾을 수 있을 것이다. 흉골상절흔을 다시 찾아 아래 방향으로 2인치 정도 내려가면 두드러지게 튀어나온 부분이 만져지는데, 이 부분이 흉골각이다. 그리고 아래쪽으로 4~5인치 정도 더 내려가면 흉골과 검상돌기가

▩ 선천성 가슴기형

흉부벽에 선천적인 문제가 많이 발생할 수 있다. **함몰흉**(오목가슴, pectus excavatum)은 흉골과 늑연골이 흉곽에 비해 상대적으로 함몰된 상태이다. 양측 또는 비대칭적으로 함몰될 수 있으며, 늑골이 튀어나오거나 넓지만 얇은 가슴, 그리고 어깨가 구부러지는 변형이 생긴다. 이러한 변형은 수술로 복원될 수 있지만 특히 사춘기의 급격하게 성장하는 시기에는 재발할 수 있다. 이와는 반대의 변형인 **돌출흉**(새가슴, pectus carinatum)은 흉골이 앞으로 돌출된 것이며 일반적으로 수술로 복원이 가능하다.

폴란드 증후군(Poland's syndrome)은 대흉근(큰가슴근, pectoralis major muscles)과 소흉근(작은가슴근, pectoralis minor muscles)이 모두 없는 선천성 기형으로, 손가락이나 발가락이 융합[합지증(손발가락융합증, syndactyly)]되기도 한다. 이 근육들이 부분적으로 혹은 완전히 발달하지 않으며, 일반적으로 유방도 영향을 받는다. 심한 경우에는 둘째~다섯째늑골의 앞쪽 부분과 연골부위가 없을 수 있다. 근육을 재건할 수는 없지만 수술로 가슴을 대칭으로 만들어 흉곽의 결함을 교정할 수 있다.

흉골열(복장뼈갈림증, cleft sternum)은 드문 선천성 기형으로 결과가 매우 좋지 않다. 단순하고 보다 약한 경우에는 임신기 동안 흉골이 완전하게 형성되지 못해 흉골에 단순히 갈라진 틈이 있다. 이 틈은 피부로 덮여 있으며 심장과 횡격막은 정상이다. **심장이소증**(심장딴곳증, ectopia cordis)은 흉골열 중에서도 생명의 위협을 초래하는 형태로, 영아는 심장이 가슴 밖으로 노출된 상태로 출생한다. 이러한 증상을 복원하기는 매우 힘들다.

이러한 질환과 관련된 정보를 자세히 알고 싶다면 Schamberger(2000)의 책을 참조하기 바란다. ▩

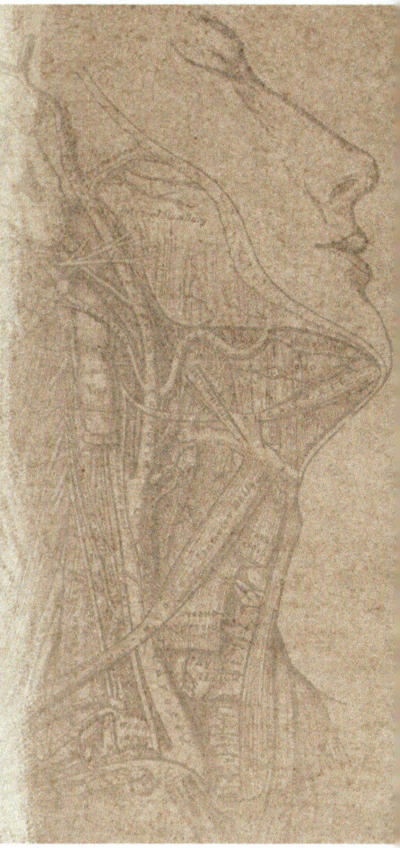

관절을 이루는 지점을 찾을 수 있는데, 이는 심폐소생술(cardiopulmonary resuscitation, CPR)을 시행하는 중요한 지점이다. 그리고 가장 앞쪽에서 횡격막이 연결되는 지점도 찾을 수 있다.

요약하면,

- **흉곽**은 12개의 늑골(7개의 진성늑골, 3개의 가성늑골, 2개의 부유늑골)로 구성되어 있다.
- 흉골은 늑골의 연골을 사이에 두고 연결되어 호흡하는 동안 늑골이 약간 회전하면서 흉곽을 들어올린다.
- 늑골 구조로 이루어진 흉곽은 둥근 술통 모양을 이룬다.
- 휴식 시에는 늑골이 아래로 내려가 있지만 흡기 시에는 상승한다.

흉부의 연조직과 기도

흉곽의 내부는 호흡의 중심부이다. 폐에서 생명 유지를 위한 가스 교환이 이루어지는데, 폐는 풍부한 혈액 공급과 기낭(air sac)에 의해 스펀지 같은 탄력성 조직이다. 건강한 젊은 폐는 분홍색을 띠지만 노인의 폐는 스트레스와 오염물질로 인해 회색빛을 띤다. 폐는 구강과 비강, 후두, 기관, 기관지로 이루어진 호흡통로를 통해 외부와 연결된다.

기관(trachea): 그리스어로 '거친(tracheia)'

기관용골(carina): 라틴어로 '배의 용골'

기관지(bronchus): 그리스어로 '기관(bronchos)'

기관(trachea)은 탄력성이 있는 관으로 길이가 약 11 cm이고, 아래로는 뚫려 있는 16~20개의 유리질 연골고리로 구성되어 있다. 이 관은 후두의 아랫면부터 11 cm 정도 내려가다가 **기관용골**(기관갈림부, carina trachea)에서 양쪽으로 나뉘어 왼쪽과 오른쪽 **일차기관지**[mainstem bronchus (bronchial tube)]가 되고 각각 좌폐와 우폐를 담당한다(**그림 2-18**).

기관연골고리는 직경이 2~2.5 cm이고, 폭은 0.4~0.5 cm이다. 기관연골고리들은 점막으로 덮여 서로 연결되어 있어 연속적이고 탄력적이다. 이 고리는 뒤에서는 연결되지 않기 때문에 고리의 직경을 확장하고 좁힐 수 있는데 주로 기관근육에 의해 조절된다. 고리와 고리 사이의 틈은 평활근에 의해 연결되며, 이 근육은 수축 상태로 있다가 산소의 요구가 증가할 때 이완한다. 즉 기관은 약간 수축된 상태로 있다가 산소의 요구량이 높아질 때 근육 활동이 억제되면서 기관의 직경이 확장되어 폐로 공기가 잘 전달된다. 기관 내부는 점막하샘(submucosal gland)이 있는 점막으로 덮여 있어 기관의 청소를 돕는다.

기관의 연골고리는 공기 전달에 적합하도록 이루어져 있다. 공기 전달의 과정은 공기가 폐로 유입되고 폐에서 배출되는 과정이기 때문에 공기가 이동하기 위해서는 압력(음압과 양압)이 형성되어야 하는데, 압력에 의해 조직이 허탈(collapse)해지거나 확장하여 원래 상태로 복구되지 않을 수 있다. 어쨌든 관이 단단해지면 유연성이 부족해 적극적으로 생명을 유지시키지 못한다(예: 머리와 흉부 움직임 간의 차이). 따라서 기관은 단단하면서도 유연한 두 가지의 특성을 모두 지녀야만 한다. 이러한 요구에 맞

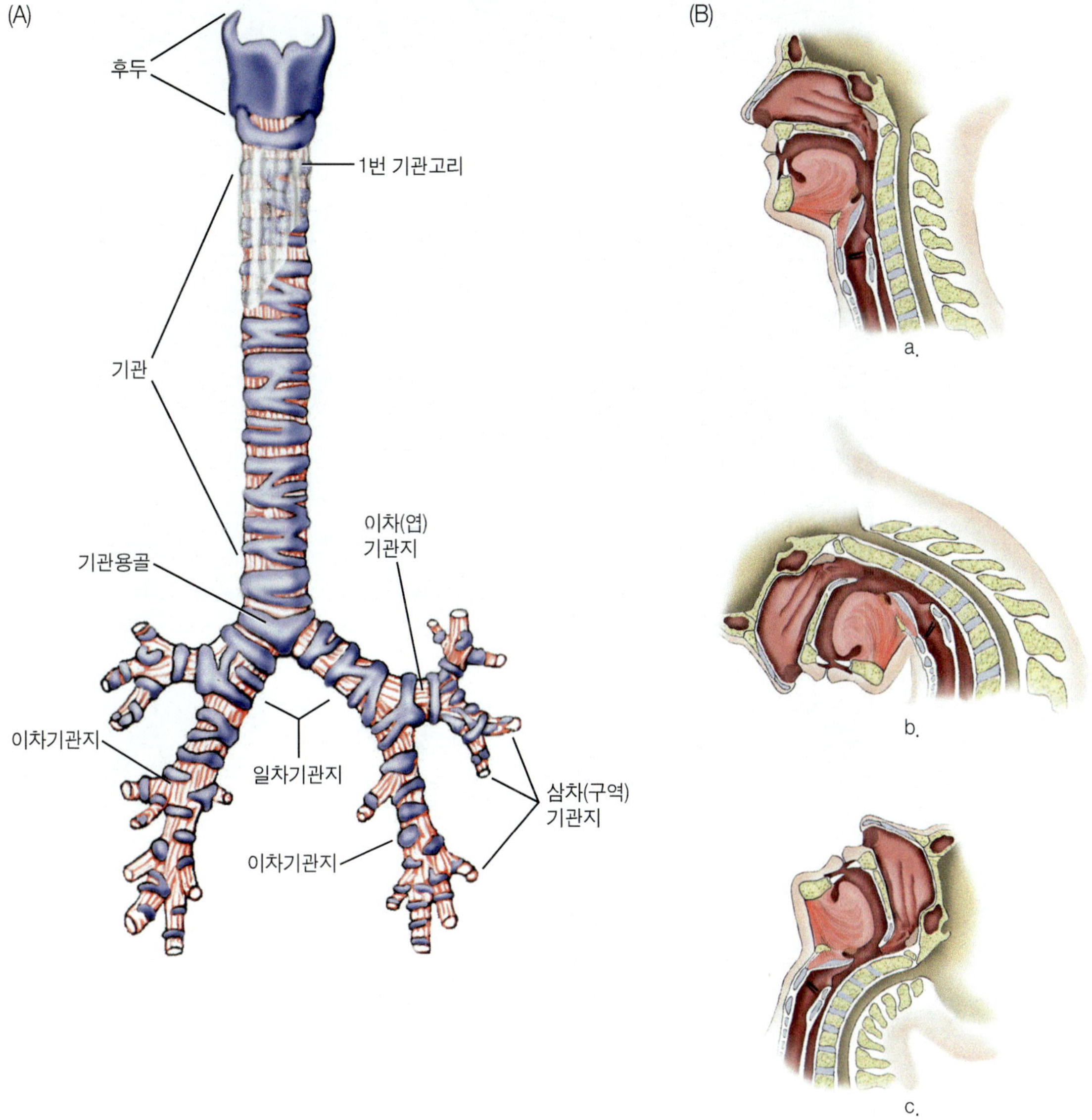

그림 2-18. (A) 기관, 일차기관지, 이차(엽)기관지, 삼차(구역)기관지. (B) 머리 위치에 따른 기도 유지[Moser와 Spragg (1982)의 자료를 수정]. (계속)

출처: Delmar/Cengage Learning

(C)

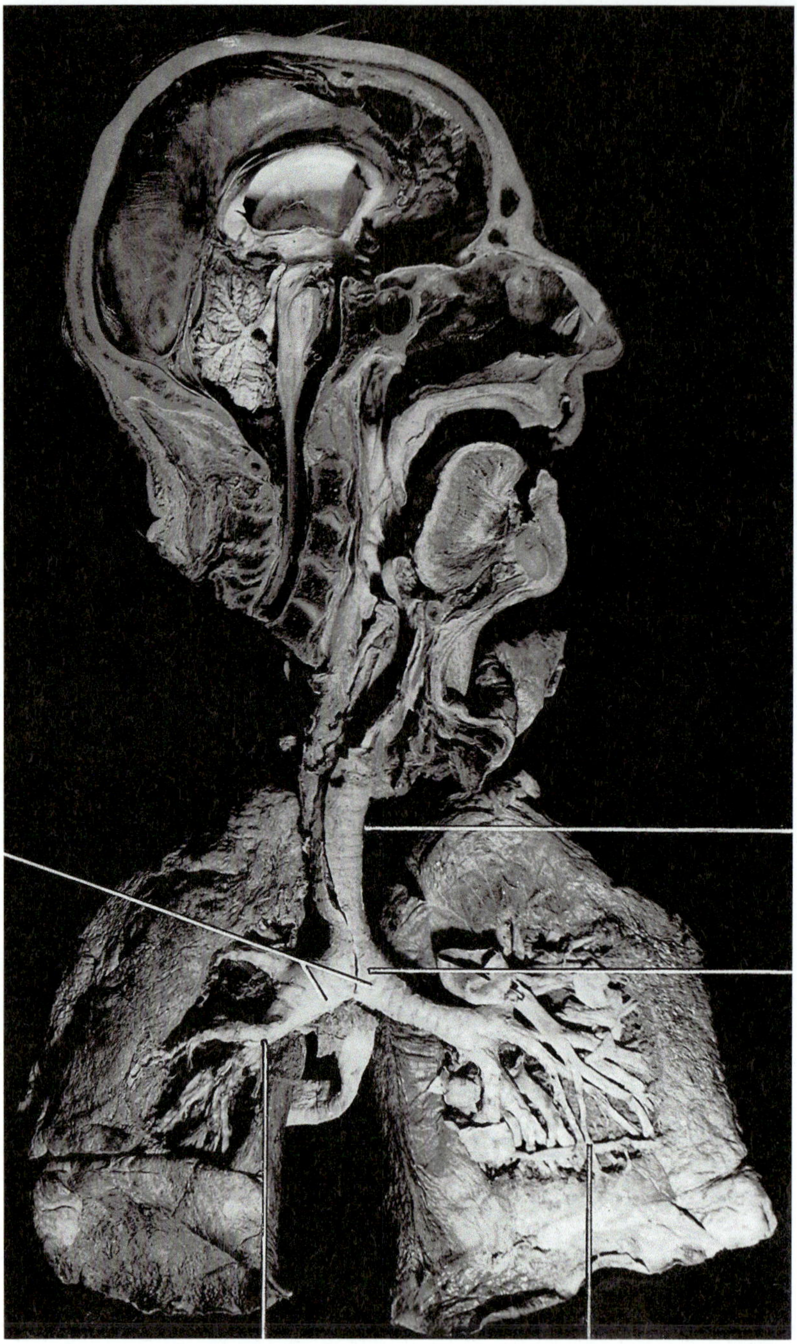

그림 2-18. (C) 구강부터 구역기관지에 이르는 호흡기.

출처: Delmar/Cengage Learning

도록 기관은 섬유탄력점막(fibroelastic membrane)과 연결된 유리질 연골 고리로 이루어져 있다. 이 연골에 의해 기관이 지지되며, 점막에 의해 기관은 자유롭게 움직일 수 있다.

기관의 뒤에는 **식도**(esophagus)가 있다. 식도는 길고 허탈한 상태의 관으로 기관의 뒤에서 기관과 나란히 지나가며 소화계에 연결하는 관이다. 식도는 중력과 연동운동에 의해 위장으로 **음식덩이**(bolus)를 보낼 때를 제외하고는 허탈한 상태를 유지한다.

음식덩이(bolus): 라틴어로 '덩어리'

기관은 둘로 나뉘어 왼쪽과 오른쪽 **일차기관지**(mainstem bronchi)가 된다. 오른쪽은 기관을 중심으로 약 20~30°의 각도를 이루고, 왼쪽은 45~55°의 각도를 이룬다(이러한 각도의 차이로 땅콩과 같은 이물질이 종종 보호기관인 후두를 지나 우폐로 잘못 들어가기 쉽다).

폐는 가스 교환을 위한 혈액, 동·정맥망, 결합조직, 호흡통로와 조직으로 이루어진다.

기관지수상구조(기관지나무, bronchial tree)는 폐의 심부로 갈수록 점점 관이 작아지는 것이 특징이지만, 기관지나무 한 지점의 전체 표면적은 그 이전 수준의 전체 표면적에 비해 크다. 기관지수상구조는 한 기관에서 시작하여 좌폐에서는 14개 세대(generation)로 나뉘고, 우폐에서는 28개 세대로 나뉜다. 기관에서 분지된 일차기관지는 좌폐와 우폐로 나뉘지만 **엽(중간)기관지**[lobar(intermediate) bronchus]는 폐의 엽(lobe)으로 분지된다. 이는 아래로 더 가지를 만들어 마지막에는 **종말호흡세기관지**(terminal respiratory bronchiole)가 된다. 이러한 분지 과정은 **표 2-2**와 **그림 2-19**에 제시하였다. 연골로 이루어진 기도 내에는 1개의 기관, 5개의 엽기관지, 19개의 구역기관지(segmental bronchi) 등이 있다.

엽기관지 또는 이차기관지는 폐의 엽을 담당한다. 우폐는 열구(틈새, fissure)에 의해 구분되는 3개의 엽으로 구성되고, 좌폐는 2개의 엽으로 구성된다(**그림 2-19**). 왼쪽에는 심장과 **종격**(가슴세로칸, mediastinum) 또는 '중간 공간' 구조가 있다. 우일차기관지는 우폐의 위, 중간, 아래 엽으로 갈라진다. 좌일차기관지는 좌폐의 위엽과 아래엽으로 갈라지며, 중간엽은 흔적기관으로 존재한다[일명 **설구역기관지**(혀구역기관지, lingula)라고 한다]. 왼쪽의 없어진 엽이 차지했던 공간은 심장이 채우고 있다(**그림 2-20**).

종격(mediastinum): 라틴어로 '중간(medius)'

삼차 분지는 각 엽의 구역(segment)을 담당한다. 삼차 분지 단계에서 기관지는 지속적으로 점점 작아지는 연골관으로 분지하여 최종적으로 **종말세기관지**가 된다(**그림 2-21**).

이렇게 계속해서 분지됨으로써 호흡 기능에 중요한 역할을 한다. **표**

표 2-2. 기관지수상구조.

	일반적인 형태					
	기관	구역기관지	종말세기관지	분지 수	지름	단면
기관	0			1	2.5 cm	5.0 cm^2
일차기관지	1			2	11~19 mm	3.2 cm^2
엽기관지	2~3			5	4.5~13.5	2.7 cm^2
구역기관지	3~6	0		19	4.5~6.5 mm	3.2 cm^2
구역기관지가지	4~7	1		38	3~6 mm	6.6 cm^2
기관지		2~6		다양함	다양함	다양함
종말기관지		3~7		1,000	1.0 mm	7.9 cm^2
세기관지		5~14		다양함	다양함	다양함
종말세기관지		6~15	0	35,000	0.65 mm	116 cm^2
호흡세기관지			1~8	다양함	다양함	다양함
종말호흡세기관지			2~9	630,000	0.45 mm	1,000 cm^2
폐포관과 폐포낭			4~12	14×10^6	0.40 mm	1.71 m^2
폐포				300×10^6	0.24~0.3 mm	70 m^2

출처: *Respiratory Emergencies* by K. M. Moser & R. G. Spragg, 1982, p. 15. St. Louis, MO: C. V. Mosby. Copyright 1982 C. V. Mosby Co. 허락하에 게재.

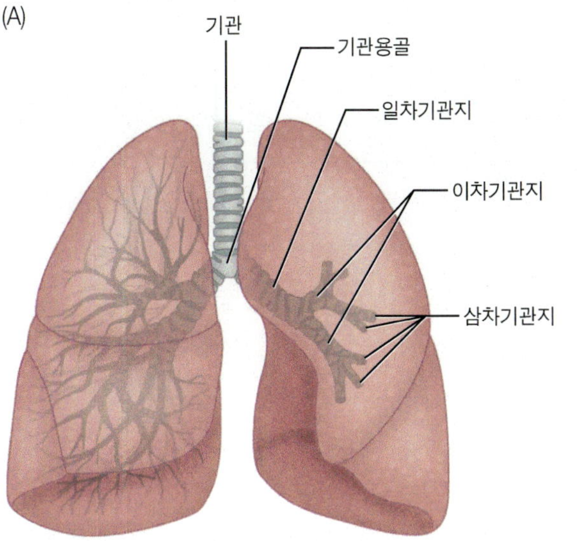

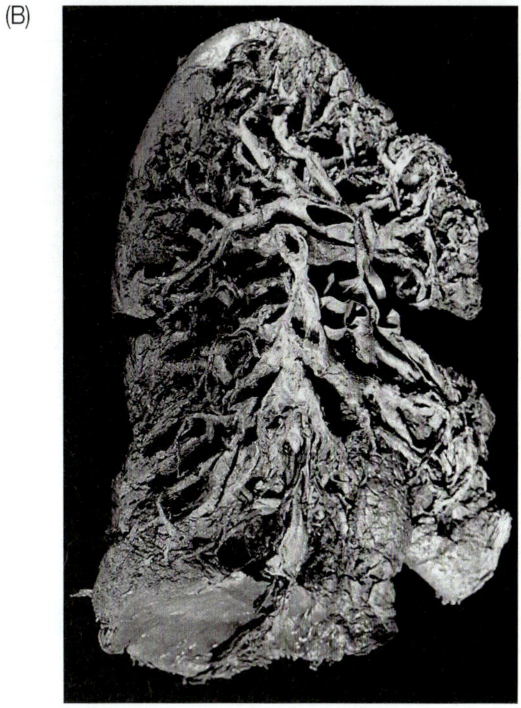

그림 2-19. (A) 기관지수상구조. (B) 기관지통로를 보기 위해 폐를 절개한 모습.

출처: Delmar/Cengage Learning

▩ 나노 기술과 인체

기술이 발전할수록 오류를 감지하는 민감성도 증가한다. 나노 기술이란 나노 규모의 장치를 생산하는 영역으로, 마이크로모터, 분자 크기의 로봇, 화학전달 시스템이 포함된다. 나노 규모의 장치는 생산 기술이 발전함에 따라 급증하였지만 인체가 여기에 어떻게 반응할지에 대해서는 의문이다. 폐는 매우 작은 이물질을 제거할 수 없다는 사실을 바탕으로, 공기로 운반된 나노 규모의 미립자가 호흡에 미치는 영향에 대한 연구가 이루어지고 있다.

최근에는 나노 규모의 미립자가 혈액에 미치는 영향까지 확장한 연구가 진행 중이다. 자동차에서 나온 2.5μm(PM2.5 입자 또는 1/250만) 범위의 오염물질 입자는 심장 질환의 증가와 연관이 있다고 한다. 그리고 최근에는 1/10(PM0.25) 크기의 입자가 죽상경화판(atherosclerotic plaque)의 축적을 증가시킨다고 밝혀졌다. 이 입자들은 크기가 매우 작기 때문에 오염물질이 되어 폐로 유입되고 혈류로 들어갈 수 있다. 이는 '시멘트'처럼 쌓여 혈관계의 동맥을 막아 버린다. 이러한 원인 관계는 쥐실험(Araujo et al., 2008)에서 밝혀진 바 있지만 인간에게도 해를 초래할 가능성이 있다.

반대로 나노 기술을 필터를 개발하는 기술로 사용한다. 인체 내 특이 독성을 흡수할 수 있는 나노 규모의 물질이 개발되고 있다. 나노 규모의 기술은 앞으로 올 미래에 예외 없이 사회에 강력한 힘으로 작용할 것이다. ▩

(A)

우폐		좌폐	
상엽		상엽	
꼭대기	1	상부 분지	
후	2	꼭대기/후	1, 2
전	3	전	3
중간엽		하부 분지(혀구역)	
측면	4	상혀구역	4
내측	5	하혀구역	5
하엽		하엽	
상	6	상	6
내측 기저	7	전내측 기저	7, 8
전기저	8	측면 기저	9
측면 기저	9	후기저	10
후기저	10		

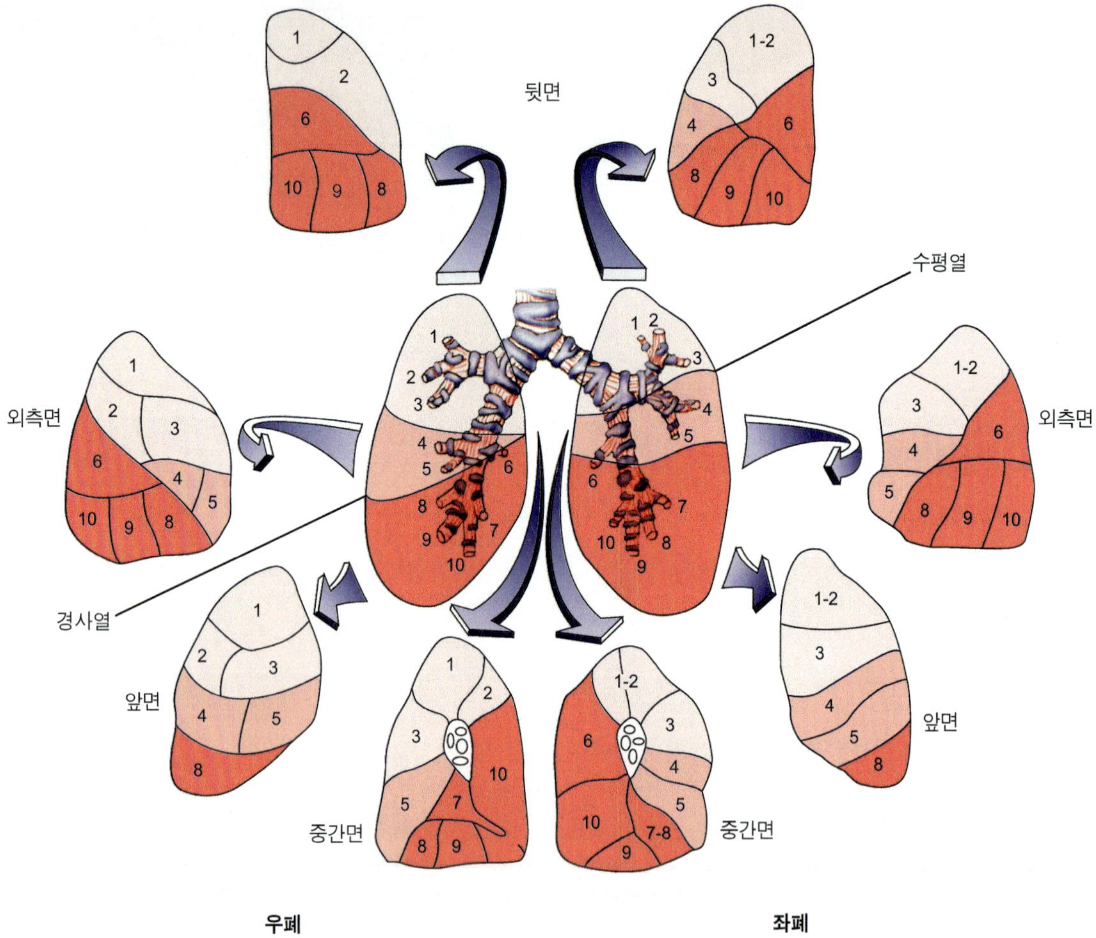

그림 2-20. (A) 폐의 엽과 구역을 묘사한 도식. (계속)

출처: Delmar/Cengage Learning

(B)

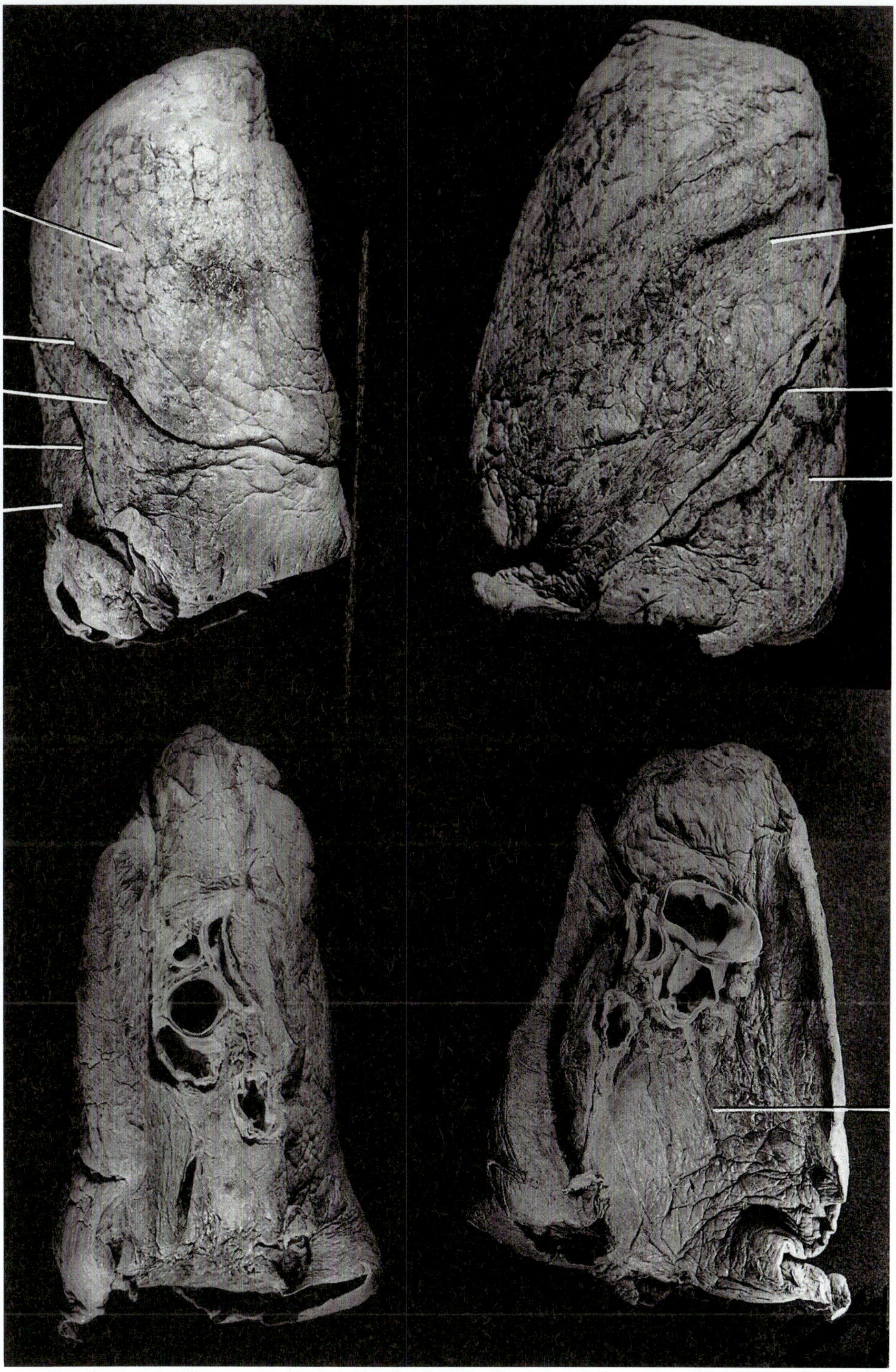

그림 2-20. (B) 폐의 앞쪽과 안쪽. (계속)

출처: Delmar/Cengage Learning

(C)

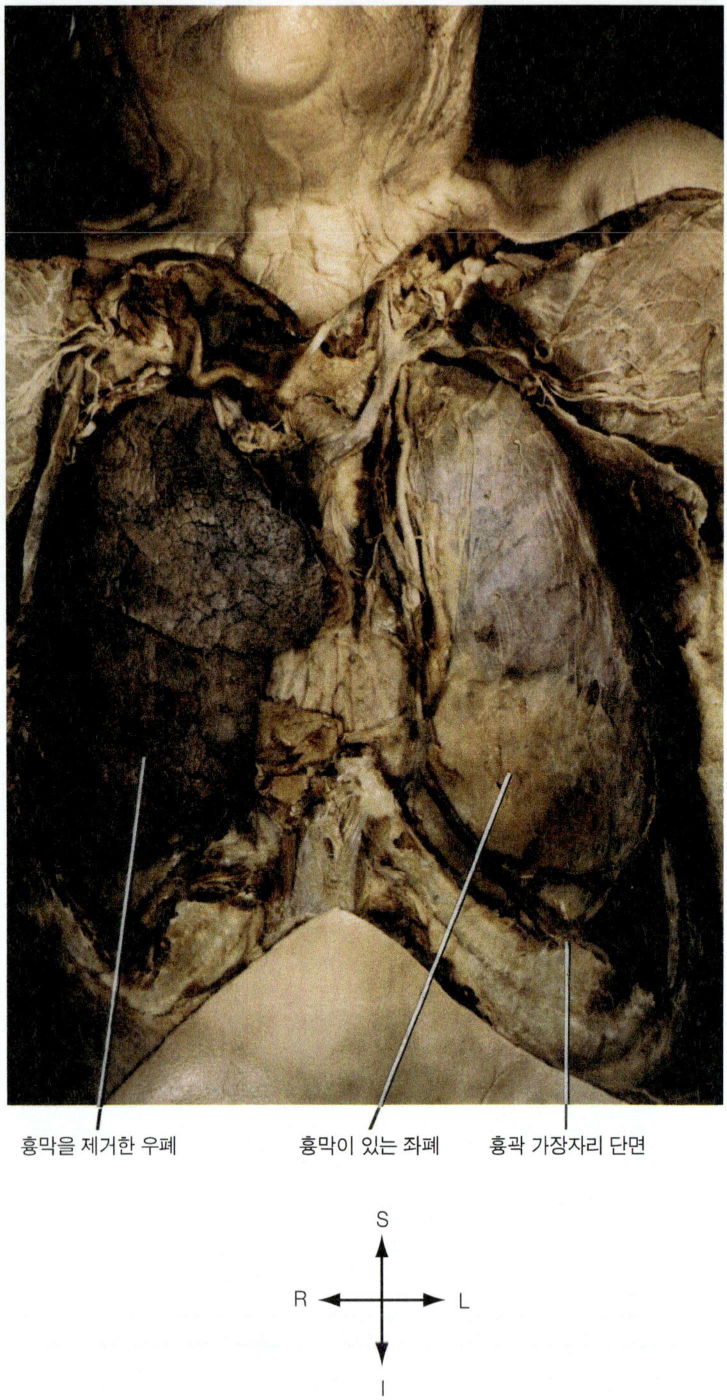

그림 2-20. (C) 제 위치에서 폐의 앞모습. 좌폐는 흉막이 있는 상태인 반면 우폐는 흉막을 제거하였다.

출처: Delmar/Cengage Learning

2-2를 보면 기관지나무에는 28세대의 하부 구조가 있어서 호흡에 사용되는 표면적이 놀랄 만큼 넓어진다. 기관의 단면적은 약 5 cm^2(대략 직경이 24.26 mm)에 불과하지만 300,000,000개 폐포의 총단면적은 70 m^2 또는 10인치×24인치(25.4 cm×60.96 cm)가 되는 방을 충분히 덮을 수 있을 만큼의 융단 면적과 같다.

세기관지수상구조의 처음 9개 분지는 전도성이 강한 연골 구조로 외부와 폐 사이에 가스를 이동하는 통로로서만 역할을 한다. 연골 구조가 아닌 통로는 계속 갈라져 직경이 최소 1 mm까지 이른다. 상부호흡기에서 하부호흡기와 종말세기관지에까지 이르는 전도구역(conducting zone)은 성인의 경우 약 150 mL 정도가 되며, 이 용적을 **죽은 공기**(dead air)라고 하는데, 공기가 이 공간 아래로 내려가지 않아 혈액과의 가스 교환이 일어나지 않기 때문이다.

마지막 7개의 분지는 실제 호흡구역(respiratory zone)으로 호흡세기관지(respiratory bronchiole), 폐포관(alveolar duct), 폐포(alveoli)로 구성된다. 호흡세기관지('작은 기관지')는 종말세기관지로 폐포에 공기를 전달한다.

종말세기관지는 작고(직경이 약 1 mm) 끝 부분이 폐포와 연결되는 폐포관이 된다. 폐포는 매우 작지만(직경이 약 1/4 mm) 개수가 많아 성인의 폐에는 3억 개 정도가 있다.

마지막 가스 교환이 되는 구역은 아파트 단지라고 생각하면 된다. **그림 2-20**에서 볼 수 있듯이 호흡세기관지는 각 아파트 단지의 출입구이고 폐포관은 개별 '아파트'인 폐포와 연결되는 통로이다. 각 폐포의 직경은 200~300미크론(micron)이며, 1미크론은 1/1,000 mm이므로 이는 매우 작은 크기이다. 즉 자 위의 1 mm 사이에 5개의 폐포를 나란히 배치할 수 있다.

이러한 '아파트 단지'의 비유를 이해했다면 호흡에 악영향을 미치는 폐기종(공기증, emphysema) 현상을 이해할 수 있을 것이다. 폐기종은 각 아파트를 둘러싸는 '벽'을 제거하여 가스 교환에 참여할 수 있는 표면적을 심각하게 감소시킨다.

마지막 단계에 있는 폐포는 그 자체의 구조 및 혈관과의 상호작용으로 호흡을 실질적으로 담당한다(**그림 2-21**). 폐포의 표면은 Type I과 Type II, 두 가지 유형의 폐세포(pneumocyte)로 이루어진다. Type I 폐세포(막폐포세포, membranous pneumocyte)는 가스 교환에 직접 관여하는 납작한 세포이다. Type II 폐세포(입방세포, cuboidal cell)는 폐포의 표면장력을 감소시키는 물질인 계면활성제(surfactant)를 생산한다. 계면활성제는 폐

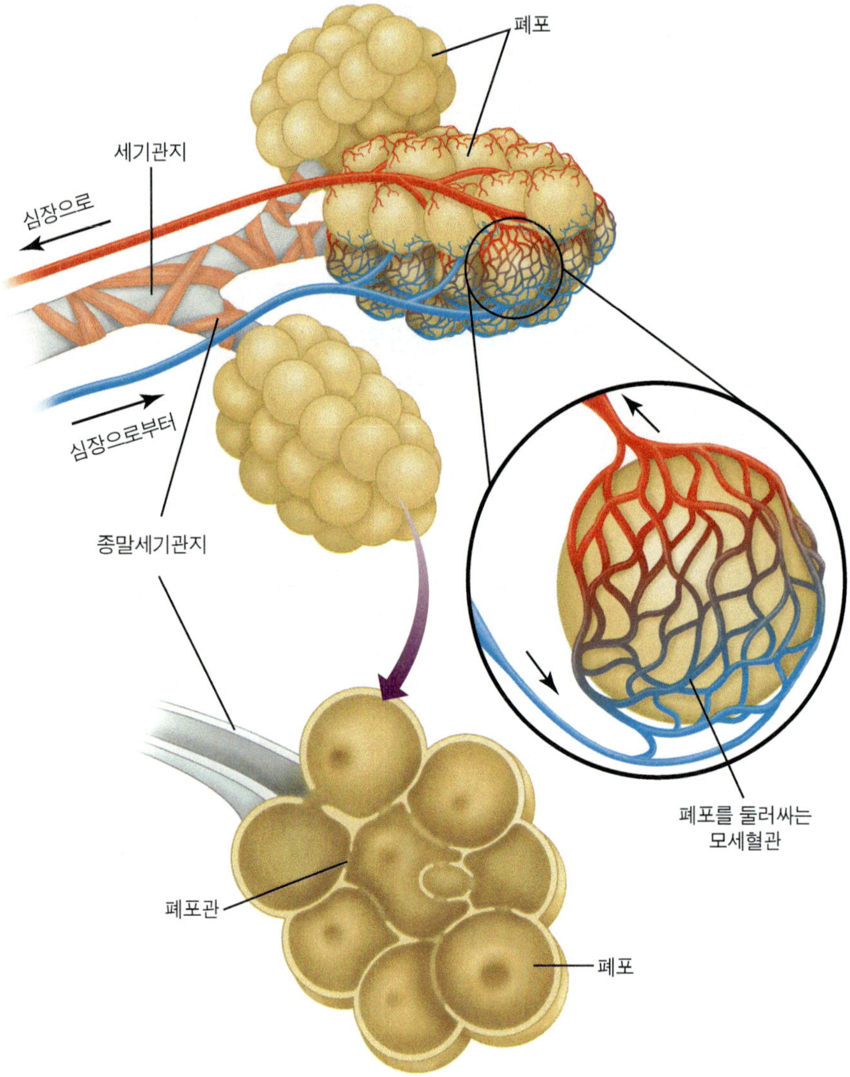

그림 2-21. 모세혈관으로 둘러싸인 폐포 군집을 나타내는 모식도. 아랫부분은 폐포와 종말세기관의 단면을 보여 준다.

출처: Delmar/Cengage Learning

▩ 응급 상황 시의 기도 확보

응급 상황에는 종종 기도가 유지되는지를 확인할 필요가 있다. 의식이 있는 환자는 후두(인두) 윗부분의 기도가 입과 90°의 각도를 이루도록 머리와 목을 위치시킨다. 의식이 없는 환자의 경우 머리를 앞으로 떨구면(그림 2-18B) 기도가 막히고 호흡이 제한된다.

어떤 경우에는 성대나 후두 윗부분의 기도가 열려 있지 않아 응급으로 **기관절개술** [tracheostomy(trachea: 기관, stoma: 구멍)]을 시행하기도 한다. 이러한 의학적 시술은 일반적으로 윤상연골(반지연골, cricoid cartilage)에서 1~3 cm 아래 기관에 인공적인 통로를 만드는 것이다. ▩

포로 분비되어 표면장력을 변화시켜 호흡하는 동안 폐포의 허탈을 방지한다. Type I 세포가 손상되면 Type II 세포가 급격히 증식하여 Type I 세포를 재생한다. 폐는 다량의 폐포로 인해 스펀지같이 되는데, 이는 계면활성제가 폐포를 팽창시키기 때문이다.

폐포벽은 0.35~2.5미크론(적혈구의 직경은 7미크론) 정도로 매우 얇아서 막을 따라 가스 교환이 신속하게 이루어진다. 폐 내의 모세혈관은 신체에서 가장 치밀한 구조로 길이가 10미크론, 너비가 7미크론 정도이다. 이렇게 매우 작은 크기와 풍부한 모세혈관 구조로 인해 100~300 mL의 혈액이 70 m^2의 면적에까지 퍼질 수 있다. Moser와 Spragg(1982)에 따르면 이는 한 찻숟가락의 혈액이 1 m^2의 면적에 걸쳐 퍼지는 것과 동일하다.

각 폐포는 가스 교환을 위해 2,000개 이상의 모세혈관으로부터 혈액을 공급받는다. 간단히 계산해 보면(6,000억 개 이상의 모세혈관이 가스 교환에 참여하므로 폐 내에는 풍부한 혈관조직이 존재한다는 것을 알 수 있다. 또한 기관지나무가 연골로 이루어진 지지조직으로 둘러싸여 있고, 기관지나무 대부분의 분지가 연골로 이루어져 있기 때문에 폐는 복잡한 레

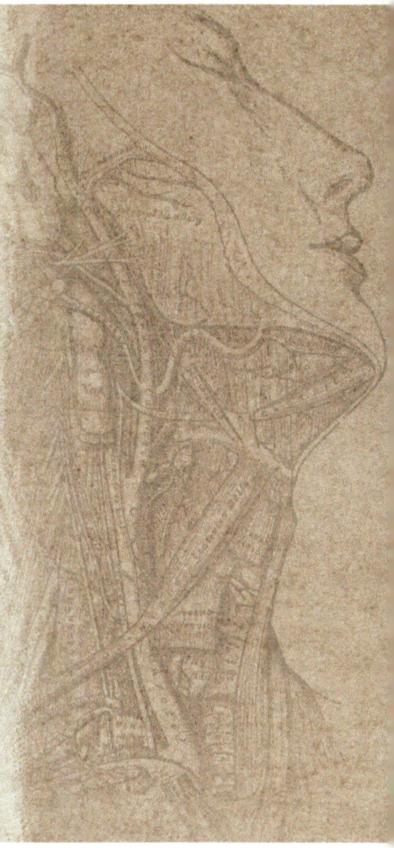

위식도역류

식도의 입구는 아래 후두인두(laryngopharynx)에 위치하며, 하인두수축근(inferior pharyngeal constrictor)으로 둘러싸여 있다. 하인두수축근의 일부인 윤상인두근(반지인두근, cricopharyngeus)의 수축에 의해 식도 입구의 크기가 조절된다.

위식도역류(gastroesophageal reflux)는 위장의 내용물이 식도와 호흡 기도로 다시 넘어가는 현상을 말한다. 이러한 현상은 식도괄약근(식도조임근, esophageal sphincter)이 약하거나 식도괄약근이 매우 민감한 신생아와 어린 아동에서 발견될 수 있으며, 이로 인해 역류 현상과 영양분을 충분히 공급받지 못하고 생명이 위협받을 정도의 영양실조에 이를 수 있다. 뇌성마비 아동에서는 흔하게 나타나며, 일반적으로 잦은 구토, 영양실조, 흡인성폐렴(aspiration pneumonia) 등을 초래한다(흡인에 관한 임상 노트 참조).

위저부주름술[위바닥주름술, Nissen fundoplication('sling')]로 알려진 수술로 식도 입구의 크기를 줄여 위 내용물의 역류를 막을 수 있다. 위저부주름술은 위에서 피판(flap)으로 사용될 조직을 떼어 낸 후 윗부분으로 끌어올려 식도 입구를 감싸 봉합함으로써 식도의 입구를 좁히는 수술 방법이다. 아동은 비강에서 식도까지 연결된 관[코위영양관(nasogastric tube; naso: 코; gastric: 위)]을 통해 영양분을 공급받을 수 있다.

역류로 인해 적절한 영양 공급이 이루어지지 않을 경우에 수술로 위 내에 관을 삽입할 수도 있다. 이 시술은 '위내삽관(gastronomy)'이라 하며, 수술로 영양관을 위장관 벽 안으로 삽입하는 것이다. 이와 유사한 방법인 공장조루술(빈창자창냄술, jejunostomy)은 영양관을 작은창자 안에 삽입하는 방법이다. 더 자세한 내용은 Langley와 Lombardino(1991)를 참조하기 바란다.

이스 형태의 연골 구조를 갖는다.

평상시 정상호흡(quiet respiration)을 하는 동안에는 호흡계를 지나가는 혈액이 모세혈관에서 0.5초간 머물고 이 중 초반 1/4 정도 내에 가스 교환이 이루어진다. **폐동맥**(pulmonary artery)은 기관지수상구조를 따라 분지를 만들어 최종적으로 폐포 단계에서 가스 교환을 한다. 폐조직에 산소를 공급하는 혈관 구조(기관지동맥, bronchial artery)는 폐조직과 나란하게 지나간다. 폐조직을 유지하기 위해서 기관지동맥을 통해 분당 50 mL 정도의 혈액 공급이 필요하지만 호흡계는 분당 5,000 mL가 순환한다.

폐의(pulmonary): 라틴어로 '폐를 포함하는(pulmonarius)'

기관지수상구조와 기관은 공기뿐만 아니라 외부로부터 이물질이 유입될 수 있는 통로이다. 비강과 구강 통로에서 호흡기로 오염물질이 유입되는 것을 어느 정도는 방어할 수 있지만 현대 사회와 같이 오염이 심한 경우에는 모든 오염물질을 다 걸러 낼 수 없다. 호흡기 통로는 오염물질로부터 폐를 보호하기 위해 여러 층의 여과 기능이 있다. 코 내부의 털은 일차 방어선으로 10미크론(1미크론은 1 m의 1/100만에 해당) 이상의 큰 물질

흡인

흡인(사레, aspiration)은 호흡기관의 해부나 생리와 직접적인 연관은 없지만 호흡 기능을 유지하는 데 중요하다. 흡인은 액체나 고체가 폐로 침입한 경우를 말한다. 액체나 고체가 폐로 들어가면 힘, 조정, 감각, 인지 기능이 감소하게 된다. 위기 상황에서 호흡을 유지시키기 위해 기관 삽관을 실시한 환자도 인위적으로 기도를 열어 놓은 상태이기 때문에 흡인의 위험률이 높다. 구토나 역류(후두 수준에서 식도 입구를 경유하여)된 음식물이 위에서 나와 후두를 통해 보호되지 않은 폐로 쉽게 유입될 수 있다. 폐로 이물질이 흡인되는 것을 방지하기 위해 기관내관(endotracheal tube)은 팽창할 수 있는 커프로 둘러싸여 있다. 이 커프는 관 위의 기도를 완전히 봉쇄한다. 이 커프를 제거하면 커프의 윗 부분을 흡입하여 기도 내에 잠복해 있는 이물질을 제거할 수 있다. 신경학적 결함이 있는 환자의 경우에 폐로 이물질이 흡인되는 것은 매우 위험하며, 뇌졸중이나 뇌성마비 또는 이와 유사한 질환이 있는 사람들은 흡인에 특히 취약하다. 이러한 환자들은 기침 능력이 저하되었거나 효과적이지 못할 뿐만 아니라 삼킴에 관여하는 근육의 근력과 조절 능력이 감소되어 있고 위험에 대한 인지 능력 또한 저하되어 있다. 뇌성마비 아동의 경우, 신경학적 결함으로 인해 움직임 조절 능력이 저하될 수 있다.

신경학적 결함이 있는 환자는 도움을 요청할 인지나 수행 능력이 부족할 수 있기 때문에 흡인의 증상을 잘 알아 두어야 한다. 환자가 꿀꺽거리는 소리를 낸다거나 호흡기 질환의 병력이 있다면 흡인폐렴에 걸릴 위험이 높다. 이와 마찬가지로 약하거나 바람이 새는 듯한 소리로 말하거나 운다면 후두근의 약화와 적절한 보호 기능이 부족한 것이다.

이 기관으로 진입하기 전에 여과한다. 상부기도의 촉촉한 점막도 이물질을 걸러 낸다. 점막과 점막밑샘 내에 있는 술잔세포(goblet cell)는 오염물질이 기관과 후두로 진입할 때 기도로 윤활제를 분비하여 걸러 낸다. 코부터 기관지 입구까지의 기도에는 분당 1,000회 이상 흔들리는 **섬모**(cilia; 털 같은 작용)로 덮힌 큰 원주상피(tall columnar epithelium)가 배치되어 있다. 아래 기도에서 흔들림 운동에 의해 오염물질이 위쪽 뒤로 옮겨 간다.

한 사람이 성대 내 분비물에 의한 자극을 느껴 목청을 가다듬으면 상피조직의 흔들림(beating epithelia)에 의해 기관지 내 이물질이 후두의 성대 수준보다 위쪽으로 옮겨진다. '으흠' 하는 헛기침으로 성대에서 **점액**(mucus; 점막조직에서 생성된 끈적끈적한 액체)을 떼어 내 다른 행동을 취하지 않고도 삼킬 수 있을 만큼의 위치까지 옮길 수 있다. 그러나 담뱃진과 같은 오염물질에 의해 상피조직의 흔들림 운동이 손상받아 호흡계 기전이 손상될 수 있다. 2~10미크론 정도의 오염물질이 기관지벽에 정착하면 상피조직의 흔들림에 의해 제거될 수 있다. 만약 이물질이 2미크론보다 작을 경우에는 일반적으로 폐포까지 도달할 수 있다.

림프계는 호흡조직에서 이물질을 마지막으로 제거하는 단계에 해당한다. 상피조직의 흔들림에 의해 제거되지 못한 오염물질은 종말세기관지의 다음 단계인 림프계에 의해 제거된다. 오염물질은 점액 내에 부유해 있다가 기침을 통해 세기관지로 옮겨가 림프계에 의해 제거될 수 있다.

또한 호흡기는 들어오는 공기를 데우고 가습함으로써 폐를 보호한다. 찬 공기는 폐의 가스 교환 능력을 저하시키고, 찬 공기의 낮은 습도는 연약한 폐포조직을 건조하게 하여 조직의 운동성을 감소시키며 감염에 취약하게 만든다. 점막에는 혈관이 매우 많이 분포해 있어 혈액에서 공기로 열을 빠르게 전달한다.

외상으로부터의 보호

폐는 생명 기능에 매우 중요하며, 손상을 입어도 조절할 수 있도록 설계되어 있다. 2개의 폐는 각각 분리된 흉막(가슴막, pleural lining)으로 덮여 있어 한쪽 폐가 외부의 물질(예를 들어 부러진 늑골)에 의해 천자(puncture)되어도 다른 폐는 기능을 유지할 수 있다. 또한 폐는 분절되어 있어 보호가 된다. 만약 폐가 천자되면 폐에 매우 많이 분포된 혈관에서 심각하고 위험한 출혈이 일어난다. 그러나 폐의 분절된 특성으로 폐의 기능이 완전히 상실되는 것을 방지할 수 있다. 적어도 기관지나무에 혈액이 가득 차기 전까지는 분절된 한 분절에서 발생한 출혈이 그 분절 내에서만 이루어진다.

요약하면,

- 호흡계의 주요 장기는 **폐**이며, 3개의 **엽**으로 구성된 **우폐**와 2개의 엽으로 구성된 **좌폐**로 구성된다.
- 외부 환경과 내부 환경은 **기관**과 **기관지수상구조**에 의해 연결된다.
- 기관지나무 끝 부분은 반복적으로 갈라져 가스 교환이 일어나는 **폐포**가 된다.
- 폐포에는 혈관이 풍부하게 분포되어 있어 혈류로 산소가 유입되고 이산화탄소는 배출된다.
- 기도로 유입되는 오염물질은 기관지 통로를 따라 덮고 있는 상피조직의 **흔들림**으로 제거될 수 있다.

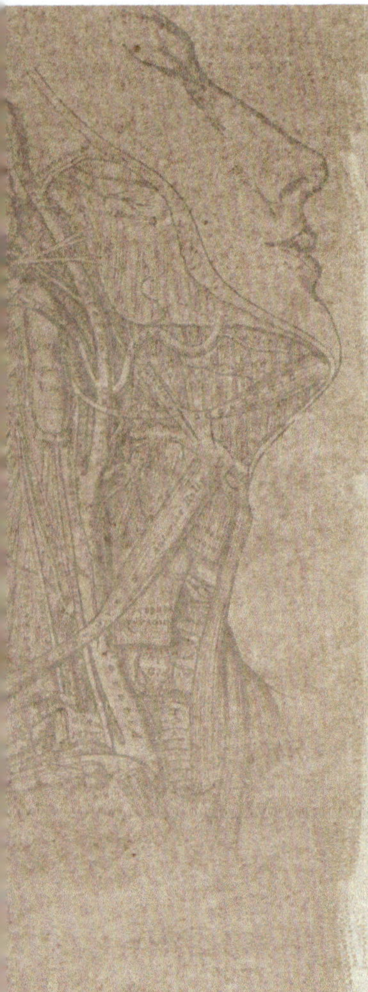

폐기종

폐기종(공기증, emphysema)은 일반적으로 해결되지 않은 대기 오염물질과 관련된 현대 사회의 산물로 여겨진다. 종종 흡연으로 초래되기도 하지만 산업 환경에서 살아가는 생명체에서도 발생한다. 폐기종은 서서히 진행되며 금연이나 다른 오염물질을 제거하는 등의 호흡 환경을 변화시키면 어느 정도 진행을 멈출 수 있다.

현대 사회에서 폐기종의 주된 원인은 흡연이지만 그 외에도 여러 요인이 있다. 유전 질환인 알파-1 항트립신 결핍(alpha-1 antitrypsin deficiency)으로 폐의 정화 기능을 조절하는 효소가 결핍될 수 있다. 그 결과 정화 기능에 의해 폐조직을 파괴하는 자기파괴 현상이 초래된다. 기관지 통로를 덮고 있는 섬모상피가 지속적으로 흔들려 호흡기로부터 오염물질을 제거한다는 것을 기억하고 있을 것이다. 폐기종의 초기 단계에는 '섬모'가 파괴되어 오염물질에 의해 지속적으로 배출물을 제거하는 과정이 심각하게 방해받을 수 있다. 폐기종의 기전은 다음과 같이 나타난다.

섬모가 손실되면 호흡계의 정화 능력이 매우 감소하고 노폐물의 제거가 어려워져 폐포 내에 오염물질이 쌓이게 된다. 그리고 폐포는 형태가 심각하게 변화한다—폐포벽이 붕괴되고 주변의 폐포가 뭉쳐져 하나의 주머니가 된다. 이것은 양성 질환이지만 가스 교환에 사용되는 표면적을 현저하게 감소시켜 심각한 결과를 초래한다.

첫 번째 변화의 보상작용으로 이차적인 형태 변화가 또 발생한다. 폐기종 환자는 지속적으로 산소가 부족하고 이를 보상하기 위해 지속적으로 숨을 깊이 들이마시는 노력을 하며, 그 결과 '종형흉곽(술통형 가슴, barrel chest)'을 갖게 된다(파괴된 폐포 표면적을 보상하기 위해 흉부가 크게 확장한다).

이러한 이차 형태학적 변화는 삼차 병리학적 반응을 초래한다. 흉곽 아래 가장자리에 횡격막이 부착한다는 것을 기억할 것이다. 폐기종으로 인해 흉곽이 평편해지기 때문에 횡격막이 수축하면(흉곽을 잡아당겨) 흉곽이 아래로 잡아당겨지고 가운데로 몰려 실제로 흉부의 크기가 증가하지 않고 감소한다.

마지막으로 이 세 가지 비극적 변화에 의해 호흡 기능이 상실된다. 폐기종의 호흡 기전은 손상되기 매우 쉬워 폐렴과 같은 호흡기 질환에도 감염되기 쉽다.

❋ 호흡계를 통과하는 공기 이동

폐조직은 본래 생명 유지에 필요한 가스를 교환하는 과정에 참여하도록 설계되어 있다. 그러나 이렇게 잘 짜인 구조라 하더라도 폐로 공기가 들어가고 나가는 기전이 없으면 아무 소용이 없다.

앞에서 호흡계의 기전에 대해 설명하였기 때문에 여러분은 폐를 둘러싸는 구조물들이 커짐에 따라 폐가 확장된다는 사실을 이해해야 한다. 횡격막이 수축하면서 **수직 면적**(vertical dimension; 위아래 면적)이 확장하고 흉곽이 상승하면서 **수평 면적**(transverse dimension; 앞뒤와 측면 면적)이 확장한다. 여러분은 이러한 변화가 폐를 어떻게 확장하는지에 대해 궁금할 수 있다. 그 해답은 폐쇄계(closed system)를 가진다는 데에 있다.

폐를 지지하는 공간은 흉벽의 모든 부위를 덮는 근육과 뼈에 의해 지탱된다는 것을 기억할 것이다. 마찬가지로 흉강의 바닥은 횡격막에 의해 완전히 봉쇄되어 흉부는 호흡기를 제외한 외부 세계와 거의 차단되어 있다. 폐로 공기가 들어가거나 나갈 수 있는 유일한 방법은 폐와 연결된 관을 통해서만 가능하다(상부호흡기의 연장인 기관지수상구조).

이제부터 조금 어려워진다. 폐는 인대나 연골로 이루어진 벽으로 둘러싸여 있지 않고 단순히 흉강에 위치한다. 휴식 상태에서는 흉강의 부피가 폐의 부피보다 크기 때문에 폐는 아주 큰 병 속에 매우 작은 스펀지를 놓은 것과 같다.

폐와 내부 흉벽은 서로 다른 **흉막**(가슴막, pleural lining)으로 완전히 덮여 있어(**그림 2-22**) 거친 조직을 매끄럽게 접촉하게 하고 흡기 시 흉부를 확장시키는 힘을 전달한다. 폐를 둘러싸는 막은 **장측흉막**(내장쪽가슴막, visceral pleura)이고, 흉벽을 둘러싸는 막이 **벽측흉막**(벽쪽가슴막, parietal pleura)이다. 벽측흉막은 놓인 위치에 따라 종격흉막, 심장막흉막, 횡격흉막, 늑골흉막, 첨흉막으로 구분한다. **종격흉막**(세로칸가슴막, mediastinal pleura)은 종격(세로칸, mediastinum)을 덮고 있으며, **횡격흉막**(가로막가슴막, diaphragmatic pleura)은 횡격막을 덮고 있다. **늑골흉막**(갈비가슴막, costal pleura)은 흉곽의 안쪽면을 덮고 있다. **첨흉막**(꼭대기쪽가슴막, apical pleura)은 흉곽의 가장 윗부분을 덮는다.

흉막은 탄력조직과 섬유조직으로 구성되어 있으며, **세정맥**(venule)과 림프구(lymphocyte)가 풍부하다. 흉막을 각각 분리된 개체로 보는 것이 편리하겠지만 실제로 장측흉막과 벽측흉막은 거의 붙어 있다. 이 막들은 폐문(hilum; 폐의 바닥으로 T4와 T5 수준에 위치)을 포함하여 폐와 흉부

흉막의(pleural): 그리스어로 '바깥(pleura)'

늑골의(costal): 라틴어로 '해안(costae)'

세정맥(venules): 라틴어로 '작은 정맥(venula)'

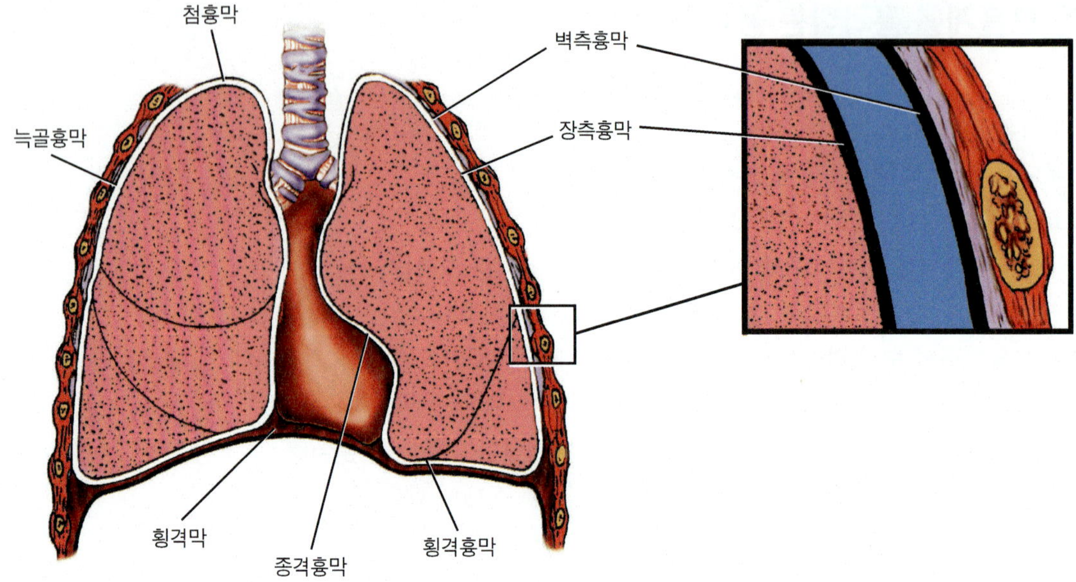

그림 2-22. 폐와 흉부의 흉막. 늑골흉막, 횡격흉막, 종격흉막, 첨흉막을 포함하는 벽측흉막. 폐의 표면을 둘러싸는 장측흉막.

출처: Delmar/Cengage Learning

안쪽을 완전히 둘러싼다. 이 연속된 막은 흉부가 움직여도 폐에서 공기가 새어 나가지 못하도록 막아 준다.

흉막이 어떻게 호흡을 돕는지 이해하기 위해서는 좀 더 자세히 살펴보아야 한다. 음식 포장 랩 2장이 붙어 있을 때 분리하기 어려웠던 적이 있을 것이다. 특히 두 막 사이에 액체가 있다면 더욱 그랬을 것이다. 이는 두 막 사이의 액체와 두 막이 붙어 있는 표면에서 발생한 표면장력이 두 막이 떨어지지 못하게 막기 때문이다. 흉막에 있는 입방세포는 점액을 생산하여 장측흉막과 벽측흉막 사이의 공간으로 방출한다. 이 표면활성제

흉막염

흉막염(가슴막염, pleurisy)은 흉강을 덮고 있는 흉막에 염증이 발생한 경우이다. 염증에 의해 '건성흉막염(dry pleurisy)'이 초래된 경우 흉강내(가슴막안, intrapleural) 용액이 윤활 역할을 상실하여 환자는 숨을 쉴 때마다 극심한 통증을 겪는다. 벽측흉막의 일부가 장측흉막과 유착할 수도 있다(흉막염을 앓은 후에 어떤 경우에는 유착된 부분이 '파손'될 수도 있다). 흉막염은 일측성 혹은 양측성으로 발병할 수 있으며 흉막 공간 내에 과도한 용액(고름이 섞이기도 함)이 고이기도 한다.

는 폐 내의 표면장력을 감소시키고 폐와 흉벽 사이 공간을 매끄럽게 하여 흉부 내에서 마찰력을 줄임으로써 폐가 쉽게 미끄러질 수 있도록 한다. 두 막 사이에 있는 액체의 접착력으로 두 막이 서로 밀착되고 외부 대기와의 접촉이 감소하여 음압이 유지된다(폐를 천자하면 이러한 접착 상태가 붕괴된다).

횡격막을 수축할 때 횡격막을 덮고 있는 흉막이 양쪽 폐를 둘러싸는 장측흉막과 붙어 있어 폐가 팽창하게 된다. 또한 흉곽을 들어올려 흉부를 가로 방향으로 확장할 때에도 마찬가지 현상이 발생한다. 이러한 방식으로 폐는 근육과 직접적으로 연결되어 있지 않으면서도 근육이 움직이는 대로 움직일 수 있다.

흉막은 또 다른 기능도 수행한다. 밀착되어 있는 두 막의 표면은 장액성 분비물로 가득 차 있기 때문에 두 막이 움직일 때 발생하는 마찰이 현저히 감소하여 효과적으로 호흡할 수 있다. **건성흉막염**으로 알려진 질병처럼 이 액체가 손실되거나 감소하면 마찰이 증가하게 되고 그 결과 통증이 유발된다. 각 폐는 각각의 흉막으로 둘러싸여 있어 보호를 받는다. 만약 한쪽 폐를 둘러싸는 막이 질환이나 상해로 손상을 받아도 다른 폐는 안전하다.

지금까지 폐에 관하여 설명하였으며, 신체에서 두 번째로 중요한 근육(횡격막)에 대해 간략하게 소개하였다. 그러나 신체에서 가장 중요한 근육(심장)에 대해서는 자세하게 설명하지 않았다. **종격**이라고 알려진 흉부의 깊숙한 부위에 위치해 있는 심장은 신경, 혈관, 림프관 및 식도와 함께 종격흉막으로 덮여 있다(**그림 2-23**).

종격은 신체에서 가장 안전하게 보호받는 부위이다. 이 공간에는 우선 심장이 있고, 기도, 주요 혈관, 신경, 흉선(가슴샘, thymus gland), 림프절(lymph node) 및 식도로 알려진 위장관의 연결 부위가 있다.

종격은 뼈로 구성된 흉부와 이를 덮고 있는 근육층 내부에 깊숙이 위치하며, 폐에서 깊숙하게 자리 잡고 있다. 종격은 신체의 중앙부에 위치해 있어 다른 부위에 비해 매우 중요하며, 폐조직으로 둘러싸여 있어 심장에서 나온 혈액과의 가스 교환이 활발하게 일어난다.

심장은 매우 중요한 근육이기 때문에 여러 층의 근육과 뼈로 보호된 상태로 신체의 깊숙한 곳에 위치한다. 심장의 뒤쪽에는 척추뼈와 등의 근육이 많이 있고, 흉부의 앞 옆에는 뼈와 근육이 강한 벽을 이루고 있다. 심장은 사랑으로 인한 아픔을 제외하고는 외상으로부터 잘 보호받는다.

종격 내 장기와 구조물은 연장된 장측흉막으로 덮여 있다. 이 막은 폐와 가운데 공간 사이가 맞닿는 면의 마찰을 줄인다. 종격과 붙어서 폐를 덮는

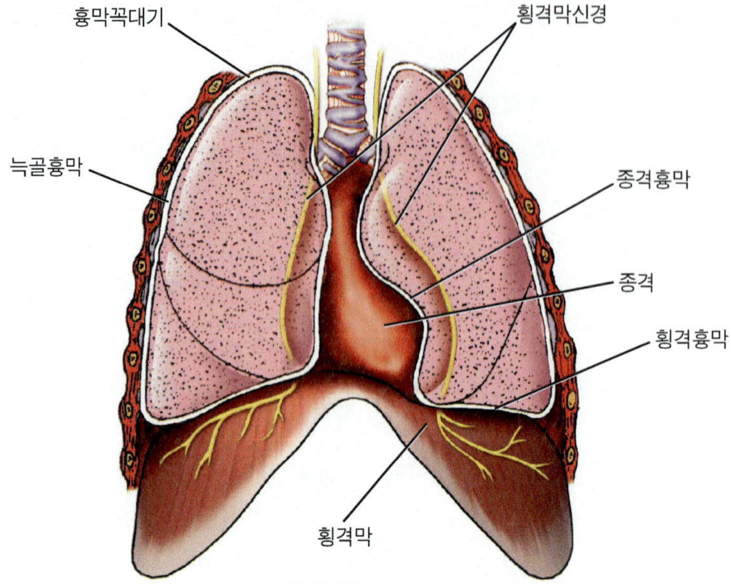

그림 2-23. 종격, 횡격막 및 폐의 관계. 횡격막을 지배하는 횡격막신경에 주의한다.

출처: Delmar/Cengage Learning

장측흉막을 **종격흉막**이라고 한다.

횡격막을 지배하는 좌·우횡격막신경(가로막신경, phrenic nerve)은 폐 아랫면의 앞쪽을 통과하여 심장막(pericardium; 심장을 둘러싸는 막으로 된 주머니)의 측면을 지나 횡격막에 신경을 전달한다. 좌우의 미주신경은 폐 아랫면의 뒤를 지나서 식도의 앞과 뒷면의 아래쪽으로 돌아 후종격(posterior mediastinum)으로 들어가 심장을 지배한다. 좌·우횡격막신경은 **식도문**(esohpageal hiatus)을 지나 식도와 연접한 횡격막을 통해 아래로 내려가 복부내장기관에 신경을 전달한다. 미주신경의 폐로 가는 가지는 폐에 부교감신경으로 작용하며, 매우 작은 세기관지에서도 이 신경섬유가 발견된다. 미주신경은 기침반사를 중재하고 기도의 직경을 조절한다.

구멍(hiatus): 라틴어로 '구멍'

흡기 시에 흉곽을 움직이기 위해서는 근육의 노력이 필요하다. 호흡근은 흡기근과 호기근으로 구분된다(표 2-3). 이 근육들을 자세히 살펴보기 전에 주의해야 할 점이 있다. 주된 호흡근은 상대적으로 쉽게 파악할 수 있지만, 이차 근육 집단의 기능은 근육이 부착한 지점에 따라 짐작할 수밖에 없다. 또한 호기는 노력성(forced) 호기와 수동적(passive) 호기로 구분되며 수동적 과정이 주로 이루어진다. 그러므로 이산화탄소가 가득한 공기를 배출할 때 호기근이 항상 수축하는 것이 아니라 다른 힘에 의해서도 이루어진다.

표 2-3. 호흡근.

흡기

- **몸통 근육**
  - **흉부 일차 흡기근**
    - 횡격막
  - **전흉부 흡기 보조근**
    - 외늑간근
    - 늑연골부위, 내늑간근
    - **뒤**
    - 늑골거근(장, 단)
    - 상후거근
  - **목근**
    - 흉쇄유돌근(목의 표면)
    - 사각근(전, 중간, 후)
    - 승모근
  - **흉부, 등, 상지의 근육**
    - 대흉근
    - 소흉근
    - 전거근
    - 쇄골하근
    - 견갑거근
    - 대능형근
    - 소능형근

호기

- **몸통 근육**
  - **흉부, 등, 상지의 근육**
    - **앞**
    - 내늑간근
    - 흉횡근
    - **뒤**
    - 늑골하근
    - 하후거근
    - 최내늑간근
    - 광배근
  - **복근**
    - **앞가측**
    - 복횡근
    - 내복사근
    - 외복사근
    - 복직근
    - **뒤**
    - 요방형근

요약하면,

- 폐는 흉벽과 연접한 **흉막**으로 덮여 있으며, 근육의 수축에 의해 공기의 움직이는 기전에 관여한다.
- 횡격막이 수축할 때, 폐는 흉막과 횡격막이 붙어 있기 때문에 아래로 당겨진다.
- **횡격막의 수축**으로 폐가 확장하고 기관지를 통해 폐로 공기가 들어간다.

⁂ 흡기근

Anatesse Lesson

여러 수의적인 신체 기능과 마찬가지로 흡기도 단계적으로 일어나는 활동이다. 신체의 요구에 따라 하나의 근육만이 사용되는 **편안한 흡기**(quiet inspiration)와 여러 근육의 수축이 필요한 **노력성 흡기**(forced inspiration)를 할 수 있다. 호흡의 요구가 증가할수록 보다 많은 근육이 필요하다. 부록 C에 요약된 호흡근을 참조하기 바란다.

폐가 확장하고 공기가 채워진다면 흉부의 크기도 함께 증가한다. 앞에서 언급한 바와 같이 이러한 현상은 두 방법에 의해서만 발생한다. 흉부를 확장하는 첫 번째 방법은 **수직 면적**(위아래 면적)을 증가시키는 것으로, 편안한 흡기와 노력성 흡기 모두에서 발생한다. 우선 폐는 흉곽의 중간부가 술통 모양인 뼈로 둘러싸여 있으며, 윗부분은 쇄골과 1번 늑골에 의해 지지된다는 것을 생각하자. 흉곽은 바닥 부분이 뚫려 있다는 사실도 기억하자.

얇지만 강하며 북가죽처럼 생긴 근육이 흉곽 바닥의 가장자리를 따라 위치하여 뼈 부분을 움직이지 않고도 흉곽의 크기를 효과적으로 확장시킨다. 신체에서 가장 중요한 근육 중 하나인 횡격막에 의해 흉강과 복강으로 나뉜다.

횡격막은 뒤집어진 사발 모양으로 흉곽의 아래쪽 가장자리, 흉골, 척주와 연결되어 있다. 횡격막은 위 공간(흉강)과 아래 공간(복강)을 완전히 분리하고, 수축할 때 수축력이 내장기관을 향하여 아래쪽으로 직접 전달된다. 이 수축으로 늑골에 의해 형성된 공간이 커지고 폐가 확장하면서 공기가 호흡기를 통해 폐로 들어가게 된다.

흉부의 일차 흡기근

횡격막

흡기에 일차적으로 사용되는 근육은 횡격막이다. **그림 2-24**와 같이 횡격막은 복강과 흉강을 완전히 분리시킨다[혈관공과 식도공(esophageal hiatus)은 제외]. 횡격막 가장자리는 흉곽의 아래 경계선을 따라 붙어 있으며, 흉골의 검상돌기와 뒤로는 척주에 연결된다. 횡격막의 중심부는 넓은 잎 모양의 건막(널힘줄, aponeurosis)인 **건중심**(중심널힘줄, central tendon)으로 이루어져 있다. 근육이 수축할 때 근섬유의 길이가 짧아지고 횡격막이 건중심을 아래쪽 앞으로 잡아당긴다. 이제부터 매우 중요한 이 근육에 대해 좀 더 자세히 살펴보자.

횡격막의 근섬유는 건중심으로부터 방사형으로 퍼져 흉골, 늑골, 척추뼈에 붙는다. 가장 앞쪽에서는 위쪽 뒤로 돌아 앞중심힘줄로 들어온 근섬유가 흉골의 검상돌기에서 만난다. 검상돌기의 바깥쪽에서는 횡격막 근섬유가 7번 늑골부터 12번 늑골의 안쪽면과 늑연골에 붙어 늑골과 연결된다. 뒤쪽에서는 요추 L1부터 L4의 몸통과 L1의 횡돌기에 붙어 척추뼈와 횡격막이 연결된다.

이러한 연결 지점에서 나온 근섬유는 위쪽과 안쪽을 경유하여 건중심으로 들어간다(**그림 2-25**). 뒤쪽 척추뼈에 붙은 부위는 식도열공을 지탱한다. 횡격막은 2개의 **다리**(crura)를 통해 척추뼈와 연결된다. L1부터 L4의 연결 지점에서 시작한 우측다리(right crus)의 근섬유는 상행하고 갈라져 식도열공 주위를 에워싼다. 좌측다리(left crus)의 근섬유는 식도열공의 왼쪽을 지나면서 우측다리의 근섬유를 지지해 준다.

다리(crura): 라틴어로 '십자'

횡격막이 흉부와 복부를 분리하지만 영양분을 공급하기 위해 구강과 복부 부위가 연결된다. 횡격막 아랫부분도 혈액 공급이 필요하기 때문에 횡격막을 통과해 혈액을 공급해야 한다.

신체에는 구조물들이 통과할 수 있는 3개의 구멍[횡격막공(diaphragmatic hiatuses)]이 있다. **그림 2-25**와 같이 **하행복부대동맥**(내림배대동맥,

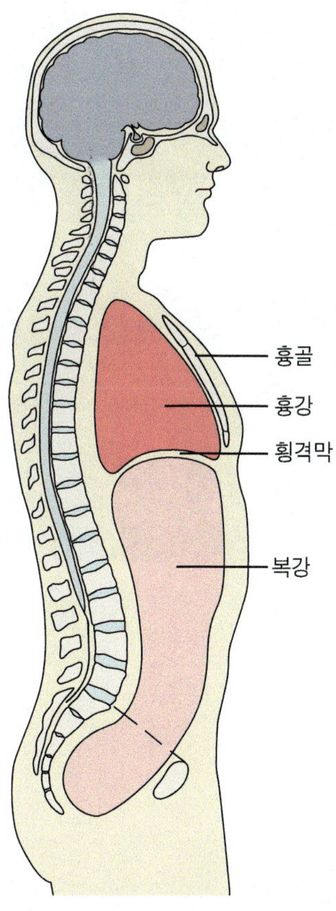

Anatesse Lesson

그림 2-24. (A) 횡격막과 흉부의 옆모습. 횡격막은 아래로 내려와 흉골부터 척추뼈까지 연결되어 있어 흉부와 복부를 완전히 분리한다. (계속)

출처: Delmar/Cengage Learning

(B)

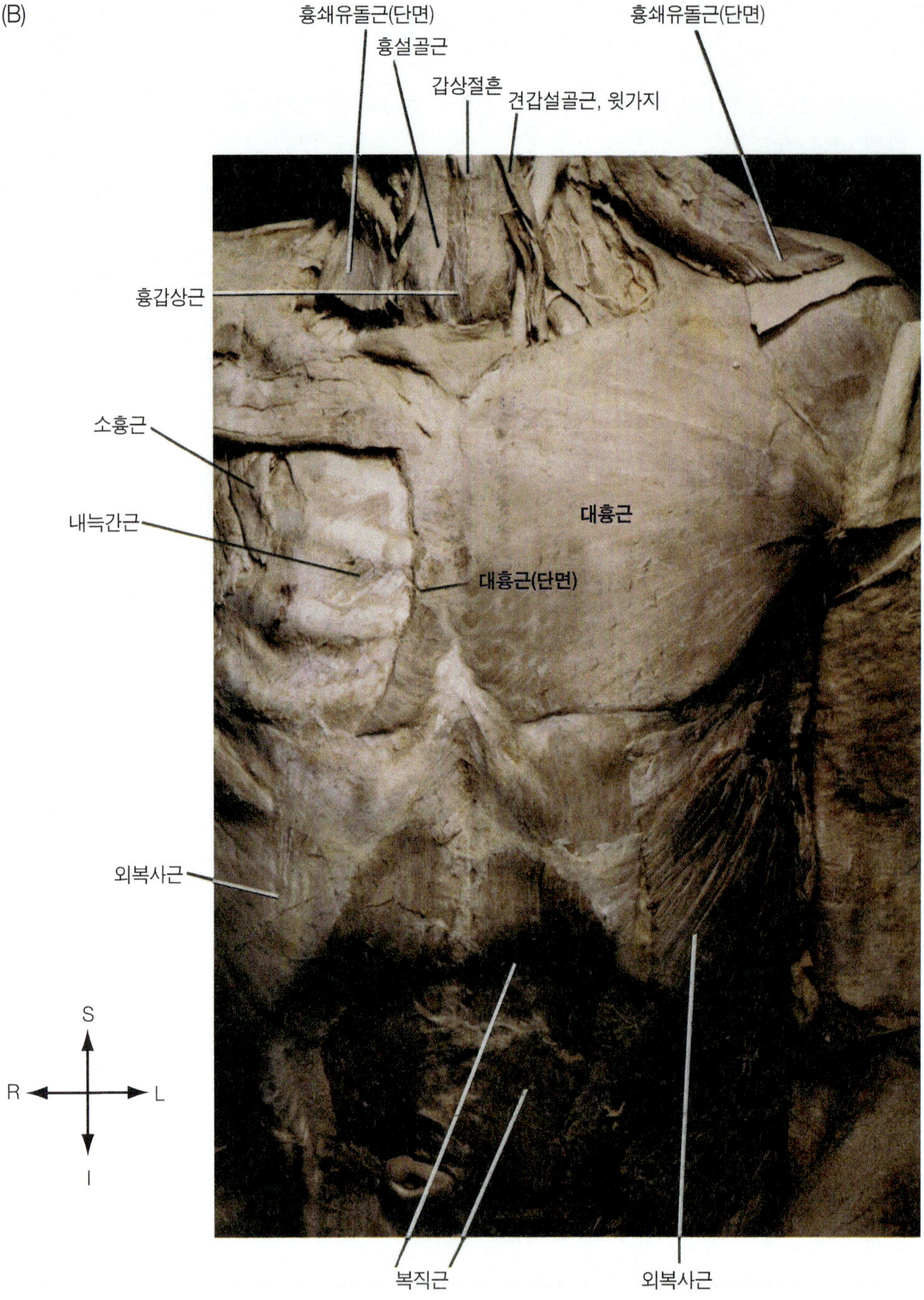

그림 2-24. (B) 흉곽의 앞모습.

출처: Delmar/Cengage Learning

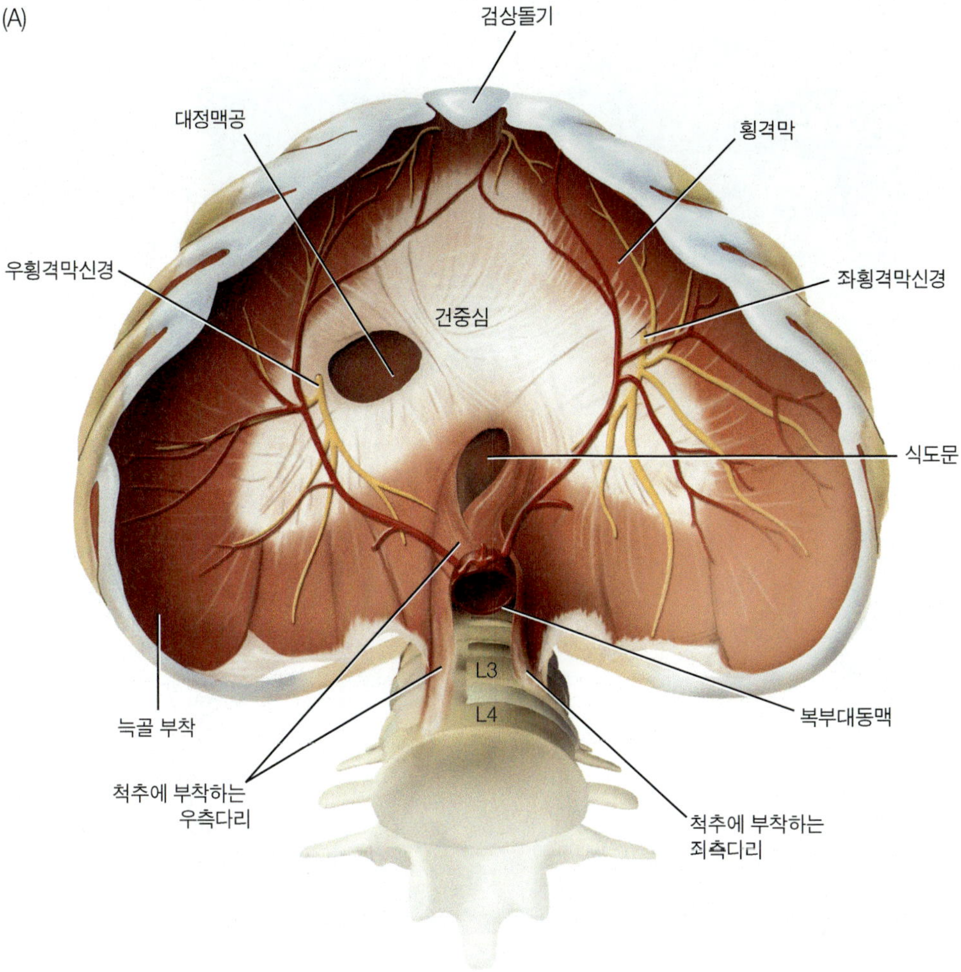

그림 2-25. (A) 복강에서 보이는 횡격막의 아래쪽. (계속)

출처: Delmar/Cengage Learning

descending abdominal aorta)은 척주의 바깥쪽에 연접해 있는 대동맥열공(대동맥구멍, aortic hiatus)을 통과한다. 식도가 통과하는 **식도문**(식도구멍, esophageal hiatus)은 대동맥열공 바로 앞에 있는 반면, **하대정맥**(아래대정맥, inferior vena cava)은 대정맥공(대정맥구멍, foramen vena cava)을 경유하여 이 두 공간을 가로지른다(위에서 내려다보면 횡격막의 오른쪽 중심 부위에 있다).

횡격막의 실제 근섬유는 정가운데는 아니지만 건중심에 의해 형성된 중앙으로부터 방사형으로 퍼져 있다. 근육의 수축력에 대해서는 추후에 근육의 수축과 작용 부분에서 논의할 때 좀 더 자세하게 살펴보면 도움이 될

(B)

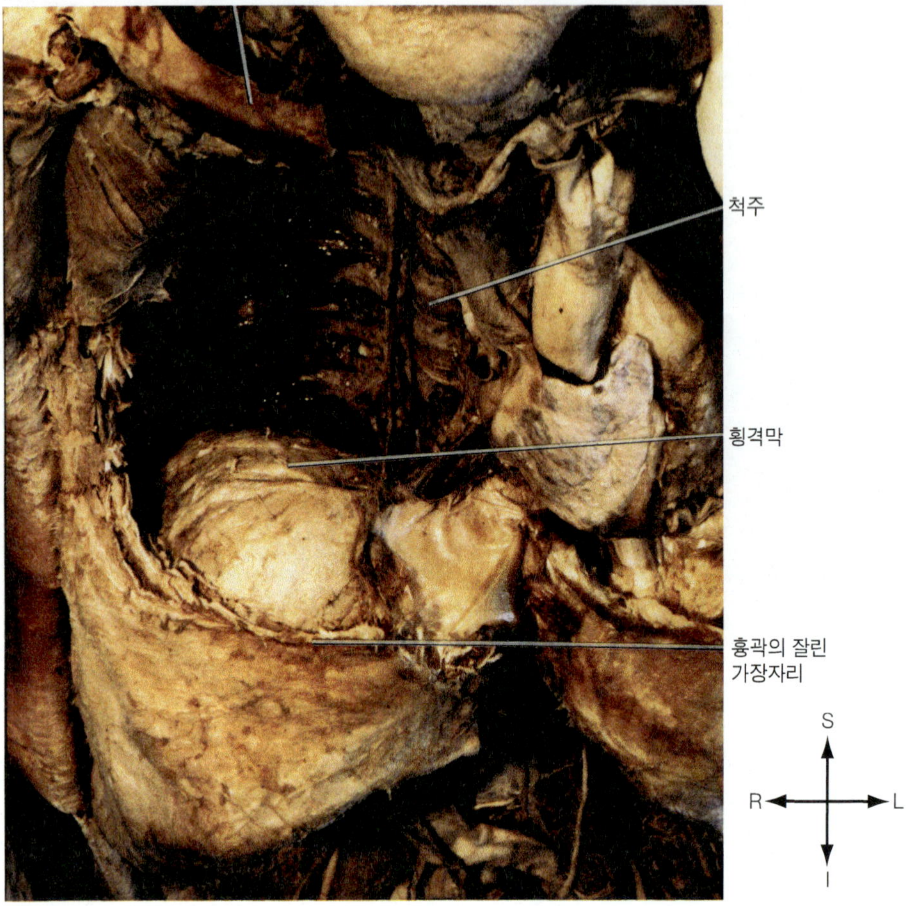

그림 2-25. (B) 횡격막의 위쪽.

출처: Delmar/Cengage Learning

것이다. 근육은 단순히 길이가 짧아지는 한 가지 과제만을 수행할 수 있다. 만약 근육이 두 지점에 붙는다면 근육의 길이가 짧아지면서 두 지점이 좀 더 가까워지거나, 두 지점 다 움직일 수 없다면 근육의 긴장도가 증가할 것이다. 횡격막을 학습함으로써 기본적인 근육의 기능에 대해 좀 더 많이 이해할 수 있을 것이다. 근육의 수축과 그 결과로 근육의 길이가 짧아지는 원리는 같지만 횡격막의 운동을 잘 이해하기 위해서는 횡격막이 붙는 지점에 대해 파악할 필요가 있다.

그림 2-26은 횡격막과 건중심을 대략적으로 도식화한 것이다. 우선 그림에서 윗부분을 살펴보자. 만약 이 근섬유 중 몇 개의 다발을 선택하여 수축시키면 건중심은 강하게 부착된 지점인 시작점을 향하여 움직인다. 그러나 횡격막이 수축할 때 모든 섬유가 함께 수축하여 섬유가 건중심을

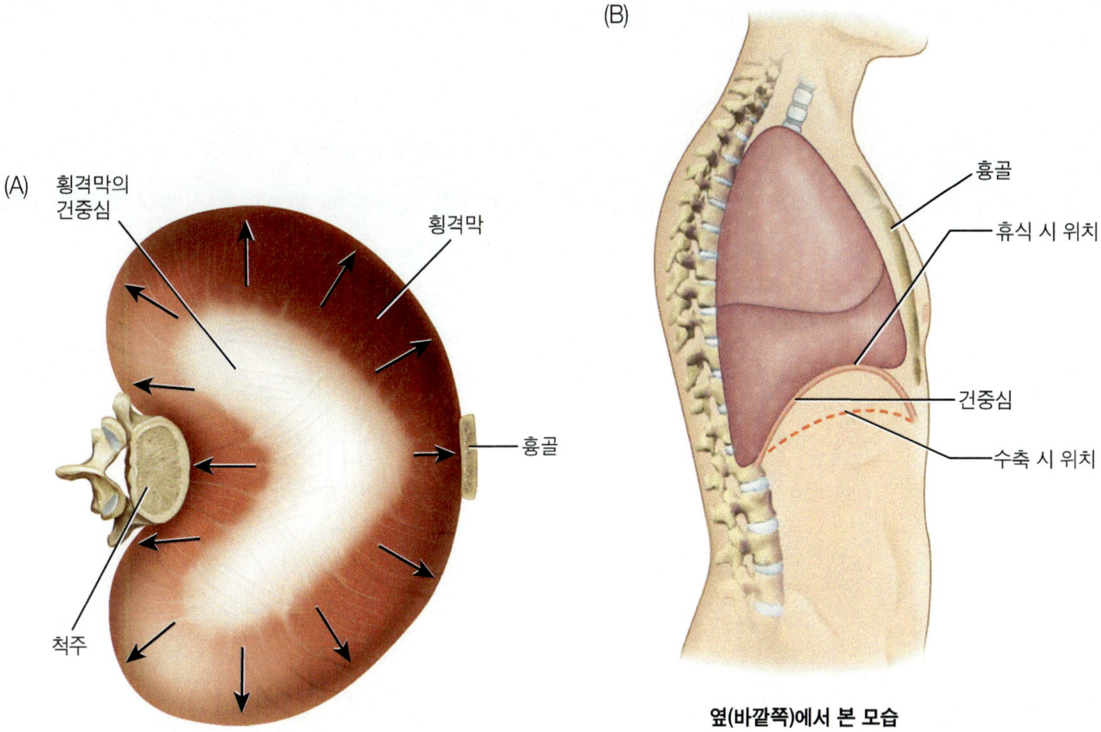

그림 2-26. (A) 건중심이 있는 횡격막의 가로 그림으로 화살표는 횡격막을 수축할 때 힘이 가해지는 방향을 나타낸다. (B) 횡격막의 옆모습은 횡격막을 수축할 때 건중심이 아래로 잡아당겨지는 것을 보여 준다.

출처: Delmar/Cengage Learning

동시에 잡아당긴다. 두 번째 그림에서도 같은 효과를 설명하고 있다. 하나의 섬유를 수축하면 건중심은 그 근섬유가 있는 곳을 향하여 아래로 움직인다. 만약 횡격막 전체가 수축한다면 횡격막이 하나의 단일체로 작용하여 횡격막 전체가 아래로 잡아당겨진다. 여기에서 앞에 있는 섬유가 뒤쪽의 섬유보다 길다는 사실을 주의하자. **횡격막이 수축하면 건중심은 아래쪽과 앞쪽으로 잡아당겨진다.** 이불의 중앙에 한 사람이 누워 있고, 이불의 모든 가장자리에서 친구들이 잡아당기는 것과 같은 이치이다. 친구들이 모두 일시에 이불을 잡아당기면 이불이 평편하게 되어 안에 누워 있던 사람이 공중으로 뜨게 된다. 횡격막이 뒤집어진 그릇 모양을 하고 있기 때문에 근육의 수축에 의해 가장자리가 잡아당겨지면 (중력에도 불구하고) 횡격막은 중앙을 기점으로 아래로 잡아당겨진다.

건중심은 횡격막에서 마지막으로 살펴보아야 할 부분이다. **그림 2-26**을 보면 건중심은 초승달 모양의 건막으로 하얗고 투명하다. 이 힘줄은 흉곽 안에서 척주의 돌출 부위와 조화를 이루도록 되어 있어, 힘줄의 모양이 흉강 가로면의 굴곡과 유사한 형태를 갖는다. 건중심은 유연성은 있지만 수축력이 없다. 다만 건중심이 횡격막의 방사형 근섬유에 의해 움직일 수는 있다. 건중심의 위에는 심장이 위치해 있으며, 이 힘줄은 강하고 안전한 바닥을 형성하여 종격 내부의 장기를 보호한다.

횡격막은 **횡격막신경**(가로막신경, phrenic nerve)의 지배를 받는다(**그림 2-23**). 횡격막은 수의적인 조절(숨을 참을 수 있음)이 가능하지만, 일차적으로는 자동조절 시스템에 의해 조절된다(호흡은 저절로 일어나는 현상이다). 횡격막은 양쪽으로 신경이 지배하는데 이는 쌍을 이루지 않는 근육에서는 특히 중요하다. 횡격막신경은 척수 양쪽의 C3, C4, C5로 구성된 **경신경총**[목신경얼기, cervical plexus; 총(얼기, plexus)은 같은 목적을 갖는 신경그룹을 말함]에서 시작된다.

횡격막신경은 깊숙이 내려가 견갑설골근(어깨목뿔근, omohyoid)과 흉쇄유돌근(목빗근, sternocleidomastoid) 및 전사각근(앞목갈비근, anterior

근육: 횡격막(diaphragm), 흉골두(sternal head)
시작점: 흉골의 검상돌기
경로: 위쪽 가운데로
삽입점: 건중심
신경지배: C3, C4, C5으로 이루어진 경신경총으로부터 분지된 횡격막신경
작용: 횡격막의 건중심을 아래로 당김; 흉부의 수직 면적을 확장; 복부를 팽창

근육: 횡격막, 늑골두(costal head)
시작점: 7~12번 늑골의 아랫면
경로: 위쪽 가운데로
삽입점: 건중심
신경지배: C3, C4, C5로 이루어진 경신경총으로부터 분지된 횡격막신경
작용: 횡격막의 건중심을 아래로 당김; 흉부의 수직 면적을 확장; 복부를 팽창

근육: 횡격막, 척주 머리(vertebral head)
시작점: L1의 몸통, L1~L5의 횡돌기
경로: 위쪽 가운데로
삽입점: 건중심
신경지배: C3, C4, C5로 이루어진 경신경총으로부터 분지된 횡격막신경
작용: 횡격막의 건중심을 아래로 당김; 흉부의 수직 면적을 확장; 복부를 팽창

scalenus)의 표면을 지나 심장의 왼쪽과 오른쪽에 위치한 종격까지 진입한다. 이 신경섬유들이 내려가 나뉘면서 횡격막 윗면의 신경을 지배한다. 한 가지(좌 · 우횡격막복측신경, phrenicoabdominals)는 아래로 깊숙이 내려가 횡격막 아랫면의 신경을 지배한다. 좌측 가지는 종격 주위를 돌아 더 긴 거리를 경유하기 때문에 우측 가지보다 길다. 횡격막신경은 운동과 감각 정보 모두를 전달한다. 더 아래쪽의 늑간신경(갈비뼈사이신경, intercostal nerve)은 횡격막의 가장 아래 가장자리의 신경을 지배한다.

마지막으로, 횡격막은 매 순간 활동하고 있다. 앞에서 복강의 내장기관에 대해서는 설명하지 않았지만, 횡격막의 아래쪽으로 무수히 많은 장기가 있으며, 호흡하는 동안 특히 강제로 숨을 내쉴 때[또는 하임리히요법(Heimlich maneuver)을 실시할 때] 내장기관에 지속적으로 주기적인 압박을 가한다.

요약하면,

- 흡기의 일차 근육은 **횡격막**이며 흉부와 복부를 나눈다.
- 횡격막의 근섬유는 **건중심**을 잡아당기며, 그 결과 흡기 시 횡격막이 아래로 잡아당겨지고 폐의 **수직 면적**이 확장된다.

흡기 보조근

Anatesse Lesson

숨을 들이마실 때 횡격막이 주로 작용하지만 신체의 요구에 부합하기 위해서는 **노력성 흡기**가 필요하다. **그림** 2-27을 통해 측면에서 본 흉곽을 볼 수 있다. 우선 늑골이 향한 방향을 보면 앞쪽으로 가면서 아래를 향한다. 그다음으로 앞에서 늑골이 들어올려지고, 그 결과 앞쪽 흉곽이 확장하는 것을 상상할 수 있다. 늑골을 위로 들어올린다는 것은 앞면과 바깥면 모두를 바깥으로 내보냄으로써 흉곽의 부피가 증가한다는 것이다.

이 기능을 일상생활에 적용하기 위해 **그림** 2-27의 베니스식 블라인드를 옆에서 본 모양을 살펴보자. 블라인드가 닫혀 있을 때는 안정 시 흉곽의 상태와 유사하고, 블라인드가 기울어져 그 사이를 통해 볼 수 있을 때는 늑골이 올라간 상태와 유사하다. 이렇게 늑골이 올라가면서 늑골들은 블라인드처럼 서로 수평 상태가 되고 앞뒤 면적 전체가 증가하게 된다.

모든 늑골과 늑골의 모든 부위를 들어올려야 하기 때문에 늑골에 넓게 붙어 있는 근육이 필요하다. **외늑간근**(바깥갈비사이근, external inter-

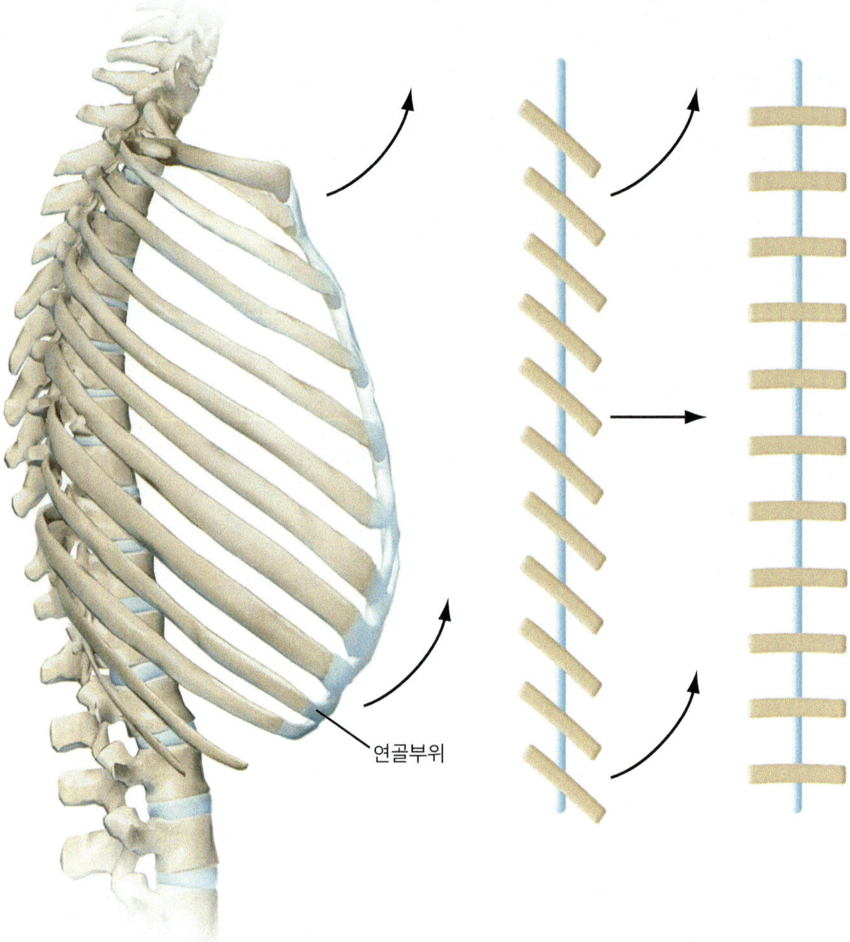

그림 2-27. 흉곽의 옆모습. 늑골이 앞으로 갈수록 아래로 기울어져 있음을 주목하자. 화살표에서 보여 주듯이 흡기 시 흉곽이 상승한다. 우측 그림의 바깥쪽에 보이는 '베니스식 블라인드'는 흉곽이 상승함에 따라 변화하는 폐용적을 보여 준다.

출처: Delmar/Cengage Learning

costals)은 수축할 때 대부분이 앞쪽으로 움직이면서 전체 흉곽이 올라간다(그림 2-28).

이러한 근육을 '흡기 보조근육'이라고 하는 것은 이것이 없어도 호흡이 가능하기 때문이다. 보조근육을 통해 매우 많은 양의 공기를 호흡할 수 있지만 이러한 근육 없이 횡격막만으로도 생존이 가능하다. 조용히 이 책을 읽는 동안에는 보조근육을 거의 사용하지 않지만 강의실 앞에서 발표하는 동안에는 보조근육을 사용해야 한다. 보조근육은 신체 내 위치에 따라 전・후흉근, 목근육, 팔근육, 어깨근육으로 분류한다.

흡기에 사용되는 전흉근

- **외늑간근(바깥갈비사이근, external intercostals)**
- **내늑간근의 연골부(속갈비사이근, interchondral portion, internal intercostals)**

외늑간근과 내늑간근의 연골부. 외늑간근은 말을 산출하는 데 필요한 가장 중요한 호흡근 중 하나이다. 이 근육은 전체 호흡량에도 중요한 영향을 미치지만 말과 관련하여 매우 중요한 기능을 한다.

그림 2-28에서 보듯이 11쌍의 외늑간근은 12쌍의 늑골 사이마다 있으며, 늑골들이 일관성 있게 움직이도록 한다. 외늑간근은 각 늑골의 아랫면에서 시작하여(12번 늑골 제외) 아래 안쪽으로 내려가 바로 아래에 있는 늑골의 윗면에 닿는다. 이 근육은 흉골 부위에서는 흉강 면적을 많이 확장하지 못하기 때문에(어떤 경우에는 부정적인 영향을 줌) 이 부위를 제외하고, 흉곽의 모든 늑골면 위에서 대각선으로 기울어진 횡문근(가로무늬근, striated muscle)의 표면층을 형성한다.

외늑간근은 내늑간근과 분리시키는 투명한 늑간막(갈비사이막, intercostal membrane)으로 덮여 있다.

(A)

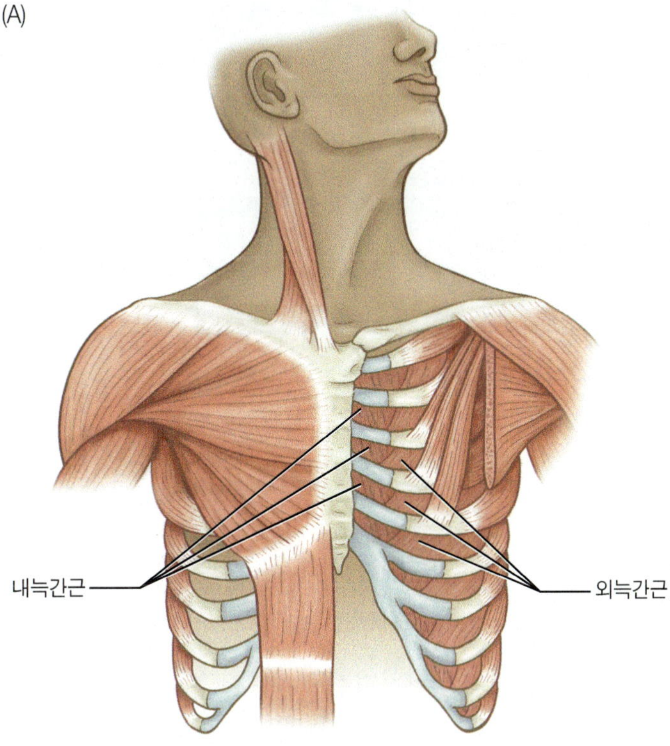

그림 2-28. (A) 외늑간근과 내늑간근이 있는 흉곽. 왼쪽 흉곽은 내늑간근을 덮고 있는 근막을 제거한 상태이다. 외늑간근은 흉골 근처에 없기 때문에 그 부위에서는 그보다 안쪽에 있는 내늑간근을 볼 수 있다. (계속)

출처: Delmar/Cengage Learning

(B)

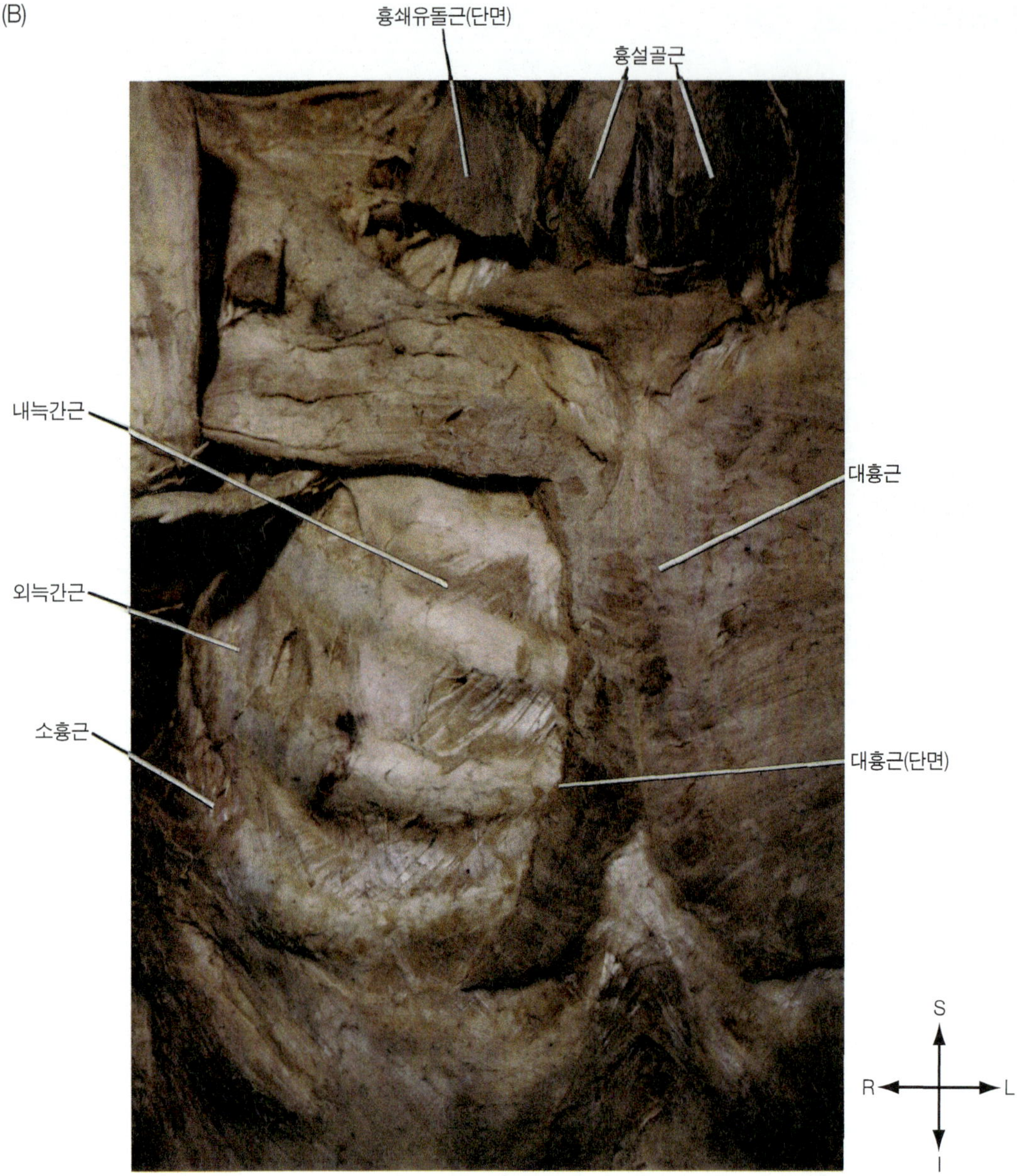

그림 2-28. (B) 일부 흡기와 호기의 보조근을 보여 주는 사진.

출처: Delmar/Cengage Learning

내늑간근은 연골부를 제외하고 주된 호기근이다. 늑골의 연골부위를 둘러싸는 내늑간근의 **흉골주위**(복장뼈 근처, parasternal) 부위는 노력성 흡기 시 활발하게 수축한다. 이 근육은 분절 활동이 가능하여 한 부위가 수축하는 동안 나머지 부분의 수축이 억제될 수 있다. 외늑간근과 내늑간근은 서로 반대 방향으로 교차하여 폐와 심장을 강하게 보호하는 보호막을 형성하고 가스 교환에 필요한 튼튼한 공간을 형성한다.

기능적으로 외늑간근은 흉곽을 들어올린다. 늑골과 흉골이 탄력적으로 연결되어 있어 흉곽이 올라갈 때 늑골이 상승하면서 늑골의 연골부위가 회전한다. 이러한 연결 구조로 흉곽이 확장되면서 앞 면적이 증가하고, 그 결과 폐의 부피가 증가해도 흉골은 척주와 상대적으로 평행 상태를 유지할 수 있다(**그림 2-27**).

외늑간근은 12쌍의 흉부척수신경(thoracic spinal nerve) 앞가지의 지배를 받고 신경이 지배하는 부위의 위치에 따라 구분된다. 흉부늑간신경(가슴갈비사이신경, thoracic intercostal nerve)은 T1~T6에서 시작하고, 복벽을 지나가는 흉복부늑간신경(가슴배갈비사이신경, thoracoabdominal intercostal nerve)은 T7~T11에서 시작한다. 이 늑간신경들은 늑간근뿐만 아니라 앞복벽에 위치하면서 호흡에 관여하는 다른 여러 근육에도 신경을 전달한다(**그림 2-29**).

외늑간근만으로 대부분의 이차적인 단면 변화(앞뒤 면적)를 설명할 수 있지만 다른 근육도 배열된 방식에 따라 이를 돕는다고 여겨진다. 흉곽이나 흉골에 연결된 근육은 흉곽을 들어올리거나 흡기 과정을 보조하는 역

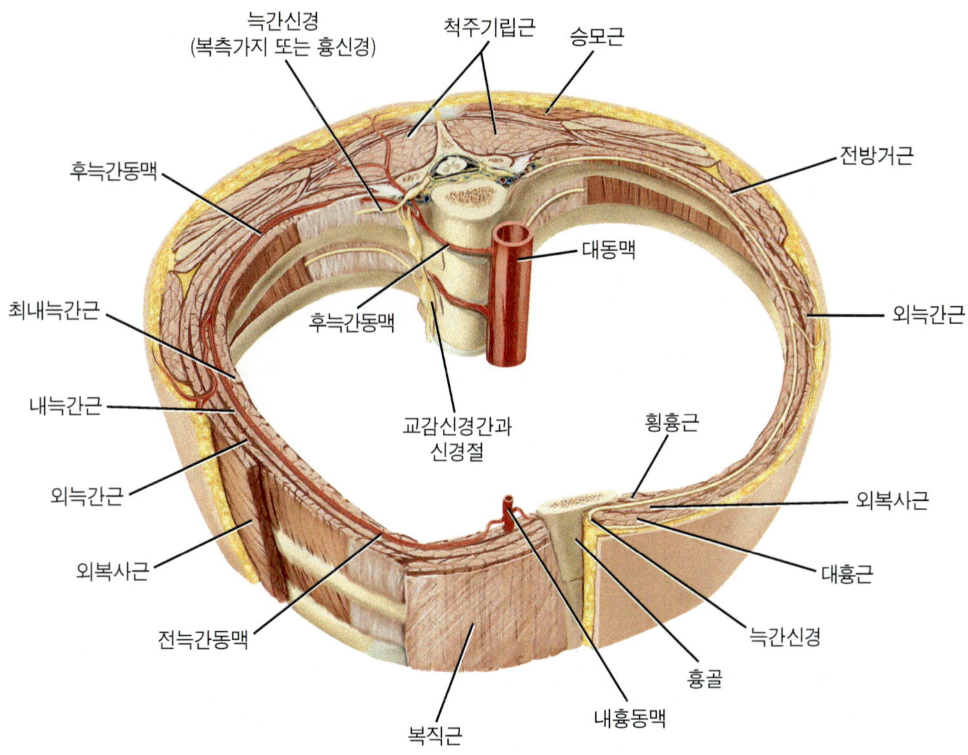

그림 2-29. 흉강 내에서 보이는 늑간신경.

출처: Delmar/Cengage Learning, After view and data of Netter, F. (2006). *Atlas of Human Anatomy*, 4e. Philadelphia, PA: Saunders.

근육: 외늑간근(external intercostal muscles)
시작점: 1~11번 늑골의 아랫면
경로: 아래쪽 사선 방향으로
삽입점: 바로 아래 늑골의 윗면
신경지배: 늑간신경—T1~T6에서 시작한 흉부늑간신경과 T7~T11에서 시작한 흉복부늑간신경
작용: 늑골을 올림

근육: 내늑간근의 연골부(internal intecostal muscles, interchondral portion)
시작점: 1~11번 늑골의 아랫면
경로: 아래쪽 측면으로
삽입점: 바로 아래 늑골의 윗면
신경지배: 늑간신경—T2~T6에서 시작한 흉부늑간신경과 T7~T11에서 시작한 흉복부늑간신경
작용: 1~11번 늑골을 올림

할을 한다.

호흡을 보조하는 다른 근육으로는 **그림 2-30**과 같이 **늑골거근**(짧은 근육과 긴 근육)과 **후상거근**이 있다.

흡기에 사용되는 후흉근

- **장 · 단 늑골거근(긴 · 짧은 갈비올림근, levator costarum, brevis longis)**
- **상후거근(위뒤톱니근, serratus posterior superior)**

늑골거근(짧은 근육과 긴 근육). 그림 2-30A와 같이 늑골거근(늑골을 올리는 근육)의 경로를 살펴보면, 이 근육의 길이가 짧아지면서 흉곽이 상승하는 것을 알 수 있다. 늑골거근은 등에 위치한 근육이지만 흉근으로 여겨진다. **단늑골거근**(짧은갈비올림근, levator costarum, brevis) 부위는 C7~T11의 횡돌기에서 시작하여 총 12개로 이루어져 있다. 횡돌기에서 시작한 근섬유는 사선 방향으로 아래쪽 바깥으로 내려와 바로 아래 늑골의 결절에 삽입한다.

장늑골거근(긴갈비올림근, levator costarum, longis) 부위는 T7~T11의 횡돌기에서 시작하여 근섬유가 아래쪽 바깥 사선 방향으로 내려온다. 근

근육: 단늑골거근(levator costarum, brevis)
시작점: C7~T11의 횡돌기
경로: 아래쪽 바깥 사선 방향으로
삽입점: 바로 아래 늑골의 결절
신경지배: T2~T12 척수신경에서 나온 늑간신경의 등쪽 분지
작용: 흉곽을 올림

근육: 장늑골거근(levator costarum, longis)
시작점: T7~T11의 횡돌기
경로: 아래쪽 바깥 사선 방향으로
삽입점: 근육이 시작된 늑골 바로 아래쪽 늑골을 우회하여 그다음 늑골에 닿음
신경지배: T2~T12 척수신경에서 나온 늑간신경의 등쪽 가지
작용: 흉곽을 올림

섬유는 시작된 늑골의 바로 아래쪽 늑골을 우회하여 그다음 늑골에 삽입한다. 장늑골거근이 흉곽을 더 많이 상승시키는 것을 볼 수 있다.

늑골거근도 늑간근처럼 T2~T12 척수신경에서 나온 늑간신경 등쪽 가지(dorsal rami of the intercostal nerves)의 지배를 받는다. 척주를 빠져나온 신경이 갑자기 등쪽으로 돌아 중간 가지와 바깥 가지로 나뉜다. 등쪽 가지에서 나온 바깥 가지는 늑골거근에 신경을 전달한다.

후거근. 그림 2-30A에서 볼 수 있듯이 상후거근(위뒤톱니근, serratus posterior superior)의 경로를 보면 이 근육의 수축으로 흉곽이 쉽게 상승된다.

상후거근은 C7과 T1~T3의 극돌기에서 시작한다. 이 근섬유는 아래쪽 바깥으로 내려와 2~5번 늑골의 늑골각 바로 아래에 삽입한다. 늑골거근과 비교하여 이 근육은 더 바깥에 닿아 있어 기계적인 이점이 더 많다. 상

근육: 상후거근(serratus posterior superior)
시작점: C7에서부터 T1~T3의 극돌기
경로: 아래 바깥 방향으로
삽입점: 2~5번 늑골의 늑골각 바로 아래
신경지배: T1~T4 또는 T5 척수신경의 복측 늑간신경
작용: 2~5번 늑골을 올림

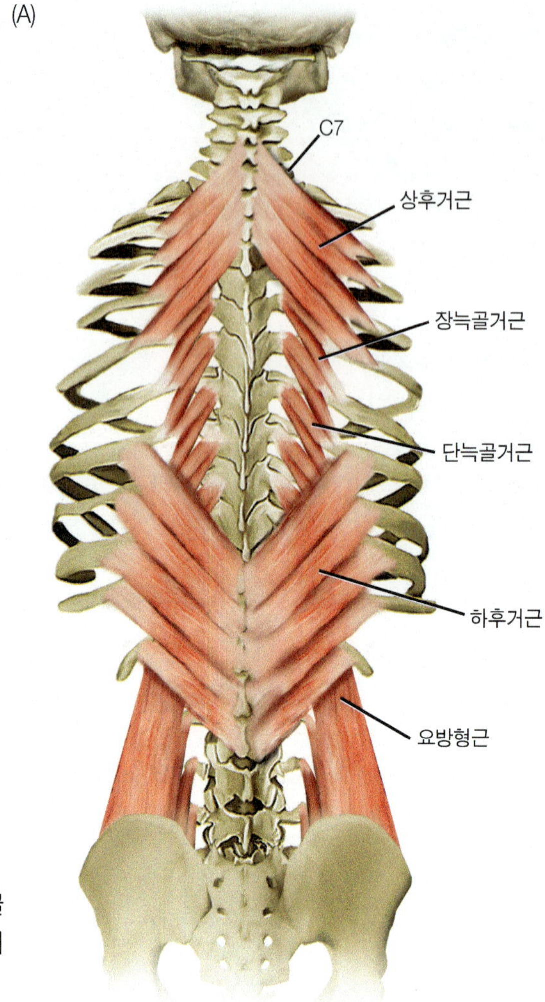

그림 2-30. (A) 흡기근인 후흉근. 늑골거근은 모든 늑골에 존재하지만 위쪽에서는 후거근의 안쪽에 위치한다. (계속)

출처: Delmar/Cengage Learning

후거근은 T1~T4 또는 T5 척수신경 복측 늑간신경의 지배를 받는다.

척주기립근. 척주기립근(척주세움근, erector spinae, sacrospinal muscles)은 호흡 과정에 특별히 참여하지는 않지만 척주를 고정시켜 그 결과 흉곽도 고정시킨다. 이 근육은 표면적으로 살펴보면 하나의 덩어리로 보이는 세 유형으로 나뉜다. 허리 부위와 가슴 부위에 있는 근육은 흉요근막(등허리근막, thoracolumbar fascia)으로 덮여 있다(그림 2-30B). 척주기립근은 상후거근과 능형근(마름근, rhomboids)의 아래에 위치해 있다. 척주기립근은 천골능선(엉치뼈능선, sacral crest), 요추, 그리고 11번과 12번 흉추에 붙은 건(힘줄)에서 시작한다. 이 건에서 하나의 단위로 시작된 척주기립근은 바깥쪽[장늑골근(엉덩갈비근, iliocostocervicalis)], 중간[최장

(B)

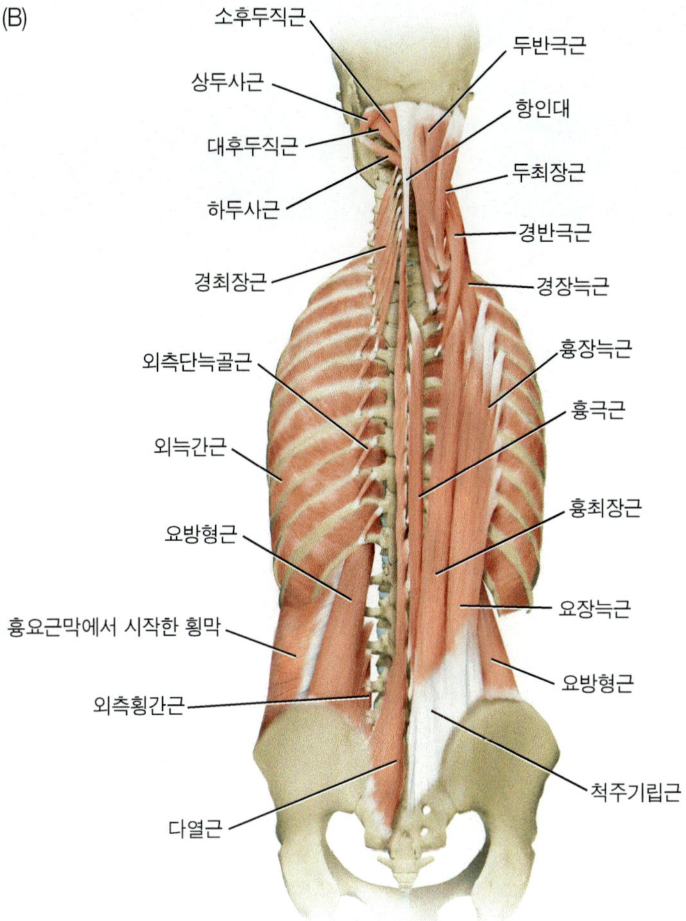

그림 2-30. (B) 척주를 움직이고 지지하는 역할을 하는 척주기립근 그룹을 구성하는 요소.

출처: Delmar/Cengage Learning

근(가장긴근, longissimus)], 안쪽[극근(가시근, spinalis)]의 세 가지로 나뉜다. 각 가지에 대해 간단히 살펴보자(그림 2-30B).

바깥 가지(장늑골근). 이 가지는 요장늑근(허리엉덩갈비근, iliocostalis lumborum), 흉장늑근(등엉덩갈비근, iliocostalis thoracis), 경장늑근(목

근육:	요장늑근(iliocostalis lumborum)
시작점:	천골능선, L1~L5, T11~T12
경로:	위쪽으로
삽입점:	6~12번 늑골각
신경지배:	아래 경신경의 등쪽 가지 및 흉신경과 요신경
작용:	척주를 지탱하고 움직임

근육: 흉장늑근(iliocostalis thoracis)
시작점: 6~12번 늑골
경로: 위쪽으로
삽입점: 1~6번 늑골과 C7 척추뼈
신경지배: 아래 경신경의 등쪽 가지 및 흉신경과 요신경
작용: 척주를 지탱하고 움직임

근육: 경장늑근(iliocostalis cervicis)
시작점: 3~6번 늑골
경로: 위쪽으로
삽입점: C4~C6 척추뼈
신경지배: 아래 경신경의 등쪽 가지 및 흉신경과 요신경
작용: 척주를 지탱하고 움직임

엉덩갈비근, iliocostalis cervicis)의 세 근육으로 나뉜다. 요장늑근은 아래 7개 늑골의 각에 붙는다. 흉장늑근은 이 늑골들(6~12)에 걸쳐서 시작하여 1번 늑골부터 6번 늑골에 닿을 뿐만 아니라 7번 경추의 횡돌기에 닿는다. 경장늑근은 3번 늑골부터 6번 늑골에 걸쳐 시작하여 4번 경추부터 6번 경추에 삽입한다.

중간 가지(최장근). 이 가지는 흉최장근(등가장긴근, longissimus thoracis), 경최장근(목가장긴근, longissimus cervicis), 두최장근(머리가장긴근, longissimus capitis)의 세 근육으로 구성된다. 흉최장근의 일부는 요추의 횡돌기와 흉요근막(등허리근막, thoracolumbar fascia)의 중간 부분에서 시작하여 모든 흉추의 횡돌기와 아래 10개의 늑골에 삽입한다. 경최장근은 흉최장근의 연장으로 위쪽 4개 또는 5개 흉추에서 시작하여 2번부터 6번 경추의 횡돌기에 삽입한다. 두최장근은 위쪽 4번 및 5번 경추의

근육: 흉최장근(longissimus thoracis)
시작점: L1~L5 횡돌기와 흉요근막
경로: 위쪽으로
삽입점: T1~T12 척추뼈의 횡돌기와 3~12번 늑골
신경지배: 아래 경신경의 등쪽 가지 및 흉신경과 요신경
작용: 척주를 지탱하고 움직임

근육: 경최장근(longissimus cervicis)
시작점: T1~T5 척추뼈
경로: 위쪽으로
삽입점: C2~C6 척추뼈의 횡돌기
신경지배: 아래 경신경의 등쪽 가지 및 흉신경과 요신경
작용: 척주를 지탱하고 움직임

근육: 두최장근(longissimus capitis)
시작점: C1~C5 척추뼈
경로: 위쪽으로
삽입점: 측두골의 유양돌기
신경지배: 아래 경신경의 등쪽 가지 및 흉신경과 요신경
작용: 척주를 지탱하고 움직임

횡돌기와 C3와 C4의 관절돌기에서 시작하여 측두골의 유양돌기(mastoid process)에 닿는다. 이 근육들은 함께 척주를 지탱하고 발달 과정에서 목을 펴는 데 중요한 역할을 한다.

안쪽 가지(극근). 이 가지는 흉극근(등가시근, spinalis thoracis), 경극근(목가시근, spinalis cervicis), 두극근(머리가시근, spinalis capitis)의 세 근육으로 구성된다. 흉극근은 흉최장근의 안쪽에 있으며 11~12번 흉추와 L1~L3의 후극돌기(posterior spine)에서 시작한다. 그리고 4~8번 흉추(T4~T8)의 위쪽에 삽입한다. 경극근은 종종 없기도 하지만 만약 있다면 항인대(nuchal ligament, 목덜미인대)와 C7의 후극돌기를 경유하여 C2에서 삽입한다. 두극근은 흔히 두반극근(머리반가시근, semispinalis capitis)과 구분이 어려우며, 활주건(미끄럼힘줄, tendonous slip)을 경유하여 T1~T6과 C7의 후극돌기 및 C4~C6의 관절돌기에서 시작한다. 이 근육은

근육: 흉극근(spinalis thoracis)
시작점: T11과 T12, L1~L3 척추뼈
경로: 위쪽으로
삽입점: T1~T8
신경지배: 아래 경신경의 등쪽 가지 및 흉신경과 요신경
작용: 척주를 지탱하고 움직임

근육: 경극근(spinalis cervicis)
시작점: 항인대와 C7 척추뼈
경로: 위쪽으로
삽입점: C2 척추뼈
신경지배: 아래 경신경의 등쪽 가지 및 흉신경과 요신경
작용: 척주를 지탱하고 움직임

근육: 두극근(spinalis capitis)
시작점: T1~T6, C4~C7
경로: 위쪽으로
삽입점: 두개골의 목덜미선
신경지배: 아래 경신경의 등쪽 가지 및 흉신경과 요신경
작용: 척주를 지탱하고 움직임

두개골의 목덜미선에 삽입하고 목을 펴고 젖히는 것을 돕는다.

목의 보조근육

- **흉쇄유돌근(목빗근, sternocleidomastoid)**
- **전 · 중 · 후 사각근[목갈비근, scalene(anterior, middle, posterior)]**

사각근(scalenus): 라틴어로 '고르지 않은'

여러 목근육은 흡기를 돕는다(그림 2-31). **흉쇄유돌근**(목빗근, sternocleidomastoid, sternomastoid)은 흉골에 직접 연결되어 흉골과 흉곽을 들어올린다. 흡기에 사용되는 다른 근육으로는 **전사각근**, **중사각근**, **후사각근**(목갈비근, scalenus; anterior, medius, posterior)이 있다. 이 근육들이 수축하면서 1번과 2번 늑골을 들어올린다.

실질적으로 모든 해부학적 구조물이 말 산출에 관여하지만 그중에서도 목의 근육은 두 가지 기능을 모두 담당한다. 이 장에서 다루는 근육은 호흡에도 중요한 역할을 하지만 목의 안정성과 목을 굽히고 펴는 것을 조절한다. 영아가 발달하면서 목근육을 조절한다는 것은 신생아기의 굴곡(굽힘, flexion) 상태에서 굴곡과 신전(폄, extension) 사이의 균형을 맞출 수 있는 상태로 전환되었다는 지표이다. 영아가 굴곡과 신전이 균형을 이룰 때 말을 산출하는 데 필요한 몸 전체의 안정성을 갖는다는 것이다.

흉쇄유돌근. 흉쇄유돌근(목빗근, sternocleidomastoid)은 측두골의 유양

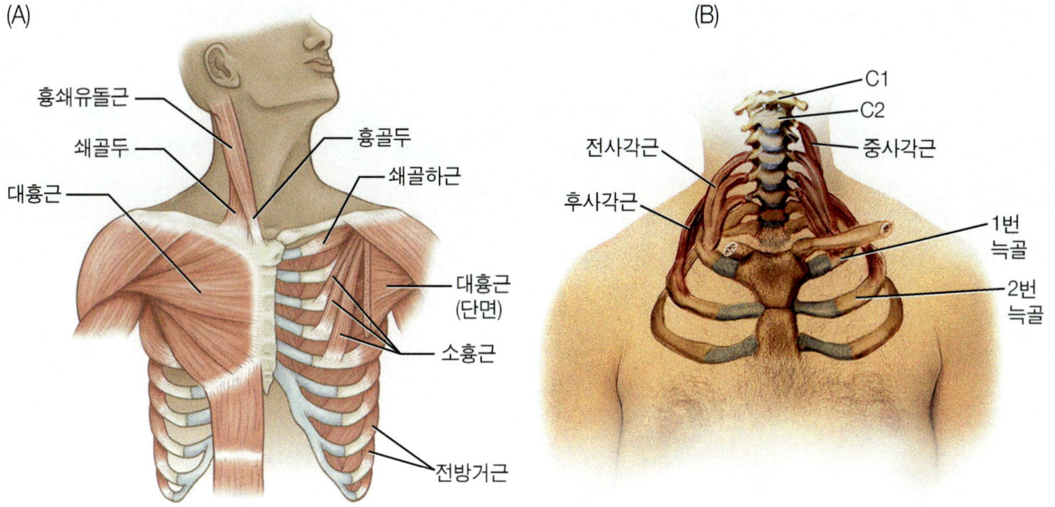

그림 2-31. (A) 대흉근, 소흉근, 흉쇄유돌근, 쇄골하근, 전방거근. (B) 전사각근, 중사각근, 후사각근.

출처: Delmar/Cengage Learning

돌기에서 시작하여 흉골(sterno)과 쇄골(cleido)에 삽입한다(그림 2-31). 이 근육은 두드러져서 외관상 쉽게 관찰되고, 특히 머리를 한쪽으로 돌릴 때 더 잘 드러난다. 흉쇄유돌근의 한쪽이 수축하면 수축한 쪽으로 머리가 돌아간다. 왼쪽과 오른쪽의 흉쇄유돌근이 동시에 수축할 때는 흉골과 앞쪽의 흉곽이 상승하게 된다.

흉쇄유돌근과 승모근(등세모근, trapezius)은 XI번 뇌신경인 부신경(accessory nerve) 척수가지의 지배를 받는다. 부신경의 척수 부위는 C2~C4 또는 C5 척수신경의 측면에서 나온 잔뿌리(rootlet)에서 시작한다. 이 신경섬유들은 결합하여 척수근(척수뿌리, spinal root)가 되면서 치아인대(denticulate ligament) 뒤의 척주 안에서 위로 올라간다. 척수근은 대공(큰구멍, foramen magnum)을 통과하여 두개골로 들어가 뇌신경근(뇌신경뿌

근육:	흉쇄유돌근(sternocleidomastoid)
시작점:	측두골의 유양돌기
경로:	아래쪽으로
삽입점:	흉골두–위흉골지루 쇄골두–쇄골 윗면
신경지배:	XI번 부신경, C2~C4 또는 C5 부위의 척수신경으로부터 나온 척수 분지
작용:	흉골과 함께 흉곽을 올림

쇄골호흡

쇄골호흡(빗장뼈호흡, clavicular breathing)이란 주로 흡기를 돕는 보조근육의 수축, 특히 흉쇄유돌근의 수축으로 흉곽이 상승하면서 흉부가 확장되는 호흡의 유형이다. 쇄골호흡은 만성 폐쇄성 폐 질환(chronic obstructive pulmonary disease)과 같이 다른 방법으로는 흉부를 확장할 수 없는 과거 혹은 현재의 병리학적 소견을 동반한 사람에서 종종 적응 반응으로 나타난다. 흉골을 올려도 흉부의 크기가 아주 조금 확장하기 때문에 쇄골호흡은 호흡 문제를 해결하기에는 미숙한 방법이다.

감소된 호흡을 증가시키기 위해 가장 일반적으로 사용되는 흡기 보조근육은 전사각근, 중사각근, 후사각근(1번과 2번 늑골을 올리기 위해)과 흉쇄유돌근(흉골을 올리고 흉곽의 앞뒤 면적을 증가시키기 위해)이다. 중증의 호흡부전 환자가 팔을 뻗어 의자등을 붙잡고 숨을 쉬는 것을 본 적이 있을 것이다. 이러한 동작을 취함으로써 대흉근을 수축시켜 앞뒤 면적을 증가시킨다. 또한 이런 환자는 어깨를 으쓱거리며 호흡하는데 이는 흉곽을 올리기 위해 승모근을 사용하는 것이다.

리, cranial root)와 결합한 후 경정맥공(목정맥구멍, jugular foramen)을 통해 두개골을 빠져나온다. 척수신경과 뇌신경의 가지가 분리되고, 척수신경의 가지가 흉쇄유돌근에 신경을 전달한다. 이 신경은 C2 척수신경과 상호 결합하여 함께 이 근육에 신경을 전달한다. 이 가지는 계속해서 내려가 승모근이 깊숙한 부위와 쇄골 윗부분까지 내려가 마지막으로 C3, C4와 연결되어 위총(거짓얼기, pseudoplexus)을 이루면서 동시에 승모근에 신경을 전달한다. 부신경의 뇌신경 부위 신경섬유는 미주신경과 연합하여 미주신경섬유로서 골격근에 분포한다.

전사각근, 중사각근, 후사각근. 사각근(목갈비근, scaleni, scalenes)은 목의 근육으로 머리를 고정시키고 회전을 용이하게 한다. 1번과 2번 늑골에 붙어 흉부의 수직 면적을 증가시킬 수 있다(**그림 2-31**).

전사각근(anterior scalene, 앞목갈비근)은 C3~C6 척추뼈의 횡돌기에서 시작하여 아래로 내려가 1번 늑골의 윗면에 삽입한다. 중사각근(중간목갈비근, middle scalene)은 C2~C7 척추뼈의 횡돌기에서 시작하여 1번 늑골에 삽입한다. 후사각근(뒤목갈비근, posterior scalene)은 C5~C7의 횡돌기에서 시작하여 2번 늑골에 삽입한다.

전사각근은 척수신경 C4~C6의 지배를 받는다. 중사각근은 척수신경 C3~C4에서 나온 경신경총에 의해 일차적으로 신경전달을 받는다(척수신경 C5~C8도 이 부위에 신경을 전달한다). 척수신경 C5~C8은 후사각근에 신경을 전달한다.

근육: 전사각근(scalenus anterior)
시작점: C3~C6 척추뼈의 횡돌기
경로: 아래쪽으로
삽입점: 1번 늑골의 윗면
신경지배: C4~C6
작용: 1번 늑골을 올림

근육: 중사각근(scalenus medius)
시작점: C2~C7 척추뼈의 횡돌기
경로: 아래쪽으로
삽입점: 1번 늑골의 윗면
신경지배: C3와 C4로부터 나온 경신경총과 척수신경 C5~C8
작용: 1번 늑골을 올림

근육: 후사각근(scalenus posterior)
시작점: C5~C7의 횡돌기
경로: 아래쪽으로
삽입점: 2번 늑골
신경지배: 척수신경 C5~C8
작용: 2번 늑골을 올림

상지와 어깨근육

팔의 보조근육은 흉골과 늑골에 연결되어 있어 외늑간근이 흉부를 들어올리는 것을 돕는다. 생리학적 실험으로 완전하게 밝혀지지는 않았지만 다음에 열거한 근육 간의 작용에 의해 흉부의 앞뒤 면적이 증가할 수 있다.

- **대흉근(큰가슴근, pectoralis major)**
- **소흉근(작은가슴근, pectoralis minor)**
- **전거근(앞톱니근, serratus anterior)**
- **쇄골하근(빗장밑근, subclavius)**
- **견갑거근(어깨뼈올림근, levator scapulae)**
- **대능형근(큰마름근, rhomboideus major)**
- **소능형근(작은마름근, rhomobideus minor)**
- **승모근(등세모근, trapezius)**

근육: 대흉근(pectoralis major)
시작점: 흉골두—늑연골에서 흉골을 따라
쇄골두—쇄골의 앞면
경로: 측면에서 부채 모양으로 펼쳐지며 상완골에서 모아짐
삽입점: 상완골의 대결절
신경지배: 상완신경총, 척수신경 C4~C7과 T1의 윗가지
작용: 흉골을 들어올려 결과적으로 흉곽의 가로 면적을 확장

근육: 소흉근(pectoralis minor)
시작점: 늑연골 가장자리 근처 2~5번 늑골의 앞면
경로: 위쪽 바깥으로
삽입점: 견갑골의 오훼돌기
신경지배: 상완신경총, 척수신경 C4~C7과 T1의 윗가지
작용: 흉곽의 가로 면적을 확장

대흉근과 소흉근. 대흉근(큰가슴근, pectoralis major)은 큰 부채 모양의 근육으로 두 머리(갈래)에서 시작한다(**그림 2-31**). 흉골두는 늑연골에서 흉골을 따라 붙어 있는 반면 쇄골두는 쇄골의 앞면에서 시작한다. 대흉근은 흉골과 쇄골에서 시작하여 위쪽 바깥으로 나가 상완골(위팔뼈, humerus)의 대결절(greater tubercle)에 삽입한다. 이 근육은 상완골 대결절의 능선에서 모인다. 호흡하는 동안 대흉근은 흉골을 들어올려 흉곽의 가로 면적을 증가시킨다.

소흉근(작은가슴근, pectoralis minor)은 2번부터 5번 늑골의 앞면에서 시작하여 근섬유가 올라가 견갑골(어깨뼈, scapula)의 오훼돌기(부리돌기, coracoids process)에서 모인다. 대흉근과 마찬가지로 흉곽을 상승시켜 호흡 기능에 관여하지만, 이 근육의 기능에 관하여 명확하게 알려진 바는 없다.

대흉근과 소흉근은 C5~C8과 T1 척수신경으로 이루어진 상완신경총(팔신경얼기, brachial plexus)의 중간과 바깥의 신경다발에서 나온 흉근신경(가슴근신경, pectoral nerve)의 지배를 받는다(**그림 2-32**).

전거근. 전거근(톱니근, serratus)은 톱니 모양으로 길쭉하게 생겼다고 하여 이런 이름이 붙었다[톱니 모양의 칼(serrated knife)에서 serratus를 따왔다]. **전전거근**(앞톱니근, serratus anterior)의 근섬유는 흉부의 옆면을 따라 1번부터 9번 늑골에서 시작하여 위쪽으로 올라가 견갑골의 안쪽 척추

톱니(serratus): 라틴어로 '이빨이 있는, 톱니 모양의(serratus)'

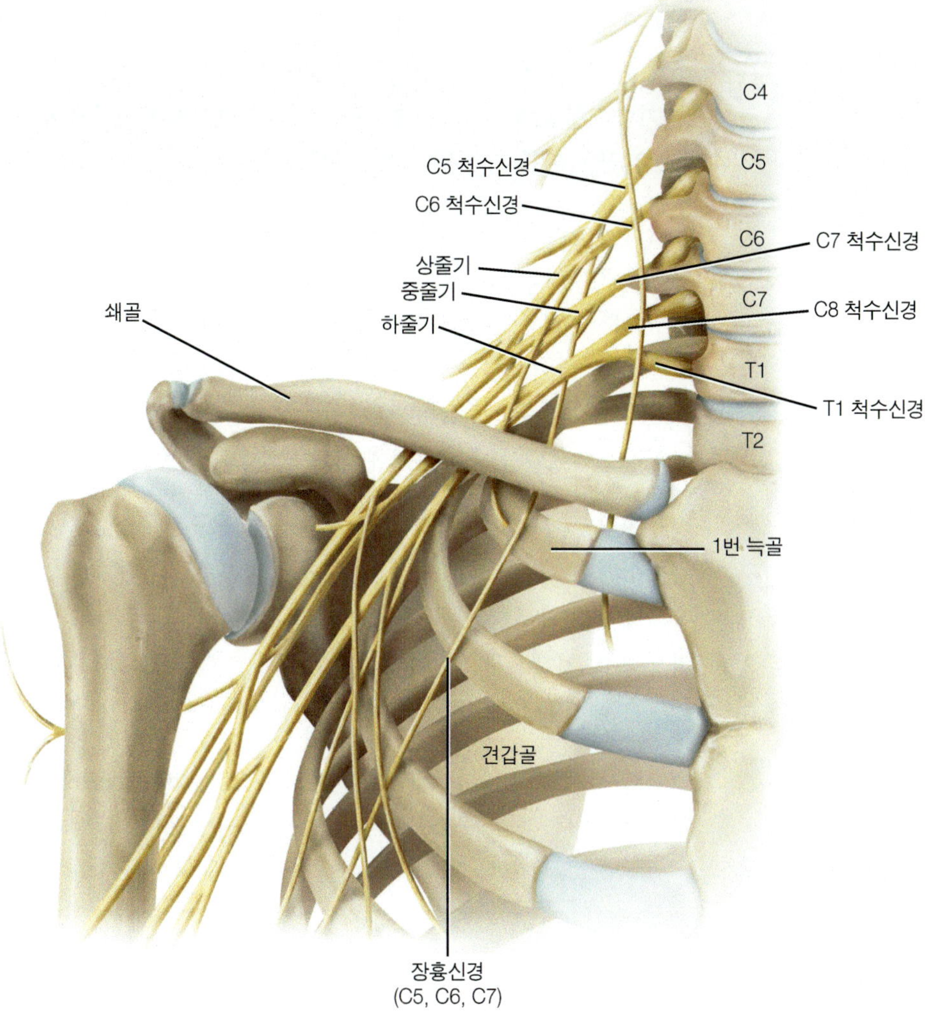

그림 2-32. C5~C8에 걸쳐 T1 척수신경에서 나온 상완신경총[Twietmeyer와 McCracken(1992)의 자료를 토대로 만듦].

출처: Delmar/Cengage Learning

근육: 전전거근(serratus anterior)
시작점: 1~9번 늑골, 흉부의 옆면
경로: 위쪽 뒤로
삽입점: 견갑골의 안쪽 척추면
신경지배: 상완신경총, C5~C7에서 나온 장흉신경
작용: 1~9번 늑골을 올림

면(vertebral border)에서 모인다. 이 근육이 수축하면 늑골이 상승하면서 결과적으로 흉곽이 올라가게 된다(그림 2-31).

대흉근과 소흉근처럼 전거근도 상완신경총의 지배를 받는다. 장흉신경(긴가슴근신경, long thoracic nerve)은 C5~C7에서 시작하여 중사각근과 후사각근 사이를 지나 전거근까지 내려온다.

쇄골하근. 명칭에서 내포하듯이 쇄골하근(빗장밑근, subclavius)은 쇄골 아래를 지나가는 근육으로 쇄골의 아래 가장자리에서 시작하여 안쪽 사선 반향으로 내려와 연골 가장자리에서 1번 늑골의 윗면에 삽입한다. 쇄골하근은 숨을 들이마시는 동안 1번 늑골을 들어올릴 수 있는 작은 근육이다(그림 2-31). 쇄골하근은 V번과 VI번 척수신경에서 시작된 신경섬유인 상완신경총으로부터 나온 가지에 의해 신경을 전달받는다.

견갑거근. 견갑거근(어깨뼈올림근, levator scapulae)은 견갑골을 올림에 따라 그 결과 이차적으로 목을 지지한다. 이 근육은 C1~C4의 횡돌기에서 시작하여 아래로 내려가 견갑골의 가운데면에서 삽입한다(그림 2-33). 견갑거근은 전사각근, 중사각근, 후사각근과 함께 경신경총의 C3~C5에서 나온 신경의 지배를 받는다.

능형근(rhomboideus): 라틴어로 '평행사변형(rhombus) + 같은(oid)'

대능형근과 소능형근. **대능형근**(큰마름근, rhomboideus major)과 소능형근(작은마름근, rhomboideus minor)은 승모근의 아래쪽 깊숙이 위치해

근육: 쇄골하근(subclavius)
시작점: 쇄골의 아랫면
경로: 사선 안쪽으로
삽입점: 연골 가장자리에서 1번 늑골의 윗면
신경지배: 상완신경총, 5번과 6번 척수신경에서 나온 바깥 가지
작용: 1번 늑골을 올림

근육: 견갑거근(levator scapulae)
시작점: C1~C4의 횡돌기
경로: 아래쪽으로
삽입점: 견갑골의 가운데면
신경지배: 경신경총의 C3~C5 분지
작용: 목 지지; 견갑골을 올림

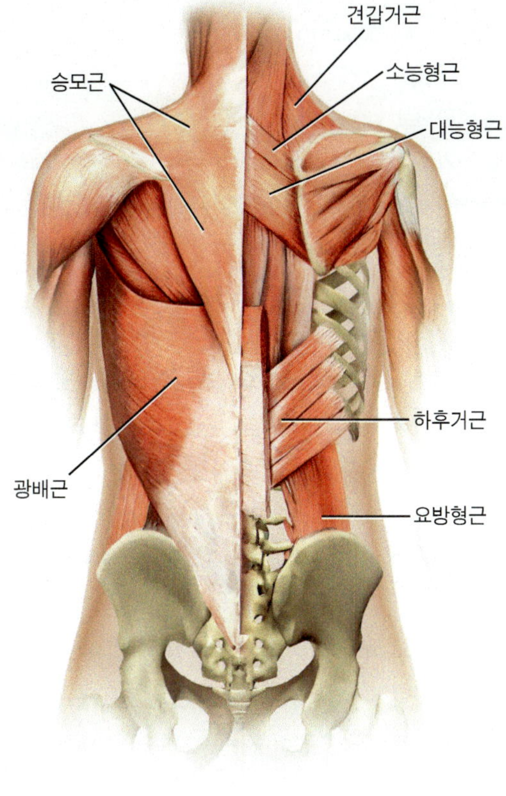

그림 2-33. 보조 호흡근: 승모근, 견갑거근, 소능형근, 대능형근, 하후거근, 광배근, 요방형근.

출처: Delmar/Cengage Learning

있으며, T2~T5(대능형근), C7과 T1의 극돌기에서 시작한다. 이 근육은 바깥쪽 아래로 내려가 견갑골의 중앙면에 삽입한다. 능형근의 주된 말 산출 기능은 상체를 지지하는 것으로 특히 흉곽대를 지지한다.

능형근은 상완신경총의 위 뿌리에서 나온 견갑배신경(등쪽어깨신경, dorsal scapular nerve)의 지배를 받는다(C5). 견갑배신경은 중사각근을 지나 능형근에 삽입한다.

근육:	대능형근(rhomboideus major)
시작점:	T2~T5의 극돌기
경로:	아래쪽 바깥으로
삽입점:	견갑골
신경지배:	상완신경총 위 뿌리의 견갑배신경에서 나온 C5 척수신경
작용:	흉곽대 지지

근육: 소능형근(rhomboideus minor)
시작점: C7~T1의 극돌기
경로: 아래쪽 바깥으로
삽입점: 견갑골의 가운데면
신경지배: 상완신경총 위 뿌리의 견갑배신경에서 나온 C5 척수신경
작용: 흉곽대 지지

승모근. 승모근(등세모근, trapezius; **그림 2-33**)은 윗등과 목의 표면을 구성하며 근막과 연결되어 C2~T12의 극돌기를 따라 시작한다(승모근은 팔근육으로 여겨지기도 한다). 이 근육의 근섬유는 부채 모양으로 바깥으로 퍼져 견갑골의 견봉(어깨뼈봉우리, acromion)과 쇄골의 윗면에 삽입한다. 이 근육의 수축은 목을 늘리고 머리를 조절하는 데 중요한 역할을 한다.

등근육은 호흡에도 관여하지만 일차적으로 신체를 지지하는 역할이 주된 기능이다. 등근육은 촘촘한 여러 층의 조직으로 구성되어 지지와 보호 역할을 한다(**그림 2-33**). 아마도 이 근육의 가장 중요한 기능은 안정성에 필요한 상체 움직임의 정교한 균형을 유지하는 것이다. 직접 체험해 보려면 똑바로 앉은 자세에서 두 발을 바닥에 댄 채 앞에 있는 물체를 막 집으려고 하는 것처럼 한쪽 팔을 앞쪽으로 쭉 내밀어 보자. 이때 과도하게 앞으로 몸을 뻗지만 몸을 지지하기 위해 머리, 어깨와 등근육이 단단해짐을 느낄 수 있을 것이다. 어깨가 회전하는 동안 몸통의 나머지 부분은 상대적으로 안정적인 상태가 유지된다.

몸통의 조절은 다음에 열거된 등근육에 의해 주로 이루어진다. 승모근과 견갑거근은 목을 늘리고 머리의 안정성을 유지하는 데 중요하다. 승모근, 대능형근과 소능형근은 척주를 지지함으로써 안정적으로 호흡할 수 있도록 한다. 마지막으로 앞에서 설명한 척주기립근은 앞에서 머리, 목,

근육: 승모근(trapezius)
시작점: C2~T12의 극돌기
경로: 부채 모양으로 바깥으로
삽입점: 견갑골의 견봉과 쇄골의 윗면
신경지배: XI번 부신경, C2~C4 또는 C5 근처의 척수로부터 나온 척수 가지
작용: 목을 늘리고 머리를 조절

▩ 몸통의 안정성과 상체의 운동성

영아의 운동 발달은 운동 기능 조절 능력이 향상되는 과정을 말한다. 말 산출에 관여하는 근육의 조절은 몸통을 조절하는 발달과 상당히 관련이 있다. 이것은 '못 하나가 모자라서'라는 상황에 해당한다. 만약 영아가 목을 펴는 발달에 실패하면 그 영아의 목 신전근과 굴곡근의 균형을 유지하는 능력도 발달하지 못한다. 일단 정상적으로 목을 펴는 기능이 발달하면 등근육을 통제할 수 있고, 앞몸통 근육도 등근육과 반대되는 작용을 수행할 수 있다. 이러한 몸통의 작용근과 대항근 간의 상호작용을 통해 영아는 몸통을 회전할 수 있고, 엉덩이를 고정시킬 수 있으며(물론 걸을 수도 있고), 머리를 들어올려 말을 산출할 준비가 이루어진다. 일단 통제가 된 상태에서 영아는 머리를 돌릴 수 있으며, 머리의 움직임과는 별개로 하악을 움직일 수 있고, 하악의 움직임과는 다르게 혀를 움직일 수 있다. 그동안에 영아는 후두를 내리고 혀를 조절할 수 있는 후두 조절의 역동적인 발달이 이루어진다.

이것이 장황하게 들릴지도 모른다. 등근육이 어떻게 호흡 기능에 관여하는지는 여전히 의문스럽지만 확실히 등근육을 조절하지 못하면 몸통 근긴장성의 불균형으로 말을 산출하는 데 머리를 조절하지 못하고, 얼굴근육의 조절 능력이 감소하며, 후두 조절 능력도 감소하게 된다. 이렇듯 몸통근육의 불균형으로 인한 간접적인 영향은 무수히 많다. ▩

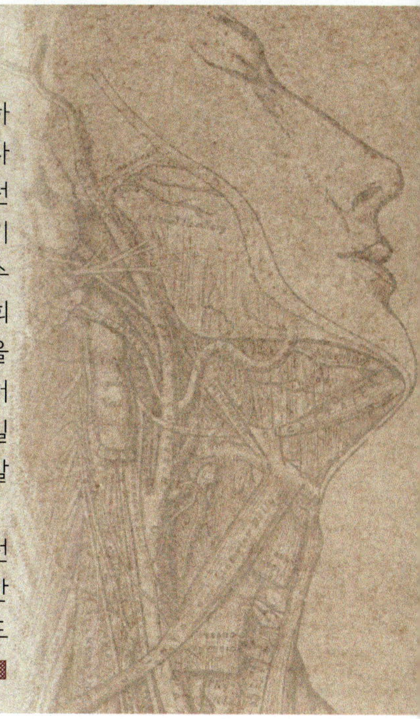

몸통의 안정성을 유지하는 데 중요한 역할을 한다. 구강운동 측면에서 보면 몸통과 등근육의 발달이 운동 조정의 발달에 큰 역할을 한다고 볼 수 있다.

요약하면,

- **횡격막**은 흡기근육 중 매우 중요한 근육이다. 그러나 호흡을 유지하기 위한 흡기와 호기에 관여하는 다른 많은 **보조근육**이 있다.
- 일반적으로, 흉곽을 들어올리는 흉부와 목근육은 흡기에 부가적으로 참여한다.

다음 절에서는 복부를 누르거나 흉곽을 아래로 당겨 호기를 돕는 근육에 대해 살펴보자.

❋ 노력성 호기에 관여하는 근육

Anatesse Lesson

노력성 호기는 근육이 폐를 간접적으로 '압박(squeeze)'하여 폐에서 공기를 배출하는 것이다. 이것은 두 가지 방법에 의해 이루어진다. 흉곽은 두

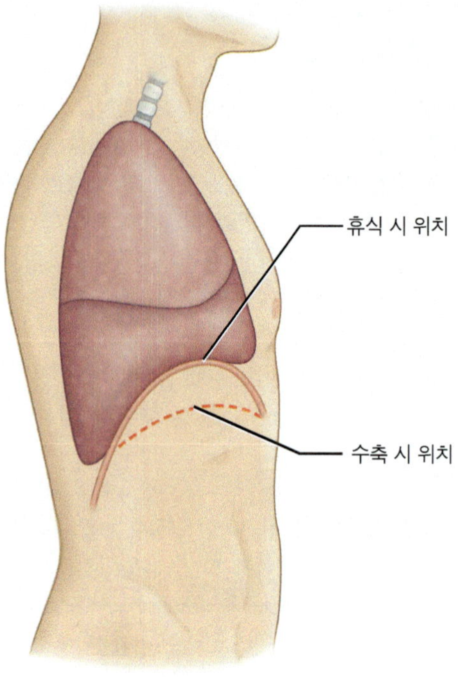

그림 2-34. 흡기와 수동적 호기 시 횡격막의 상대적 위치에 관한 옆모습.

출처: Delmar/Cengage Learning

방향으로 확장하기 때문에 두 방향에서 수축할 수 있다. 앞뒤 면적은 흉곽을 들어올릴 때 확장되기 때문에 적극적인 호기에 의해 이 면적을 감소시킬 수 있다. **내늑간근**(속갈비사이근, internal intercostal muscles)과 **최내늑간근**(맨속갈비사이근, innermost intercostal muscles), **흉횡근**(가로가슴근, transversus thoracis muscles)에 의해 흉곽이 아래로 당겨진다. 흉곽의 부피를 확장하는 두 번째 방법은 횡격막을 수축하여 흉부의 수직 면적을 증가시키는 것이다. 그림 2-34를 보면, 횡격막이 이완하면 횡격막이 원래의 위치로 돌아간다. 횡격막 아래 복부의 내장기관을 살펴보면 적극적 호기에 작용하는 두 번째 방법을 알 수 있을 것이다. 복부의 내장기관에 어느 정도의 압박을 가하면 횡격막이 흉부 쪽으로 올라가 폐 내의 공기가 밖으로 빠져나간다. (이를 확인하려면 친구에게 하임리히요법을 여러분에게 부드럽게 시행하도록 하고 자신의 호흡에 어떠한 상황이 있는지를 느껴 보자. 여러분은 숨을 들이마셨는가, 내쉬었는가?)

복근을 수축함으로써 강제적으로 숨을 내쉴 수 있다. 다시 말해 복부를 압박하여 내장기관을 위로 올려 흉부의 크기를 감소시키는 것이다. 이러한 사실을 통해 어떤 사람이 주먹으로 여러분의 복부를 쳤을 때 '숨이 막힌다'라는 표현을 절반 정도는 설명할 수 있다. 나머지 절반의 이유는 다

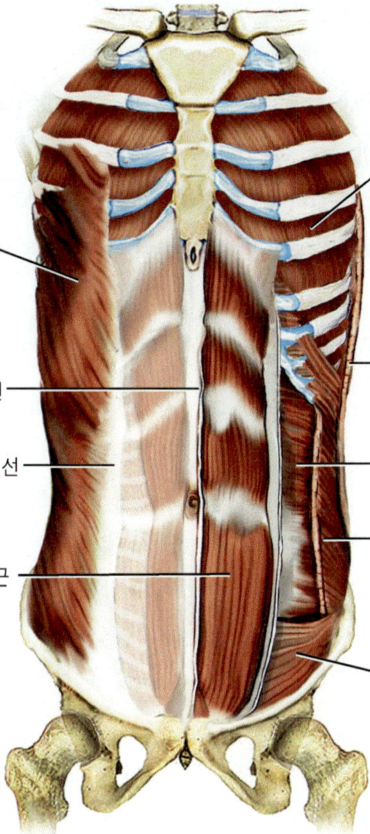

그림 2-35. 호기 보조근과 복건막의 주요 지표.

출처: Delmar/Cengage Learning

음의 임상 기록을 통해 알아보자.

호기에 관여하는 복근을 살펴보면(**그림 2-35**) 앞, 옆, 등에서 단단한 꾸러미 형태로 복부를 둘러싸고 있는 장식허리띠 같다고 느낄 것이다. 앞쪽 복부에서 중요한 근육은 **내복사근**(배속빗근, internal oblique abdominis), **외복사근**(배바깥빗근, external oblique abdominis), **복횡근**(배가로근, transversus abdominis), **복직근**(배곧은근, rectus abdominis)이다. 뒤쪽 복부에는 **요방형근**(허리네모근, quadratus lumborum), 장골근(엉덩근, iliacus), **대요근**(큰허리근, psoas major), **소요근**(작은허리근, psoas minor)이 있다. **그림 2-33**에서 비록 반대작용을 하지만 **광배근**(넓은등근, latissimus dorsi) 또한 호기에 관여할 수 있다.

여러 층으로 이루어진 복근은 물건을 들어올리거나 다른 동작을 취하는 동안 흉곽을 잘 지지한다. 이러한 동작들은 실질적으로 폐를 확장하고 성대를 닫아 흉부를 고정한 상태에서 복부근육이 내장기관을 압박하고 동시에 흉부를 고정한다.

흉근: 앞/옆 흉근

- **내늑간근(속갈비사이근, internal intercostal; 골간 부위(뼈사이, interosseous portion)]**
- **흉횡근(가로가슴근, transversus thoracis)**
- **최내늑간근(맨속갈비사이근, innermost intercostals)**

내늑간근, 골간 부분

내늑간근(속갈비사이근, internal intercostal)의 골간(뼈사이, interosseous portion) 부분은 노력성 호기에 매우 중요한 역할을 한다. **그림 2-28**을 보면, 내늑간근은 흉부의 깊은 곳에 위치하며, 각 늑골(1번 늑골 제외)의 위 가장자리에서 시작하여 위 안쪽으로 올라가 바로 위 늑골의 아랫면에 삽입한다. 이 근육은 두드러지게도 척주 근처 흉곽 뒤쪽 면에는 존재하지 않는다. 외늑간근이 내늑간근과 거의 직각을 이루고 있기 때문에 이 근육들은 효과적으로 흉곽을 지지하고 그 사이의 늑골을 보호할 뿐만 아니라 늑골 사이의 공간을 적절하게 유지한다.

이 근육의 근섬유는 흉곽의 앞에서 옆 그리고 뒤로 일정하게 붙어 있다. 근섬유가 앞에서 위와 가운데로 향하는데, 다시 말해 등쪽에서 보면 위쪽 바깥으로 지나간다.

내늑간근은 지지 기능 외에도 흉곽을 당겨 내리는 기전이 있다. **그림 2-36**의 모식도를 보면 내늑간근의 골간 부분이 수축하여 길이가 짧아질 때 흉곽이 아래 방향으로 움직이고 확장되어 있던 흉곽의 크기가 감소하게 된다는 것을 알 수 있다.

최내늑간근

최내늑간근(맨속갈비사이근, innermost intercostal, intercostales intimi)은

근육:	내늑간근(internal intercostals), 골간 부위(interosseous portion)
시작점:	1~11번 늑골의 아래 가장지리
경로:	아래쪽 바깥으로
삽입점:	바로 아래 늑골의 윗면
신경지배:	늑간신경—T2~T6에서 시작한 흉부늑간신경과 T7~T11에서 나온 흉복부늑간신경
작용:	1~11번 늑골을 아래로 내림

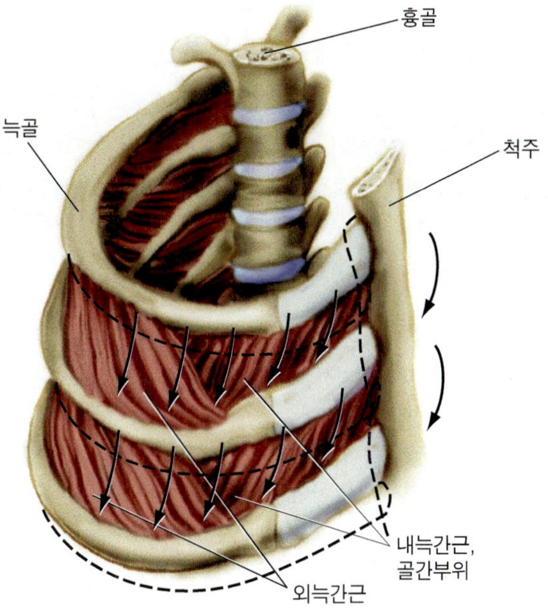

그림 2-36. 내늑간근의 골간부위가 수축하면 흉곽이 내려가고 이로 인해 폐용적이 감소한다.

출처: Delmar/Cengage Learning

내늑간근 중에서도 가장 깊은 곳에 위치한 근육으로 인접한 늑골의 안쪽 갈비면 사이를 지나간다. 최내늑간근은 내늑간근과 평행을 이루면서 근섬유가 아래 늑골에서 시작하여 사선 위쪽을 경유하여 바로 위 늑골에 삽입한다. 외늑간근과 마찬가지로 최내늑간근은 늑골의 연골부위에는 없다가 안쪽 흉곽의 바깥면에서 보이기 시작한다. 최내늑간근은 척추뼈와 흉골 가장자리에는 없으며 흉부 위쪽에는 드문드문 존재하고 내늑간근과 같

▩ 숨이 막히다

배에 일격을 가하면 왜 숨이 찰까? 이는 가슴을 무언가로 맞았을 때 숨이 찬 것과 같은 이치이다. 이러한 반응은 '모순적 호흡(paradoxical respiration)'이라는 임상 소견에서 보이는 반사적 반응과 유사하다.

숨이 막혔던 경험이 있다면 그때의 상황을 기억해 보자. 우선 무언가가 여러분의 배 부위에 일격을 가했을 것이다. 노력성 호기는 복부근육을 수축함으로써 복부의 내장기관이 횡격막을 위쪽으로 밀어 올리고 흉부는 아래로 잡아당겨서 이루어진다. 이 두 동작을 통해 공기가 폐로부터 강제적으로 배출된다.

그러나 이러한 현상으로는 호흡을 다시 조절하기 위해 애썼던 괴로움을 설명할 수 없다. 이 근육이 수동적으로 움직일 때(잡아당겨졌을 때) 신장반사(벋침반사, stretch reflex)가 유발되어 불수의적으로 근육이 수축된다. 이러한 수축은 둔탁한 힘을 가한 것과 동일하게 작용하기 때문에 복부를 맞았을 때 느껴지는 고통을 더욱 증가시킨다. 이 수축을 멈추게 하기 위해서 횡격막을 수축하려고 했다면 이로 인해 복부근육이 더 잡아당겨져 추가적으로 반사 수축이 야기되어 더 심한 고통이 초래된다. ▩

근육: 늑골하근(subcostals)
시작점: 흉부의 안쪽 아래; 위쪽 흉부에 드물게 있음; 늑골 안쪽면의 모서리에서 나옴
경로: 아래쪽 바깥으로
삽입점: 2번 또는 3번 늑골 바로 아래의 안쪽면
신경지배: 척수신경의 복측 가지로부터 나온 늑간신경
작용: 흉부를 내림

근육: 하후거근(serratus posterior inferior)
시작점: T11, T12, L1~L3의 극돌기
경로: 위쪽 바깥으로
삽입점: 7~12번 늑골의 아래 가장자리
신경지배: T9~T11에서 나온 늑간신경과 T12에서 나온 늑골하신경
작용: 이 근육이 수축하면 흉곽이 아래로 당겨져 호기를 도움

후흉근

- **늑골하근(갈비밑근, subcostals)**
- **하후거근(뒤아래톱니근, serratus posterior)**

늑골하근. 늑골하근(갈비밑근, subcostals)은 매우 다양하지만 일반적으로 내늑간근과 평행하게 지나가며 호기를 돕는다고 볼 수 있다. 늑골하근은 흉부의 안쪽 뒷벽에 있다. 내늑간근과 달리 늑골하근은 하나 이상의 늑골에 걸쳐 있다. 늑골하근은 척수신경의 복측 가지에서 나온 늑간신경의 지배를 받는다.

하후거근. 하후거근(뒤아래톱니근, serratus posterior inferior)은 T11, T12, L1~L3의 극돌기에서 시작하여 위쪽 바깥을 따라 아래 5개 늑골의 아래 가장자리에 닿는다. 이 근육이 수축하면 흉곽이 아래로 당겨져 호기를 돕는다(그림 2-33). 하후거근은 T9~T11에서 나온 늑간신경과 T12에서 나온 늑골하신경(subcostal nerve)의 지배를 받는다.

호기에 관여하는 복근

그림 2-3의 골격 구조를 보고 흉곽과 골반 사이에 위치한 근육을 상상

해 보면 이 근육들이 시작하는 부위가 그다지 많지 않다는 것을 알 수 있을 것이다. 근육이 흉곽, 척주, 골반대에 연결되어 어떤 구조를 형성하지만 앞면을 많이 덮지는 않는다. 이 부위는 **복건막**(배널힘줄, abdominal aponeurosis)이라는 건 구조가 덮고 있다. 이 구조물은 어떻게 이루어져 있고 다른 근육과 어떻게 연결되어 있는지 살펴보자.

그림 2-38은 앞과 옆에서 본 복건막을 도식화한 그림이다.

백선(백색선, linea alba)은 검상돌기에서 치골결합까지 가로지르면서 근육들이 부착되는 중심 구조를 형성한다. 백선은 옆으로 진행하면서 두 장의 건막으로 나뉘는데 그 사이에 복직근이 있다. 이 건막은 뒤쪽에서 다시 만나 하나의 힘줄을 형성하는데 이것이 반월선(반달선, linea semilunaris)이다. 이 힘줄은 다시 세 장의 건막으로 나뉘며 여기에 세 가지 근육이 부착한다.

백선(linea alba): 라틴어로 '하얀 선'

뒷면에서는 복부근육의 근막이 결합하여 요배근막(등허리근막, lumbodorsal fascia)을 형성한다. 이것이 세 복부근육[**복횡근**(배가로근, transversus abdominis), **내복사근**(배속빗근, internal oblique abdominis), **외복사근**(배바깥빗근, external oblique abdominis)]을 하나로 묶어 척주에 연결한다.

외복사근막(바깥빗널힘줄, external oblique aponeurosis)은 **복직근**(배곧은근, rectus abdominis)을 덮고 있는 근막과 직접 연결되어 백선부터 외복사근까지 여러 층의 결합조직을 형성한다.

앞바깥쪽 복근

호기에 관여하는 복근은 복부의 내장기관을 압박함으로써 숨을 내쉬도록 한다. 이러한 압박작용은 호흡뿐만 아니라 배변, 구토 및 분만을 돕는다(성대가 단단하게 내전된 상태에서).

- **복횡근(배가로근, transversus abdominis)**
- **내복사근(배속빗근, internal oblique abdominis)**
- **외복사근(배바깥빗근, external oblique abdominis)**
- **복직근(배곧은근, rectus abdominis)**

복횡근. 복횡근(배가로근, transversus abdominis)은 복직근의 옆으로 앞쪽 복근 중 가장 깊숙이 위치해 있다(**그림 2-38**). 복횡근은 명칭에서 알 수 있듯이 수평으로 위치한 근육으로, 복건막의 흉요근막(등허리근막, thoracolumbar fascia)을 거쳐 척주의 뒤쪽에서 시작한다. 앞쪽에서는 복

(A)

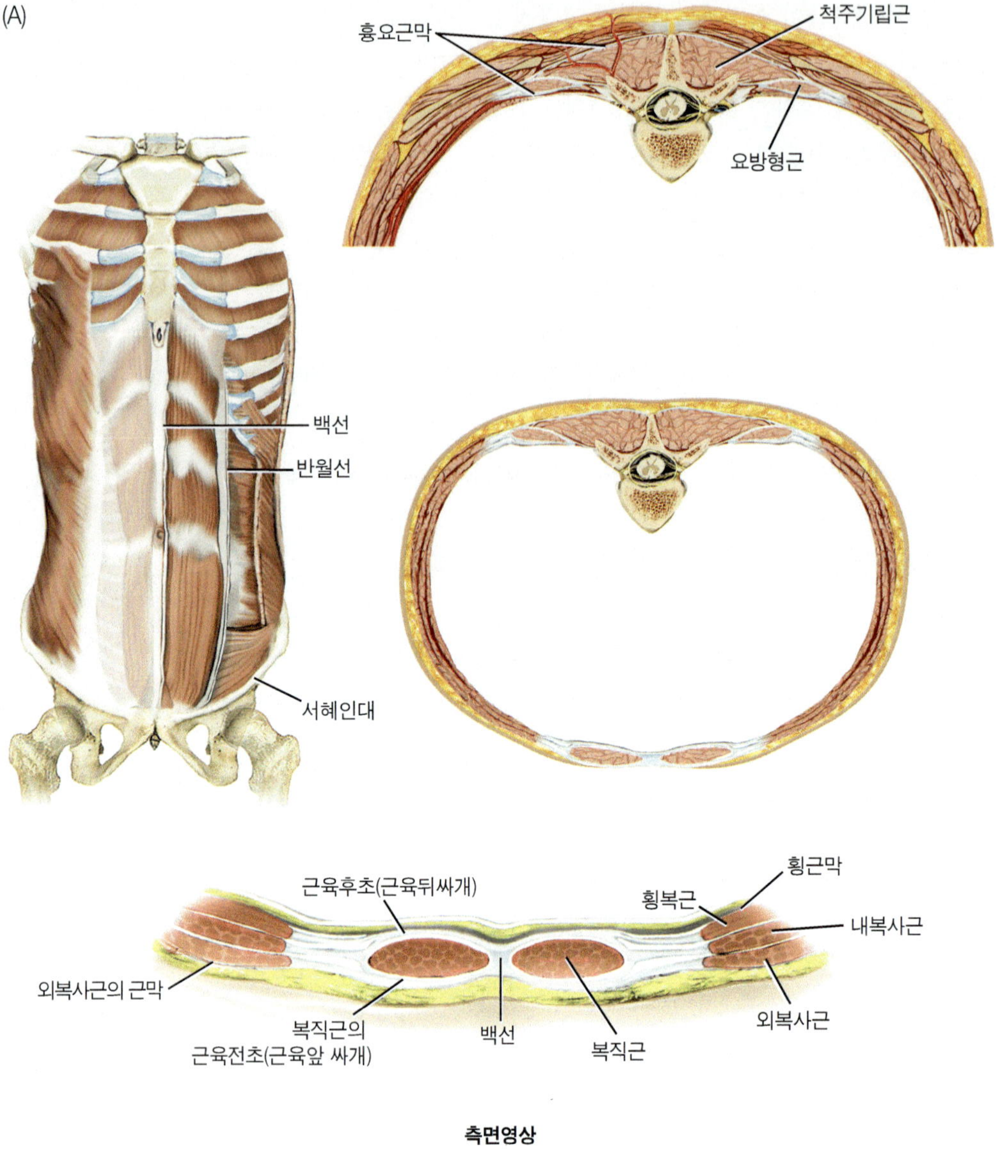

그림 2-38. (A) 호기에 관여하는 복근과 관련된 복건막 도식. (계속)

출처: Delmar/Cengage Learning

횡근막(배가로널힘줄, transversus abdominis aponeurosis)과 6번에서 12번 늑골의 안쪽면에서 횡격막의 근섬유와 맞물리면서 닿는다. 이 근육의 가장 아래쪽은 치골에 닿는다. 복횡근이 수축하면 복부의 부피는 상당히 감소한다.

복횡근은 흉신경과 요신경의 지배를 받으며, 특히 아래흉복부신경(T7~T12에서 나온)과 1번 요신경, 장골하복(엉덩아랫배, iliohypogastric) 그

(B)

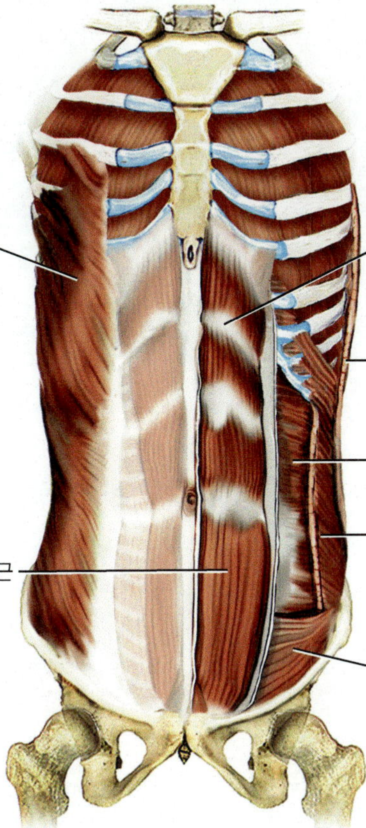

그림 2-38. (B) 횡복근, 복직근, 외복사근, 내복사근.

출처: Delmar/Cengage Learning

근육:	복횡근(transversus abdominis)
시작점:	복건막의 흉요근막을 경유하여 척주에서 후복벽
경로:	측면으로
삽입점:	복횡근막과 6~12번 늑골의 안쪽면에서 횡격막의 근섬유와 맞물림; 가장 아랫면은 치골에서 닿음
신경지배:	T7~T12에서 나온 아래척수늑간신경에서 나온 흉신경, 요신경 그리고 1번 요신경, 장골하복 및 장골서혜 가지
작용:	복부 압박

리고 장골서혜(엉덩샅굴, ilioinguinal) 가지의 신경지배를 주로 받는다.

내복사근. 내복사근(배속빗근, internal oblique abdominis)은 외복사근과 복횡근 사이에 위치한다. **그림 2-38**과 같이 이 근육은 서혜인대(샅고랑인대, inguinal ligament)와 장골능선(엉덩뼈능선, iliac crest)의 시작점에서 나와 아래 늑골의 연골부위와 복직근의 바깥쪽 복건막까지 부채 모

▩ 흉곽 촉진

여러분이 횡격막을 직접 촉진할 수는 없지만 이 근육의 가장자리는 쉽게 파악할 수 있다. 우선 검상돌기를 찾아보자. 이 부위는 복직근이 시작되는 지점이지만 횡격막이 이보다 좀 더 안쪽에 붙어 있다. 손가락을 검상돌기와 바로 아래 근육에 댄 상태에서 숨을 깊게 들이마시고 내쉰다. 숨을 들이마시는 동안 복직근이 늘어나는 것을 느낄 수 있을 것이다. 그다음으로 흉골 양 옆에서 흉곽 맨 아래쪽 위에 양손의 손가락을 올려놓고 손가락으로 복부근육을 눌러 본다. 최대한 깊게 숨을 내쉬고 약간 앞으로 구부린 자세에서 숨을 참아 보자. 이때 여러분의 손가락은 복부근육을 촉진하지만 또한 횡격막 가장자리에 위치해 있다.

손가락으로 늑골을 만져 보자. 손가락을 늑골 사이에 놓고 새끼손가락은 흉곽 아래 복근 위에 올려 놓자. 몇 번 호흡을 하고, 그다음 숨을 들이마시면서 복부근육의 상태를 느껴 본 후에 복부가 단단해질 때까지 최대로 숨을 들이마셔 보자. 이렇게 하는 동안 흉곽이 상승되는 것을 느낄 수 있을 것이다. ▩

근육: 내복사근(internal oblique abdominis)
시작점: 서혜인대와 장골능선
경로: 중앙으로 부채 모양으로 퍼짐
삽입점: 아래쪽 늑골의 연골부위와 복직근의 바깥쪽 복건막
신경지배: 아래척수늑간신경(T7~T12에서 나옴)에서 나온 흉신경, 요신경, 1번 요신경, 장골하복신경 및 장골서혜신경 가지
작용: 몸통 회전; 몸통 구부림; 복부 압박

양으로 펼쳐지다가 마지막으로 백선에 삽입한다. 만약 내복사근이 한쪽으로 수축하면 몸통이 회전하고, 양쪽으로 수축할 때는 몸통이 구부려진다. 내복사근은 처음 8개 늑간신경뿐만 아니라 장골서혜신경(엉덩샅굴신경, ilioinguinal nerve)과 장골하복신경(엉덩아랫배신경, iliohypogastric nerve)의 지배를 받는다.

외복사근. 외복사근(배바깥빗근, external oblique abdominis)은 복부근육 중 가장 표면에 위치하고 가장 큰 근육이다. 이 근육은 아래 7개 늑골의 뼈 부위에서 시작하여 아래쪽으로 부채 모양으로 넓게 펴져 장골능선, 서혜인대 및 복건막(복직근의 바깥)에서 삽입한다. 이 근육이 양쪽에서 수축하면 척주가 굽어지지만 한쪽만 수축하면 몸통이 회전한다. T7~T11에서 나온 흉복부신경과 T12로부터 나온 늑골하신경의 지배를 받는다.

근육:	외복사근(external oblique abdominis)
시작점:	아래 7개 늑골의 뼈 부분
경로:	아래로 부채 모양으로 넓게 퍼짐
삽입점:	장골능선, 서혜인대, 복직근 바깥의 복건막
신경지배:	T7~T11에서 나온 흉복신경과 T12에서 나온 늑골하신경
작용:	양측 근육의 수축으로 척주를 굽히고 배를 압박; 한쪽 수축으로 몸통 회전

근육:	복직근(rectus abdominis)
시작점:	치골 아래에서 4개 또는 5개의 분절이 시작
경로:	각 분절의 가장자리까지
삽입점:	흉골의 검상돌기 및 5~7번 늑골과 아래 늑골들의 연골
신경지배:	T7~T11 늑간신경(흉복부신경)과 T12에서 나온 늑골하신경(T7은 위쪽 분절, T8은 둘째 분절, T9은 나머지 분절)
작용:	척주를 구부림

복직근. 복직근(배곧은근, rectus abdominis)은 배 부위에서 한가운데에 위치한 근육으로 치골 아래에서 시작한다(**그림 2-35**). 위로는 흉골의 검상돌기와 마지막 진성늑골(7번 늑골) 및 가성늑골의 연골부위에 붙는다.

이 직사각형 모양의 근육은 **건획**(나눔힘줄, tendinous intersections)으로 알려진, 건(힘줄) 모양의 얇은 줄로 연결된 4개 또는 5개의 분절로 이루어져 있다. 윗몸일으키기를 하려면 이 근육을 수축해야만 가슴이 무릎에 더 가까워지고 몸을 구부리기 위한 유일한 방법이기 때문에 반드시 이 근육을 사용해야만 한다. 또한 복직근이 수축하면 복부 안의 내용물이 눌린다.

T7~T11 늑간신경(흉복부신경)과 T12에서 나온 늑골하신경의 지배를 받는다. 이 근육의 각 분절도 분절적으로 신경의 지배를 받는데, T7은 가장 위쪽 분절을 지배하고, T8은 그다음 분절, 나머지 분절은 T9의 신경지배를 받는다.

뒤쪽 복근

- **요방형근(허리네모근, quadratus lumborum)**

요방형근. **그림 2-38A**와 같이 요방형근(허리네모근, quadratus lumborum)은 복벽의 등쪽에 위치한다. 이 근육은 장골능선에서 시작하여 위로 넓게 퍼지면서 안쪽으로 들어가 요추의 횡돌기와 12번 늑골의 아랫면

근육: 요방형근(quadratus lumborum)
시작점: 장골능선
경로: 넓게 위와 안쪽으로 퍼짐
삽입점: 요추의 횡돌기와 12번 늑골의 아랫면
신경지배: T12 흉신경과 L1~L4 요신경
작용: 양측 수축으로 복벽을 고정하여 복부 압박 도움

에 삽입한다. 요방형근의 한쪽만 수축하면 몸통이 측면으로 움직이는 것을 돕는 반면, 양쪽으로 수축하면 복벽을 고정하여 복부의 압박을 돕는다. 이 근육은 마지막 흉신경인 T12와 처음 4개 요신경의 지배를 받는다.

복벽의 고정을 돕는 다른 복근도 있다. 대요근(큰허리근, psoas major), 소요근(작은허리근, psoas minor), 장근(엉덩근, iliacus)은 노력성 호기를 돕는다.

상지근

- **광배근(넓은등근, latissimus dorsi)**

광배근(latissimus): 라틴어로 '넓은'

광배근. 광배근(넓은등근, latissimus dorsi; 그림 2-33)은 요추, 천골, 아래 흉추에서 시작하여 위로 넓게 퍼져 상완골에 닿는다. 이 근육의 일차적인 역할은 상지를 움직이는 것이지만 흉부를 고정하고 호기에도 관여한다. 팔이 고정된 상태에서는 광배근이 후복벽을 고정하여 요방형근과 유사한 기능을 한다.

이 근육은 상완신경총 뒤쪽 가지의 신경지배를 받는다. 이 신경총의 C6~C8 부위에서 나온 신경섬유는 광배근에 신경을 전달하기 위해 긴 견갑하신경(어깨밑신경, subscapular nerve)을 형성한다.

근육: 광배근(latissimus dors)
시작점: 요추, 천골, 아래 흉추
경로: 위로 넓게 퍼짐
삽입점: 상완골
신경지배: 상완신경총의 뒤쪽 가지; C6~C8 부위에서 나온 신경섬유는 긴 견갑하신경을 형성
작용: 호기를 위해 후복벽을 고정

요약하면,

- 폐를 확장하려면 흉강을 확장시켜 공기가 폐 안으로 들어가게 해야 한다.
- 이를 위해 **횡격막**을 수축하거나 조금 더 노력하여 흉곽을 상승시켜 위아래 면적을 확장할 수 있다.
- **노력성 호기**는 흉부를 아래로 잡아당기는 과정으로, 횡격막을 흉부 위쪽으로 밀어올리는 흡기와는 반대되는 과정이다.
- 다음 장에서는 이 과정의 생리적인 작용에 대해 살펴보자.

이 장의 요약

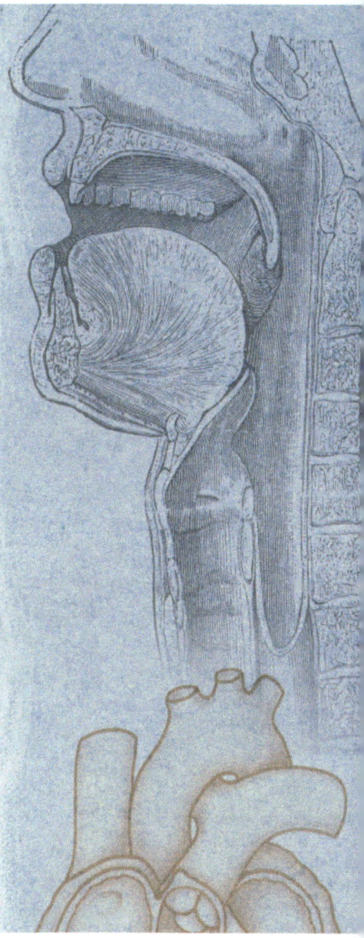

호흡(respiration)은 유기체와 외부 환경 사이에 가스를 교환하는 과정이다. **척주**(spinal column)와 **늑골**(ribs)로 이루어진 **흉곽**(rib cage) 내에 폐가 있으며, 폐는 호흡의 일차적인 기제이다. 연골로 이루어진 **기관**(trachea)과 **기관지수상구조**(bronchial tree)를 통해 공기가 폐 안으로 들어가고 미세한 **폐포**(alveolar sacs) 내에서 가스가 교환된다. 산소는 혈액 내로 들어가고 이산화탄소는 호기에 의해 배출된다.

근육의 작용에 의해 공기가 폐 내로 들어간다. **횡격막**(diaphragm)은 흉부와 복부 사이에 있으며 흡기 시 수축한다. 횡격막이 수축할 때 **늑막**(가슴막, pleura)에 의해 형성된 표면장력과 음압에 의해 **폐**가 확장한다. 폐가 확장할 때 폐 내의 기압은 대기압에 비해 낮아져 음압이 되고, **보일의 법칙**(Boyle's law)에 의해 압력이 더 높은 부위로부터 공기가 들어와 폐를 채운다. **보조근육**(accessory muscles)도 흉곽을 더 확장시켜 숨을 더 들이마실 수 있다.

호기(expiration)는 늑골과 흉곽에 가해진 **회전력**(torque), **탄성**(elasticity) 및 **중력**(gravity)에 의해 수동적으로 발생할 수 있다. 또한 복부 근육을 수축하여 흉곽을 눌러 폐에서 공기를 배출함으로써 적극적으로 숨을 내쉴 수 있다.

연구문제

1. ______________은 주어진 영역에 가해지는 힘이다.

2. ______________은 압력이 같아질 때까지 확장된 공간에 공기가 들어가게 한다.

3. 다음의 척추는 몇 개씩 있는가?

____ 경추(목뼈)

____ 흉추(등뼈)

____ 요추(허리뼈)

____ 천골(엉치뼈) (융합)

4. 아래 그림에 표시된 부위의 명칭을 쓰시오.

a. ______________돌기

b. ______________돌기

c. ______________

d. ______________면

e. ______________면

f. ______________면

g. ______________구멍

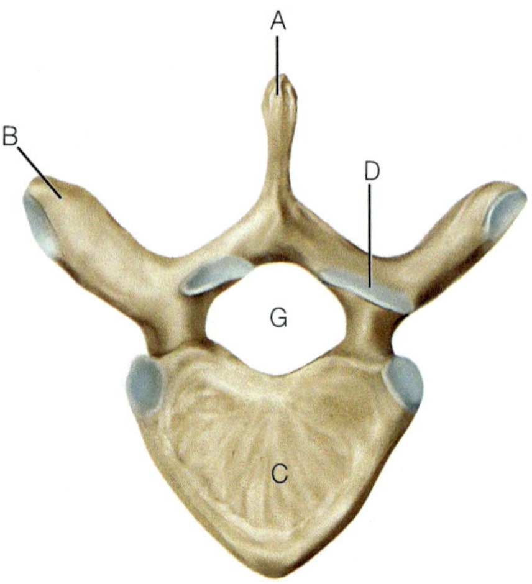

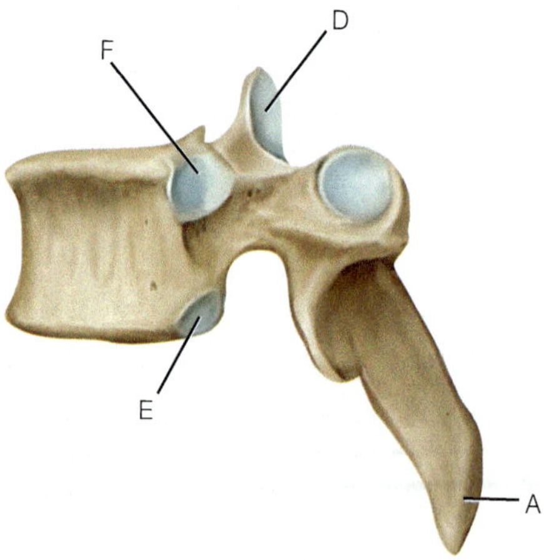

출처: Delmar/Cengage Learning

5. ______________는 추공(척추뼈구멍)을 통과한다.

6. 아래 그림에 표시된 부위의 명칭을 쓰시오.

a. ______________
b. ______________
c. ______________
d. ______________
e. ______________
f. ______________
g. ______________
h. ______________
i. ______________
j. ______________
k. ______________
l. ______________
m. ______________

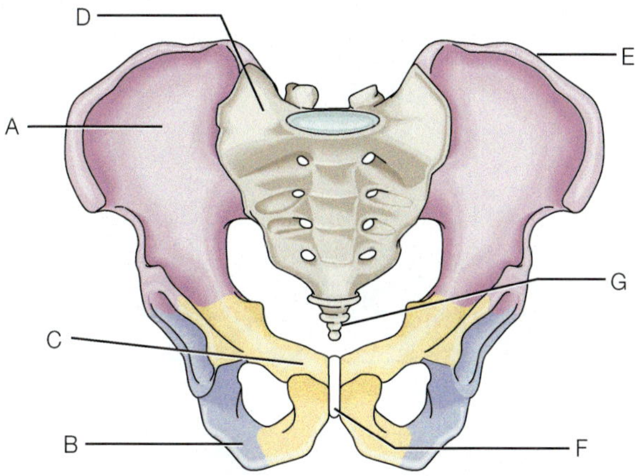

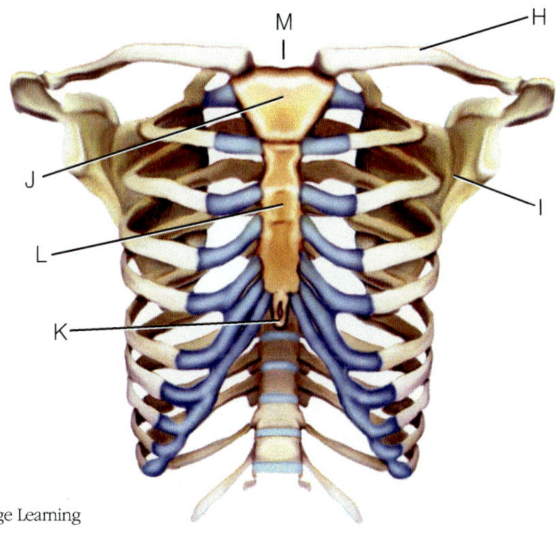

출처: Delmar/Cengage Learning

7. 아래 그림에 표시된 부위의 명칭을 쓰시오.

a. ________________

b. ________________

c. ________________

d. ________________

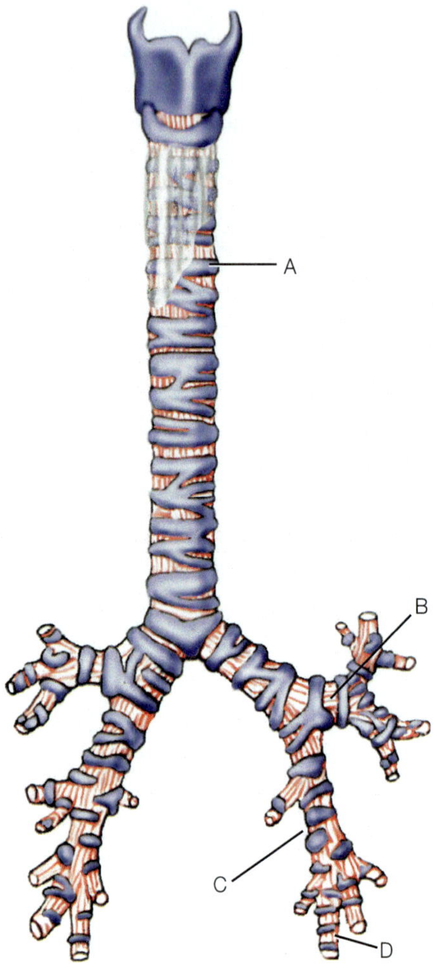

출처: Delmar/Cengage Learning

8. 아래 그림에 표시된 근육과 구조물의 명칭을 쓰시오.

a. ________________

b. ________________

c. ________________

d. ________________

e. ________________

f. ________________

g. ________________

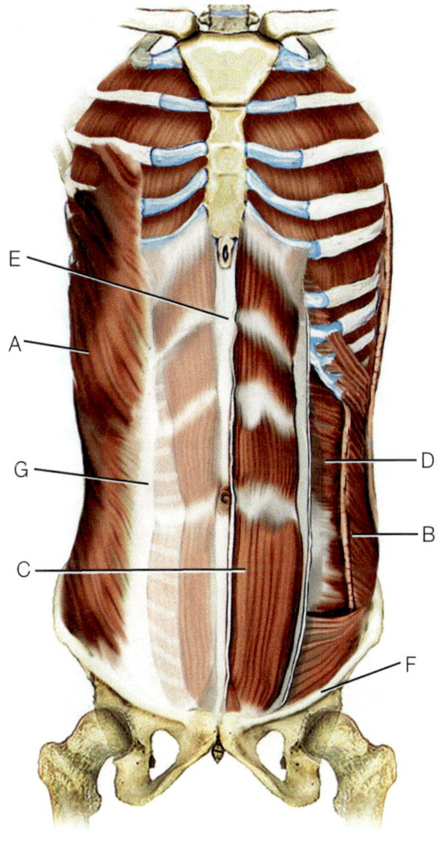

출처: Delmar/Cengage Learning

9. 아래 그림에 표시된 근육의 명칭을 쓰시오.

a. ________________

b. ________________

c. ________________

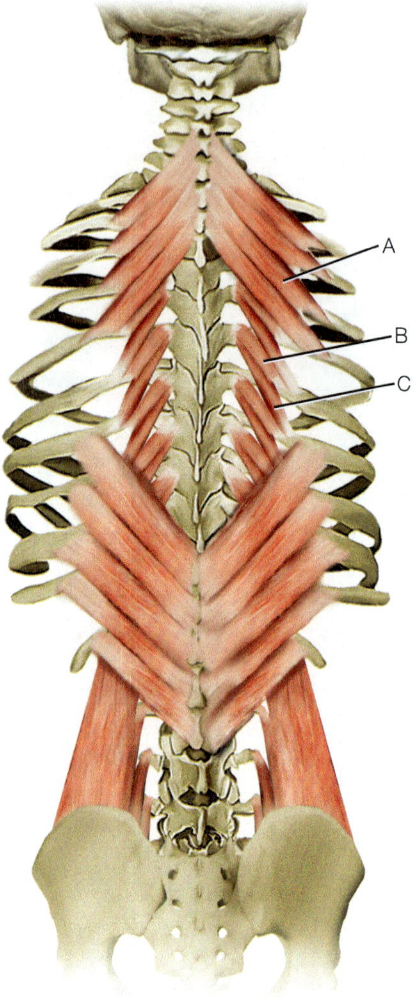

출처: Delmar/Cengage Learning

10. 아래 그림에 표시된 근육의 명칭을 쓰시오.

a. ________________

b. ________________

c. ________________

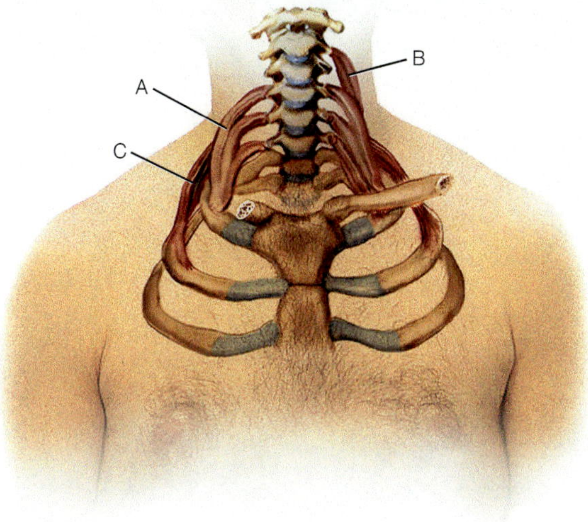

출처: Delmar/Cengage Learning

11. 아래 그림에 표시된 근육과 근육의 부위를 쓰시오.

a. ________________

b. ________________

c. ________________

d. ________________

e. ________________

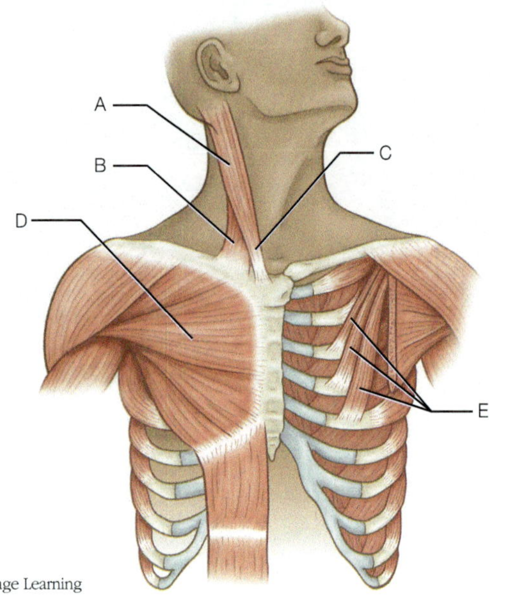

출처: Delmar/Cengage Learning

12. 횡격막을 수축하면 가슴의 ________________ 면적이 증가한다.

13. 흡기에 관여하는 보조근을 수축하면 가슴의 ________________ 면적이 증가한다.

14. 호기근을 수축하면 가슴의 부피가 ________________한다.

15. 폐기종은 폐포벽의 붕괴로 초래되며 여러 폐포가 뭉쳐 커지게 되고 결과적으로 가슴이 커져 '술통 모양의 가슴'이 된다. 폐기종으로 휴식 시에도 횡격막이 아래로 당겨진다. 폐기종으로 인해 변화된 호흡체계에 대한 흡기와 호기근의 작용에 대해 설명하시오.

연구문제 정답

1. 압력은 주어진 영역에 가해지는 힘이다.

2. 음압은 압력이 같아질 때까지 확장된 공간에 공기가 들어가게 한다.

3. 다음의 척추는 몇 개씩 있는가?

7 경추(목뼈)
12 흉추(등뼈)
5 요추(허리뼈)
5 천골(엉치뼈) (융합)

4. 아래 그림에 표시된 부위의 명칭을 쓰시오.

a. 극돌기
b. 횡돌기
c. 추체
d. 상관절면
e. 하늑골면
f. 상늑골면
g. 척추뼈구멍

5. 척수는 추공(척추뼈구멍)을 통과한다.

6. 아래 그림에 표시된 부위의 명칭을 쓰시오.

a. 장골(엉덩뼈)
b. 좌골(궁둥뼈)
c. 치골(두덩뼈)
d. 천골(엉치뼈)
e. 장골능(엉덩뼈능선)
f. 치골결합(두덩결합)
g. 미골(꼬리뼈)
h. 빗장뼈(쇄골)
i. 견갑골(어깨뼈)
j. 흉골병(흉골자루)
k. 검상돌기(칼돌기)
l. 흉골체(흉골몸통)
m. 흉골절흔(복장패임)

7. 아래 그림에 표시된 부위의 명칭을 쓰시오.

a. 기관
b. 일차기관지
c. 이차기관지
d. 삼차기관지

8. 아래 그림에 표시된 근육과 구조물의 명칭을 쓰시오.

a. 외복사근(배바깥빗근)
b. 내복사근(배속빗근)
c. 복직근(배곧은근)

d. 복횡근(배가로근)

e. 백선(백색선)

f. 서혜인대(샅고랑인대)

g. 반월선(반달선)

9. 아래 그림에 표시된 근육의 명칭을 쓰시오.

a. 하후거근(뒤아래톱니근)

b. 단늑골거근(짧은갈비올림근)

c. 장늑골거근(긴갈비올림근)

10. 아래 그림에 표시된 근육의 명칭을 쓰시오.

a. 전사각근(앞목갈비근)

b. 중사각근(중간목갈비근)

c. 후사각근(뒤목갈비근)

11. 아래 그림에 표시된 근육과 근육의 부위를 쓰시오.

a. 흉쇄유돌근(목빗근)

b. 쇄골(빗장뼈) 머리

c. 흉골(복장뼈) 머리

d. 대흉근(큰가슴근)

e. 소흉근(작은가슴근)

12. 횡격막을 수축하면 가슴의 수직 면적이 증가한다.

13. 흡기에 관여하는 보조근을 수축하면 가슴의 가로 면적이 증가한다.

14. 호기근을 수축하면 가슴의 부피가 감소한다.

15. 폐기종이 진행되면 흉곽의 팽창으로 횡격막이 아래로 당겨지고 잡아당겨져 평편하게 된다. 정상적인 호기에서는 횡격막의 수축으로 건중심이 아래로 당겨져서 공기가 폐로 들어간다(보일의 법칙에 의해 폐압이 내려가면 폐로 공기가 들어가게 된다). 진행된 폐기종 환자의 횡격막이 수축하면 '술통 모양 가슴'으로 인해 흉곽이 팽창되어 늑골들이 더 가까워지게 된다. 그 결과 폐포가 눌려 폐압이 상승하고 공기가 폐로부터 빠져나간다. 그래서 호기 시 횡격막의 수축은 흡기를 초래하게 된다. 폐기종 환자는 숨을 들이마실 때 흉골을 올리고 쇄골을 이용한 쇄골호흡을 한다.

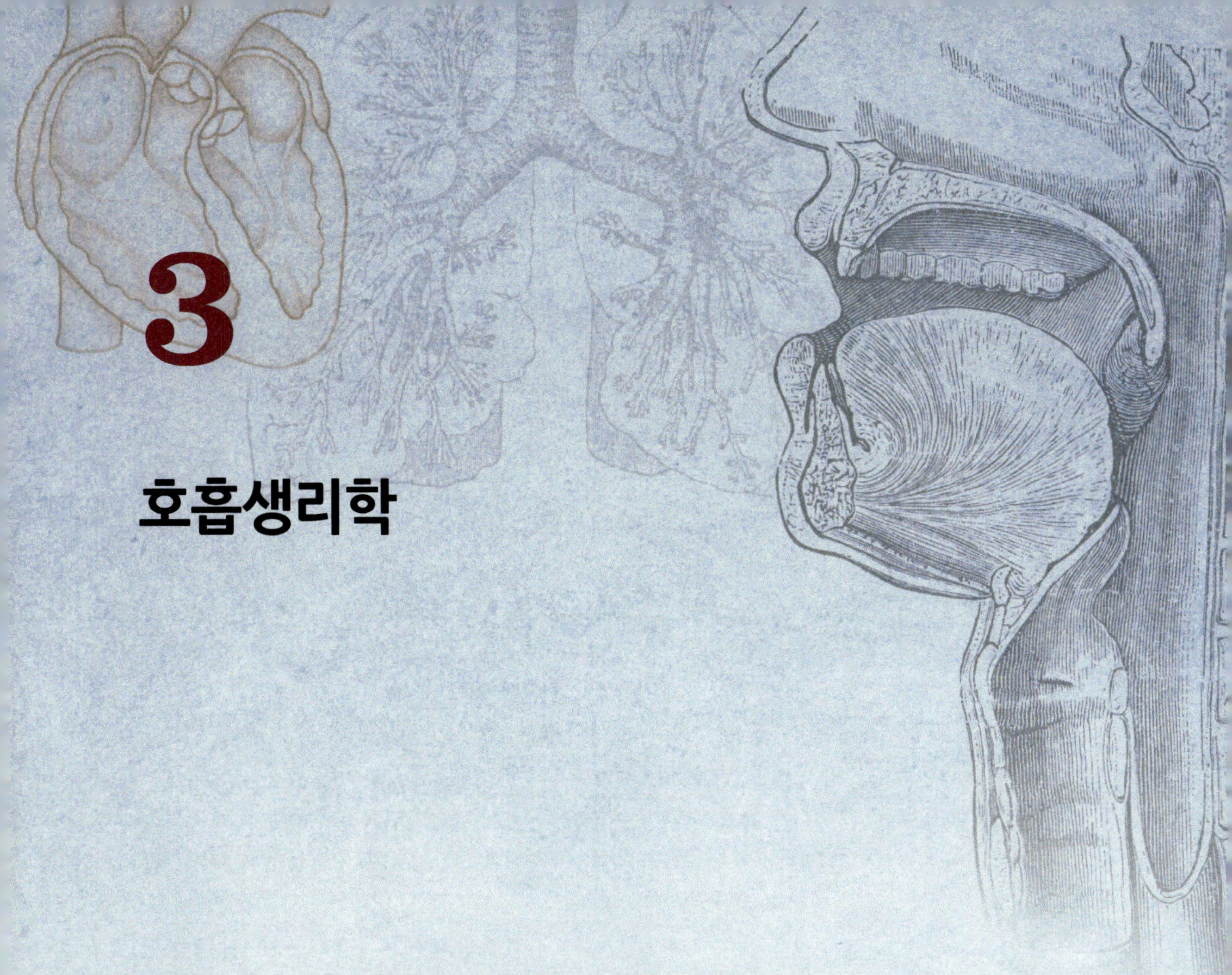

3

호흡생리학

호흡에는 근육의 작용이 필요하며, 근육을 조절하는 정도에 따라 호흡의 효율성이 결정된다. 호흡 기능(생리적)은 운동, 연령, 또는 건강의 상태에 따라 달라진다. 호흡 기능이 말을 산출하는 데 미치는 영향력을 고려했을 때, 호흡계가 변화하면 의사소통도 변화한다는 것은 의심할 여지가 없다.

Anatesse Lesson

인간은 편안한 흡기와 노력성 흡기를 모두 수행할 수 있다. 흡기와 마찬가지로 숨을 내쉴 때도 **수동적 호기**(passive expiration)와 **능동적 호기**(active expiration)를 할 수 있다. 수동적 호기에는 흡기 후에 휴식 상태로 되돌아가려는 본래의 힘을 사용한다. 능동적 호기에는 근육을 좀 더 사용해야 한다. 이러한 힘에 관해 살펴보자.

호기는 호흡을 통해 노폐물을 제거하는 과정이다. 편안한 호기를 이해하기 위해 자신의 호흡주기(respiratory cycle)에 주의를 기울여 보자. 눈을 감고 편안하게 이완된 상태에서 숨을 들이마시고 내쉬기를 10회 실시한다. 호흡하는 동안 흉곽과 복부를 포함하여 횡격막 주위의 신체 부위에 집중해 보자.

여러분은 횡격막이 적극적으로 수축한 뒤에 근육이 자연스럽게 이완되는 것을 경험했을 것이다. 숨을 들이마실 때 근육이 적극적으로 수축한 뒤에, 수축했던 근육이 숨을 내쉬기 위해 자연스럽게 제자리로 돌아간다. 이러한 현상은 풍선 불기에 비유할 수 있다. 풍선을 불었다가 잡았던 손을 놓자마자 공기가 빠져나가는 것과 같다. 풍선에서 공기가 나가도록 가해지는 힘은 폐에서 공기가 빠져나가도록 하는 힘과 같다. 여기서 우리가 말하고자 하는 힘은 탄성(elasticity)과 중력(gravity)이다.

폐는 매우 탄력적이고 구멍이 많은 조직이라는 것을 기억할 것이다. 폐는 스펀지처럼 압력을 가한 후에 압력을 없앤 즉시 바로 팽창할 수 있다. 스펀지의 가장자리를 잡고 늘렸다가 손을 놓으면 원래의 모양과 크기로 되돌아가려는 것과 마찬가지이다.

폐를 큰 병 안에 놓인 작은 스펀지라고 생각해 보자. 폐가 혼자 놓여 있을 때는 흉강이라는 병 안을 꽉 채우지 못한다(즉 폐는 정상적인 휴식 시에 오므라든 상태이다). 성인의 폐는 실제로 휴식 시의 위치 이상으로 팽창할 수 있지만 영아는 그렇지 않다.

초기 발달 단계에는 폐가 흉부를 완전히 채우고 있어 흉곽이 이완된 상태에서는 폐가 확장할 수 없다. 아동이 발달하면서 폐보다 흉곽의 성장속도가 더 빠르고 늑막과 늑막 내 증가된 음압으로 폐가 확장하여 흉강을 채울 만큼 확장할 수 있다.

성인은 이렇게 폐가 확장함으로써 용량과 예비 용적이 크게 증가하지만 영아는 그렇지 않다. 영아는 흉부와 폐의 크기가 같기 때문에 충분히 호흡하려면 성인의 2~3배 정도 더 많이 숨을 쉬어야 한다. 성인의 폐는 확장하고 완전히 압축되지 않기 때문에 가스 교환에 참여하지 않는 예비 공기가 폐 내에 항상 존재하게 된다.

흉부의 크기가 증가함에 따라 폐를 쥐었다가 놓으면 폐는 확장하게 된다. 흉곽을 확장시키는 근육이 이완하면 폐는 원래의 모양과 크기로 되돌아가려는 경향이 있다. 이와 더불어 우리가 숨을 들이마시고 복부가 앞으로 돌출할 때 우리 복부근육은 늘어나 있는 상태이다. 흡기 과정이 이완되면 근육은 원래의 길이로 되돌아간다. 이로 인해 복부근육은 복부의 내장기관을 안으로 밀고 횡격막이 위로 올라간다.

수동적 호기를 돕는 두 번째 힘은 중력이다. 서 있거나 앉아 있을 때 흡기에 관여하는 보조 근육이 작용하여 흉곽이 확장된 후에 중력에 의해 늑골이 아래로 잡아당겨지면서 제자리로 돌아온다. 또한 중력은 복부의 장기를 아래로 잡아당겨 폐가 더 많은 공간을 차지할 수 있도록 하여 전체 용량을 극대화한다. 신체의 위치가 호흡의 효율성에 중요한 영향을 미치기 때문에 이 부분에 대해서는 추후에 더 설명할 것이다.

마지막으로 주의해야 하는 힘이 있다. 과거 수년간 말과학자들은 '회전력(torque), 탄성, 중력'의 세 힘이 수동적 호기에 관여하는 힘이라고 하였다. 흡기 시 흉곽이 확장하면서 흉곽의 연골 부위가 비틀어지는데 이완하면 흉곽이 편안한 상태로 되돌아가려는 복원력을 갖게 된다. Hixon의 2006년 논문에 따르면, 흉곽은 이완 상태에서 음의 회전력을 갖고(폐 쪽으로 잡아당겨짐), 정상적인 호흡을 하는 동안 흡기만이 흉부의 부피를 증가시켜 흉곽을 중립 상태로 움직인다. 폐활량의 60% 이상(깊은 흡기로)을 들이마신 사람은 흉곽이 호기를 돕는다. 특히 소리를 지를 때처럼 폐활량의 60% 이상 공기를 들이마시면 회전력이 호흡에 계속 관여할 수 있다.

요약하면,

- 우리는 편안한 호흡뿐만 아니라 노력성 흡기와 노력성 호기를 할 수 있다.
- 호기는 **탄성**과 **중력**에 의해 수동적으로 이루어진다.
- 또한 근육을 사용하여 **복부**를 누르거나 흉곽을 아래로 잡아당겨 흉부의 크기를 감소시키며, 이를 통해 수동적 호기에 의해 빠져나가는 공기량 이상의 공기를 내보낼 수 있다.

❋ 호흡 측정

호흡에 관여하는 공기의 양은 일차적으로 신체의 요구에 의해 결정되고, 이 범위 내에서 말과 관련된 생리작용이 발생한다. 호흡을 호흡기류(flow rate), 폐용적(lung volume)과, 폐용량(lung capacity), 압력(pressure)이라는 용어로 설명할 것이다.

호흡기류, 폐용적 및 폐용량은 **폐활량계**(spirometer)로 측정한다(**그림 3-1**). 전통적인 방식인 습식폐활량계(wet spirometer)는 바닥이 뚫린 용기에 관이 연결되어 있다. 이 용기 안에 물이 가득 찬 또 다른 용기가 있다.

폐활량계(spirometer): 호흡량을 측정하는 데 사용하는 기구

폐용적을 측정하기 위해 용기 안으로 호흡하면 물의 용량이 변한다. 변화된 물의 양을 측정하여 이를 변화시키는 데 필요한 공기의 양을 정확하게 추정할 수 있다(이 과정에서 용기를 들어올리는 데 필요한 압력과 힘은 무시한다).

전통적인 U자 관 **압력계**(manometer)는 압력을 측정하는 한 방법으로 **그림 3-2**에 제시되어 있다. 대상자는 관에 입을 대고 분다. 대상자가 내쉰 힘에 의해 관 속의 물기둥이 상승한다. 대상자가 더 많은 힘을 사용할수록

압력계(manometer): 기압의 차이를 측정하는 기구

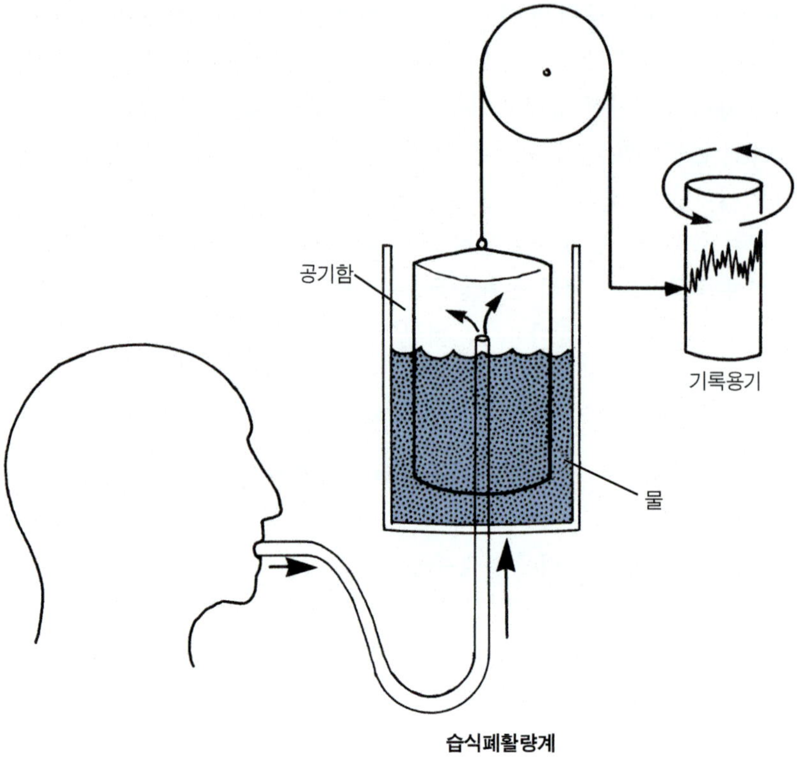

그림 3-1. 습식폐활량계는 호흡량을 측정하기 위해 사용되었다. 호흡량을 측정하고자 하는 대상자가 관 속으로 숨을 내쉴 때 공기가 용기 안으로 들어가 물의 위치를 바꾸어 안쪽 용기가 떠오르게 된다. 이러한 변화가 기록용지에 기록된다.

출처: Delmar/Cengage Learning

물기둥은 더 높이 상승한다. 그 힘의 영향으로 물이 상승한 정도를 인치나 센티미터로 측정할 수 있다(기압은 종종 수은을 이용하여 밀리미터로 측정하며, 이는 압력에 의해 수은이 얼마나 상승하는지를 측정하는 것이다). 물은 수은보다 밀도가 낮기 때문에 같은 압력을 가해도 수은기둥보다 물기둥의 상승 정도가 더 크다. 이러한 이유로 기계나 전자 기술에서는 물을 채운 관을 사용하지 않지만 상대적으로 호흡과 같이 적은 압력은 물을 기준으로 하여 측정한다.

호흡에는 가스 교환이 지속적으로 필요하다. 신체는 계속해서 충족되어야 할 요구가 있기 때문에, 폐로 들어가고 나가는 공기의 **기류속도**(rate of flow)라는 용어를 사용하여 호흡을 설명할 필요가 있다[이는 초당 또는 분당 입방센티미터(cubic centimeter, cc)로 측정한다]. 또한 가스 교환에 참여하는 공기의 양 또는 **용적**(volume)을 설명할 필요가 있다(이는 리터(L), 밀리리터(mL), 입방센티미터(cc) 또는 경우에 따라서 입방인치(cubic inch)로 측정한다].

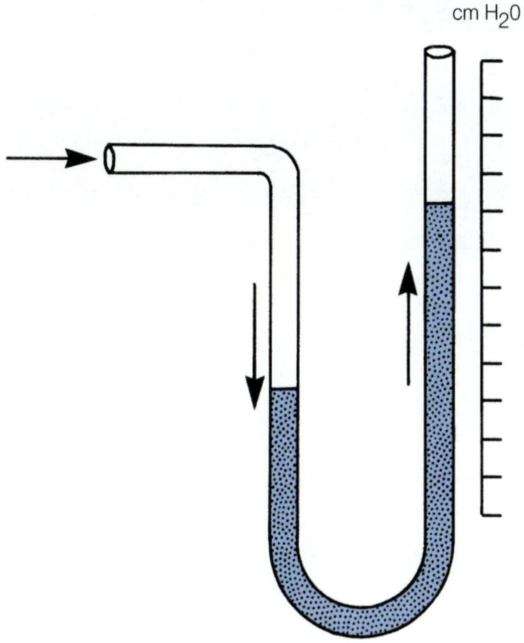

그림 3-2. 호흡 압력을 측정하는 U자 관 압력계.

출처: Delmar/Cengage Learning

❋ 생명 유지를 위한 호흡

호흡은 생명을 유지하는 데 절대적으로 필요하다. 우리는 수영을 하다가 물속에서 조금 오래 머물러 호흡의 한계에 도달했을 때 당황한다. 자, 이제부터 왜 이러한 한계에 도달하는지, 그리고 이러한 한계 내에서 말을 어떻게 산출하는지 살펴보자.

숨을 들이마실 때 단순한 동작으로 매우 복잡한 결과가 초래된다. 물론 호흡의 목적은 혈액에 산소를 공급하고 이산화탄소를 배출하는 것이다.

가스 교환의 기본 과정은 환기, 분배, 관류, 확산의 네 단계를 거친다. **환기**(ventilation)는 전도성 호흡기 내에서 공기가 실제로 이동하는 것을 말한다. 이 공기는 30억 개의 폐포에 분배(distribution)되고, 거기에서 우폐동맥으로부터 나온 산소가 적은 혈액이 폐포에 혈액을 공급하는 6조 개의 모세혈관에 **관류**(perfusion)된다. 실제적인 가스 교환은 폐포-모세혈관 막 사이에서 일어나며 이를 **확산**(diffusion)이라고 한다.

환기(ventilation): 단위 시간당 들이마신 공기

관류(perfusion): 액체가 장벽을 통과하여 이동하는 것

확산(diffusion): 한 물질(예: 액체)이 다른 물질을 통과하여 이동하거나 섞이는 것

환기 과정은 횡격막과 호흡근의 작용에 의해 일어난다. 앞에서 언급한 바와 같이 흡기근의 수축으로 폐포가 확장하고, 그 결과 폐포 내 음압이 발생하여 공기가 폐로 유입된다. 압력의 변화를 이해하는 것이 매우 중요하다.

호흡에서 난기류의 영향

폐가 확장할 때 폐포가 확장하여 호흡계의 압력이 낮아진다. 공기가 연골로 이루어지고 직경이 큰 전도성 기관지를 통과하므로 음압으로 인해 발생할 수 있는 허탈을 막는다. 그 결과 건강한 폐에서는 상대적으로 저항이 낮은 층판류(결흐름, laminar flow)가 형성된다. 우측일차기관지와 좌측일차기관지로 갈라지는 분기점에서 약간의 난기류(turbulence)가 형성되기도 하지만 일반적으로 기류는 방해를 받지 않는다. 기도 내에서 기류가 조금이라도 불규칙하게 되면(예를 들어 점액) 기류에 대한 저항이 증가하고, 또한 호흡이 어려워질 수 있기 때문에 이를 간과해서는 안 된다.

흉부의 부피가 감소함으로써 호기가 이루어지며, 그 결과로 이산화탄소가 배출된다. 이전에 혈액 내에 있던 가스가 폐포-모세혈관 막을 통과한 후 대기 중으로 배출된다.

호흡주기

편안한 호흡을 하는 동안 성인은 분당 12~18회 호흡한다(**그림 3-3**). 호흡주기는 한 번의 흡기와 한 번의 호기로 정의한다. **편안한 일회호흡**(quiet tidal respiration; 기류가 한 번 폐로 들어왔다가 나가는 것으로 보이기 때문)이라고 알려진 편안한 호흡에는 한 주기당 약 500 mL(1/2 L)의 공기가 사용된다(1/4 정도 들어 있는 탄산음료 병을 상상하면 된다). 간단히 계산하면 매 분당 6,000~8,000 mL(6~8 L)의 공기가 사용된다[1분당 호흡에 사용되는 공기량을 **분당 호흡량**(minute volume)이라 한다].

분당 호흡량(minute volume): 유기체가 1분당 교환하는 공기의 양

이 수치는 편안하게 앉아 있을 때의 호흡을 바탕으로 한 것이므로 일

▩ 난기류와 호흡

호흡기는 기류에 대한 저항이 상대적으로 낮아 적은 노력으로 효과적인 호흡이 이루어질 수 있다. 기류에 대한 저항이 높아질수록 폐 내로 공기를 유입하는 네 니 많은 노력이 필요하므로 쉽게 피로해진다. 여러분도 기도로 분비물이 과다하게 배출되는 호흡기 감염이 있을 때 쉽게 피로를 느꼈을 것이다. 여러분이 느꼈던 피로는 기도 내에서 점액으로 인해 초래된 난기류에 의한 것이다. 인체에 산소를 계속 공급하기 위해서는 이러한 요소로 인해 야기되는 추가 방해물을 제거해야 하며, 이를 위해 호흡근이 계속 일을 해야 한다. ▩

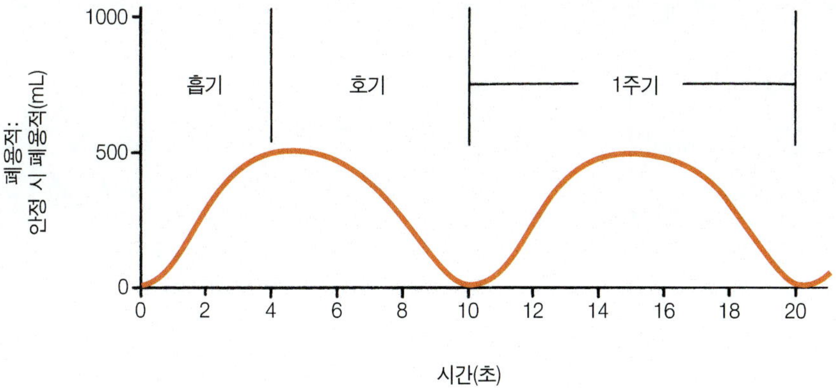

그림 3-3. 두 주기의 편안한 호흡에 사용되는 공기량.

출처: Delmar/Cengage Learning

표 3-1. 일의 강도에 대한 호흡량.

	일의 강도 (Kg m/min)	환기량 (mL)
여성	600	3470
	900	5060
남성	900	4190
	1200	5520
	1500	7090

출처: Data from *Handbook of Biological Data* by W. S. Spector, 1956, p. 352. Philadelphia: W. B. Saunders.

(work)의 양이 증가할 때 호흡이 증가하는 것은 당연하다. 성인 남성은 일의 양이 20배씩 증가할 때마다 산소 요구량이 증가한다. **표 3-1**과 같이 일이 증가함에 따라 환기 요구량이 증가하기 때문에 호흡기류 또한 증가하게 된다.

호흡의 발달 과정

호흡도 성장 발달의 영향을 받는다. **그림 3-4**와 같이 폐는 태내에서 상당히 발달한다. 태아가 출생할 즈음에 연골로 이루어진 전도성 기도가 완성되지만 출생 시 폐포의 개수는 약 2,500만 개였다가 8세경에는 3,000만 개 정도로 증가한다. 그리고 그 숫자는 일생 동안 유지된다.

전도성 기도의 직경과 길이는 흉부가 완전히 성장할 때까지 계속 커지지만 흉부가 폐에 비해서 더 많이 확장한다. 흉부가 확장함에 따라 그 공

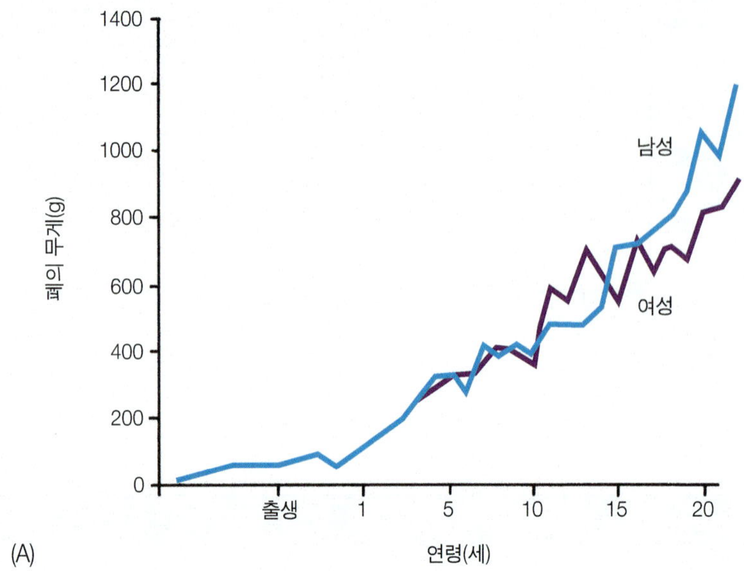

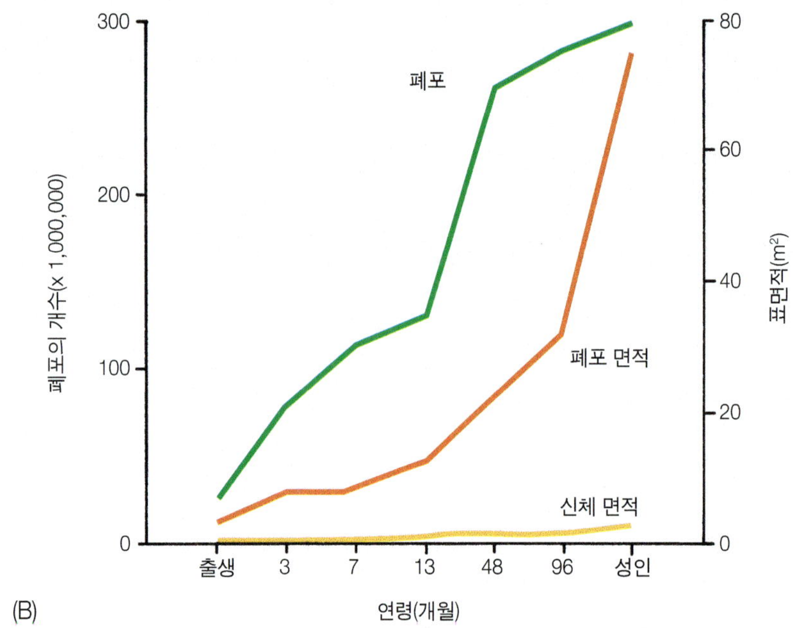

그림 3-4. (A) 연령에 따른 폐 무게의 변화. 기본적으로 남성과 여성은 사춘기 때까지 폐의 무게가 동일하다가 남성의 흉강 크기가 커지는 시기에 폐의 무게가 더 증가함을 보여준다. (B) 연령에 따른 폐조직의 변화. 폐포의 개수는 4세까지 급속하게 증가하다가 총 폐포 면적은 흉부가 그 용적에 가까워질 즈음인 사춘기경에 안정화된다. (W. S. Spector, *Handbook of Biological Data*, 1956, pp. 162, 176–180, 353. Philadelphia: W. B. Saunders.)

출처: Delmar/Cengage Learning

간을 채우기 위해 폐가 늘어나는데, 이를 통해 성인과 아동 간의 차이를 설명할 수 있다. 앞에서 설명한 바와 같이 성인은 휴식 시에 분당 12~18회 정도 호흡(분당 호흡수, breaths per minute, bpm)하는 반면, 신생아는 평균 분당 40~70회 정도 호흡한다. 5세경에는 분당 25회 정도 호흡하고, 15세경에 분당 20회 정도로 감소한다(표 3-2). 성인은 배출되지 않는 공기를 상당량 폐에서 보유하지만 유아는 이렇게 폐 내에 보유하는 공기가 없

표 3-2. 연령에 따른 분당 호흡수.

연령	호흡수(bpm)	연령	호흡수(bpm)
신생아	60	5세	20
1세	30	10세	18
2세	25	15세	18
3세	24	20세	17

출처: Valadian, J. & Porter, D., *Physical Growth and Development*, 1977, p. 311. Boston: Little, Brown, & Co.

다. 본질적으로, 성장하고 발달하는 동안 흉부가 확장하면서 폐를 본래의 부피 이상으로 잡아당긴다.

이렇게 폐가 커지면서 성인의 폐에는 배출할 수 없는 공기량(잔기 용적, residual volume)이 생기고 이 용적으로 인해 성인은 유아와 달리 잔기량(reserve capacity)이 생긴다. 유아의 폐는 아동기를 거치면서 폐포가 계속 증식하며, 유아는 신진대사에 필요한 요구를 맞추기 위해 호흡을 자주 해야 한다.

❋ 용적과 용량

Anatesse Lesson

호흡은 여러 힘과 구조물에 의한 산물이며, 이를 이해하기 위해서는 폐의 용적과 용량에 대해 정의를 내릴 필요가 있다. **용적**(volume)을 말할 때, 호흡계를 분할한 후에 분할된 각 구간별로 보유할 수 있는 공기의 양을 정확하게 예측할 수 있다(이 수치가 아주 유용하지 않을 수 있지만 길이가 약 250미크론 또는 100만 분의 250미터인 1개 폐포의 용적을 상상할 수 있다). 또한 보다 기능적인 단위인 **용량**(capacity)을 살펴볼 수 있다. 용량은 생리적 한계를 나타내는 용적들의 결합을 말한다. 용적은 각각 구분되지만 용량은 용적들을 기능적으로 결합한 것이다.

용적과 용량 모두 밀리리터[milliliter(mL), 1/1,000 L] 또는 입방센티미터(cc, 같은 단위를 표현하는 다른 이름)의 단위를 사용한다. 용적과 용량을 이해하기 위해서는 기준으로 2리터 탄산음료 병을 생각하면 된다. 1리터(1 L)는 1,000 mL이며 또한 1,000 cc이다.

앞으로 살펴볼 용적에는 다섯 가지가 있다. 표 3-3과 표 3-4, 그림 3-5를 참조하라.

표 3-3. 폐용적과 폐용량.

폐용적

일회호흡량(Tidal Volume,TV): 한 주기의 호흡당 교환되는 공기의 양.

흡기예비량(Inspiratory Reserve Volume, IRV): 일회흡기 후에 더 들이마실 수 있는 공기의 양.

호기예비량(Expiratory Reserve Volume, ERV): 수동적인 일회호기 후 내쉴 수 있는 공기의 양. 또한 **휴식 시 폐용적**(resting lung volume)이라고도 함.

잔기량(Residual Volume, RV): 최대 호기 후 폐 내에 남아 있는 공기의 양.

죽은공기(Dead Air): 가스 교환에 참여할 수 없는, 전도성 기도 내에 있는 공기의 양(잔기량의 요소에 포함됨).

폐용량

폐활량(Vital Capacity, VC): 최대 호기 후 들이마실 수 있는 공기의 양; 흡기예비량, 일회호흡량, 호기예비량을 포함(VC = IRV + TV + ERV).

기능잔기용량(Functional Residual Capacity, FRC): 수동적인 호기 후 신체 내에 있는 공기의 양; 호기예비량과 잔기량을 포함(FRC = ERV + RV).

흡기용량(Inspiratory Capacity, IC): 일회호기 후 최대 들이마실 수 있는 공기의 양(IC = TV + IRV).

총폐용량(Total Lung Capacity, TLC): 흡기예비량, 호기예비량 및 잔기량의 총합(TLC = IC + FRC).

표 3-4. 성인의 일반적인 폐용적과 폐용량.

폐용적/폐용량	남성(cc)	여성(cc)	평균(cc)
휴식 시 일회호흡량	600	450	525
흡기예비량	3000	1950	2475
호기예비량	1200	800	1000
잔기량	1200	1000	1100
폐활량	4800	3200	4000
기능잔기용량	2400	2700	2550
흡기용량	3600	2400	3000
총폐용량	6000	4200	5100

주: 용적과 용량은 신체 크기, 성별, 연령, 키에 따라 다양하다. 이 용적은 건강한 20~30대 성인의 수치이다. 폐용량은 연령(세)과 키(cm)로 계산하여 어림한 값이다.

남성: VC (mL) = (27.63 − [0.112 × 연령]) × 키(cm)

여성: VC(mL) = (21.78 − [0.101 × 연령]) × 키(cm)

출처: Baldwin, Cournand, & Richards (1948) as cited *in An Introduction to Respiratory Physiology* by F. F. Kao, 1972, p. 39. Amsterdam: Excerpta Medica; and *The Mechanical Basis of Respiration* by R. M. Peters, 1969, p. 49. Boston: Little, Brown & Co

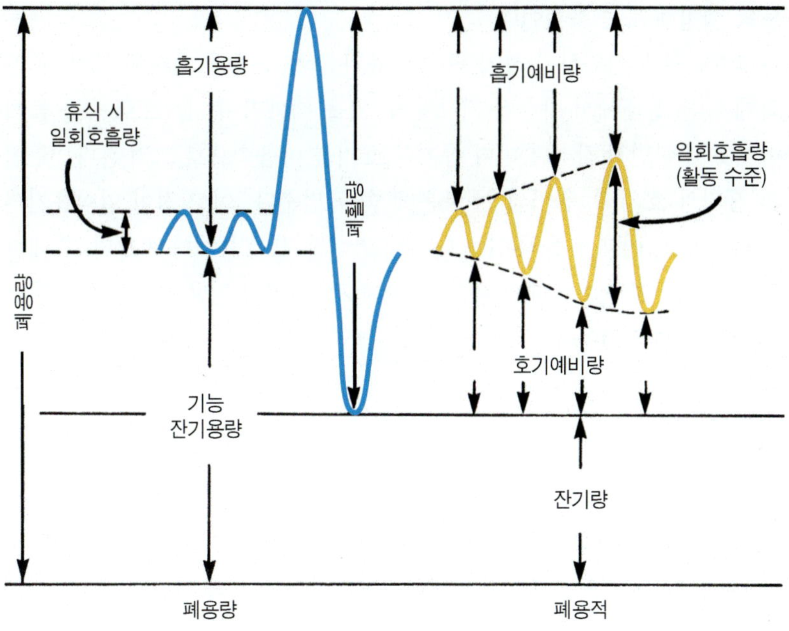

그림 3-5. 폐활량계로 측정된 폐용적과 폐용량[Pappenheimer 등(1950)을 수정].

출처: Delmar/Cengage Learning

폐용적

일회호흡량

한 호흡주기 동안 호흡할 수 있는 공기의 양을 **일회호흡량**(tidal volume, TV)이라 한다. TV은 신체 활동, 신체 크기 및 연령에 따라 다양하기 때문에 정의만으로는 이를 정확하게 측정하기 어렵다. **편안한 일회호흡량**(quiet tidal volume; 휴식 시 TV)은 평균적으로 성인 남성이 대략 600 cc이며, 성인 여성은 약 450 cc이다. 따라서 성인의 평균 TV은 525 cc 또는 매 5초마다 2리터 탄산음료 병의 약 1/4 정도의 양에 해당한다. 분당 2리터 탄산음료 병 3개를 가득 채울 수 있다. 표 3-1과 같이 TV는 활동이 증가할수록 현저하게 증가한다.

편안한 일회호흡량(quiet tidal volume): 편안한 호흡의 한 주기 동안 교환되는 공기량

흡기예비량

두 번째로 관심이 있는 폐용적은 **흡기예비량**(들숨예비량, inspiratory reserve volume, IRV)이다. IRV는 일회흡기(tidal inspiration) 후 더 들이마실 수 있는 용적이다. 일회에 호흡할 수 있는 용적 이상에서 사용할 수 있

흡기예비량(inspiratory reserve volume): 일회흡기 후 더 들이마실 수 있는 공기량

도록 예비해 두는 용적이다.

IRV를 쉽게 기억하기 하기 위해 다음과 같은 운동을 실시해 보자. 편안하게 앉은 상태에서 자신이 지각할 수 있을 때까지 주기적으로 숨을 들이마시고 내쉬면서 각 호흡마다 흡기와 호기를 마음속으로 그려 본다. 몇 번의 흡기와 호기 후 흡기의 끝 부분에 숨을 멈춘다. 이 지점이 일회흡기의 최고점이다. 이때 숨을 내쉬는 대신에 최대한 깊이 들이마셔 보자. 최대한 들이마시고 멈추었을 때의 용량이 IRV이고, 성인의 평균 예비흡기량은 약 2,475 cc(2.475 L)이다.

호기예비량

호기예비량(expiratory reserve volume): 수동적 일회호기 후 최대로 내쉴 수 있는 공기량

호기에서 흡기예비량에 상응하는 것이 **호기예비량**(날숨예비량, expiratory reserve volume, ERV)이다. ERV는 수동적인 일회호기(tidal expiration) 후에 내쉴 수 있는 최대의 공기량이다. 이것을 경험하기 위해 앞에서 한 바와 같이 몇 차례의 호흡을 한다. 그러나 이때 숨을 내쉰 후에 숨을 멈춘다(근육이 이완된 상태에서 특별히 근육을 수축하지 않고 공기를 내보낼 수 있기 때문에 이 지점에 도달하기가 쉽다). 그런 다음 최대한 숨을 내쉬면 ERV를 경험할 수 있을 것이다. 편안한 일회호기 후 내쉴 수 있는 공기의 양은 약 1,000 cc(1.0 L)이다. 이 용량은 수동적 호기 후에 휴식 상태에서 폐 내에 존재하는 용적이기 때문에 **휴식 시 폐용적**(resting lung volume, RLV)이라고도 한다.

잔기량

잔기량(residual volume): 최대 호기 후 폐 내에 남아 있는 공기량

네 번째로 중요한 용적은 **잔기량**(남은공기량, residual volume, RV)으로, 최대 호기 후에 폐 내에 남아 있는 공기량이다. 강하게 또는 완전하게 공기를 내보낸다 하더라도 폐 내에는 배출되지 않는 공기가 있다(약 1.1 L). 이 용적은 상대적으로 흉부가 확장된 결과로 폐가 늘어났기 때문에 존재한다. 따라서 신생아는 잔기량이 존재하지 않는다. 이 공간은 후천적으로 얻어진 공간이라고 생각될 것이다. 어쨌든 잔기량은 사용하지 않는 공기라기보다는 단순히 호기 동안에도 배출되지 않는 용적이다.

사강공기

이제까지 주요 용적에 대해 학습했지만 가스 교환에 참여하지 않는 용적도 다루어야 한다. 전도성 기도 내에는 폐포가 없기 때문에 이 공간 안에

있는 공기는 가스 교환에 참여할 수 없다. 폐의 전도성 기도는 주로 연골로 이루어져 있고, 상기도(입, 인두, 코)에도 폐포가 존재하지 않는다는 사실을 기억할 것이다. 폐에서 가스 교환이 일어날 수 없는 용적을 **사강공기**(죽은공간공기, dead space air)라고 하며, 성인의 경우 약 150 cc 정도 된다. 이 용량은 연령과 체중에 따라 다양하지만 여러분의 몸무게를 파운드로 환산한 것과 거의 비슷하다(cc일 경우). 사강공기와 관련된 용적은 잔기량을 포함하기도 하는데, 이는 둘 다 배출될 수 없는 공기이기 때문이다.

사강공기(dead space air): 가스 교환에 관여할 수 없는, 전도성 기도 내에 있는 공기

물속에서 튜브나 스노클을 낀 상태로 숨을 쉬면서 수영을 하는 사람을 생각해 보면 사강공기에 대한 개념(과 이 공기량의 중요성)을 더 잘 이해할 수 있을 것이다. 이 사람은 튜브로 인해 추가적으로 사강공기를 더 갖게 된다—튜브가 더 길수록 외부에서 폐로 들이마셔야 할 용적이 더 증가한다. 병리적인 상태를 살펴보면 사강(죽은공간, dead space)이라는 용어는 새로운 의미를 갖게 된다. 건강한 사람의 경우 **해부학적 사강**(anatomical dead space; 앞에서 서술한 바와 같음)과 **생리학적 사강**(physiological dead space; 환기가 되지 않는 공간)이 동일하다. 2장의 임상 노트에서처럼 생리학적 사강을 증가시키는 조건이 있다. 즉 호흡계의 병리적인 상태로 종종 호흡을 위해 많은 노력이 필요하고 공기를 소모하는 결과가 초래되기도 한다.

폐용량

폐용적은 생리적인 요구에 따라 여러 방법으로 결합될 수 있다. 다음의 네 가지 폐용량은 많이 사용되는 폐용적들을 결합한 것이다.

폐활량

폐용량 중에서 **폐활량**(vital capacity, VC)은 말에 사용되는 용량을 나타내기 때문에 말이나 청각과 관련된 문헌에서 가장 많이 언급된다(**그림 3-6**). VC는 흡기예비량, 호기예비량, 일회호흡량을 합한 것이다. 즉 VC는 최대 호기 후 들이마실 수 있는 총공기의 양이다. VC=IRV+ERV+TV이기 때문에 성인의 평균이 약 4,000 cc라는 것을 쉽게 알 수 있다.

폐활량(vital capacity): 최대 호기 후 들이마실 수 있는 총공기량

기능잔기용량

기능잔기용량(functional residual capacity): 수동적 호기 후 체내에 남아 있는 공기량

기능잔기용량(functional residual capacity, FRC)은 수동적인 호기 후 신체

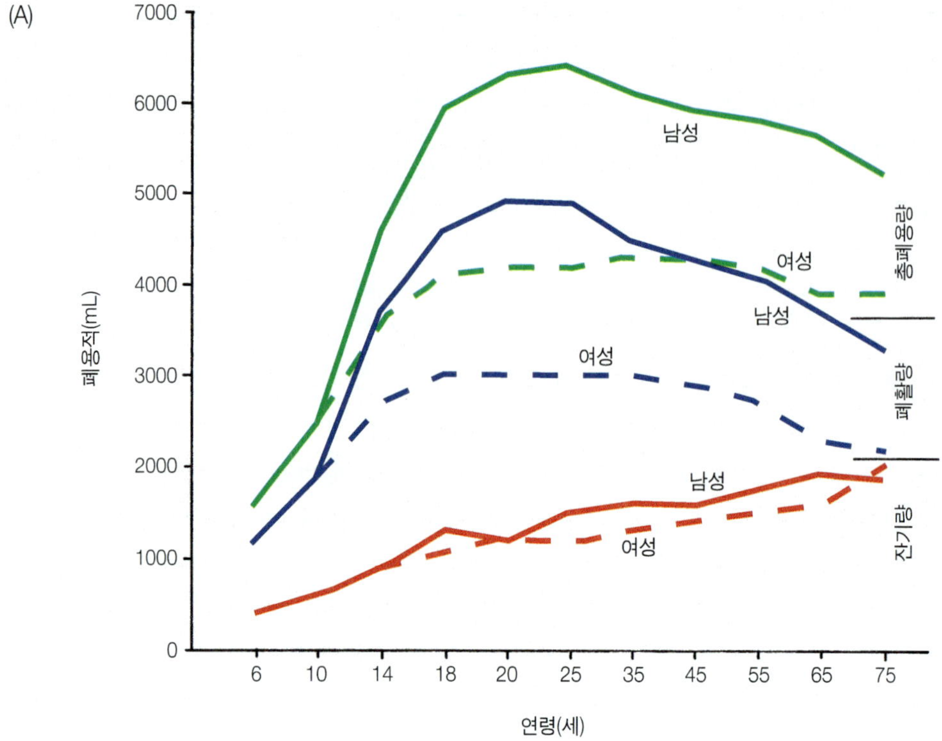

그림 3-6. (A) 연령에 따른 폐활량, 총폐용량, 잔기량.

출처: Data from *Handbook of Biological Data* by W. S. Spector, 1956, p. 267. Philadelphia: W. B. Saunders.

내에 남아 있는 용량이다(FRC=ERV+RV). 성인 평균이 약 2,100 mL이다.

총폐용량

총폐용량(total lung capacity): 일회호흡량, 흡기예비량, 호기예비량, 잔기량의 총합

총폐용량(total lung capacity, TLC)은 모든 용적의 총합(TLC=TV+IRV+EVR+RV)으로 약 5,100 cc이다. 주의해야 할 점은 이 용량은 폐활량과 다르다는 것이다. 폐활량은 한 호흡주기에 사용되는 최대 공기의 양을 나타내는 반면 TLC는 RV까지 포함한다. RV는 외부와 직접적으로 상호작용을 하지 않기 때문에 호흡에서 완충작용을 한다. 산소가 풍부한 공기는 RV 내에 있는 공기와 혼합되면서 묽어져 공기의 질이 심하게 변동되는 짧은 기간 동안에도 산소가 상대적으로 일정하게 유지된다.

흡기용량

흡기용량(inspiratory capacity): 일회호기 후 최대로 들이마실 수 있는 공기량

흡기용량(들숨용량, inspiratory capacity, IC)은 일회호기 후 최대로 들이마실 수 있는 흡기량이다(IC=TV+IRV). 이것은 흡기에 관여하는 폐용량을

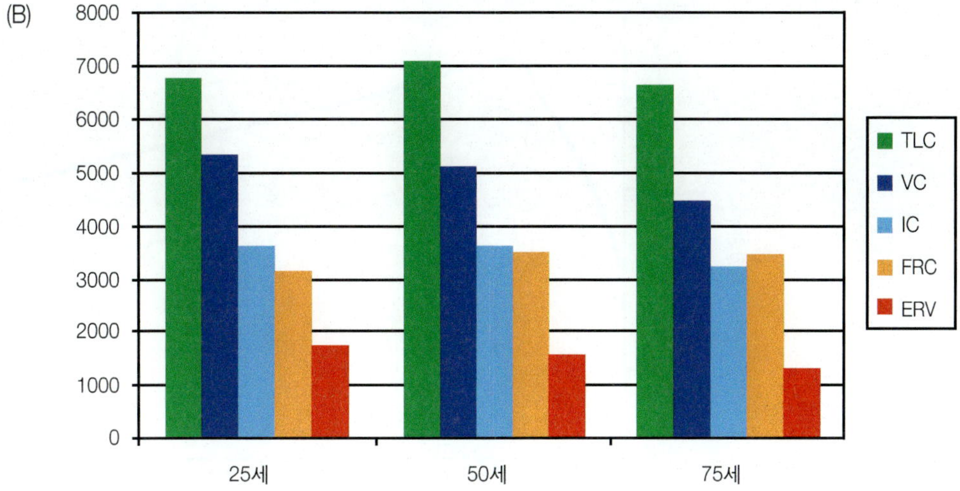

그림 3-6. (B) 건강한 성인 남성의 연령에 따른 특정 폐용적과 폐용량의 변화. 성인기에 연령이 증가함에 따라 총폐용량(TLC)은 동일하게 유지되지만 폐활량(VC), 흡기용량(IC), 호기예비량(ERV)은 감소한다. 기능잔기용량(FRC)는 연령이 증가함에 따라 호기용량의 감소로 인해 증가한다.

출처: From data of Hoit, J. D. & Hixon, T. J. (1987). Age and speech breathing. *Journal of Speech and Hearing Research*, *30*, p. 357.

뜻하며, 성인의 경우 약 3,000 cc이다.

연령이 폐용량에 미치는 영향

연령이 증가함에 따라 조직도 변화한다. 우리의 신체가 얼마나 빠른 속도로 최고 기능에 도달하고 지속적으로 감소한다는 것은 놀라운 사실이다. VC는 몸무게, 연령, 키에 따라 달라진다. 이러한 상관관계를 **표 3-4**와 **그림 3-7**에 나타냈다.

그림 3-7에서 보듯이 성인기에 연령이 증가함에 따라 VC는 해마다 약 100 mL 감소한다. 또한 **그림 3-7**에서 약 20세까지 신체가 성장함에 따라 VC은 꾸준히 증가하며 약 25세까지 그 상태를 유지하다가 그 이후부터 지속적으로 감소하는 것을 알 수 있다. 여성은 일생 전반에 걸쳐 남성보다 VC가 적으며, 이는 키와 관련 있다고 볼 수 있다(남성이 여성보다 일반적으로 더 크다). **그림 3-6B**와 같이 연령도 다른 폐용량에 영향을 미친다. Hoit와 Hixon(1987)의 연구에서는 건강한 백인 남성의 경우 TLC는 시간이 지나도 변화 없이 유지되었다. 그러나 **그림 3-7**에서 수학적으로 산출된 곡선을 보면 VC는 연령이 증가함에 따라 명백하게 감소한다. 이와 더불어 IC와 ERV도 감소한다. 잔기량은 연령이 증가함에 따라 증가한다. 이

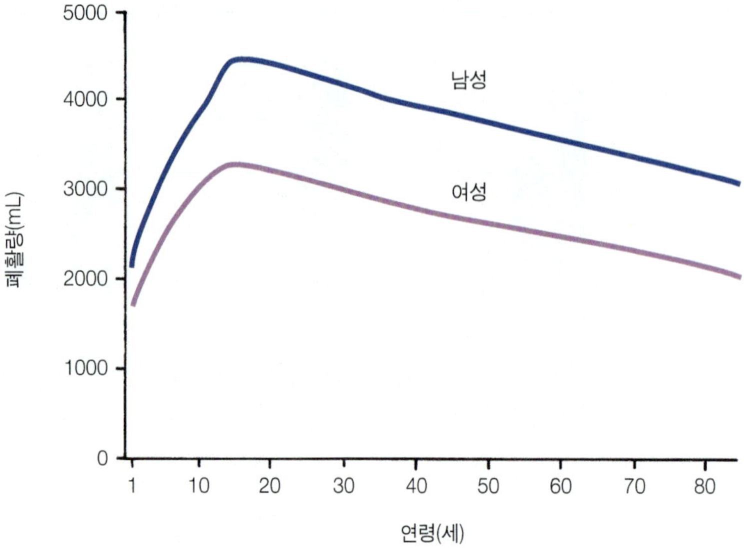

그림 3-7. 연령과 성별에 따른 폐활량의 변화를 수학적으로 예측한 그림.

출처: Delmar/Cengage Learning

는 기능적 용량(TLC)이 유지되지만 기능은 감소한다는 것이다. 연령이 증가함에 따라 폐의 순응도(compliance)가 감소하고, 그 결과 폐가 확장할 수 있는 능력이 감소하게 된다. 폐용적은 일정하게 유지되지만 가스 교환에 직접적으로 사용되지 못하는 잔기량은 점차 증가한다.

요약하면,

- 호흡을 학습하는 데 중요한 여러 폐용적과 폐용량이 있다.

▩ 근육의 약화와 호흡 기능

많은 질병은 호흡 기능을 감소시킬 뿐만 아니라 다른 계통에도 큰 영향을 미친다. 경직성을 초래하는 질병은 흡기 동안 역설적으로 호기근을 수축시켜 VC를 현저하게 감소시킨다. 이와 마찬가지로 근육의 수축 정도와 수축력을 감소시키는 이완 상태나 저긴장 상태(낮은 근긴장)인 경우도 있다. 이렇게 근육을 약화시키는 질병이 폐활량을 감소시킬 수 있는 것은 당연하다.

폐활량, 흡기예비량, 또는 다른 용적이나 용량이 현저하게 감소되어 있을 때 이를 호흡근의 영향으로만 보는 것은 문제가 있다. 운동계통의 문제가 있는 대상자를 평가할 때 전체 계통을 모두 평가해야 한다는 것을 기억하자. 본 클리닉에서는 입술근육이 약화되어 폐활량계의 마우스피스를 꽉 물지 못하는 대상자를 평가한 적이 있다. 폐활량계로 측정된 결과는 호흡 기능부전이지만 실제 문제는 조음계통에 있었다. 마찬가지로 근육의 약화나 조직의 결핍으로 인한 연구개 기능부전은 호흡 과제를 수행하는 동안 비강 유출을 초래할 수 있다. 다시 말해 이러한 현상 또한 호흡 기능부전으로 오진될 수 있는 것이다. ▩

- 호흡계를 임의로 구분해 볼 때, 폐용적은 **일회호흡량**(한 호흡주기에 들이쉬고 내쉴 수 있는 용적), **흡기예비량**(일회흡기 후에 더 들이마실 수 있는 공기), **호기예비량**(일회호기 후에 더 내쉴 수 있는 공기), **잔기량**(최대 호기 후 폐 내에 남아 있는 공기), **죽은공기**(가스 교환에 참여하지 않는 공기)로 나뉜다.
- **폐활량**은 최대 호기 후 들이마실 수 있는 공기량이다.
- **기능잔기용량**은 수동적 호기 후 신체 내에 남아 있는 공기이다. **총폐용량**은 모든 폐용적의 합이다.
- **흡기용량**은 휴식 시 폐용적과 더 들이마실 수 있는 용적을 합한 양이다.

❋ 호흡계의 압력

비구어적 기능과 구어적 기능에 관여하는 압력은 폐포압, 흉강내압, 구강압, 대기압이다(그림 3-8).

우리가 살고 있는 지구를 둘러싸고 있는 대기는 지구 표면에 상당히 높은 압력을 가한다(760 mm Hg; 이 압력은 중력과 반대로 작용하여 1개의 수은기둥을 760 mm만큼 상승시킬 수 있는 압력을 말한다). 대기압(P_{atm})은 실제로 호흡계를 설명할 때 기준치로 사용되며, 호흡 압력과 비교할 때 이 압력을 일정한 0으로 간주한다. **구강압**(intraoral pressure, mouth pressure, P_m)은 입안에서 측정될 수 있는 압력이고, **성문하압**(subglottal pressure, P_s)은 성대 아래의 압력이다. 성대가 열린 상태에서 정상적으로 호흡하는 동안 성문하압과 구강압이 폐포압과 동일하다고 가정할 수 있다. 폐의 깊은 곳에서는 개개의 폐포 내에 존재하는 압력인 **폐포압**(alveolar pressure) 또는 **폐내압**(pulmonic pressure, P_{al})을 추정할 수 있다. 만약 벽측흉막과 장측흉막 사이 공간의 압력을 측정하고자 한다면 이를 가리켜 **흉강압**(pleural pressure) 또는 **흉강내압**(intrapleural pressure, P_{pl})이라 한다. 흉강내압은 호흡하는 동안 음압이 된다. 폐, 안쪽 흉부, 횡격막은 흉막으로 둘러싸여 있다는 사실을 기억할 것이다. 벽측흉막과 장측흉막을 분리하려고 하면 음압이 발생한다.

> **구강압[intraoral(mouth) pressure]:** 구강 내에서 측정되는 공기압

> **폐포압[alveolar(pulmonic) pressure]:** 폐의 폐포 수준에서 측정되는 공기압

> **흉강압[흉강내압, pleural(intrapleural) pressure]:** 폐를 둘러싸는 흉막 내에서 측정되는 압력

이러한 압력은 대기압에 상대적인 값으로 측정된다. 폐포압이 +3 cm H_2O이면 이는 근육의 작용으로 대기 값보다 +3 cm H_2O 높은 압력을 산출한 것이다(만약 대기압이 1,033 cm H_2O라면 폐포압은 1,036 cm H_2O이다).

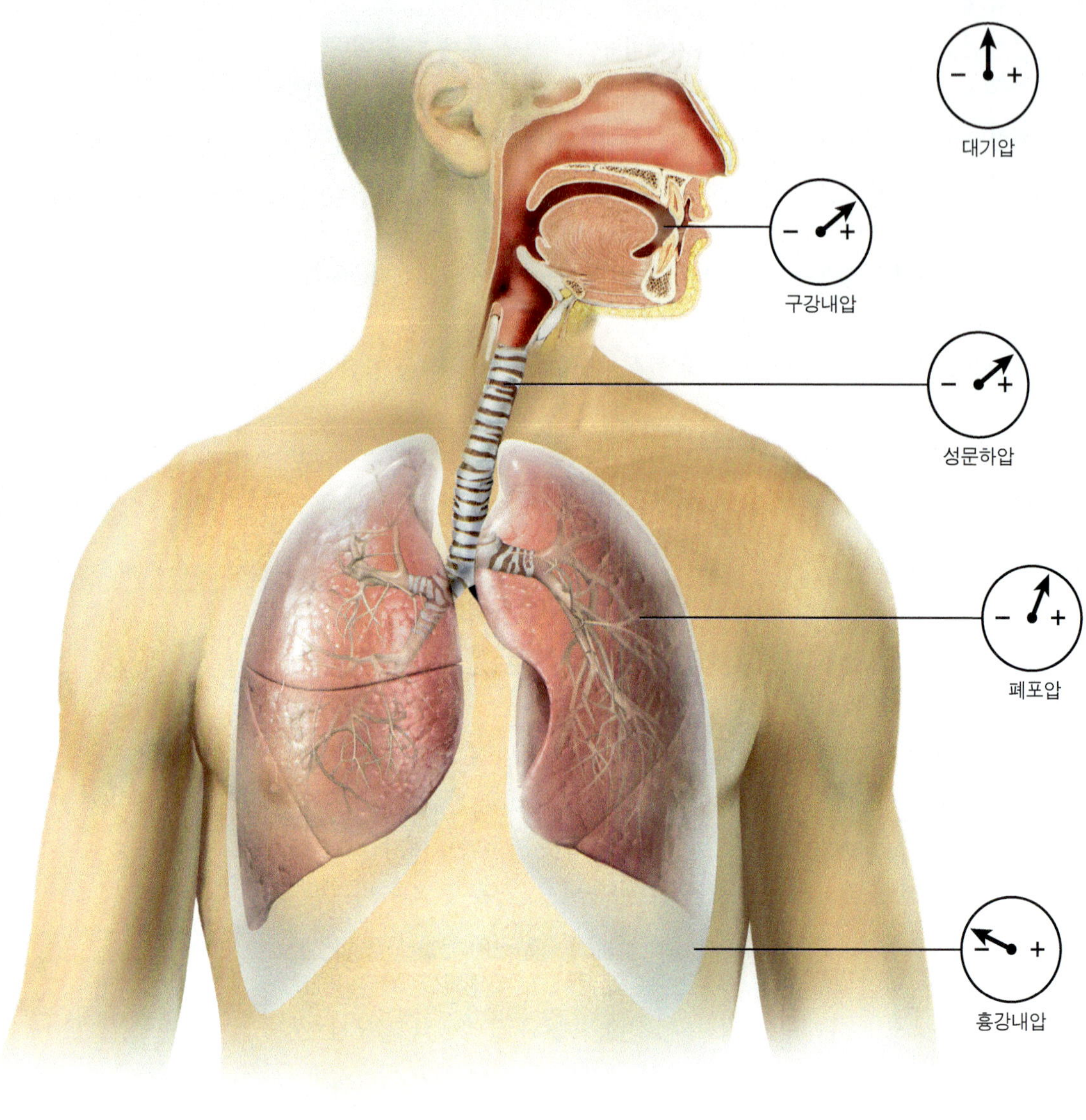

그림 3-8. 호흡 압력.

출처: Delmar/Cengage Learning

폐포압은 대상자가 풍선을 삼킨 상태에서 호흡하는 동안 간접적으로 측정할 수 있다. 기관과 식도는 인접한 구조물로 같은 인두벽을 공유하기 때문에 기관의 압력이 변하면 식도에서도 유사하게 변화하여 풍선에 달린 압력 감지 장치를 통해 성대 아래 수준의 기압을 추정할 수 있다.

일회흡기를 위해 횡격막이 아래로 당겨질 때, 보일의 법칙에 의해 폐포압이 감소한다(대기압에 비해 상대적으로 감소). 편안한 일회흡기 시 폐

기흉

기흉(공기가슴증, pneumothorax)은 폐와 흉벽 사이 흉막공간 내에 공기가 응집되어 그 결과 흉강내압의 음압이 사라진다. 기흉은 여러 원인에 의해 초래될 수 있으며, 항상 폐가 '허탈(collapse)'된다. 개방성 기흉은 흉부벽의 파열 부위를 통해 공기가 흉강 안으로 들어가는 것으로 대부분 찔린 상처(칼에 찔리거나 교통사고 등)에 의해 발생한다. 공기가 흉막강 안으로 들어가면 그 결과 유지되던 흉강 내 음압이 상실된다. 이 압력에 의해 폐를 덮고 있는 장측흉막과 흉부 안쪽 벽을 둘러싸고 있던 벽측흉막이 강하게 결합된 상태가 유지된다는 것을 기억할 것이다. 이렇게 단단하게 결합된 상태가 개방성 상처에 의해 손상되면 폐가 허탈된다. 성인의 흉부 크기와 폐 크기가 다르기 때문에 폐는 계속 바깥으로 팽창되어 있는 상태가 유지되어 이러한 허탈이 발생하는 것이다(자세한 설명은 폐 발달 부분에서 살펴보라).

포압은 흡기 기류에 의해 대기압과 같아질 때까지 약 −2 cm H_2O 감소한다. 마찬가지로 호기 시에도 폐포 수준에서의 압력은 대기압에 비해 양압이 되어 편안한 일회호흡을 하는 동안 +2 cm H_2O로 증가한다.

폐는 폐 내의 저항을 극복함으로써 확장한다. 표면의 활성 용액(계면활성제)이 폐포 내로 방출되어 표면장력이 현저하게 감소된다. 감소된 표면장력은 폐포의 압력을 감소시키고, 폐포 벽이 허탈되지 않도록 방지하며, 모세혈관에서 나온 용액이 폐로 들어가지 못하도록 한다. 관으로 구성된 어떠한 구조물 중에서도 압력이 가장 높은 구조가 폐포이다.

계면활성제는 폐포를 보호하고, 기류를 증진시키며, 호흡에 필요한 노력을 감소시킨다. 호흡하는 동안 산소는 폐포-모세혈관 장벽을 넘어 혈류 내로 관류되고, 이산화탄소는 폐포로 관류된다.

근육의 수축에 의해 흉부가 확장될 때 폐 속의 3억 개 폐포가 확장하면서 폐도 자연스럽게 확장한다. 장측흉막 내 분비세포는 장측흉막과 벽측흉막 사이 공간에 윤활 용액을 방출하여 폐와 흉부를 미끄럽게 만들어 마찰을 최대한 감소시킨다. 폐포에서 산소와 이산화탄소가 폐포-모세혈관의 경계를 넘어 확산될 수 있다.

그림 3-9는 편안한 일회호흡 동안 폐포, 흉강내압 및 폐용적의 변화에 대한 모식도이다. 이 그림은 한 호흡주기와 관련된 폐포압을 보여 주며, 이제까지 설명한 내용을 묘사한 것이다. 여러분은 압력과 기류의 전체 시스템이 어떻게 작용하는지 이 그림 위에 표시하면서 논의할 수 있다.

그래프에서 '용적' 부분을 살펴보면 주기적인 기능이 일회호흡을 나타낸다는 것을 알 수 있다. 'A' 지점은 최고 흡기점을 나타내고, 이때 폐는

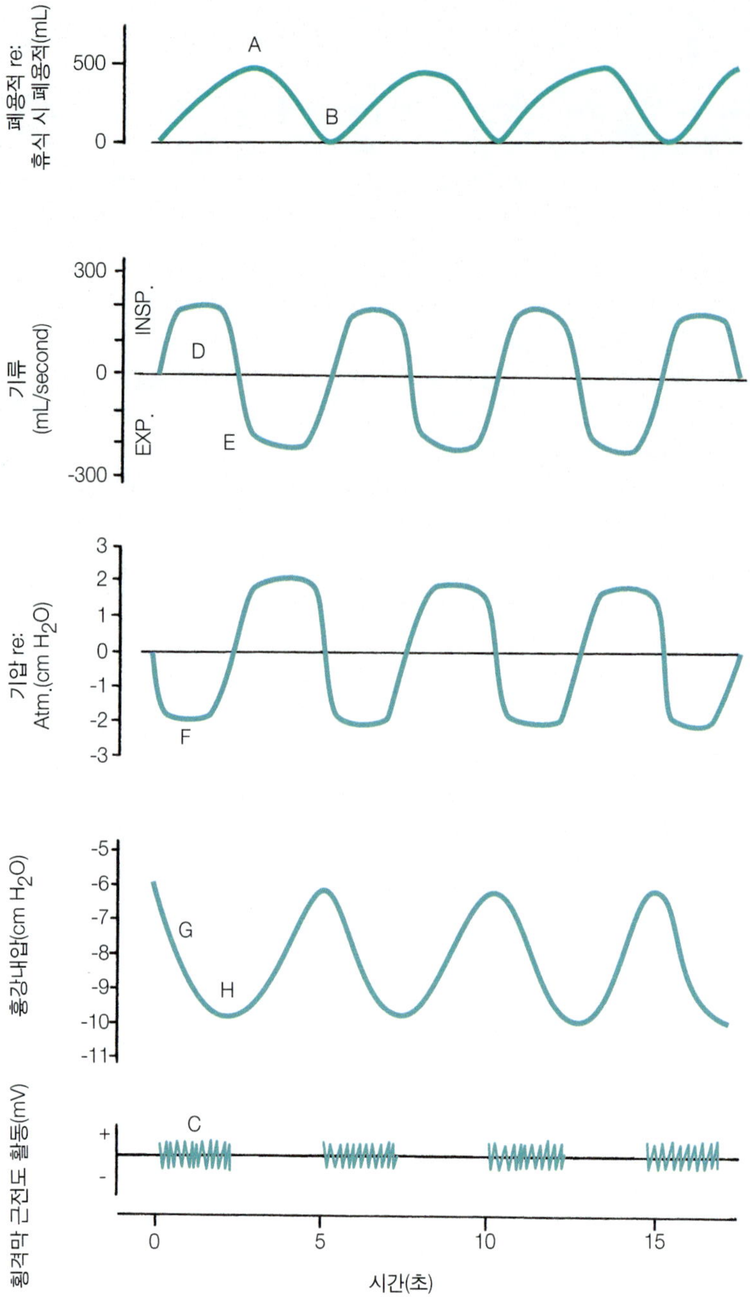

그림 3-9. 횡격막 활동에 대한 압력, 기류 및 용적의 관계. 횡격막을 수축함으로써 흉강내압이 감소하고 그 결과 기류와 폐용적이 증가한다. (J. H. Comroe, *Physiology of Respiration*, 1965. Chicago: Year Book Medical Publishers.)

출처: Delmar/Cengage Learning

500 cc 정도의 공기를 보유하게 된다. 'B' 지점은 호기가 끝나는 지점으로, 흡기에 사용된 힘을 이완하고 폐는 수동적으로 잔기량에 이를 때까지 폐 내 공기를 배출한다. 'C' 지점은 횡격막이 수축할 때 얻은 근전도를 나타낸다. 두 선을 겹쳐 보면 횡격막이 수축함에 따라 폐용적이 증가하다가 횡격막의 수축이 끝나는 지점에서 최고로 증가한 것을 알 수 있다.

이제는 '기류' 부분을 살펴보자. 횡격막이 수축함에 따라 'D' 지점과 같이 상당히 안정된 기류가 폐로 들어간다(mL/sec의 단위로 측정). 흡기를 위한 노력이 끝날 때(횡격막의 활동이 중단되고 'A' 지점에서 폐용적이 최고조에 이를 때) 더 이상의 기류가 폐로 들어가지 않는다. 즉 횡격막의 수축이 멈추면 공기는 더 이상 흐르지 않는다. 공기가 폐에서 빠져나갈 때 기류는 'E' 지점과 같이 음(−)의 값이 된다(간단히 말해 공기가 다른 방향으로 흐른다). 폐에 대해 이미 알고 있듯이 숨을 내쉬는 동안 폐포압은 양압(+2 cm H_2O)이 된다. 요약하면, 횡격막이 수축할 때 기류가 시작되고 흡기주기 전반에 걸쳐 상당히 안정된 기류가 폐로 들어가며, 횡격막의 수축이 멈추면 폐에서 기류가 밖으로 나가기 시작한다.

이 지점에서 이 과정 전반에 작용하는 압력을 살펴보아야 한다. 횡격막이 수축하면 폐포압이 감소한다는 것을 기억한다면 'F'가 그 지점이라는 것은 당연하다—횡격막이 활동적일 때('C'), 폐 내 압력이 감소한다. 일회호흡 동안 폐포압이 최대 음압(대기압에 비해 −2 cm H_2O)에 도달하는데, 음압으로 인해 폐로 기류가 들어간다. 'G'에서 압력이 왜 낮아지는지를 설명하고 있다. 흉강내압이 대기압에 비해 계속 음압을 유지하기 때문에 폐가 흉강 안에서 계속 확장된 상태라는 사실을 기억할 것이다. 이것은 흉강내압 곡선에서 가장 높은 압력이 음압이라는 사실을 반영한다.

횡격막이 수축할 때 횡격막이 횡격흉막을 잡아당겨 장측흉막과 멀어짐으로써 횡격막 내 압력은 보다 더 음압이 된다. 횡격막이 수축하는 전 과정 동안 압력은 계속 낮아진다. 횡격막이 수축하여 휴식 상태로부터 점점 멀어질수록 흉막 사이의 압력은 비례적으로 증가한다. 횡격막 수축이 끝나는 지점에서 흉강내압은 최고의 음압이 되며('H'), 횡격막이 이완됨에 따라 반대 현상이 나타난다. 횡격막이 수축할 때 두 흉막 사이의 용적(공간)은 증가한다. 따라서 보일의 법칙에 의해 압력이 감소하게 되는 것이다.

편안한 일회흡기 동안 횡격막이 아래로 내려가면서 흉강내압은 약 −10 cm H_2O가 되지만, 편안한 일회호기 동안 횡격막이 이완할 때에는 이 압력이 대기압의 수준까지 회복되지 못하고 −6 cm H_2O의 일정한 휴지기 압력으로 되돌아온다. 건강한 정상 성인의 경우 흉강내압이 항상 음압을 유지하고 흡기근이 폐에 작용함에 따라 음압이 점차 증가한다.

흉강내압이 음압이라는 사실은 두 가지 중요한 시사점을 준다. 첫째, 흉부가 폐보다 크기 때문에 이 공간을 채우기 위해 폐는 항상 일정하게 확장되어 있는 상태를 유지한다. 둘째, 폐는 앞에서 언급했던 잔기량으로 인해 정상적인 상황에서는 완전히 오므라들 수 없다.

숨을 들이쉬고 내쉬는 동안 추가로 두 가지 압력이 더 관여한다. 성문하압은 성대 아래에서 측정된 압력이다[성문(glottis)이란 성대 사이의 공간을 의미한다]. 성대 위에서는 구강에서 호흡 압력이 측정되며, 이를 구강압이라 한다. 성대가 열려 있을 때는 구강압, 성문하압, 폐포압이 동일하다.

공기가 지나가도록 성대가 열려 있는 동안에는 성대 아래와 위의 압력이 폐에서 발생하는 현상과 직접적으로 연관이 있다. 폐로 공기가 들어간다면 이들 위치에서는 음압이 된다. 폐에서 공기가 나간다면 압력은 상대적으로 양압이 될 것이다. 그러나 성대가 닫힐 때는 좀 더 복잡하다.

발성을 위해 성대가 닫힐 때 상부 기도를 통과하는 기류의 흐름이 상당히 차단된다. 폐가 지속적으로 공기를 밖으로 내보내는 동안에 성대가 닫히면 성문하압이 순식간에 증가한다. 이와 동시에 성대가 닫힘으로써 구강압이 대기압 수준으로 감소하여 성문상부압(성대 위)과 성문하압 간의 압력 차이가 커진다. 만약 이 차이가 3~5 cm H_2O를 초과하면 성대가 열리고 발성이 시작된다. 이 압력은 말소리를 산출하기 위해 필요한 최소한의 압력이기 때문에 매우 중요하다.

구어(speech)와 비구어(nonspeech)를 산출할 때 요구되는 것은 상당히 다르다. 비구어를 산출할 때 호흡은 대사 활동에 필요한 일정 수준의 가스를 교환해야 한다. 이와 더불어 구어를 산출할 때 호흡은 비교적 일정한 압력에서 일정한 기류를 유지해야 한다. 이는 공간 안에 공기가 순환적으로 들어오고 나가도록 설계된 시스템에서는 상당히 어렵다. 성대가 진동하기 위해서는 최소한 3~5 cm H_2O의 성문하압이 필요하다. 인간은 본래 효율적인 생명체이기 때문에 힘들게 일하는 것을 피하려고 부단히 노력한다. 에너지 측면에서 볼 때 가장 효과적인 호흡의 범위는 휴식 시 폐용적(resting lung volume, RLV) 수준에서 VC를 유지하는 것이다. RLV 이상의 수준으로 폐를 더 많이 확장할수록 근육의 활동이 더 많이 필요하다. 이것은 극단적인 수준에서 근육의 수축에 의해 더 높은 압력이 생성됨을 의미한다. 사실 극단적인 상황에서는 에너지가 많이 소모되기 때문에 이 부분에 대해서는 더 이상 설명하지 않는다. 대신에 우리는 자발화 산출 시 RLV 근처의 VC, 즉 VC의 35~60%를 유지하려는 경향이 있다. RLV가 VC의 38%이기 때문에 VC에서는 조금만 일하고 IRV에서는 조금 더 일하면 되므로 극단적인 상황은 피할 수 있다. 큰 소리로 말할 때는 더 많이 숨을 들이마셔 VC의 80%까지의 폐용적을 사용한다.

폐용적에 대해 결론을 내리면서 성문하압이 유지되는 것은 어떻게 설명할 수 있을까? 압력은 호기의 힘과 직접적인 관련이 있으며, 이는 VC의 38% 이상에서 대개 수동적으로 작용한다. 거의 예외 없이 VC의 38% 이상 범위 내에서 호흡하기 때문에 성문하압은 주로 호기의 힘, 특히 탄성과 중력의 영향을 받는다. 흡기근을 조절하여 밖으로 나가는 기류를 조절한다. 즉 말을 산출할 때 처음 숨을 들이마신 후에 기류가 한꺼번에 빠져나가지 못하도록 흡기근을 다시 사용하여 기류가 한꺼번에 빠져나가지 못하도록 조절한다. 이 근육을 섬세하게 조작함으로써 후두에 의한 발성을 정교하게 조절할 수 있는 성문하압을 계속 유지할 수 있다.

구어 산출을 위해 호흡기전을 조절하는 동안 이 활동의 준비 과정에 대해 특별히 관심을 가져 볼 필요가 있다. Hixon, Goldman과 Mead(1979)는 일정하게 주어진 공기량에서 구어를 산출할 때에는 비구어를 산출할 때에 비해 흉부를 더 크게 확장시킨다고 하였다. 이들은 이러한 준비 활동으로 말의 초분절적인 측면에 요구되는 호흡을 산출하기 위한 최적의 자리에 흉부를 위치시킨다고 가정하였다.

이제 이 중요한 압력들을 하나의 체계로 살펴보자. 호흡계는 상대적으로 일정하게 유지되는 **대기압**(atmospheric pressure)과 상호작용하면서 지속적으로 활동한다. 횡격막과 흡기근이 수축하여 흉강내압이 현저히 감소하고 그 결과 폐가 확장한다. 폐가 확장할 때 폐포압은 대기압에 비해 상대적으로 감소하여 폐 내로 공기가 들어간다. 흡기근이 이완하면 폐와 연골의 자연적인 탄성에 의해 흉부가 원래의 위치로 되돌아가고 이완된 횡격막은 다시 흉부에서 상대적으로 상승된 위치로 되돌아간다. 이러한 현상이 발생할 때 흉강내압은 상승하고(그러나 여전히 음압을 유지), 폐포압은 대기압에 비해 상대적으로 양압이 되어 폐로부터 공기가 빠져나간다.

요약하면,

- 용적과 압력은 호흡계에 직접 작용하는 힘으로 다양하다.
- 성대가 열릴 때 **구강압**, **성문하압** 및 **폐포압**은 거의 동일하다.
- **흉강내압**은 일정하게 음압이 유지되며 흡기 시 음압이 증가한다.
- 이러한 압력들은 **대기압**과 비교하여 측정된 값이다.
- 흡기 동안 흉부가 확장하면서 이미 음압이었던 흉강내압이 더 감소하고 증가된 폐용적으로 **폐포압**은 **음압** 상태가 된다.
- 폐와 대기압 사이의 압력 차이로 신체 바깥의 공기가 폐로 유입된다.
- 호기 동안 이러한 압력 차이가 반대로 바뀌어 **폐포압**은 **양압** 상태가 되고 상대적으로 대기압은 음압이 되어 폐로부터 공기가 배출된다.

조직에 의해 생성된 압력

이 시점에서 호기의 힘에 대해 자세히 살펴볼 필요가 있다. 흡기의 과정은 **중력**을 극복하는 데 필요한 힘 중 하나이다. 일반적으로 흡기는 활발히 이루어지며 근육의 활동이 요구된다.

호기는 흡기 동안 소모된 에너지를 되찾기 위해 탄성과 중력을 활용한다. 흡기근이 수축하면서 조직이 늘어나고 복부가 확장한다. 호기 시 이 근육이 이완되면서 조직의 고유 특성인 탄성에 의해 늘어났던 조직은 원래의 상태로 되돌아가고 흉곽은 아래로 내려간다. 숨을 들이마시기 위해서는 이 근육과 뼈를 모두 움직여야 하며, 이는 이완되면서 원래의 위치로 되돌아간다.

이러한 회복력에 의해 압력이 발생한다. 호기 시 발생하는 흉부의 반동은 탄성이 있는 어떠한 물질에도 적용되는 법칙을 따르는 것이다—물질을 더 많이 확장하거나 비틀수록 그 상태를 유지하기 위해 더 많은 힘이 필요하고 안정 상태로 되돌리는 데 더 많은 힘이 요구된다.

스테이플러에 심을 넣을 때를 생각해 보면 탄성은 기본 상식이라는 것을 알 수 있다. 스테이플러의 스프링을 뒤로 잡아당길 때 스프링이 더 이상 잡아당겨지지 않는 지점에 도달할 것이다. 스프링을 원래의 위치로부터 더 멀리 잡아당길수록 그 상태를 유지하기 위해 더 많은 힘이 필요하다. 그리고 심을 다 넣은 후 스프링이 제자리로 돌아갈 때 제시간에 손가락을 치우지 않으면 손가락이 다칠 수 있다. 스프링을 더 많이 당길수록 스프링이 제자리로 돌아갔을 때 부주의로 더 많이 다치게 된다.

이러한 탄성은 숨을 들이마시는 데 필요한 노력을 결정한다. 눈을 감고 들이마실 수 있는 최대한으로 깊게 숨을 들이마신 후 몇 초간 멈추어 보자. 이 상태에서 흉부에 가해지는 압력을 느껴 보자. 그다음 편안하게 숨을 들이마시고 멈춘다. 압력의 차이를 느낄 수 있는가?

그림 3-10에 제시된 곡선은 이러한 상관관계 및 모든 힘에 의해 산출된 압력의 결과를 보여 준다(압력이란 일정 범위에 작용하는 힘이라는 것을 기억하자). 흉곽이 더 많이 확장할수록 흉곽을 안정 상태로 되돌리려는 힘은 더 커진다.

이 곡선은 **이완압력곡선**(relaxation pressure curve)이라 하며, 조금 전에 여러분이 눈을 감은 상태에서 했던 것을 여러 사람들이 그대로 실시하여 얻어 낸 결과이다. 대상자에게 VC의 일정 퍼센트만큼 숨을 들이마시게 한 다음, 근육을 이완시키면서 그 순간 압력계를 사용하여 구강압(성문하압 및 폐포압과 유사)을 측정한다. 다양한 퍼센트의 VC에서 이를 반복하

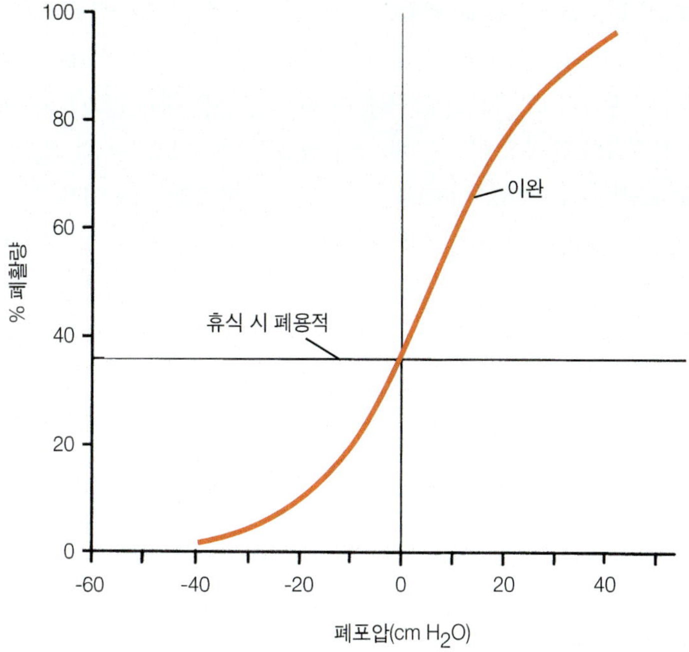

그림 3-10. 이완압력곡선은 호흡계의 수동적인 힘에 의해 산출되는 압력을 나타낸다.

출처: Delmar/Cengage Learning

여 측정한 결과가 곡선에서 위쪽 양(+)의 위치에 나타난다. 조직이 원래의 위치로 돌아갈 때 발생하는 압력이므로 양(+)의 값을 갖는다. 이는 물리적인 회복력의 상노를 측정한 것이다. 여러분은 조직의 탄성으로 상당히 큰 힘을 산출할 수 있다는 사실을 주지해야 한다. 발성에 필요한 압력이 5 cm H_2O라는 사실을 고려해 볼 때, 약 60 cm H_2O의 압력은 상당히 높은 수치이다.

곡선의 나머지 아래 절반도 같은 과정을 통해 산출된 것으로, 이때는 대상자들에게 VC의 일정 퍼센트보다 더 아래까지 숨을 내쉬도록 한다. 점선은 이완 지점을 표시한 것으로, 호흡계의 모든 부분이 평형 상태가 되어 압력이 산출되지 않는 지점이다. (숨을 내쉰 다음 다시 들이마시지 않는다. 새로운 숨을 들이마시기 전 '이완' 지점은 호흡주기 동안 대기압과 폐포압이 같아지는 세 번의 경우 중 한 번에 해당한다.) 압력이 '0'이 되는 이완 지점은 총 VC의 38%에 해당한다. 기도를 열고 완전히 이완한 상태에서, 교환이 가능한 총용적 중 38%만이 폐에 남아 있으며, 이 용적으로 강하게 숨을 더 내쉴 수도 있다. 다르게 표현하면 이 지점에서부터 여러분은 VC의 62%만큼 더 적극적으로 숨을 들이마실 수도 있다.

그림 3-10의 곡선 바닥 부위를 살펴보면 산출된 압력이 그리 크지 않고 음압이라는 것을 알 수 있다. 이 음압들은 주로 평형 상태로 돌아가려는 흉벽의 반동에 의해 생기는 반면 양압은 기관지, 세기관지, 혈관의 근육과

연골의 반동, 그리고 폐 전체에 분포한 탄력섬유에 의해 발생하는 폐의 탄성에 의해 좌우된다. Agostoni와 Mead(1964)는 VC의 약 55%보다 높은 수준에서는 흉벽이 이 곡선의 압력에 더 이상 영향을 주지 않고, 약 55% 이하에서는 폐의 탄성이 이 곡선에 거의 영향을 미치지 않는다는 것을 밝혔다. 즉 폐는 휴식 시 RLV 이상에서는 공기를 압박하고, RLV 이하에서는 공기가 호흡계로 들어가도록 흉부가 매우 적극적으로 활동한다. 또한 VC의 55% 이하에서 호기근이 수축하기 시작하여 성문하압을 일정하게 유지시킨다.

이완 압력은 근육의 적극적인 수축에 대해서는 고려하지 않고 호흡의 반동력만 설명한다. 여러분은 사람들이 폐에서 공기를 완전히 내보낸 다음 폐를 확장시켜 VC의 특정 퍼센트까지 숨을 들이마신 후에 최대한 숨을 내쉬거나 숨을 들이마시게 함으로써 위와 비슷한 결과를 얻을 수 있다. 이러한 측정법으로 근육이 수축함으로써 발생하는 힘을 측정한다.

그림 3-11을 보면 호흡계가 어떻게 작동하는지 알 수 있다. 오른쪽 곡선은 호기 압력을 보여 준다. 이 곡선은 특정 폐용적에 도달했을 때 숨을 내쉰 결과이다. 폐용적이 클수록 호기에 의해 발생하는 힘은 더 크다. 왼쪽 곡선은 폐로 공기가 들어가는 힘이 폐 내에 있는 공기의 양과 직접 관련이 있음을 보여 준다—폐 내 공기의 양이 적을수록 폐 내로 공기가 들어가게 하는 힘이 더 많이 산출한다. 그러면 가운데 있는 곡선은 무엇인가? 이 곡선은 우리가 조금 전에 살펴보았던 이완곡선과 동일하다.

Hixon과 Weismer(1995)는 호흡을 지속적이고 단계적인 근육의 수축에 의해 이루어지는 과정으로 보았다. 초기에는 호흡에 작용하는 근육의 활

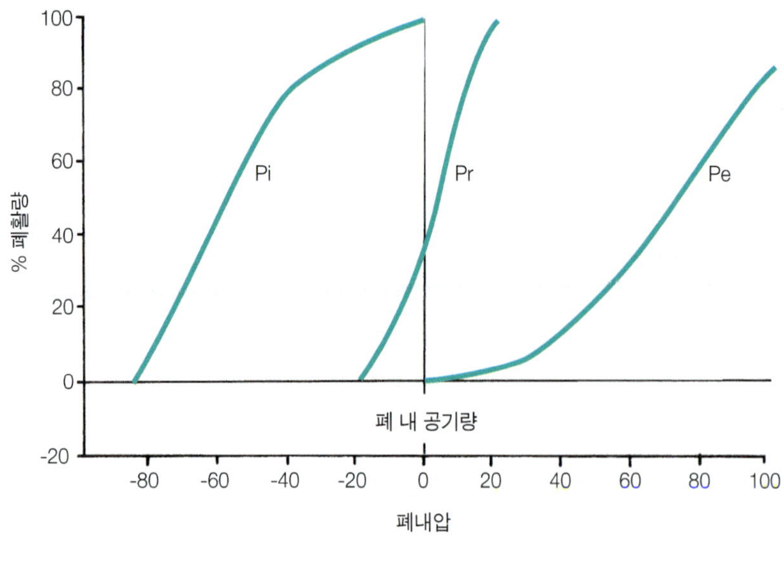

그림 3-11. 폐활량의 일정 퍼센트에서 근육의 활동을 위한 압력-용적 관계. Pi = 흡기근으로부터 산출된 압력, Pe = 호기근으로부터 산출된 압력, Pr = 흡기근과 호기근이 이완할 때 산출된 압력. ("The Pressure–Volume Diagram of the Thorax" by H. Rahn, A. Otis, L. E. Chadwick, & W. Fenn, 1946, p. 164. *American Journal of Physiology*, *146*, 161–178에 기초함.)

출처: Delmar/Cengage Learning

동에 대해 흡기근은 호기 시에 그 기능을 완전히 상실하고, 호기근은 흡기 시 전혀 활동하지 않는다고 생각하였다. 그러나 이제는 모든 호흡근이 호흡주기 전반에 걸쳐 활동하며 각 근육 집단은 순간의 요구에 맞게 더 많이 작용하거나 적게 작용한다는 사실을 알았다. 호흡근은 긴장된 준비 상태를 유지하여 호흡하는 순간마다 필요한 목적을 달성하기 위해 어떠한 순간에도 수축할 준비를 한다. 조음에 관여하는 근육도 정교하게 조정하기 위해 이러한 준비가 필요하므로 마찬가지로 이 모델을 적용할 수 있다.

요약하면,

- 근육을 수축하는 과정에서 연골과 결합조직이 변형되고 호흡계에 **반동력**이 작용하여 흡기 또는 호기 후에 평형 상태로 되돌아간다.
- 흡기 후에 근육이 **이완**되면 폐용적이 휴식 시 폐용적(RLV)까지 감소하여 **폐포**는 **양압** 상태가 된다.
- 노력성 호기 후에 압력을 측정하면 RLV와 같아지기 위해 **음(−)의 이완압력**이 관찰된다.
- 음압은 흉벽의 반동에 의해 발생하고, 양압은 팽창한 폐와 비틀어진 연골에 의해 산출된다.

❋ 신체 자세가 말 산출에 미치는 영향

신체 자세는 호흡의 효율성에 중대한 영향을 미치고, 잘못된 자세를 만드는 상황이 호흡을 나쁘게 한다(**그림 3-12**). 서 있는 자세에서 앉은 자세로 그리고 앙와위(바로누운 자세, supine position)로 바뀜에 따라 호흡과 관련된 구조물과 중력 사이의 관계가 변한다. 앉은 자세에서는 중력에 의해 복부 내장기관이 아래로 당겨지고(흡기를 지지), 흉곽도 아래로 당겨진다(호기를 지지). 앙와위에서는 중력이 내장기관을 척추 쪽으로 잡아당긴다. 그 결과 내장기관이 흉부 쪽으로 넓게 퍼지고 더 나아가 횡격막이 흉부 공간 안에서 확장한다. 앙와위에서는 중력이 호기나 흡기 모두에 도움을 주지 못한다. 따라서 흡기근이 중력에 대항해서 복부와 흉곽을 상승시켜야 한다.

VC는 자세에 의해 영향을 받지 않지만 폐를 완전하게 팽창시킬 수 있는 능력은 자세의 영향을 받는다. 내장기관들의 위치가 바뀌고 중력이 흉곽에 미치는 영향으로 앉은 자세에서는 RLV가 폐활량의 약 38%까지 감소하

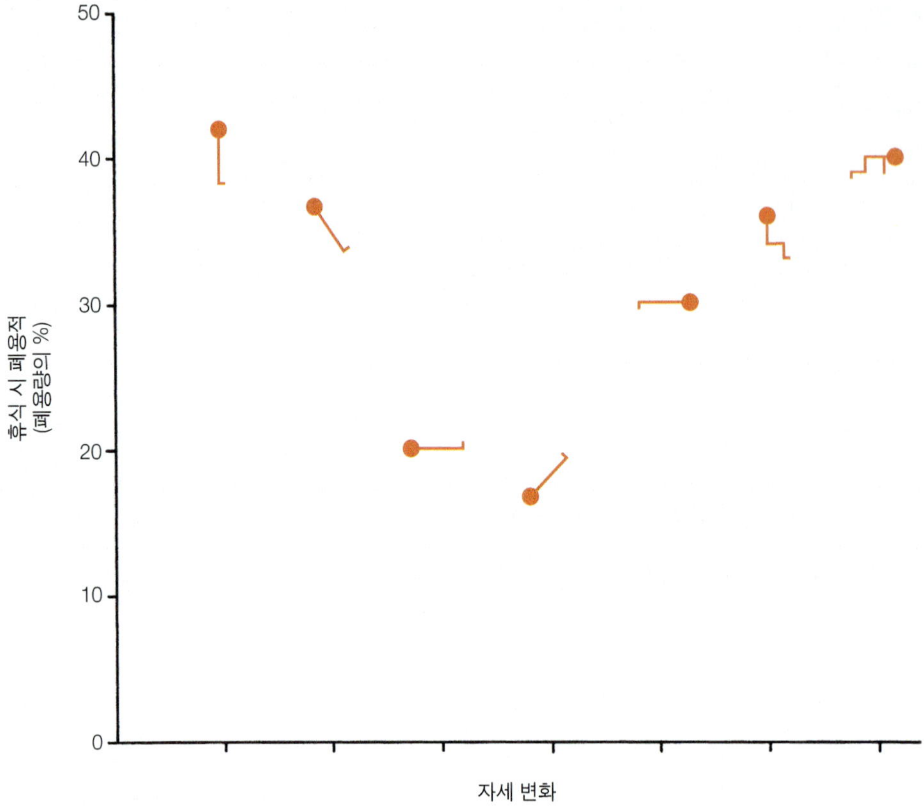

그림 3-12. 자세 변화에 따른 폐활량의 변화. ("Kinematics of the Chest Wall During Speech Production: Volume Displacement of the Rib Cage, Abdomen, and Lung." By T. J. Hixon, M. D. Goldman, & J. Mead, 1973. *Journal of Speech & Hearing Research*, *16*, 78–115.)

출처: Delmar/Cengage Learning

고, 앙와위에서는 RLV가 20%까지 감소한다. 폐는 탄성에 의해 정상적으로 폐활량의 38%까지 팽창하지만 앙와위에서는 20%까지만 팽창하며 나머지 18%는 추가적인 근육의 작용이 필요하다.

자세의 영향력에 대해 여러분도 쉽게 재연해 볼 수 있다. 우선 서 있는 상태에서 숨을 깊게 들이마시고 모음을 최대한 길게 산출한다. 그리고 모음을 산출한 시간을 기록한다. 그다음으로 등을 바닥에 대고 앙와위를 취한 다음 숨을 깊게 들이마시고 똑같은 과제를 시행한다. 서 있는 상태에서 산출한 것보다 모음을 더 길게 산출하지 못할 것이다. 마지막으로 복와위(엎드린 자세, prone position)를 취하고 모음을 길게 산출해 보자.

이 세 가지를 모두 시행한 후에 호흡에 가장 효과적인 자세는 서 있는 자세라는 것을 알 수 있다. 기대는 자세를 취하려면 더 많은 노력이 필요하고 발성을 유지하는 데도 효과적이지 않다.

▩ 근육의 약화와 호흡

흡기근을 약화시키는 질병이 있는 사람들은 여러 원인으로 인해 심각한 호흡 문제를 가질 수 있다. 정상적인 기능을 하는 사람의 경우 중력이 호흡을 돕지만 흡기는 근육의 작용이 필요하며 그 작용은 중력을 극복하는 데 목적을 둔다는 것을 명심해야 한다.

근위축성 측삭경화증(근육위축가쪽경화증, amyotrophic lateral sclerosis, ALS)과 같이 근골격계 질환의 말기 단계에 있는 환자들은 질병으로 인해 근육이 심각하게 위축되어 있다. 그러나 정상적인 호흡 활동에 요구되는 산소 공급은 여전히 필요하다. 환자가 앙와위(등을 바닥에 대고)를 취하고 있다면 중력이 호흡 활동과는 반대로 작용하고, 이러한 휴식 자세는 실제로 환자를 호흡 곤란의 위험에 빠뜨린다. 왜냐하면 앙와위를 취할 때 중력이 복부 내장기관을 눌러 환자의 등 쪽으로 밀기 때문이다. 환자가 숨을 들이마시려고 할 때 복부는 앞으로 밀려 나와야 하지만 근육이 약화되어 정상인이 수행하는 노력보다 더 많은 노력이 요구된다. 앙와위에서는 내장기관이 극복해야 할 대상이 되고, 이러한 환자들에게는 너무나도 큰 어려움이다.

이 어려움을 극복하기 위해 ALS 말기 단계의 환자들은 흔히 반쯤 기댄 자세로 휴식을 취함으로써 중력을 이용하여 호흡을 돕는다. 이러한 사실은 근육이 약화된 환자가 건강한 사람들에 비해 왜 폐렴에 더 취약한지를 설명해 준다—이 자세는 폐로부터 이물질을 배출하고 폐가 깨끗한 상태를 유지하는 데 더 많은 힘이 필요하기 때문이다. ▩

질병이 있는 사람들은 오랜 기간 침상에 누워 있는 자세로 인한 위험에 노출되어 있다는 것을 이미 알 것이다. 또한 움직이지 못하는 상황에 처한 사람들에게 폐렴은 가장 위험한 합병증이라는 것도 놀랄 일이 아니다.

요약하면,

- **자세**와 **신체 위치**는 호흡 용적에 중요한 역할을 한다.
- 기댄 자세를 취할 때 중력으로 인해 복부의 내용물이 입 쪽으로 기울어진다.
- 복부에 가해지는 **중력**은 RLV를 감소시킬 뿐만 아니라 흡기에 필요한 노력도 증가시킨다.

❋ 말 산출에 필요한 압력

호흡계는 실제로 두 가지 수준의 압력이 동시에 작용할 때 작동한다. 처음 수준은 상대적으로 일정하게 유지되는 성문하압이 성대를 진동시키는 데 필요하며, 이 주제는 4장에서 주로 다룰 것이다. 일정한 강도(intensity)

로 음성을 유지하기 위해 성문하압은 상대적으로 일정해야 한다. 앞으로도 살펴보겠지만 성대를 움직일 수 있는 최소한의 압력은 물기둥을 3~5 cm(3~5 cm H_2O)만큼 올릴 수 있는 만큼의 압력이며, 대화를 할 때 필요한 압력은 7~10 cm H_2O이다. 그리고 큰 소리로 말할 때는 더 많은 압력이 필요하다.

두 번째 수준의 압력은 미세한 조절을 위해 필요한 압력이다. 우리는 발성을 위해 압력을 일정하게 유지하면서도 음절 강세와 같은 언어학적 목적에 필요한 압력을 빠르게 변화시킬 수 있다. 압력을 빠르고 갑작스럽게 파열함으로써(후두의 조정과 함께) 음성강도와 음도를 순간적으로 증가시킬 수 있다. 이러한 파열은 작으면서도 빠르다—강세를 주기 위해 약 2 cm H_2O 정도의 성문하압을 증가시켜야 하지만, 1/10초 내에 이전의 성문하압 수준으로 되돌아온다. 앞으로 우리는 같은 기계적 구조를 사용하는 두 가지 유형의 조절 방식을 살펴볼 것이다.

복부근육은 숨을 내쉬는 동안 단계적으로 긴장된 수축 상태를 유지함으로써 다음의 두 가지를 수행한다. 첫째, 복부근육은 말 산출에 필요한 요구에 맞게 보다 빠르게 수축한다. 둘째, 더 중요한 것으로, 흉부근육이 리듬감 있게 수축하는 동안 복부근육이 어느 정도까지 지속적으로 수축하여 복부의 장기를 누른다. 이렇게 리듬감 있는 진동으로 말에서 초분절적인 측면, 특히 음의 강도를 증가시킨다(4장에서 살펴볼 것이다).

말 산출에 필요한 압력을 일정하게 유지하기 위해서는 우선 호흡계에 공기를 채워야 한다. 정상적으로 호흡하는 동안 흡기는 호흡주기의 약 40%를 차지하고, 호기는 약 60%를 차지한다. 숨을 내쉴 때에만 말을 산출하기 때문에 이러한 방식으로 말을 할 때 여러분(과 대화 상대자)은 금방 산만해진다. 4초간 숨을 들이마시는 침묵 후에 6초간 말한다고 상상해 보자. 왜 말을 산출하기 위해 이러한 방식을 수정하는지 알 수 있을 것이다(그림 3-13).

사실 말을 할 때의 호흡주기는 정상 호흡의 호흡주기와 매우 다르다. 말을 길게 산출하기 위해서는 숨을 길게 내쉬어야 하며, 의사소통을 위해 자연스럽게 기류를 유지하려면 매우 짧게 숨을 들이마셔야 한다. 실제로 말을 할 때는 호흡주기의 약 10% 정도만 숨을 들이마시고 약 90%는 숨을 내쉰다.

그렇지만 이렇게 호흡해도 들이마시고 내쉬는 호흡량은 변하지 않는다. 우리는 대사 과정에 필요한 양만큼 정확하게 호흡한다[공기량이 너무 많고 산소를 과다하게 취한 경우는 과다환기(hyperventilation), 공기량이 너무 적고 적은 양의 산소를 취한 경우는 **저산소증**(hypoxia)이다]. 우리는 단지

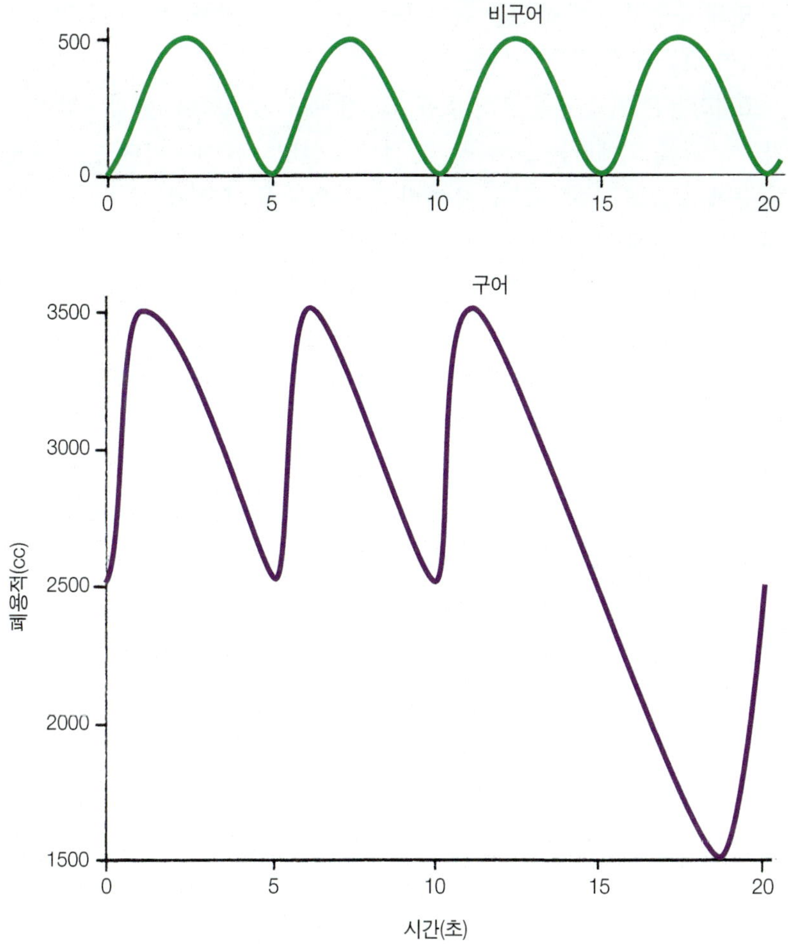

그림 3-13. 말을 산출하지 않는 일반적 호흡주기와 말 산출을 위해 변형된 호흡주기 비교. (A) 이 곡선은 휴식 시 폐용적과 관련된 용적과 함께 편안한 일회호흡을 나타낸다. (B) 이 곡선은 총폐활량에 관한 것이다. 화자는 편안한 일회흡기에 비해 상당히 많은 양의 공기를 재빠르게 들이마시고, 말을 산출하는 동안 공기를 천천히 내보낸다. 흡기는 말을 산출할 경우와 그렇지 않은 경우 모두에서 동일한 시간에 발생하지만, 호기는 상대적으로 말을 산출하는 동안 더 길다는 것을 주의하자. 마지막 부분은 화자가 호기예비량까지 말을 산출한 경우이다.

출처: Delmar/Cengage Learning

호흡 과정의 어떤 단계에 더 많은 시간을 할당하는지가 중요할 뿐이다.

발성을 지속시키기 위해서 일정한 성문하압이 유지되어야 한다고 앞에서 설명하였지만, 어떻게 이것을 할 수 있는지에 대해서는 설명하지 않았다. 여러분은 이미 이것을 설명할 수 있는 모든 조각을 가지고 있으므로 이제 그 조각들을 이용해 퍼즐을 맞추어 보자. 말을 하기 직전에 숨을 깊게 들이마시고 방해를 받지 않은 상태로 공기를 한꺼번에 내보낸다면 한두 단어를 말하기도 전에 숨이 찰 것이다. 한꺼번에 공기를 방출하는 것은 말을 산출하는 데 적합하지 않다.

완전히 이완한 상태로 기류를 내보내지 말고 기류를 천천히 내보내자. 그 순간 기류가 한꺼번에 빠져나가지 않도록 하기 위해 근육이 어떻게 사용되는지 살펴보자. 흡기 동안 폐가 확장되면 폐는 그 안을 비우려고 노력하기 때문에 그 흡기 상태를 유지하려면 기류가 한꺼번에 빠져나가지 못하도록 방해해야 한다. 이 과정을 **조절작용**(checking action)이라 한다. 다시 말해 수축한 상태에 있는 흡기근을 이용하여 팽창한 폐로부터 기류가 나가는 것을 조절(방해)한다는 것이다.

조절작용은 말 산출을 위한 호흡 조절에 매우 중요하다. 이것은 빠져나가는 기류를 억제하는 능력을 직접적으로 설명하기 때문이다. 조절작용에 문제가 있는 사람(예를 들어 마비 환자)은 말을 매우 짧게 산출할 수밖에 없기 때문에 매우 불리한 조건에 놓인다.

조절작용으로 성도를 통과하는 기류를 일정하게 유지시켜 성대가 닫혀 있는 상태에서 발성을 위해 성대 아래 압력을 정확하게 조절할 수 있다. 음의 강도와 진동 주파수를 일정하게 유지시킬 때 이것이 얼마나 중요하게 작용하는지를 살펴볼 것이다.

호기에도 조절작용과 유사한 작용이 있는데, 이는 호기예비량 상태에서 말을 할 때 나타난다. **그림 3-10**의 이완압력곡선을 다시 살펴보자. 조절작용으로 말을 산출할 때 호흡 능력을 최대한 사용할 수 있기 때문에 곡선의 윗부분에서 상당 시간 동안 머무르게 된다.

말하는 동안 폐활량의 38%에 해당하는 RLV보다 더 아래로 내려갈 경우 어떠한 현상이 발생할까? 숨을 들이마시기 전에 말을 더 해야 한다면 그냥 계속해서 말을 할 것이다. RLV 이하에서는 흡기근을 사용하지 않고 **호기근**으로 압박하여 공기를 계속 내보낸다. 호기근을 사용함으로써 정상적으로 다시 숨을 들이마시는 지점 이상에서도 말을 계속 산출할 수 있고 숨을 들이마시는 것을 조절함으로써 말을 끊지 않고 부드럽게 유지할 수 있다.

이러한 작업을 어떻게 수행하는지를 도식화하여 설명하면 간단하다. 다음에 설명되는 단계를 따라 하면서 살펴보자.

최대한 숨을 깊게 들이마시고 흉부근육만을 사용하여 모음을 최대한 유지할 수 있는 만큼 계속 발성해 보자. (이때 복부근육을 사용해서는 안 된다. 대신 흡기근이 최대한 수축할 수 있도록 한다.)

다시 한 번 숨을 들이마시고 이번에는 호기예비량을 다 사용할 때까지 최대한 모음을 길게 발성한다. 호기근을 수축하여 모음을 길게 산출한다면 모음 연장발성 시간의 길이가 이전에 비해 40~50% 증가한 것을 확인할 수 있다. 물론 정상적으로는 모든 호흡 능력을 다 사용해서 말하지는 않지만, 장담하건대 교수가 강의를 하는 동안 주기적으로 호기예비량 이하의 폐활량까지 이용한다.

화자는 항상 말을 잘 하려고 한다—의사소통을 할 때 호흡을 일정하게 유지해야 한다. 다음 기회에 교수가 강의를 하는 동안 분당 몇 차례 숨을 들이마시는지 세어 본다면 대충 15회 정도 될 것이다. 무엇에 관한 수업인지에 상관없이 가르치는 것은 노동이고, 따라서 이때는 분당 12회 정도의 호흡을 하는 편안한 일회호흡에 비해 약간 빠르게 호흡한다.

이러한 조절작용과 호기예비량을 사용하여 말을 하는 것은 어떠한 대가 없이는 이루어질 수 없다는 것을 기억하자. 각각의 경우에 발생하는 반동력을 극복하려면 더 많은 노동이 필요하고, 더 깊게 숨을 들이마시거나 RLV 이하로 갈수록 극복해야 할 힘은 더욱 커진다. 여러분이 만약 치어리더라면(우리가 의미하는 것을 정확하게 알 것이다) 크게 계속해서 말하기 위해 노력이 필요하다. 이완압력곡선의 윗부분을 보면 폐에서 공기가 한꺼번에 빠른 속도로 빠져나가지 못하도록 하는 힘은 그 힘에 의해 산출된 압력과 직접 비례한다. 마찬가지로 호기근을 최대한 수축하여 호기예비량을 모두 사용하여 폐에서 공기가 배출되도록 하기 위해서도 많은 노력이 필요하다.

이 모든 과정에 대한 설명을 다시 살펴보면 '호흡은 노동'이라는 공통점을 찾을 수 있다. 압력을 산출하기 위해 근육의 활동이 필요하고, 말 산출에 필요한 압력을 제어하기 위해서는 더 많은 노력이 필요하다. 호흡은 정말로 말 산출 기전의 중요한 동력이며, 구어 의사소통의 에너지원으로 작용한다. 우리의 다음 과제는 호흡이 말 신호의 주요 요소인 음성을 산출하기 위해 어떻게 사용되는지를 살펴보는 것이다.

이 장의 요약

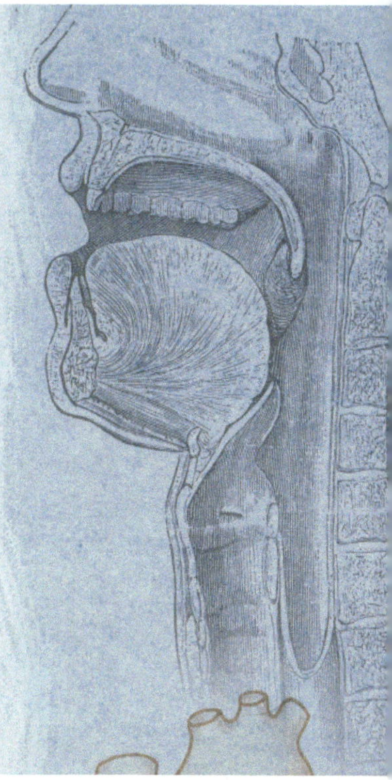

호흡에는 **압력**(pressure)의 균형이 필요하다. 흉부가 확장하면 **폐포압**(alveolar pressure)이 감소한다. 흉부가 확장할 때 흉부와 횡격막이 폐로부터 멀리 잡아당겨지면서 흉막 사이의 압력이 감소한다. 확장한 폐로 인해 흉강내압은 **음압**(negative pressure)이 증가하고 폐포압도 감소한다. 상대적으로 폐포압이 낮아져 폐압과 대기압 간의 불균형이 초래되고, 이러한 압력의 차이를 같게 하기 위해 폐 내로 공기가 들어간다. **호기**(expiration)는 흉부의 크기를 감소시켜 폐포 내 압력을 **양압**(positive pressure)으로 만들어 구강을 통해 공기를 배출한다. **흉강내압**(intrapleural pressure)은 호기 동안 음압이 점차 감소하지만 대기압과 동일해지지는 않는다.

호흡계 내에 여러 **폐용적**(volume)과 **폐용량**(capacity)이 존재한다. **일회호흡량**(tidal volume)은 한 호흡주기에 들이마시고 내쉰 공기량인 반면, **흡기예비량**(inspiratory reserve volume)은 일회흡기보다 더 많이 들이마

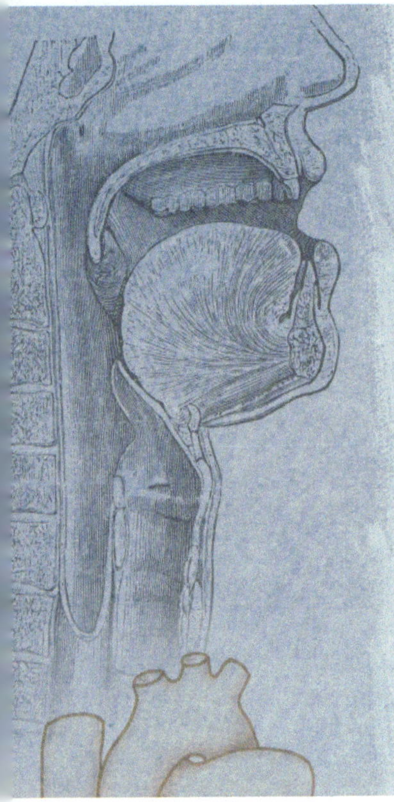

실 수 있는 공기량이다. **호기예비량**(expiratory reserve volume)은 일회호기보다 더 많은 공기를 내쉬는 것이며, **잔기량**(residual volume)은 최대의 호기 후에 공기 내에 남아 있는 공기의 양이다. **사강공기**(dead space air)는 가스 교환에 참여하지 못하는 공기이다. **폐활량**(vital capacity)은 최대 호기 후에 들이마실 수 있는 공기량이며, **기능잔기용량**(functional residual capacity)은 수동적 호기 후에 신체에 남아 있는 공기를 말한다. **흡기용량**(inspiratory capacity)은 **휴식 시 폐용적**(resting lung volume)으로부터 들이마실 수 있는 공기의 양이다. **총폐용량**(total lung capacity)은 모든 폐용량의 총합이다.

우리는 말을 산출하기 위해 생명 유지에 필요한 압력과 용적의 범위 내에서 일해야 한다. **조절작용**(checking action)을 통해 호기시간을 조절하고 호기를 제어함으로써 호흡주기를 바꾼다. 또한 폐용적이 휴식 시의 폐용적보다 적을 경우에는 호기근을 수축하여 압력을 산출한다. 이러한 조절을 통해 신진대사에 필요한 호흡 횟수를 유지하며 호기와 흡기를 돕는 부근육도 사용하여 **음절 강세**(syllabic stress)에 필요한 작지만 순간에 파열되는 압력도 생성할 수 있다.

연구문제

1. 수동적 호기는 ______, ______, ______ 과 같은 작용력과 관련이 있다.

2. 아래에 서술된 폐용적과 폐용량의 명칭을 쓰시오.

a. ______: 한 호흡주기 동안 호흡할 수 있는 공기량
b. ______: 일회흡기 후 들이마실 수 있는 공기량
c. ______: 일회호기 후 내쉴 수 있는 공기량
d. ______: 최대 호기 후 폐 내에 있는 공기량
e. ______: 흡기예비량, 호기예비량 및 일회호흡량의 총합
f. ______: 수동적 호기 후 신체에 남아 있는 공기량
g. ______: 모든 폐용적의 총합

3. ______은 가스 교환에 참여하지 않는 공기량이다.

4. ______은 구강 내에서 측정되는 공기 압력이다.

5. ______은 성대 아래에서 측정되는 공기 압력이다.

6. ______________은 폐포 내에서 측정되는 압력이다.
7. ______________은 장측흉막과 벽측흉막 사이의 압력이다.
8. 횡격막이 수축할 때 폐포 내의 압력은 (증가/감소)한다.
9. 폐 내 공기 압력이 대기압에 비해 낮을 때 공기는 폐로부터 (들어온다/나간다).
10. 신체가 기댄 자세를 취할 때 휴식 시 폐용적은 (증가/감소)한다.
11. ______________은 말을 산출하는 동안 흡기근을 사용하여 기류가 빠져나가지 못하도록 한다는 의미의 용어이다.
12. 근육 활동을 조정하는 것의 많은 부분을 소뇌가 담당하고 있다. 소뇌가 손상된 뇌병변 환자는 운동 조정 능력의 결함이 있을 것이다. 이러한 결함은 말 기능에 어떠한 영향을 미치는가?

연구문제 정답

1. 수동적 호기는 회전력, 탄성, 중력과 같은 작용력과 관련이 있다.
2. 아래에 서술된 폐용적과 폐용량의 명칭을 쓰시오.
   a. 일회호흡량
   b. 흡기예비량
   c. 호기예비량
   d. 잔기량
   e. 폐활량
   f. 기능잔기용량
   g. 총폐용량
3. 사강(죽은공기공간)은 가스 교환에 참여하지 않는 공기량이다.
4. 구강내압은 구강 내에서 측정되는 공기 압력이다.
5. 성문하압은 성대 아래에서 측정되는 공기 압력이다.
6. 폐포내압(폐내압)은 폐포 내에서 측정되는 압력이다.
7. 흉강내압(횡격막압력)은 장측흉막과 벽측흉막 사이의 압력이다.
8. 횡격막이 수축할 때 폐포 내의 압력은 감소한다.
9. 폐 내 공기 압력이 대기압에 비해 낮을 때 공기는 폐로부터 들어온다.
10. 신체가 기댄 자세를 취할 때 휴식 시 폐용량은 감소한다.
11. 조절작용은 말을 산출하는 동안 흡기근을 사용하여 기류가 밖으로 나가지 못하도록 한다는 의미의 용어이다.

12. 소뇌 기능에 영향을 미치는 신경근육 질환은 횡격막 수축을 조정하는 능력을 손상시키고, 방해작용의 결함과 관련된 성문하압을 지속적으로 유지하는 데 어려움을 초래하며, 발성에 관여하는 호흡작용을 조정하지 못한다.

4

발성해부학

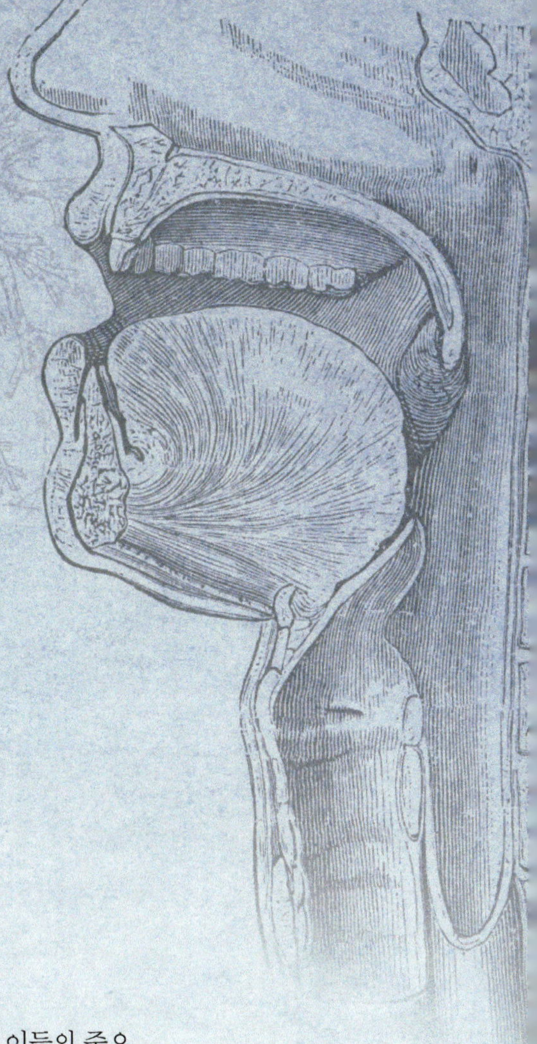

구어는 무성음과 유성음을 모두 사용하는데, 이 장에서는 이들의 중요한 결정적 차이에 초점을 맞추고자 한다. **무성음**은 /s/나 /f/처럼 성대를 사용하지 않고 산출된다. **유성음**은 /z/나 /v/처럼 성대의 진동에 의해 산출된다. **발성**(phonation) 또는 음성(voicing)이란 성대 진동에 의해 산출되는 것으로 후두 안에서 만들어진다. 앞에서 호흡이 말소리 산출을 위한 에너지의 근원이 된다고 말한 것과 마찬가지로 발성은 말을 산출하는 데 필요한 음성의 근원이 된다. 호흡은 발성을 가능하게 하는 에너지원이며, 호흡이 없으면 음성 산출도 이루어질 수 없다.

성대(vocal fold)는 다섯 층의 조직으로 구성되어 있으며, 가장 깊은 층은 근육으로 이루어져 있다. 양쪽 성대 사이의 공간을 **성문**[glottis 또는 **성대문**(rima glottidis)]이라 하며 성대 아래 공간을 **성문하부**(성대아랫부분, subglottal region)라 한다. 성대는 기도 상부의 기류가 지나가는 통로에 위치해 있다. 성대 사이로 기류가 지나갈 때 이로 인해 깃발이 바람에 날리듯이 성대가 진동한다. 목에 손을 대고 흥얼거려 보면 가벼운 진동이 느껴질 것이다. 이것은 소리의 물리적 현상과 관련이 있다. /a/ 소리와 /h/ 소리를 번갈아 내 보면 성대 진동의 시작과 멈춤을 느낄 수 있는데 이는 /a/가 유성음이고 /h/가 무성음이기 때문이다.

Anatesse Lesson

성문(rima glottidis): 라틴어로 '성대의 틈'

▩ 후두의 생물학적 기능

후두의 대표적인 기능으로 발성을 생각하지만 후두는 본질적으로 이보다 더 중요한 기능을 많이 가지고 있다. 후두는 외부로부터 이물질이 후두로 침입했을 경우 기도를 강하게 순간적으로 조여 주는 정교한 괄약근(조임근, sphincter) 역할을 한다. 이 기능의 중요성은 성대를 여는 역할을 하는 근육은 1쌍밖에 없는 반면 성대를 닫거나 긴장시키는 역할을 하는 근육은 3쌍이 있다는 것을 보면 알 수 있다. 음식이나 물과 같은 외부물질이 성대를 자극하면 성대는 즉각적으로 닫힌 뒤 빠르고 강하게 숨을 내쉬어 기침을 한다. 이 복합적인 동작은 외부 물질의 유입을 차단하고 기도의 개방을 통해 이물질을 빠르게 배출하기 위한 것이다.

후두에는 또 다른 중요한 기능이 있다. 성대는 호흡기를 강하게 닫을 수 있기 때문에 수영과 같은 활동을 하는 동안 호흡을 참아 충분한 호흡량을 확보할 수 있게 해 준다.

호흡을 참음으로써 다른 기능도 할 수 있다. 무거운 물건을 들어올릴 때 숨을 들이마신 후 후두괄약근(성대)을 조여 흉곽을 고정시킨다. 이는 함께 작용하는 상체 근육이 본연의 역할을 수행할 수 있을 정도로 단단한 구조를 이룬다. 2장에서 보았듯이 성대를 단단하게 조이는 작용은 출산과 배변에서도 중요한 역할을 한다. ▩

성대의 진동을 느낄 때 발성의 중요한 측면도 파악할 수 있다. 우리는 유성음과 무성음을 번갈아 산출하기 위해 성대를 진동시키고 멈추는 일을 자유로이 할 수 있다. 이 두 소리를 번갈아 산출할 때 성대 진동을 시작하고 멈추기 위해 성대를 이용하여 기류를 차단하고 방출하는 동작을 반복한다. 성대는 진동을 위해 만들어진 일련의 조직이다. 이제 음성 산출 기전에 관여하는 구조를 살펴보자(**그림 4-1**).

❋ 발성 기전에 대한 이해

성대의 기전을 살펴보자. 자세한 것은 잠시 뒤에 살펴보고 지금은 보다 폭넓게 개관해 보자.

후두의 틀

후두(larynx)는 기도의 위쪽 끝에 위치한 근육과 연골로 이루어진 구조물이다. 후두는 쌍을 이루지 않는 3개의 연골과 쌍을 이루는 3쌍의 연골로 이루어져 있는데, 이들은 인대에 의해 연결되고 점막으로 덮여 있다.

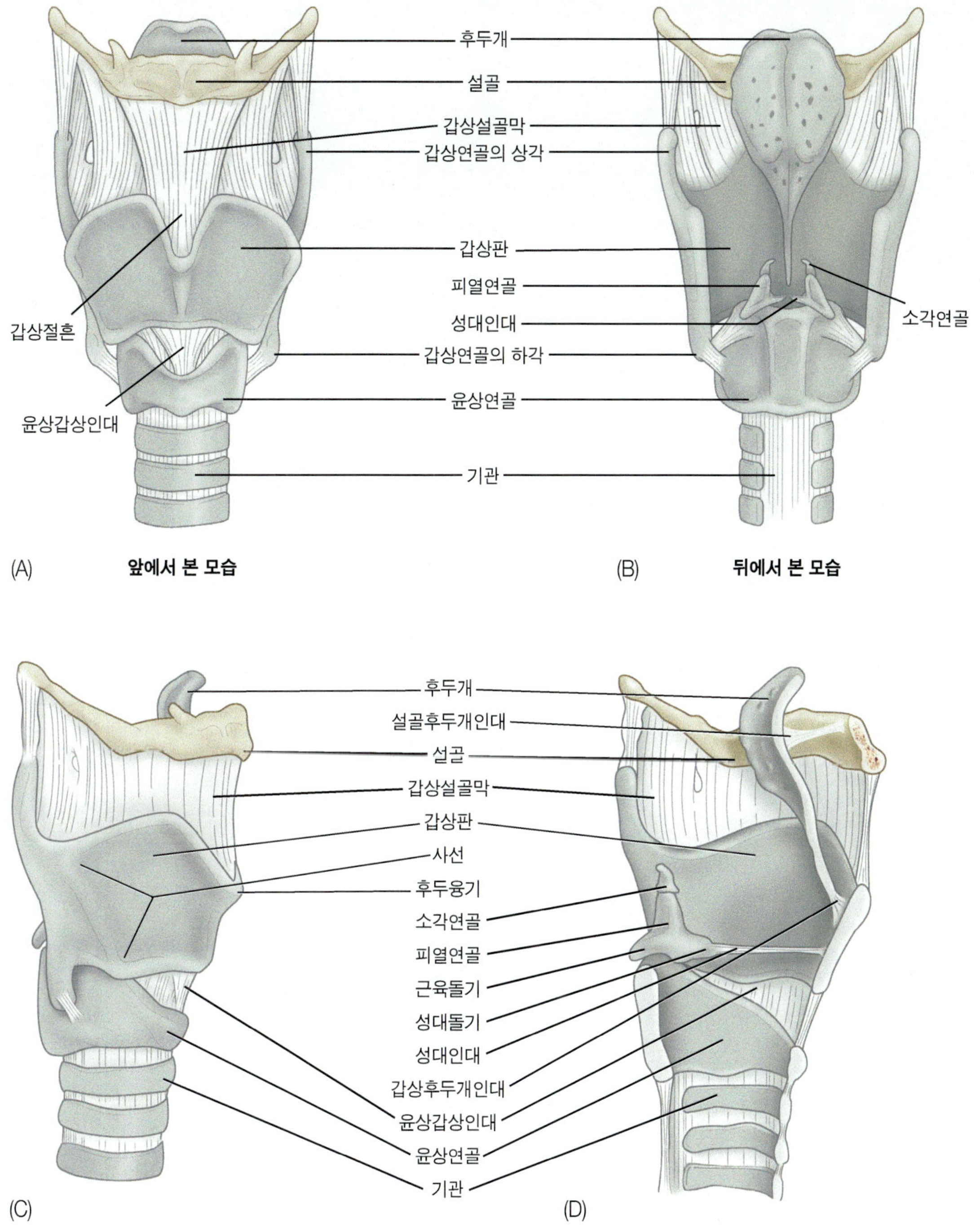

그림 4-1. (A) 후두의 앞면과 (B) 뒷면, (C) 옆면. (D) 후두를 정중시상면에서 본 모습. 윤상연골과 피열연골 사이의 관계를 볼 수 있다. (계속)

출처: Delmar/Cengage Learning

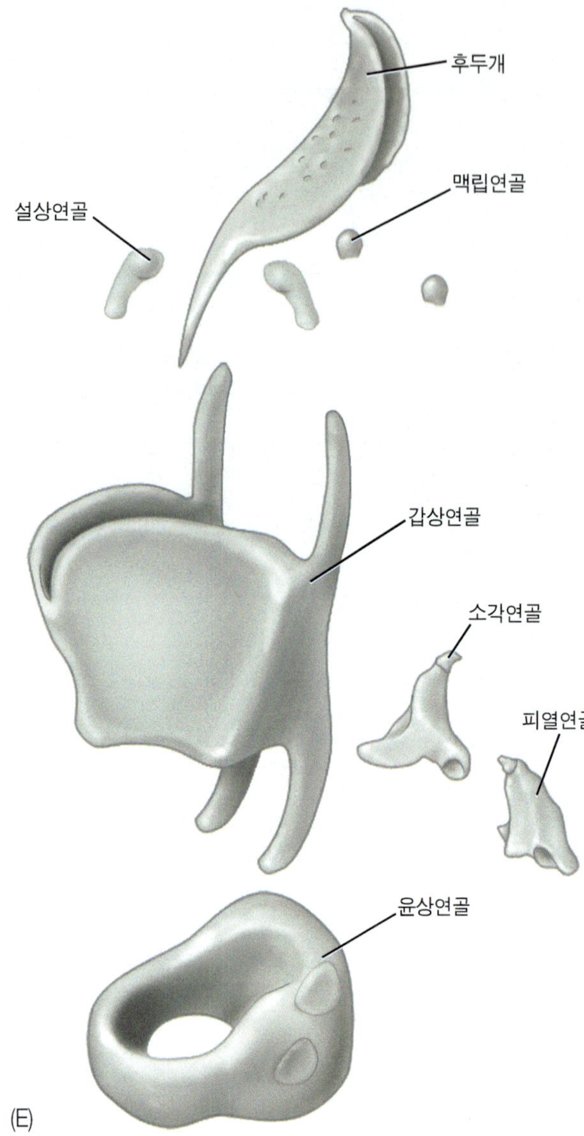

그림 4-1. (E) 분리해 놓은 후두연골.

출처: Delmar/Cengage Learning

그림 4-1을 보면 기관(trachea)과 후두의 관계를 볼 수 있다. 기관은 여러 연골 고리로 구성되며, 이 고리들은 섬유탄성막(fibroelastic membrane)으로 연결되고 구분된다고 한 것을 기억할 것이다. 후두는 기도의 마지막 고리 위에 잘못 만들어진 상자 모양으로 얹혀 있다. 성인의 경우 후두는 경추 4번부터 6번 사이에 위치하지만 유아의 후두는 이보다 좀 더 높은 위치에 있다. 후두의 평균 길이는 성인 남성의 경우 44 mm, 여성의 경우 36 mm이다.

윤상(cricoids): 그리스어로 '반지 혹은 반지 모양(krikos)'

윤상연골(반지연골, cricoid cartilage)은 기도 위에 얹혀 있는 완전한 고

후두적출술

후두적출술(laryngectomy, 후두의 수술적 제거)을 시술받은 사람은 말소리를 산출할 수 있는 성대 진동의 근원지를 상실하게 된다. 후두가 제거되고 후두의 방어기능이 상실되기 때문에 안전을 위해 구강과 하기도가 기관과 분리된다. **후두적출자**(laryngectomee, 후두적출술을 받은 사람)는 **기관절개술**(기관창냄술, tracheostomy)로 만든 구멍, 즉 **기관공**(tracheostoma)을 통해 호흡해야 하기 때문에 생활방식도 바뀌어야 한다.

발성 능력을 상실하는 것은 후두적출자가 겪는 문제 중의 일부일 뿐이다. 이들은 **객담배출**(expectoration, 호흡통로에서 가래를 배출하는 것)과 기침이 어려우며, 기관공이 물이나 오염물질에 노출되는 수영이나 기타 활동을 더 이상 즐길 수 없다. 더 이상 상부호흡기의 작용으로 폐로 들어온 공기에 습기를 주거나 이물질을 걸러 내지 못하며, 외부로부터 이물질이 침입하는 것을 방지하기 위해 항상 기관공을 덮어야 한다. 동물의 털이 무방비 상태의 기도로 침입할 수 있기 때문에 집 안에서 털이 있는 애완동물을 키워서는 안 된다. 더 이상 코로 호흡할 수 없고 냄새를 맡기가 어려워지는데, 음식에 대한 지각은 주로 냄새에 의해 조절되기 때문에 식욕도 급격히 저하된다. 수술 전후에 실시하는 방사선 치료에 의해 침샘이 손상되어 구강 내 조직의 극심한 건조증(구강건조증, xerostomia)을 경험하기도 한다. 이러한 건조증으로 삼킴장애(dysphagia)가 생길 수도 있다. 기도가 식도와 완전히 분리되기 때문에 상처가 복구된 후 흡인의 위험성이 감소하기는 하나 이물질이나 물이 기관공으로 침입하지 않도록 항상 유의해야 한다.

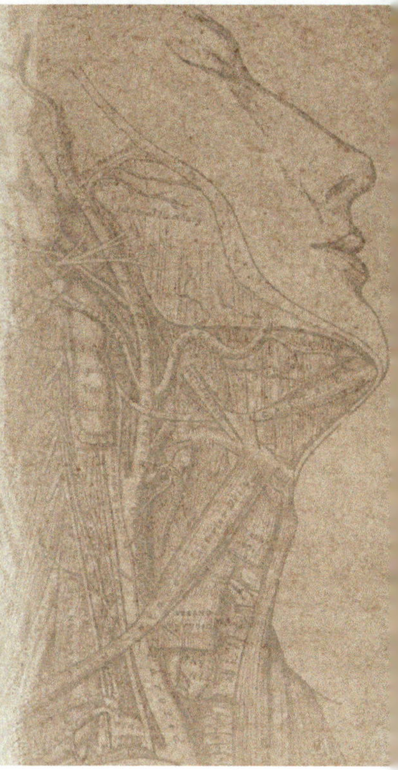

리 모양의 연골로 후두연골 중 가장 아랫부분에 있다. 측면에서 보면 윤상연골은 도장을 새긴 반지 모양이며, 뒤가 앞에 비해 상대적으로 높다. 윤상연골과 갑상연골은 윤상갑상관절(반지방패관절, cricothyroid joint)로 연결되어 있다. **갑상연골**(방패연골, thyroid cartilage)은 후두연골 중 가장 큰 연골로 아래의 윤상연골과 관절로 연결되어 있는데 이 관절을 통해 앞과 뒤로 흔들림 운동을 한다. 쌍을 이루는 **피열연골**(모뿔연골, arytenoid cartilage)은 윤상연골의 위쪽 면에 얹혀 있으며, 성대의 뒷부분에 연결된다. **소각연골**(잔뿔연골, corniculate cartilage)은 각 피열연골의 위쪽 면에 얹혀 있는데, **피열후두개주름**(모뿔덮개주름, aryepiglottic folds)에서 관찰되는 돌출된 부분이 이것이다. 피열후두개주름 내에 위치하는 **설상연골**(쐐기연골, cuneiform cartilage)은 성대의 강직 정도를 조절한다.

갑상연골은 1쌍의 상돌기(위돌기, superior process)를 가진 구조물로 **설골**(목뿔뼈, hyoid bone)과 관절로 연결되어 있다. 설골과 갑상연골의 가운데 부분에는 잎사귀 모양의 **후두개**(후두덮개, epiglottis)가 있다. 후두개는 음식을 삼킬 때 아래로 내려와 후두의 **입구**(orifice)를 막는 보호 기능을 수행한다. 인간에게 있어 후두개가 기도를 보호하는지에 대해서는 생리

피열(arytenoid): 그리스어로 '국자 혹은 국자 모양(arytanina)'

소각(corniculate): 라틴어로 '뿔 혹은 작은 뿔(cornu)'

후두개(epiglottis): 그리스어로 'epi-'는 '~위에'이므로 epiglottis는 '성문 위'

입구(orifice)는 '구멍'을 의미한다.

학자와 음성과학자 간에 논쟁이 있지만, 네발로 걷는 동물에서 후두개가 이러한 기능을 한다는 것은 의심의 여지가 없다.

요약하면,

- **후두**는 기도의 위쪽 끝에 위치한 근육-연골 구조물이다. 후두는 **윤상연골**, **갑상연골**, **후두개**, 그리고 쌍을 이루는 **피열연골**, **소각연골**, **설상연골**로 구성된다.
- 갑상연골과 윤상연골은 **윤상갑상관절**로 연결되며, 후두 앞쪽에서 두 연골이 좀 더 가까워지도록 한다.
- **피열연골**과 **윤상연골**은 피열연골이 넓은 범위에서 움직일 수 있도록 하는 관절로 연결되어 있다.
- **소각연골**은 피열연골 위쪽 면에 얹혀 있는 반면, **설상연골**은 **피열후두개주름** 내에 위치한다.

후두 내부

이 연골들이 후두 아래의 기관과 후두 위의 상기도에 연결되면, 연골로 이루어진 좁은 관 모양의 공간이 만들어진다. 그러나 이러한 구조는 협착을 조절할 수 있는 독특한 구조이다. 성대는 일련의 갑상성대근(thyrovocalis muscle)으로 이루어져 있는데, 이 근육은 피열연골과 갑상연골 사이에 걸쳐 있으며 상황에 따라 기류의 흐름 속으로 들어오기도 하고 밖으로 나가기도 한다(일부 해부학자들은 성대는 갑상성대근을 제외하면 점막과 결합조직으로만 구성되어 있다고 보기도 한다). 피열연골에

▩ 후두개계곡과 삼킴

후두개계곡(후두덮개계곡, valleculae)은 '작은 골짜기'로 혀와 후두개 사이의 막으로 구성되어 있다. 정상적인 삼킴 동작 동안 후두가 상승하고 음식물과 액체가 기도로 들어가지 못하도록 후두개가 아래로 내려간다. 음식물과 액체가 혀 뒤로 넘어가 후두개계곡을 통과하고 이상동(조롱박오목, pyriform sinus)으로 들어가며 마지막으로 식도로 들어간다(8장에서 자세하게 다룰 것이다). 뇌졸중으로 인한 문제(12장 참조) 등으로 삼킴작용에 문제가 생기면 후두가 적절하게 상승할 수 없거나(Jejaeger, Pelemans, Pouette, & Joosten, 1997), 혀 움직임이 부적절해지거나 음식이 후두개계곡에 축적될 수도 있다. 신경학적 문제가 있는 환자에서 악취가 나는 호흡이 관찰된다면 이것은 심각한 삼킴장애의 중요한 지표가 될 수 있다. 후두개가 후두를 덮어 주지 못하면 성대가 폐를 보호하는 역할을 제대로 수행하지 못하고 음식이나 물이 폐로 들어갈 수 있기 때문이다. ▩

연결되어 있는 근육은 성대의 내외전에 관여하며 근육의 수축으로 기류의 양을 조절한다.

Anatesse Lesson

후두점막. 후두강(후두공간, laryngeal cavity)은 공기역학적 측면에서 합리적으로 만들어진 좁은 관이다(**그림 4-2**). 이 관은 연골의 심층 구조가 발달하면서 형성되는데, 이 연골들은 인대와 점막으로 이루어진 막과 다발에 의해 연결되며, 촉촉하고 매끄러운 점막으로 전체 구조가 덮여 있다. 이러한 결합조직 구조를 바깥쪽부터 살펴보자. 외측 인대(extrinsic ligament)는 설골 혹은 기관과 후두의 연골 사이를 연결한다. **갑상설골막**(방패목뿔막, thyrohyoid membrane)은 설골의 대각(큰뿔, greater cornu)과 함께 갑상연골 외측의 공간을 따라 펼쳐져 있다. 이 막의 뒤로 **외측갑상설골인대**(바깥방패목뿔인대, lateral thyrohyoid ligament)가 있어 갑상

(A)

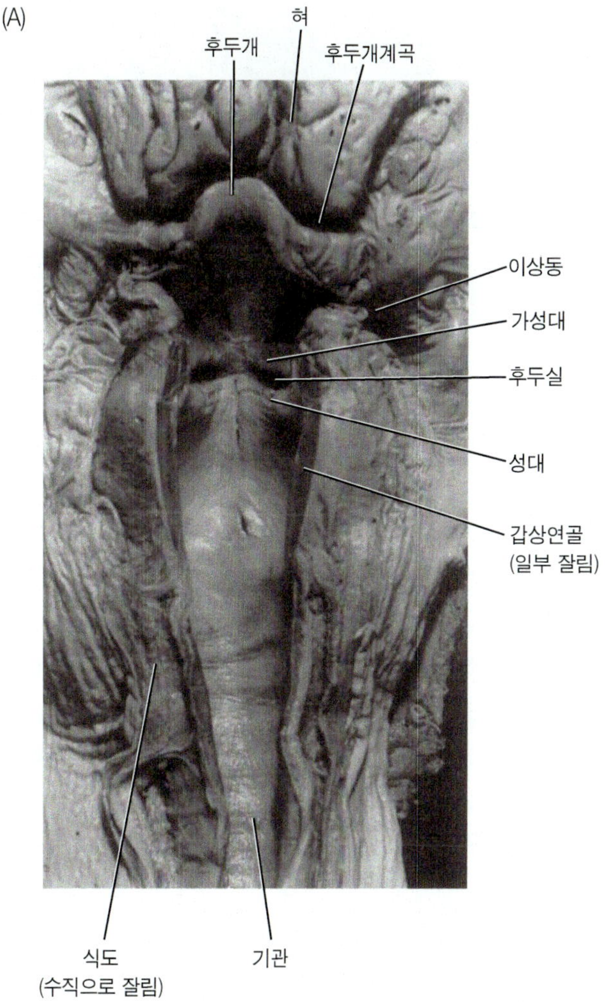

그림 4-2. (A) 뒤에서 본 후두강의 주요 기준점. 시상절개를 통해 후두강을 제시하였으며 구조물을 살펴보기 위해 후두벽의 뒤쪽을 펼쳐 놓았다. (계속)

출처: Delmar/Cengage Learning

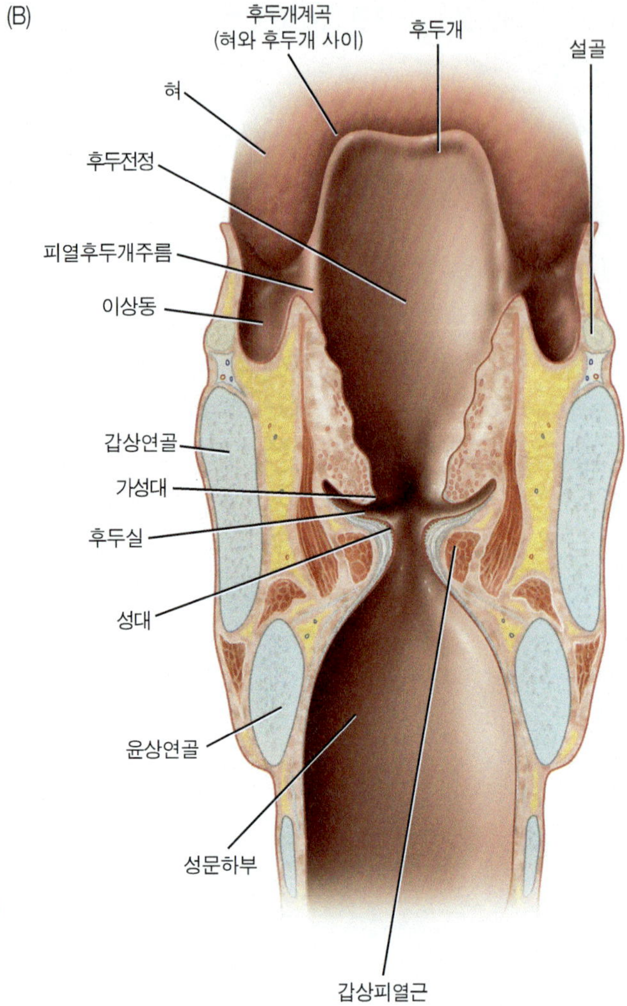

그림 4-2. (B) 관상절개를 통해 뒤에서 본 후두강의 주요 기준점.

출처: Delmar/Cengage Learning

맥립(triticeal): 라틴어로 '밀'('triticeus'는 '밀과 같은')

연골의 상각(위뿔, superior cornu)부터 설골 대각의 뒤쪽 끝까지 이어져 있다. 여기에서 작은 **맥립연골**(밀알연골, triticeal cartilage)이 관찰될 때도 있고 그렇지 않을 때도 있다. 앞에는 설골의 몸통부터 갑상연골 앞의 위쪽 경계선까지 **중간갑상설골인대**(가운데방패목뿔인대, median thyrohyoid ligament)가 있다. 중간갑상설골인대, 갑상설골막, 외측갑상설골인대가 함께 후두와 설골을 연결한다. 다른 외측 인대도 있다. **설골후두개인대**(목뿔덮개인대, hyoepiglottic ligament)와 **갑상후두개인대**(방패덮개인대, thyroepiglottic ligament)는 각각 후두개와 설골의 몸통, 후두개와 갑상연골의 안쪽면, 갑상절흔(방패패임, thyroid notch)의 바로 아래를 연결한다. 후두개와 혀는 **외측설후두개인대**(바깥혀덮개인대, lateral glossoepiglottic ligament)와 **중간설후두개인대**(가운데혀덮개인대, median glossoepiglottic ligament)에 의해 연결되며, 이 인대들 위에 있는 점막층은 혀와 후두개 사이의 '작은 계곡' 혹은 **후두개계곡**(후두덮개계곡, valleculae)을 형성한다. 기관도 후두에 연결되어야 하는데 이는 **윤상기관인대**(반지기관인대, cricotracheal ligament)로 연결된다.

내측 인대(intrinsic ligament)는 후두연골을 연결하고 후두강을 구성하고 있는 구조물뿐 아니라 성대도 지지한다. 후두의 **섬유탄성막**(fibroelastic membrane)은 위로는 **사각막**(네모막, quadrangular membrane)과 **피열후두개주름**을 형성하고, 아래로는 **탄성원추**(탄력원뿔, conus elasticus)와 **성대인대**(vocal ligament)를 형성하는데, 이 성대인대는 실제로는 탄성원추가 위로 확장된 것이다.

사각(quadrangular): 라틴어로 '넷(quadri) + 직각(angulus)'

탄성원추(conus elasticus): 라틴어로 '탄성이 있는 원뿔'

사각막은 결합조직을 지지하는 층으로 피열연골부터 갑상연골 그리고 후두개를 따라 연결되며 가성대를 형성한다. 사각막은 갑상연골 안쪽 각과 후두개의 옆면에서 시작하여 피열연골과 소각연골의 가장자리로 삽입되면서 차차 좁아져 원뿔의 위쪽을 형성한다. **피열후두개근**(모뿔덮개근, aryepiglottic muscle)은 후두개의 측면부터 피열연골의 정점까지 이어지며 사각막의 위쪽 가장자리를 형성하고 측면으로는 피열후두개주름을 형성한다. 이 주름은 후두개에서 피열연골로 이어지는 점막과 근육 중 가장 높은 부분의 언덕을 형성한다. **이상동**(조롱박오목, pyriform sinus)은 피열후두개주름과 갑상연골 사이의 공간으로 음식을 삼키는 동안 음식과 물이 지나가는 중요한 지점이며, 이에 대해서는 8장에서 또 논의할 것이다.

요약하면,

- **후두강**은 매끈한 표면으로 이루어진 좁은 관이다.
- 인대의 층과 다발은 연골들을 연결해 주는 반면, 부드러운 **점막**은 후두 가운데의 표면을 덮고 있다.
- **갑상설골막**, **외측갑상설골인대**, **중간갑상설골인대**는 설골과 갑상연골 사이의 공간을 덮고 있다.
- **설골후두개인대**와 **갑상후두개인대**는 후두개를 각각 설골의 몸통과 갑상연골의 안쪽에 연결한다.
- **후두개계곡**은 혀와 후두개 사이에 있으며, 외측설후두개인대와 중간설후두개인대에서 시작되는 주름 안쪽에 있다.
- **윤상기관인대**는 후두와 기관을 연결해 준다.
- **섬유탄성막**은 위로는 **사각막**과 **피열후두개주름**으로, 아래로는 **탄성원추**와 **성대인대**로 구성되어 있는데, 이 성대인대는 실제로는 탄성원추가 위로 확장된 것이다. **이상동**은 피열후두개막의 주름과 갑상연골

의 측면 사이의 공간이다.

- **피열후두개주름**은 후두개의 측면에서 피열연골의 정점까지 이어져 있다.

성대의 미세 구조. 성대는 **그림** 4-3에서 보는 바와 같이 5개의 조직층으로 구성된다. 가장 표면에 위치한 층에는 두께가 약 0.1 mm 정도의 편평상피(squamous epithelium)가 있고, 그 기저에는 아래층과의 결합을 유지하기 위한 기저막(바닥막, basement membrane)층이 있다. **후두경**(laryngoscope) 검사를 하는 동안에는 이 상피세포층으로 인해 성대가 하얗게 반짝거리는 것처럼 보인다[후두경은 후두전문의(laryngologist)나 언어치료사(speech-language pathologist)가 후두 상태를 육안으로 확인하

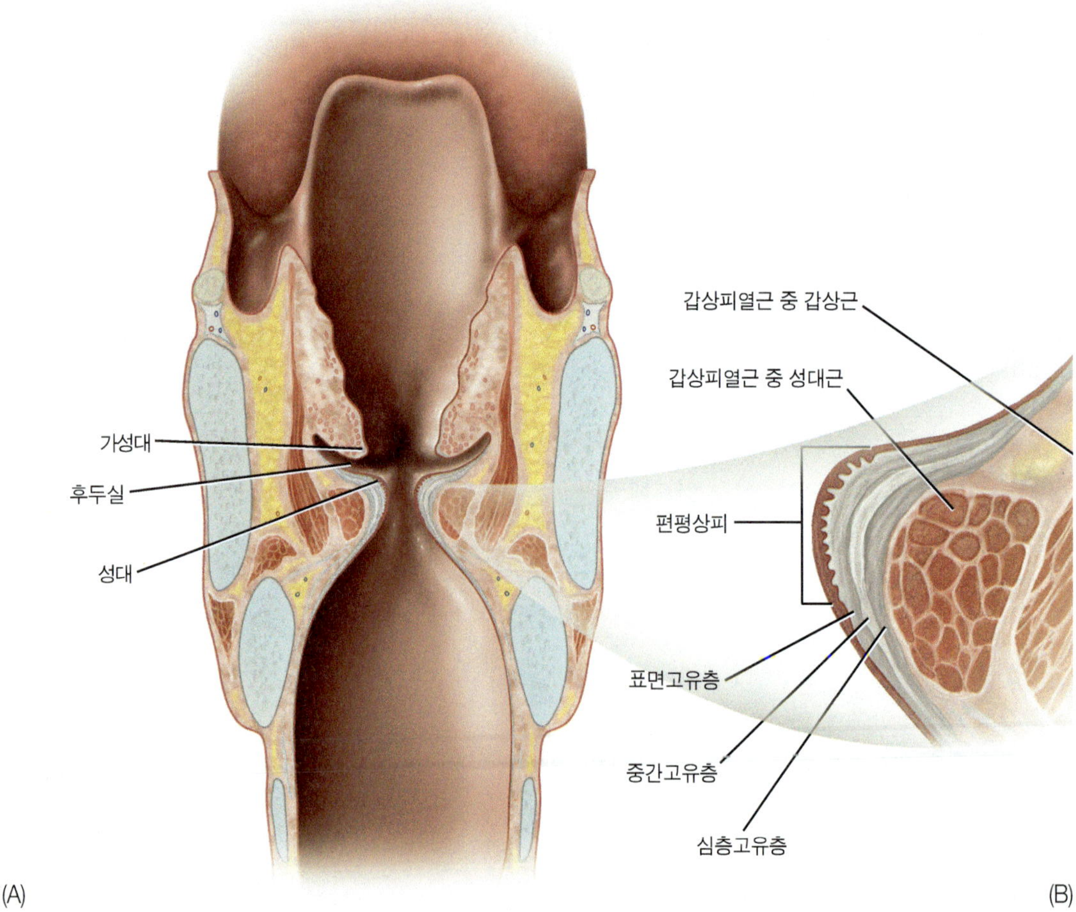

그림 4-3. (A) 횡단절개를 통해 본 후두로 성대를 관찰할 수 있다. (B) 성대의 층을 보여 주기 위해 성대를 확대한 그림.

출처: Delmar/Cengage Learning

기 위해 사용하는 기구이다]. 보호 기능을 가지고 있는 이 층은 수분 유지를 도와줌으로써 성대의 섬세한 조직이 촉촉하게 유지되도록 한다.

다음 층은 탄력섬유로 이루어져 있는 표면고유층[고유층 중 표면층(superficial lamina propria, SLP)]인데, 매우 광범위하게 늘어날 수 있는 탄력섬유의 물리적 특성 때문에 붙은 이름이다. SLP의 섬유 성분과 탄력 성분은 쿠션 역할을 한다. SLP의 탄력섬유는 더 깊숙한 곳에 위치한 중간고유층[고유층 중 중간층(intermediate lamina propria, ILP)]과 섞여 있다. ILP는 두께가 약 1~2 mm 정도로 이 층도 역시 전후 방향으로 진행하는 탄력섬유로 이루어져 SLP와 교차 결합으로 연결된다. 이 두 층의 결합으로 탄력과 강도가 증가한다. 심층고유층[고유층 중 심층(deep lamina propria, DLP)]은 두께가 약 1~2 mm로 일차적으로 지지의 기능이 있고, 늘어지는 것을 막아 주는 콜라겐섬유(collagen fibers)로 구성되어 있다. ILP와 DLP는 함께 결합하여 성대인대를 이룬다.

고유층 안쪽에는 성대의 다섯 번째 층인 갑상피열근[방패모뿔근, thyroarytenoid muscle; 성대근(thyrovocalis)과 갑상근(thyromuscularis)으로 구성]이 있다. 이들이 성대를 이룬다. 근육의 진행이 전후 방향으로 이루어져 있기 때문에 근섬유도 이 방향을 따라 정렬해 있다. 이러한 조직의 결합을 통해 근육의 능동적 및 수동적 요소가 모두 존재하게 된다. 성대근은 성대의 능동적 요소로 작용하는 반면, 근력과 완충작용 및 탄성을 제공하는 고유층은 수동적 요소를 담당한다.

성대의 **점막층**(mucosal lining)은 사실상 상피층과 무작위로 배열된 첫 번째 고유층 간의 결합 형태로 나타난다. 두 번째 및 세 번째 고유층(탄력섬유와 콜라겐섬유로 구성)은 **성대인대**를 구성하는데, 이는 성대에 일정 정도의 경직성을 제공하고 지지 역할을 하는 구조물이다. 일부 연구자들은 성대의 여러 층을 **덮개**(cover; 상피층, 첫 번째 및 두 번째 고유층)와 몸체(body; 세 번째 고유층과 갑상피열근)로 구분하기도 한다.

후두의 공간

그림 4-4에서 후두의 단면도를 살펴보면 각 구조물 간의 관계를 이해할 수 있다. **후두입구**(후두개구부, aditus laryngis) 혹은 **입구**(aditus)는 위쪽에 위치하며 인두에서 후두로 진입하는 부분을 말한다. [일부 해부학자들은 후두입구를 후두의 첫 번째 공간이라고 정의하기도 한다. 다른 학자들은 단순히 첫 번째 공간[**후두전정**(후두안뜰, vestibule)]으로 진입하는 부

후두입구(aditus laryngis): 'aditus'는 라틴어로 '입구'

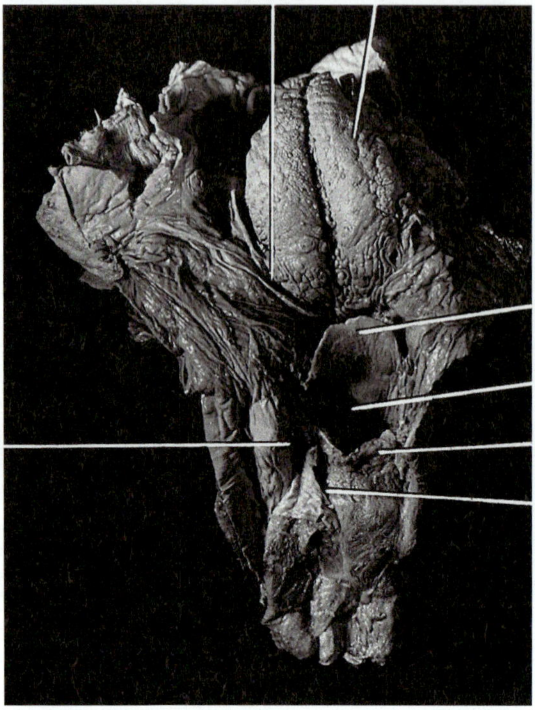

(A)

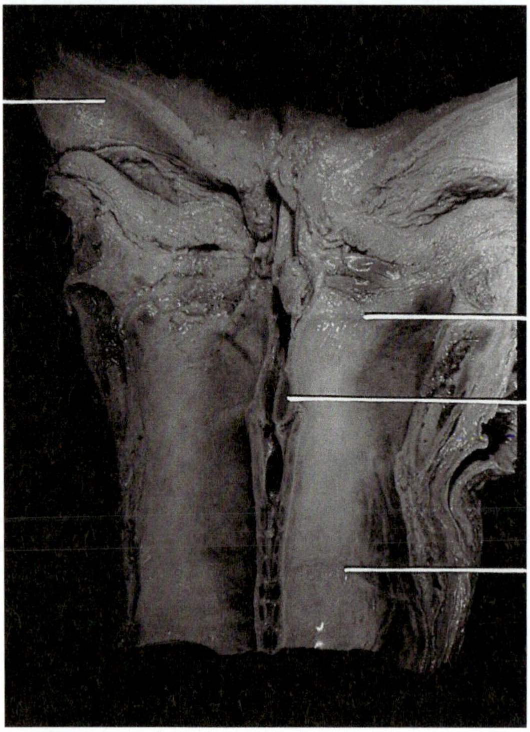

(B)

그림 4-4. (A) 뒤와 위에서 본 후두. (B) 시상절개한 뒤 후두 양쪽을 벌려 후두를 반으로 나눈 모습. (계속)

출처: Delmar/Cengage Learning

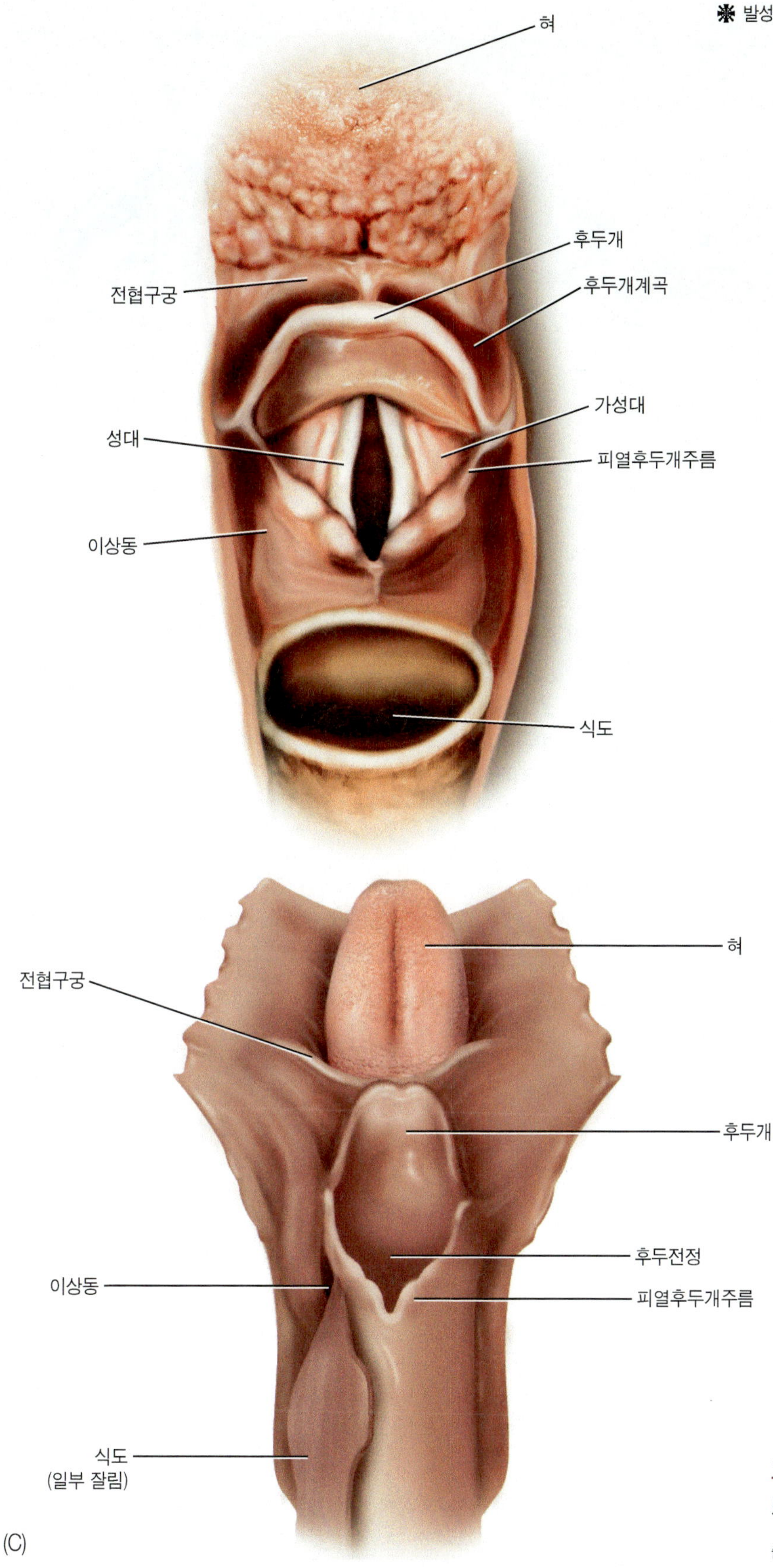

그림 4-4. (C) 기준점을 보여 주는 그림.

출처: Delmar/Cengage Learning

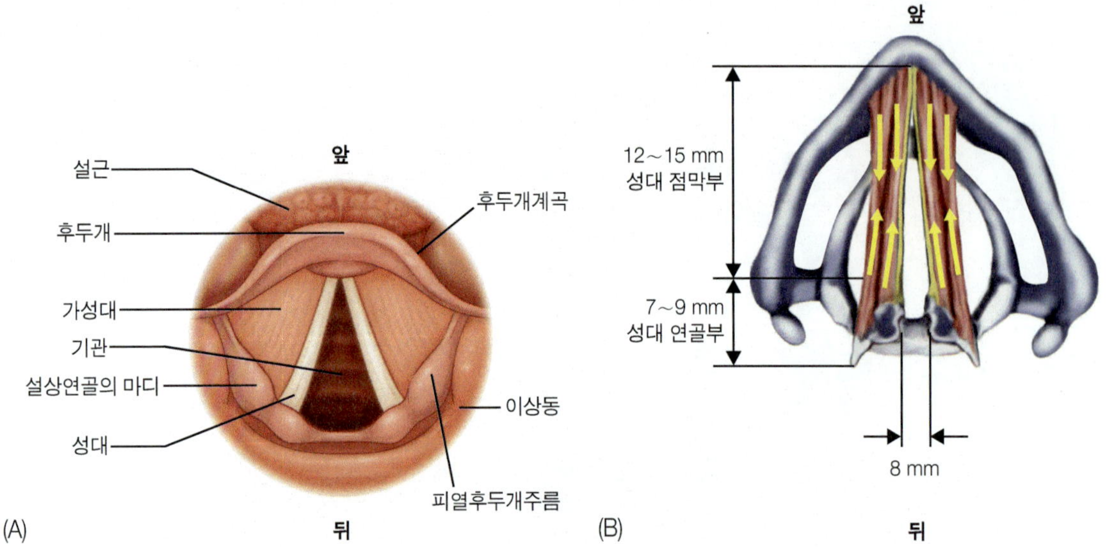

그림 4-5. (A) 위에서 본 성대. 진성대는 편평상피조직으로 구성된 표면고유층으로 인해 하얗게 보인다. 진성대의 바로 위에 보이는 것은 후두실주름, 즉 가성대이다. 소각연골 및 설상연골의 마디도 볼 수 있다. 이 돌출물들은 피열후두개주름 깊숙이 위치해 있는 소각연골과 설상연골로 인한 것이다. (B) 같은 위치이나 후두를 지지하는 막과 근육을 제거하여 연골과 갑상피열근(갑상근과 성대근)만 드러난 상태이다. 성인의 경우 성대 점막부의 길이가 12~15 mm인 반면, 연골부의 길이는 7~9 mm이다. 휴식 시 양쪽 성대 사이의 공간(성문)은 대략 8 mm이다.

출처: Delmar/Cengage Learning

피열후두개(aryepiglottic): 피열(arytenoid) + 후두개(epiglottis)

후두전정틈새(rima vestibuli): 라틴어로 '후두전정의 빈 공간'

위라고 하기도 한다.] 입구를 집 안으로 들어갈 때 지나가는 문으로 생각하면 될 것이다. 후두입구의 앞쪽 경계를 이루는 것이 후두개이며, 후두개와 피열연골 사이에 걸쳐 있는 점막주름(**피열후두개주름**)과 근육이 후두입구의 옆 가장자리를 형성한다. **그림 4-5A**에서 피열후두개주름 아래에 2개의 튀어나온 부분을 볼 수 있다. 이것은 이 주름 안에 위치한 설상연골에 의한 것이다. 그 뒤에 튀어나와 있는 두 번째 돌출물은 피열연골 위의 소각연골이다.

후두의 첫째 공간은 **후두전정**이다. 후두전정은 후두입구와 **후두실주름**(ventricular 또는 vestibular folds) 사이의 공간이다. 후두실주름은 **가성대**(false vocal fold)라고도 알려져 있는데, 그 이유는 드문(그리고 임상적으로 의미 있는) 경우를 제외하고는 발성에 사용되지 않기 때문이다. 후두전정은 후두입구에서는 넓지만 후두실주름 부위에서는 좁아진다. 측벽은 **피열후두개주름**으로 이루어져 있고, 후벽은 피열연골을 덮는 막으로 이루어져 있는데 위쪽으로 가성대까지 이어진다. 가성대는 점막과 섬유성 **후두전정인대**(후두안뜰인대, vestibular ligament)로 이루어져 있으며, 근육조직은 없다. 양쪽 가성대 사이의 공간을 **후두전정틈새**(후두안뜰틈새, rima vestibuli)라고 한다.

후두의 가운데 공간은 가성대와 그 아래 진성대의 사이에 있다. 이 공간을 **후두실**(laryngeal ventricle 또는 laryngeal sinus)이라 하고, 이것이 앞쪽으로 확장된 부분을 **후두소낭**(후두실주머니, laryngeal saccule)이라 한다. 이 주머니에는 후두공간 내로 윤활 역할을 하는 점액을 분비하는 점막샘이 60개 이상 존재한다. 근육이 이 주머니를 압박하여 점액을 분비함으로써 윤활작용을 하게 한다. 이 점액은 또한 기도로 잘못 들어온 음식물 조각을 둘러싸 유입된 음식물이 기침을 통해 쉽게 제거될 수 있도록 한다.

> 유인원은 후두소낭이 매우 잘 발달되어 있어 음성의 공명에 기여하는 바가 크다.

성문은 양쪽 성대 사이의 공간으로 위로는 후두실이 있고 아래로는 탄성원추가 있다. 성문은 음성 산출을 가능하게 하는 가변적인 조절기 역할을 하기 때문에 말소리 산출에 있어 후두공간 중 가장 중요한 곳이다. 성인의 경우 휴식기의 성문 길이는 **전연합**(앞맞교차, anterior commissure; 갑상각 뒤의 성대가 열린 부분 중 가장 앞쪽 부분)부터 **후연합**(뒤맞교차, posterior commissure; 두 피열연골 사이)까지 약 20 mm 정도이다. 성문의 넓이는 매 순간 성대가 움직이는 모양에 따라 다양하게 나타난다. 휴식기에는 성문 뒤쪽의 넓이가 약 8 mm이지만 노력성 호흡 시에는 그 2배가 된다.

▩ 성대 수분 공급

성대는 내부와 외부 환경에 매우 민감하다. 담배 연기와 기타 공기 오염물질이 성대 조직을 자극할 수 있다는 것은 널리 알려져 있지만 내부 환경 또한 마찬가지로 영향을 미친다.

성대가 음성 남용에 노출될 경우 접촉성 궤양이나 성대결절과 같은 여러 문제가 발생할 수 있다. 자극받은 조직의 문제를 해결하기 위해 자주 처방되는 치료법으로 수분 공급 요법이 있다. 건조한 조직은 습기가 있는 조직에 비해 상처가 잘 회복되지 않기 때문에 환자에게 주변 습도를 높이고 물을 많이 섭취하거나 때로 수분 유지를 증진시킬 수 있는 약물을 권하기도 한다. 이러한 유형의 치료 기법은 의학적 측면에서만 중요한 것은 아니다. Verdolini, Titze와 Fennell(1994)은 수분이 현저히 감소했을 때 음성 산출을 위한 노력이 현저히 증가하는데, 정상 수준 이상으로 수분이 공급된 상태에서는 그 노력이 감소한다고 보고하였다. 실제로 윤활이 잘되지 않는 후두에서는 같은 정도의 발성을 할 때에 비해 상대적으로 필요한 기류량이 현저히 증가한다. 또한 윤활이 잘되는 상태에서는 성대가 더 주기적으로 진동한다[성대가 주기적으로 진동할 경우 주파수 변동, 즉 매 주기마다 나타나는 변동의 폭이 상당히 감소한다(Fukida et al., 1988)]. 성대의 상대적인 주기성이 감소하면 음성은 '쉰목소리'로 들리는데, 후두염에 걸렸을 때를 생각해 보면 이해가 될 것이다. ▩

성문의 바깥 가장자리는 성대와 피열연골로 구성되어 있다. 성대 가장자리의 앞쪽 3/5은 성대의 연조직으로 구성되어 있다[이것을 **막성문**(membranous glottis)이라고 하는데, 성대가 아니라 성문이라는 이름이 붙은 이유는 일부 해부학자들이 성문이 음성 산출 기전의 가장 중요한 부분을 담당한다고 보기 때문이다]. 성인 남자의 경우 성대 가장자리의 길이가 약 15 mm이고 여성의 경우는 약 12 mm이다. 이 성대 가장자리는 진동을 통해 음성을 산출하는 부위이다. 성대의 뒤쪽 2/5는 피열연골로 이루어져 있다[이 부분은 종종 **연골성문**(cartilaginous glottis)이라 부르기도 한다]. 성대에서 이 부위의 길이는 4~8 mm이며, 성별과 체격에 따라 달라진다.

탄성원추는 진성대의 가장자리에서 윤상연골의 아래쪽 경계선까지 이어지는데 성대에서 윤상연골의 바닥까지 점점 넓어지는 모양을 하고 있다.

요약하면,

- **성대**는 5개의 조직층으로 구성된다.
- 얇은 **상피층** 아래에 **고유층**이 있는데 이는 탄력섬유의 두 층과 콜라겐섬유의 한 층으로 이루어져 있다. 성대근은 가장 안쪽에 있는 층이다.
- **성대인대**는 탄력섬유로 이루어져 있다. **후두입구**는 후두로 진입하는 지점으로 후두전정의 입구를 나타낸다.
- **가성대**와 **성대**는 **후두실**에 의해 나누어진다.
- **성문**은 양쪽 성대 사이에 나타나는 다양한 형태의 공간을 말한다.

후두의 구조

윤상연골

쌍을 이루지 않는 윤상연골은 기관고리의 연장으로 볼 수도 있다(**그림 4-6**). 윤상연골은 후두의 가장 아래에 위치하는 연골로서 그 지름이 기관의 지름과 거의 같다. 이 연골은 앞부분보다 뒷부분이 더 높은 모양을 하고 있다.

윤상연골에는 몇 개의 중요한 부위가 있다. 아래 앞쪽의 윤상연골궁(반지연골활, cricoid arch)은 그 지점 위를 지나가는 성대에 여유 공간을 제공하며, 뒤쪽의 상승 부위인 **후방사각판**(뒤네모판, posterior quadrate lamina)의 윗면은 피열연골과 관절로 연결되는 지점이다. 윤상연골의 측

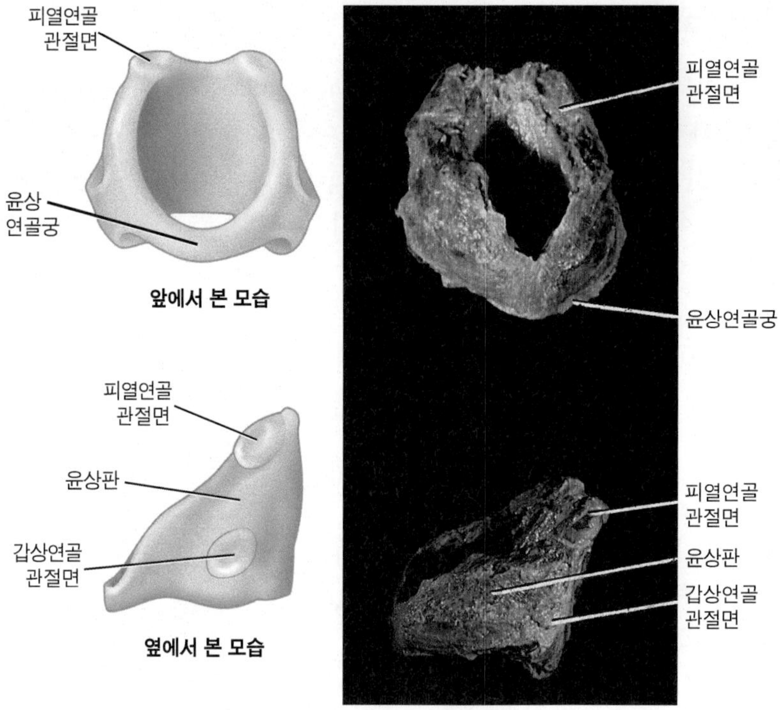

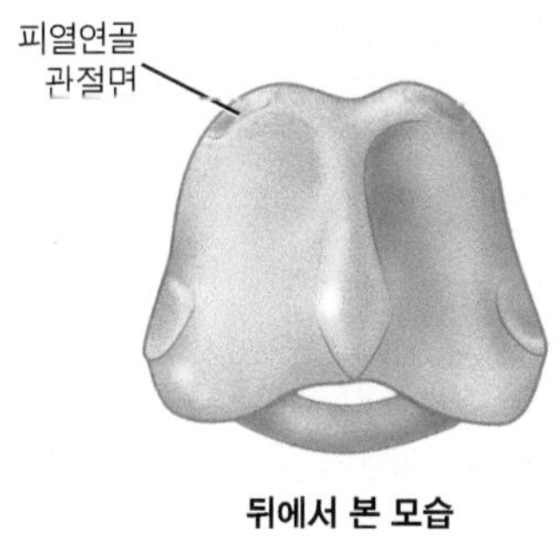

그림 4-6. 윤상연골과 주요 기준점.

출처: Delmar/Cengage Learning

면에는 갑상연골의 하각(아래뿔, inferior horn)과 관절로 연결되는 관절면(관절와, articular facet 혹은 face)이 있다. **윤상갑상관절**(반지방패관절, cricothyroid joint)은 가동관절로 2개 관절 구조의 회전운동이 가능한 회전 관절이다.

윤상연골에 대해 유의해야 할 것이 하나 있다. 그림이나 사진을 보면 후두 구조의 크기에 대해 오해의 소지가 있다. 윤상연골은 대략 손가락에 올려놓을 수 있을 정도의 작은 크기이며, 기관의 지름과 비슷하다. 후두 구조는 상당히 작다.

갑상연골

쌍을 이루지 않는 갑상연골(방패연골, thyroid cartilage)은 후두의 연골 구조 중 가장 크다. 그림 4-7에서 볼 수 있듯이 갑상연골은 앞쪽 표면이 돌출되어 있는데, 이 표면은 **갑상판**(방패판, thyroid lamina)이라 불리는 2개의 판으로 이루어져 있으며 중앙에서 **갑상각**(방패각, thyroid angle)을 이룬

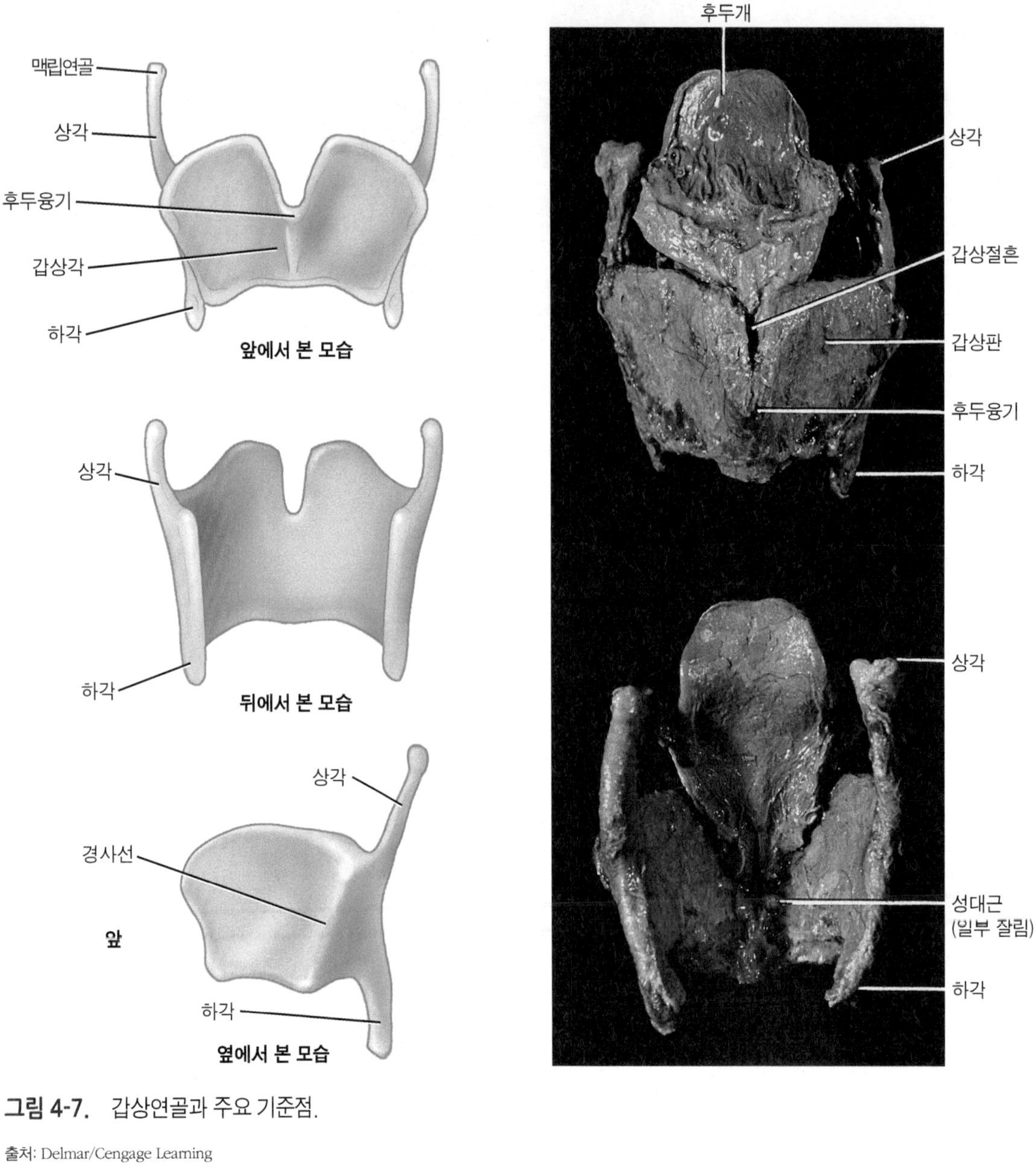

그림 4-7. 갑상연골과 주요 기준점.

출처: Delmar/Cengage Learning

다. 갑상각의 가장 윗부분에 **갑상절흔**이 있는데, 다음과 같이 해 보면 갑상절흔을 만져 볼 수 있다. 손가락을 턱 아래 목 윗부분에 올려놓고 아담의 사과(Adam's apple; 혹은 후두융기; 여자에 비해 남자가 더 두드러져 있다)라고 불리는 지점까지 쭉 내려가 보라. 그 구조물의 꼭대기 지점에 다다르면 바로 갑상절흔을 만져 볼 수 있을 것이다. 갑상연골에서 쐐기 모양이 느껴지면 그림과 한번 비교해 보라. 그다음에는 갑상각이 느껴질 때까지 손가락을 아래 중심으로 약간 내려 보라. 갑상각 위에 검지를 놓고 엄지와 중지를 양 옆에 놓으면 갑상각과 양쪽 갑상판을 손가락으로 만질 수 있다. 이 부위들은 중요한 기준점이 되므로 잠시 동안 만져 보면서 위치를 파악하라. 갑상절흔 위에 손가락을 올려놓으면 성대를 만질 수 있는 가장 가까운 위치에 있게 되는데, 성대가 갑상연골의 바로 뒤에 연결되어 있기 때문이다.

그림 4-7을 자세히 보면 갑상판의 측면에서 **경사선**(oblique line)을 관찰할 수 있다. 여기는 뒤에서 간략히 설명할 두 근육이 연결되는 지점이다.

갑상연골의 뒤는 열려 있는 상태로 2개의 돌출된 뿔(cornu)이 있다. **하각**은 아래를 향하면서 윤상연골과 관절을 이루며, **상각**은 위를 향하면서 설골과 관절로 이어진다. 일부는 작은 **맥립연골**이 갑상연골의 상각과 설골 사이에서 발견되기도 한다.

각(cornu): 라틴어로 '뿔'('cornucopia'는 '뿔이 많다')

피열연골과 소각연골

쌍을 이루는 피열연골은 후두에서 가장 중요한 부위이다. 이 연골은 윤상연골 위의 뒤쪽 측면에 얹혀 있으며, 음성 산출을 시작하고 끝낼 수 있는 역학 구조를 제공한다. 피열연골의 형태는 피라미드 모양이다(**그림 4-8**). 각 연골은 2개의 돌기와 4개의 면으로 이루어져 있다.

정점(꼭지, apex)은 피라미드 모양으로 생긴 피열연골의 윗부분이 잘린 부분이며, 각 피열연골의 윗면에 **소각연골**(잔뿔연골, corniculate cartilage)이 얹혀 있는데 이것이 피라미드 모양의 꼭대기를 이룬다. 피열연골의 밑면은 **기저부**(바닥, base)를 이루고, 그 오목한 면이 윤상연골의 볼록한 피열연골 관절면과 연결된다.

피열연골에서 두 돌기의 명칭은 기능에서 유래하였다. **성대돌기**(vocal process)는 갑상절흔 쪽을 향하여 앞으로 돌출되어 있으며, 성대의 뒷부분과 연결된다. **근육돌기**(muscular process)는 피열연골 피라미드의 옆 돌출 부위를 형성하며, 이름에서 알 수 있듯이 성대의 내전과 외전에 관여하는 근육이 부착하는 지점이다.

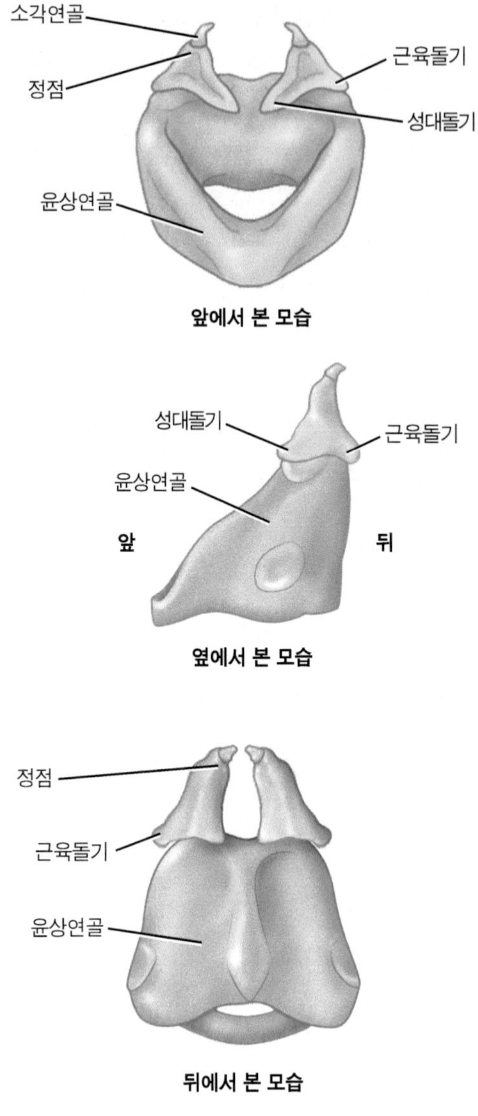

그림 4-8. 윤상연골과 관절을 이루는 피열연골.

출처: Delmar/Cengage Learning

후두개

쌍을 이루지 않는 후두개는 나뭇잎처럼 생긴 구조로 갑상연골의 갑상절흔 바로 아래 갑상각의 안쪽면에서 시작되는데, 갑상후두개인대(방패덮개인대, thyroepiglottic ligament)에 의해 그 시심에 부착되어 있다. 후두개의 양 옆면은 피열후두개주름에 의해 피열연골과 연결되는데, 이 주름은 근육과 결합조직 위에 덮힌 점막이 연장되어 나타난 것이다.

후두개는 후두 위쪽으로 나와 설골을 지나며, 가운데 **설후두개주름**(glossoepiglottic fold) 그리고 1쌍으로 이루어진 **외측설후두개인대**(바깥혀덮개인대, lateral glossoepiglottic ligament)에 의해 설근(혀뿌리, tongue root)에 부착되어 있다. 이 경계가 후두개계곡을 이루는데 삼킴과 삼킴장애를 공부할 때 중요시되는 지점이다. 삼킴 과정 동안 음식물은 옆으로는 피열후두개주름 사이의 얕게 패인 **이상동** 부분을 지나가고 가운데로는 갑상연골의 점막을 지나간다. 이상동과 후두개계곡을 총칭하여 **인두함요**(인두오목, pharyngeal recess)라고 한다(**그림 4-5**).

후두개는 **설골후두개인대**(목뿔덮개인대, hyoepiglottic ligament)로 설골과 연결된다. 후두개의 바깥면은 점막으로 덮여 있으며, 그 아래의 오목한 면으로 후두로부터 감각 정보를 전달하는 X번 뇌신경 **미주신경**(vagus nerve)의 내후두신경 가지가 지나간다.

X번 미주신경(vagus nerve)은 11장에서 설명할 것이다.

미주(vagus): 라틴어로 '방황하다'

설상연골

설상연골은 작은 연골로 피열후두개주름 속에 묻혀 있다. 설상연골은 소각연골의 위쪽, 앞쪽에 위치하며 점막 표면에서 약간 도드라져 나와 불빛에 하얗게 보인다. 이 연골들은 후두를 덮고 있는 막 구조를 지지해 주는 역할을 한다.

설상(cuneiform): 라틴어로 'cuneus'는 '쐐기'이므로 'cuneiform'은 '쐐기 모양'

설골

설골은 후두 내부에 있는 뼈는 아니지만 혀와 후두 구조를 연결하는 역할을 한다. 쌍을 이루지 않는 이 작은 뼈는 갑상연골의 상각과 느슨하게 관절을 이루며, 신체에서 다른 뼈와 연결되지 않은 유일한 뼈라는 점이 특징이다(**그림 4-9**).

설골을 위에서 내려다본 그림에서 볼 수 있듯이 이 구조물은 뒤쪽이 열려 있는 U자 모양이다. 설골에는 세 가지 중요 부위가 있다. 설골의 몸통(corpus)은 뼈의 앞쪽을 구성하는 방패 모양의 돌출된 구조물로서 쉽게 손으로 만져 볼 수 있다. 갑상절흔 위에 손가락을 놓고 등쪽을 향해 뒤쪽으로 가볍게 눌러 보면 손톱 근처에서 설골의 단단한 몸통 부분을 느낄 수 있을 것이다. 이렇게 하면서 각 구조물 간의 관계를 보여 주는 **그림 4-1**을 한 번 더 관찰해 보라.

몸통의 앞부분은 볼록하고 안쪽면은 오목하다. 몸통은 여섯 가지의 근육이 부착하는 지점이지만 몸통 자체가 작기 때문에 특별한 역할을 하는 것은 없다.

대각은 몸통의 바깥면에서 나와 뒤쪽으로 뻗어 나간다. 몸통과 대각이 연결되는 지점에 **소각**이 있다. 이 두 구조물에 3개의 근육이 추가적으로 부착된다.

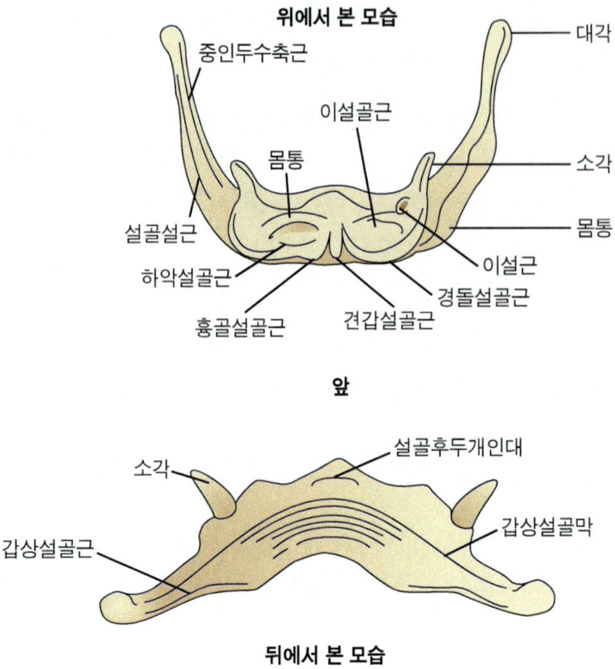

그림 4-9. 위와 뒤에서 본 설골. 근육과 막이 부착하는 지점이 선으로 표시되어 있다.

출처: Delmar/Cengage Learning

연골의 움직임

윤상갑상관절과 윤상피열관절은 후두 내에서 기능적인 역할을 수행하는 부분으로, 두 관절 모두 후두의 기능에 매우 중요한 역할을 한다.

윤상갑상관절은 앞에서 언급한 바와 같이 윤상연골과 갑상연골의 하각이 만나는 접합 지점에 위치한다. 이는 윤활관절을 이루어 윤상연골과 갑상연골이 서로 회전하고 미끄러지는 운동을 가능하게 한다. **그림 4-10**과 같이 윤상갑상관절에서 이루어지는 회전으로 갑상연골이 앞에서는 아래위로 흔들릴 수 있고, 윤상연골과 비교해 약간 더 앞뒤로 미끄러질 수 있다. 이 관절은 음도 변화를 조절하는 중요한 장치이다.

윤상피열관절(반지모뿔관절, cricoarytenoid joint)은 윤상연골과 피열연골 사이에 형성된 관절을 말한다. 앞에서 보았듯이 피열연골의 밑면은 오목하여 윤상연골의 매끄럽고 볼록한 윗면과 잘 맞는다. 이 윤활관절로 인해 흔들림(rocking), 미끄러짐(gliding), 약간의 회전(rotation)도 가능해진다. 윤상연골의 피열관절면은 볼록하고 길쭉한 타원의 모양을 하고 있으며, 그 운동축은 피열연골의 위쪽 표면을 따라 뒤쪽으로 뻗어 나가 피열연골의 정점으로 다시 돌아오는 선의 중심에 형성된다(**그림 4-11**). 이 흔들림 운동은 두 성대돌기가 서로를 향하게 움직여 성대가 서로 **가까워지도록**(접촉하도록) 한다. 또한 피열연골은 관절면의 긴 축 위에서 미끄러져

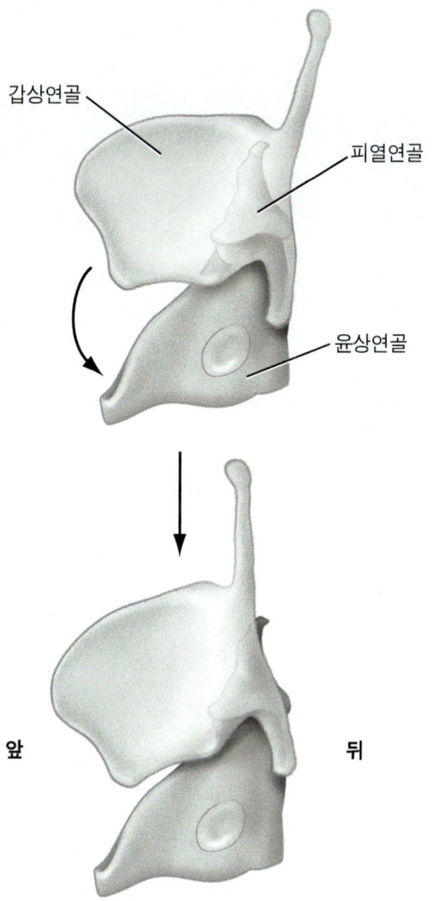

그림 4-10. 윤상갑상관절 주변에서 이루어지는 윤상연골과 갑상연골의 움직임. 윤상연골과 갑상연골이 앞에서 서로를 향하여 움직일 때 피열연골은 갑상연골로부터 멀어지고 이로 인해 성대의 긴장도가 증가하게 된다.

출처: Delmar/Cengage Learning

성대 길이의 조절을 돕는다. 게다가 피열연골은 그 꼭대기에서 나온 수직축을 중심으로 회전할 수도 있지만 이 운동은 성대의 외전에만 매우 제한적으로 사용되는 것으로 보인다(Fink & Demarest, 1978). 이러한 움직임들이 복합적으로 작용하여 성대가 접근하고 외전할 수 있다.

이러한 연골들 간의 상호 움직임에 대한 이해는 5장에서 제시되는 후두 생리를 이해하는 데 중요한 기초를 제공해 준다.

요약하면,

- 후두연골에는 근육이 부착하는 수많은 중요 지점이 있다.
- **윤상연골**은 도장을 새긴 반지 모양으로 뒤가 더 높다.
- **피열연골**은 윤상연골 윗면에 얹혀 있으며 윤상피열관절을 이루어 회전, 흔들림과 미끄러짐 운동을 한다.

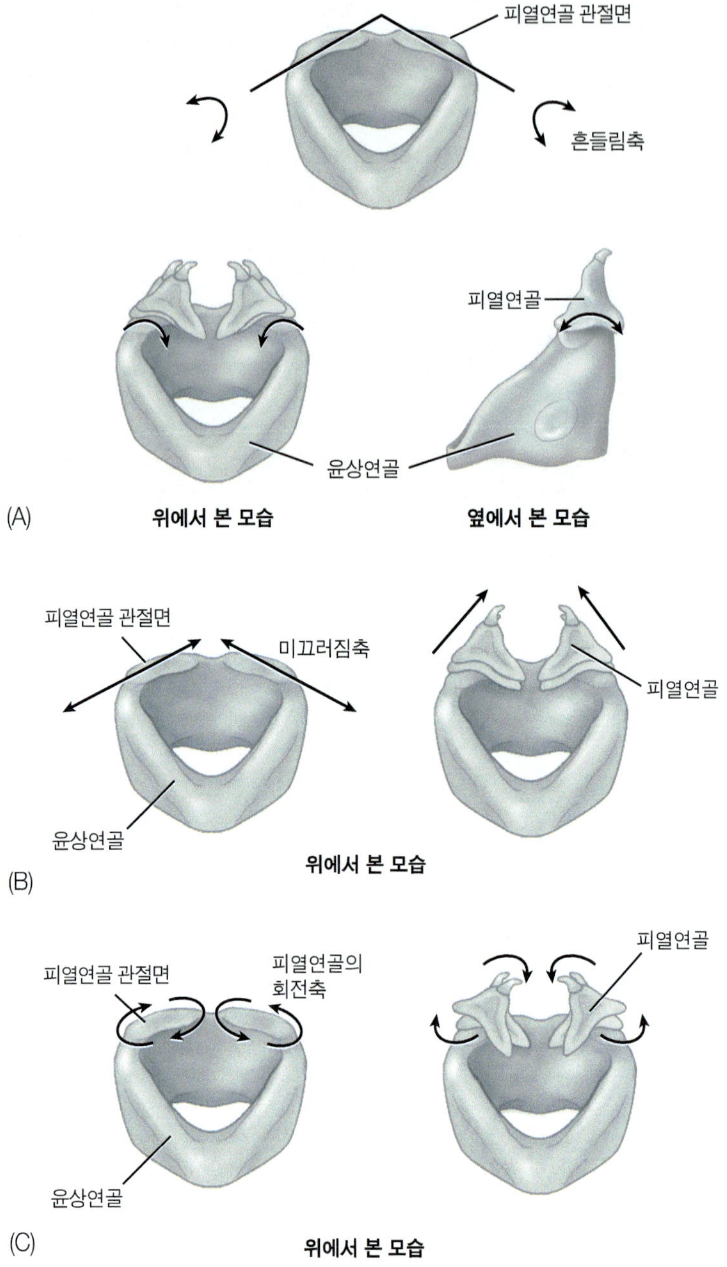

Anatesse Lesson

그림 4-11. 피열연골은 관절면에서 흔들림, 미끄러짐 및 회전운동을 한다. (A) 피열연골 관절면의 모양은 화살표를 통해 볼 수 있듯이 피열연골과 성대가 안쪽 방향으로 흔들리는 것을 돕는다. (B) 관절면의 긴 축은 제한적인 앞뒤 미끄러짐 운동을 가능하게 한다. (C) 내전을 위한 기능적인 운동을 하는 것으로 보이지는 않으나 피열연골은 그림에서 볼 수 있듯이 회전운동도 가능하다. [출처: Broad(1973), Fink & Demarest(1978), Netter(1997), Zemlin(1998)의 자료]

출처: Delmar/Cengage Learning

- **근육돌기**와 **성대돌기**에는 **갑상근**과 **성대근**이 붙게 된다.
- **소각연골**은 피열연골의 위쪽 가장자리에 얹혀 있다.
- **갑상연골**에는 2개의 두드러진 판과 상각 및 하각, 그리고 돌출되어 있는 갑상절흔이 있다.
- **설골**은 갑상연골의 상각에 부착되는 반면, 윤상연골은 윤상갑상관절

▩ 후두 만져 보기

후두를 만져 보기 위해 우선 돌출된 갑상절흔 또는 '아담의 사과'를 찾아야 한다(그림 4-7). 이를 찾아내면 검지를 절흔 위에 놓고 엄지와 중지를 양쪽에 놓는다. 이때 엄지와 중지가 매우 평편한 표면, 즉 갑상판을 느낄 수 있어야 한다. 이제 검지를 약간 아래로 내려 보라. 돌출된 갑상각을 만질 수 있을 것이다. 손가락을 갑상절흔의 뾰족한 끝에 놓았을 때 손톱 쪽에 느껴지는 단단한 부위가 설골의 몸통이다. 어떤 사람들은 갑상연골과 설골을 구분하기가 상당히 어려울 때도 있다.

갑상절흔 윗면에서 옆을 만져 보면 갑상연골의 상각을 느낄 수 있을 것이다. 약간의 불편감이 있겠지만 설골과 갑상연골의 관절도 만질 수 있을 것이다. 갑상각 아래로 손가락을 약간 내리면 갑상연골의 아래쪽 가장자리가 느껴질 것이고 그 아래로 윤상연골이 만져진다. 윤상연골과 갑상연골이 만나는 부위에 엄지손가락을 조심스럽게 대고 허밍을 하면서 음도를 올리고 내려 보면 갑상연골과 윤상연골이 서로 가까워졌다 멀어졌다 하는 것을 느낄 수 있다. 또한 최고로 높은 음에 도달하면 후두 전체가 상승하는 것도 느낄 수 있을 것이다. 마지막으로 손가락을 내려 윤상연골의 아랫면이 만져지면 그 부위가 기관이 시작되는 지점이다. 기관고리를 만져 보라. ▩

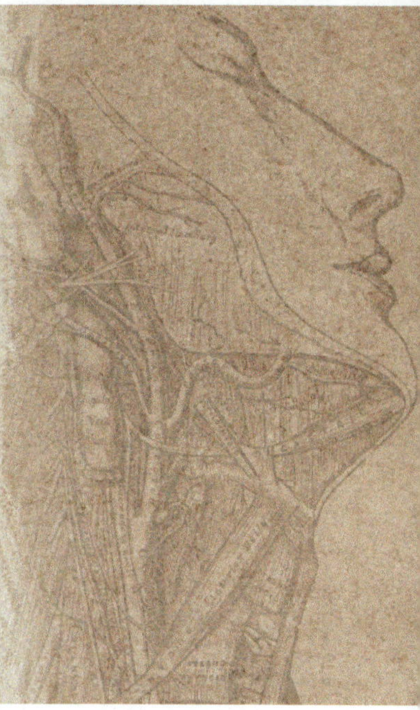

을 통해 하각에 부착된다.

- **후두개**는 혀와 갑상연골에 부착하여 삼킴 시 아래로 내려가 후두를 덮는다.
- **설상연골**은 피열후두개주름 내에 묻혀 있다.

※ 후두근육

표 4-1에 요약한 바와 같이 후두근육은 간편하게 시작점과 삽입점(혹은 종착점) 모두가 후두연골과 연결되는 근육(**내후두근**, intrinsic laryngeal muscles)과, 한쪽은 후두연골에 붙고 다른 쪽은 후두가 아닌 다른 구조에 붙는 근육(**외후두근**, extrinsic laryngeal muscles)으로 나뉜다. 외후두근은 후두를 올리거나 내리는 등 후두를 조절하는 반면, 내후두근은 음성 산출 기전을 세밀하게 조절한다. 외후두근은 혀의 조음 동작에도 관여하며 많은 외후두근이 삼킴에 중요한 역할을 한다. 내후두근은 성대를 열고, 닫고, 긴장을 주며 이완시키는 역할을 한다. 이제 내후두근부터 살펴보자. 학습을 돕기 위해 부록 D에 요약한 정보를 수록해 놓았다.

표 4-1. 후두 기능과 관련된 근육

내후두근	
내전근	**이완근**
측윤상피열근	갑상근(외측 갑상피열근)
횡피열근	
사피열근	**보조근육**
	갑상후두개근*
외전근	상부 갑상피열근
후윤상피열근	갑상피열근
	피열후두개근
긴장근	
성대근	
윤상갑상근 직근, 사근	
외후두근(설골상근과 설골하근)	
설골과 후두올림근	**설골과 후두내림근**
경돌설골근	흉골갑상근
하악설골근	흉골설골근
이설골근	견갑설골근
이설근	갑상설골근
설골설근	
하인두수축근	
이복근의 전복과 후복	

*갑상후두개근은 삼킴 기능과 관련이 있기 때문에 보조근육에 포함했다.

음성치료 의뢰

발성 기전은 매우 예민하여 음성 징후는 광범위한 문제의 지표가 될 수 있다. 누군가에게 음성 문제가 있는 것으로 판단될 경우, 비록 습관적인 행동에 의해 나타난 것이라고 해도 바로 의사에게 의뢰해야 한다. 환자가 쉰목소리를 주소로 병원을 찾았을 때, 시끄럽고 담배 연기가 많이 나는 장소에서 큰소리를 내면서 너무 많은 시간을 보내 음성 산출 기전을 남용하지 않았는지 확인해야 한다. 이런 행동으로 인해 이차적으로 성대에 질환이 발생할 수도 있지만, 이러한 정보만으로 성대 질환의 발생 여부를 확실히 알 수는 없다. 이와 같은 남용 행동은 중요하지 않을 수도 있다. 성대결절을 의심할 수도 있지만 같은 증세가 후두암의 초기 증세일 수도 있다.

유사한 맥락에서, 음성이 서서히 약해지고 시간이 흘러갈수록 근육의 피로가 극도로 심해지는 문제를 호소하는 환자는 신경과에 의뢰해서 도움을 받을 수 있다. 중증근무력증은 근신경계 질환으로 발성의 점진적인 약화, 조음 기능의 점진적인 퇴행, 점진적인 과다비성을 포함하는 복잡한 말장애를 초래하며, 이는 하루 또는 더 짧은 시간에 걸쳐 말소리 산출 기전에 영향을 미친다. 이러한 문제는 충분히 치료가 가능하지만 대부분의 환자들이 처음에는 이 문제를 말의 문제로 생각하기 때문에 이러한 징후를 가장 먼저 발견하는 사람은 대개 언어치료사이다.

내후두근

내전근

- **측윤상피열근(바깥반지모뿔근, lateral cricoarytenoid muscle)**
- **횡피열근(가로모뿔근, transverse arytenoid muscle)**
- **사피열근(빗모뿔근, oblique arytenoid muscle)**

측윤상피열근. 매우 중요한 이 근육은 눈으로 관찰하기 어려운 후두근 중의 하나이다. **측윤상피열근**(바깥반지모뿔근, lateral cricoarytenoid muscle)은 윤상연골과 피열연골의 근육돌기에 붙어 근육돌기가 앞쪽과 가운데로 움직이도록 한다(**그림 4-12**). 측윤상피열근의 시작점은 윤상연골의 위쪽-바깥쪽 면이다. 이 근육이 뒤쪽 위로 지나면서 피열연골의 근육돌기로 삽입된다. **그림 4-12**를 살펴보면, 근육의 진행 방향에서 알 수 있듯이 근육돌기가 앞으로 기울어지면 피열연골이 안쪽 및 아래 방향으로 흔들린다. 이 안쪽-아래쪽 흔들림 운동은 성대 내전과 관련된 중요한 운동이다. 또한 이 움직임은 성대의 길이를 증가시킬 수도 있다(Hirano, Kiyokawa, & Kurita, 1988).

후두의 모든 내후두근의 신경 배치는 X번 뇌신경 미주신경에 의해서 이루어진다. 미주신경은 광범위하게 분포하는 신경으로 여러 곳을 거치

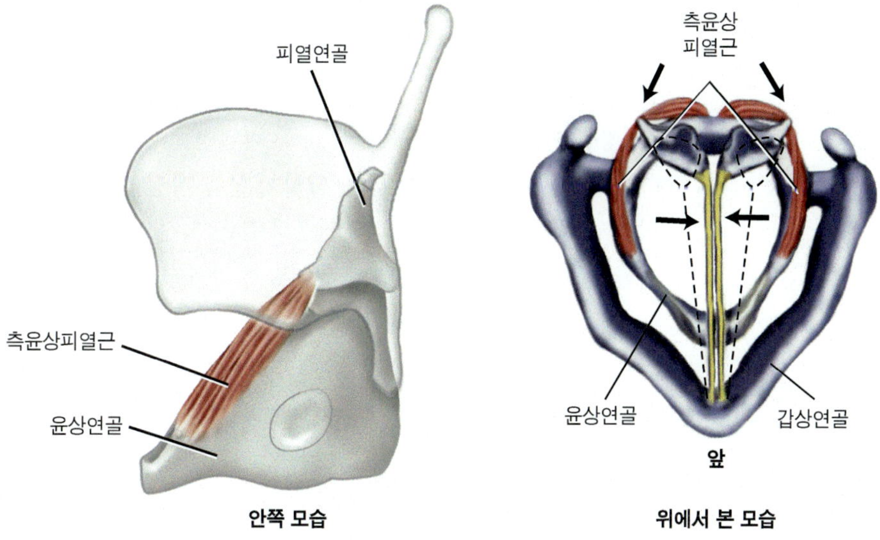

그림 4-12. 측윤상피열근(LCA)의 경로와 작용. 오른쪽 그림은 측윤상피열근이 수축하여 근육돌기를 앞으로 잡아당김으로써 성대를 내전시키는 모습을 보여 주고 있다.

출처: Delmar/Cengage Learning

근육: 측윤상피열근(lateral cricoarytenoid muscle)
시작점: 윤상연골의 위쪽-바깥쪽
경로: 위쪽 뒤로
삽입점: 피열연골의 근육돌기
신경지배: X번 미주신경, 반회후두신경
작용: 성대의 내전, 성대내전력의 증가

면서 가슴, 목, 배의 감각과 운동의 여러 기능을 담당한다. 미주신경은 연수(숨뇌, medulla oblongata)의 의핵(의문핵, nucleus ambiguus)에서 나와 반회후두신경(되돌이후두신경, recurrent laryngeal nerve, RLN)과 상후두신경(위후두신경, superior laryngeal nerve, SLN)의 두 갈래로 나뉜다. RLN은 그 경로로 인해 이름이 붙었다. 왼쪽 반회후두신경(left RLN)은 대동맥 아래로 내려갔다가 다시 위로 올라가는, 즉 '되돌아가는' 과정을 거쳐 후두에 분포한다. 오른쪽 반회후두신경(right RLN)은 쇄골하동맥(빗장밑동맥, subclavian artery) 아래로 내려갔다가 다시 올라가 후두로 들어간다. [이 신경들은 혈관 경로와 밀접하게 연관되어 있기 때문에 혈관 질환에 의해 음성의 문제가 초래될 수도 있다. 예를 들어 대동맥이나 쇄골하동맥 **동맥류**(동맥자루, aneurysm)의 확장으로 왼쪽 반회후두신경을 눌러 음성장애가 나타날 수 있다.]

동맥류(aneurysm): 그리스어로 '확장(anyeurysma)'

횡피열근. **횡피열근**(가로모뿔근, transverse arytenoid muscle)은 **횡피열간근**(가로모뿔사이근, transverse interarytenoid muscle)이라 불리기도 한다. 쌍을 이루지 않는 이 근육은 양쪽 피열연골의 뒷면을 감싸는 근육섬유 다발이다. **그림 4-13**에서 볼 수 있듯이 한쪽 피열연골 뒤의 바깥쪽 가장자리에서 시작하며, 반대편 피열연골의 같은 지점으로 삽입된다. 이 근육의 기능은 두 피열연골을 가깝게 끌어당겨 양쪽 성대의 거리를 가깝게 하는

근육: 횡피열근(transverse arytenoid muscle)
시작점: 피열연골 뒷부분의 바깥쪽 가장자리
경로: 바깥쪽으로
삽입점: 반대편 피열연골 뒤의 바깥쪽 가장자리
신경지배: X번 미주신경, 반회후두신경
작용: 성대의 내전

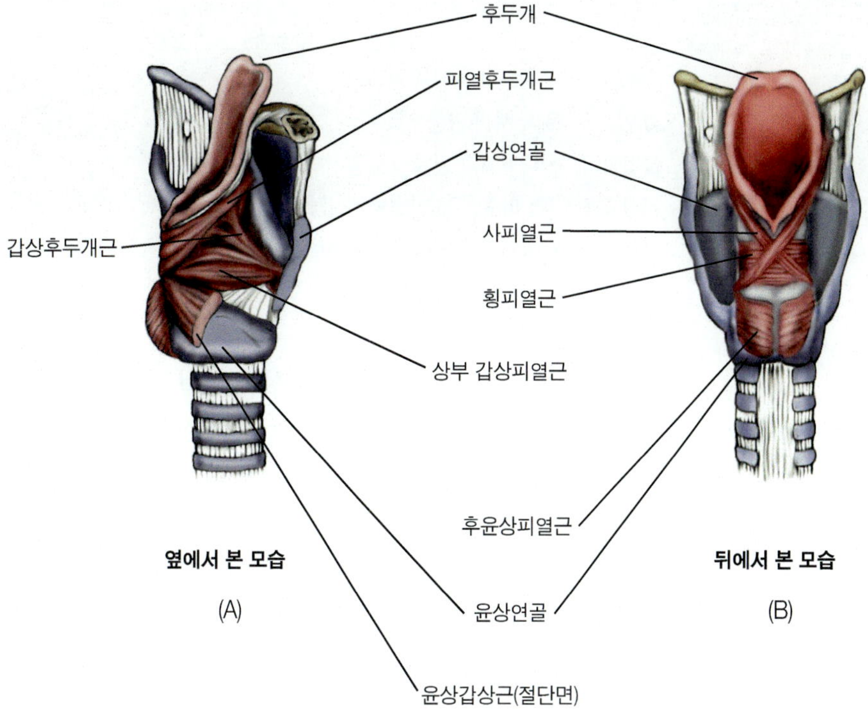

그림 4-13. (A) 후윤상피열근과 상부 갑상피열근, 피열후두개근의 관계를 보여 주는 모식도. (B) 후윤상피열근과 횡피열근, 사피열근의 모식도. 횡피열근과 사피열근의 수축으로 양쪽 피열연골의 사이가 가까워져 내전을 돕는다. 후윤상피열근의 수축으로 근육돌기가 가로로 당겨져 성대를 외전시킨다.

출처: Delmar/Cengage Learning

것이다. 이 근육은 성대를 단단하게 폐쇄하거나 성대를 내전시키는 역할도 하여 성대내전력의 중요한 요소로 작용한다. **성대내전력**(성대접촉력, medial compression)이란 양쪽 성대가 접촉하는 지점에 가해지는 힘의 정도를 말한다. 성대를 닫는 힘이 커지면 성대내전력도 증가하며, 뒤에서 설명하겠지만 이는 음성강도 조절에서도 매우 중요한 요소이다. 횡피열근의 운동신경은 미주신경에서 나온 RLN 아래쪽 가지의 지배를 받는다.

사피열근. **사피열근**(빗모뿔근, oblique arytenoid muscles)은 **사피열간근**(빗모뿔사이근, oblique interarytenoid muscles)으로도 알려져 있다. 사피열근은 횡피열근 바로 위에 있으며, 횡피열근과 비슷한 기능을 한다. 쌍을 이루는 사피열근은 근육돌기의 뒤쪽 기저부에서 시작하여 반대편 피열연골의 정점까지 사선 방향으로 올라간다. 이러한 경로로 인해 특징적인 'X' 자 모양의 근육 배열 형태를 보이며 피열연골의 정점이 가운데로 당겨지는 기능을 하게 된다. 이러한 운동은 성대의 내전을 향상시키고, 성대내전

근육: 사피열근(oblique arytenoid muscle)
시작점: 근육돌기의 뒤쪽 기저부
경로: 위쪽 사선 방향으로
삽입점: 반대편 피열연골의 정점
신경지배: X번 미주신경, 반회후두신경
작용: 피열연골의 정점을 가운데로 잡아당김

력을 증가시키며, 피열연골(그리고 성대)을 아래쪽, 안쪽 방향으로 흔들리게 한다. 사피열근은 피열후두개근과 함께 작용하여 후두개를 당겨 후두의 입구를 덮는 것뿐만 아니라 성대가 강하게 내전하도록 돕는다. 사피열근의 신경지배는 횡피열근과 같다.

외전근

- **후윤상피열근(뒤반지모뿔근, posterior cricoarytenoid muscle)**

후윤상피열근. **후윤상피열근**(뒤반지모뿔근, posterior cricoarytenoid muscle)은 성대의 유일한 외전근이다. 이 근육은 작지만 후두 뒷부분에서 두드러져 보이는 근육이다. 그림 4-13과 같이 후윤상피열근은 윤상연골의 뒤쪽 판에서 시작한다. 근육섬유는 위쪽 바깥으로 뻗어 나가 피열연골 근육돌기의 뒷부분으로 삽입된다. 근육돌기에 붙음으로써 후윤상피열근은 측윤상피열근의 길항근으로 작용한다(그림 4-14).

이 근육이 수축하면 근육돌기가 뒤로 당겨져 피열연골이 중심축에서 바깥으로 흔들리고 이로 인해 성대가 외전한다. 격렬한 신체 활동을 할 때에는 성대를 넓게 외전시켜 더 많은 양의 공기가 폐로 들어가고 나가도록 한다. 후윤상피열근은 X번 미주신경의 가지인 반회후두신경의 지배를 받는다.

근육: 후윤상피열근(posterior cricoarytenoid muscle)
시작점: 윤상연골의 뒤쪽 판
경로: 위쪽으로
삽입점: 반대편 피열연골의 뒷부분
신경지배: X번 미주신경, 반회후두신경
작용: 피열연골이 바깥으로 흔들리게 함, 성대의 외전

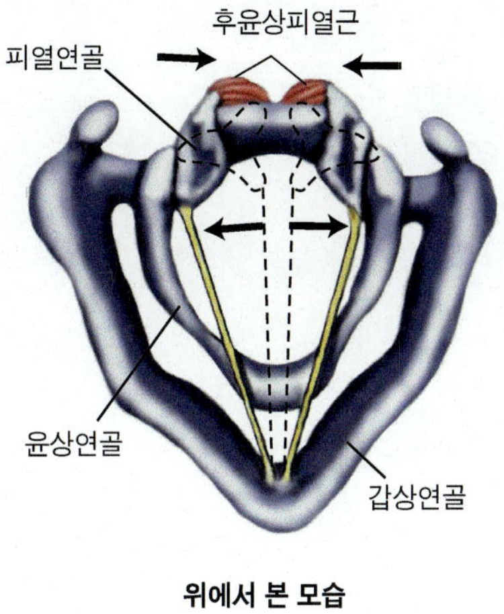

그림 4-14. 위에서 본 후윤상피열근의 운동.

출처: Delmar/Cengage Learning

성대긴장근

- **윤상갑상근(반지방패근, cricothyroid muscle)**
- **성대근(방패성대근, thyrovocalis muscle)**

윤상갑상근. 성대의 일차 긴장근은 갑상연골을 윤상연골보다 앞쪽으로 두게 한다. 이 **윤상갑상근**(반지방패근, cricothyroid muscle)은 **그림 4-15**와 같이 직근과 사근의 두 부분으로 나뉜다.

직근(곧은근, pars recta)은 윤상갑상근의 가장 가운데 부분을 구성하고 있는데 윤상연골 앞면의 궁 바로 아래에서 시작한다. 직근은 위쪽 바깥으로 올라가 갑상판의 아랫면으로 삽입된다. **사근**(빗근, pars oblique)은 윤

직근(pars recta): 라틴어로 '부분 + 곧다'

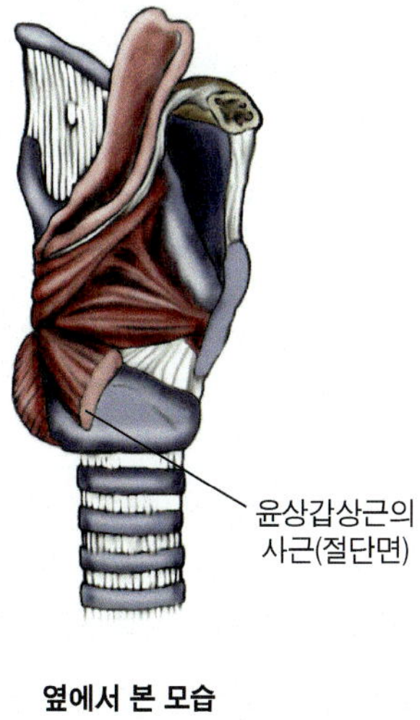

그림 4-15. 윤상갑상근의 사근.

출처: Delmar/Cengage Learning

근육: 윤상갑상근(cricothyroid muscle)
시작점: 직근—윤상연골 앞면의 궁 아래
사근—윤상연골의 직근 바깥쪽
경로: 직근—위 바깥쪽으로
사근—위쪽 사선 방향으로
삽입점: 직근—갑상판의 아랫면
사근—갑상연골의 갑상판과 하각 사이
신경지배: X번 미주신경 상후두신경의 외측 가지
작용: 갑상연골을 윤상연골 방향으로 내림, 성대를 긴장시킴

상연골의 직근 옆에서 시작하여 사선 방향으로 위로 올라가 갑상판과 하각 사이 접합점으로 삽입된다.

이 두 근육이 이루는 각으로 이들의 상대적 기능을 알 수 있다. 두 근육 모두 성대를 긴장시키지만 갑상연골의 움직임에 미치는 영향은 서로 다르다. 두 근육에 대해 살펴보자.

직근은 수직에 가깝게 위쪽으로 진행하기 때문에 이 근육의 수축은 갑상연골이 아래로 흔들리게 하면서 윤상갑상관절 위에서 흔들림 운동이 일어나게 한다. 그리고 그 아래 느슨하게 연결되어 있는 기관연골의 유연성의 도움으로 윤상연골이 올라가 갑상연골과 만나게 된다. 성대는 갑상연골의 안쪽면과 피열연골에 연결되어 있으며, 피열연골은 윤상연골의 뒤에 붙어 있다는 것을 기억해야 한다. 갑상연골이 앞으로 흔들리면 윤상연골의 뒷부분과 갑상연골 앞부분의 사이에 위치한 성대가 늘어나게 된다. 다시 말해 흔들림 운동에 의해 갑상연골과 윤상연골이 앞쪽에서 더 가까워지면 윤상연골의 뒤쪽은 갑상연골과 멀어지게 된다.

윤상갑상관절은 또한 갑상연골이 앞뒤로 미끄러질 수 있게 한다. 앞으로 미끄러지는 움직임은 사근의 기능으로, 그 결과 성대가 긴장하게 된다. 또한 직근과 사근은 음도를 변화시키는 중요한 후두근이기도 하다. 윤상갑상근은 X번 미주신경의 상후두신경(SLN) 바깥 가지의 지배를 받는다. 이 신경가지는 하인두수축근의 바깥쪽을 지나 윤상갑상근으로 삽입된다.

성대근. **성대근**[thyrovocalis muscle; 본래는 갑상성대근(방패성대근)이나 간략히 성대근(vocalis)이라고 부름]은 성대 가운데 부분의 근육이다. 많은 해부학자들이 갑상연골의 뒷면부터 피열연골에 이르는 근육이 하나의 근육이라고 정의하였으며, 그 명칭을 갑상피열근이라고 하였다. 비록

▩ 성대 과기능

후두는 **작은** 구조라는 점에 대해 강조해 왔으나 아무리 작은 근육이라고 하더라도 잘못 사용될 수 있다는 것을 잊어서는 안 된다. **성대 과기능**(vocal hyperfunction)은 과도하게 성대를 내전시키는 것으로, 종종 성대에 생긴 염증을 의미하는 **후두염**(laryngitis)을 유발한다. 측윤상피열근과 피열근을 과도하게 수축하면 이러한 문제를 유발하는 일차적인 원인이 되지만 갑상피열근(갑상근과 성대근)과 윤상갑상근(후윤상피열근에 의해 지지됨)의 수축 또한 과도한 긴장의 원인이 된다. 성대 과기능에는 내후두근 중 중요한 근육이 모두 관여하는데 이를 통해 우리는 성대 과기능이 전반적인 후두의 긴장 때문에 나타난다는 것을 알 수 있다. 성대 과기능은 후두염, 성대결절, 접촉성 궤양, 성대용종 및 음성피로를 유발할 수 있는데, 대체로 그 원인이 잘못된 음성 사용 행동에 있다.

성대 과기능의 치료는 주로 환자에 대한 행동수정이 중요한 역할을 하지만 노력의 대가 없이는 이루어질 수 없다. 음성이란 지극히 개인적인 것이며 각 개인이 갖고 있는 자아상과도 밀접한 관계를 이루고 있다. 환자가 스스로 자신의 음성을 바꾸도록 하는 것은 치료사에게는 매우 섬세하고도 어려운 과제가 될 수 있다. ▩

해부학적 근거가 있는지는 의심스럽지만 갑상피열근의 갑상근 및 성대근이 기능적으로 서로 다르다는 근거는 충분하다. 갑상근은 성대이완근으로 분류되지만 성대근의 수축은 현저하게 성대를 긴장시키는데, 특히 윤상갑상근과 함께 수축될 경우 더욱 그렇다(일부 학자는 성대근이 갑상근과 독립적으로 성대긴장도를 증가시킨다고 본다—역자 주).

성대근은 갑상절흔 근처의 갑상연골 안쪽면에서 시작한다. 이 근육은 뒤로 뻗어 나가 피열연골 성대돌기의 바깥면으로 삽입된다. 이 근육이 수축하면 갑상연골과 윤상연골이 앞쪽에서 서로 멀리 떨어지게 되므로 기능적으로 윤상갑상근(윤상연골의 앞과 갑상연골의 앞을 가깝게 끌어당김)의 길항근이 된다. 성대근의 수축(윤상갑상근의 수축과 조화를 이룸)이 성대를 긴장시키기 때문에 성대근은 성대긴장근으로 분류한다. 성대근은 X번

근육: 성대근(thyrovocalis muscle)
시작점: 갑상절흔 근처의 갑상연골 안쪽면
경로: 뒤쪽으로
삽입점: 피열연골 성대돌기의 바깥면
신경지배: X번 미주신경, 반회후두신경
작용: 성대를 긴장시킴

미주신경의 가지인 반회후두신경(RLN)의 지배를 받는다.

이완근

- **갑상근(방패근, thyromusularis muscle)**

갑상근. 쌍을 이루는 **갑상근**(방패근, thyromuscularis muscles, 간단히 muscularis)은 각 성대근의 바로 옆에 있는 근육으로, 성대근과 함께 갑상피열근을 이룬다(**그림 4-16**). **갑상근** 또는 **외측 갑상피열근**[바깥방패모뿔근, external (lateral) thyroarytenoid muscle]은 갑상절흔 근처의 갑상연골 안쪽면과 성대근이 시작하는 지점의 바깥쪽에서 시작한다. 이 근육은 뒤로 돌아가 피열연골의 근육돌기 기저부로 삽입된다.

이 근육이 성대근과 정말로 다른 근육인가에 대해서는 의문의 여지가 있지만 기능적으로는 현저한 차이가 있다. 성대돌기나 근육돌기를 다르게 잡아당김으로써 피열연골에 가해지는 힘이 현저하게 다르다는 것이 그 차이이다. 갑상근의 수축은 측윤상피열근이 수축할 때 성대에 작용하는 효과와 동일하다. 성대가 내전하고 길어진다(Hirano, Kiyokawa, & Kurita, 1988).

갑상근의 가운데 섬유가 수축하면 성대가 이완된다. 이 근육섬유는 피열연골의 앞면에 붙어 있기 때문에 가운데를 향한 흔들림 운동에 영향을 주지 않으면서 갑상연골 쪽으로 피열연골을 잡아당긴다. 따라서 갑상근은 후두이완근으로 분류된다. 갑상근은 X번 미주신경의 가지인 반회후두신경의 지배를 받는다.

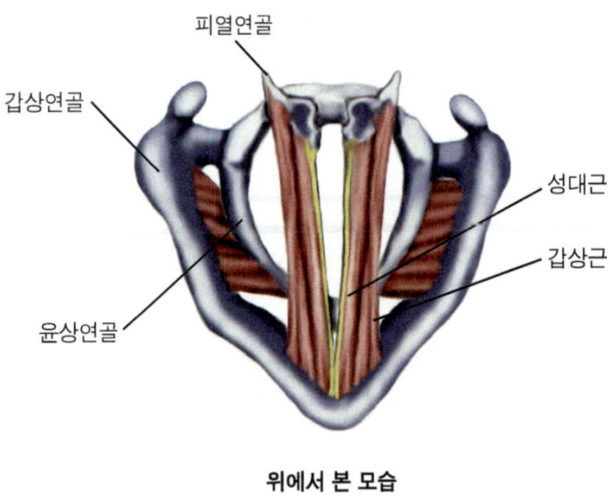

그림 4-16. 갑상근은 성대의 바깥쪽을 형성한다. 성대근은 성대 가장 안쪽의 근육이다. 이 둘을 함께 갑상피열근이라고 부른다.

출처: Delmar/Cengage Learning

근육: 갑상근(thyromuscularis muscle)
시작점: 갑상절흔 근처 갑상연골의 안쪽면
경로: 뒤쪽으로
삽입점: 피열연골의 근육돌기 기저부
신경지배: X번 미주신경, 반회후두신경
작용: 성대를 이완시킴

보조근육

- **갑상후두개근[방패덮개근, thyroepiglottic(thyroepiglotticus) muscle]**
- **상부 갑상피열근(위방패모뿔근, superior thyroarytenoid muscle)**
- **피열후두개근(모뿔덮개근, aryepiglottic muscle)**

갑상피열근, 갑상후두개근, 피열후두개근. 앞에서 설명했듯이 갑상근과 성대근으로 이루어진 갑상피열근(그림 4-16)은 갑상각 하부에서 시작된다. 갑상피열근은 뒤로 돌아가 피열연골의 앞쪽, 바깥쪽 면으로 삽입된다. 갑상피열근의 가운데 섬유는 성대근을 이루는 반면 위쪽 섬유는 갑상후두개근(방패덮개근, thyroepiglotticus muscle)과 위쪽에서 연결된다. 갑상각의 안쪽 각에서 시작하여 피열연골의 근육돌기로 진행하는 상부 갑상피열근(위방패모뿔근, superior thyroarytenoid muscle)은 그 존재가 일관적이

근육: 상부 갑상피열근(superior thyroarytenoid muscle)
시작점: 갑상각의 안쪽 각
경로: 뒤쪽으로
삽입점: 피열연골의 근육돌기
신경지배: X번 미주신경, 반회후두신경
작용: 성대를 이완한다고 여겨짐

근육: 갑상후두개근[thyroepiglottic(thyroepiglotticus) muscle]
시작점: 갑상각의 안쪽면
경로: 뒤쪽 위로
삽입점: 후두개의 바깥쪽
신경지배: X번 미주신경, 반회후두신경
작용: 기도 확장

근육: 피열후두개근(aryepiglottic muscle)
시작점: 피열연골 정점에서 나온 사피열근의 연장
경로: 피열후두개주름의 근육을 구성하면서 뒤쪽 위로
삽입점: 후두개의 바깥쪽
신경지배: X번 미주신경, 반회후두신경
작용: 후두입구를 조임

지 않다. 피열후두개근(그림 4-17)은 사피열근의 윗면(즉 피열연골의 정점)에서 시작되어 후두개의 바깥쪽으로 삽입될 때 피열후두개주름의 근육을 구성하면서 진행하게 된다. 갑상후두개근은 후두입구를 확장하고, 피열후두개근은 후두입구 위로 음식을 삼킬 때 후두개를 구부려 기도를 보호하는 보조적인 역할을 한다(Gray et al., 1995). 상부 갑상피열근은 갑상근처럼 성대의 이완근으로 작용하는 것으로 여겨지지만 아직 뚜렷하게 밝혀진 바는 없다.

내후두근 활동 요약

그림 4-17을 보면 앞으로 설명될 내용을 이해하는 데 도움이 될 것이다. 내후두근은 성대근, 갑상근, 윤상갑상근, 측윤상피열근과 후윤상피열근, 횡피열근과 사피열근, 상부 갑상피열근, 갑상후두개근, 피열후두개근을 포함한다. 성대근과 갑상근은 성대의 근육 부분을 구성한다. 윤상갑상근은 윤상연골의 앞과 갑상연골의 앞을 가깝게 끌어당겨 성대를 잡아당긴다. 측윤상피열근은 피열연골을 가운데에서 흔들리게 하여 성대를 내전시키는 반면 후윤상피열근은 성대를 외전시킨다. 횡피열근과 사피열근은 피열연골들을 가깝게 붙여 성대의 내전을 돕는다. 상부 갑상피열근은 존재가 일관적이지 않지만 성대를 이완하는 역할을 한다. 갑상후두개근은 말 산출에 특별히 기여하는 바가 없지만 삼킴 시 인두단계에서 활발하게 작용하는데 이는 8장에서 다룰 것이다.

성대의 내진과 외진은 여러 내후두근의 협응에 의해 이루어신다. 측윤상피열근은 축을 중심으로 피열연골의 흔들림을 담당하여 성대를 안쪽과 약간 아래쪽으로 움직인다. 이 작용과 반대로 작용하는 후윤상피열근의 수축은 피열연골(과 성대)이 같은 축을 중심으로 바깥쪽으로 흔들리게 만든다. 횡피열근이 수축하면 두 피열연골의 뒷면이 가깝게 당겨지지만 측윤상피열근이 수축할 때가 내전근으로서의 효과가 더 크다. 성대가 내전

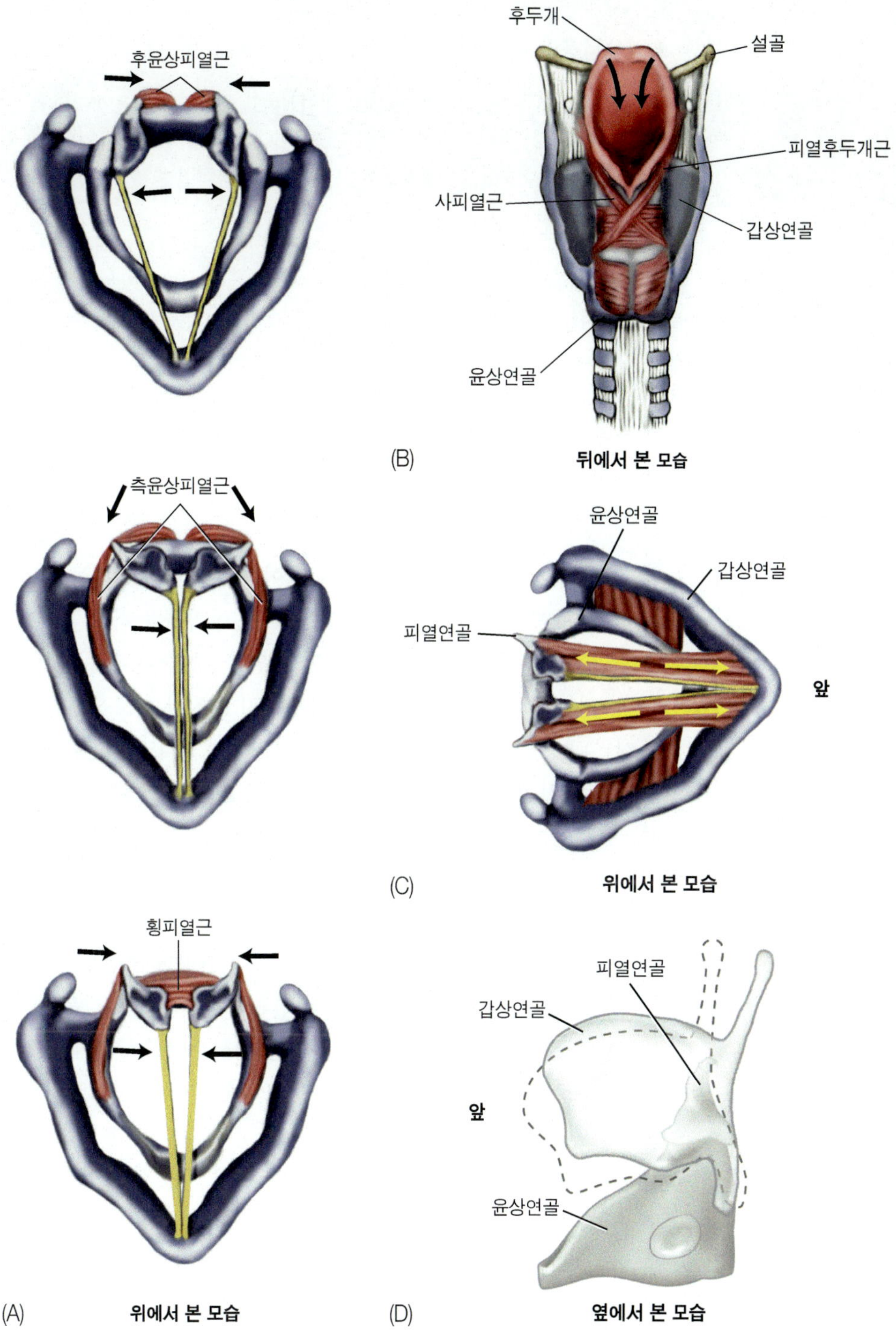

그림 4-17. (A) 후윤상피열근, 측윤상피열근, 횡피열근의 수축으로 성대가 내전 및 외전된다. (B) 피열후두개근의 수축으로 후두입구가 조여진다. (C) 갑상근의 수축으로 성대근이 이완된다. (D) 윤상갑상근의 수축으로 앞에서는 갑상연골이 아래로 기울면서 성대의 길이를 늘리고 긴장도를 높인다.

출처: Delmar/Cengage Learning

오남용을 하지 말자

잘못된 음성 산출 행동의 범위는 매우 광범위하고 그 정도도 다양하다. 후두는 방어 기전으로 사용되기 위해 고안된 정밀한 구조물이다. 후두를 발성의 근원으로 사용할 때는 후두의 유연성에 초점을 맞추게 된다. 이 기전을 남용하면 문제가 생길 수 있다. 후두의 오용으로 인해 발생할 수 있는 몇 가지 문제점을 살펴보자.

성대결절은 과도하게 큰 소리를 내거나 과도하게 힘을 주어 성대를 내전시킬 경우에 생긴다. 후두를 사용하는 환경에 독성물질이 추가되는 것도 문제를 유발할 수 있다. 알코올 섭취도 담배나 시거를 피우는 것과 마찬가지로 성대를 자극하고 충혈시킬 수 있다. 또한 과도하게 건조한 공기도 성대를 자극하여 후두염을 유발할 수 있다. 식도역류를 유발하는 식습관도 후두를 충혈시킬 수 있다. 위식도역류 질환은 성대 뒤쪽에 생기는 궤양과 밀접한 연관성을 갖는다.

할 때 사피열근이 수축하면 성대가 더 아래쪽을 향하도록 돕는다.

갑상후두개근과 피열후두개근은 서로 길항작용을 하는 근육으로, 갑상후두개근은 후두입구를 넓히는 반면 피열후두개근은 후두입구를 좁힌다. 이 두 기능은 의사소통에는 크게 작용하지 않지만 심호흡을 할 때(갑상후두개근)과 기도를 보호할 때(피열후두개근) 보조적인 역할을 한다.

성대가 안쪽 아래쪽으로 흔들린다는 사실은 매우 중요하다. 이 방향으로 성대가 움직일 때 피열연골이 수직축을 기준으로 회전하는 것보다 더 많은 힘을 아래 방향으로 가할 수 있기 때문에 성대 바깥으로 흐르는 기류를 방해할 수 있는 성대의 능력이 향상된다.

내전근과 외전근은 역할을 완수하기 위해 다양한 방법으로 조화를 이루어 기능을 수행한다. 성대가 내전되거나 외전된다는 사실을 알게 되었지만, 이제 성대가 완전히 열리는 것(외전)에서부터 단단하게 닫히는 것(내전)에 이르기까지 최대한으로 후두를 조절할 수 있다는 것도 인식해야 한다. 우리는 음성을 사용하는 동안 이러한 최대 범위를 고루 활용하게 되는데, 언어치료사들이 만나게 되는 상당수의 음성 문제 사례가 이러한 근육을 부적절하게 사용했기 때문에 발생한다(대개 성대 과기능에 의해 이차적으로 생기는 성대결절을 자주 접하게 된다).

음도를 변화시킬 수 있는 물리적 변수에는 질량이나 긴장도도 포함될 수 있다. 성대가 잡아당겨지면 성대의 긴장도가 증가하여 단위길이당 질량이 감소하게 된다. 성대를 잡아당김으로써 성대근의 질량이 감소하지는 않지만 전체 길이에 대한 상대적인 질량은 감소한다. 긴장도의 증가와 단위길이당 질량의 감소 둘 다가 성대 진동 주파수를 증가시키는 반면, 성대가 이완되면 주파수가 낮아지게 된다.

윤상갑상근이 수축할 때 성대근이 잡아당겨진다는 것을 기억하자. 또한 성대근이 수축하면 성대의 긴장도가 증가하고 음도도 올라가게 된다.

후두올림근과 후두내림근

외후두근은 한쪽이 후두연골에 붙어 있는 근육이다. 여기에는 흉골갑상근(복장방패근, sternothyroid), 갑상설골근(방패목뿔근, thyrohyoid), 갑상인두근(방패인두근, thyropharyngeus)이 포함된다. 설골에 붙어 있는 많은 근육들도 후두를 움직이는데, 여기에는 설골을 기준으로 그 아래 구조물에 연결된 **설골하근**(목뿔아래근육, infrahyoid muscles)과 설골을 기준으로 그 위 구조물에 연결된 **설골상근**(목뿔위근육, suprahyoid muscles)이 포함된다. 설골하근은 흉골설골근(복장목뿔근, sternohyoid)과 견갑설골근(어깨목뿔근, omohyoid)으로 구성되며, 설골상근은 이복근(두힘살근, digastricus), 경돌설골근(붓목뿔근, stylohyoid), 하악설골근(턱목뿔근, mylohyoid), 이설골근(턱끝목뿔근, geniohyoid), 이설근(턱끝혀근, genioglossus), 설골설근(목뿔혀근, hyoglossus)이 포함된다. 이들은 종종 피대근(띠근육, strap muscles)이라고 불리기도 한다.

보다 기능적인 분류는 후두에 대한 상대적인 기능에 바탕을 두고 있다. 설골과 후두를 올리는 근육은 **후두올림근**(laryngeal elevators; 이복근, 경돌설골근, 하악설골근, 이설골근, 이설근, 설골설근, 갑상인두근)이라 하고, 후두와 설골을 내리는 근육은 **후두내림근**(laryngeal depressors; 흉골갑상근, 견갑설골근, 갑상설골근, 흉골설골근)이라 한다.

설골과 후두올림근

- **이복근(두힘살근, digastricus muscle)의 전복(앞힘살, anterior belly)과 후복(뒤힘살, posterior belly)**
- **경돌설골근(붓목뿔근, stylohyoid muscle)**
- **하악설골근(턱목뿔근, mylohyoid muscle)**
- **이설골근(턱끝목뿔근, geniohyoid muscle)**
- **이설근(턱끝혀근, genioglossus muscle)**
- **설골설근(목뿔혀근, hyoglossus muscle)**
- **갑상인두근(방패인두근, thyropharyngeus muscle)**

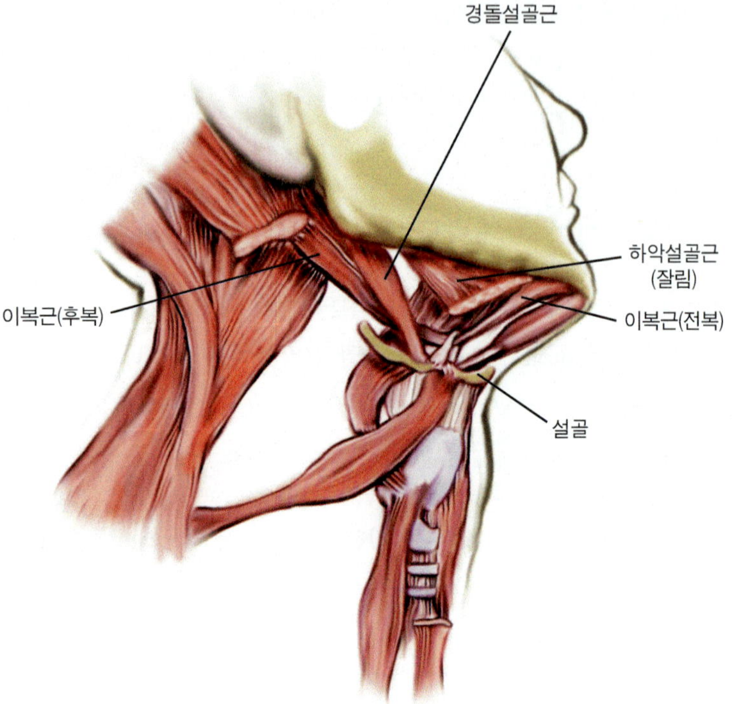

그림 4-18. 이복근, 경돌설골근, 하악설골근의 모식도.

출처: Delmar/Cengage Learning

이복(digastricus): 라틴어로 '둘 + 배'

이복근. 그림 4-18과 같이, **이복근**(두힘살근, digastricus muscle)은 실제로 두 가지로 나뉜다. 전복(앞힘살, anterior belly)과 후복(뒤힘살, posterior belly)은 설골에서 만나며 양쪽 모두 수축할 때 설골이 상승한다. **이복근의 전복**(digastricus anterior belly)은 하악골의 안쪽면 중 하악골의 양 반쪽이 결합(symphysis)하는 지점 근처의 이복근와(두힘살근구멍, digastricus fossa)에서 시작된다. 이 근육은 설골을 향해 가운데 아래 방향으로 나와 **중간힘줄**(intermediate tendon)을 통해 이복근의 후복과 만난다. **이복근의 후복**(digastricus posterior belly)은 귀 뒤쪽 아래에 있는 측두골(관자뼈, temporal bone)의 유양돌기(꼭지돌기, mastoid process)에서 시작된다. 중간힘줄은 경돌설골근을 통과할 때 그 근육섬유를 둘로 나누면서 설골 몸통과 대각의 접합부로 삽입된다.

이복근의 구조와 연결 지점은 이복근의 기능을 설명해 준다. 전복이 수축하면 설골이 위쪽 앞으로 당겨지고, 후복이 수축하면 설골이 위쪽 뒤로 당겨진다. 두 힘살이 동시에 수축하면 설골이 앞과 뒤로 움직이지 않고 위로만 당겨진다. 삼킴작용이 일어나는 동안 이복근이 활발하게 작용하는 것을 느낄 수 있다.

이복근과 마찬가지로 하악골에 붙어 아래턱의 **내림근**(depressor)으

근육:	이복근(digastricus muscle)의 전복(anterior belly)과 후복(posterior belly)
시작점:	전복–하악골 안쪽면의 하악골이 결합하는 근처 후복–측두골의 유양돌기
경로:	가운데 쪽 아래쪽으로
삽입점:	설골, 중간힘줄 경유
신경지배:	전복–하치조신경의 하악설골근가지를 경유하는 V번 삼차신경의 하악가지 후복–VII번 안면신경의 이복근가지
작용:	전복–설골을 위쪽 앞쪽으로 당김 후복–설골을 위쪽 뒤쪽으로 당김 함께–설골을 상승시킴

로 작용하는 근육에 대해 알아보자. 설골하근이 제 위치에 제대로 고정되어 있다면 이복근의 전복은 하악골을 아래로 잡아당기는 데 도움을 준다. 이러한 현상은 구강운동의 발달과 조절에 대해 설골 주변 근육의 역할을 이해하는 데 도움을 준다. 이복근의 전복은 하치조신경(아래이틀신경, inferior alveolar nerve)의 하악설골근가지를 경유하여 V번 **삼차신경**(trigeminal nerve) 하악가지 신경의 지배를 받는다. 이 가지는 하악골 안쪽면의 하악설골근고랑(mylohyoid groove)을 따라가다가 빠져나와 하악설골근(뒤에서 설명)과 이복근의 전복을 지배한다. 후복은 VII번 안면신경(얼굴신경, facial nerve) 이복근가지의 지배를 받는다.

삼차(trigeminal): 라틴어로 '셋(tres) + 쌍둥이(gemina)'

경돌설골근. **경돌설골근**(붓목뿔근, stylohyoid muscle)은 측두골 유양돌기의 안쪽에 돌출된 경상돌기(붓돌기, styloid process)에서 시작된다(**그림 4-18**). 이 근육은 가운데 쪽 아래로 내려와 이복근 후복의 경로와 교차하며(후복은 실질적으로 경돌설골근을 통과함) 설골몸통으로 삽입된다.

경돌설골근이 수축하면 설골이 상승하면서 뒤로 당겨진다. 경돌설골근과 이복근 후복의 발달 과정과 기능 및 신경지배는 서로 밀접한 연계성을

근육:	경돌설골근(stylohyoid muscle)
시작점:	측두골의 경상돌기
경로:	아래쪽 앞쪽으로
삽입점:	설골의 몸통
신경지배:	VII번 안면신경
작용:	설골을 뒤로 움직임

갖고 있다. 경돌설골근과 이복근의 후복 모두 VII번 안면신경 운동 가지의 지배를 받는다.

하악설골근. **하악설골근**(턱목뿔근, mylohyoid muscle)은 이복근의 전복처럼 설골의 아래쪽에서 시작하여 설골몸통을 지나간다. 이복근과 달리 하악설골근은 부채 모양으로 생겼으며, 하악설골선(mylohyoid line)이라고 알려진 하악골 안쪽 가장자리의 튀어나온 바깥 부분을 따라 시작된다. 앞쪽 근육섬유는 **하악골결합**(아래턱결합, symphysis mente; 아래턱의 양쪽 뼈가 결합하는 지점)부터 설골까지 지나가는 중앙섬유솔기에서 모이게 된다. 뒤쪽 섬유는 설골에 직접 연결된다. 이 하악설골근의 근육섬유가 함께 구강저(입안바닥, floor of the mouth)를 형성한다. 그림 4-19에서 이복근과 하악설골근 간의 관계를 볼 수 있다. 이 근육섬유들의 경로에서 알 수 있듯이 하악설골근은 이복근의 전복과 마찬가지로 설골을 올리고 앞쪽으로 당기거나 반대로 하악골을 아래로 내린다. 이복근과 달리 하악설골

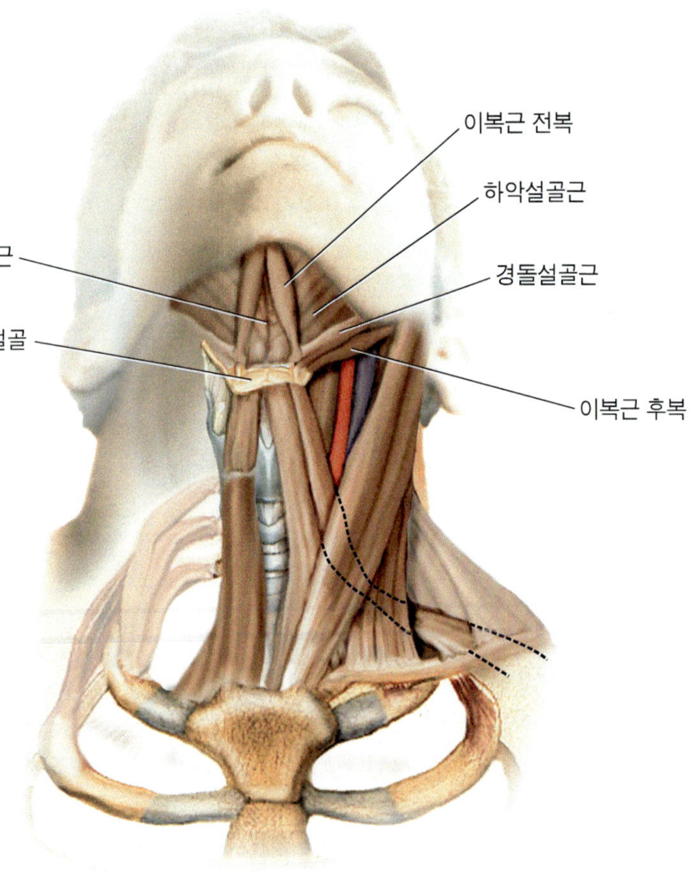

그림 4-19. 이설골근, 이복근, 경돌설골근의 관계를 보여주는 모식도.

출처: Delmar/Cengage Learning

근육: 하악설골근(mylohyoid muscle)
시작점: 하악골 안쪽면의 하악설골선
경로: 중앙섬유솔기와 설골에 부채 모양으로
삽입점: 설골의 몸통
신경지배: V번 삼차신경의 하악가지인 치조신경
작용: 설골을 올리거나 하악을 내림

근은 연하작용의 첫 단계에서 구강기저부를 상승시킨다.

하악설골근은 이복근의 전복과 인접해 있으며 발달 과정과 신경지배에 있어서도 밀접한 관계를 갖는다. 이복근의 전복처럼 하악설골근은 V번 삼차신경의 하악가지에서 나온 치조신경의 지배를 받는다. 이복근의 전복에서 설명한 것처럼 이 신경은 하악골 안쪽면의 하악설골근고랑을 경유한 뒤 그 가지를 나눠 하악설골근을 지배한다.

이설골근. **이설골근**(턱끝목뿔근, geniohyoid muscle)은 하악설골근보다 위에 위치하며, 하악골의 안쪽면에서 나온 이복근의 전복과 평행을 이루면서 돌출되어 나온 **이극**(턱끝가시, mental spine)에서 시작한다(그림 4-19). 폭이 좁은 이 근육섬유는 뒤쪽 아래로 내려가 설골의 몸통으로 삽입된다. 이설골근이 수축할 때 설골이 상승하면서 앞으로 잡아당겨진다. 만약 설골이 고정되어 있다면 하악골을 내릴 수도 있다. 이설골근은 XII번 **설하신경**(혀밑신경, hypoglossal nerve)과 C1 척수신경의 지배를 받는다. 대부분의 설하신경이 뇌간 중 연수의 설하신경핵(혀밑신경핵, hypoglossal nucleus)에서 시작되지만 이설골근을 지배하는 이 신경섬유들은 C1 척수신경에서 나온다.

이극(턱끝가시, mental spines): 아래턱 앞쪽의 안쪽면에 위치한 가시 모양의 돌기. 이 돌기를 통해 근육이 뼈에 수월하게 부착된다.

설하(hypoglossal): 라틴어로 '밑(hypo) + 혀(glossa)'

설골설근. **설골설근**(목뿔혀근, hyoglossus muscle)과 이설근은 서로 밀접한 관련성을 갖고 있다. 이들은 모두 혀에 붙어 있기 때문에 혀내림근

설골설(hyoglossus): 라틴어로 '설골(hyo) + 혀(glossus)'

근육: 이설골근(geniohyoid muscle)
시작점: 하악골 안쪽면의 이극
경로: 뒤쪽 아래로
삽입점: 설골의 몸통
신경지배: XII번 설하신경과 C1 척수신경
작용: 설골을 위로 올리거나 하악골을 아래로 내림

근육:	설골설근(hyoglossus muscle)
시작점:	설골 대각과 몸통
경로:	위쪽으로
삽입점:	혀의 양쪽 측면
신경지배:	XII번 설하신경의 운동 가지
작용:	설골을 위로 올리거나 혀를 아래로 내림

(lingual depressors) 중의 일부가 된다(**그림 6-38**). 구강운동 조절에 관심이 있는 언어치료사는 이러한 상호관계를 매우 잘 인식하고 있으며 이에 대한 연구가 큰 도움이 된다는 것도 잘 알고 있다. 설골설근은 바깥쪽에 위치한 근육이다. 이 근육은 설골 대각의 윗면 전체에서 시작되며 위쪽으로 진행하여 혀의 측면으로 삽입된다. 혀에 삽입되는 지점은 6장에서 설명할 경돌설근(붓혀근, styloglossus)이 삽입되는 지점 근처이다. 설골설근은 사각 모양이며 혀내림근 또는 설골올림근이다. 설골설근은 XII번 설하신경 운동 가지의 지배를 받는다.

몸통의 안정성과 상체의 운동성에 대한 논의는 2장의 임상 노트를 참조하라.

이설근. **이설근**(턱끝혀근, genioglossus muscle)은 혀의 근육으로 간주되는 것이 더 적절하지만(**그림 6-38**), 이는 확실히 설골올림근이다. 이설근은 하악골이 결합하는 안쪽면에서 시작하여 위쪽, 뒤쪽, 아래쪽을 경유하고 혀와 설골몸통의 앞면으로 삽입된다. 6장에서 이 근육의 혀 기능에 대해 논의하겠지만 설골과 연결되어 설골을 상승시킨다는 것은 확실하다. 이설근은 XII번 설하신경 운동 가지의 지배를 받는다.

하인두수축근 중 갑상인두근. **갑상인두근**(방패인두근, thyropharyngeus muscle)과 **윤상인두근**(반지인두근, cricopharyngeus muscle)은 뒤에서 자세히 설명할 **하인두수축근**(아래인두수축근, inferior pharyngeal constrictor)을 구성한다. 윤상인두근은 식도입구의 조임근이다[MU와 Sanders(2008)는

근육:	이설근(genioglossus muscle)
시작점:	하악골이 결합하는 안쪽면
경로:	위, 뒤, 아래쪽으로
삽입점:	혀와 설골몸통
신경지배:	XII번 설하신경의 운동 가지
작용:	설골을 위로 올림

근육: 하인두수축근(inferior pharyngeal constrictor) 중 갑상인두근(thyropharyngeus muscle)
시작점: 갑상판과 하각
경로: 위쪽 가운데로
삽입점: 후인두솔기
신경지배: X번 미주신경의 반회후두신경(바깥 후두 가지), X번 미주신경의 상후두신경(인두 가지)
작용: 인두를 수축시키고 설골을 올림

사람의 조임근 기능이 최근 새롭게 발견된 윤상인두근에서 시작된다고 보고했다]. 갑상인두수축근은 인두에서 음식물을 밀어내는 데 관여한다. 이 근육은 윤상연골과 갑상연골에 연결되어 후두를 상승시킨다(그림 6-43).

갑상인두근은 갑상판과 하각에서 시작하여 위쪽 가운데로 진행하고 후인두솔기(뒤인두솔기, posterior pharyngeal raphe)에 삽입된다. 이 근육이 수축하면 후두가 상승하고 인두가 수축하게 된다. 하인두수축근은 X번 미주신경의 가지와 미주신경에서 나온 반회후두신경의 지배를 받는다.

설골과 후두내림근

- **흉골설골근(복장목뿔근, sternohyoid muscle)**
- **견갑설골근(어깨목뿔근, omohyoid muscle)**
- **흉골갑상근(복장방패근, sternothyroid muscle)**
- **갑상설골근(방패목뿔근, thyrohyoid muscle)**

후두내림근(laryngeal depressor)은 설골과 연결되어 후두를 내리고 고정할 뿐만 아니라 후두올림근의 길항근으로 작용하여 혀를 고정하기도 한다. 후두와 혀근육의 상호 연관성은 처음 보기에는 인상적일 수 있지만 실은 그렇지 않다. 구강운동 작용이 이러한 상호작용에 기초하고 있기 때문에 이러한 구성요소들을 모두 이해하면 임상 능력이 더욱 증대될 것이다. 이에 대해서는 5장에서 더 자세하게 다룰 것이다.

흉골설골근. **흉골설골근**(복장목뿔근, sternohyoid muscle)은 이름에서 알 수 있듯이 흉골에서 설골까지 이어지는 근육이다. 이 근육은 흉골병의 뒤쪽, 위쪽 부분뿐만 아니라 쇄골의 중간 끝 지점에서도 시작한다. 그리고 위쪽으로 올라가 설골몸통의 아래쪽 가장자리로 삽입된다.

흉골설골근이 수축하면 설골이 내려가게 되는데 설골상근이 함께 수축

근육:	흉골설골근(sternohyoid, muscle)
시작점:	흉골병과 쇄골
경로:	위쪽으로
삽입점:	설골 몸통의 아래 가장자리
신경지배:	C1～C3 척수신경에서 나온 경신경고리
작용:	설골을 내림

하면 설골과 후두가 고정된다. 설골을 내리는 기능은 삼킴 시 인두단계에서 명백하게 나타난다. 흉골설골은 C1～C3 척수신경에서 나온 경신경고리[목신경고리, ansa cervicalis; 'ansa'는 '고리(loop)'를 의미하므로 '경신경고리'가 됨)의 지배를 받는다.

견갑설골근. **견갑설골근**(어깨목뿔근, omohyoid muscle)은 **그림 4-20**에서 보듯이 상복(위힘살, superior belly)과 하복(아래힘살, inferior belly)으로 구성되는 근육이다. 상복은 설골몸통의 측면에서 끝나는 반면 하복은 견갑골의 윗면에서 시작한다. 이들은 중간힘줄에서 결합한다. 그림에서 볼 수 있듯이 견갑설골근은 흉쇄유돌근(목빗근, sternocleidomastoid) 아래 깊숙한 부분을 지나가는데, 경근막(목근막, cervical fascia)을 따라 특징적인 '개 다리(dogleg)' 모양을 이루며 진행한다. 견갑설골근이 수축하면 설골과 후두가 내려간다. 상복은 C1 척수신경에서 나온 경신경고리 위쪽 가지(ramus)의 지배를 받고, 하복은 C2와 C3 척수신경에서 나온 경신경고리 주신경의 지배를 받는다.

척수신경에 대한 논의는 2장과 11장을 참조하라.

근육:	견갑설골근(omohyoid muscle)의 상복(superior belly)과 하복(inferior belly)
시작점:	상복—중간힘줄
	하복—견갑골의 윗면
경로:	상복—아래쪽으로
	하복—위쪽 가운데 쪽으로
삽입점:	상복—설골 아래쪽 경계
	하복—중간힘줄
신경지배:	상복—C1 척수신경에서 나온 경신경고리의 위쪽 가지
	하복—C2～C3 척수신경의 경신경고리
작용:	설골을 내림

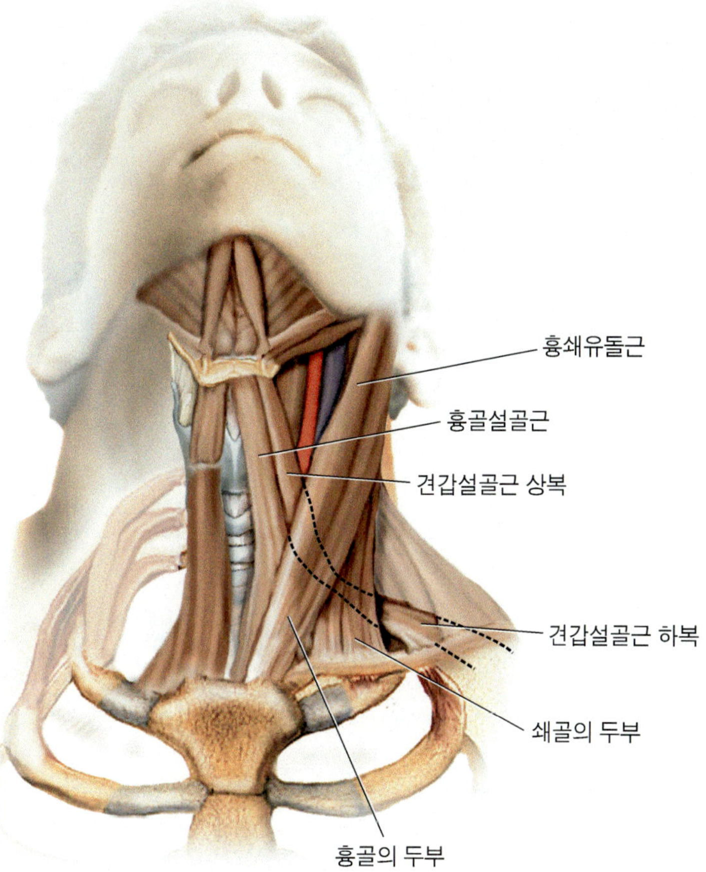

그림 4-20. 견갑설골근, 흉쇄유돌근, 흉골설골근의 관계를 보여 주는 모식도.

출처: Delmar/Cengage Learning

흉골갑상근. 그림 4-21과 같이 **흉골갑상근**(복장방패근, sternothyroid muscle)이 수축하면 갑상연골이 아래로 내려간다. 이 근육은 흉골병과 1번 늑골에서 시작하여 위쪽 바깥쪽으로 진행한 뒤 갑상연골의 경사선으로 삽입된다. 이 근육은 삼킴 시 활발한 작용을 하는데 삼킴의 인두단계에서 상승된 후두를 아래로 당기는 역할을 한다. 흉골갑상근은 설하신경을 지나가는 C1과 C2 척수신경에서 나온 신경섬유의 지배를 받는다.

근육:	흉골갑상근(sternothyroid muscle)
시작점:	흉골병과 1번 늑골
경로:	위 바깥쪽으로
삽입점:	갑상연골의 경사선
신경지배:	XII번 설하신경과 C1 및 C2 척수신경
작용:	갑상연골을 내림

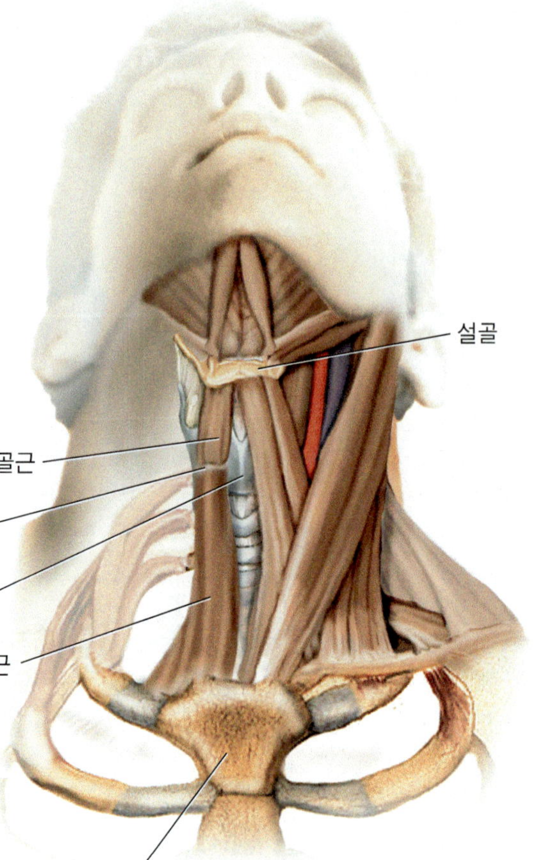

그림 4-21. 흉골갑상근과 갑상설골근.

출처: Delmar/Cengage Learning

갑상설골근. **갑상설골근**(방패목뿔근, thyrohyoid muscle)은 흉골갑상근과 위쪽에서 대칭을 이루는 근육으로 쉽게 찾을 수 있다(**그림 4-21**). 이 근육은 갑상연골의 경사선에서부터 설골 대각의 아랫면으로 삽입되며 설골을 내리거나 후두를 올린다. 갑상설골근은 설하신경을 경유하는 C1 척수신경에서 나온 섬유신경의 지배를 받는다.

근육: 갑상설골근(thyrohyoid muscle)
시작점: 갑상연골의 경사선
경로: 위쪽으로
삽입점: 설골의 대각
신경지배: XII번 설하신경과 C1 척수신경에서 나온 신경섬유
작용: 설골을 내리거나 갑상연골을 올림

▩ 후두의 안정

후두의 안정(laryngeal stability)은 후두 조절의 핵심으로, 이는 설골하근과 상근의 발달을 통해 이루어진다. 후두는 유연한 관(기관)의 위쪽에 느슨하게 얹혀 있는 상자라고 볼 수 있다. 이 '상자'는 수직으로 자유롭게 움직일 수 있으며 좌우로도 어느 정도는 움직일 수 있지만 이를 위해서는 모든 관련 근육의 수축이 잘 조절되어야 한다.

후두는 설골을 통해 혀와 긴밀하게 연결되어 있기 때문에 혀의 움직임은 후두에도 영향을 미친다. 영아는 빠르면 생후 4주부터 목근육을 조절하기 시작하는데, 엎드린 상태에서 목을 들 수 있는 것을 보면 알 수 있다. 구부러져 있던 목을 펼 수 있다는 것은 구강운동 조절 능력의 시작을 예고하는데, 목을 구부리고 펴서 균형을 맞출 수 있다는 것은 아기가 머리의 대근육운동을 조절할 수 있게 되었다는 것을 의미하기 때문이다. 이 시기 동안 후두는 상당히 높게 위치하여 2세경에는 혀 뒤쪽에 있는 후두개의 위쪽 끝 부분을 쉽게 관찰할 수 있다. 영유아기 때 후두의 상승은 수유 시 필요한 혀의 전방화를 촉진시켜 준다.

아동이 성장함에 따라 후두가 점차 하강하여 혀와 후두 사이의 근육이 분화되기 시작한다. 수유 시 혀의 위치 선정에 있어 후두의 안정이 중요하지는 않지만, 아동이 고형식을 먹기 시작하면 입안에서 음식물을 이동시킬 수 있는 능력을 습득하는 것이 상당히 중요해진다. 이제 아동은 혀와 후두를 독립적으로 움직일 수 있는 능력을 발달시켜 일련의 구강운동을 더 다양하게 수행할 수 있게 된다. 이러한 분리 과정을 통해 정확하게 말을 할 수 있는 조절 능력도 생긴다. 운동기능장애를 가진 아동의 머리와 목의 움직임 조절에 대해서는 Jones-Owens(1991)를 살펴보고, 근육 조절의 발달 단계에 대해서는 Bly(1994)의 문헌을 참조하라. ▩

요약하면,

- **외후두근**은 **설골하근**과 **설골상근**으로 나뉜다.
- **이복근**의 전복과 후복은 설골을 상승시키고 **경돌설골근**은 설골을 뒤로 당긴다.
- **하악설골근**과 **설골설근**은 설골을 상승시키고, **이설골근**은 설골을 상승시키면서 앞으로 잡아당긴다.
- **갑상인두근**과 **윤상인두근**은 후두를 올리고, **흉골설골근**, **흉골갑상근**, **갑상설골근**, **견갑설골근**은 후두를 내린다.

근육 간의 상호작용

후두는 구어(speech) 및 비구어(nonspeech)의 기능에 필요한 복잡한 기능을 수행하기 위해서 서로 협응을 이루어야 하는 근육들이 만드는 커다

성대마비

마비(paralysis)란 수의적인 운동 기능을 상실한 것을 뜻하는 반면, **불완전마비**(paresis)는 약화되는 것을 뜻한다. 마비와 불완전마비는 뇌에서 시작하여 척주(spinal column)나 뇌간에서 끝나는 **상위운동신경원**(upper motor neuron, UMN) 또는 척주나 뇌간에서 시작하여 근육을 지배하는 **하위운동신경원**(lower motor neuron, LMN)의 손상으로 나타난다.

신경 손상에 따라 성대마비에는 여러 유형이 있다. 한쪽 반회후두신경(하위운동신경원)만 손상된 경우 일측성 성대마비가 발생한다. 양측성 성대마비는 양쪽 하위운동신경원이 손상된 경우에 발생한다.

내전근 마비(adductor paralysis)가 나타나면 내전시키는 근육이 마비되고 성대는 외전된 상태가 유지된다. **외전근 마비**(abductor paralysis)가 나타나면 성대가 외전할 수 없게 되어 호흡이 어려워진다[이때 어떤 현상이 나타나는지는 5장의 '후두천명(laryngeal stridor)'을 읽어 보기 바란다]. 상후두신경이 손상된 경우에는 음도를 조절하는 능력이 상실되는데, 윤상갑상근이 미주신경의 이 가지에 의해 지배를 받기 때문이다.

일측성 마비에서 한쪽 성대는 여전히 움직일 수 있다. 발성은 가능하지만 음질은 기식성 음성(바람새는 소리)의 특성을 보인다. 양측성 내전근 마비의 경우에는 소리를 전혀 산출할 수 없다.

성대마비를 유발하는 원인은 여러 가지가 있지만 갑상선 수술이나 자동차의 운전대와 같이 둔기에 의한 외상으로 신경이 손상된 경우가 많다. **뇌졸중**(cerebrovascular accidents, CVA; 출혈 등의 원인으로 인해 뇌로 혈액 공급이 되지 않는 경우)도 상위운동신경원이나 하위운동신경원의 손상을 초래하여 마비를 유발하며, 일련의 **퇴행성 뇌질환**(neurodegenerative diseases)도 성대를 약화하거나 마비시킬 수 있다. 또한 대동맥궁의 **동맥류**(aneurysm)도 마비를 초래할 수 있다는 것을 알아 두어야 한다. 동맥류는 혈관벽의 약화로 인해 혈관의 일부가 부풀어 오르는 것을 말한다. 동맥류가 풍선처럼 부풀면 반회후두신경을 누르게 되고 이로 인해 불완전마비나 마비가 초래된다. 그러나 이러한 **발성 징후**(phonatory sign; 발성 문제의 가시적 근거)가 명확하게 나타나지 않을 수도 있다. ▩

란 고리에 매달려 있다. 후두와 후두연골이 움직이기 위해서는 전체적인 조정과 미세한 조정 모두가 필요하다. 후두의 상승이나 하강과 관련된 전체적인 움직임은 발성 조절과 관련된 미세한 조정의 기초가 된다. 설골상근과 설골하근은 후두를 올리고 내려 성도(말소리길, vocal tract)의 길이를 변화시키는 반면, 내후두근은 발성 조절과 연관된 미세한 조정 기능을 한다.

하나의 단위로 작용하는 근육 구조에 대해 언급할 때는 주의를 기울여야 한다. 후두를 올리는 것과 같은 간단한 동작이 이루어지기 위해서는 후두내림근과 같은 길항근이 함께 조절되어야 한다. 혀가 올라갈 때 후두가 올라가고 윤상갑상근의 긴장도도 함께 증가하는데, 이때 발성 기전과 별도로 조음 기전이 기능할 수 있도록 내후두근의 미세한 조정이 필요하다. 이러한 요소들이 어떻게 상호작용하는지에 대해서는 5장에서 살펴보자.

이 장의 요약

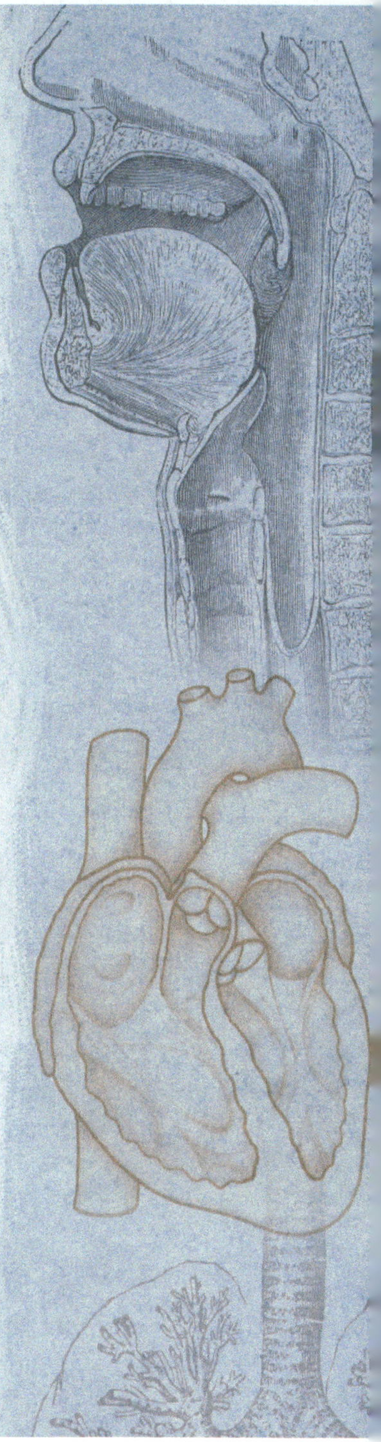

후두(larynx)는 **윤상연골**(반지연골, cricoid cartilage), **갑상연골**(방패연골, thyroid cartilage)과 **후두개**(후두덮개, epiglottis), 그리고 쌍을 이루는 **피열연골**(모뿔연골, arytenoid cartilage), **소각연골**(잔뿔연골, corniculate cartilage), **설상연골**(쐐기연골, cuneiform cartilage)로 구성된다. 갑상연골과 윤상연골은 **윤상갑상관절**(반지방패관절, cricothyroid joint)에 의해 관절을 이루어 앞쪽에서 서로 더 가까워질 수 있게 된다. 피열연골과 윤상연골도 피열연골이 광범위하게 움직일 수 있도록 관절을 이룬다. 후두개는 갑상연골 및 **혀**의 기저부와 연결되어 있다. 소각연골은 피열연골 윗면에 얹혀 있는 반면, 설상연골은 **피열후두개주름**(모뿔덮개주름, aryepiglottic folds) 내에 묻혀 있다.

후두강(후두공간, laryngeal cavity)은 매끄러운 표면을 가진 좁은 관이다. **인대**의 막과 다발이 이런 연골과 연결되어 있는 반면, 부드러운 **점막**은 후두의 가운데 표면을 덮고 있다. **후두개계곡**(후두덮개계곡, vallecuae)은 혀와 후두개 사이, **외측 및 중간설후두개인대**(바깥 및 가운데 혀덮개인대, lateral and median glossoepiglottic ligament) 사이의 주름 안에 위치해 있다. 후두의 **탄성섬유막**은 위로는 **사각막**(네모막, quadrangular membrane)과 **피열후두개주름**(모뿔덮개주름, aryepiglottic folds)으로, 아래로는 **탄성원추**(탄력원뿔, conus elasticus)와 사실상 탄성원추가 위로 확장된 **성대인대**(vocal ligament)로 구성되어 있다.

성대(larynx)는 5개의 층 구조로 되어 있는데, 가장 깊은 층이 성대의 근육이다. **후두입구**(aditus)는 후두의 입구로 **후두전정**(후두안뜰, vestibule)으로 진입하는 지점이다. **가성대**(ventricular folds)와 **성대**(vocal folds)는 후두실(ventricle)에 의해 구분된다. **성문**(성대문, glottis)은 다양한 형태를 가진 양쪽 성대 사이의 공간이다.

후두의 **내후두근**(intrinsic laryngeal muscles)은 **성대근**(방패성대근, thyrovocalis muscle), **갑상근**(방패근, thyromuscularis muscles), **윤상갑상근**(반지방패근, cricothyroid muscle), **측윤상피열근**(바깥반지모뿔근, lateral cricoarytenoid muscle), **후윤상피열근**(뒤반지모뿔근, posterior cricoarytenoid muscle), **횡피열근**(가로모뿔근, transverse arytenoid muscle), **사피열근**(빗모뿔근, oblique arytenoid muscle), **상부 갑상피열근**(위방패모뿔근, superior thyroarytenoid muscle), **피열후두개근**(모뿔덮개근, aryepiglottic muscle)과 **갑상후두개근**(방패덮개근, thyroepiglottic muscle)으로 이루어져 있다.

갑상후두개근과 피열후두개근은 모두 비구어적인 기능을 담당한다. 갑상후두개근은 노력성 흡기 시 후두입구의 크기를 늘리고, 피열후두개근은 후두입구과 후두전정을 좁혀 기도를 보호한다.

성대의 내전과 외전을 위해서는 내후두근의 협응이 필요하다. **측윤상피열근**은 피열연골을 중심축에서 흔들어 성대가 약간 안쪽 아래쪽으로 기울어지게 한다. **후윤상피열근**은 피열연골이 바깥쪽으로 흔들리게 한다. **횡피열근**은 양쪽 피열근의 뒷면을 당겨 서로 가깝게 한다. **사피열근**은 성대가 내전할 때 성대가 아래를 향하도록 돕는다. 갑상후두개근은 발성 기능은 없지만 삼킴작용에 관여한다. 음성의 기본 주파수는 긴장도가 증가할수록 높아지며, 이 기능은 성대근과 윤상갑상근에 의해 이루어진다.

외후두근(extrinsic laryngeal muscles)은 **설골하근**(infrahyoid muscles)과 **설골상근**(suprahyoid muscles)으로 이루어진다. **이복근**(두힘살근, digastricus muscle)의 **전복**(anterior belly)과 **후복**(posterior belly)은 후두를 상승시키는 반면 **경돌설골근**(붓목뿔근, stylohyoid muscle)은 후두를 뒤로 당긴다. **하악설골근**(턱목뿔근, mylohyoid muscle)과 **설골설근**(목뿔혀근, hyoglossus)은 설골을 상승시키고, **이설골근**(턱끝목뿔근, geniohyoid muscle)은 후두를 상승시키면서 앞으로 당긴다. **갑상인두근**(방패인두근, thyropharyngeus muscle)과 **윤상인두근**(반지인두근, cricopharyngeus muscle)은 후두를 상승시키며, **흉골설골근**(복장목뿔근, sternohyoid muscle), **흉골갑상근**(복장방패근, sternothyroid muscle), **견갑설골근**(어깨목뿔근, omohyoid muscle)은 후두를 하강시킨다.

연구문제

1. 다음 그림에 표시된 구조물의 이름을 쓰시오.

a. ________________

b. ________________

c. ________________

d. ________________

e. ________________

f. ________________

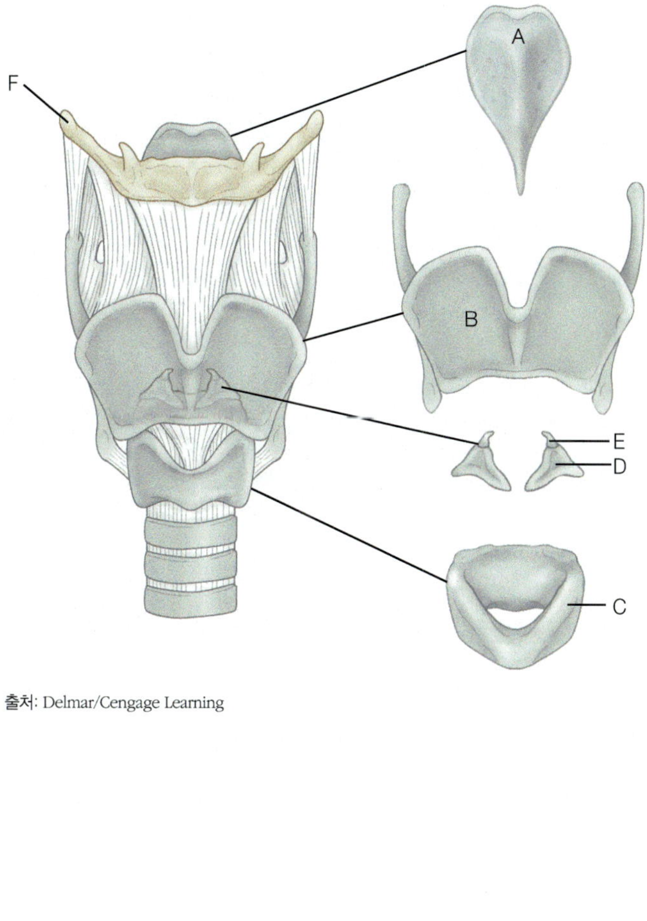

출처: Delmar/Cengage Learning

2. 다음 그림에 표시된 지점의 이름을 쓰시오.

a. ________________

b. ________________

c. ________________

d. ________________

e. ________________

f. ________________

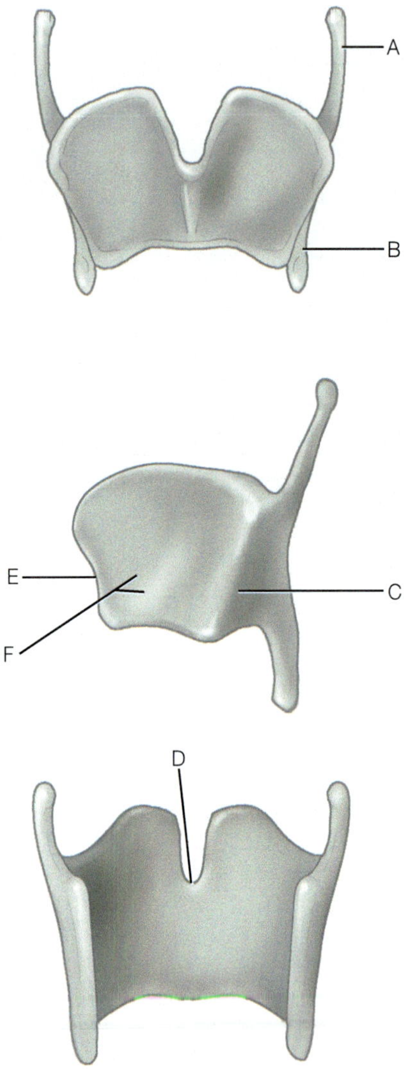

출처: Delmar/Cengage Learning

3. 다음 그림에 표시된 지점의 이름을 쓰시오.

a. ________________

b. ________________

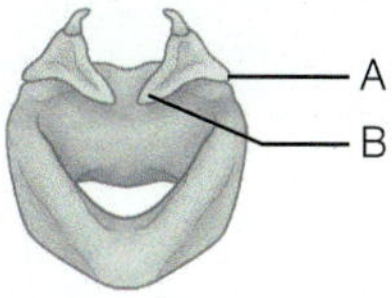

출처: Delmar/Cengage Learning

4. 다음 그림에 표시된 근육의 이름을 쓰시오.

a. ________________

b. ________________

c. ________________

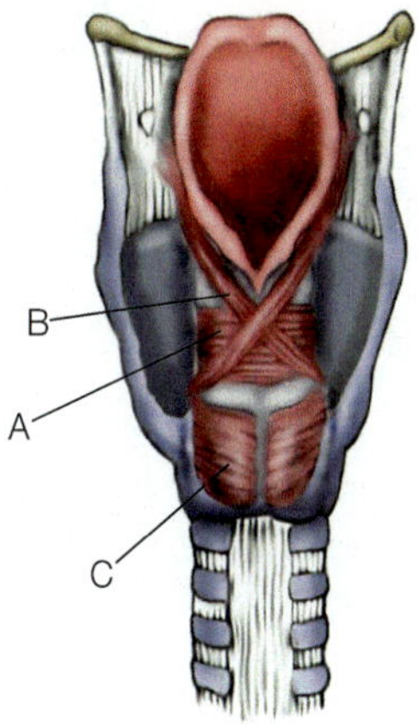

출처: Delmar/Cengage Learning

5. 다음 그림에 표시된 근육의 이름을 쓰시오.

a. ________________

b. ________________

c. ________________

d. ________________

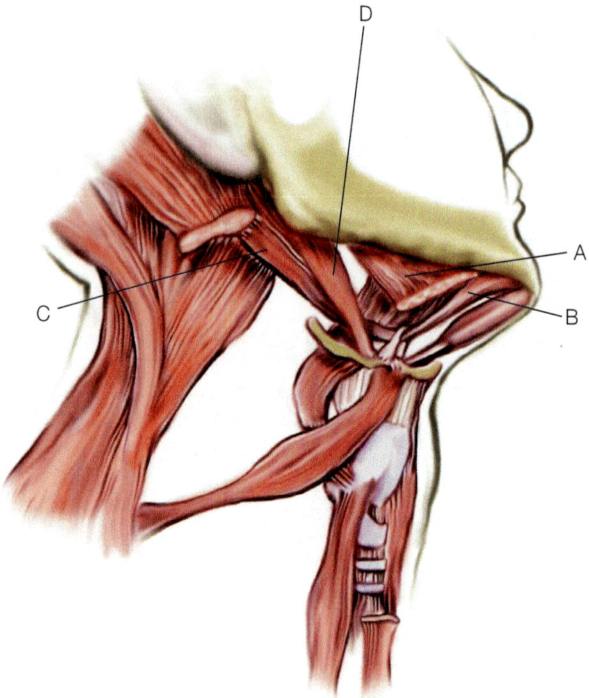

출처: Delmar/Cengage Learning

6. 다음 그림에 표시된 근육의 이름을 쓰시오.

a. ________________

b. ________________

c. ________________

d. ________________

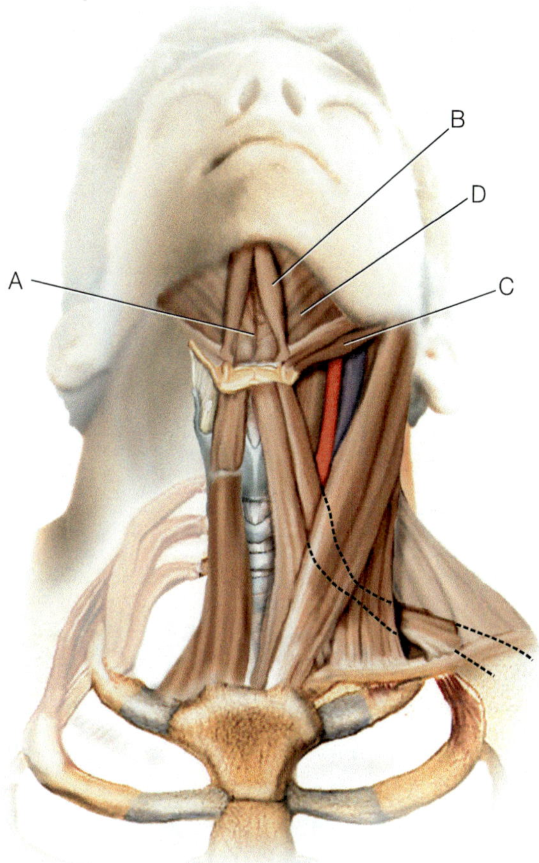

출처: Delmar/Cengage Learning

7. 다음 그림은 후두의 입구를 위에서 내려다본 모습이다. 그림에 표시된 구조물의 이름을 쓰시오.
   a. ______________
   b. ______________
   c. ______________
   d. ______________

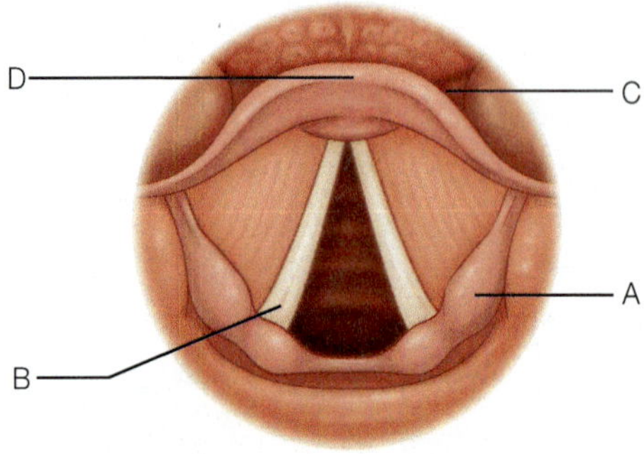

출처: Delmar/Cengage Learning

8. 다음 그림에 표시된 두 근육의 이름을 쓰시오.
   a. ______________
   b. ______________

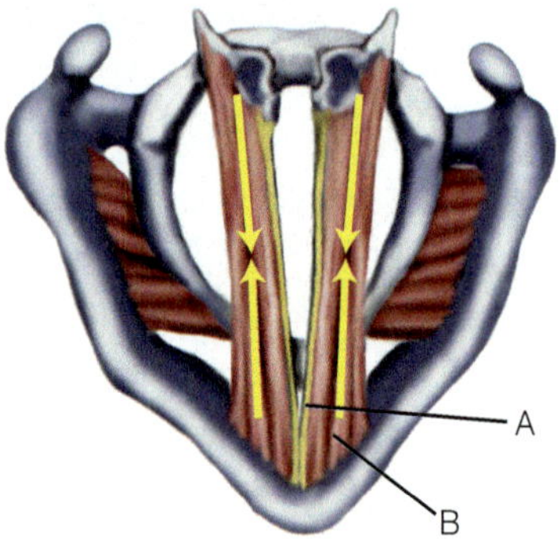

출처: Delmar/Cengage Learning

9. ______________근은 일차적으로 음성의 기본 주파수 조절에 관여한다.

10. 양쪽 성대 사이의 공간을 ______________(이)라고 한다.

11. 후두암으로 인해 후두 전체를 제거해야 할 때가 있다. 그러나 호흡기와 소화기는 인두를 공유하기 때문에 이 보호 기전을 제거함으로써 호흡과 삼킴에 문제가 생길 수 있다. 어떠한 수술적 처치를 통해 이 문제를 해결할 수 있는가?

연구문제 정답

1. 다음 그림에 표시된 구조물의 이름을 쓰시오.

a. 후두개연골(후두덮개연골)
b. 갑상연골(방패연골)
c. 윤상연골(반지연골)
d. 피열연골(모뿔연골)
e. 소각연골(잔뿔연골)
f. 설골(목뿔뼈)

2. 다음 그림에 표시된 지점의 이름을 쓰시오.

a. 상각(위뿔)
b. 하각(아래뿔)
c. 경사선
d. 갑상절흔(방패패임)
e. 갑상각(방패각)
f. 갑상판(방패판)

3. 다음 그림에 표시된 지점의 이름을 쓰시오.

a. 근육돌기
b. 성대돌기

4. 다음 그림에 표시된 근육의 이름을 쓰시오.

a. 횡피열근(가로모뿔근)
b. 사피열근(빗모뿔근)
c. 후윤상피열근(뒤반지모뿔근)

5. 다음 그림에 표시된 근육의 이름을 쓰시오.

a. 하악설골근(턱목뿔근)
b. 이복근 전복(두힘살근 앞힘살)
c. 이복근 후복(두힘살근 뒤힘살)
d. 경돌설골근(붓목뿔근)

6. 다음 그림에 표시된 근육의 이름을 쓰시오.

a. 이설골근(턱끝목뿔근)
b. 이복근 전복(두힘살근 앞힘살)
c. 이복근 후복(두힘살근 뒤힘살)
d. 하악설골근(턱목뿔근)

7. 다음 그림은 후두의 입구를 위에서 내려다본 모습이다. 그림에 표시된 구조물의 이름을 쓰시오.

a. 피열후두개주름(모뿔덮개주름)
b. 진성대
c. 후두개계곡(후두덮개계곡)
d. 후두개(후두덮개)

8. 다음 그림에 표시된 두 근육의 이름을 쓰시오.

a. 성대근
b. 갑상근(방패근)

9. 윤상갑상근(반지방패근)은 일차적으로 음성의 기본 주파수 조절에 관여한다.

10. 양쪽 성대 사이의 공간을 성문이라고 한다.

11. 후두를 제거함으로써 삼킴 시 기도는 이물질의 침입으로부터 보호받지 못하게 된다. 이러한 위험을 피하기 위해서 수술을 통해 기도를 막고 기관과 연결된 기관공(기관구멍, stoma)을 만들어 주어 호흡에 어려움이 없도록 한다.

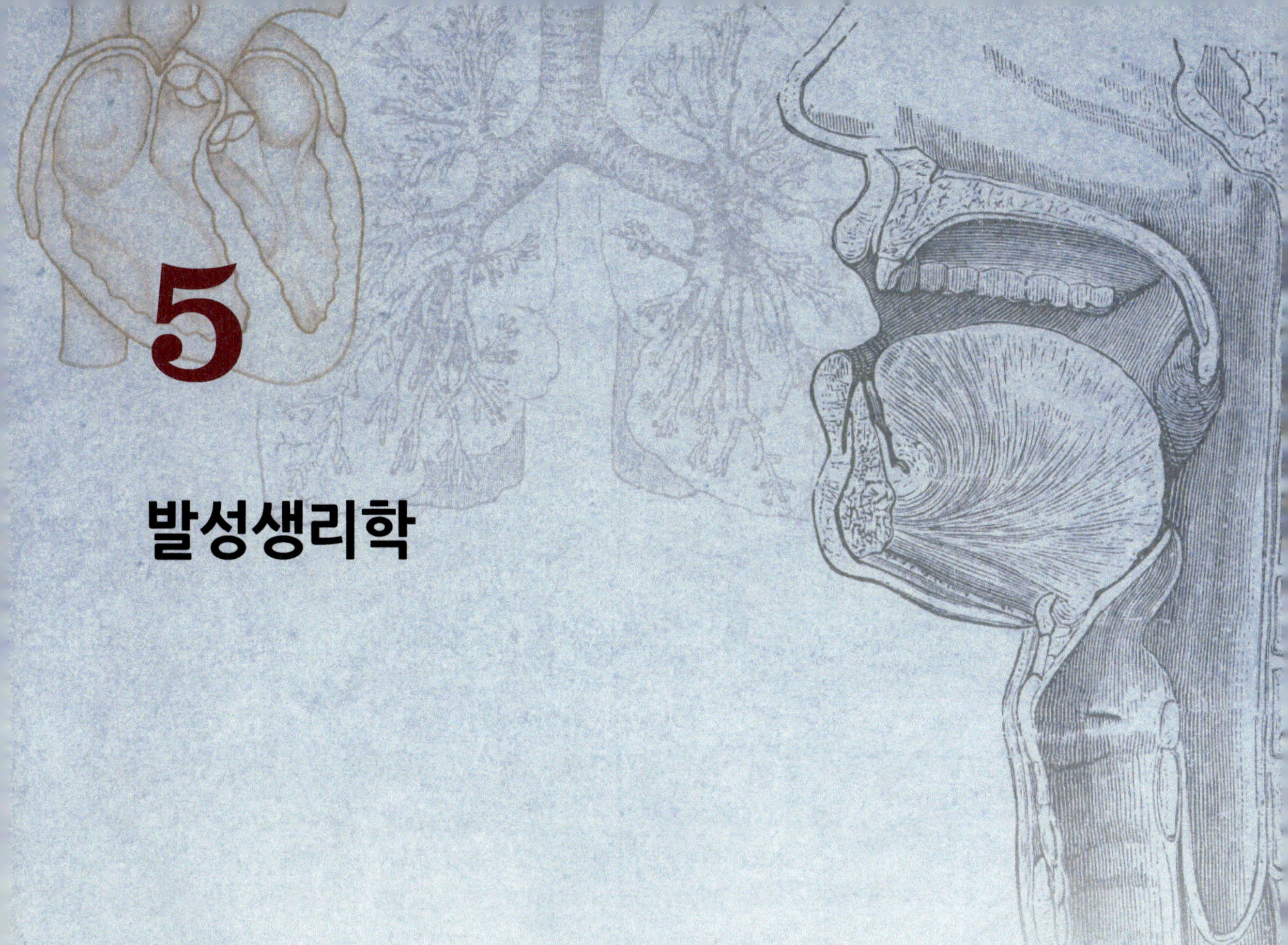

5

발성생리학

후두와 성대 및 그 주변에서 움직임이 가능한 부분과 그 움직임에 의해 나타나는 결과를 이해하기 위해 후두와 성대의 기능에 대해 살펴보자. 먼저 비구어적(nonspeech) 기능에 초점을 맞추어 말과 음성의 기능에 대한 이해를 돕고자 한다. 이러한 논의는 음성장애 치료에 비구어적 기능을 활용하는 데 대한 이해를 도와줄 것이다.

후두의 비구어적 기능

후두가 외부 이물질이 폐로 침입하는 것을 방어하지 못할 경우 생명이 위험할 수 있기 때문에 후두의 보호 기능은 후두의 기능 중 가장 중요한 부분을 차지한다. 이 기능은 기침 혹은 그와 관련된 반사 행동을 통해 이루어진다.

Anatesse Lesson

기침은 자극물이나 외부 물질에 대한 기도 조직의 반응으로 나타나며 기관지 점막에 분포하는 X번 미주신경의 내장 구심성(감각) 가지에 의해 조절된다. 기침은 격렬하면서도 다양하게 예측이 가능한 행동으로, 성대를 넓게 벌려 깊은 숨을 들이마신 후 성대가 긴장되어 있는 상태에서 강하게 내전시키고 후두를 상승시킴으로써 일어난다. 피열연골이 내전할 때

기침: 성대를 넓게 벌려 숨을 깊이 들이마신 후 성대를 긴장시켜 강하게 내전시키고 후두를 올린 상태에서 강하게 숨을 내쉬어 기도 내 이물질을 적극적으로 배출하는 것

일어나는 축운동은 성대를 약간 아래로 이동시키기 때문에 날숨을 방해하는 힘을 제공한다. 기침으로 인한 강한 성문하압은 조직의 탄성과 호기근의 작용에 의해 발생한다. 높은 압력으로 인한 강한 호기는 성대 사이가 벌어지게 만든다.

이러한 공기역학적 현상의 장점은 기침을 통해 기도를 자극하는 이물질을 기도 밖으로 배출할 정도의 강한 기류를 형성할 수 있다는 것이다. 기침의 단점은 기침을 산출하기 위해 강한 힘이 필요하다는 것이다. 호흡기가 만성적으로 자극을 받을 경우 반복적인 기침은 성대가 남용되는 결과를 유발한다.

기침과 유사한 활동으로 목 가다듬기(throat clearing)가 있다. 이는 기침만큼 격렬하지는 않지만 상당한 자극을 준다. 목 가다듬기를 얼마간 지속했을 때 살펴보면, 과도한 후두근의 긴장을 동반하기 때문에 이를 위해 많은 노력이 필요하다는 것을 알 수 있다. 목 가다듬기를 하려면 성문하압을 증가시킨 후 성대를 단단히 닫아 압력이 새어 나가지 않도록 한다. 이렇게 성대를 닫음으로써 기도의 점액을 배출하고자 하는 목적을 달성할 수 있지만 이로 인해 성대의 연약한 조직이 많은 손상을 입고, 결과적으로 음성의 큰 변화가 초래될 수 있다.

이러한 활동은 임상에서 긍정적인 측면도 갖고 있다. 만약 환자가 근력의 약화로 양쪽 성대의 폐쇄를 이룰 수 없다면 치료사는 기침을 통해 성대의 폐쇄를 도울 수 있다. 만약 환자가 자발적으로 기침을 할 수 있다면 그 환자는 소리도 산출할 수 있다. 이러한 동작 모두가 측윤상피열근, 피열근, 성대근과 같은 내전근에 의해 이루어진다. 기침을 할 때 발생하는 성대내전력은 매우 커서 복부고정[abdominal fixation; 흉곽고정(thoracic fixation)이라고도 한다.—역자 주]을 위해 필요한 힘을 충분히 제공해 줄 수 있다.

복부고정(abdominal fixation): 몸통을 고정하기 위해 흉곽 안에 공기를 모아 두는 과정

복부고정은 밀거나 잡아당길 때 적절한 힘을 제공하기 위해 흉곽 안에 공기를 모아 두는 과정을 말한다. 이와 같은 성대의 강한 폐쇄운동은 발살바 운동(Valsalva maneuver)의 한 형태로 볼 수 있다. 흉곽/복부를 고정하는 준비단계는 기침을 할 때와 비슷하다. 숨을 크게 들이마신 후 성대를 강하게 내전시킨다. 이 결과 흉곽이 단단히 고정된 틀이 되고 이를 통해 형성된, 무거운 물건을 들기 위한 힘이 다리로 전달된다. 흉곽이 고정되지 않으면 그 힘이 흉곽에 적용되어 늑골을 내리누르는 힘이 된다.

복부고정은 출산, 배변과 구토를 할 때 중요한 역할을 한다. 기억을 되살리기 위해 2장의 임상 노트를 다시 살펴보라.

무거운 물건을 들어 올리거나 차를 밀 때 끙끙거리는 소리를 내는 이유는 발성과 관련이 있다. 이런 경우 성대가 내전되어 있는 상태이기는 하지만 숨을 내쉬고자 하는 힘은 계속 생성된다. 충분한 힘이 작용하면 결국

내전된 성대 사이로 조금씩 공기가 빠져나가면서 끙끙거리는 소리가 나게 되는 것이다.

지금까지는 주로 성대가 강하게 내전되는 데 초점을 맞추어 후두의 기능을 살펴보았지만 외전 역시 매우 중요하다. 성대의 외전은 후두를 확장하는 역할을 하는데 이는 격한 운동을 할 때의 호흡 조절에 중요한 역할을 한다. 3장에서 일을 하는 동안 또는 격한 운동을 하는 동안 신체의 산소 요구량이 상당히 증가한다고 했던 것을 상기해 보라. 정상적인 편안한 호흡을 하는 동안, 성인의 성대는 약 8 mm 정도의 넓이로 외전한다. 노력성 호흡 시에는 공기 요구량이 증가하기 때문에 기도를 최대한 넓게 **확장**하기 위해 성대를 2배 이상 더 확장한다(그림 5-1).

확장(dilate): 입구를 열거나 넓히는 것

반사는 불수의적인 것이지만 호흡반사(respiratory reflex)는 약간의 수

(A)

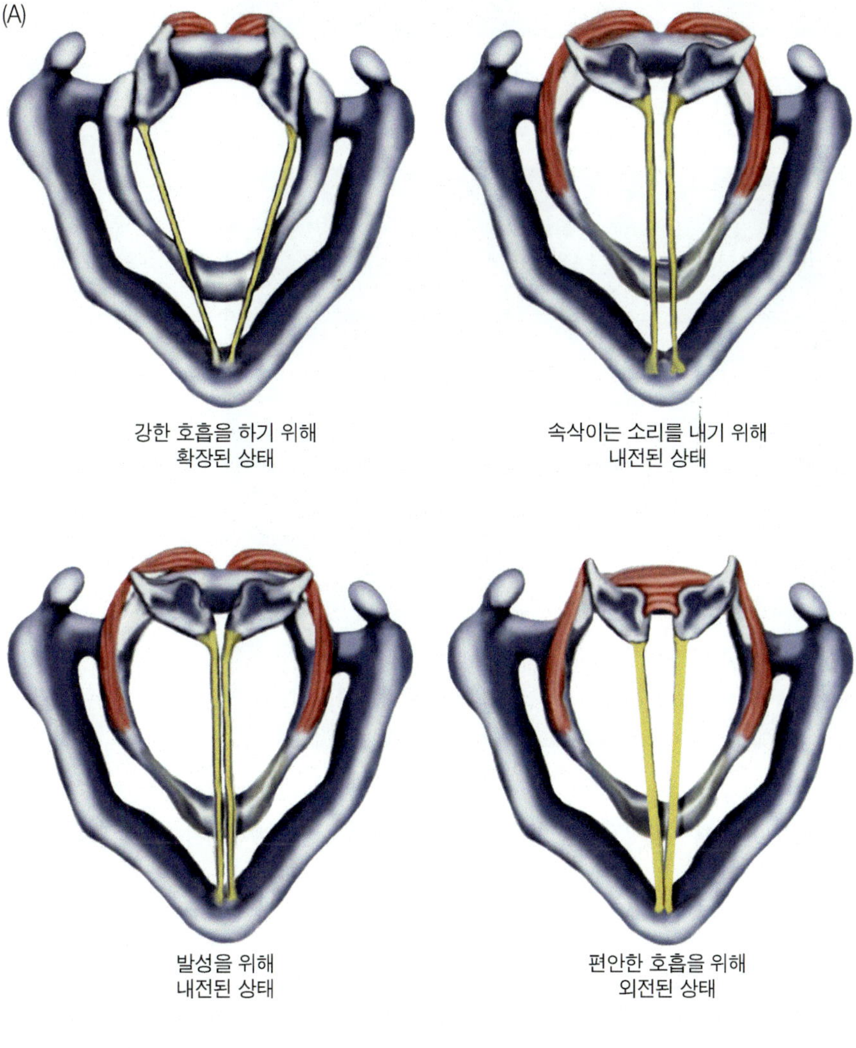

그림 5-1. (A) 다양한 기능을 위한 후두의 모양. 발성을 위해 내전하는 동안 양쪽 성대는 가깝게 근접해 있다. 편안한 호흡을 할 때에는 성대가 약간 벌어지지만 강하게 호흡을 할 때에는 성대가 많이 벌어진다. 속삭이는 소리를 내기 위한 내전 시 성대가 서로 가까워져 닫히기는 하지만 피열연골 사이의 공간은 어느 정도 유지된다. (A)는 연섬유내시경으로 직접 후두를 들여다본 것과 같은 모습이다. 후두경(후두거울)을 사용할 경우 상(image)이 반대로 보인다. (계속)

출처: Delmar/Cengage Learning

(B)

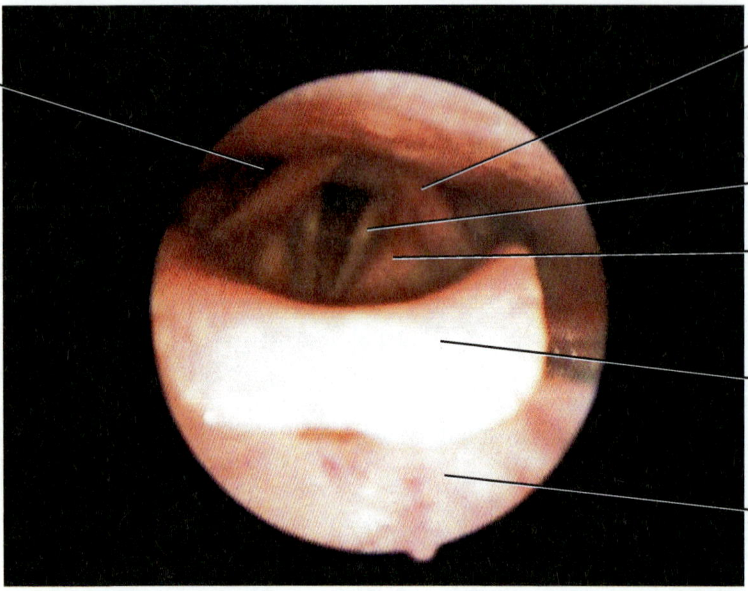

(C)

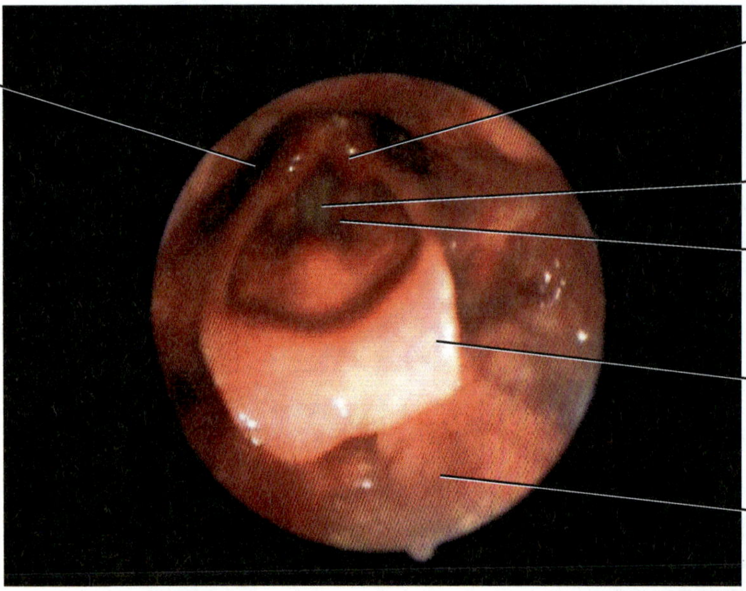

그림 5-1. (B) 연섬유내시경을 통해 성대를 위에서 내려다본 모습. (C) 연섬유내시경을 통해 내전된 성대를 위에서 내려다본 모습.

출처: Delmar/Cengage Learning

의적인 조절이 가능하다(예: 숨을 참거나 하품을 억제할 수 있다). 그러나 결국은 성대를 반사적으로 외전시켜야만 숨을 쉴 수 있다. 물에 빠져 익사할 위험에 처한 경우를 생각해 보면, 성대는 내전시킨 상태를 유지하려고 애쓸 것이고 그것이 논리적으로도 당연하지만, 결국은 숨을 쉬기 위해 애쓰게 된다. 이와 유사하게, 찬물에 갑자기 뛰어든 사람은 반사적으로 숨을 멈추려고 하지만 이 반사를 억제하는 능력은 알코올 섭취에 의해 심각하게 감소한다(이는 음주를 한 경우 뱃놀이를 하는 것이 위험하다는 것을 설명해 준다).

삼킴반사에 대해서는 8장에서 더 자세히 설명하겠지만 여기에서 잠깐 언급하려고 한다. 정상적인 삼킴의 경우 음식덩이(bolus)가 혀 뒤와 후두 위를 지나가는 동안 삼킴반사가 시작된다. 반사가 시작되면 후두는 상승하고 후두개(혀뿌리에 연결됨)는 아래로 내려와 후두입구를 덮는다. 피열후두개근에 의해 피열후두개주름이 긴장되고 성대가 내전하게 된다. 갑상절흔에 손가락을 가볍게 대고 뭔가를 삼켜 보자. 이때 후두가 상승하고 긴장하는 것을 느낄 수 있을 것이다. 갑상연골 위에 손가락을 대 보는 것은 임상에서 삼킴을 평가할 때 사용하는 방법 중 하나이다.

음식덩이는 삼킴을 위한 준비단계 시 음식물이 씹기 동작에 의해 잘게 부수어지면서 만들어지는 작은 공 모양의 덩어리를 말한다.

요약하면,

- 우리는 기침, 목 가다듬기, 복부고정과 같은 **비구어적 기능**의 수행을 위해 후두와 관련 구조물을 사용한다.
- 이러한 기능은 생명 유지를 위해 중요하며 임상에서 사용되는 유용한 중재 기법의 기초가 되기도 한다.

※ 말소리 산출을 위한 후두의 기능

발성에 대해 논의하기 전에 베르누이 효과와 같이 발성을 뒷받침하는 기초적인 물리 원칙에 대해 살펴보자.

베르누이 효과

성대는 진동할 수 있는 질량을 가진 구조물이다. **후두**는 성대라고 불리는 2개의 띠 조직을 가지고 있는 연골 구조물이다. **그림 5-2**의 모식도에서 보듯이 쌍을 이루는 성대는 후두의 양쪽 측면에 위치하여 기류의 흐름을 방

(A)

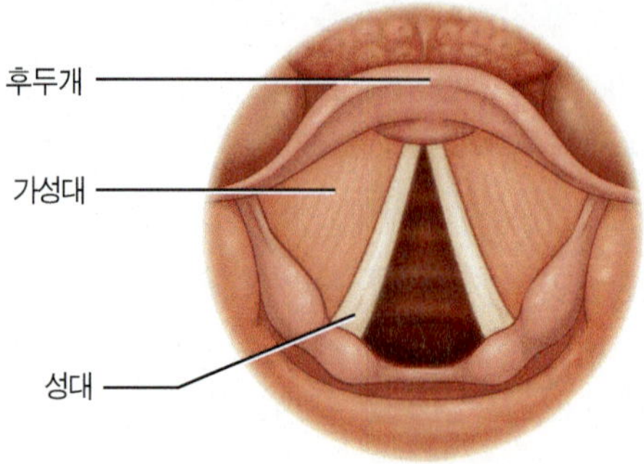

위에서 본 모습

(B)

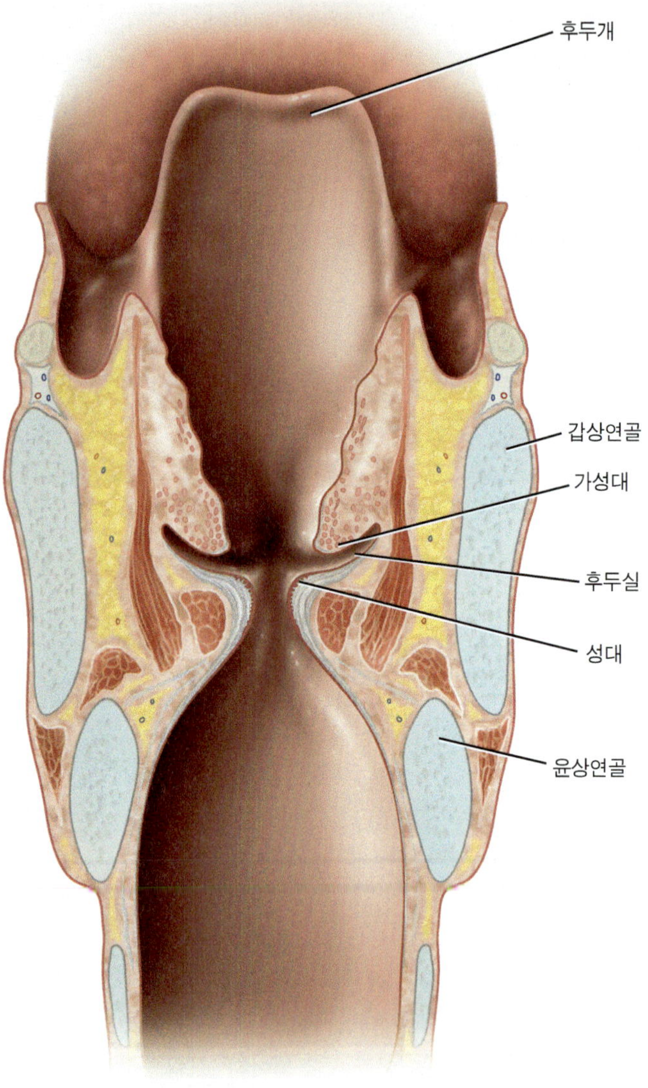

관상면으로 절개하여 뒤에서 본 모습

그림 5-2. (A) 위에서 본 성대. (B) 뒤에서 본 후두의 모습으로, 성대에 의해 좁아진 후두공간을 볼 수 있다.

출처: Delmar/Cengage Learning

▩ 야구에서의 베르누이 효과

베르누이 효과에 대한 예는 일상생활 전반에 걸쳐 나타난다. 투수가 던지는 공 위에 형성되는 힘이 베르누이 효과에 의한 것임을 알게 된다면 야구 팬들은 좋아하는 투수가 던지는 어마어마한 커브를 더 잘 감상할 수 있을 것이다. 이때 공의 부드러운 표면이 공을 앞으로 날아가게 하고 공이 날아가는 순간에도 공의 솔기가 공을 회전시킨다. 공의 솔기가 좁은 통로의 역할을 하게 되는데, 한쪽 솔기에서 형성되는 압력이 반대편보다 낮아지면 공은 그쪽 솔기로 빨려 들어가면서 회전이 일어나게 되는 것이다. 이 효과에 대해서는 Adair(2002)에 자세히 설명되어 있다. ▩

해한다. 이 그림은 위에서 본 모습과 뒤에서 본 모습이다. 위에서 폐를 향해 아래로 내려다보면 성대는 혀 바로 뒤 지점부터 볼 수 있는 띠 조직임을 알 수 있다. 뒤에서 보면 성대는 기도의 협착점을 형성하는데 이는 발성에서 매우 중요한 개념이다.

호흡 생리에서 설명했던 것처럼 기도 내 좁아진 부위에서는 난기류가 증가하게 된다. 차에 타고 있을 때 창문 밖으로 손을 내밀면 바람의 힘이 손을 끌어당기는 것을 느낄 수 있고, 그 힘으로 인한 난기류의 소리를 들을 수 있다. 그때 손을 돌리면 난기류가 감소하거나 증가한다. 손에 가해지는 힘이 증가할수록 기류 속에서 손의 위치를 유지하기가 점점 어려워진다.

> 호흡 생리에 대해서는 3장을 참조하라.

성대는 성도에서 일어나는 난기류의 근원이다. 성대가 없다면 폐에서 나온 공기가 구강으로 유입되는 동안 그 기류는 거의 방해를 받지 않게 된다. 성대가 있음으로써 성대 주위에 우회로가 만들어지고 그 결과로 베르누이 효과가 발생한다.

17세기 스위스의 과학자인 다니엘 베르누이(Daniel Bernoulli)는 좁은 관으로 유체가 흐를 때 발생하는 효과가 있음을 인지하였다. **베르누이 효과**(Bernoulli effect)는 일정한 부피의 기체나 유체가 흐를 때, 그 협착 지점에서 기류의 양과 반비례하여 압력이 감소하고 그에 비례하여 속도가 증가하는 것을 말한다. 관을 좁게 만들면 협착 지점을 지나갈 때 기류의 속도가 빨라지고 협착 지점의 벽에 가해지는 압력이 주변보다 낮아진다. 이 효과에 대해 실험해 보자.

기류량의 증가

그림 5-3에서 관의 좁아진 부위는 성대를 나타낸다. 정원 수도관에 연결

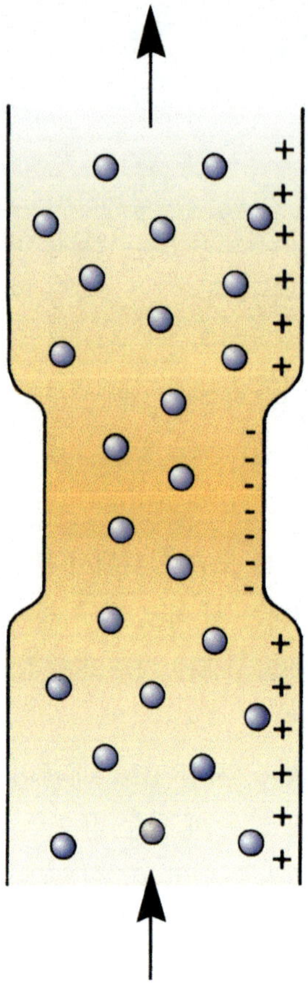

그림 5-3. 협착 지점에서 관을 통과하는 기류의 속도는 증가하며 그 지점에서의 압력은 감소한다.

출처: Delmar/Cengage Learning

된 호스 가운데를 엄지손가락으로 누르면 그로 인해 흐르는 물의 속도가 빨라진다. 비슷한 예로, 급류 타기를 해 보았다면 강줄기가 좁아지는 지점에서 물살이 빨라지면서 하얀 거품이 생기는 것을 알 것이다. 좁은 부분을 물살이 지나갈 때의 속도는 운명을 향하여 속절없이 끌려갈 때 느껴지는 위기감만큼이나 빨라진다.

공기 압력의 감소

압력이 낮아진다는 것을 이해하기 위해서는 공기 입자의 흐름에 대해 이해해야 한다. 그림 5-3을 다시 보자. 이 그림에서는 관을 따라 흐르는 공기 입자의 개수를 셀 수 있도록 그려져 있다. 좁아지지 않은 지점에는 공기 입자가 10개이다. 관이 좁아지기 시작하는 부위에서는 공기 입자가 차지할 수 있는 공간이 부족하기 때문에 공기 입자의 수가 감소하여 5개만 남아 있게 된다. 좁아짐이 끝나는 지점에는 다시 10개의 입자가 있다.

좁은 관으로 공기가 유입된다는 것은 같은 부피의 공기가 더 좁은 공간으로 밀려 들어가게 된다는 것을 의미한다. 이때 단위질량당 공기 입자는 납작해지고 길어지기 때문에 관의 벽에 더 넓게 붙게 된다. 이 공기 입자에 가해지는 압력은 전체적으로 차이가 없지만 실상은 벽면 전체에 넓게 퍼져 있는 것이다. 그 결과 벽에 붙어 있는 공기 입자는 다른 공기 입자보다 힘이 약해지고 이로 인해 관의 협착 지점은 무너지기 쉽게 되는 것이다. 이러한 결과는 오직 공기에 어떤 힘이 가해져 움직일 때에만 발생한다. 공기를 움직이는 힘이 없을 경우 조만간 그 공기 압력은 모든 위치에서 동일해진다. 압력이 일정 면적에 가해지는 힘(P = F/A)이라는 사실을 기억한다면 압력이 내려가는 것을 이해할 수 있을 것이다.

이 두 요소(기류량과 압력)는 베르누이 효과의 핵심이며 성대 진동을 이해하는 데 큰 도움을 준다. 관 내부의 좁아진 부위를 성대라고 가정하여 이 개념을 적용하면 **그림 5-4**와 같다. 이 그림은 발성에 적용되는 베르누이 원칙을 설명해 준다.

힘, 압력, 면적에 대한 논의는 2장의 도입부를 참조하라.

성대는 근육과 상피조직으로 이루어진 연조직이다. 이러한 특성으로 인해 움직이는 차의 창문 밖으로 손을 내밀었을 때처럼 성대에 충분한 힘이 가해지면 성대가 움직이게 되는 것이다.

그림 5-4의 A에서는 성대가 닫혀 있는 것을 볼 수 있다. 그림 B에서는 호흡기에서 생성된 공기 압력이 성대를 열기 시작하지만 아직 성대가 완전히 닫혀 있기 때문에 성문 사이를 통과하는 기류는 존재하지 않는다. 그림 D에서 비로소 성대가 벌어졌다. 성대는 탄성(elasticity)이 있기 때문에 평형 상태로 돌아가려는 경향이 있는데 그 평형 상태가 안정기 상태이다. 그러나 공기 압력이 높아 성대가 벌어져 있는 한 성대는 평형 상태로 돌아갈 수 없다. 그러나 우리가 이미 알고 있듯이 좁아진 지점에서는 압력이 내려가고(베르누이 효과), 압력이 내려가면 압력의 평형을 유지하기 위한 장치가 작동한다.

그림 E, F, G에서는 음압으로 인해 나타난 결과를 볼 수 있다. 음압과 조직의 탄성에 의해 성대는 다시 가운데로 빨려 들어간다(E). 그림 F와 G에서 성대는 다시 접촉하기 시작하며 기류가 완전히 멈춘 모습을 보여 준다. 성대가 조직 회복력에 의해 다시 가운데로 당겨질 때 성대가 접촉하는 잠깐 동안 기류는 완전히 차단된다. 이 시점에 기류와 연관된 음압도 사라지게 된다. 대신 성대 아래에서 형성되는 호흡력에 의해 성대는 다시 한 번 벌어질 준비를 한다. 대개 발성을 위해 성대를 벌릴 수 있는 최소의 성문하압은 약 3~5 cm H_2O이며, 큰 소리를 내기 위해서는 더 높은 성문하압이 요구된다.

우리가 듣는 음성은 성대가 반복적으로 열리고 닫힘으로써 나타나는 결

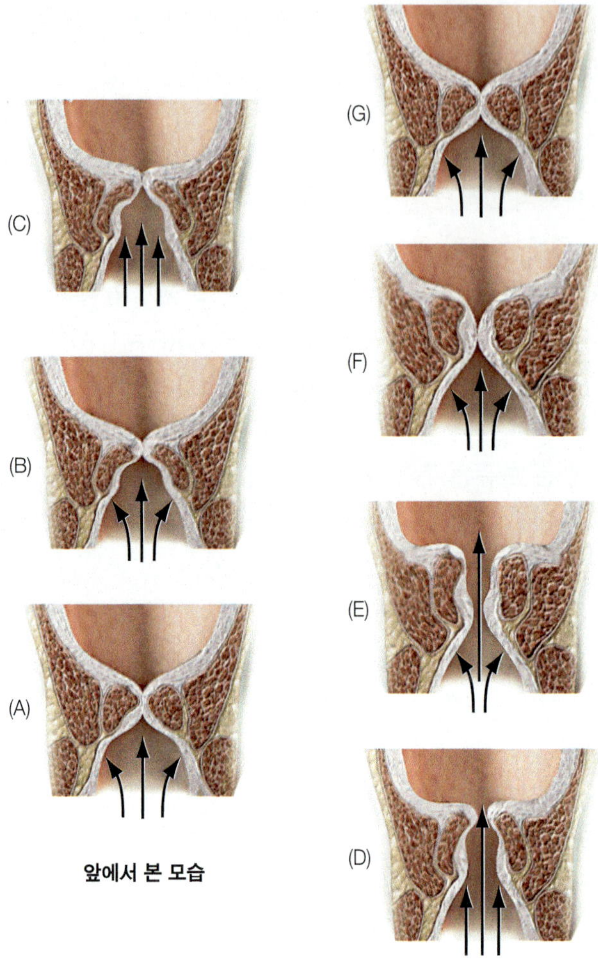

그림 5-4. 전두면(이마면)으로 자른 단면을 통해 본 성대 진동의 한 주기. (A) 성대 아래의 기압이 호기류에 의해 상승한다. (B) 기압에 의해 성대 아랫면이 벌어진다. (C) 성대의 윗면이 열리기 시작한다. (D) 양쪽 성대가 완전히 벌어져 열리게 되고 성대 사이의 기류가 증가하며 성대 사이의 압력이 낮아진다. (E) 낮아진 기압과 성대의 탄성에 의해 성대가 다시 가운데로 되돌아간다. (F) 성대의 아랫면부터 닫히기 시작한다. (G) 성대 진동의 한 주기가 완료된다.

출처: Delmar/Cengage Learning

과이다. 성대 조직의 운동과 그 결과로 생긴 기류가 공기 입자를 방해하고, 이로 인해 우리가 '소리(sound)'라고 부르는 현상이 나타난다.

발성을 위해 성대가 서로 맞붙는 것을 **내전**(adduction)이라 하고, 발성을 멈추기 위해 성대가 벌어지는 것을 **외전**(abduction)이라 한다. 이 두 움직임은 모두 특정 근육을 사용하여 이루어지지만, 성대의 실제 진동은 반복적인 근육의 수축 없이 조직과 상호작용하는 기류에 의해 이루어진다.

성대를 진동시키는 원칙에 대한 기본적인 설명을 이해했다면 이제 후두의 구조를 살펴볼 준비가 된 것이다.

요약하면,

- **발성** 혹은 음성 산출은 후두 안에 위치한 성대 진동의 결과이다.
- **성대**는 기류가 그 사이를 지나갈 때 이에 따라 진동하게 된다. 베르누

이 현상과 조직의 탄성이 발성의 유지를 돕는다.

- **베르누이 원리**에 의하면 일정한 부피의 공기나 액체가 흐를 때 협착 지점에서 **압력**은 기류량과 반비례해서 **감소**하고 기류의 **속도**는 **증가**한다.
- 성대에 의해 생성된 기류의 **성문하압**, **조직의 탄성과 협착** 간의 상호작용으로써 압력, 기류와 성대접촉이 유지되는 한 발성을 유지할 수 있다.

발성시작

발성은 말소리 신호음의 매우 중요한 요소이다. 발성이 이루어지기 위해서는 세 가지 기본적인 후두의 조절이 필요하다. 발성을 시작하기 위해 성대가 공기 흐름 안으로 이동하여 내전할 수 있도록 하는데 이를 **발성시작**[기성(其聲), vocal attack]이라 한다. 그다음으로 발성의 공기역학적 특성을 이용하여 성대 진동을 조절하고 성대를 기류 속에 고정함으로써 **연장발성**(sustained phonation)이 가능하다. 마지막으로 성대가 외전되어 발성이 **종료**(termination)된다.

발성시작(vocal attack): 발성을 시작하기 위해 흐르는 기류 속으로 성대가 움직이는 것

연장발성(sustained phonation): 성대 내전근의 강한 수축으로 오랫동안 발성을 유지하는 것

발성을 하지 않을 때는 기도 내 난기류가 성대를 진동시키지 못하도록 성대가 충분히 외전되어 있다. 발성을 시작하려면 양쪽 성대가 충분히 가까워져 난기류가 성대를 진동시켜야 한다. **발성시작**은 발성을 시작하기 위해 양쪽 성대가 가까워지는 과정이며, 이를 위해서는 근육의 활동이 필요하다. 발성시작은 자발화 시 자주 발생한다. 'Anatomy is not for the faint of heart'라는 문장을 말하려 했다면 무성음과 유성음을 산출하기 위해 성대는 2초 동안 최소한 여섯 번 정도 붙었다 떨어졌다를 반복했을 것이다.

발성시작의 유형에는 세 가지가 있다. 우리는 발성을 시작할 때 **동시 발성시작**(simultaneous vocal attack)을 이용하여 성대의 내전과 호흡의 시작이 동시에 협응을 이루면서 이루어지도록 한다. 기류가 발성을 적절히 지지하는 시점에 성대는 발성에 적절한 내전의 정도를 찾는다. 'zany'라는 단어를 말할 때 동시 발성시작을 확인할 수 있다. 성대 진동을 시작하기 전에 기류가 흐르기 시작하면 단어 시작 부분에 무성음 /s/가 추가되지만, 단어의 첫 소리를 산출하기 전에 성대를 내전시키면 성문파열음 산출이 추가된다.

동시 발성시작(simultaneous vocal attack): 호기와 성대 내전이 동시에 일어나는 발성시작

기식성 발성시작(breathy vocal attack)은 성대가 내전하기 전에 상당

기식성 발성시작(breathy vocal attack): 성대의 내전이 시작되기 전에 날숨이 일어나는 발성시작

▩ 가성대 발성

기술적으로 음성을 산출하기 위해 가성대가 진동할 수는 없지만 일부의 경우 발성을 위한 목적으로 가성대를 사용하기도 한다. Boone(1999)은 성대에 혹이 생기는 등의 이유로 중증의 성대 기능 이상이 생겼을 때 그 보상 반응으로 가성대 발성(ventricular phonation)을 사용하는 환자의 사례에 대해 언급하였다. 위쪽 가장자리 벽을 붙여 성대를 내전시키기 위해 힘을 주면 이로 인해 가성대가 접촉하면서 진동하게 된다.

가성대는 두껍기 때문에 가성대에 의한 발성은 무겁고 흔히 귀에 거슬리게 들린다. 가성대가 **비대**해지면(부피가 커지면) 가성대 발성이 촉진되는 경우도 있다. ▩

한 기류 흐름이 시작되는 것을 의미한다. 일련의 단어들을 산출하는 동안 기류가 지속적으로 유지되어야 하기 때문에 이러한 현상은 자발화 시 자주 발생한다. 기류가 혀와 입술을 통과하는 데 집중하면서 'Harry is my friend'라는 문장을 말해 보라. 이때 기류가 지속적으로 흐르는 것을 느낄 수 있는데, 이와 더불어 발화가 된다는 것은 앞서 흘러나온 기류를 통해 성대 내전이 일부 이루어짐을 의미한다.

성대접촉(glottal attack): 성대가 내전된 후 날숨의 시작과 함께 일어나는 발성시작

세 번째 유형의 발성시작은 **성대접촉**(glottal attack)이다. 이 유형에서의 성대 내전은 기침할 때처럼 기류가 흐르기 전에 이루어진다. 다음과 같이 해 보라. 양쪽 성대를 벌려 공기를 밀어내지 말고 대신 기침을 할 때처럼 성대를 가깝게 붙여(부드럽게 해야 한다!) 성대 내전을 유지한 상태에서 /a/ 소리를 내 보자. 그것이 바로 성대접촉이다. 발성 기전은 섬세하기 때문에 이 과정 동안 약간의 긴장감이나 불편감을 느낄 수도 있다. 성대접촉은 강세가 있는 모음으로 시작되는 단어를 말할 때 사용된다. 'Okay, I want the car'라는 문장의 첫 번째 음소를 산출하는 동안 성대에 주의를 집중해 보자. 이때 긴장과 압력이 커지는 것을 느꼈다면 그것이 바로 강한 성대접촉이다.

이 세 가지 발성 유형은 모두 말을 산출하는 데 매우 중요한 기능을 수행하며 이는 병리적으로 나타나는 현상이 아니다. 그러나 발성시작이 잘못 사용될 때에는 문제가 발생한다. 발성시작이 **강한 성대접촉**(hard glottal attack)으로 시작되면 화자의 발성 기전 조직이 손상을 입게 된다. 화자가 부적절하게 성대를 내전시키면 양쪽 성대 사이로 공기가 빠져나가 기식성 발성(바람새는 소리, breathy phonation)이 산출된다. 기식성 발성은 내전을 방해하는 신체조직의 변화로 인해 나타나는, 매우 흔한 현상 중 하나이다.

발성종료

발성을 시작하기 위해서는 양쪽 성대를 가깝게 접근시켜야 하고 발성을 **종료**하기 위해서는 성대를 외전시켜야 한다. 근육 활동을 통해 성대를 기류로부터 멀리 떨어뜨려 난기류를 감소시킨다. 난기류가 충분히 감소되면 성대의 진동이 멈춘다. 발성시작과 함께 발화가 시작되면 유성음과 무성음을 적절히 산출하기 위해 여러 번 성대 진동이 종료되기도 한다.

성대의 내전과 외전은 모두 매우 빠르게 진행된다. 이러한 기능을 조절하는 근육은 약 9 ms(9/1,000초) 내에 완전히 수축할 수 있다. 자발화 시 강세가 없는 모음에서는 세 번 정도의 성대 진동 주기가 관찰되는데 전체 내전, 발성, 외전에 소요되는 시간이 겨우 53/1,000초 정도이다!

모든 발성시작에서 내전은 일관적으로 나타난다. 피열연골은 **회전**(rotating), **흔들림**(rocking), **미끄러짐**(gliding)의 세 가지 차원 운동을 할 수 있다. 이 중에서 내전에 필요한 피열연골의 주요 동작은 안쪽 방향으로 흔들리는 것이다. 윤상연골과 만나는 오목한 관절면 위에서 피열연골이 중앙으로 당겨지면 피열연골은 아래로 흔들리고 양쪽의 정점은 서로 가까워지게 된다(4장의 **그림 4-11** 참조). 피열연골이 움직이는 동안 약간의 회전운동이 나타나기도 하지만 이러한 움직임은 바깥쪽으로 최대한 움직일 때(즉 거의 외전된 상태인 때) 가장 잘 나타난다. 이 움직임은 측윤상피열근과 갑상근의 바깥쪽 부위에 의해 이루어지며, 횡피열근과 사피열근에 의해 촉진된다. 피열연골은 앞뒤 방향으로 제한적인 미끄러짐 운동을 보이는데 이로 인해 성대의 전체 길이가 변화할 수 있다. 내전을 통해 성대 점막부가 길어지는 경향이 있으나 성대 전체 길이가 변하지는 않는다. 성대 전체 길이는 윤상갑상근과 후윤상피열근의 작용으로 길어진다(Hirano, Kiyokawa, & Kurita, 1988).

연장발성

말소리 산출을 위한 성대 내전과 외전의 목적은 발성의 연장, 즉 연장발성(sustained phonation)이다. 이것을 좀 더 자세히 살펴보자.

발성시작은 발성종료와 마찬가지로 근육의 다양한 운동이 필요하다. 그러나 연장발성을 위해서는 근육의 **지속적인** 긴장성 수축을 통해 후두의 위치를 고정해 주기만 하면 된다. 이것은 매우 중요한 부분이다. 성대의 진동은 그 물리적 특성이 기류와의 상호작용을 통해 나타날 수 있도록 성

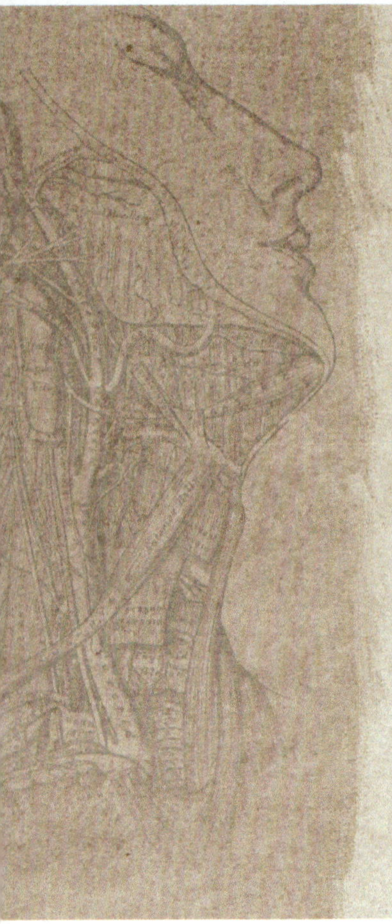

성대결절

성대결절(vocal fold nodule)은 음성의 남용에 의해 조직이 두꺼워지는 현상이다. 이 질환은 학교 소속의 치료사들이 매우 흔하게 볼 수 있는 음성장애이다. '음성 남용[vocal abuse; 음성외상 행동(phonotrauma)이라고도 함]'의 일반적인 유형으로는 소리 지르기, 비명 지르기, 큰 소리로 응원하기, 호령하기(훈련 담당 하사관처럼) 등이 있다. 음성 남용으로 인해 성대조직이 영구적으로 손상될 수도 있다. 후두에 염증이 생긴 경우를 말하는 **후두염**(laryngitis)에 대해 많이 들어 보았을 것이다. 후두염은 종종 소리를 산출할 수 없을 정도(**무성증**, aphonia)의 애성(쉰목소리, hoarseness)의 원인이 된다. 이로 인해 미세한 성대조직이 부어서[**부종**(edema)] 성대 진동이 어렵게 된다. 성대가 활처럼 휘어 목소리를 내는 중에도 기류가 성대 사이로 빠져나가기도 하는데 이를 **기식성 음성**(바람 새는 소리, breathy voice)이라 한다. 후두염은 성대가 과도하게 내전되는 **성대 과기능**(vocal hyperfunction)으로 쉽게 생길 수 있다. 이것은 음성 남용의 한 형태로 짜릿한 축구 경기를 관전할 때 경험할 수 있다.

목의 통증은 성대의 통증을 유발하는 행위를 이제 그만하라는 첫 번째 신호이다. 음성 남용이 지속되면 상피층에 굳은살 같은 보호막이 형성되어 성대의 효과적인 진동을 방해한다. 성대 과기능이 지속될 경우 단단해진 조직이 점점 커져서 한쪽(**일측성**, unilateral) 혹은 양쪽(**양측성**, bilateral) 성대에 결절이 생기게 된다. 음성 남용에 의해 성대결절이 주로 발생하는 부위는 성대의 앞쪽 1/3 지점인데, 이 부위가 발성을 하는 동안 가장 많이 충격을 받는 지점이기 때문이다. 성대결절은 수술로 제거할 수도 있지만 음성 산출의 방법을 변화시키는 음성 치료(voice therapy)를 가장 먼저 고려한다. 성대 과기능이 제거되지 않는다면 수술 후에도 성대결절이 재발할 수 있다. 그러나 음성 치료가 적절한 시기에 적절하게 이루어진다면 수술을 피할 수 있을 것이다.

후두염(laryngitis): 후두의 염증

무성증(aphonia): 말소리 산출을 위한 성대 진동 능력이 상실된 경우

성대 과기능(vocal hyperfunction): 구어적 혹은 비구어적 기능을 위해 음성 산출 기전을 과다하게 사용하는 경우로서, 기질적인 병변을 유발할 잠재성을 가지고 있음

대를 기류 속에 위치시키고 고정함으로써 이루어지게 된다. 연장발성을 하는 동안 성대는 적절한 위치에 고정되어 있으며, 이때 성대 진동은 성대의 반복적인 내전과 외전에 의해 이루어지는 것이 아니다. 성대근과 갑상근 내에 있는 근육방추(muscle spindle)는 성대의 위치를 유지하는 중요한 기능을 한다. 신경생리학 부분(12장)에서 배우겠지만 근육방추는 근육의 위치를 유지하는 데 중요한 역할을 한다. 이 감각기는 휴식(안정) 상태에 있는 근육의 길이에 대한 정보를 신경계에 전달하고, 자발적인 수축 없이 근육의 위치가 달라질 때 근육방추는 '그렇게 우연히' 발생한 움직임을 교정해 주는 역할을 한다. 따라서 안정 상태에서 발성하는 동안 성대는 기본주파수(fundamental frequency)를 조절하고 강도(intensity)를 유지하기 위하여 안정적으로 근육 수축 상태를 유지한다. 성대의 진동은 순수하게 성대의 탄성과 공기역학적 특성의 상호작용에 의한 것이다.

발성은 실제로 양쪽 성대가 서로 가까워지기 몇 천 분의 1초 전에 시작

된다. 양쪽 성대가 가까워질 때 난기류가 증가하면서 성대가 진동하기 시작하고, 양쪽 성대가 근접해 있고 충분한 성문하압이 유지되는 한 성대의 진동이 유지된다. 사실 성대가 진동하기 위해 반드시 양쪽 성대가 맞닿아야 할 필요는 없다. 여러분도 직접 경험해 볼 수 있다. 'hairy'라는 단어를 산출할 때 /h/를 늘려서 시작한 다음 그 뒤에 이어지는 모음까지 기식성 음성을 연결해 보자. 이때 기식성 음성이 들린다면 성대가 전혀 닿지 않았거나 살짝 닿기만 한 것이다.

음역

연장발성을 하는 동안 성대의 **진동양상**(mode of vibration)이란 성대의 진동주기 동안 나타나는 운동양상을 의미한다. 진동양상의 한 지점에서 시작하여 다시 같은 지점으로 돌아오는 것을 진동이 **순환**(cycle)한다고 하며, 한 번 순환하는 동안 성대는 매우 다양한 변화를 보인다. 실제로 지각적으로 다르게 들리는 수많은 양상 혹은 **음역**(성구, vocal register)이 존재한다. 발성에만 국한된 좁은 의미의 정의를 내리자면 음역은 성대의 진동양상에 따른 차이라고 할 수 있다.

지각적으로는 충분히 구분할 수 있지만 음향생리학적인 데이터가 거의 없는 음역에 대해 정의하고자 할 때, 훈련된 성악가는 흉곽/구강/비강의 모양, 후두의 위치와 근육의 '집결'에 초점을 둔다. 음역에 대한 보다 생생한 논의는 Titze(1994)를 참조하라.

일반적으로 진성, 성대 프라이, 가성의 세 음역으로 구분한다. 이 외에도 기식성 발성양상이나 억눌린 듯한 발성양상 혹은 속삭이는 발성양상 등 다양한 양상에 대한 관심도 매우 높아지고 있다.

진성 발성

첫 번째로 살펴볼 음역은 **진성 발성**(음계발성, modal phonation) 또는 진성구(음계음역, modal register)로, 일상 대화에서 사용되는 발성 형태를 말한다. 이 양상은 언어치료사에게 가장 중요한 음역이며 가장 효율적인 음역이기도 하다.

'음계(mode)'는 음의 배열에 대해 논의할 때 종종 사용되는 용어이다.

그림 5-5는 성대를 옆과 위에서 내려다본 그림으로 발성 시 수직양상 및 전후양상을 설명해 준다. 발성의 **수직양상**(vertical mode)에서 성대는 아래에서 위쪽으로(bottom to top) 열리고, 또한 아래에서 위쪽으로 닫힌다. 경첩을 통해 문이 열리고 닫히는 것과 같은 방법으로 성대도 열리고 닫히는 것으로 생각할 수 있지만 사실은 그렇지 않다. 성대는 물결처럼 움직이는 조직으로 경첩을 통해 문이 열리고 닫히는 것보다는 내전된 성대를 통해 공기 거품이 빠져나가는 형태라고 생각하면 더 적절하다.

그림 5-5의 첫 번째 그림에서 보듯이 양쪽 성대는 진동이 시작되는 시점

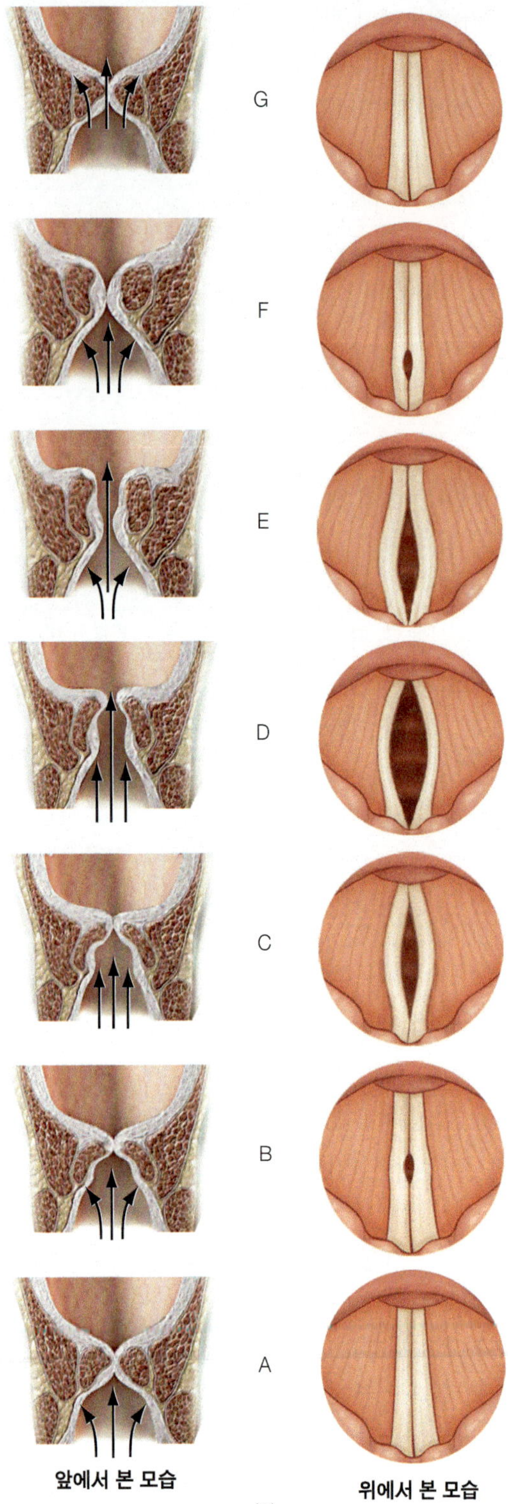

(A)

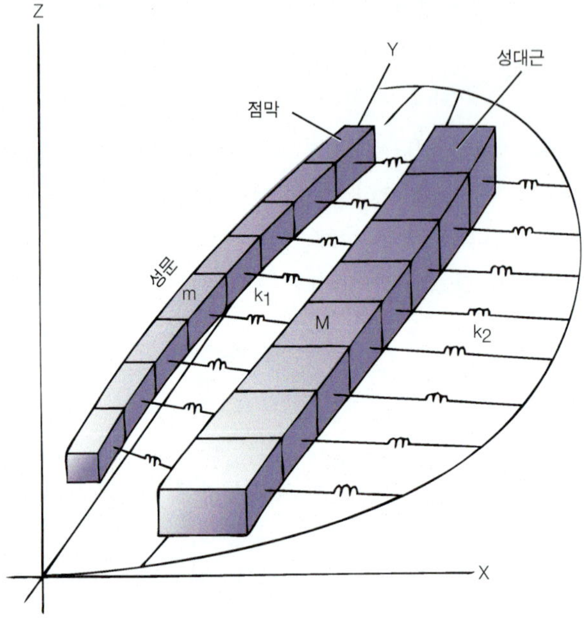

(B)

그림 5-5. (A) 하나의 성대 진동주기 동안 수직적 위상과 수평적 위상 간의 관계를 보여 주는 그림. 일반적으로 성대는 아래에서 위쪽으로 열리고 아래에서 위쪽으로 닫힌다. 이와 동시에 성문은 일반적으로 뒤에서 앞으로 열리지만, 성대가 닫힐 때는 앞에서 뒤쪽 방향으로 닫힌다. (B) 성대 진동의 원리인 점막점성-공기역학 이론[mucoviscoaerodynamic theory; Titze(1973)]은 여러 개의 덩어리가 스프링(k)에 의해 연결되어 있는 상황을 통해 성대의 진동을 가장 잘 설명할 수 있다고 본다. ("The Human Vocal Cord: A Mathematical Model, Part I." *Phonetica*, *28*, 129–170. 허락하에 다시 그림.)

출처: Delmar/Cengage Learning

에 서로 가까워진다. 두 번째 그림에서 성대 아래에서 형성된 압력이 성대 하부를 밀어 양쪽 성대가 서로 떨어지도록 한다. 세 번째 그림에서 공기 방울이 위로 올라와 성대의 윗부분이 열리게 되고, 그림 E에서 성대가 다시 닫히는 것을 볼 수 있다. 성대가 아래에서부터 닫히기 시작한다는 것을 주의해서 보라. 성대는 아래에서부터 열리고 아래에서부터 닫힌다. 마지막 그림에서 비로소 성대 진동의 한 주기가 완료된다.

Titze(1994)는 성대 아랫부분과 윗부분에서 관찰되는 점막 파동의 위상차(phase difference)가 성대의 질량과 탄성에 의한 결과이며 이러한 현상이 성대의 지속적인 진동을 유지해 준다(즉 에너지가 모두 사라진 후에도 성대조직은 계속 진동한다)고 했다. 우리는 목표로 하는 일정한 후두근육의 긴장에 도달하기 위해 성대의 길이당 긴장과 질량을 조절할 수 있다.

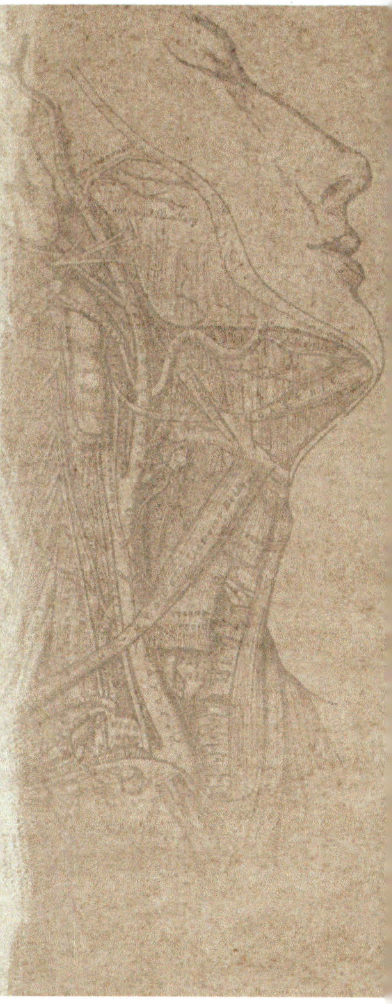

▩ 연장발성과 최대발성

말소리 산출 기전과 같은 체계가 최대한의 긴장을 유지하며 기능을 수행하는 경우는 매우 드물다. 예를 들어 폐활량을 최대한으로 활용하여 숨을 쉬거나 말을 할 수 있지만 대개는 그렇게 하지 않는다. 그런데 치료사가 말소리 산출체계에 문제가 있는지 평가할 때 사용할 수 있는 유용한 방법 중에는 환자가 특정 과제를 최대한으로 수행할 수 있는지 검사하는 것도 있다. 예를 들어 호흡에서 폐활량, 예비흡기량, 예비호기량을 측정하는 것이 그런 방법의 한 예이다.

이러한 유용한 개념을 발성에도 적용할 수 있다. 환자에게 모음을 최대한 길게 산출시키면 그 사람의 성대 기능뿐만 아니라 폐활량과 호흡 조절 능력도 검사할 수 있다. 호흡기가 정상이라면 17~41세의 성인 여자는 평균적으로 /a/ 모음을 대략 15초 정도 유지할 수 있으며, 성인 남자는 23초 정도 유지할 수 있다. 이 기능은 연령에 따라 다르게 나타나며, 대개 20대까지는 계속 증가한다. 일반적으로 아동의 발성 시간은 6세에는 약 10초 정도 가능하며 이후 점차로 증가한다. 연령에 따른 연장발성 시간의 규준을 알고 싶다면 Kent, Kent와 Rosenbek(1987)에 요약된 것을 살펴보라. 그런데 왜 남자가 더 길게 발성할 수 있는지 궁금하지 않는가? 남자의 폐활량이 좀 더 크기 때문이라고 생각했다면 옳은 생각이다.

발성과 관련된 또 다른 과제는 치찰음(sibilant) /s/와 /z/의 최대 연장발성 시간을 측정하는 것이다. Boone(1999)은 정상인이라면 이 음소들을 비슷한 시간 동안 유지할 수 있으나 성대에 물리적인 변화가 생기면(예: 성대결절) 유성음 /z/의 산출 시간이 매우 짧아진다고 했다. 여자보다는 남자가 마찰음을 더 길게 산출할 수 있고 발성지속 시간은 연령에 따라 증가한다. 치료사들은 /s/와 /z/ 발성 시간의 비율을 측정함으로써 진단에 도움을 얻고자 한다. 이 두 음소의 발성지속 시간이 같다면 비율이 1.0이 되겠지만 /z/의 발성 시간이 짧아지면 그 비율은 증가하게 된다. /z/ 발성 시간의 감소는 성대의 부종에 의해 음성 효율이 감소함으로써 나타난다. 이 비율의 임상적 유용성에 대해서는 지속적인 검토가 필요하지만 이 진단 도구의 유용성은 많은 연구가 입증하고 있다. ▩

기본주파수(vocal fundamental frequency): 성대의 진동에 의한 첫 번째 주파수

성대에는 중요한 진동주파수의 개념이 있는데 **기본주파수**가 바로 그것이다. 또한 성대는 기본주파수의 정수배로 이루어진 일련의 매우 풍부한 배음(harmonics)을 산출한다. 이 배음은 유성음을 구분하는 데 매우 중요한 음향학적 정보를 제공한다. 만약 성대가 이런 배음을 산출하지 않는 단순한 소리굽쇠와 같다면 우리는 하나의 모음과 다른 모음을 구별할 수 없을 것이다. 이 복잡한 성대 진동양상은 매우 중요하다.

성대 진동의 두 번째 양상은 **전후 차원**(anterior-posterior dimension)에서 이루어진다. 진성 발성에서는 수직적 위상의 차이가 일정하지만 전후양상은 그렇게 전형적이지 않다. Zemlin(1998)은 성대가 뒤쪽에서 앞쪽으로 열리는 경향을 보이지만 일정 주기의 끝에서 나타나는 폐쇄는 성대의 가운데 가장자리의 접촉에 의해 시작되며 뒤쪽이 닫힘으로써 마무리된다고 했다.

성대는 기류에 대한 적절한 저항을 제공해야 하는데 진성 발성 시 성대의 **최소 동압**(minimum driving pressure)은 대략 3~5 cm H_2O이다. 압력이 이보다 더 낮다면 성대가 벌어질 수 없다. 이는 임상적으로 매우 중요한데, 3~5 cm H_2O 정도의 성문하압을 생성해서 5초 이상 소리를 연장할 수 없는 환자는 말소리 산출에 적절한 방법으로 성대를 활용할 수 없기 때문이다(성문하압 측정에 관한 것은 임상 노트와 **그림 5-6** 참조).

성대 프라이

두 번째 음역은 **성대 프라이**(glottal fry)로 **진동 음역**(pulse register) 또는 **스트로바스**(Strohbass, 'straw bass')라고도 한다. 'fry', 'pulse', 'straw bass'라는 영어 명칭은 모두 '부서지는 듯한', '팝콘이 튀는 듯한' 소리를 말한다. 지각적으로 이러한 음성은 음도가 매우 낮고 거친 소리로 들리며 달걀 프라이를 할 때 나는 소리와 비슷하다. 어떤 음성학자들은 오늘 출근을 못 하겠다는 것을 설명할 때 "제가 몸이 좀 아파요"라고 말하면서 내는 약하고 낮은 음성과 비슷하다고 농담조로 말하기도 한다.

성대 프라이는 복잡한 성대 모양에 의해 나타나는 산출물로 낮게는 30 Hz, 높게는 80~90 Hz의 주파수 범위를 갖는다. 이러한 진동양상을 유지하기 위해서는 낮은 성문하압(2 cm H_2O 정도)이 요구되고 성대근의 긴장도는 진성에 비해 상당히 낮아야 하므로 성대 진동이 일어나는 가장자리는 이완되어 있고 두껍다. 성대의 바깥면은 긴장되어 있기 때문에 짧고 두꺼운 성대와 낮은 성문하압으로도 강한 성대접촉을 이룰 수 있다. 성대근의 긴장이나 성문하압이 증가하면 팝콘이 튀는 듯한 소리가 사라지게 된다.

성대 프라이에서는 기본주파수의 매 주기마다 강한 박자가 나타나기 때

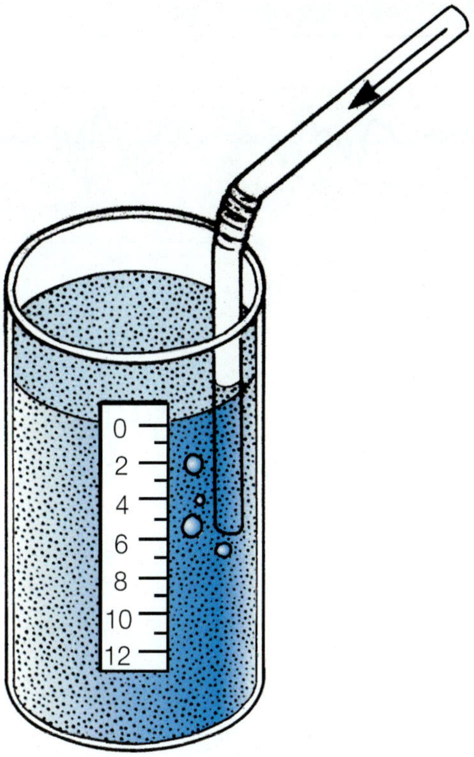

그림 5-6. Hixon, Hawley와 Wilson(1982)에 의해 기술된 유용한 임상적 방법. 이 휴대용 압력계는 환자에게는 호흡 능력에 대한 피드백을, 치료사에게는 호흡 기능의 측정치를 제공해 준다.

출처: Delmar/Cengage Learning

문에 성대는 음악에서 말하는 당김 현상(syncopation)의 진동을 보인다. 이 당김 현상뿐만 아니라 성대 프라이에서는 성대가 서로 접촉하는 시간의 비율이 한 주기당 약 90%나 된다. **그림 5-7**을 통해 오실로그래프에서 관찰되는 진성과 성대 프라이의 파형을 비교해 볼 수 있는데, 성대 프라이에서 추가적인 강한 박자가 나타나는 것이 확실히 관찰된다. 여기에서 알 수 있듯이 성대 프라이는 진성 발성양상과 비교해 볼 때 성대 진동이 느린 게 아니라 다르게 진동하는 것이다.

> 음악에서 당김 현상이란 약한 박자에 강세를 주어 악센트의 변화를 주는 것을 말한다. 성대 프라이에서 이 개념은 규칙적인 박자의 반복에 약한 박자를 포함하는 개념으로 확장될 수 있다. 성대 프라이는 약한 박자와 강한 박자가 둘 다 나타난다.

가성

세 번째 음역이자 가장 높은 발성 음역인 **가성**(falsetto)은 진성과는 다른 진동 특성을 보인다. 가성에서 성대는 길이가 늘어나 '갈대'처럼 매우 얇아진다. 성대가 진동하기 시작하면 다른 발성양상과 달리 긴장되고 활처럼 휘어진 성대 가장자리를 따라 진동한다. 진성 발성과 비교해 보면 성대의 접촉 시간이 매우 짧고 운동 범위(진폭의 정도)도 감소한다. 성대 뒤쪽은 다른 부분에 비해 열려 있는 부분이 좁아 진동하는 표면의 길이도 짧아진다. 이는 진성 발성 시 음도가 올라갈 때 성대의 길이가 늘어나는 것과는

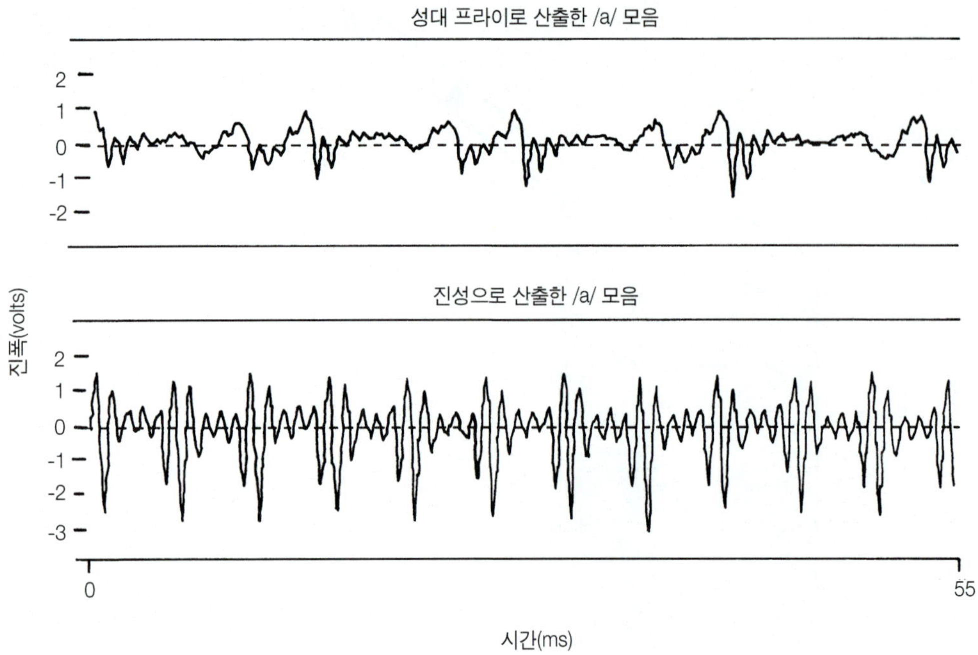

그림 5-7. /a/ 모음 산출 시 성대 프라이(위)와 진성 음역(아래)을 오실로그래프상에서 비교한 그림.

출처: Delmar/Cengage Learning

대조되는 양상이다.

가성은 매우 가느다란 고음으로 지각된다. 가성과 진성 발성 간의 차이는 단순히 진동주파수(300~600 Hz 범위) 하나로만 설명할 수는 없다. 가성이 가장 높은 음역이기는 하지만 진성과 가성의 음역은 서로 중복되는 부분도 있다.

휘파람 음역. 가성보다 더 높은 음역으로 **휘파람 음역**(whistle register)이라고 알려진 음역이 있는데, 이는 성대 가장자리에 난기류를 형성할 만큼 성대를 진동시키는 발성양상은 아니다. 휘파람 음역은 대개 여자의 경우 2,500Hz 이상의 주파수를 보이며 휘파람 소리와 매우 비슷하게 들린다.

훈련되지 않은 음성의 경우 진성에서 성대 프라이나 가성으로 전환할 때 음의 변화가 확연히 들린다. 노래를 부를 때처럼 활창을 통해 음을 차차 높임으로써 산출할 수 있는 가장 높은 음까지 소리를 높이다 보면 휘파람 음역에 도달했을 때 목소리가 '일탈'하는 것을 들을 수 있다. 그러나 훈련된 성악가들은 이 부분이 들리지 않도록 부드럽게 전환하는 방법을 배우기 때문에 그런 소리가 들리지 않는다.

▩ 성문하압의 임상적 측정 방법

Hixon, Hawley와 Wilson(1982)은 말소리 산출에 필요한 성문하압을 측정하는, 간단하지만 매우 훌륭한 도구를 만들었다. 그들이 발표한 논문에 따르면 먼저 물컵에 cm 단위로 눈금을 새긴다(그림 5-6). 구부러지는 빨대에 작은 구멍을 만들고 종이 클립을 이용하여 빨대를 컵의 가장자리에 고정한다. 그다음 맨 위 눈금이 표시된 지점까지 물을 채운다.

빨대를 물속에 깊이 밀어 넣을수록 빨대를 통해 물에 기포를 만들기가 점점 어려워진다. 빨대가 물 표면에서 3 cm 아래로 내려간 지점에서 기포를 만들려면 3 cm H_2O의 성문하압이 산출되어야 한다.

환자가 적절한 성문하압을 만들어 낼 수 있는지 평가하려면 빨대를 물속으로 밀어 넣으면서 빨대로 바람을 불어 보라고 한다. 기포가 더 이상 생기지 않는 지점이 압력을 생성할 수 있는 능력의 한계치인 것이다. 이러한 방법은 말소리 산출에 필요한 호흡 지지의 진전에 대한 시각적 피드백을 제공해 줄 수 있기 때문에 좋은 치료 도구가 될 수도 있다. 그러나 이는 발성에 가장 필수적이라고 볼 수 있는 호흡 능력을 측정하는 방법이라는 것을 명심해야 한다. ▩

억압성 발성과 기식성 발성

진성 발성에는 우리가 알아야 할 두 가지 양상이 있다. **억압성 발성**(pressed phonation)에서는 성대내전력이 현저히 증가한다. 억압성 발성의 산출은 귀에 거슬리거나 거친 소리를 증가시킬 뿐만 아니라 성대 남용도 증가시킨다. 성대내전력의 증가는 더욱 강하고 큰 발성을 유도하는데 주로 주의를 끌고자 할 때 많이 사용한다. 이렇게 강한 성대의 내전은 성대조직의 손상을 유발하기도 한다.

기식성 발성(breathy phonation)은 성대의 긴장 스펙트럼 측면에서 보면 그 반대편에 해당된다. 폐쇄기 때 양쪽 성대가 적절히 가까워지지 않으면 성대가 진동하는 가장자리 사이로 과도한 기류가 방출되면서 바람이 빠져나가는 소리가 들리는데 이것이 기식성 발성이다. 기식성 발성은 비효율적이고 기류의 손실을 유발하지만 발성 기전에 손상을 주지는 않는다.

그러나 기식성 발성도 잠재적인 위험을 가지고 있다. 성대 내전을 방해하는 기저의 요인에는 수많은 기질적 문제가 있을 수 있는데 성대를 단단히 접촉시켜 음성을 산출해도 기류가 빠져나갈 수 있다. 이런 경우 기식성 음성은 성대결절이나 성대용종, 후두암과 같은 양성 혹은 악성 병변이 있음을 암시할 수도 있다. 게다가 성대결절이나 다른 병변에 의해 발생하는

▩ 사춘기 음성

정상적으로 발달하는 동안 아동은 **사춘기**(puberty)라는 큰 변화를 경험하는게 되는데, 이는 생식이 가능해지는 시기이다. 이 시기는 남자 아동의 경우 대략 13~15세, 여자 아동의 경우 9~16세에 해당된다. 사춘기에는 근육이 빠르게 발달하고 키와 몸무게가 급속히 증가하는 것이 특징이다. 갑상연골과 갑상피열근도 이 시기에 급격한 발달 과정을 거치는데, 남자 아동의 후두가 여자 아동의 후두보다 훨씬 더 급격한 발달을 보인다.

후두의 이러한 갑작스러운 성장으로 아동(특히 남자 아동)은 말하는 동안 음도가 급격히 낮아지는 변화(**변성**, mutation) 시기를 거치게 된다. 물론 이러한 현상은 조직의 변화에 따라 정상적인 발성을 산출하려는 시도에 의해 발생하는 정상적인 과정이지만, 그래도 매우 불편한 것이 사실이다. **변성 발성**(사춘기 음성, puberphonia)은 사춘기가 지나갔음에도 여전히 아동기의 음도를 산출하는 것을 말한다. 이는 롤러코스터처럼 급격한 변화가 나타나는 사춘기에 **어떤 것**을 일정하게 유지하려는 시도에 의해 나타나는 것이지만, 그 결과는 10대 성장기 소년의 커다란 몸과 사춘기 이전 아동의 높은 목소리라는 심각한 불균형을 초래한다. 일반적으로 이런 문제를 보이는 젊은 남자들은 가성으로 말을 하지만 더 낮은 소리를 내야 한다는 것을 충분히 알고 있다. 습관적인 음도를 변화시키기 위한 치료는 학급 친구들을 마주칠 부담감이 없는 방학 기간 중에 실시하는 것이 더 효과적이다. ▩

기식성의 음질이 안 나타나도록 노력한다면 그로 인한 성대 과기능이 또 다른 음성 남용의 형태로 나타날 수 있다.

속삭임

속삭임(whispering)은 유성음이 산출되지 않기 때문에 실제로 성대가 진동하는 상태는 아니다. 이는 후두가 조절되지 않는다는 것이 아니라 성대가 진동하지 않는다는 것이다. 이를 한번 실험해 보자. 강하게 숨을 내쉬고 후두에 집중한 다음 힘껏 공기를 내보내면서 '하' 소리로 속삭여 보라. 속삭이는 동안 후두의 긴장감이 점차 증가하는 것을 느낄 수 있을 것이다. 호흡을 할 때는 성대가 외전되어 있어야 하지만, 속삭일 때는 난기류를 형성해야 하기 때문에 성대가 일부는 내전되고 긴장된 상태를 유지해야 하는데 이 난기류가 말소리 산출에 사용되는 소음이 되는 것이다. 피열연골이 약간 안쪽으로 돌아가 있지만 뒤쪽은 열려 있기 때문에 커다란 '틈새(chink)'가 생긴다. 속삭임 소리가 유성음은 아니지만 힘이 많이 들기 때문에 음성피로를 유발할 수 있다. 진성 발성 시 /a/를 연장하여 발성한 후 다시 속삭이는 소리를 발성해 보면 후자가 더 효율적이지 못하다는 것을 알

전기성문파형검사

전기성문파형검사(electroglottograph, EGG)는 성대 기능을 검사하는 데 매우 유용한 비침습적 도구이다. 1쌍의 표면전극을 갑상판 위에 부착하는데 대개 탄성 밴드를 이용하여 위치를 고정한다. 극소량의 감지할 수 없는 전류가 한쪽 전극에서 나오면 반대편 전극이 그 임피던스(전류의 저항)를 측정한다. 발성 시 성대가 접촉할 때는 전류의 저항이 감소한다. 성대의 접촉이 적어질수록 임피던스는 증가한다.

이 훌륭한 장비는 성대의 기능 중 일부를 쉽게 검사할 수 있게 해 준다. 그림 5-12의 EGG 기록에서 볼 수 있듯이 조용한 소리로 말할 때(A)와 큰 소리로 말할 때(B)의 성대 접촉 지속 시간에는 뚜렷한 차이가 나타난다. EGG에 관해 좀 더 알고자 한다면 Hicks, Moore, Eskenazi와 Lalwani(1990)를 살펴보라.

수 있다. 최대한 연장하여 발성해 본다면 그 차이를 더욱 확실히 느낄 수 있다.

4장에서 진동주파수에 대해 언급한 바 있다. 5장의 초반부에 언급한 바와 같이 성대 진동의 첫 번째 주파수를 **기본주파수**라고 한다. 이것은 1초 동안 성대가 진동하는 횟수를 말하며, 이는 들어서 대략적으로 판단할 수도 있다. 공기 중에서 이루어지는 성대의 운동은 공기 매질에서 귀에 들릴 정도의 교란을 발생시키는데 이를 **소리**(sound)라고 한다. 소리는 공기를 통해 물결 모양의 파동으로 바뀌는데 그 공기 입자는 성대운동에 의해 압축된다.

성대의 탄성과 질량 간의 상호작용으로 성대는 주기적으로 진동하게 된다. 그러나 우리는 아직까지 발성의 마지막 요소인 강도(소리크기)에 대해 다루지 않았다. **소리강도**(intensity)는 음향 신호의 상대적인 힘 또는 압력을 나타내며 **데시벨**(dB)로 측정된다. 사람이 만들어 내는 목소리의 소리크기는 **음성강도**(vocal intensity)라고 할 수 있다(우리말에서는 아직 'intensity'와 'loudness'에 대한 용어가 통일되지 않았다. 여기서는 'intensity'를 '소리강도', 'vocal intensity'를 '음성강도', 'loudness'를 '소리크기'로 번역했다. —역자 주). 소리강도는 음파(sound wave)에 의해 가해지는 압력의 양이다[호흡기에 의해 생성되기 때문에 공기 압력(기압)과는 다르다]. 성대의 움직임에 의해 입자가 진동할 때 입자의 움직임은 매우 미세하지만 측정 가능한 정도의 힘을 특정 부분에 집중시키는데 이를 압력이라고 정의한다. 진동체가 크게 진동할수록 공기가 더 큰 힘에 의해 움직이므로 산출되는 신호음의 강도도 더 커지게 된다. 다음 절에서는 성대 진동의 주파수와 소리크기에 대해 살펴보자.

소리강도(intensity): 두 압력 또는 힘 사이의 관계성을 보여 줌

음성강도(vocal intensity): 말소리 산출과 관련된 음압의 수준

요약하면,

- **발성시작**을 하려면 성대가 내전되어야 한다. 이 내전에는 **기식성 발성시작**, **동시 발성시작**, **성대접촉**의 세 가지 유형이 있다.
- 자발화는 자연적으로 이 모든 것을 포함하지만 부적절한 문맥에서 성대접촉을 과도하게 사용하면 문제가 발생할 수 있다.
- **발성종료**를 위해서는 성대가 외전되어야 하는데, 이는 유성음에서 무성음으로 전환되는 과정에서 일어난다.
- **연장발성**은 후두의 모양에 따라 여러 형태를 취한다.
- **진성 발성**은 말 그대로 대부분의 말소리에서 사용된다.
- **가성**은 후두 음역 기능의 높은 범주를 차지하고 성대 프라이는 낮은 범주를 차지한다.
- 이러한 발성 양상에 따라 성대의 진동은 다양하게 나타나며, 그 차이점은 후두의 **긴장**, **성대내전력** 및 **성문하압**에 의해 조절된다.
- **기식성 발성**은 양쪽 성대가 접촉하고자 하는 경우 성대내전력이 부적절할 때 나타난다. **속삭임**은 성대가 부분적으로 외전된 상태에서 성대의 가장자리가 긴장되어 있을 때 나타난다.

주파수, 음도 및 음도의 변화

음도(pitch): 성대 진동의 주파수에 대한 심리적(지각적) 연관어

음도(pitch)는 주파수에 상응하는 심리적 용어로 주파수와 밀접한 관계가 있다. 주파수가 높아질수록 음도도 높아지며 주파수가 낮아질수록 음도도 낮아진다. 음도는 말소리 지각에 매우 중요한 요소이다. 그러므로 이제 음도 변화의 기전에 대해 자세히 살펴보자.

성대는 특정 주파수에서 반복적인 진동이 커지는 특성을 가진 탄성물질로 이루어져 있다. 이러한 특성 때문에 성대의 질량과 탄성이 일정하게 유지되는 한 성대는 같은 주파수로 진동한다. 그러나 이러한 특성이 변화하게 되면 진동주파수도 변화한다.

주파수(frequency): 1초마다 나타나는 진동주기의 수

여기에는 우리가 익숙해져야 하는 중요한 용어가 몇 가지 있다. 유감스럽게도 이러한 용어의 대부분이 물리적인 의미를 가진 **주파수**(frequency)로 언급되어야 하는 부분에서 지각적인 의미를 가진 음도(pitch)로 언급되고 있다. 이제 최적음도와 습관적 음도, 평균기본주파수, 기본주파수 범위에 대해 살펴보자.

최적음도

최적음도(optimal pitch)라는 용어는 개인에게 최적인 혹은 가장 적절한 성대 진동에 의해 산출되는 음도(실제로는 **주파수**)를 말한다. 이 진동주파수는 특정 성대에 가장 효율적인 주파수이며 성대의 질량과 탄성에 따라 달라진다. 일부 음성과학자와 치료사들은 개인의 발성 범위에서 최적음도를 추정하는데, 이는 대개 본인이 낼 수 있는 가장 낮은 진동주파수에서 1/4 옥타브 위의 음으로 보고 있다. 다른 이들은 기침이나 목 가다듬기를 할 때의 주파수를 이용하여 평가하는데, 목을 가다듬을 때의 진동주파수가 대화 시 사용하는 주파수와 비슷하기 때문이다. 그러나 이는 의사소통을 위한 발성 시 사용되는 심리적 조건을 고려하지 않은 것임을 유의해야 한다.

최적음도(optimal pitch): 이상적인 혹은 가장 효율적인 성대 진동주파수를 나타내는 지각적 특성

옥타브는 주파수가 2배가 되는 것으로 120 Hz에서 시작한 옥타브는 240 Hz에서 끝나고, 203 Hz에서 시작한 옥타브는 406 Hz에서 끝나게 된다.

최적음도는 성별과 연령에 따라 다양하게 나타난다. 읽기 과제에서 성인 여자의 기본주파수는 약 212 Hz이고 성인 남자는 이보다 훨씬 낮은 132 Hz 정도이다. 평균기본주파수는 자발화에서 더 낮은 경향이 있으며 이는 10년을 단위로 점차 높아지는 경향을 보인다.

남자와 여자 간의 기본주파수 차이는 성대조직의 질량 및 길이와 밀접한 관련이 있다. 사춘기를 거치면서 남자는 근육과 연골이 상당히 많이 성장하며 이로 인해 여자에 비해 훨씬 더 근육량이 많아지게 된다. 이러한 후두의 성장으로 남자 아동의 후두에서 후두융기(Adam's apple)가 두드러지게 나타나고, 성대의 질량이 증가함에 따라 기본주파수는 낮아지게 된다(그림 5-8). 아동의 기본주파수는 300 Hz 정도이지만 이는 사춘기 동안 남자 아동과 여자 아동 둘 다 빠르게 변화하는 양상을 보인다. 사춘기 동안 기본주파수가 변화하지 않을 때 발생할 수 있는 사춘기 음성에 관한 임상 노트를 살펴보라.

습관적 음도

우리가 일상적으로 말을 산출하는 동안의 성대 진동주파수를 **습관적 음도**(habitual pitch)라고 한다. 일상적인 조건이라면 이 음도는 최적음도와 동일해야 한다. 어떤 이들은 말을 할 때 자신의 연령, 체격, 혹은 성별에 맞는 범위를 벗어난 음도를 산출해야 하는 경우도 있다. 비정상적으로 높거나 낮은 기본주파수의 사용은 의식적으로 하는 것이 아니라도 해도 음성 효율과 노력에 영향을 미친다. 능력 범위 이상의 힘이 성대에 가해지면 발성을 지속하기 위해 더 많은 노력이 필요하고, 이는 다시 음성피로 및 육체적 피로를 유발한다. 환자에게 모음을 연장발성하게 하거나 단어 내의

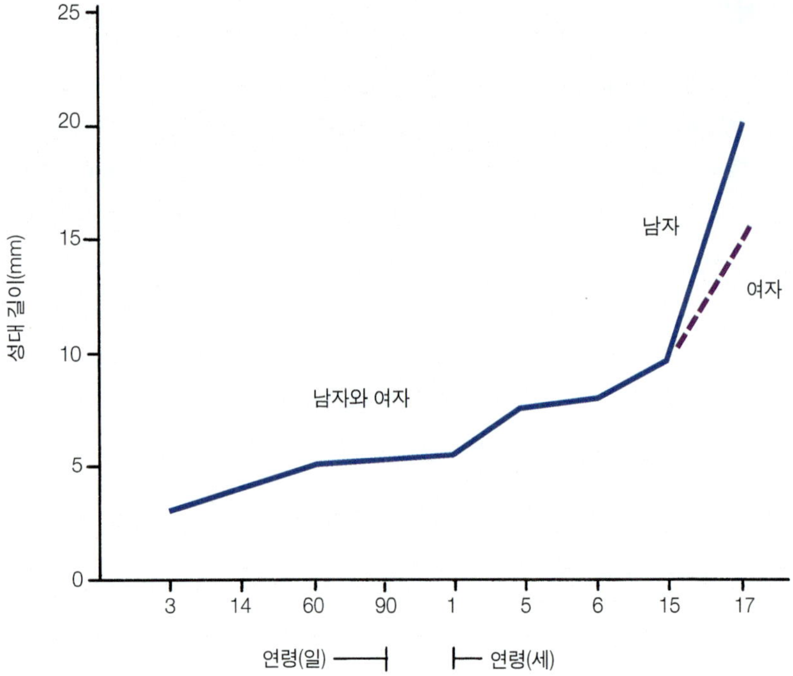

그림 5-8. 연령에 따른 남자와 여자의 성대 길이 변화. 원래 여자와 남자의 성대 길이는 사춘기까지는 비슷하다가 사춘기 이후부터 현저한 신체 발달과 더불어 차이를 보이게 된다(Kaplan, 1971).

출처: Delmar/Cengage Learning

모음을 연장발성하게 하는 등 말소리 샘플을 통해 이러한 측면을 평가하기 위한 다양한 기법이 사용되고 있다.

평균기본주파수

발성 시 성대 진동의 **평균기본주파수**(average fundamental frequency)는 연장발성 또는 일상 대화와 같은 여러 상황에서의 진동주파수를 의미한다. 이는 보다 긴 시간에 걸친 평균적인 습관적 음도를 반영하며 모음 하나만의 샘플보다는 일상 대화나 문단 읽기 상황에서 성대 진동의 평균 속도를 더 정확히 측정할 수 있다.

음도 범위

음도 범위(pitch range)는 개인이 산출하는 기본주파수의 범위를 의미하며, 가장 높은 주파수와 가장 낮은 주파수의 차이로 계산한다. 발성 기전은 매우 유동적이어서 가장 낮은 주파수부터 높은 주파수까지 기본주파수를 대략 두 옥타브 정도 변화시킬 수 있다. 가장 낮은 주파수가 90 Hz인 사람이 높게는 대략 360 Hz(1옥타브 = 90~180 Hz, 2옥타브 = 180~360 Hz)까지 산출할 수 있는 것이다. 성대결절과 같이 후두에 병변이 생기면 흔히 음도 범위가 감소하게 된다. 음성 훈련에 의해서 정상음도 범위가 확장될 수도 있다. 이제 성대 기본주파수(이후에는 지각되는 음도의 의미로도 사용할 것이다)가 어떻게 변화하는지 살펴보자.

음도 변화 기전

윤상갑상근과 성대근을 사용하여 성대를 늘리거나 긴장시킴으로써 기본주파수가 높아진다. 이제 이러한 변화의 기전을 설명하겠다.

후두 발달

8장에서 삼킴과 관련하여 후두의 발달에 대해 설명하겠지만 여기서는 출생부터 사춘기에 이르기까지 나타나는 후두 발달 과정을 살펴볼 것이다. 출생 시 성대의 길이는 약 4 mm 정도이지만 성인이 되면 12~15 mm 정도에 이른다. **그림 5-8**에서 성장과 더불어 성대의 길이가 점차 증가하는 것을 볼 수 있다. Kazarian 등(1978)의 자료에서는 전 생애에 걸친 발달 상황(**그림 5-9**)을 볼 수 있다. 사춘기가 시작되는 11~16세에 일어나는 변화를 특히 주의 깊게 살펴보라. 남자와 여자 모두 성대의 길이가 증가하지만 남자의 경우 증가 폭이 더 크다. 출생부터 성인에 이르기까지 남자와 여자의 발성 기본주파수를 그려 놓은 Kent(1976)의 그래프(**그림 5-10**)를 보면 그 변화가 미치는 영향을 명확하게 알 수 있다. 기본주파수(약자로 f_0)는 성인기에 안정되는 경향을 보인다. 이 그림에서 성인의 기본주파수 범위를 보면 남자의 f_0는 50세 이후부터 점차 증가하는 반면 여자는 전 생애 동안 거의 비슷하게 유지되는 양상을 보인다. 남자의 평균 f_0는 20세경에는 130 Hz 정도이지만 80세경에는 140 Hz 정도로 나타난다. 반면 여자는 성인기 동안 190 Hz 정도가 유지된다.

4장에서 호흡이 발성에 없어서는 안 될 중요한 요소라는 것을 설명하였다. 그렇다면 호흡 기능이 성숙하면서 연장발성 능력도 함께 증가한다는 사실도 별로 놀라운 일이 아니다. Kent(1994)는 남자와 여자 모두 발성을 유지하는 능력이 꾸준히 증가한다는 사실을 보여 주었다. 3세 아동은 7초간 모음을 연장발성할 수 있지만 이는 성인이 될 때까지 매년 약 1.4초씩 증가한다(이는 대략 17세까지 지속된다). 17세 무렵이 되면 청소년은 약 26초 정도 모음을 연장발성할 수 있지만 이는 매우 광범위하고 다양하게 나타난다.

긴장도, 길이, 질량. 성대에서 변화할 수 있는 요소로는 긴장도, 길이와

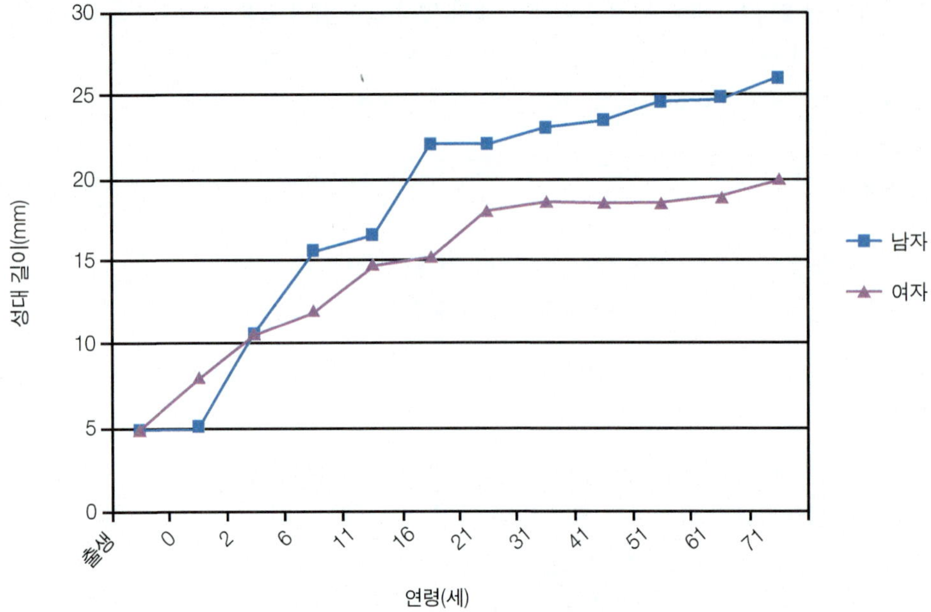

그림 5-9. 남자와 여자의 전 생애에 걸쳐 나타나는 성대 길이의 변화[Kazarian, A. G., Sarkissian, L. S., & Isaakian, D. G. (1978). Length of the human vocal folds by age. *Zhurnal Eksperimentalnoi Klinicheskoi Meditsiny*, *18*, 105–109].

출처: Delmar/Cengage Learning

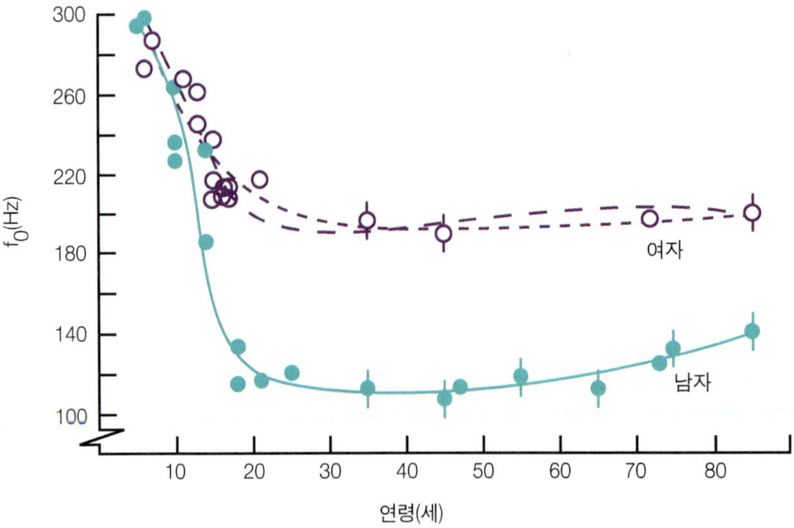

그림 5-10. 남자와 여자의 전 생애에 걸쳐 나타나는 기본주파수의 변화.

출처: Kent, R.D. (1994). *Reference Manual for Communicative Sciences and Disorders: Speech and Language* (p. 160), Austin, TX: PRO-ED. © Copyright 1994. 허락하에 게재.

질량이 있다. 실제로 성대의 질량을 변화시킬 수는 없지만 근육, 점막과 인대의 부피를 늘림으로써 단위길이당 질량을 변화시킬 수 있다. 또한 성대를 긴장시키거나 이완시킴으로써 그 긴장도를 변화시킬 수 있다. 이러한 변화는 성대의 길이와 관련이 있다.

윤상갑상근이 수축하면 갑상연골이 아래로 기울면서 성대의 길이가 늘어나 기본주파수가 높아진다. 성대의 긴장도가 증가할 때 성대 진동의 자연주파수(natural frequency)도 높아진다.

진동의 자연주파수는 특정한 물체가 그 질량, 긴장 및 탄성에 맞게 진동할 때 나타나는 주파수를 의미한다.

성대근은 성대의 긴장을 조절하는 근육(긴장근)으로 작용하게 되는데, 이는 이 근육과 동시에 수축하는 윤상갑상근과 반대되는 운동으로 역할을 수행한다. 긴장 조절 과정은 후윤상피열근의 수축과 반대운동을 하는데 후윤상피열근을 긴장조절근으로 분류하지는 않는다. 후윤상피열근은 긴장된 근육의 길이를 조절하고 유지하는 역할을 하는 **근육방추**(muscle spindle)에 싸여 있다. 이 근육의 길이가 변화할 때 그 길이는 성대가 늘어나는 힘에 대해 상호 보완적인 역할을 하며 조절된다.

근육방추에 관해서는 12장을 참조하라.

이러한 긴장근들은 함께 작용하는 경향이 있지만 기능은 조금씩 다르다. 윤상갑상근은 특정 진동주파수에 필요한 긴장도에 맞춰 수축한다고 본다. 성대근은 이러한 긴장을 미세하게 조절하는 것으로 생각된다. 즉 윤상갑상근은 전체적인 움직임을 조절하는 반면 성대근은 미세한 움직임을 조절한다.

아직 질량의 변화에 대해서는 다루지 않았다. 진동체의 질량이 감소하면 진동주파수가 증가한다. 실제로 질량이 증가하거나 감소하기 위해서는 조직이 성장하거나 위축되어야 하는데, 이 두 경우 모두 빠른 시간에 이루어지지는 않기 때문에 성대의 질량이 일정하게 유지된다. 대신 질량은 길이에 따라 다시 조정된다. 긴장근의 수축으로 성대가 늘어나면 성대의 질량은 길이가 늘어난 만큼 더 넓은 부위에 재분배되기 때문에 단위길이당 질량이 감소한다.

길이와 긴장도의 변화로 성대는 외견상 길고 가늘어진다. 흥미롭게도 기본주파수가 높아지더라도 성대의 길이가 계속 늘어나지는 않는다. 대신 가성의 한계점 혹은 그 주변에 도달하게 되면 기본주파수가 높아질 때 성대가 다시 짧아지기 시작한다(Nishizawa, Sawashima, & Yonemoto, 1988). 또 다른 일부 학자들은 성대내전력이 증가하면 효과적으로 성대 진동면이 작아져서 주파수를 높이게 된다는 사실을 발견하였다(Van den Berg & Tan, 1959).

기본주파수를 낮추기 위해서는 반대 조작이 필요하다. 단위길이당 질량이 증가하고 긴장도가 감소하면 기본주파수는 낮아지게 된다. 성대의 길이를 단축하여 성대를 **이완**시킨다. 이 과정은 갑상근의 수축에 의해 이루어진다. 갑상근이 수축하면 성대가 이완되면서 짧아지고 이로 인해 성대의 단위길이당 질량은 증가하고 긴장도는 감소하게 된다. 설골상근 중 일부가 간접적으로 갑상연골을 위로 끌어올려 윤상연골과 갑상연골이 서로 멀어지게 함으로써 성대 길이를 감소시키는 데 도움을 주는 것으로 보인다.

성문하압과 기본주파수. 성문하압 또한 변화한다. 음도를 높이기 위해서는 성대 발성계의 긴장도를 증가시켜야 하며, 이로 인해 기류에 대한 성대의 저항도 증가하게 된다. 만약 성문을 통과하는 기류가 일정하게 유지되려면 압력이 증가해야 한다. 그러나 성문하압이 증가하는 것은 주파수 변화를 위해 필요한 긴장 증가의 '원인'이 아니라 그에 대한 '반응'으로 봐야 한다. 성문하압의 증가가 주파수 변화에 큰 영향을 미치지는 못하며, 정교하게 균형을 유지하기 위한 작용으로 볼 수 있다.

요약하면,

- **음도**는 진동주파수에 상응하는 심리적인 용어이지만 이는 성대의 물리적인 진동과 관련된 현상을 말할 때에도 종종 사용된다.
- **최적음도**는 1쌍의 성대가 가장 효율적으로 진동하는 주파수를 말하며, **습관적 음도**는 개인이 습관적으로 사용하는 진동주파수를 말한다.
- 개인의 **음도 범위**는 대략 두 옥타브 정도이지만 병변에 의해 감소할 수도 있고 음성 훈련에 의해 증가할 수도 있다.
- **발성 기본주파수**의 변화는 성대의 긴장도와 단위길이당 질량의 영향을 받는다.
- 성대의 길이가 증가하면 성대의 긴장도가 증가하는 반면 단위면적당 질량은 감소한다. 이로 인해 기본주파수가 높아진다.
- 성대 긴장도가 증가하면 호흡기는 성문하압을 증가시키는 반응을 보이므로 음도와 성문하압은 서로 공변한다.
- 성문하압의 증가는 성대 긴장도의 증가에 대한 반응으로 나타난다.

음성강도 및 음성강도의 변화

음도가 주파수와 관련된 심리적 용어라면 **소리크기**(loudness)는 소리강도와 관련된 심리적 용어이다. **강도**[intensity, 음압수준(sound pressure level)과 관련이 있음]는 힘(또는 압력)의 비율을 물리적으로 측정한 것이지만,

소리크기는 힘이나 압력의 차이를 우리가 어떻게 지각하는가를 말해 준다. 음도와 마찬가지로 소리크기와 음성강도 사이에는 밀접한 관계가 있다. 성대가 진동할 때 음성강도를 증가시키기 위해서는 성대를 열고 닫는 노력이 더 필요하다. 연장발성 시 발성을 유지할 때 성대는 성대 아래에 형성된 공기 압력과 성대 사이를 통과하는 기류에 의해서만 움직인다. 성문하압과 기류는 발성 엔진의 에너지원을 제공하므로 발성을 위한 음성강도를 증가시키려면 그 에너지원의 효율을 높여야 한다. 우리는 음성강도를 증가시키기 위해 성문하압을 증가시킨다. 이를 실험해 보려면 다음과 같이 해보라. 먼저 큰 소리로 말을 하려고 할 때 어떤 느낌이 드는지 떠올려 보라. 지금 여러분은 조용한 공간에 있으며 별로 소리를 지르고 싶지 않을 수도 있지만 상관없다. 옆방에 있는 사람이 들을 수 있을 정도로 크게 소리를 지를 준비를 하면서 폐와 후두에 주의를 집중하라. 큰 소리를 내지 않더라도 폐가 많은 양의 공기로 가득 차는 것을 느낄 수 있어야 한다. 성대가 단단히 닫히는 것도 느껴져야 한다. 성문하압과 성대내전력을 증가시키는 것은 음성강도를 증가시키는 데 중요한 역할을 하는 요소이다.

성문하압과 성대내전력은 함께 변화하지만 음도를 설명해 주는 긴장도-압력 간의 관계보다 음성강도를 설명해 주는 성문하압-성대내전력 간의 관계가 더 긴밀하다. 음성강도가 증가하기 위해서는 에너지원도 증가해야 하므로 성문하압 역시 증가해야 한다. 성대내전력이 음성강도에 미치는 영향을 설명하기 위해서는 성대 진동의 주기에 대해 다시 논의해야 할 필요가 있다.

진동주기는 여러 단계로 나뉠 수 있는데, 성대가 열리는 **개방진행단계**(opening stage), 양쪽 성대가 접촉 지점으로 돌아오는 **폐쇄진행단계**(closing stage), 양쪽 성대가 완전히 닫혀 공기가 빠져나가지 않는 **폐쇄완료단계**(closed stage)가 있다(그림 5-11과 그림 5-12). 대화 수준에서 진성으로 발성할 때 성대는 전체 주기 중 약 50%를 개방진행단계에, 37%를 폐쇄진행단계에 사용하고 13%를 폐쇄완료단계에 할애한다. 음성강도를 높이기 위해 성대를 강하게 내전하려면 성대는 재빨리 닫힌 상태로 돌아와 좀 더 오랜 시간 동안 닫힌 상태를 유지하려고 한다. 음성강도가 증가하는 정도에 따라 개방진행단계는 약 33%까지 감소하는 반면, 폐쇄완료단계는 30% 이상 증가한다.

기억해 둬야 하는 개념을 정리하면 다음과 같다. 음성강도를 높이기 위해서는 성대가 단단하게 닫혀야 하고 이로 인해 성대를 열기 위해서는 더 많은 힘이 필요한데, 성대는 빨리 닫히고 단단히 닫히기 때문에 대체로 닫힌 상태를 더 오래 유지하려는 경향이 있다. 이는 '원인'에 해당된다. 성대

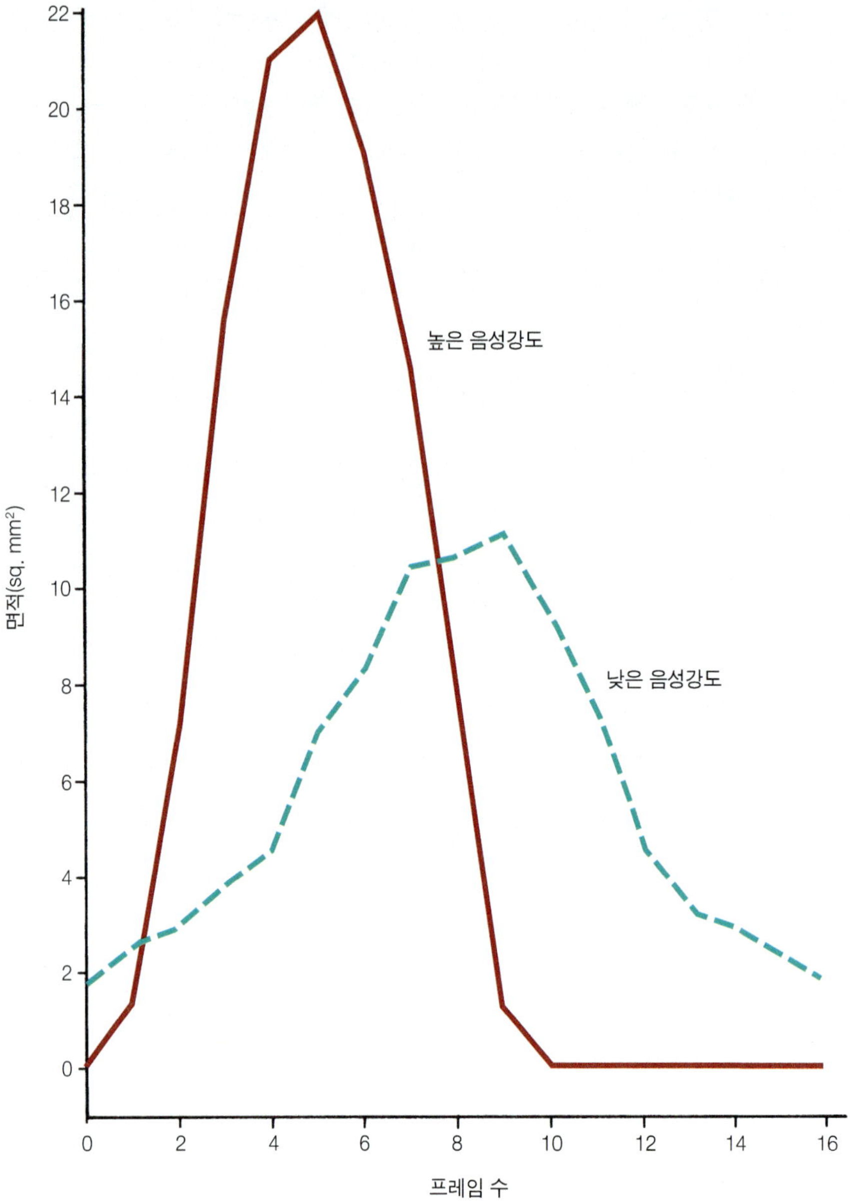

그림 5-11. 음성강도가 성대 진동에 미치는 영향. 낮은 음성강도로 말을 할 때에는 개방 및 폐쇄진행단계가 성대 진동주기의 대부분을 차지한다. 높은 음성강도로 말을 할 때에는 개방진행단계가 현저히 감소하고 폐쇄완료단계에 할애하는 시간이 상당히 증가하게 된다(Fletcher, 1950).

출처: Delmar/Cengage Learning

가 내전된 상태를 유지하기 위해서는 매우 큰 에너지가 필요한데, 내전된 상태에서 외전된 상태가 되려면 더욱 큰 에너지가 필요하다는 것이 '결과'이다. 성대가 열릴 때마다 이를 위한 큰 에너지가 필요하며 이를 통해 공기 매질의 폭발적인 응집력이 형성된다. 성대 사이를 통한 공기의 분출이 강할수록 진동주기의 진폭도 커진다. 신호음의 진폭이 증가할수록 음성강도도 증가한다는 것을 떠올리면 **그림 5-13**에 나타나 있는 두 패널 사이의 음성강도 증가를 이해할 수 있을 것이다.

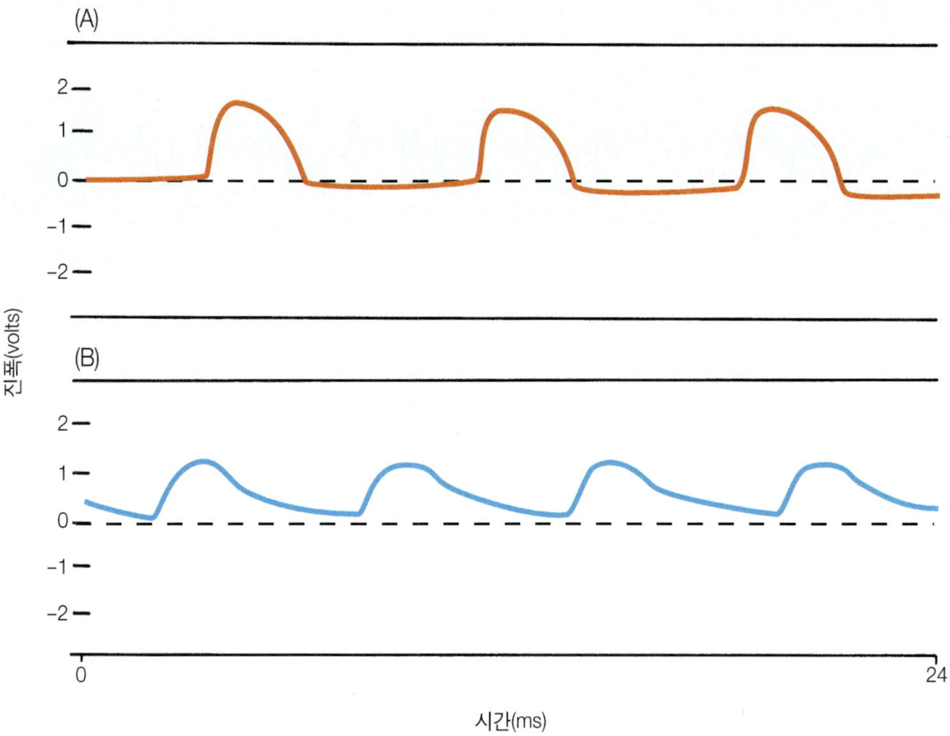

그림 5-12. 음성강도가 성대에 미치는 영향을 나타낸 전기성문파형 그래프. 전기성문파형검사는 성대 사이의 임피던스를 측정하며 그 정점은 성대주기 중 폐쇄완료단계를 나타낸다. (A) 대화 수준에서의 모음 연장발성. (B) 높은 음성강도 수준에서의 모음 연장발성.

출처: Delmar/Cengage Learning

그림 5-13의 두 파형은 서로 다른 음성강도를 갖고 있지만 주파수는 그렇지 않다. 진동주기 간의 시간은 정확히 일치하므로 주파수는 동일하다. 이러한 사실에서 매우 중요한 점을 발견할 수 있다. 즉 **음성강도와 주파수는 독립적으로 조절되며 주파수를 높이지 않고도 음성강도를 증가시킬 수 있다는 것이다.** 그러나 여기에는 모순이 있다. 음성강도와 기본주파수의 증가는 기본적으로 동일한 기전에 의존하므로(긴장/성대내전력 및 성문하압), 주파수를 상승시키지 않고 음성강도를 증가시키기는 어렵다. 그러나 훈련을 받았거나 조절을 잘하는 사람의 경우에는 이것이 가능하다. 주파수와 음성강도는 함께 증가하려는 경향이 있으며, 이는 스스로도 입증해 볼 수 있는 자연스러운 과정이다. 큰 소리를 낼 수 있는 장소에 가서 큰 소리를 내기 전에 단어 하나를 말해 보라. 그리고 큰 소리를 내 보면 음도는 일부러 억제하지 않는 한 대부분의 경우 상승하게 된다.

성문하압과 성대에서 산출된 실제 음압 수준 사이의 관계는 말하는 사

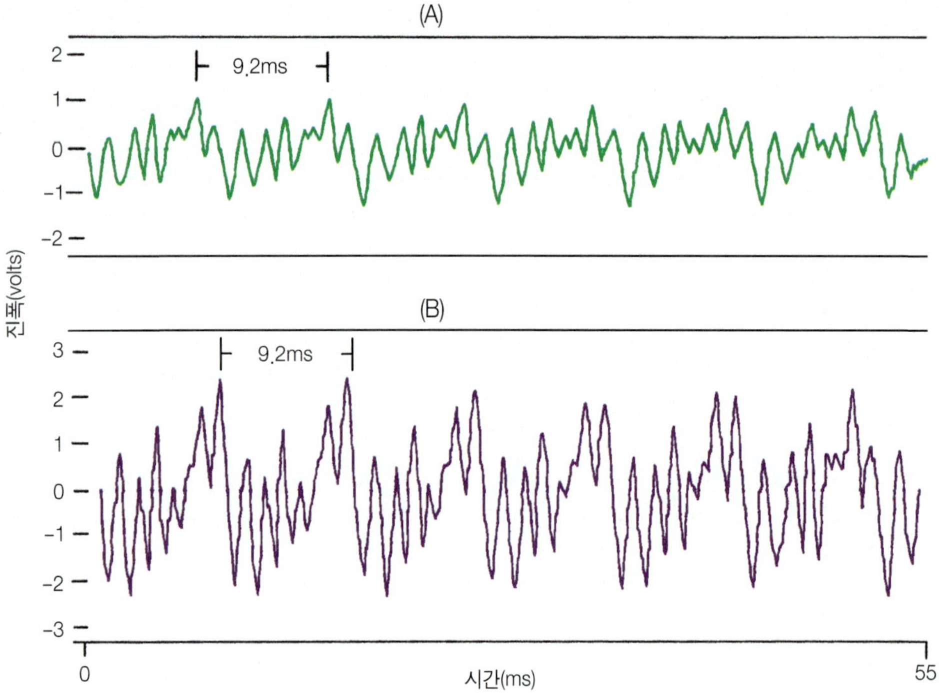

그림 5-13. 두 음성강도로 모음을 연장발성하였을 때의 오실로그램. (A) 일상 대화 수준에서의 모음 연장발성. (B) 음성강도를 증가하였을 때의 모음 연장발성. 음성강도가 증가하였지만 매 진동주기의 시간은 9.2ms로 일정하게 유지되고 있다.

출처: Delmar/Cengage Learning

람에 따라 달라진다. 그러나 대체로 성문하압이 2배 증가할 때마다 음성 크기는 8~12 dB 증가한다.

요약하면,

- **음성강도**는 말소리 신호음 음압의 증가 정도를 말한다.
- 발성 시 음성강도를 증가시키기 위해 화자는 내전근을 통해 **성대내전력**을 높여야 한다.
- 내전력을 높이기 위해서는 발성을 시작하기 위한 **성문하압**과 진동주기 동안 성대가 닫혀 있는 시간을 더 오래 유지시키는 힘이 필요하다.
- 음성강도를 높이기 위해 요구되는 **후두의 긴장도**는 발성 기본주파수도 같이 증가시킬 수 있다. 그러나 훈련된 사람의 음성은 기본주파수와 음성강도를 독립적으로 조절할 수 있다.

❋ 임상적 권장 사항

발성 기전은 화자의 신체 상태에 극히 민감하다. 몸이 아프면 음성이 약해지고 거칠어진다. 사람의 체력을 약화시키는 질병은 발성 노력에도 영향을 미쳐 음성강도가 약해지고 음도 범위도 감소하게 된다. 음도와 강도를 다양하게 산출하기 위해서는 근육의 긴장도를 높이는 힘이 필요한데 특정 질환은 이러한 힘을 제공하는 능력을 감소시키곤 한다. 신경근과 관련된 많은 질환이 발성에 영향을 미치는 것으로 나타났는데, 발성의 안정성과 발성 능력을 측정하는 다양한 방법이 임상 현장에서 사용되고 있다.

주파수변동(frequency perturbation)은 발성 시 주기와 주기 사이의 변동을 측정하는 것이다. **주파수변동률**(vocal jitter)은 근육의 긴장도와 안정성을 정교하게 평가하는 지표이지만 측정을 위해서는 기기가 필요하다. 환자가 모음을 최대한 일관적으로 연장발성하게 하고 이를 컴퓨터에 녹음한다. 그 이후 컴퓨터 프로그램이 진동의 각 주기를 측정하고 각 주기와 다음 주기 사이의 시간 간격이 얼마나 유사하게 나타나는지를 계산해 준다. 컴퓨터가 첫 번째 주기의 지속 시간(예: 10.2 ms)을 측정하고 그 값을 그다음 주기의 지속 시간(예: 10.4 ms)에서 뺀 후 그 차이 값을 저장한다. 이와 같은 방법을 모든 연속된 진동주기에서 실시한 후 그 차이 값의 평균을 계산하고 그 결과를 지속 시간의 평균값과 비교한다. 그 결과 산출되는 **변동률**(percent of perturbation, percent jitter)은 불완전한 발성계가 얼마나 완벽하게 진동했는지를 나타내는 지표이다. 경험상 대략 그 변이가 1~2%를 초과할 경우 이런 목소리는 쉰목소리로 지각하게 된다. 이는 시간이 흐르면서 환자가 보이는 변화를 측정하는 데에는 유용하지만 여러 환자 간의 비교를 위한 수단으로는 그 효과가 덜하다.

주파수변동률(vocal jitter): 진동 기본주파수 중 관찰되는 주기와 주기 사이의 변동 정도

이 측정법은 수많은 특성에 민감하다고 알려져 있다. 신체적으로 좀 더 건강한 사람은 그렇지 않은 사람에 비해 낮은 변동률을 갖는다. **신경운동기능장애**(neuromotor dysfunction; 운동 기능에 영향을 미치는 신경계 질환)가 있는 환자는 건강한 사람보다 높은 변동률을 보인다. 성대의 질량이 증가한 경우(성대결절 등으로 인해) 변동률이 증가하지만 질량을 감소시키는 치료 후에는 다시 감소한다.

많은 일상적인 측정법이 이 정도 수준의 기기 사용을 요구하지는 않지만, 그럼에도 불구하고 발성 기능에 대한 충분한 정보를 제공해 줄 수 있다. 평가 과정은 종종 목표가 되는 특정 체계에 초점을 두어 진행되는데

그로 인해 약화된 측면이 나타나면 이를 정상적인 기능의 경우와 비교해 보아야 한다[Kent, Kent와 Rosenbek(1987)은 발성계에 초점을 맞춘 평가 방법을 훌륭히 정리해 주었다]. 앞에서 언급한 바와 같이 **최대발성지속시간**(maximum phonation time)은 환자가 발성을 지속할 수 있는 시간을 말한다. 연장발성은 발성과 호흡의 효율성을 동시에 볼 수 있는 지표로 사용된다. 환자가 소리를 내지 않고 숨을 얼마나 오래 내보낼 수 있는지 측정함으로써 호흡계도 평가할 수 있다. 또한 모음 연장발성의 길이와 일관성을 보는 것도 후두 기능의 훌륭한 지표가 될 수 있다.

시간 측면을 측정할 수 있는 또 다른 방법으로 길항운동속도(diadochokinetic rate) 측정 방법이 있다. **구강교대운동속도**[oral diadochokinesis; **교대운동속도**(alternating motor rate)라고도 함]는 조음기의 운동이 번갈아 나타나는 속도를 측정하는 것이다. 이는 환자가 1초 동안 일음절 혹은 다음절어를 반복하여 산출할 수 있는 횟수를 말한다. 이 방법은 조음기를 평가하는 훌륭한 방법이기도 하지만(6장과 7장), 발성계와 조음계의 협응을 평가하는 데에도 도움을 준다.

앞서 언급한 바와 같이 병리적인 상태는 종종 음역과 강도에 영향을 미친다. 예를 들어, 성대결절이 있는 경우 환자의 음역이 2옥타브에서 1.5옥타브 혹은 그 이하로 감소하기도 하며 기식성의 요소가 강도에도 영향을 미친다. 이와 마찬가지로 신체가 약한 경우에는 음도나 강도를 변화시키기 위해 필요한 힘을 동원하는 데 문제가 생길 수 있다.

정교하면서도 민감한 발성 기전은 환자의 건강한 상태를 반영하는 훌륭한 창이 되며 이는 앞으로의 공부를 통해 더욱 깊이 알게 될 것이다.

❋ 음도와 강도에 대한 언어학적 측면

초분절적 특성(suprasegmental): 의미의 전달을 위해 말소리에 부가되는 운율, 음도, 강도 변화 등의 변인

운율(prosody): 의미를 다양하게 전달하기 위해 사용하는 말소리의 체계 중 하나

음도와 강도는 의사소통의 초분절적인 측면에서 매우 중요한 역할을 한다. **초분절적**(suprasegmental) 요소는 말소리에서 분절적(음성적) 수준보다 상위에 있는 변인이다. 이 용어는 일반적으로 말소리에서 의미를 다양하게 만드는 **운율**(prosody)의 요소를 말한다. 운율 요소에는 음도, 억양, 강도, 강세, 지속시간, 리듬 등이 포함된다. 이 요소들은 감정과 의도에 관한 많은 정보를 전달할 뿐만 아니라 의미를 명확하게 하는 정보도 제공해 준다. 해부생리학 교재의 목적이 이러한 초분절적 요소를 심도 깊게 논의하는 것은 아니지만, 이들은 음도와 강도가 간과해서는 안 되는 매우 중요

한 역할을 수행하고 있다.

억양(intonation)은 말소리를 산출하는 동안 음도에 변화를 주는 것을 말하는 반면, **강세**(stress)는 전체 발화와 관련하여 음절이나 단어를 강조하는 것을 말한다. 예를 들어 다음 문장을 크게 말해 보라. "That's a cat." 이 문장에서는 내림조의 억양을 사용하여 문장을 끝맺으며 'a'나 'cat'보다 'that's'에 좀 더 강세를 둘 수도 있다. 대부분 이러한 특징은 음성강도와 기본주파수의 변화로 나타난다. 억양은 문장 수준에서 나타나는 멜로디 곡선이라고 볼 수 있으며 문장의 유형을 표시하는 기능이 있다. 일반적으로 평서문은 내림조로, 의문문은 올림조로 끝내게 된다. **그림 5-14**는 "Bev bombed Bob."과 "Bev bombed Bob?"이라는 두 문장을 산출할 때 기본주파수가 변화하는 양상을 보여 준다. 만약 이 두 문장을 말해 본다면 두 번째 문장에서의 기본주파수가 더 많이 변하는 것을 들을 수 있을 것이다. Hirano, Ohala와 Vennard(1969)는 이 두 문장의 대조를 이용해서 재빨리 후두를 조정하는 데 측윤상피열근, 성대근과 윤상갑상근의 작용이 상당히 활동적으로 이루어진다는 사실을 보고하였다.

억양(intonation): 말을 산출하는 동안 기본주파수를 변화시켜 제공하는 발화의 멜로디

강세(stress): 기본주파수, 음성강도 및 지속시간의 상대적인 증가로 인해 나타나는 부산물

강세는 강도 및 주파수의 변화를 통해 음절이나 단어를 강조하며 발화의 이해를 돕는다. 강세를 높이기 위해서는 기본주파수와 음성강도를 증가시켜야 하는데 이는 대개 성문하압, 성대내전력 및 후두의 긴장도를 증가시킴으로써 이루어진다. 이전에 설명했던 부분을 떠올려 보면 주파수와 음성강도는 서로를 조정하면서 변화한다. 음성강도와 기본주파수는

운율과 신경근 질환

말소리의 운율적 요소는 신경병리적 특성 중 말소리와 관련된 특성의 상태를 보여 준다. **운율**에서는 억양 및 강세와 관련된 기본주파수, 음성강도 및 지속시간의 변화가 복합적으로 나타난다. 신경근계가 손상되면 운율이 영향을 받을 수 있다. 경직으로 인해 근긴장이 지나치게 높아지면 환자는 쉰목소리의 음질과 더불어 각 음절이나 단어에 강도 및 강세의 변화가 없는 비정상적인 단조로운 운율 특성을 보인다.

소뇌의 손상으로 실조성 증상이 있는 경우 호흡, 발성 및 조음계의 협응이 이루어지지 않아 운율의 이상이 초래된다. 음절 산출의 시간이 부적절해지고 발성 요소의 조절 능력도 심하게 손상된다.

대부분의 과다운동형 마비말장애(hyperkinetic dysarthria)에서는 말소리 산출기관의 움직임이 불수의적이고 통제가 되지 않아 말소리 산출을 조절하는 요소가 제대로 작동하지 않는다. 이러한 경우에 조음이나 발성의 자발적 움직임이 방해를 받을 뿐만 아니라 운율도 심각하게 영향을 받는다.

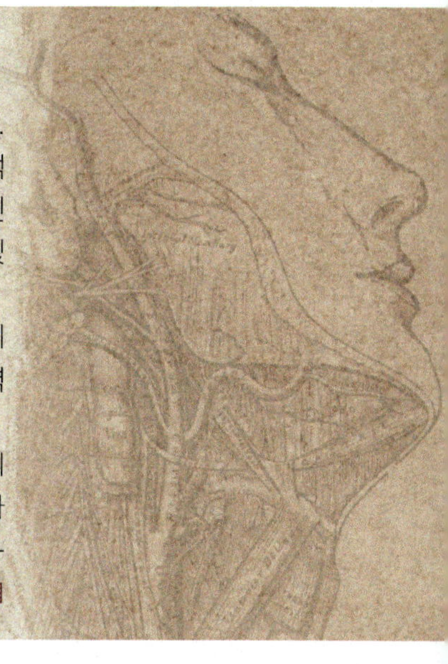

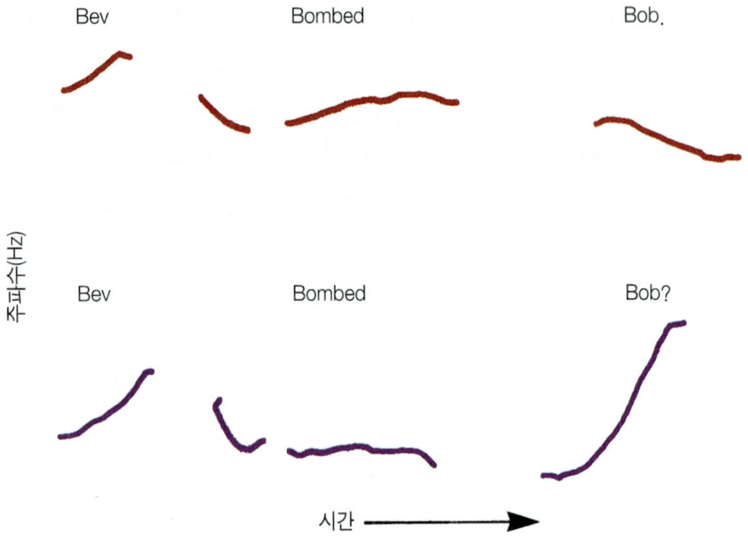

그림 5-14. 평서문과 의문문에서 나타나는 기본주파수의 변동. 두 문장 형태 사이에서 나타나는 내림조 억양과 올림조 억양의 차이를 살펴보자.

출처: Delmar/Cengage Learning

함께 변화하며 이로 인해 강세를 둔 음절이나 단어에서는 이 두 변수가 모두 변화한다는 것을 다시 한 번 강조한다. **그림 5-15**의 음도 및 강도의 변화양상을 살펴보면, 두 변수가 함께 다양한 방법으로 변화하는 것을 알 수 있다.

성문하압의 증가를 고려해야 하기는 하지만 강세를 위해 사용되는 근육은 억양을 위해 사용되는 근육과 크게 다르지 않다. 측윤상피열근, 성대근, 윤상갑상근에 의해 조정되는 기본주파수의 변화는 50 Hz 정도이다(Netsell, 1973). 성문하압의 변화는 작지만 빨라 마치 맥박이 뛰는 것 같다(Hixon, 1973). 성문하압의 변화는 증가한 호기류의 방출을 통해 나타나

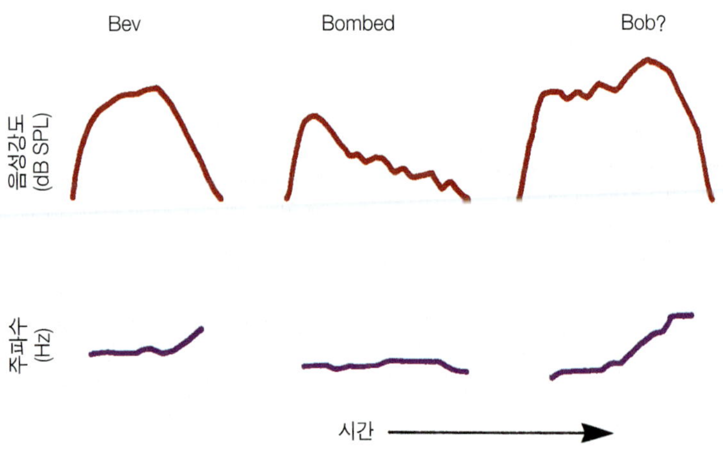

그림 5-15. 의문문을 산출하는 동안 나타나는 기본주파수 및 음성강도의 변화.

출처: Delmar/Cengage Learning

기 때문에 이를 위해서는 호기근의 능동적인 역할이 필요하다.

강세와 억양은 의사소통의 필수적인 요소는 아니지만 자연스러운 말을 하기 위해서는 반드시 필요하다. 당연히 우리는 **단조로운 음도**(monopitch; 음도의 변화가 없음) 또는 **단조로운 강도**(monoloudness; 강도의 변화가 없음)의 음성으로 말할 수 있지만 이러한 방식으로 말할 경우 대화에 집중할 수 없게 되어 의사소통이 방해받게 된다. 신경학적 손상을 가진 환자들은 이러한 특성을 둘 다 보이는 경우가 많다. 강세가 요구되는 지점에서 근육의 힘을 증진시키는 치료가 이루어지면 기본주파수와 음성강도가 증가하게 되고 이를 통해 말이 상당히 자연스럽게 된다.

단조로운 음도(monopitch): 음도의 변화가 없는 경우

단조로운 강도(monoloudness): 강도의 변화가 없는 경우

※ 발성 이론

성대 진동 이론의 역사는 1800년대의 Helmholtz의 이론부터 시작하여 현대에 이르기까지 매우 오래되고 다양하다. 성대가 음성 산출의 근원이라는 것이 알려진 것은 상당히 오래되었지만 최근에야 발성 기전을 이해하기 시작했고 초기 이론을 다듬는 과정은 지금도 계속되고 있다. 이 장에서 논의한 기본 원리는 광범위하게 받아들여지고 있는 내용이지만 항상 받아들여지는 것은 아니다.

앞서 언급한 바와 같이 발성의 근탄성공기역학 이론(myoelastic-aero-

후두천명

후두천명(후두 그렁거림, laryngeal stridor)은 호흡하는 동안 산출되는 거친 소리를 말한다. 이 소리는 기도의 일부가 폐쇄된 것과 관련이 있으며 기도에 어떤 문제가 있음을 나타내는 징후로 작용한다. 천명은 호흡하는 동안 후두나 기관의 신생물로 인한 난기류에 의해 발생한다. 성대가 내전된 상태에서 마비(**외전근 마비,** abductor paralysis)되면 기도가 폐쇄될 뿐만 아니라 숨을 들이마실 때에도 그 기류에 의해 성대가 진동하게 된다. 이 경우 발생하는 거친 소리를 **흡기천명**(들숨 그렁거림, inhalatory stridor)이라고 한다. 이 소리를 흉내 내 보면 폐쇄가 일어났을 때의 징후에 대해 이해할 수 있을 것이다. 숨을 내쉬면서 발성하다가 성대를 열지 말고 꼭 닫힌 성대 사이로 숨을 들이마셔 보라. 거친 소리가 날 뿐만 아니라 폐쇄로 인해 숨을 들이마시기가 매우 힘들고 발성을 하는 데 많은 힘이 필요하며 그런 힘이 발성주기 동안 성대가 오랫동안 닫히는 원인이 됨을 알 수 있다. **후두 긴장의 증가**는 성대의 기본주파수도 함께 증가시키지만 기본주파수와 음성강도는 독립적으로 조절할 수 있다.

dynamic theory)은 성대 진동이 이론의 이름에 포함되어 있는 두 요소에 의해 좌우된다고 설명한다. 근탄성(myoelastic)은 후두의 근육('myo'는 '근육'을 뜻함) 및 연조직이 가진 탄력적 특성을 말하며, 공기역학적(aerodynamic) 특성은 좁은 관을 통과하는 기류와 압력 요소를 말한다. Van den Berg(1958)는 성대가 열렸다가 제자리로 돌아오게 하는 조직의 탄성과 협착 지점에서 압력을 낮춰 성대가 제자리로 돌아오는 것을 도와주는 베르누이 효과가 함께 작용함으로써 성대가 계속 진동한다고 설명하였다. 이러한 현상은 인공적으로 호기류를 제공하도록 만든 사체 실험으로도 증명되었다.

Hirano와 Kakita(1983)의 연구와 이를 확대한 Titze(1993)의 연구는 그토록 복잡한 음향 신호음이 어떻게 성대처럼 단순한 진동체에서 산출되었는지를 설명하려고 하였다. 사실 성대는 단순히 진동만을 하는 것이 아니라 앞서 언급한 것처럼 물결 모양의 파동양상으로 움직인다. Titze는 이 복잡한 진동양상이 성대를 덮고 있는 막상의 **덮개**(cover; 상피층과 표면고유층)과 성대의 **몸체**(body; 중간고유층과 심층고유층 및 성대근)가 서로 느슨하게 결합되어 있는 집합체(성대)에서 발생한다고 하였다. 느슨하게 결합된 탄력조직이 진동을 지지하게 되는데 성대를 무한한(최소한 셀 수 없는) 수의 연조직 덩어리가 모인 집합체로 본다는 것은 성대 진동의 양상도 무수히 다양하게 나타날 수 있다는 것을 의미한다. 이러한 논의가 이 이론의 정확성을 모두 설명해 줄 수는 없으므로 Titze가 쓴 훌륭한 필독서를 꼭 읽어 보기 바란다.

발성 기전은 유성음 산출 요소의 원천을 제공하기 때문에 말소리 산출 기전의 매우 중요한 요소가 된다. 이제 후두를 빠져나온 원음에 어떤 일이 일어나는지 살펴볼 때가 되었다. 이에 대해서는 6장에서 계속 살펴보자.

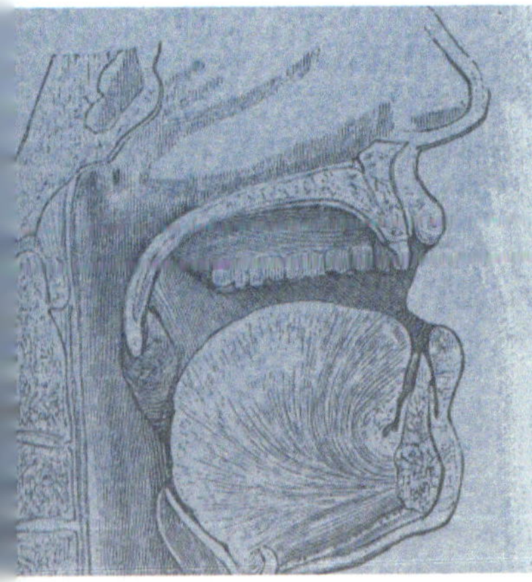

이 장의 요약

발성(phonation)이란 **후두**(larynx) 안에 위치해 있는 성대의 진동에 의한 산물이다. **성대**(vocal folds)는 그 사이로 기류가 지나가면서 진동하고, **베르누이 효과**(Bernoulli effect)와 **조직의 탄성**(tissue elasticity)이 발성을 유지하는 데 중요한 역할을 한다. 기류 안에서 성대의 영향으로 형성된 **성문하압**(subglottal pressure), **조직의 탄성**과 **협착**의 상호작용으로 인해 연장발성이 가능해지는데 이는 **기압**, 기류와 **성대접촉**이 유지되는 한 계속된다. 후두는 **기침**, **목 가다듬기**(throat clearing), **복부고정**(abdominal fixation)을 포함한 여러 비구어적 기능에 관여하는 중요한 구조물이다. 그러나 음성을 잘 사용하기 위해서는 성대의 **긴장도**와 **길이**에 주의를 기울여야 하기 때문에 발성하는 동안 근육을 조절하는 정도는 매우 커진다.

성대 내전(adduction)에는 **기식성 발성시작**(breathy vocal attack), **동시 발성시작**(simultaneous vocal attack), **성대접촉**(glottal attack) 등의 여러 유형이 있고, 발성을 **종료**하기 위해서는 **성대 외전**(abduction)이 필요하다. **연장발성**(sustained phonation)은 후두의 모양에 따라 좌우된다. **진성 발성**(modal phonation)은 성대를 지지하는 근육의 긴장도와 호흡이 최적의 조화를 이루는 매우 효율적인 발성 유형이다. **가성**(falsetto)은 성대 긴장도의 증가가 필요하며, **성대 프라이**(glottal fry)는 독특한 성대와 호흡 형태가 필요하다. 성대 진동의 각 유형은 후두의 **긴장도**, **성대내전력**(medial compression), **성문하압**에 따라 다양하게 나타난다. **기식성 발성**(breathy phonation)은 성대내전력이 부적절하여 양쪽 성대가 완전히 닫히지 못할 때 발생하며, **속삭임 발성**(whispering)은 성대의 일부만 내전된 상태에서 성대의 가장자리가 긴장되었을 때 나타난다.

음도(pitch)는 **진동주파수**(frequency)와 관련이 있는 심리적 용어이며, **소리크기**(loudness)는 **음성강도**(intensity)와 관련이 있다. 주파수와 음성강도라는 용어는 물리적인 현상을 나타낼 때 대표적으로 사용된다. **최적음도**(optimal pitch)는 특정 성대에서 가장 효율적인 진동주파수이며, **습관적 음도**(habitual pitch)는 개인이 일상생활에서 습관적으로 사용하는 진동주파수이다. **음도 범위**(pitch range)는 대략 두 옥타브에 걸쳐 나타나지만 병리 현상에 의해 감소할 수도 있고 음성 훈련을 통해 증가할 수도 있다.

발성 기본주파수(vocal fundamental frequency)는 성대의 긴장도와 단위길이당 질량에 의해 좌우된다. 기본주파수를 높이려면 성대의 **길이**를 늘려야 하는데 이를 위해 성대의 긴장도를 증가시키면서 **단위길이당 질량**을 감소시킨다. 또한 증가된 긴장도를 보상하기 위해 성문하압이 증가하게 된다.

성대내전력은 발성 시 음성강도를 높이기 위해 증가하게 되는데, 내전근이 주로 이 기능을 담당한다. 발성 시 **내전력**을 높이려면 보다 높은 성문하압이 필요하고, 이를 위해서는 발성주기 중 성대가 닫혀 있는 시간이 더 길어져야 한다. 기본주파수와 음성강도는 독립적으로 조절할 수 있지만 일반적으로 **후두의 긴장이 증가**하면 기본주파수도 높아진다.

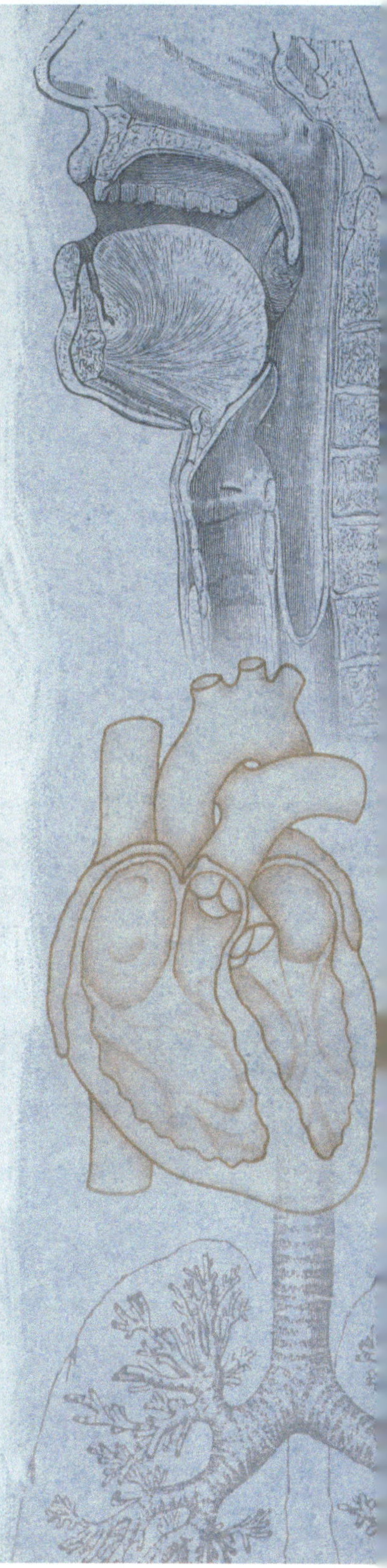

❋ 끝맺음: 진동 기전

여러분은 물체가 진동할 수 있다는 사실에 대해 이미 잘 알고 있을 것이다. 한 번쯤은 컴퓨터 위에 놓인 자가 진동하거나 기타줄이 튕기면서 진동하는 것을 접해 보았을 것이기 때문이다. 물체가 진동하기 시작하면 계속 진동하려는 경향과 같은 속도로 진동하려는 경향이 있다.

그럼 왜 물체가 계속 진동하려고 하는지에 대해 알아보자. 기타를 가지고 있다면 기타줄 하나를 튕겨 보라. 기타줄이 팅 하고 울리는 소리를 계속 들어 보면 한참 동안 진동이 지속되다가 마침내 멈추게 되는 것을 느낄 수 있다. 그때 산출되는 소리는 진동 소리가 들리는 내내 거의 같은 음도를 유지한다.

진동의 실제 과정은 물질의 특성, 즉 탄성, 경직성, 관성 간의 규칙적인 상호작용에 의해 결정된다. **탄성**(elasticity)은 모양이 달라진 후 원래의 모양으로 되돌아가려는 특성이다. **경직성**(stiffness)은 늘어난 상태에서 원래의 모양으로 되돌아가려는 힘으로 물질 안에 내재되어 있는 힘이다. **관성**(inertia)은 움직이는 물체가 계속 움직이려고 하는 물질의 특성을 말한다. 기타줄의 진동에 대해 좀 더 자세히 살펴보면 이 요소들의 상호작용에 대해 좀 더 명확하게 알 수 있다. **그림 5-16**을 한번 보자.

그림 5-16의 첫 번째 그림에서 기타줄은 안정 상태에 있다. 이 지점에서 모든 힘은 서로 균형을 이루고 있다. 그다음으로 누군가의 손가락에 의해 줄의 위치가 바뀌었다. 이 힘으로 인해 줄이 늘어나게 되었다. 그다음 그림에서 줄이 놓이게 되면 줄은 원래 시작 지점을 향하여 움직인다. 이는 탄성을 지닌 물질의 회복력에 의한 직접적 결과이다. 기타줄이 갖는 탄성과 경직성은 기타줄이 제자리로 돌아올 때의 효율성을 결정한다.

그림 D에서 기타줄이 가운데 지점에 도달했을 때 이 지점이 평형 상태임에도 멈추기에는 속도가 너무 빠르기 때문에 그 지점을 지나치게 된다. 이는 그네 위에 앉아 있는 사람을 밀어 줄 때와 비슷한 상황인데, 그네가 휴식 상태로 되돌아와도 멈추지 않고 그 지점을 지나쳐 버리게 된다. 기타줄이 휴식 상태의 위치를 지나가는 이유는 줄이 질량을 갖고 있기 때문이다. 질량이 있는 물체를 움직이기 위해서는 에너지가 필요하며, 한 번 움직이기 시작한 물체를 멈추게 하기 위해서도 에너지가 필요하다. 탄성에 의해 줄이 원래의 휴식 상태로 되돌아올 뿐만 아니라 움직이는 물체가 갖는 관성으로 인해 그 지점을 지나 더 나아가게 된다. 그림 E에서는 줄이 반대 방향으로 늘어났기 때문에 사실상 줄이 움직임을 멈춘다. 처음에 늘

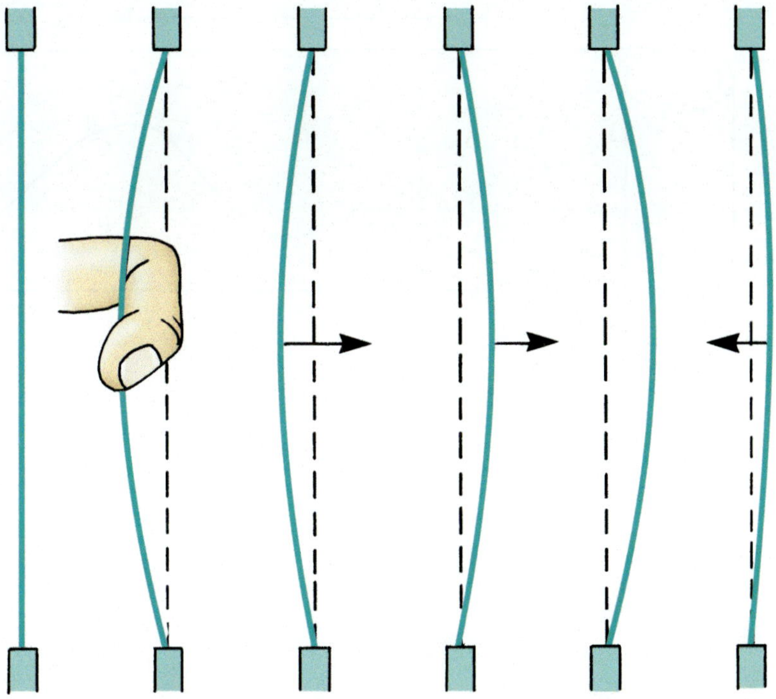

그림 5-16. 기타줄이 진동하는 모습. (A) 기타줄이 안정 상태에 있다. (B) 손가락으로 줄을 잡아당겨 줄의 위치를 변화시켰다. (C) 줄을 놓으면 줄이 지니고 있는 탄성으로 인해서 휴식 상태의 위치로 되돌아가려고 한다. (D) 관성으로 인해 줄이 휴식 상태를 지나쳐 더 나아간다. (E) 줄이 휴식 상태를 지나쳐 갈 수 있는 최고 지점에 도달한다. (F) 줄의 탄성으로 인해 휴식 상태의 위치로 다시 되돌아간다.

출처: Delmar/Cengage Learning

어났던 방향으로 작용하던 에너지가 관성의 결과로 이제는 반대 방향으로 작용하게 된다. 마지막 그림에서 줄은 시작 지점을 향하여 되돌아오는 여행을 시작하지만 관성 때문에 또다시 그 지점을 지나친다.

기타줄 대신에 연필을 진동시키면서 두루마리 종이를 그 앞에서 움직인다면 **그림 5-17**과 같이 진동체의 주기적인 움직임에 의한 그림이 그려질 것이다. 이 그림은 물체의 진동을 그래프로 보여 준다. 이 그림은 파형(waveform)을 나타내는데, 파형이란 시간에 대한 물체의 이동을 나타내는 것으로 연필이나 줄이 어떻게 진동하는지를 보여 준다.

이 파형은 **주기적**(periodic)이다. 진동이 주기적이라는 것은 움직임이 예측할 수 있는 형태로 반복된다는 것이다. 자를 시작 지점에서 다른 지점으로 움직였다가 다시 시작 지점으로 돌아오는데 1/100초만큼 걸렸다면, 그 진동이 주기적인 경우 그 주기의 반복은 1/100초마다 이루어진다고 볼

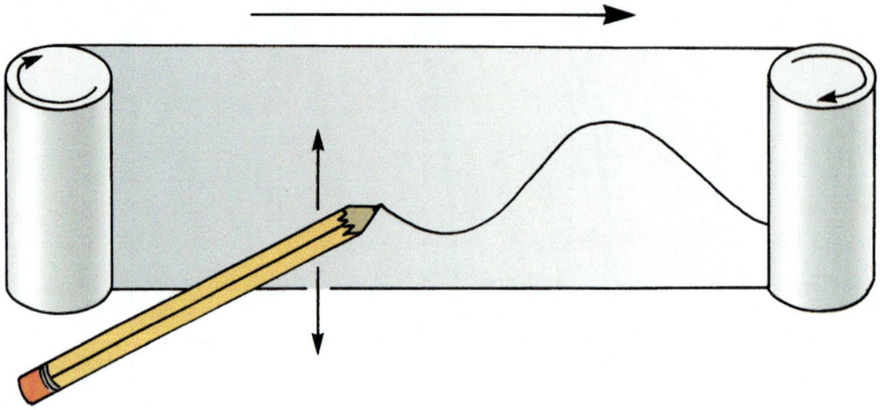

그림 5-17. 그래프로 기록된 진동체의 주기적인 움직임.

출처: Delmar/Cengage Learning

수 있다.

진동하는 물체가 한 지점에서 이동했다가 다시 같은 지점으로 되돌아오는 것을 진동이 **순환**(cycle)한다고 하며, 진동이 한 번 순환하는 데 걸리는 시간을 **주기**(period)라고 한다. 앞에 제시한 예에서 진동 주기는 1/100초 또는 0.01초이다. **주파수**는 식료품 가게에서 쇼핑을 하는 빈도수와 마찬가지로 얼마나 자주 발생하는가를 말한다. 진동주파수란 진동주기가 얼마나 자주 나타나는가를 말해 주는데, 앞의 예에서는 1초당 100회 관찰되고 있다. 주파수와 주기는 서로 역수를 이루며 그 관계를 $f = 1/T$ 또는 $T = 1/f$로 나타낼 수 있다. 즉 주파수(f)는 1을 주기(T 또는 Time)로 나눈 것이다. 앞의 예에서 주파수는 1/0.01초이며 이를 계산하면 100이라는 결과가 나온다.

주파수가 진동의 반복 비율을 말해 주기 때문에 주파수를 **cps**(cycles per second; 초당 순환이 일어나는 횟수)로 표시하기도 한다. 연필이 초당 100번의 순환 횟수로 진동한다고 할 때, 초당 순환되는 횟수를 Heinrich Hertz의 이름을 따서 **헤르츠**(Hertz, Hz)라고 한다. 연필이 0.01초에 한 번 꼴로 진동한다면 그 주기는 0.01초이고 주파수는 100 Hz가 된다.

물체의 진동주파수는 탄성, 긴장도와 질량에 의해 좌우된다고 앞서 언급했다. 기타줄에 무거운 무게를 가한다면 줄은 좀 더 천천히 진동하게 된다. 질량이 증가할수록 진동주파수는 감소한다.

줄을 좀 더 긴장되게 만든다면 줄은 더 빠르게 진동한다. 긴장성이 증가하면 줄이 더 빠른 속도로 평형 상태로 되돌아오기 때문에 진동주파수는 증가하게 된다.

연구문제

1. ______________은 근육이 구조물을 잡아당기거나 밀어낼 수 있도록 흉곽 안에 공기를 가둬 두는 과정을 말한다.
2. 호기가 시작되기 전에 성대가 내전하는 것을 ______________이라 한다.
3. 호기가 시작된 후에 성대가 내전하는 것을 ______________ 발성시작이라 한다.
4. 호기의 시작과 동시에 성대가 내전하는 것을 ______________ 발성시작이라 한다.
5. 진성 발성 동안 성대는 (아래/위)에서 (아래/위)로 열리며 (아래/위)에서 (아래/위)로 닫힌다.
6. 말소리를 산출하기 위한 최소의 성문하압은 _______ cm H_2O이다.
7. ______________(으)로 알려진 진동양상에서 성대는 진성에 비해 매우 느린 속도로 진동하고 당김음의 진동양상을 보인다.
8. ______________(으)로 알려진 진동양상에서 성대는 길이가 늘어나면서 극도로 가늘어지며 갈대 같아진다.
9. 성대결절이나 기타 공간을 차지하는 후두 병변은 ______________ 발성양상을 유발한다.
10. 음성강도를 증가시키기 위해 성문하압을 (증가/감소)시키고, 성대내전력을 (증가/감소)시켜야 한다.
11. 기본주파수를 높이기 위해 성대의 길이를 (늘림/줄임)으로써 성대의 긴장도를 (증가/감소)시켜야 한다.
12. ______________(은)는 개인에게 가장 적절한 발성 음도를 말한다.
13. ______________(은)는 말을 산출하는 동안 습관적으로 사용하는 발성 음도를 말한다.
14. 음성강도가 증가함에 따라 진동주기 중 폐쇄완료단계는 (증가/감소)한다.
15. 편평세포암(squamous cell carcinoma)의 이차 병변으로 위턱에 천공이 발생한 여자 환자의 말을 녹음하였다. 암으로 위턱의 일부를 제거하고 나자 이로 인해 구강이 지속적으로 비강과 연결되었다. 우리는 그녀에게 맞는 구강 보철물을 만들기 위해 의사에게 진료를 받는 동안 그녀의 말을 녹음하였으며, 그녀가 천공이 뚫려 있는 상태에서 말을 산출할 때 기본주파수가 매우 불규칙하지만 구강 보철물을 착용하였을 때는 기본주파수가 규칙적으로 된다는 사실을 알았다. 성대와 구강-비강의 연결 사이에 어떠한 연관

이 있을까?

연구문제 정답

1. 복부고정(흉곽고정)은 근육이 구조물을 잡아당기거나 밀어낼 수 있도록 흉곽 안에 공기를 가둬 두는 과정을 말한다.
2. 호기가 시작되기 전에 성대가 내전하는 것을 성대접촉이라 한다.
3. 호기가 시작된 후에 성대가 내전하는 것을 기식성 발성시작이라 한다.
4. 호기의 시작과 동시에 성대가 내전하는 것을 동시 발성시작이라 한다.
5. 진성 발성 동안 성대는 아래에서 위로 열리며 아래에서 위로 닫힌다.
6. 말소리를 산출하기 위한 최소의 성문하압은 3~5 cm H_2O이다.
7. 성대 프라이로 알려진 진동양상에서 성대는 진성에 비해 매우 느린 속도로 진동하고 당김음의 진동양상을 보인다.
8. 가성으로 알려진 진동양상에서 성대는 길이가 늘어나면서 극도로 가늘어지며 갈대 같아진다.
9. 성대결절이나 기타 공간을 차지하는 후두 병변은 기식성 발성양상을 유발한다.
10. 음성강도를 증가시키기 위해 성문하압을 증가시키고, 성대내전력을 증가시켜야 한다.
11. 기본주파수를 높이기 위해 성대의 길이를 늘림으로써 성대의 긴장도를 증가시켜야 한다.
12. 최적음도는 개인에게 가장 적절한 발성 음도를 말한다.
13. 습관적 음도는 말을 산출하는 동안 습관적으로 사용하는 발성 음도를 말한다.
14. 음성강도가 증가함에 따라 진동주기 중 폐쇄완료단계는 증가한다.
15. 성대 사이의 압력이 감소하면 성대가 진동하게 된다. 성문하압이 성문상부(구강)의 압력보다 높으면 공기가 성문을 통과하고 그로 인해 성대가 진동한다. 천공을 막지 않았을 때 성대 사이의 압력은 현저히 감소하고 이에 따라 성대를 통제하기 어려워져 성대의 비주기적인 진동이 나타나게 된다. 이와 같은 현상은 다발성경화증(multiple sclerosis)과 같은 신경계 질환 환자에게서도 볼 수 있다. 이런 경우 개모음(open vowel)의 위치에서 비주기성이 증가하지만 그 원리는 똑같이 적용된다.

6

조음과 공명해부학

비전문가는 말을 산출하는 과정에 대해 생각할 때 조음만을 생각할 가능성이 크다. 물론 여러분은 이제 말이란 입술, 혀, 아래턱 등을 움직여서 산출하는 것 외에 더 많은 작업이 필요하다는 것을 알고 있을 것이다. 그럼에도 불구하고 조음계는 우리의 의사소통 과정에서 매우 중요한 요소이다.

조음(articulation)이란 두 요소가 결합하는 과정을 뜻하며, **조음계**(articulatory system)는 말소리를 만들기 위한 목적으로 움직임이 가능하거나 가능하지 않은 조음기관이 서로 만나는 체계이다. 4장과 5장을 떠올려 보면, 후두의 진동으로 말소리의 음성에 필요한 소리가 산출된다. 우리는 유성음을 산출하고자 하는지, 무성음을 산출하고자 하는지에 따라 빠르게 발성을 시작하거나 멈출 수 있다. 이 장에서는 음성이 구강에 도달한 후에 어떠한 현상이 일어나는지에 초점을 맞추고 있다. 구강에서는 성대에 의해 산출된 분화되지 않은 진동음이 음소(phoneme)라는 말소리로 변한다. 그럼 구강에서 어떻게 음소가 만들어지는지 살펴보자.

말소리를 위한 조음: 2개 이상의 움직임이 가능하거나 가능하지 않은 말소리 기관이 말소리를 형성하기 위해 만나는 과정

Anatesse Lesson

※ 모음 산출을 위한 음원여과 이론

구강이 말소리를 어떻게 형성하는지에 대해 가장 보편적으로 받아들여지는 이론으로 모음 산출을 위한 **음원여과 이론**(source-filter theory)이 있다. 일반적으로 이 이론은 성대에 의해 생성된 음성이 말소리길을 따라 이동하면서 말소리가 형성된다고 설명한다. 혀, 하악, 연구개, 기타 조음기관의 형태와 배치에 따라 말소리길의 공명 특성이 결정되고, 말소리길의 공명에 따라 모음의 소리가 결정된다. 이것이 음원여과 이론이 말하는 모음 형성 방법이다.

성도는 입(구강), 입 뒤의 공간(인두), 비강으로 구성되며, 일종의 연결된 관이라고 생각할 수 있다(**그림 6-1**). 음료수 병을 세워 놓고 입구에 수평으로 조심스럽게 공기를 불어 넣으면 어떤 음이 나는 것을 들어 본 경험이 있을 것이다. 병 속에 물을 채워 병 속의 공기량을 줄이면 진동음의 주파수가 증가하게 된다. 이와 마찬가지로 크기가 큰 병의 입구를 따라 조심스럽게 공기를 불어 넣으면 그 음의 주파수가 감소한다. 병 속의 공기량

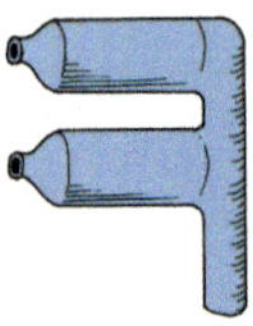

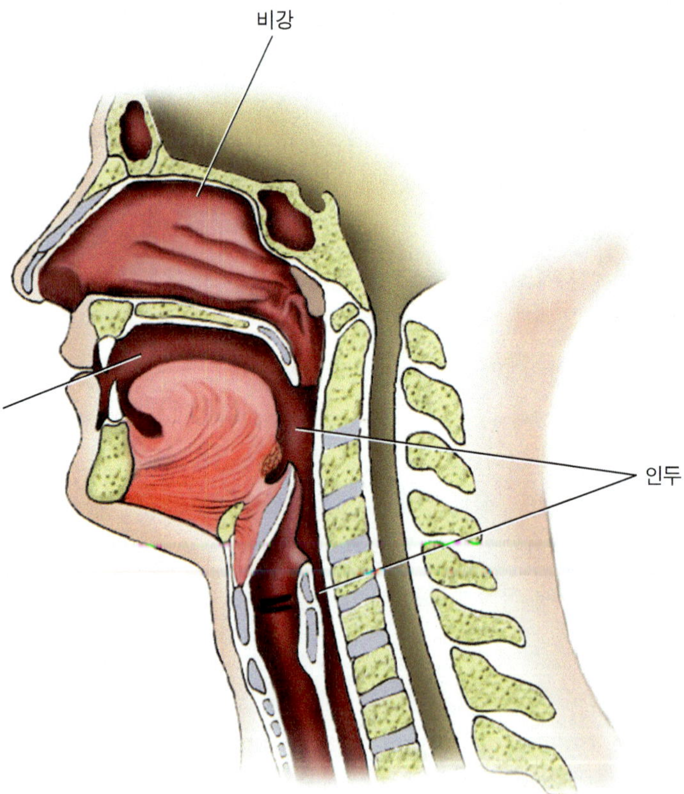

그림 6-1. 일련의 연결된 관인 구강, 비강, 인두강의 도식화. 이 연결은 말소리를 산출하기 위한 다양한 공명강으로 작용한다.

출처: Delmar/Cengage Learning

이 증가할수록 음의 주파수가 감소하게 되는 것이다. 이때 경험한 것이 바로 어떤 공간에서의 **공명주파수**(resonant frequency)로, 이는 공간이 가장 효과적으로 반응하는 소리의 주파수를 말한다. 커피 알갱이는 남기고 액체만 통과시키는 커피 필터처럼 병을 오직 하나의 주파수 음만 통과시키고 다른 주파수 음은 통과시키지 않는 여과장치라고 생각해 보자. 병의 입구를 따라 들어간 기류는 매우 넓은 스펙트럼 신호를 생성하지만, 이 병은 그 자체의 공명주파수에 있는 주파수 요소만을 선택한다. 어떤 공간의 공명주파수는 그 공간의 부피와 길이에 의해 주로 좌우된다. 만약 2개의 병 속(하나는 낮은 공명주파수의 병, 다른 하나는 높은 공명주파수의 병)으로 공기를 한 번에 불어 넣을 수 있다면 두 음이 혼합된다.

공명주파수(resonant frequency): 공명체계에 가장 강하게 반응하는 자극 주파수

우리는 입안에서 혀를 움직여서 구강의 형태를 바꾸고, 구강의 크기를 크게도 작게도 할 수 있으며, 길이를 늘렸다 줄였다 할 수 있다. 이것은 구강 내에 자신이 형태를 마음대로 조작할 수 있는 여러 개의 병을 가지고 있는 것과 같다. 자신이 구강의 형태를 변화시키면 공명주파수를 변화시킨 것이고, 결국 입 밖으로 산출되는 소리를 변화시키게 된다.

이것이 말 산출의 관점에서 본 음원여과 이론이다. 성대는 말소리길의 여과장치를 따라 통과하는 반주기성 음(quasi-periodic tone)을 생성한다(4장과 5장 참조). 말소리길의 여과장치는 조작이 가능하므로 형태를 변화시킬 수 있고, 결국 소리를 변화시킬 수 있다.

공명주파수는 모음에 대한 우리의 지각에도 영향을 미친다. 'he'와 'who'라는 단어를 속삭여 보면 성대가 모음의 본성을 좌우하지 않는다는 것을 증명할 수 있다. 성대는 진동하지 않았지만, 구강의 여과장치를 변화시켰기 때문에 속삭임을 통해 생성된 기류가 통과되면서 상당히 명료한 모음이 산출되고, 우리는 속삭여서 산출한 두 단어의 차이점을 알 수 있는 것이다.

음원여과 이론은 다른 음소에도 쉽게 확장시킬 수 있다. 음원은 다양할 수 있다. 정상 말소리에서 모음의 음원은 언제나 발성이다. 그러나 자음에는 마찰에 의한 난기류나 발성과 난기류의 혼합을 포함한 다른 음원이 포함될 수 있다. 어떤 경우든 음원이 생성되면 그 음원은 구강의 여과장치를 통과하여 우리가 원하는 음향에 맞도록 변화한다. 다음의 한 예를 통해 이 과정을 증명하고자 한다.

그림 6-2를 보면, /s/와 /ʃ/ 음소 생성의 차이를 알 수 있다. /s/를 지속적으로 산출하는 동안 혀가 올라가고 앞으로 향하면서 긴장한다. 압축된 기류는 혀의 표면을 지나 혀끝과 위 앞니 사이의 좁은 공간으로 지나간다. /ʃ/를 산출하면 그림과 같이 혀가 구강의 좀 더 뒤에 위치하는 것을 느낄

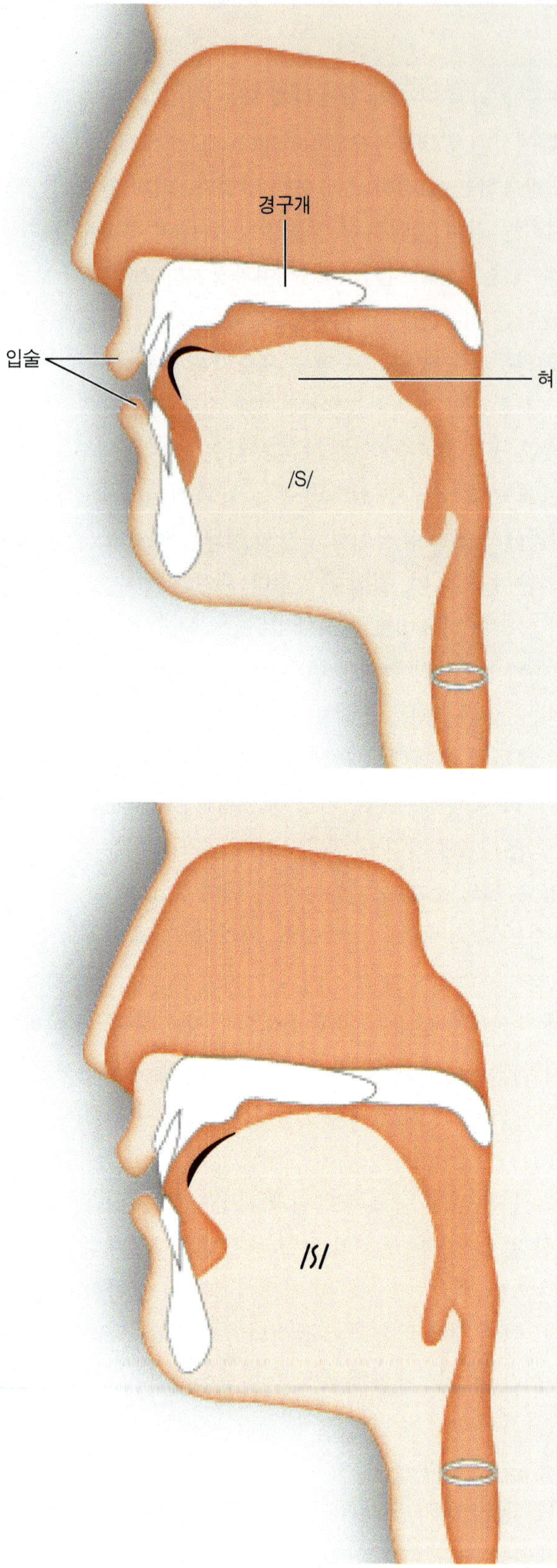

시상단면

그림 6-2. /s/와 /ʃ/ 산출 시 사용되는 조음 위치 비교(시상면)[Shriberg와 Kent(2002)의 자료와 견해를 따름].

출처: Delmar/Cengage Learning

것이다. 이 두 경우 모두 음원은 혀와 움직이지 못하는 구강 내 구조(앞니 또는 입천장) 사이를 빠져나온 기류와 관련된 난기류이다. 이 난기류는 협착 지점 앞의 공간을 울리고, 인식할 수 있는 소리를 산출하게 된다. 두 음소 중에서 어떤 것이 좁아진 지점에서부터 더 넓은 공간을 갖는가? /ʃ/가 /s/에 비해 좀 더 넓은 공명강을 갖기 때문에 앞에서 언급한 병의 예와 같이 /ʃ/의 공명주파수가 더 낮다. /s/ 소리를 멈추지 말고 /ʃ/의 위치에 이를 때까지 입안에서 혀를 점점 뒤로 보내 보자. 공간의 크기가 점차 증가하기 때문에 이 마찰음의 주파수가 점차 감소하는 것을 듣게 될 것이다. 음원여과 이론은 이러한 변화를 설명해 준다.

요약하면,

- 음원여과 이론은 음향학적 에너지가 전달되면서 생긴 결과물이 말이라는 것을 설명해 준다. 예를 들어 성대의 진동에 의해 산출된 소리가 말소리 길이라는 필터를 통과하면서 형태가 변화하는 것이다.
- 변화무쌍한 말 신호는 조음기관의 움직임에 의한 산출물이다.
- 음원은 모음처럼 성대의 진동에 의한 유성음이거나 마찰음처럼 난기류에 의한 생성물일 수 있다. 조음기관은 움직일 수도 있고(예를 들어 혀, 입술, 인두, 아래턱) 움직이지 않을 수도 있다(예를 들어 치아, 경구개).

이제부터 조음계의 구조를 살펴보자. 발성계와 같이 조음계를 지지하는 구조[두개골(머리뼈)과 안면골(얼굴뼈)]를 살펴보고 조음기관을 움직이는 근육을 살펴보아야 한다. 시작하기 전에 말 산출에 사용되는 조음기관에 대해 정의를 내리고자 한다.

❋ 조음기관

앞에서 언급한 바와 같이 조음기관은 유동적이거나 부동적이다. 말을 산출할 때, 하나의 조음기관을 움직여 다른 조음기관과 맞닿게 하므로 유동적 조음기관이 다른 부동적 조음기관과 맞닿게 된다.

가장 큰 유동적 조음기관은 **혀**(tongue)와 **하악**(아래턱, mandible)이다(**그림 6-3**). **연구개**(물렁입천장, velum, soft palate)는 유동성이 있는 다른 조음기관으로 구강음과 /m/나 /n/와 같은 비음을 다르게 산출하는 데 사용된다. **입술**(lips)은 다른 말소리를 산출하기 위해 움직이며, **뺨**(cheeks)

(A)

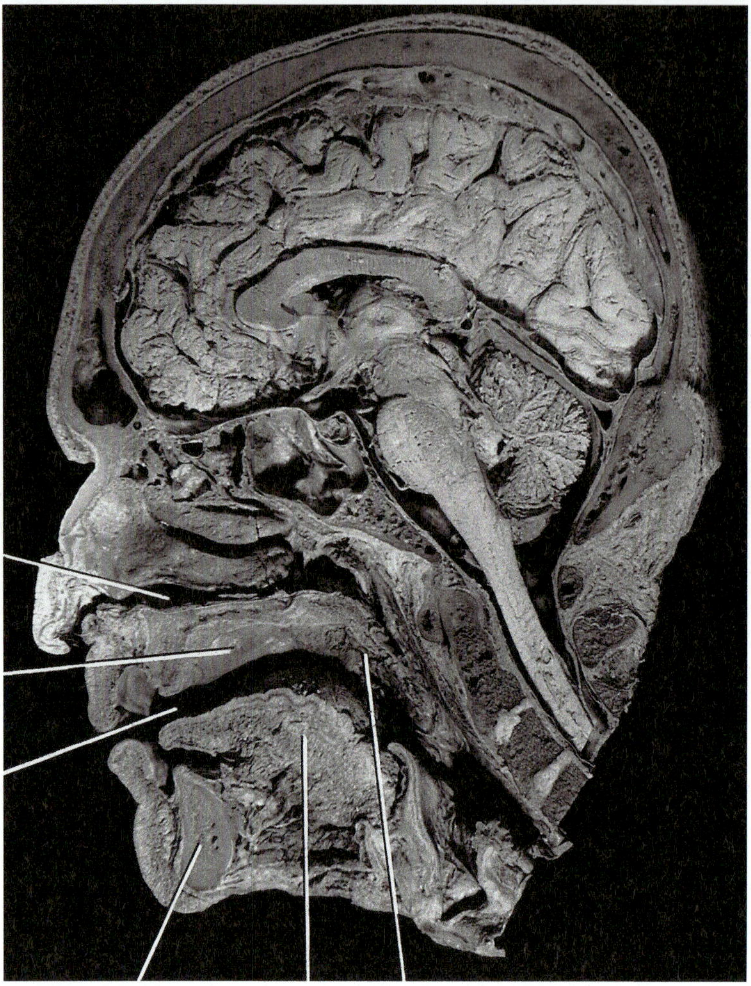

그림 6-3. (A) 조음기관의 시상단면 사진. (계속)

출처: Delmar/Cengage Learning

은 구강 공명을 변화시키는 역할을 한다. 구강의 윗부분[**구협**(fauces)과 **인두**(pharynx)]은 근육의 움직임에 따라 움직일 수 있으며, **후두**(larynx)와 **설골**(목뿔뼈, hyoid bone)은 다른 조음기관의 위치에 따라 변화한다.

부동적인 조음기관은 세 가지가 있다. **상악**(위턱, maxillae)의 **치조능선**(alveolar ridge)과 **경구개**(단단입천장, hard palate)는 중요한 조음기관이다. 치아(teeth)는 다양한 말소리를 산출하는 데 사용된다.

말의 조음 과정은 매우 자동적으로 이루어진다. 우리는 조음기관의 기능을 변화시킬 때 말을 변화시키는 느낌을 갖게 된다. 작은 설압자를 입 한쪽 대구치(큰어금니, molar)에 놓고 살짝 깨물어 보자(이것을 **재갈**이라고 한다). 그런 다음 "You wish to know all about my grandfather."라는 문장을 말해 보자. 다음에는 앞니 사이에 혀를 위치시킨 후 살짝 깨물고 같

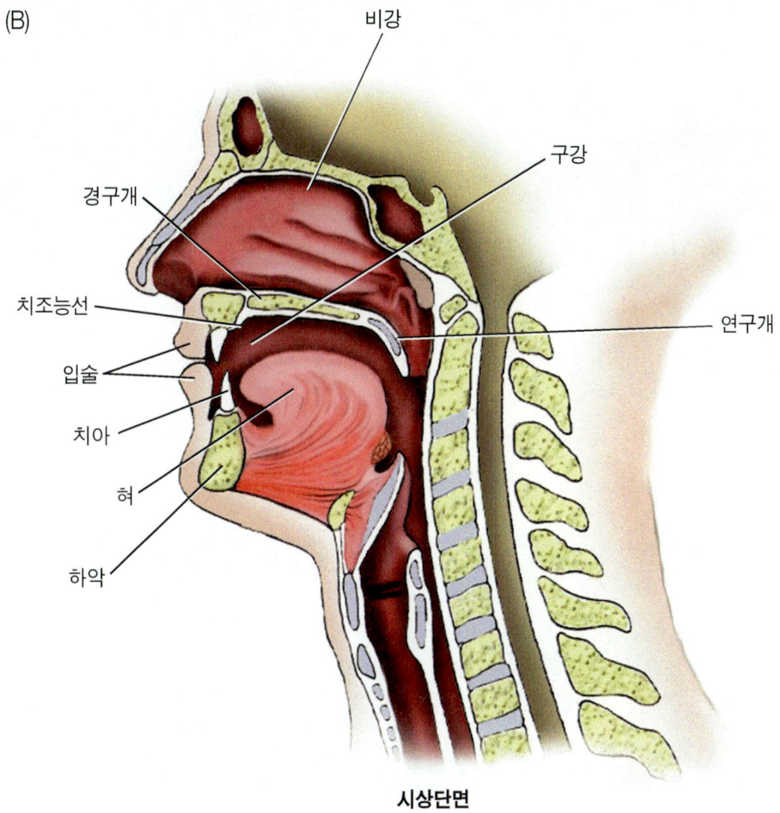

그림 6-3. (B) 조음기관 간의 관계.

출처: Delmar/Cengage Learning

은 문장을 말해 보자. 마지막으로 손가락으로 뺨을 잡아당긴 상태에서 같은 문장을 말해 보자. 이를 시행하면서 관찰된 두 가지 중요한 점이 있다. 첫째, 성도의 조음과 공명 특성을 변화시킬 때 말이 변화하였다. 조음기관을 억압한 상태에서 알아들을 수 있는 소리를 내기 위해 더 애써서 발음해야 했다. 둘째, 그럼에도 불구하고 이러한 어려움을 극복할 수 있었다. 재갈을 물리거나 혀끝을 고정하였음에도 다른 사람들이 우리의 말을 알아듣게 할 수 있었다. 실제로 우리는 새로운 물리적 제약에 적합하도록 조음기관을 자동적으로 조정하였다. 이 실험에서 나타난 운동 계획의 놀라운 유연성을 치료에 이용할 수 있기 때문에 언어병리학과에 재학 중인 학생으로서 상당히 유용할 것이다.

유동적이고 부동적인 조음기관 중 혀, 하악, 치아, 경구개 및 연구개는 중요 기관이지만, 조음계/공명계를 구성하는 모든 표면과 공간도 말 산출에 영향을 미친다.

얼굴 골격과 머리 골격을 이루는 뼈에 관해 알기 위해 **그림 6-4~6-9**를 살펴보자. 추가로 **표 6-1**을 통해 이를 좀 더 체계화할 수 있을 것이다.

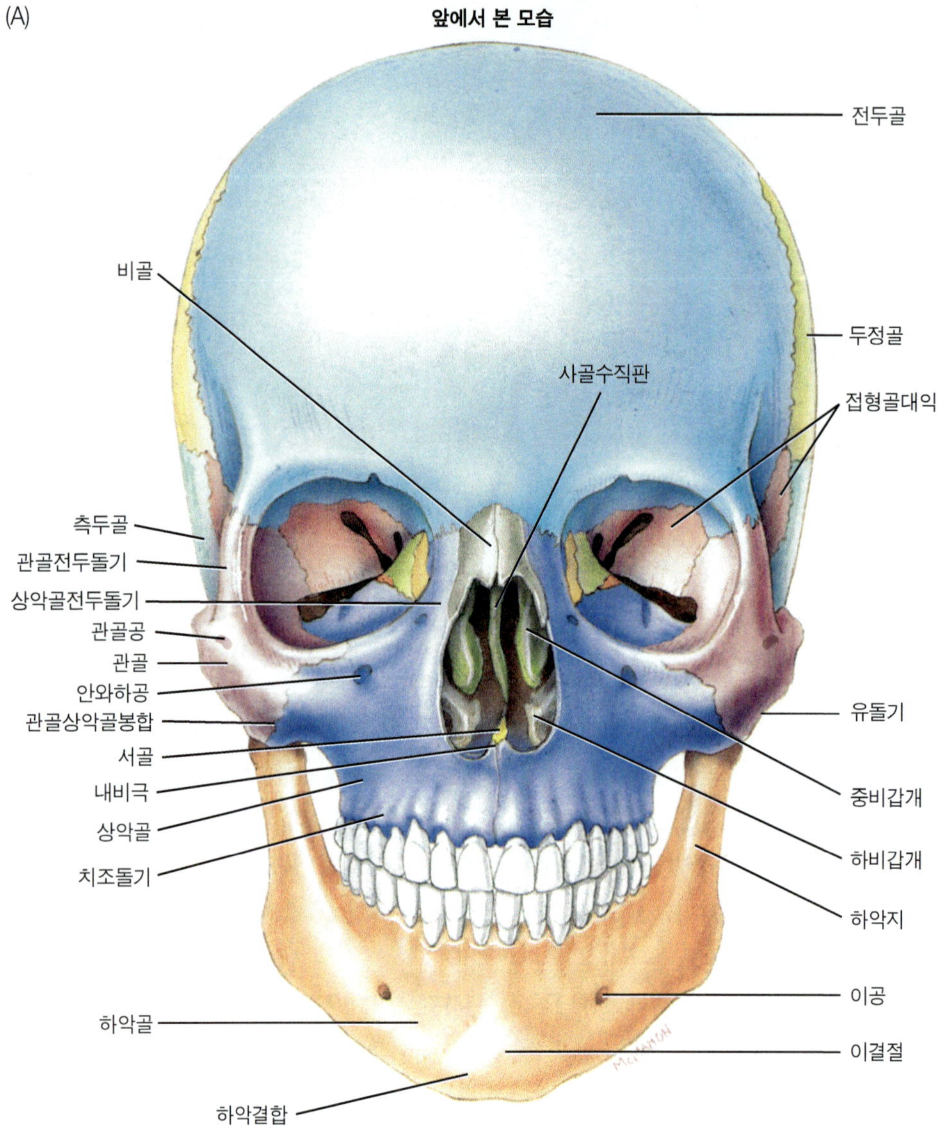

그림 6-4. (A) 두개골의 앞모습. (계속)

출처: Delmar/Cengage Learning

(B)

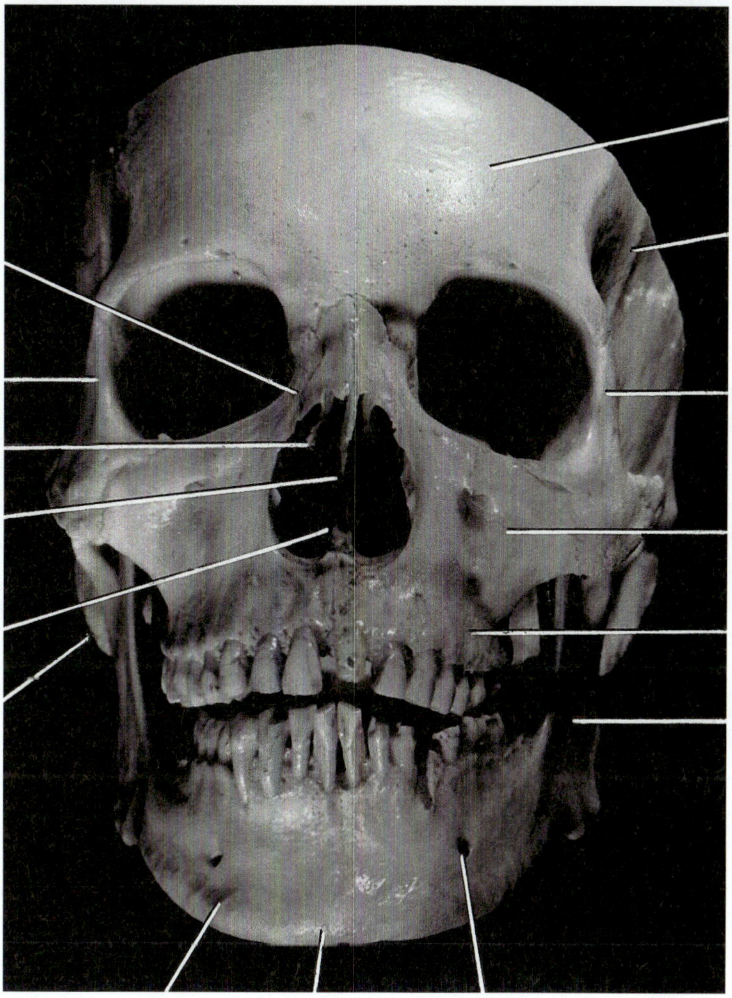

그림 6-4. (B) 전두개골 사진.

출처: Delmar/Cengage Learning

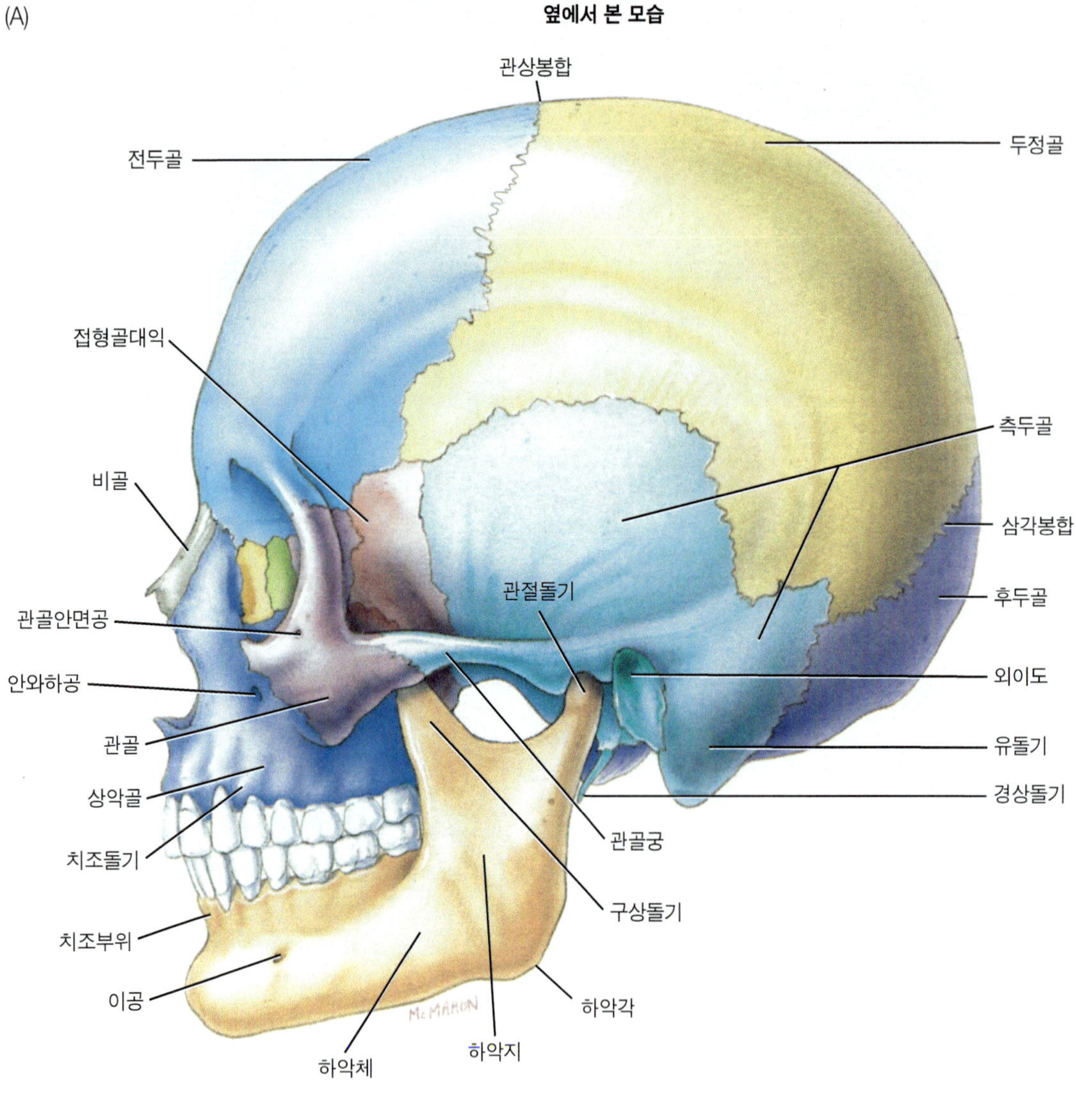

그림 6-5. (A) 두개골의 옆모습. (계속)

출처: Delmar/Cengage Learning

(B)

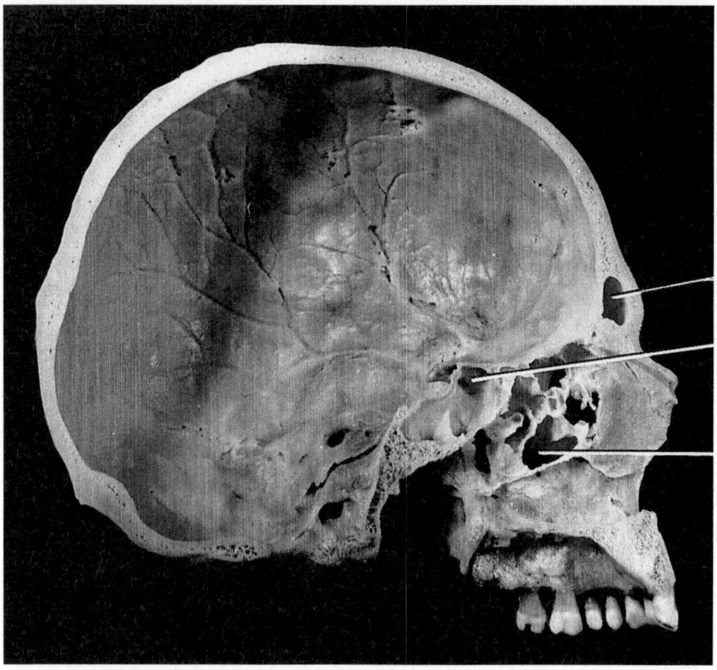

(C)

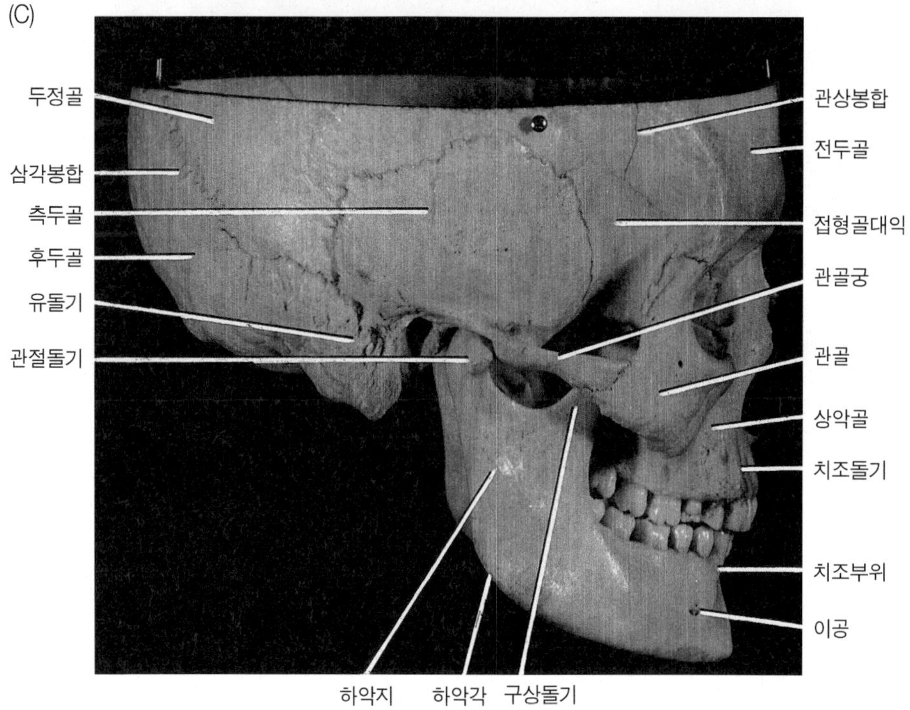

그림 6-5. (B) 두개골의 내측 면. (C) 옆 두개골 사진.

출처: Delmar/Cengage Learning

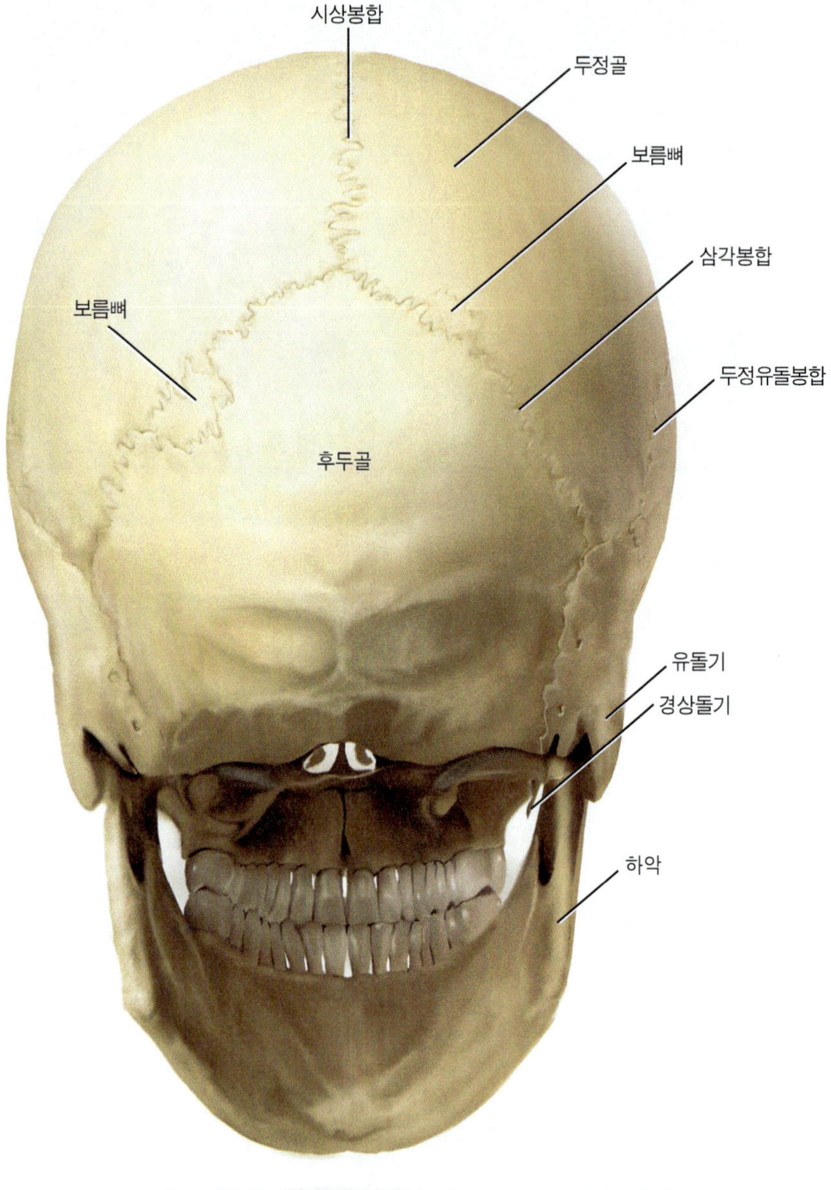

그림 6-6. 두개골의 뒷모습.

출처: Delmar/Cengage Learning

(A)

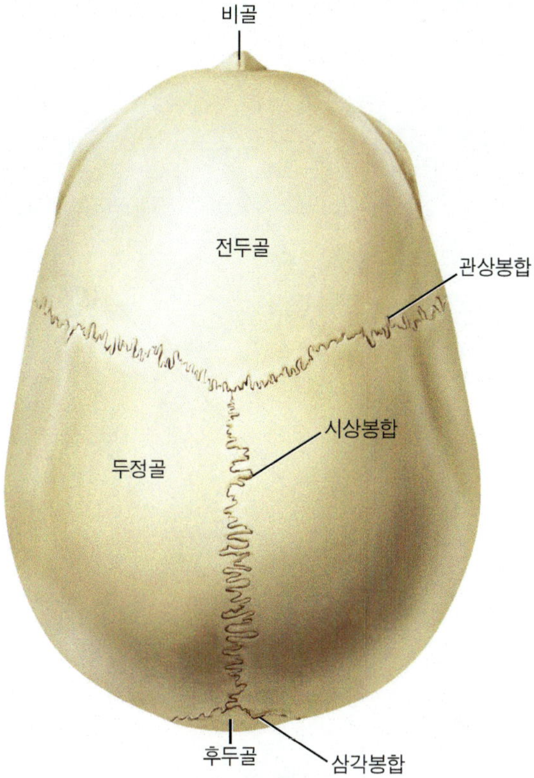

위에서 본 모습

(B)

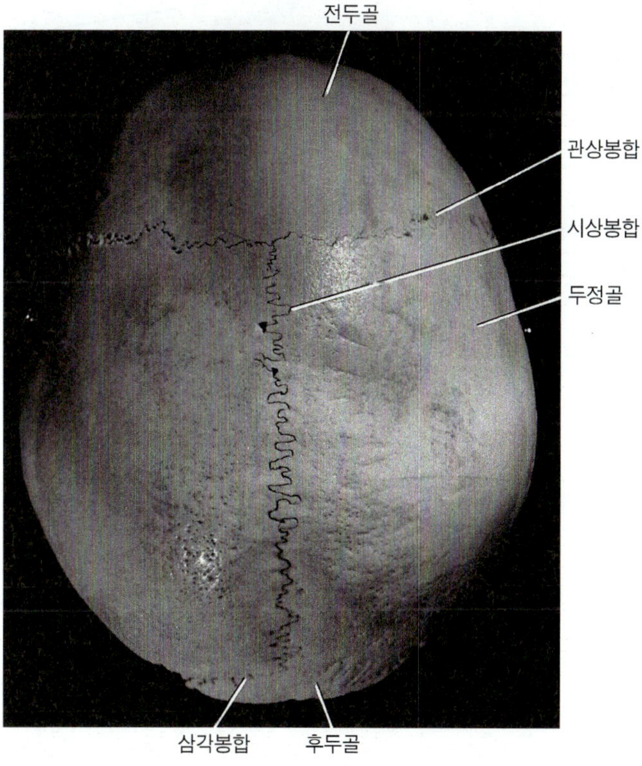

그림 6-7. (A) 두개골의 위쪽 모습. (B) 두개골의 위쪽 사진.

출처: Delmar/Cengage Learning

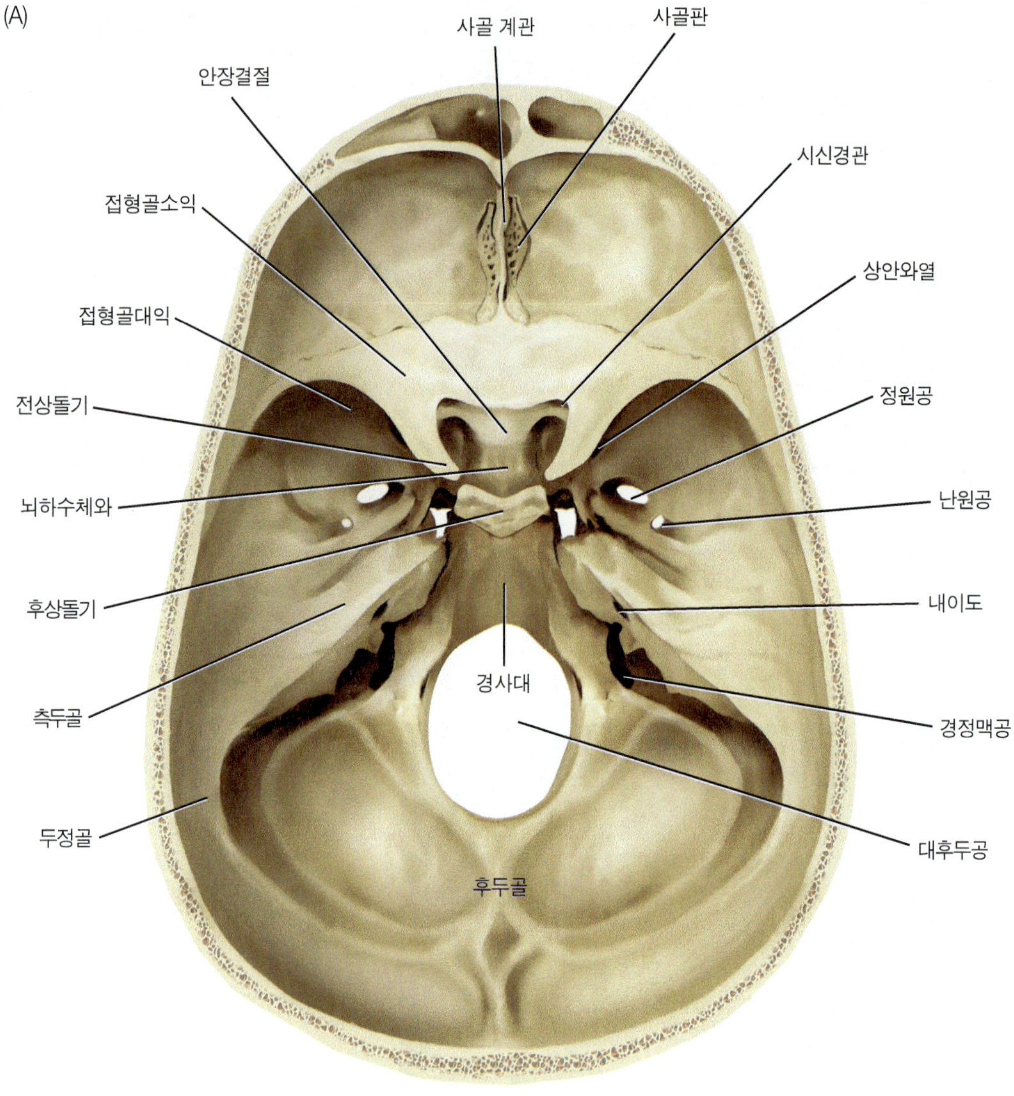

두개골의 안쪽 바닥

그림 6-8. (A) 두개골 바닥의 안쪽 모습. (계속)

출처: Delmar/Cengage Learning

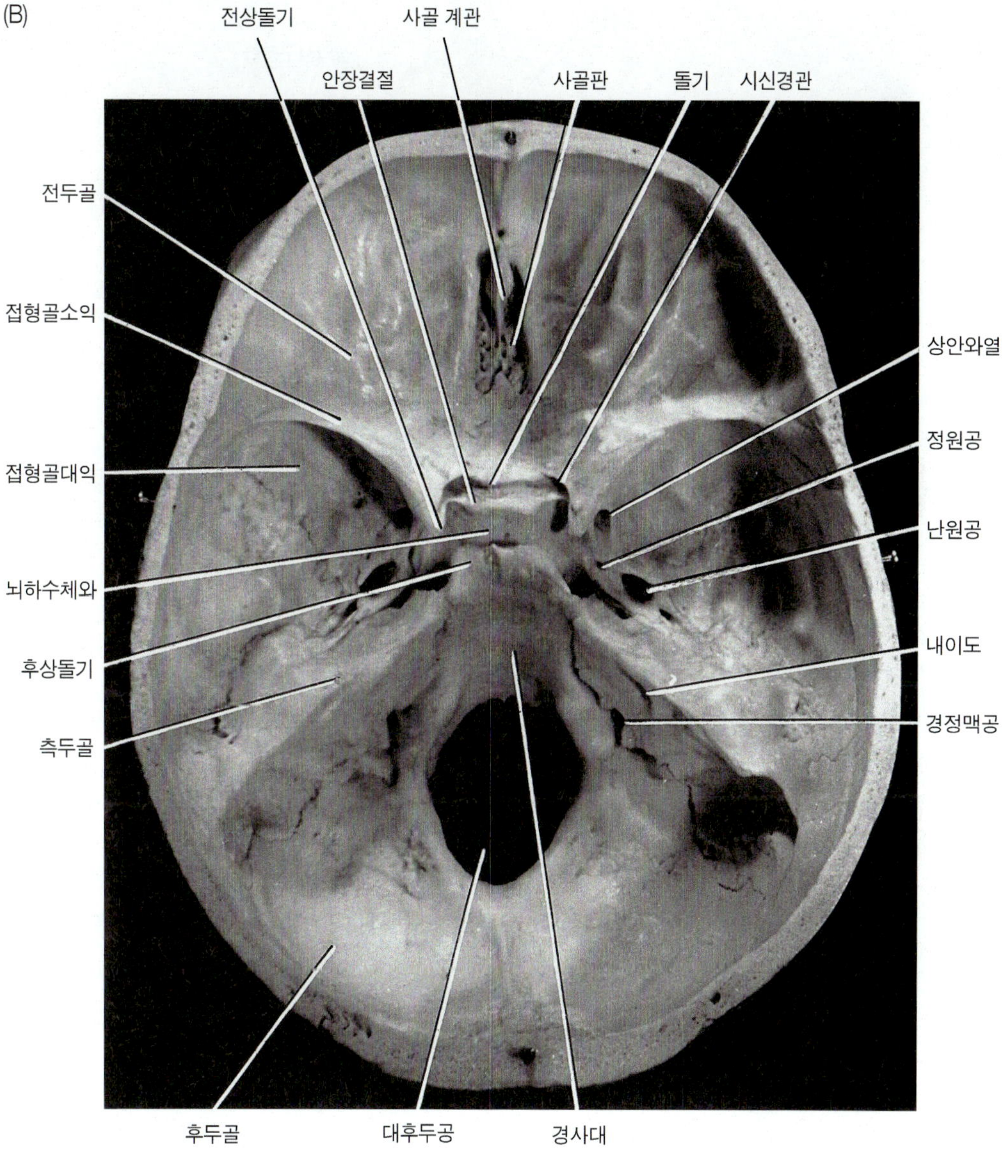

그림 6-8. (B) 두개골의 안쪽 사진.

출처: Delmar/Cengage Learning

(A)

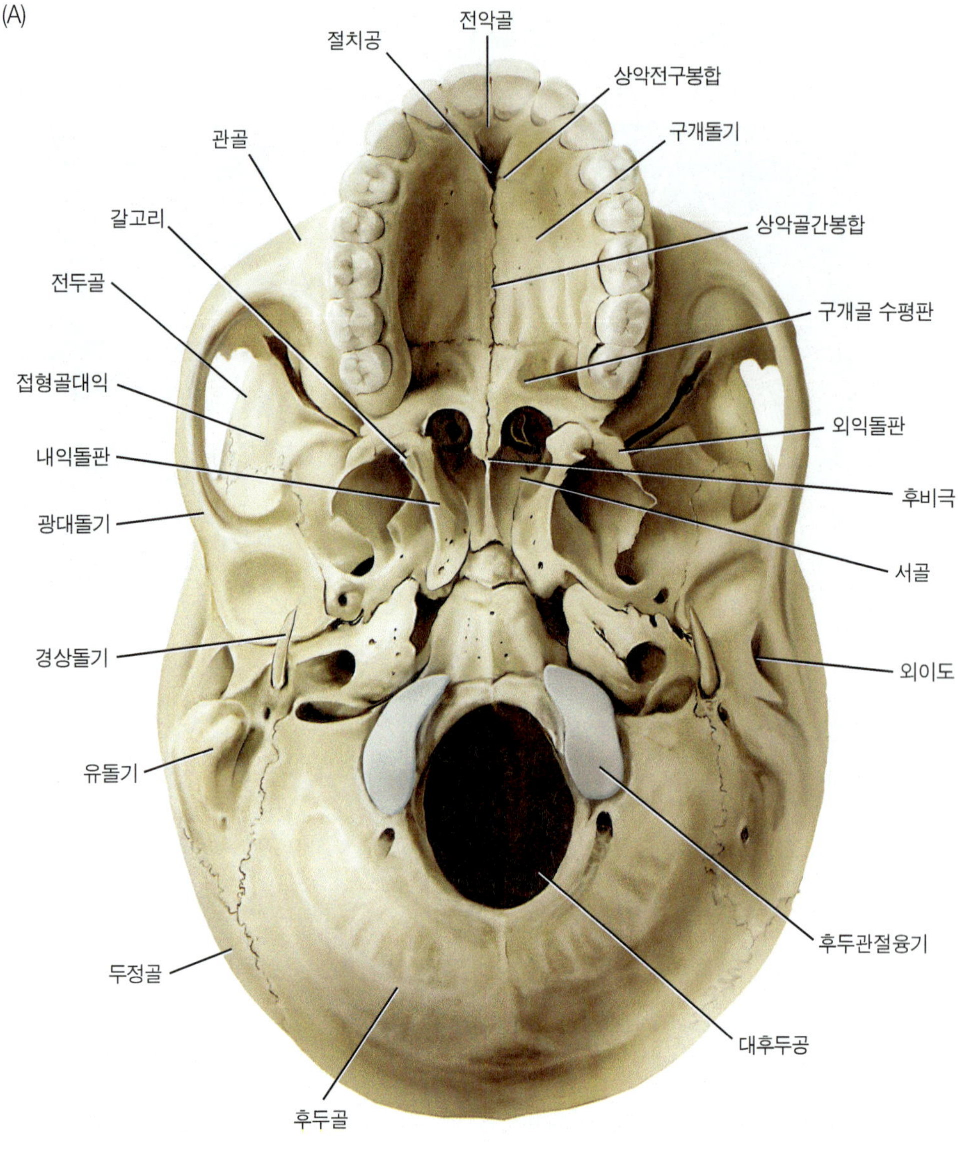

아래에서 본 모습

그림 6-9. (A) 두개골의 아래쪽 모습. (계속)

출처: Delmar/Cengage Learning

(B)

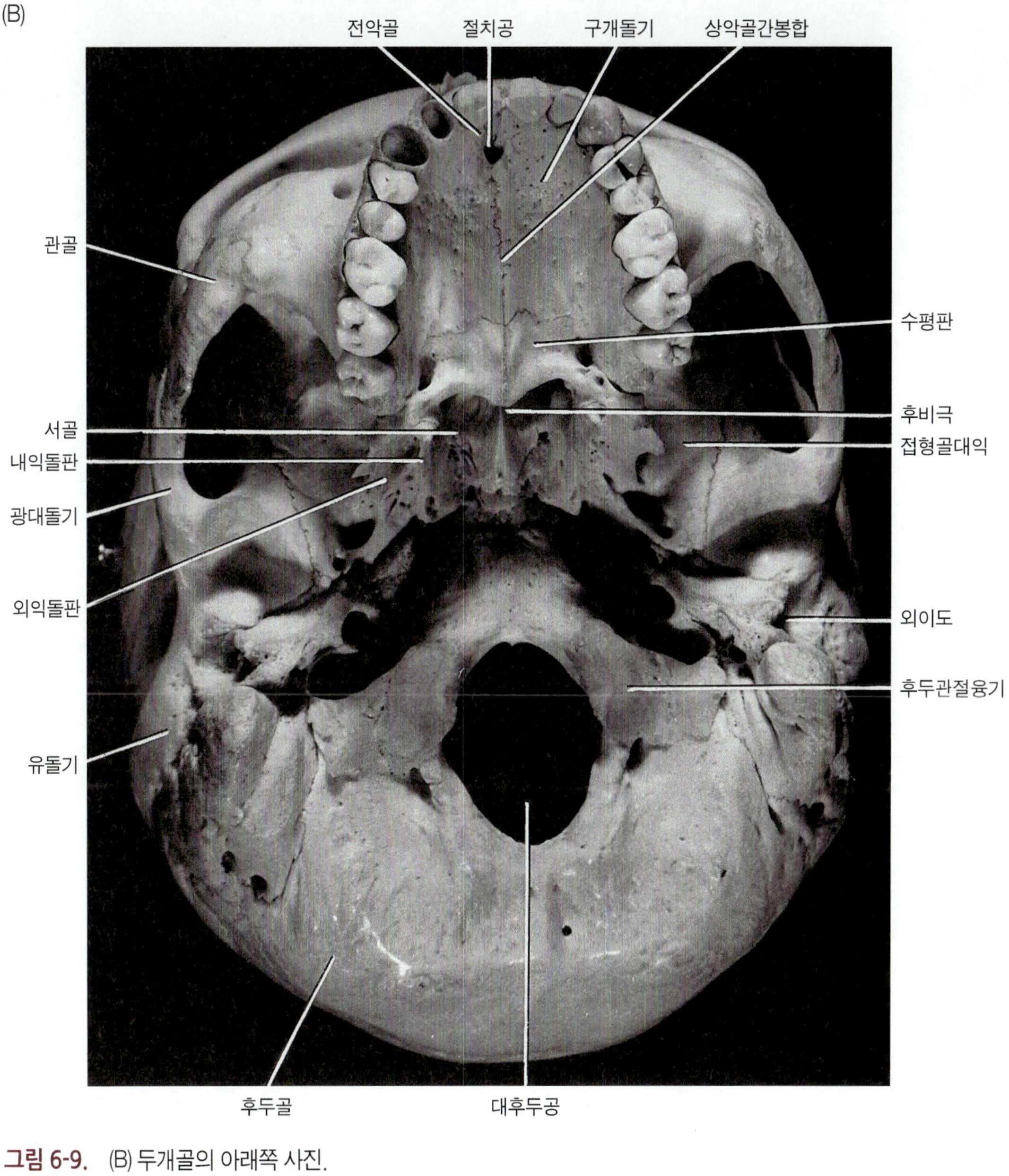

그림 6-9. (B) 두개골의 아래쪽 사진.

출처: Delmar/Cengage Learning

표 6-1. 안면골과 두개골.

안면골	두개골
하악골	사골
상악골	접형골
비골	전두골
구개골과 비갑개	두정골
서골	후두골
관골	측두골
누골	
설골	

※ 안면골과 두개골

안면골

- **하악골(아래턱뼈,** mandible)
- **상악골(위턱뼈,** maxillae)
- **비골(코뼈,** nasal bone)
- **구개골(입천장뼈,** palatine bone)**과 비갑개(코선반,** nasal conchae)
- **서골(보습뼈,** vomer)
- **관골(광대뼈,** zygomatic bone)
- **누골(눈물뼈,** lacrimal bone)
- **설골(목뿔뼈,** hyoid bone)

얼굴에는 여러분이 친숙해져야 하는 뼈가 아주 많다. 호흡계, 발성계와 마찬가지로 조음계의 지표가 되는 부위를 파악함으로써 조음에 관여하는 근육의 경로와 기능을 이해하는 데 도움이 될 것이다.

Anatesse Lesson

하악골

하악골(아래턱뼈, mandible)은 얼굴의 아래턱을 구성하는, 쌍을 이루지 않는 큰 뼈이다. 원래는 2개의 뼈였지만 출생 후 첫 생일을 맞이할 즈음에 중앙에서 융합된다. 그림 6-10에서 볼 수 있듯이 바깥면과 안쪽면 모두에서 중요한 여러 지표가 있다. 2개의 하악골이 융합된 지점을 **하악결합**(턱

턱끝(mental): 라틴어로 '턱(mentum)'

결합(symphysis): 그리스어로 '함께 자라는'

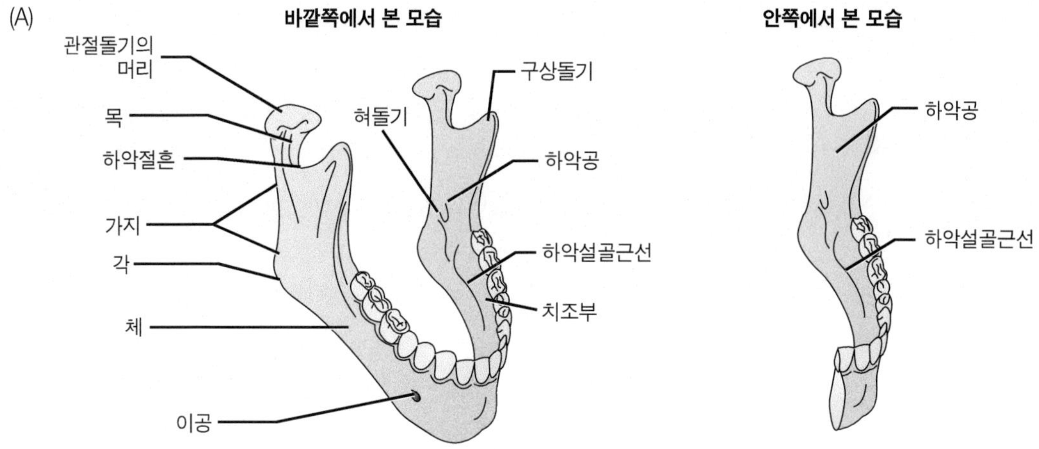

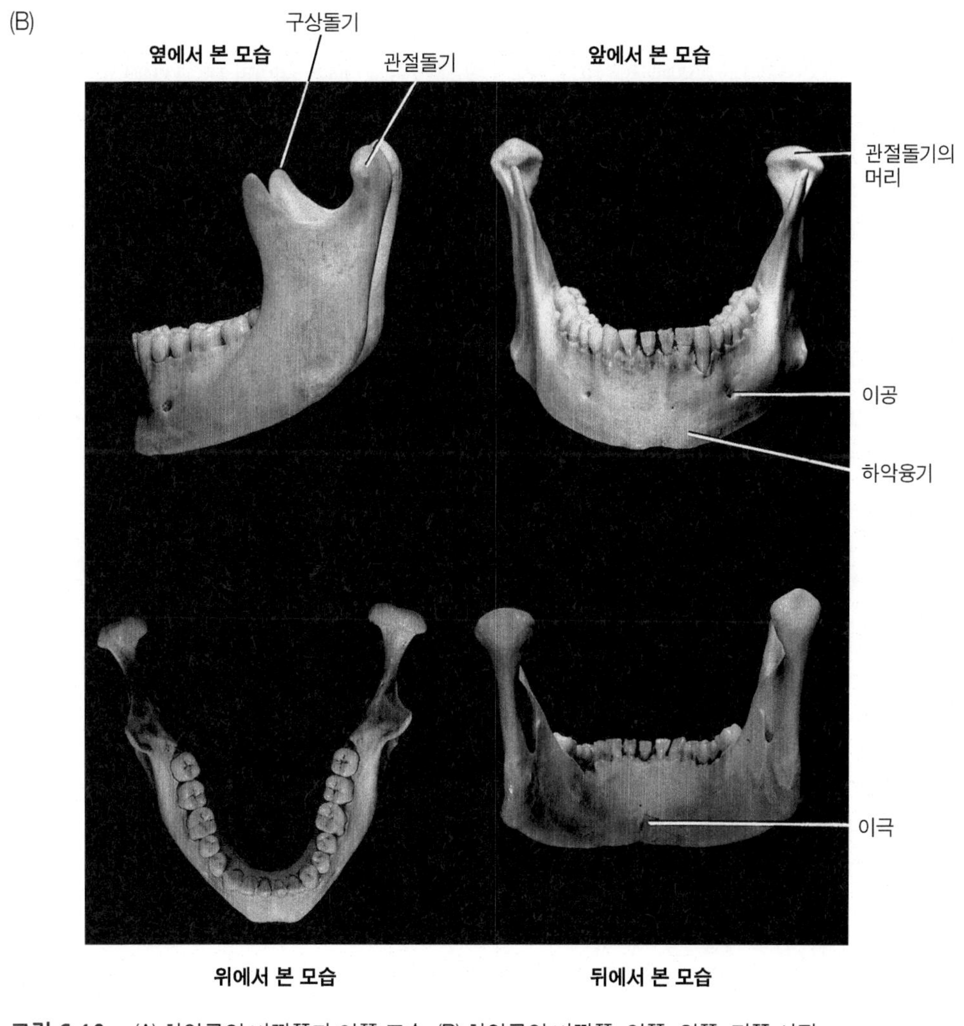

그림 6-10. (A) 하악골의 바깥쪽과 안쪽 모습. (B) 하악골의 바깥쪽, 앞쪽, 위쪽, 뒤쪽 사진.

출처: Delmar/Cengage Learning

융기(protuberance): 그리스어로 '전(pro) + 튀어나온(tuber)'

결절(tubercle): 라틴어로 '작은 부기(결절)(tuberculum)'

구멍(foramen): 라틴어로 '구멍'

가지(ramus): 라틴어로 '가지(분지)'

와(오목, fovea): 라틴어로 '구멍'

끝결합, symphysis mente, mental sysmphysis)이라고 하며, 이는 중앙의 **하악융기**(턱끝융기, mental protuberance)를 표시하고 1쌍의 **이결절**(턱끝결절, mental tubercle)을 분리한다. 이결절의 양 바깥에는 **이공**(턱끝구멍, mental foramen)이 있으며, 이 구멍으로 V번 뇌신경인 삼차신경(trigeminal nerve)의 이신경(턱끝신경, mental nerve)이 지나간다. 이 뼈 바깥의 뭉치 부위를 **하악체**[턱뼈몸통, corpus; 또는 턱뼈몸체(body)]라고 하며, 위쪽으로 각을 이루는 부위를 **하악각**(턱뼈각, angle)이라고 한다. 하악골의 위쪽 마름모판(rhomboidal plate)은 **하악지**(턱뼈가지, ramus)이다. **관절돌기**(condylar process)와 **구상돌기**(근육돌기, coronoid process)는 중요한 지표이며 **하악절흔**(아래턱뼈패임, mandibular notch)에 의해 나누어진다. 관절융기의 튀어나온 **머리**(head)는 두개골과 관절을 이루어 하악골이 회전할 수 있게 해 준다. 관절융기의 앞면에 있는 **익돌와**(날개오목, pterygoid fovea)는 외익돌근(가쪽날개근, lateral pterygoid muscle)이 부착하는 지점으로 나중에 설명할 것이다. 건강한 하악골에 위치한 치아는 하악골의 **치조궁**(이틀궁, alveolar arch) 윗면의 **치조**[작은 이틀, dental alveoli(sacs)] 내에 있다.

하악골의 안쪽면에는 중앙의 **상이극**(위턱끝가시, superior mental spine)과 **하이극**(아래턱끝가시, inferior mental spine)이 튀어나와 있고,

▩ 교합저지기의 사용

교합저지기(bite block)란 하악골을 안정화하는 데 사용하는 장치로 다른 조음기관을 평가하거나 운동시키는 데 사용된다. 교합저지기는 여러 형태, 크기, 질감으로 만들어지며 $1cm^2$의 아크릴 저지기에서부터 치아의 교합 인상(맞물림자국)을 나타내는 물질까지 다양하다. 보다 부드럽고 유연성이 있는 맞물림자국용 교합저지기는 지속적으로 사용할 수 있도록 표면이 매끄럽고, 특히 운동 조절 능력이 제한된 대상자가 사용하기에 좋다.

교합저지기는 조음을 하는 동안 하악골의 작용과 입술이나 혀의 작용의 차이를 구분할 수 없을 때 사용한다. 예를 들어 하악골을 가볍게 붙잡은 상태에서 /ta ta ta/를 반복적으로 말하는 동안, 주된 조음기관이 혀임에도 불구하고 하악골의 움직임을 느낄 수 있을 것이다. 만약 혀로 입천장을 밀도록 하는 것처럼 혀를 강화하는 활동을 시키고 싶다면, 교합저지기를 어금니 사이에 위치시키고 대상자가 혀로 설압자를 밀어 올리게 한다.

여기에서 언급한 바와 같이 대상자가 구강운동 활동을 실시하도록 하기 위해 여러분은 운동 발달에 대해서 깊이 있게 알아야 할 뿐만 아니라 조음기관의 해부와 생리에 대해 확실하게 이해해야 한다. 구강운동 치료는 근육의 불균형에 초점을 맞추므로 구강운동 활동을 부적절하게 사용하면 더 큰 문제를 초래할 수 있다. 이에 대한 보다 자세한 설명은 Langley와 Lombardino(1991)를 보기 바란다. ▩

▩ 하악골발육부전증과 소악증

선천성 **하악골발육부전증**(아래턱뼈형성저하증, mandibular hypoplasia)은 하악골이 부적절하게 발달한 상태를 말한다. 로빈증후군(Robin syndrome)과 같은 일부 특정 유전자에 의한 증후군은 이 질환을 항상 동반하는 반면, **소악증**(작은턱증, micrognathia)은 대개 알려진 질환 없이 발생할 수 있다. 하악과 상악 간의 어긋난 정렬은 하악 확장 수술을 통해 교정할 수 있다. 발달 시기에 소악증은 구개열(입천장갈림증)을 유발할 수 있다고 여겨진다. 하악이 혀를 위한 충분한 공간을 제공할 수 있을 정도로 적절하게 발달하지 않을 수 있고, 그 결과 혀가 상악골의 구개돌기가 확대되는 것을 방해할 수 있기 때문이다. ▩

바깥에는 근육이 부착하는 지점인 **하악설골근선**(턱목뿔근선, mylohyoid line)이 있다. **하악공**(턱뼈구멍, mandibular foramen)에는 V번 삼차신경의 아래치조신경(inferior alveolar nerve)이 지나가며, 이 신경은 치아와 잇몸의 감각을 담당한다.

상악골

쌍을 이루는 **상악골**[위턱뼈, maxillae(단수형은 maxilla)]은 위턱을 이루는 뼈이다. 이 뼈는 주의 깊게 살펴볼 필요가 있는데, **경구개**, 코, 위쪽 치조를 이루며, 입술이나 경구개의 파열과 연관이 있는 뼈이기 때문이다. 이 복잡한 뼈의 지표를 공부하기 위해서는 여러 돌기의 이름이 논리적으로 붙여진다는 것을 깨달을 필요가 있다. 예를 들어 상악골의 **전두돌기**(이마돌기, frontal process)는 **전두골**과 관절을 이루고 있다. 따라서 큰 구조물들의 이름을 먼저 파악함으로써 돌기와 부착하는 기관에 대한 학습이 용이하다.

> maxilla(상악골)는 maxillae의 단수형이다.

그림 6-11에는 상악골의 중요한 지표가 제시되어 있다. **전두돌기**는 이 뼈의 가장 위에 위치한 부위이다. 자신의 눈에 가까운 코 부위에 손가락을 대면 이 돌기를 촉진할 수 있다. 그리고 거기에서 눈 아래 중간 지점까지 손가락으로 따라 내려가면 **안와하연**(눈확아래모서리, infraorbital margin)이 있다. 안와돌기(눈확돌기, orbital process)는 안와 내로 뻗어 있어 안구를 지지한다. 손가락 바로 아래에는 **안와공**(눈확아래구멍, infraorbital foramen)이 있으며, 이는 V번 삼차신경의 상악신경(위턱신경, maxillary nerve)으로부터 나온 안와신경(눈확신경, infraorbital nerve)의 통로로서 아래 눈꺼풀, 윗입술, 비익(콧불, nasal alae)의 감각신경을 담당한다. 손가

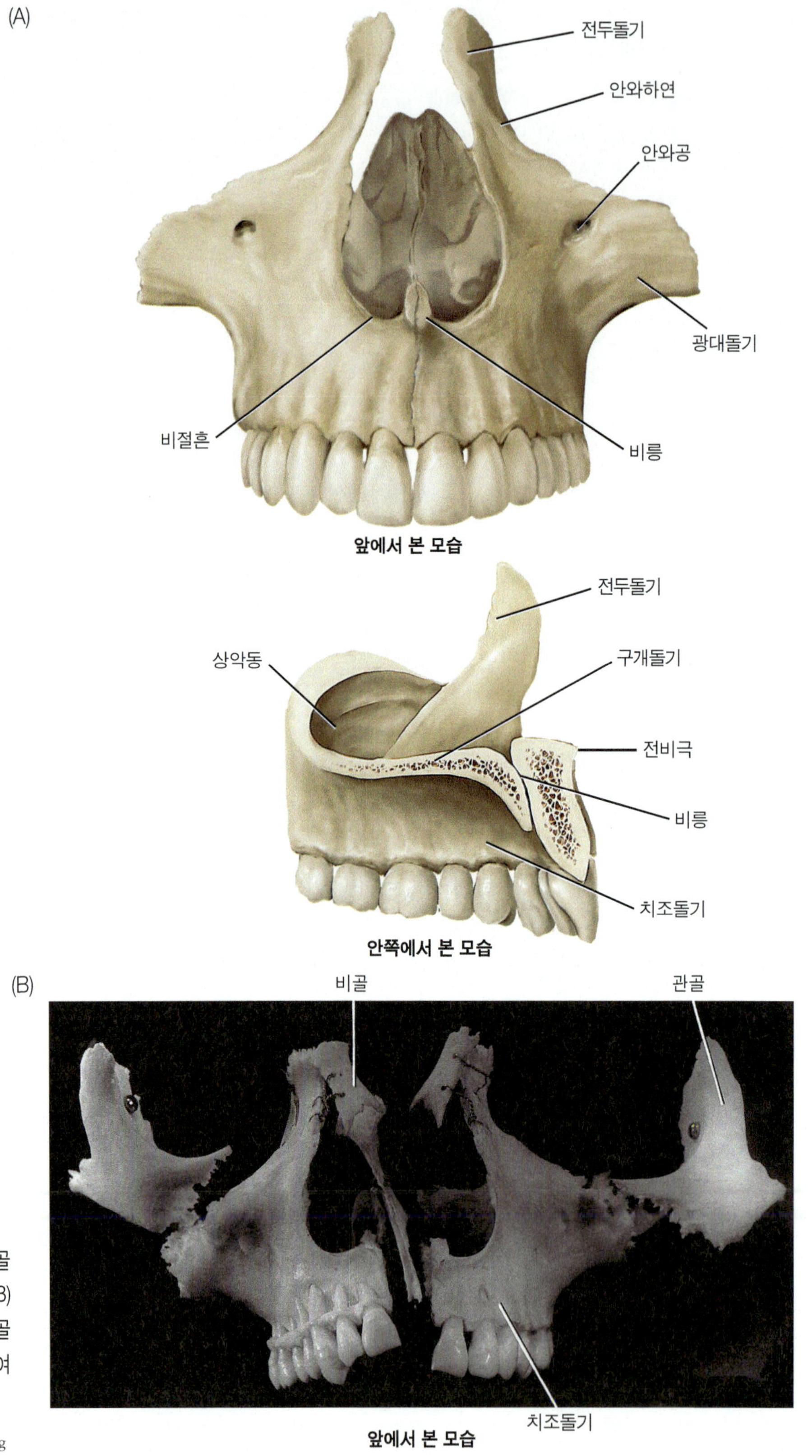

그림 6-11. (A) 상악골의 앞쪽과 안쪽 모습. (B) 상악골의 앞면으로 비골과 관골의 관계를 보여준다.

출처: Delmar/Cengage Learning

락의 바깥에는 상악골의 **관골돌기**(광대돌기, zygomatic process)가 있으며, 관골(광대뼈)과 관절을 이룬다.

가운데에는 **전비극**(앞코가시, anterior nasal spine)과 **비릉**(코능선, nasal crest)이 있고, 바깥으로는 **비절흔**(코패임, nasal notch)이 있다. 아래 치아를 지지하는 능선으로 **치조돌기**(이틀돌기, alveolar process)가 있으며, 이는 성인 상악골에 치아를 지지하는 치조(이틀, alveoli)를 포함한다. **견치융기**(송곳니두덩, canine eminence)와 **절치와**(앞니오목, incisive fossa) 사이 구간은 나중에 다룰 구순열(입술갈림증, cleft lip)에 중요하다.

안쪽면은 왼쪽과 오른쪽의 상악골 관절을 분리한 모습이다. 여기에서 **상악동**(위턱굴, maxillary sinus), **구개돌기**(입천장돌기, palatine process) 및 치조돌기의 안쪽 가장자리를 볼 수 있다.

그림 6-12는 상악골의 아래 모습을 보여 준다. 여기에서 상악골의 2개 구개돌기가 **상악골간봉합**[위턱뼈사이봉합, intermaxillary suture; **정중구개봉합**(median palatine suture)이라고도 함]에서 관절을 이루는 것을 볼 수 있다. 이 봉합은 경구개가 갈라지는 지점이다. 구개돌기는 경구개의 3/4을 구성하며, 나머지 1/4은 구개골의 수평판으로 구성된다. 이에 대해서는 나중에 설명할 것이다.

경구개의 앞면에 있는 **절치공**(앞니구멍, incisive foramen)은 코점막을 담당하는 비구개신경(코입천장신경, nasopalatine nerve)이 지나가는 통로이다. 절치공부터 치조돌기까지 앞쪽으로 **상악전구봉합**(앞위턱뼈봉합, premaxillary suture)을 따라가 보면 상악전구골(앞위턱뼈, premaxilla)의 가장자리를 발견할 수 있을 것이다. 상악전구골은 성인의 두개골에서는 발견하기 어렵지만 매우 중요하다. 상악전구봉합은 견치(송곳니)와 측절치(바깥앞니)를 말끔하게 나눈다. 구순열(입술갈림증, cleft lip)은 이 지점에서 빌생하고 입술, 치조골 및 상악전구봉합의 일부를 포함할 수 있다. 구순열은 일측성 또는 양측성으로 발생하지만 거의 모든 경우에 이 봉합 지점에서 발생한다(매우 드물게 중간선 구순열도 있다).

견치(canine): 라틴어로 '개와 관련된 송곳니(caninus)'

와(fossa): 라틴어로 '고랑 또는 깊은 주름'

동(sinus): 라틴어로 '구부러진 또는 쑥 들어간'

봉합(suture): 라틴어로 '봉합(sutura)'; 두개골을 연결하는 섬유성 연합

비골

비골(코뼈, nasal bone)은 작은 뼈로 코의 윗면을 형성한다. **그림 6-4**에서 볼 수 있듯이 비골은 위로 전두골, 바깥쪽으로 상악 그리고 사골의 수평판, 비중격연골과 관절을 이루고 있으며, 이에 관해서는 나중에 설명할 것이다.

(A)

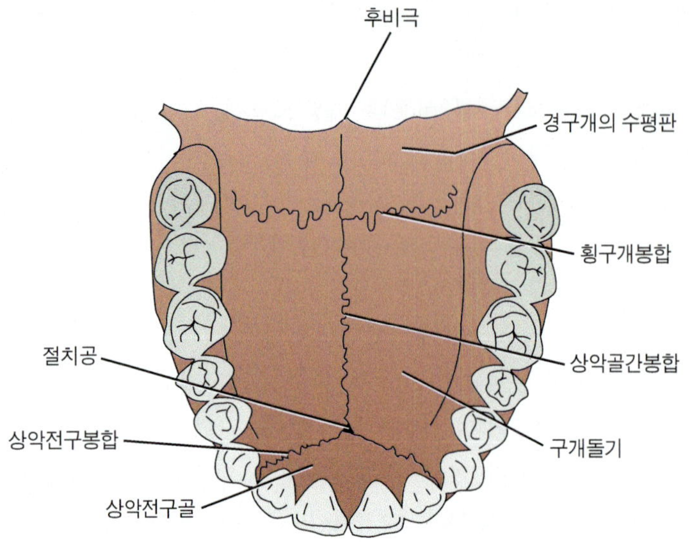

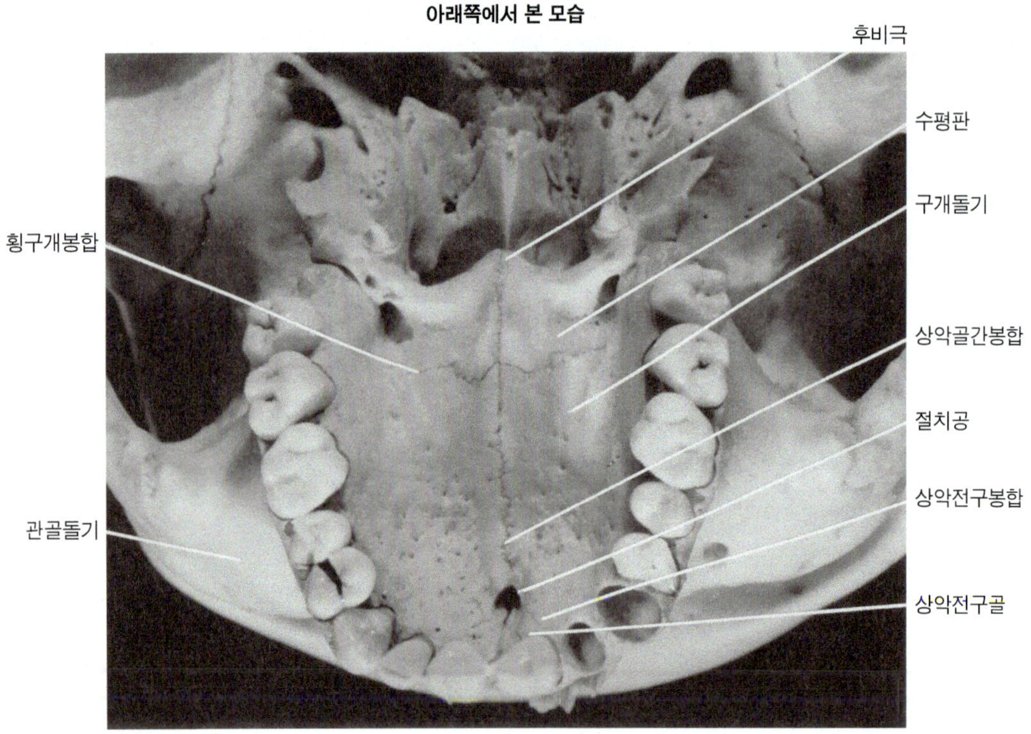

그림 6-12. (A) 경구개의 아래쪽 그림과 사진. (계속)

출처: Delmar/Cengage Learning

(B)

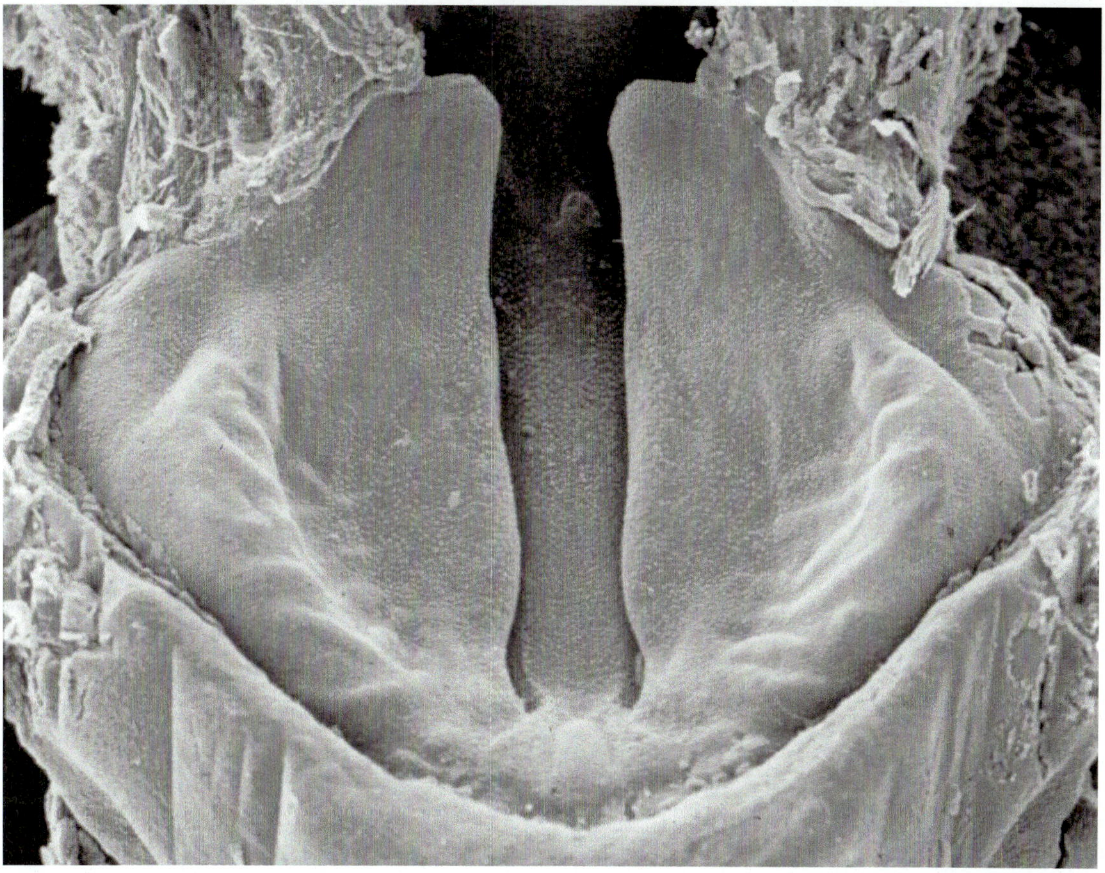

그림 6-12. (B) 인위적으로 만든 쥐의 구개열.

출처: Delmar/Cengage Learning

구개골과 비갑개

경구개의 뒤 1/4은 구개골의 수평판으로 구성되어 있다는 사실을 기억할 것이다. 이제부터 작지만 복잡한 뼈에 대해 살펴보자(**그림 6-13**).

앞에서 보면 상악골이라 정의되며, 비강을 울려 주고 관절을 이루는 구개골을 볼 수 있다. **후비극**(뒤코가시, posterior nasal spine)과 **비릉**(코능선, nasal crest)은 전비극과 상악골의 비능선과 가운데에서 연결되지만 **수평판**(horizontal plate)은 상악골의 구개돌기와 평행을 이룬다. 옆에서 보면 코안의 뒷벽을 이루는 **수직판**(perpendicular plate)을 볼 수 있다. **안와돌기**(눈확돌기, orbital process)는 안와의 작은 부분을 구성한다.

하비갑개(아래코선반, inferior nasal concha, inferior turbinates)는 작고, 소용돌이 모양의 뼈로 코안의 측면에 위치해 있다(**그림 6-4**). 작지만 중요

나선 모양의(turbinate): 라틴어로 '빙빙 돌다(turbo)'

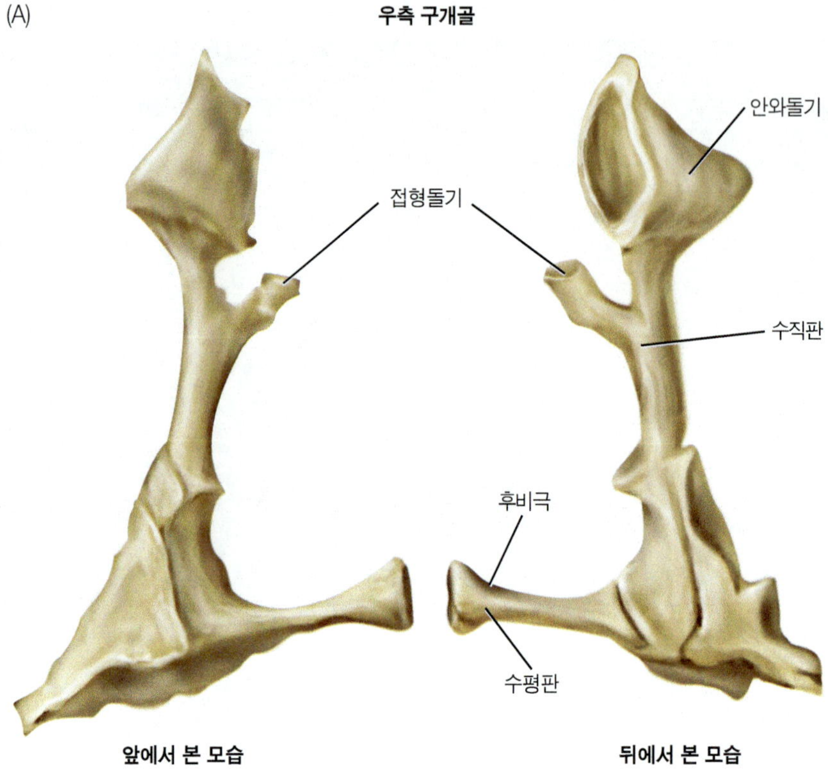

그림 6-13. (A) 구개골의 앞쪽과 뒤쪽 모습. (계속)

출처: Delmar/Cengage Learning

비내시경

비내시경(nasoendoscopy)은 섬유광학을 이용한 영상 기법이다. 내시경은 길고 유연하거나 단단한 관찰용 기구로서 맨눈으로 관찰할 수 없는 공간이나 내부를 통과한다. 비내시경은 굴곡내시경(flexible endoscopy)을 코안에 넣어 보통 하비갑개 아래를 지나지만, 때로는 중비갑개와 상비갑개 사이를 지나기도 한다. 이 내시경의 장점은 열린 상태의 구개인두 입구를 지나 후두의 구조를 볼 수 있게 조작할 수 있다는 것이다. 만약 내시경을 폐나 기관지를 살펴보기 위해 사용한다면 **기관지경**(bronchoscopy)이라고 한다.

굴곡내시경은 이비인후과 전문의와 함께 일하거나 병원에서 일하는 언어치료사에게는 매우 중요한 도구 중의 하나이다. 이 기구는 코, 입, 후두 및 인두강의 구조를 살펴볼 뿐만 아니라 삼킴 기능을 살펴보는 데도 사용될 수 있다. 이 내시경은 코안을 통과하는데, 일반적으로 하비갑개 위를 지난다. 최근에는 방사선 시술과 결합하여 비디오 투시 연하조영검사(modified barium swallow)를 실시한다. 이 시술은 환자를 방사선에 노출시키지 않는다는 이점이 있다. 즉 과도한 방사선 노출로 인한 조직의 손상 없이 치료사가 구조물을 오랜 시간 동안 살펴볼 수 있다.

(B) **앞에서 본 모습**

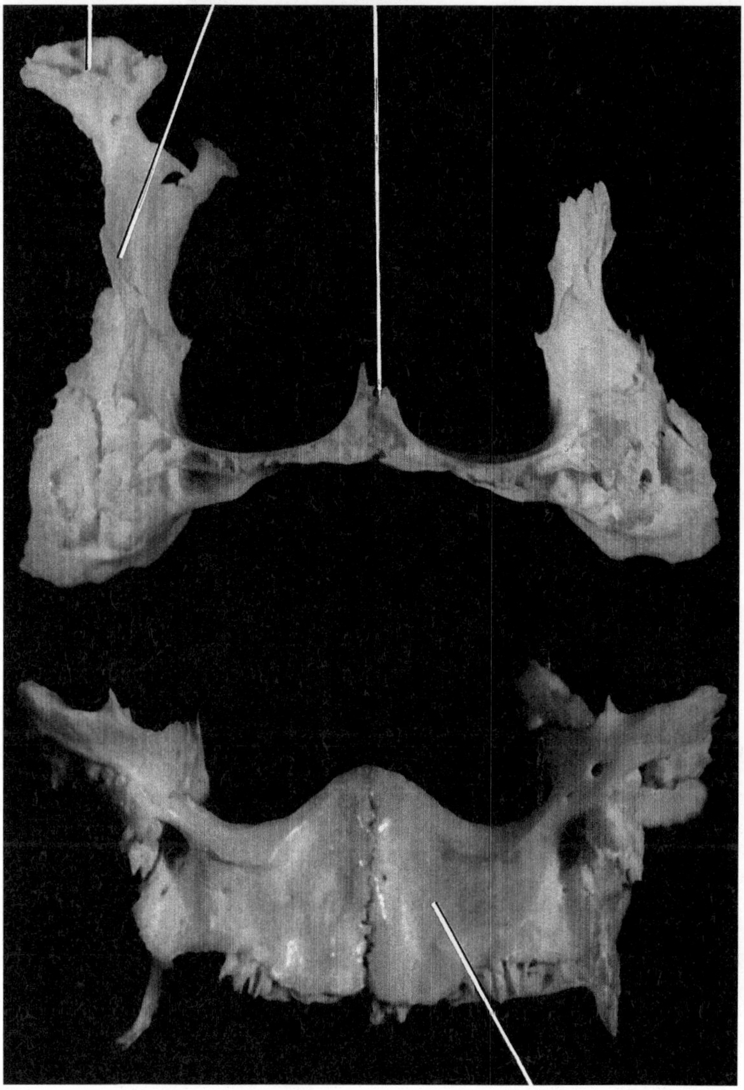

아래에서 본 모습

그림 6-13. (B) 앞부터 아래까지 구개골 간의 맞물림. 왼쪽 수직판은 완전한 모습이 아니다. (계속)

출처: Delmar/Cengage Learning

한 이 뼈들은 상악골, 구개골, 사골과 관절을 이룬다. 사골의 돌기인 **중비갑개**(중간코선반, middle nasal conchae)와 **상비갑개**(위코선반, superior nasal conchae)는 하비갑개 위에 위치해 있으며 모든 비갑개는 포유동물에서 중요한 기능을 한다. 비갑개를 덮고 있는 점막층은 코에서 가장 두꺼운 층이며 혈관 공급이 풍부하다. 비갑개 위로 공기가 지나가면서 하부 호흡기의 부드러운 조직에 도달하기 전에 따뜻하게 가습이 된다. 비갑개의

(C)

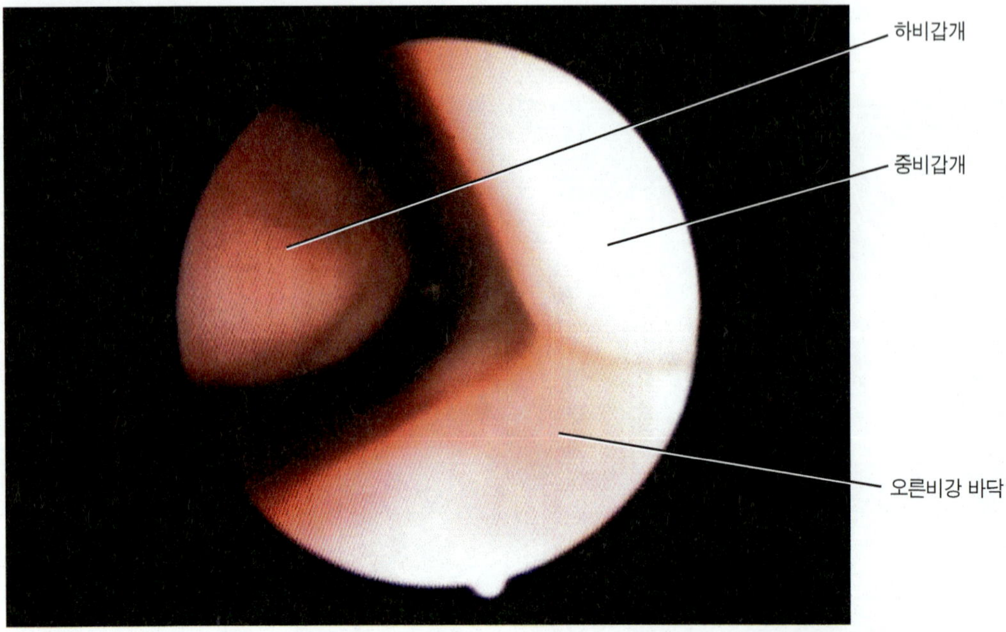

(D)

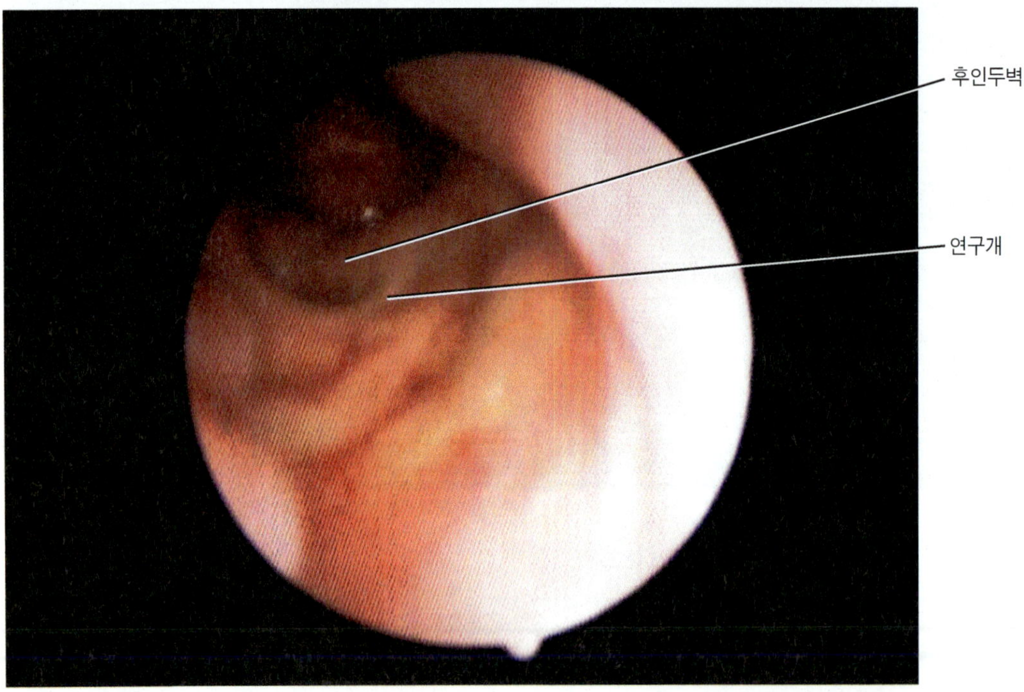

그림 6-13. (C) 비강내시경으로 본 오른콧구멍의 입구 모습으로 비강의 안쪽 벽에서 솟아 돌출된 하비갑개를 보여 준다. (D) 오른콧구멍을 통해 비강내시경으로 본 비인두 모습으로 연구개 덮개의 윗면과 뒤인두벽을 보여 준다. (계속)

출처: Delmar/Cengage Learning

(E)

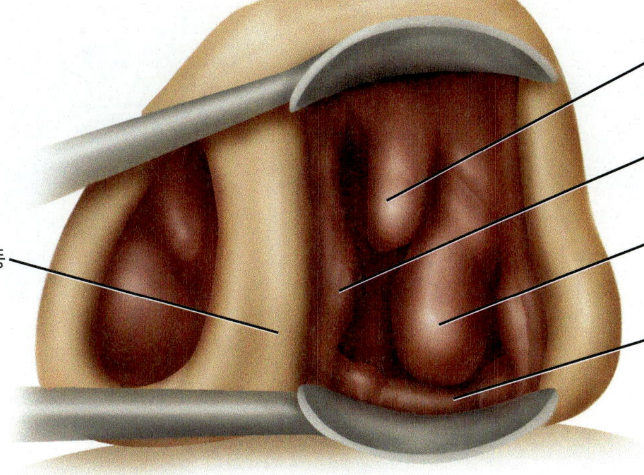

벌리개로 본 모습

그림 6-13. (E) 벌리개를 사용하여 왼콧구멍을 벌린 상태에서 들여다본 모습으로 하비갑개와 중비갑개를 보여 준다.

출처: Delmar/Cengage Learning

모양으로 인해 표면적이 크게 증대되어 열의 교환이 빠르게 일어난다.

서골

서골(보습뼈, vomer; **그림 6-14**)은 쌍을 이루지 않고 아래와 뒤 2개의 비강 사이를 나누는 판(**그림 6-15**)인 **비중격**(코사이막, nasal septum)을 이루는 가운데 뼈이다. 서골은 칼날 또는 쟁기날처럼 생겼으며 끝이 앞을 향한다. **접형골문**(나비뼈부리, rostrum of sphenoid) 및 사골의 수직판과 뒤-위모서리에서 관절을 이루고, 상악골 및 구개골과는 아래 모서리에서 관절을 이룬다. **서골익**(보습뼈날개, ala of vomer)의 뒷부분은 코안의 가운데 끝 지점이다. **그림 6-15**에서 볼 수 있듯이 뼈로 구성된 비중격은 서골과 사골의 수직판 두 가지 요소로 구성된다. 이와 함께 가운데 **중격연골**(septal cartilage)이 더해져서 완전한 비중격을 형성한다.

중격(septum): 라틴어로 '칸막이'

부리(rostrum): 라틴어로 '부리 또는 부리 모양'

익(ala): 라틴어로 '날개'

관골

관골(zygomatic bone)은 광대뼈로 알려진 돌출형 구조이다. **그림 6-16**에서 알 수 있듯이 관골은 상악골, 전두골, 측두골과 관절을 이루며[접형골과는 관절을 이루지 않는다] 바깥안구를 구성한다. 다행히도 관골의 기준점은 감각적으로 알 수 있다.

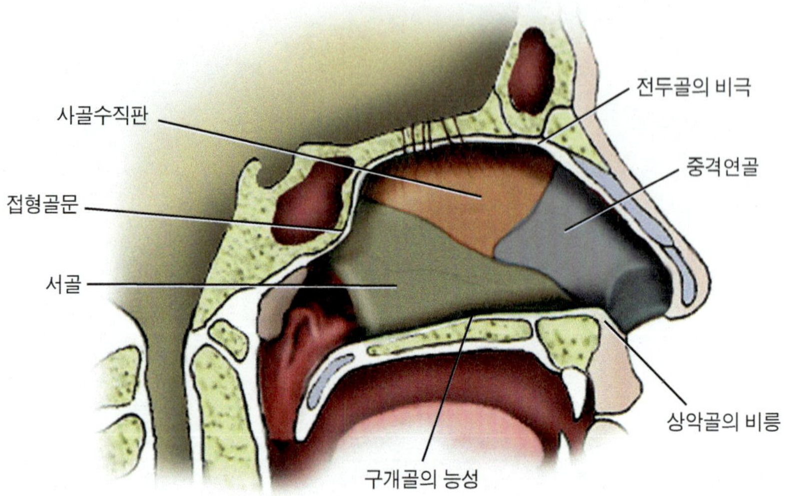

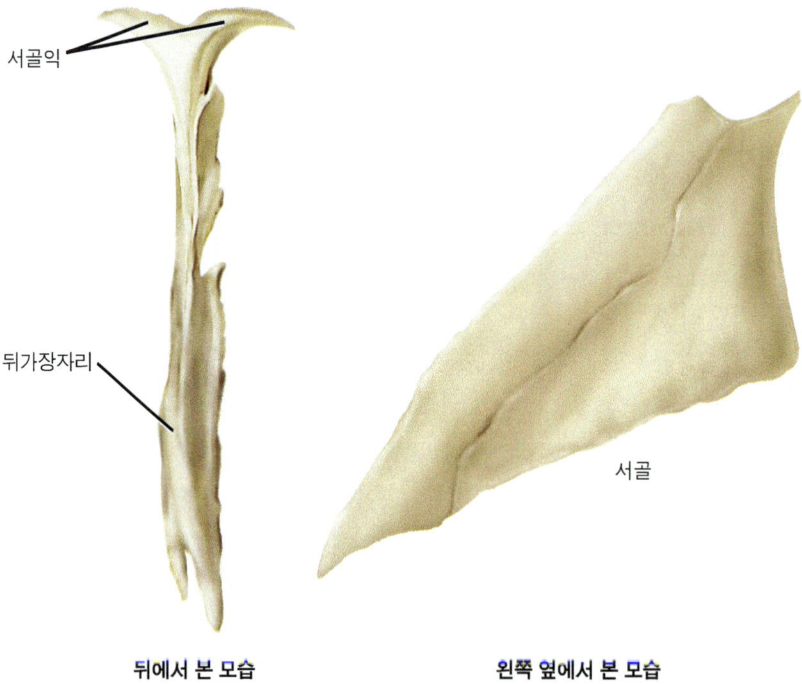

그림 6-14. 서골의 옆모습.

출처: Delmar/Cengage Learning

(A)

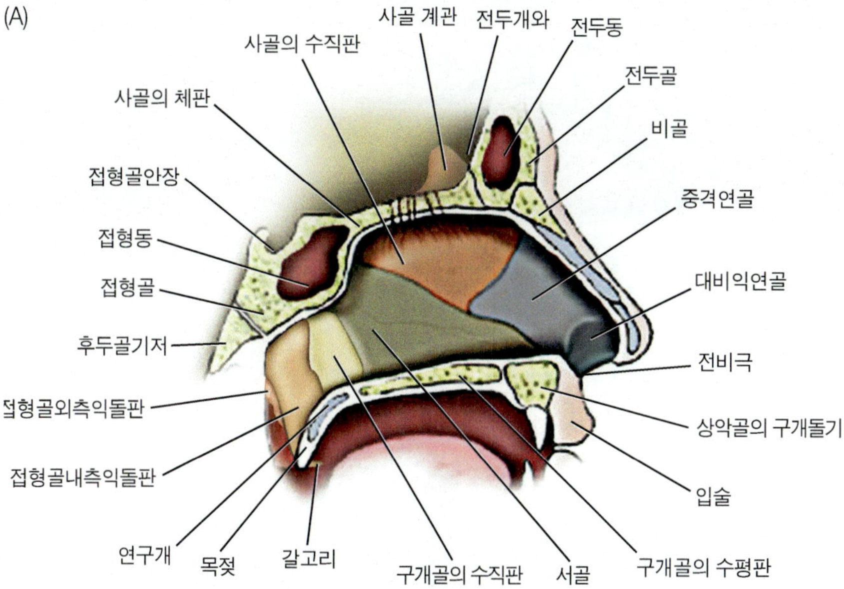

(B)

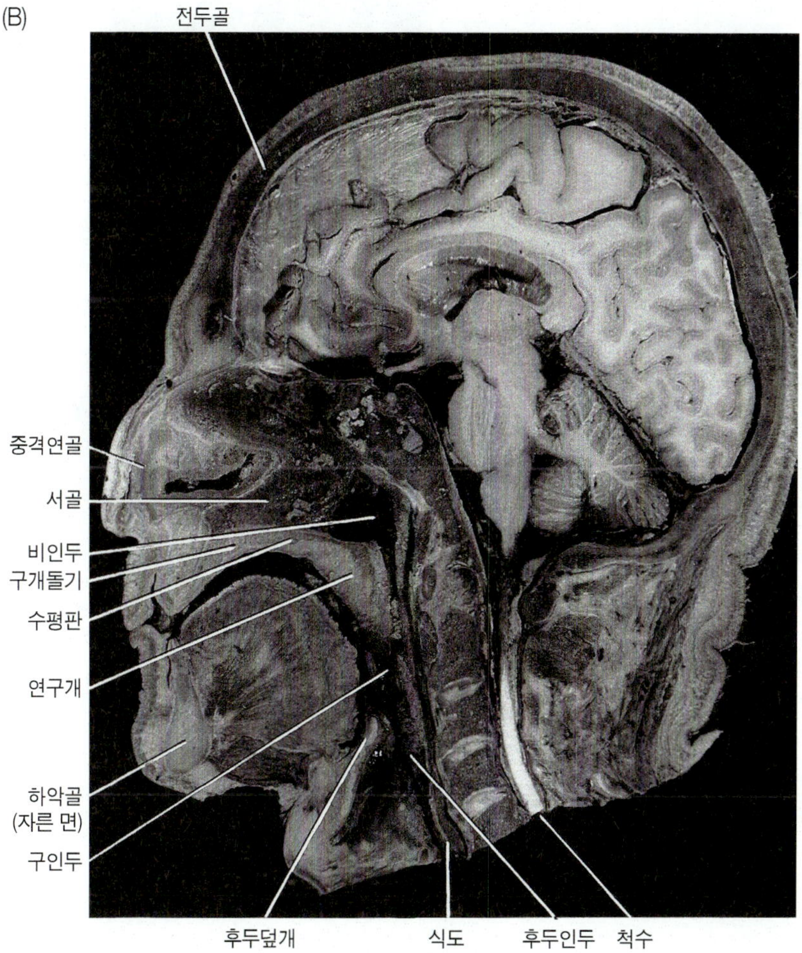

그림 6-15. (A) 비중격의 가운데 모습. 중격은 사골수직판, 서골 및 중격연골로 구성된다. (B) 비중격을 통과한 시상단면. (계속)

출처: Delmar/Cengage Learning

(C)

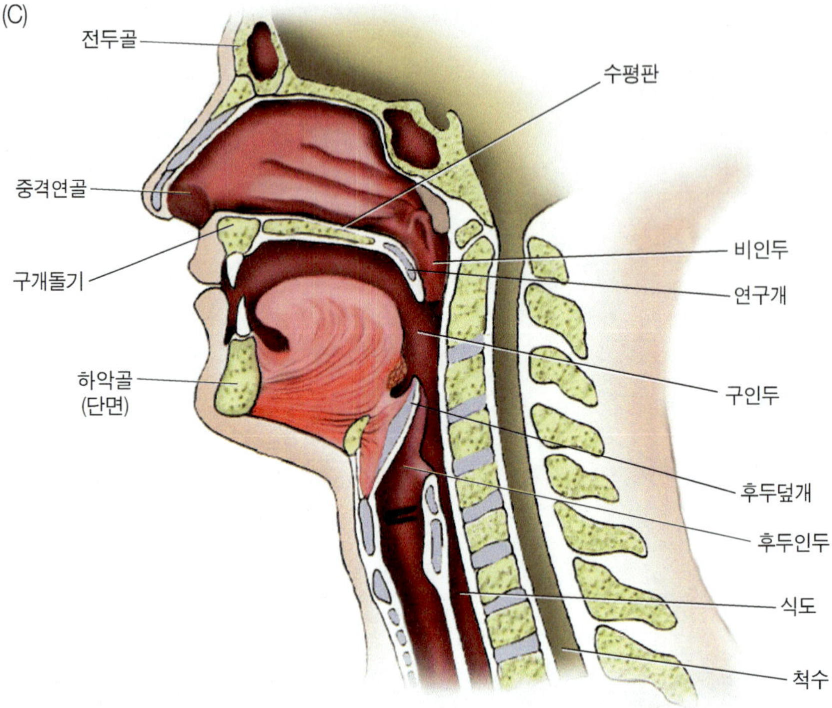

그림 6-15. (C) 비중격을 통과한 시상단면. (계속)

출처: Delmar/Cengage Learning

구순열과 구개열

구순열(입술갈림증, cleft lip)과 구개열(입천장갈림증, cleft palate)은 초기 발달 단계에서 발생한다. 구순열은 상악전구봉합을 따라 일측성 혹은 양측성으로 발생한다. 구순열은 대부분이 한가운데에 생기지 않지만 연조직(물렁조직)이 관여하거나 상악골에서 절치공까지 파열을 동반할 수 있다. 구개열은 경구개와 연구개 모두에 발생할 수 있다.

구순열은 발달 단계에서 배아기 때 얼굴과 입술 조직이 결합되지 못한 결과로 발생한다. 조직들이 이동하고 정상적으로 발달하는 것 같지만 어떠한 이유로 인해 중앙의 코, 상악골, 외측비돌기가 융합하지 못하거나 융합이 붕괴된 경우이다. 구개열은 기계적인 간섭에 의해 발생한다. 7주의 배아기 이전에 상악골의 구개돌기가 혀 옆을 따라 자리를 잡고 혀는 이 돌기를 분리시킨다. 구강과 하악이 자라남에 따라 혀는 이 돌기로부터 아래쪽으로 멀어지고 이 돌기들은 확장하면서 중간 지점에서 만나 융합한다. 만약 어떠한 이유(예를 들어 소하악증)로 혀의 이동을 막을 경우 구개돌기가 적절한 시기에 만날 수 있도록 이동하지 못한다. 머리가 빠르게 자라면서 정상적인 구개가 형성될 수 있는 시기를 상실하게 되는 것이다.

(D)

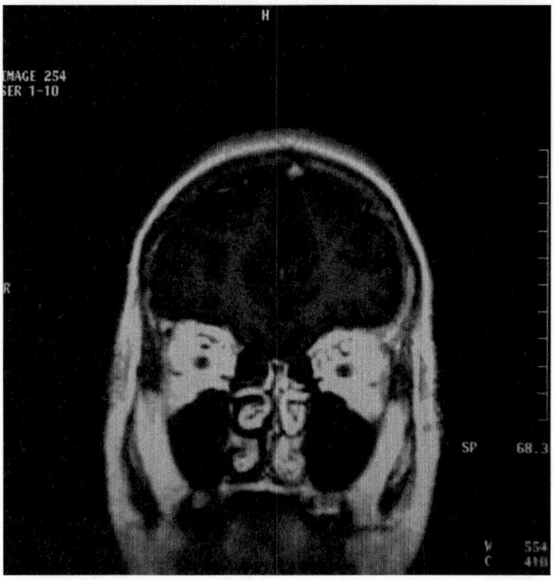

(E)

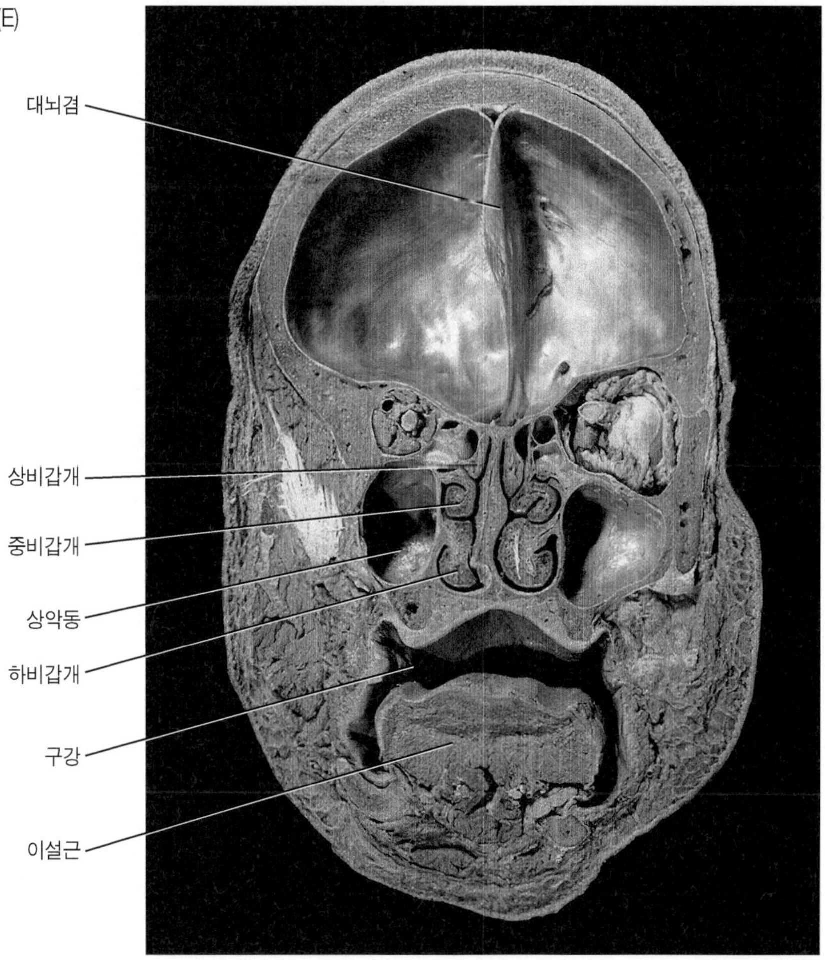

그림 6-15. (D) 전두골 자기공명영상에서 관찰된 편위된 비중격과 비대해진 비점막과 비갑개. (E) 전두골 단면에서 관찰된 상악동, 비강 및 구강 조음기관의 관계.

출처: Delmar/Cengage Learning

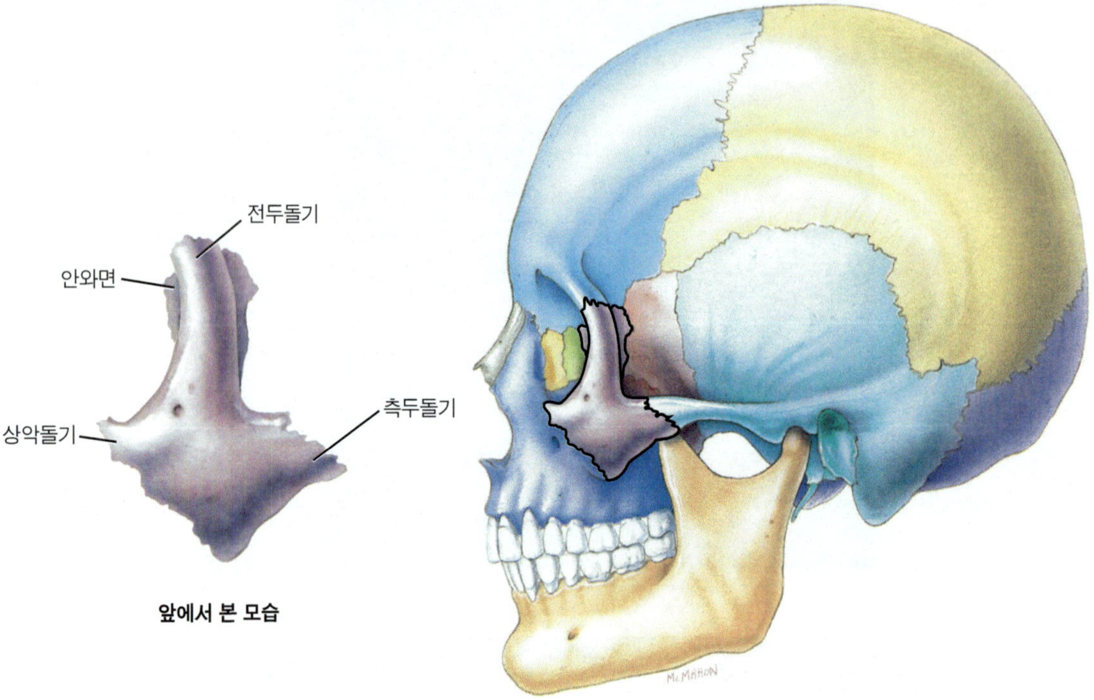

그림 6-16. 관골의 앞모습.

출처: Delmar/Cengage Learning

안와(orbital): 라틴어로 '궤도(orbita)'

안와면(눈확모서리, orbital margin)의 바닥은 **상악돌기**(위턱돌기, maxillary process)인데, 이는 관골과 상악골이 관절을 이루는 지점이다. 측면에서 보이는 **측두돌기**(관자돌기, temporal process)는 뒤로 튀어나오면서 **관골궁**(광대활, zygomatic arch)의 절반을 이룬다. (관골궁은 관골의 측두돌기와 측두골의 광대돌기로 이루어진다.) **전두돌기**(이마돌기, frontal process)는 전두골 및 접형골과 관절을 형성한다.

누골

누(lacrimal): 라틴어로 '눈물(lacrima)'

작은 **누골**(눈물뼈, lacrimal bone)은 정상 두개골 속에 거의 숨어 들어 있다. 이는 상악골, 전두골, 비골, 하비갑개와 관절을 이룬다. 그리고 바깥 코벽의 일부와 가운데 안와의 일부를 구성한다.

설골

설골(목뿔뼈, hyoid bone)은 4장과 5장에서 다루었지만 이 장에도 당연히 해당된다. 이 장에서 다시 살펴봄으로써 발성계와 조음계 사이의 관계를 다시금 생각해 보아야 할 것이다.

두개골을 이루는 뼈

- **사골(벌집뼈, ethmoid)**
- **접형골(나비뼈, sphenoid)**
- **전두골(이마뼈, frontal)**
- **두정골(마루뼈, parietal)**
- **후두골(뒤통수뼈, occipital)**
- **측두골(관자뼈, temporal)**

두개골을 구성하는 뼈에는 두개강(머리안, cranial cavity)을 형성하는 뼈도 포함한다.

사골

사골(벌집뼈, ethmoid bone)은 복잡하고 미세한 구조물로 머리, 코, 안와 공간에서 보인다. 두개골과 안면골이 사과라면 사골은 사과씨와 같은 중심부에 해당한다(그림 6-17).

앞에서 살펴보면 윗면은 두개강 내로 튀어나온 **계관**(볏돌기, crista galli)로 이루어져 있다. 아래로 튀어나온 **수직판**은 비중격 상부를 이루며, 수직판 옆으로는 **중비갑개**(중간코선반, middle nasal conchae)와 **상비갑개**(위코선반, superior nasal conchae)가 있다. 수직판의 양 옆과 수직으로 **벌집체판**(cribriform plate)이 있다. 벌집체판은 코와 두개강을 분리하고 후각신경이 두개강 안으로 들어갈 때 통로가 된다. 측면의 **안와판**(눈확판, orbital plate)은 전두골, 누골, 상악골과 관절을 이루며 가운데 안와를 형성한다.

사골(ethmoid): 그리스어로 '체(ethmos) + 같은(eidos)'

능선(crista): 라틴어로 '능선'

갑개(conchae): 그리스어로 '껍데기(konche)'

벌집체(cribriform): 라틴어로 '체(cribum) + 형태(forma)'

접형골

접형골(나비뼈, sphenoid bone)은 사골보다 훨씬 더 복잡하다. 그림 6-18은 접형골이 두개골 구조를 형성하는 데 매우 중요한 역할을 담당하고 있는 것을 보여 준다. 접형골은 몸통과 대익, 소익, 익돌기와 같은 3쌍의 돌기로 구성된다. 또한 접형골은 여러 신경과 혈관이 지나가는 수많은 구멍을 포함한다.

접형(나비, sphenoid): 그리스어로 '쐐기(spheno) + 같은(eidos)'

접형골을 위에서 내려다보면 가운데에 주로 **하수체와**[뇌하수체오목,

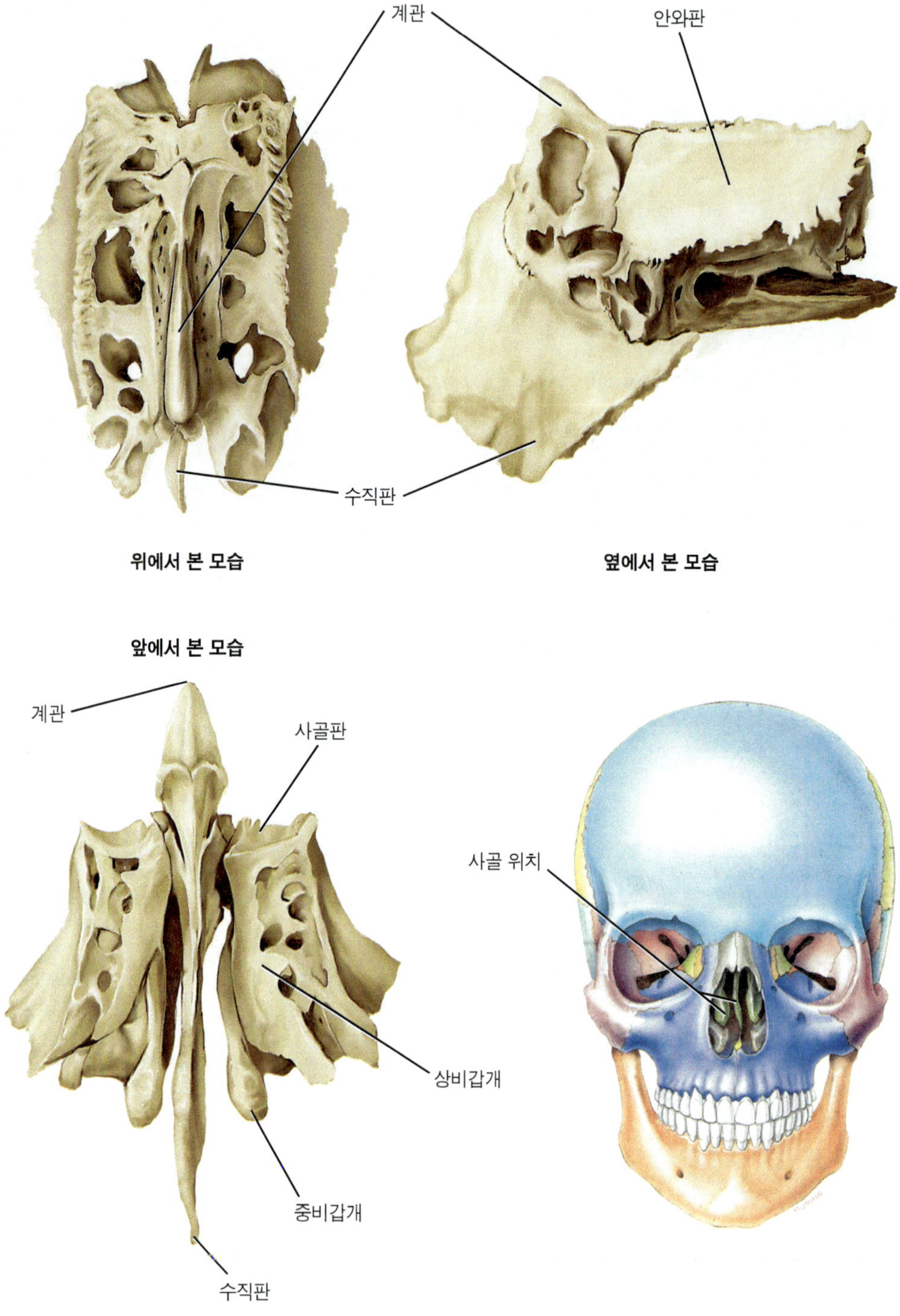

그림 6-17. 사골.

출처: Delmar/Cengage Learning

hypophyseal fossa(sella turcica 또는 pituitary fossa라고도 함)]로 이루어진 **몸통**(corpus)이 있는데, 이는 생존 시에 뇌하수체를 보유하고 있던 흔적이다. 뇌하수체는 시상하부로부터 아래로 돌출되어 있으며 시각신경이 십자형으로 교차하는 지점인 **교차점**(chiasma)에 있다. 하수체와의 앞부분은 **안장결절**(tuberculum sellae)이고 뒷부분은 **안장등**(dorsum sellae)이다. **전상돌기**(앞침상돌기, anterior clinoid process)는 안장결절의 측면 접형골의 작은날개로부터 튀어나온다. 시각신경은 이 돌기들 아래를 지나 시신경공(시각신경구멍, optic foramen) 앞을 지나간다. **경사대**(비스듬틀, clivus)는 뒤통수뼈의 대(후두)공과 결합한다. 몸통 내부에는 공기가 차 있는 **접형동**(나비굴, sphenoid sinus)이 있다.

교차(chiasma): 그리스어로 '교차 또는 X 모양의 교차(khiasma)'

안장(sella turcica): 라틴어로 '터키 안장'

결절(tuberculum): 라틴어로 '작게 부은'

경사대(비스듬틀, clivus): 라틴어로 '경사'

접형골의 **소익**(작은날개, lesser wing)과 **대익**(큰날개, greater wing)은 중요한 지표로서 박쥐의 날개 모양을 하고 있다. 소익은 몸통과 침상돌기에서 출발하여 부분적으로 시신경관(시각신경관, optic canal)을 덮는다. 큰날개는 뒤쪽 몸통에서 출발하여 안와의 일부를 이룬다. 큰날개는 두개골 앞 가쪽의 일부를 이루면서 전두골 및 측두골과 관절을 이룬다.

대익과 몸통에서 아래쪽으로 **외측익돌판**(바깥날개판, lateral pterygoid plate)과 **내측익돌판**(안쪽날개판, medial pterygoid plate)이 돌출되어 있다. 외측익돌판과 내측익돌판 사이의 오목은 씹기(저작)에 관여하는 근육 중 하나[내익돌근(내측날개근, medial pterygoid muscle)]가 부착하고, 구개범장근(입천장긴장근, tensor veli palatini)은 **주상와**(배오목, scaphoid fossa)에 부착한다. 갈고리는 양쪽 날개돌기 안측판에서 돌출하고 구개범장근의 힘줄은 이 주위를 지나 목젖에 이르는데, 이에 대해서는 뒤에서 설명할 것이다.

위쪽 접형골에 있는 구멍들은 매우 중요하다. 예를 들어 **시신경관**(시각신경관, optic canal)에는 II번 시각신경이 지나가며, **난원공**(타원구멍, foramen ovale)은 V번 삼차신경의 가지인 하악신경의 통로가 된다. V번 삼차신경으로부터 나온 상악신경은 **정원공**(원형구멍, foramen rotundum)을 지나가며, **상안와열**(위눈확틈새, superior orbital fissure)로는 III번 동안신경(눈돌림신경, oculomotor nerve), IV번 활차신경(도르래신경, trochlear nerve), V번 삼차신경의 안신경(눈신경, ophthalmic nerve), VI번 외전신경(갓돌림신경, abducens nerve)의 가지가 지나간다. 접형골의 **몸통**(body)은 앞에 위치하는 융기(jugum)와 시각교차를 수용하는 **시신경교차구**(시각교차고랑, chiasmatic groove)를 포함한다.

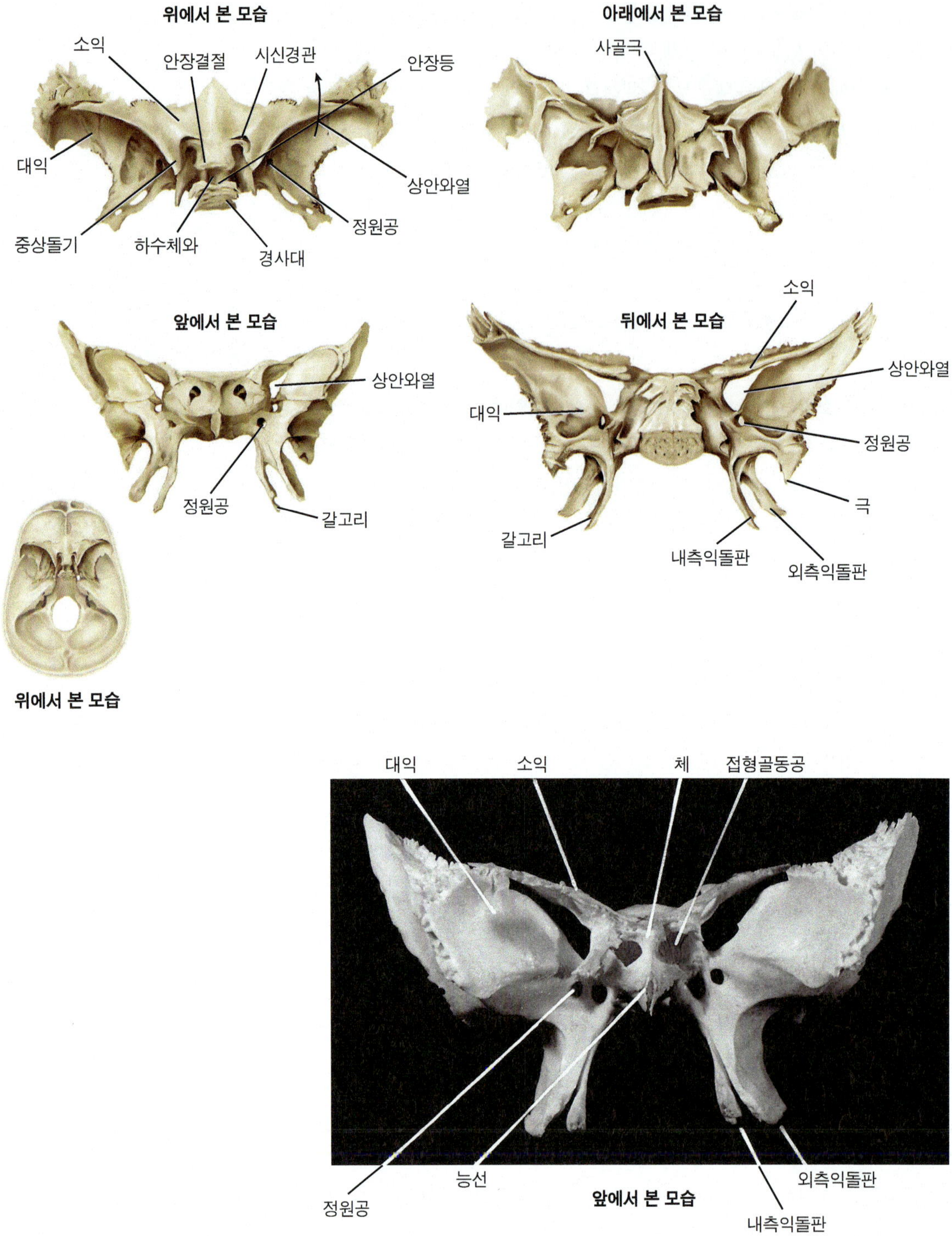

그림 6-18. 접형골의 앞모습 사진과 네 측면에서 본 접형골 그림.

출처: Delmar/Cengage Learning

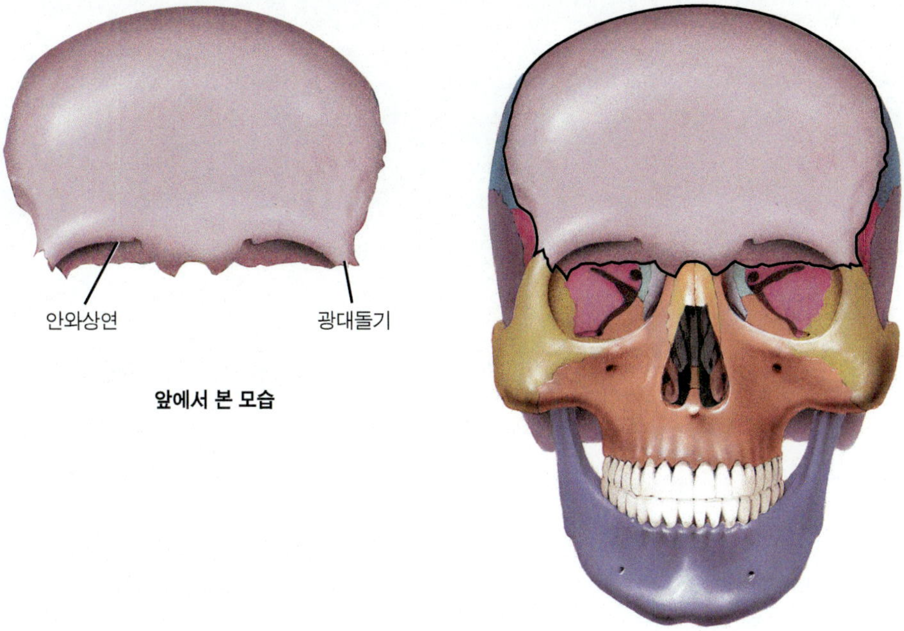

그림 6-19. 전두골의 앞모습.

출처: Delmar/Cengage Learning

전두골

쌍을 이루지 않는 **전두골**(이마뼈, frontal bone)은 **그림 6-19**와 같이 이마, 앞쪽의 두개골 덮개, 안와 위 부위의 뼈로 이루어진다. 정상적인 두개골의 중앙에는 전두골과 두정골이 만나 관절을 이루는 지점에 관상봉합(coronal suture)이 있다. 전두골은 **관골돌기**(광대돌기)를 통해 관골과 관절을 이루며, **코부위**(nasal portion)를 통해 비골과 관절을 이룬다. 아래쪽으로부터 **안와부위**(orbital portion)가 안와의 위쪽 면을 이룬다.

두정골

쌍을 이루는 **두정골**(마루뼈, parietal bone)은 대뇌의 두정엽(마루엽, parietal lobe) 위에 있으며 뇌를 싸고 있는 덮개의 중간 부위이다(그림 6-20). 이 뼈는 가운데에서 시상봉합(sagittal suture)에 의해 결합되고, 앞에서 전두골을 따라 뒤로 후두골에 걸쳐 있으며, **삼각봉합**(시옷봉합, lambdoidal suture)에 의해 분리된다. 작고 불규칙한 **충양골**(보름뼈, wormian bone)은 삼각봉합이 갈라지면서 형성될 수 있다. 두정골의 바깥 가장자리는 두정골과 측두골 사이를 연결하는 **인상봉합**(비늘봉합,

삼각(lambdoidal): 그리스어로 'L 모양'

보름(wormian): 해부학자인 Olaus Worm의 이름에서 따옴

비늘(squamosal): 라틴어로 '비늘'

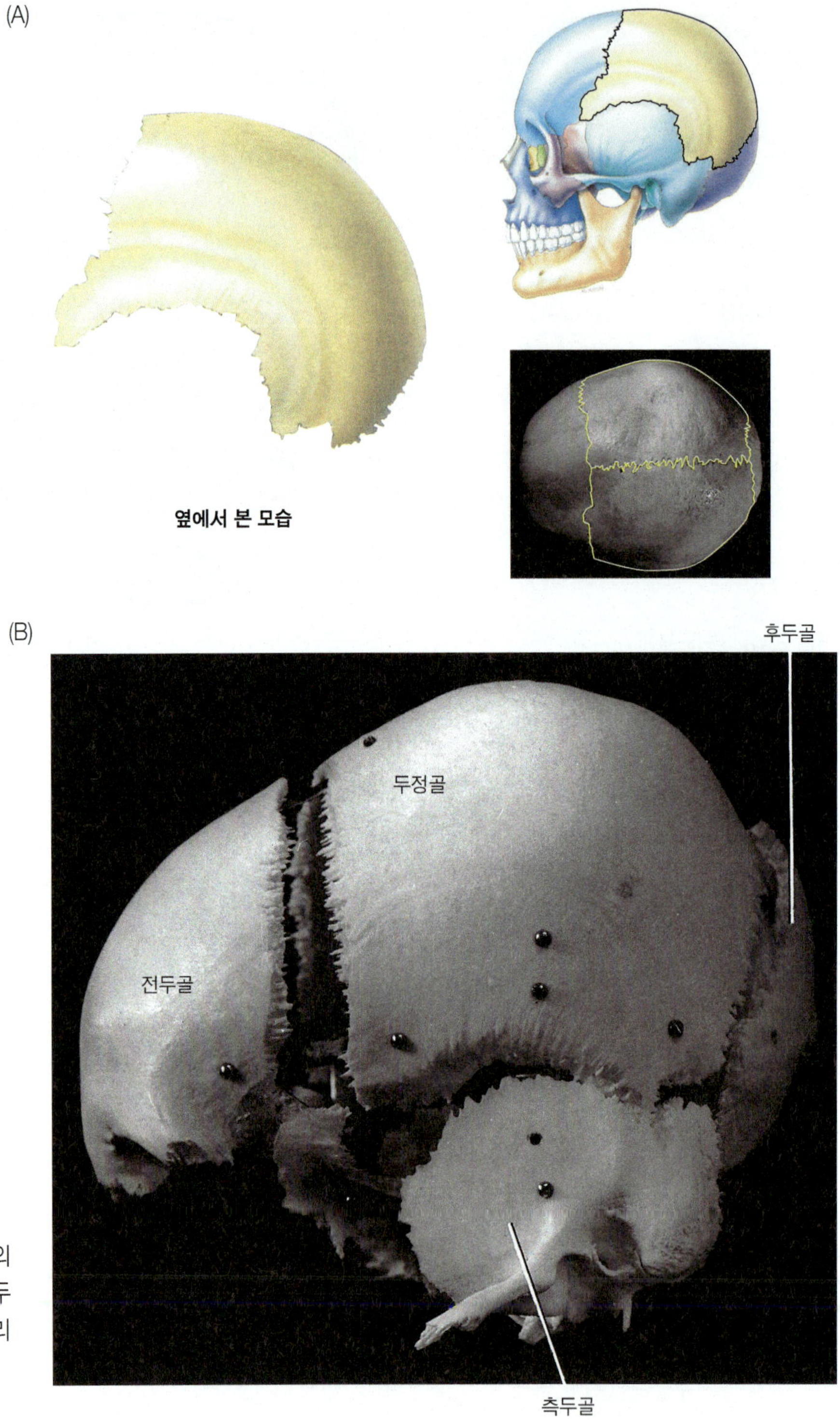

그림 6-20. (A) 두정골의 옆모습. (B) 두정골, 전두골, 측두골, 후두골이 분리된 사진.

출처: Delmar/Cengage Learning

▩ 골유합증과 두개골유합증

골유합증(뼈붙음증, synostosis)은 봉합 부분의 골화로 인해 인접한 뼈들이 결합되는 증상이다. 두개골의 관상봉합처럼 봉합 부위도 뼈로 변화되고 관절이 움직이지 못하는 골화의 과정을 거치게 된다. **두개골유합증**(머리뼈붙음증, craniostenosis, craniosynostosis)은 두개골 봉합의 미성숙한 뼈 형성 또는 미성숙한 닫힘에 의해 발생하며, 신생아 2,000명 중 1명에서 보이는 희귀한 질환이다. 출생 시에 이러한 봉합은 섬유성 결합조직인 봉합막으로 이루어져 유연하다. 성인이 되면서 골화의 과정이 일어나는데, 미성숙하게 닫힌 두개골(craniosynostosis)은 출생 전에 이미 골화가 시작된다. 미성숙하게 닫힌 경우에 뇌가 성장하면서 발생하는 압력으로 두개골의 기형을 초래하게 되며, 교정하지 않고 방치한다면 뇌의 손상을 초래한다. 다행스럽게도 수술 기법이 발달하여 적절한 시기에 발견한다면 이러한 문제를 완전하게 고칠 수 있게 되었다. ▩

squamosal suture)에 의해 구분된다.

후두골

쌍을 이루지 않는 **후두골**(뒤통수뼈, occipital bone)은 단순한 형태를 보인다(그림 6-21). 뇌의 후두엽 위에 있으며 뒤쪽 뇌를 싸는 덮개이다. 후두골은 측두골, 두정골, 접형골과 관절을 이룬다. **외후두융기**(바깥뒤통수뼈융기, external occipital protuberance)는 뒤에서 보이는 중간의 두드러진 부위이다. 안쪽 윗면의 **대뇌와**(대뇌우묵, cerebral fossa)와 **소뇌와**(소뇌우묵, cerebellar fossa)는 정상적인 뇌에서 각각 후두엽과 소뇌가 위치한 지점이다.

가장 중요한 기준점들은 아래쪽에 위치해 있다. 후두골이 뇌를 아래에서 감싸면서 두개골의 바닥을 형성한다. **대(후두)공**(큰구멍, foramen magnum)은 척수의 통로이고 연수(숨뇌, medulla oblongata)가 시작하며, **관절융기**(condyle)는 첫째 경추가 얹혀 있는 부위이다. **기저부**(바닥부분, basilar part)는 접형골의 몸통과 관절을 이룬다.

측두골

측두골(관자뼈, temporal bone)은 언어병리학과 청각학을 전공하는 학생들에게는 매우 중요한 구조이다. 두개골의 측면을 살펴보면 측두골이 **인상봉합**[비늘봉합, squamosal suture; 두정유돌봉합(마루꼭지봉합, pariet-omastoid suture)이라고도 알려져 있음]에 의해 두정골과 분리되어 있고

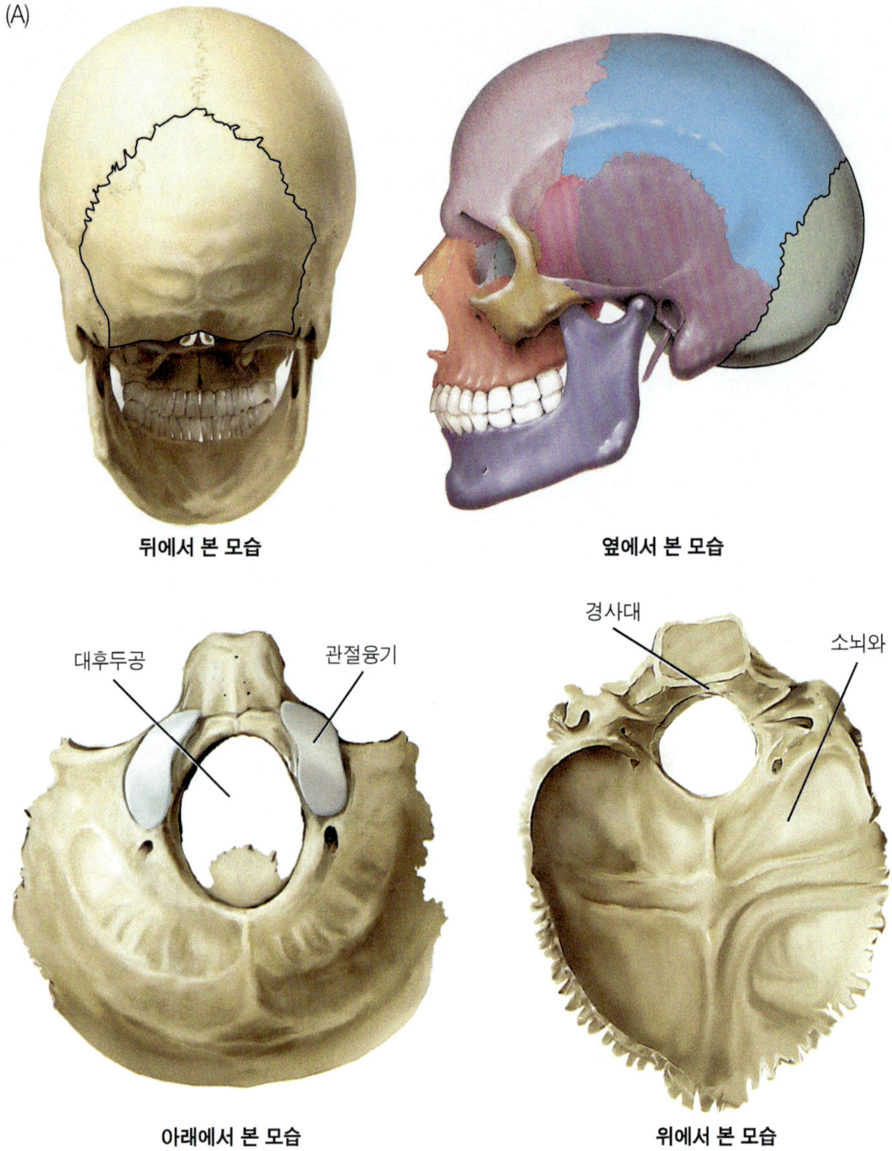

그림 6-21. (A) 아래와 위에서 본 후두골. (계속)

출처: Delmar/Cengage Learning

후두유돌봉합(뒤통수꼭지봉합, occipitomastoid suture)에 의해 후두골과 분리되어 있는 것을 알 수 있다(그림 6-22).

옆에서 본 측두골은 매우 치밀하고 중요한 기준점이 많다. 이 복잡한 뼈는 인상부위, 고실부위, 유양돌기부위, 추체부위의 네 부분으로 나눌 수 있다.

인상부위(비늘부위, squamous portion)는 인상봉합에 인접해 있고, 부

(B)

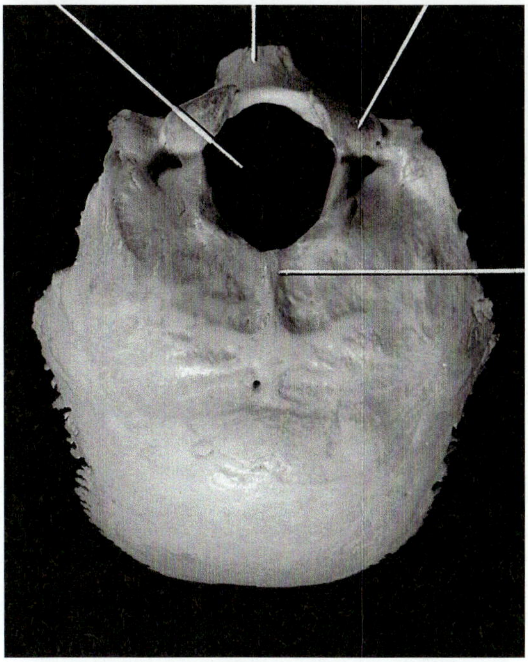

아래에서 본 모습

그림 6-21. (B) 아래에서 본 후두골 사진.

출처: Delmar/Cengage Learning

채끌 모양으로 얇다. 아래 경계면에는 중이로 소리 에너지를 전달하는 **외이도**(바깥귀길, external auditory meatus)의 천장이 있다. 인상부위에서 나와 앞쪽을 향하고 있는 **광대돌기**(zygomatic process)는 관골의 측두돌기와 관절을 이루면서 **관골궁**(광대활, zygomatic arch)을 형성한다(그림 6-5A). 광대돌기의 바로 아래에는 측두골의 **하악와**(턱관절오목, mandibular fossa)가 있으며, 하악골의 관절융기돌기와 관절을 이루면서 악관절(턱관절, temporomandibular joint)을 형성한다.

구멍(meatus): 라틴어로 '구멍'

고실부위(tympanic portion)는 외이도의 앞과 아래 벽을 포함한다. **경상돌기**(붓돌기, styloid process)는 외이도 아래와 유(양)돌기 안쪽으로 두드러지게 튀어나와 있다. **추체부위**(바위부위, petrous portion)는 생존 시에 와우관(달팽이관, cochlea canal)과 반규관(반고리뼈관, semicircular canal)을 포함한다. **유양돌기부위**(꼭지돌기부위, mastoid portion)는 측두골의 뒷부분을 구성한다. 유양돌기부위의 유돌벌집(꼭지벌집, air cell)은 **고실동굴**(tympanic antrum)과 연결된다. 고실동굴의 위에는 **고실천장**(tegmen tympani)이라는 얇은 판으로 된 뼈가 있고 그 가운데로 외측반규관이 있다. 유양돌기부위에서 나온 **유양돌기**(꼭지돌기, mastoid process)는 귀 바로 뒤에서 만질 수 있다.

고실동굴(tympanic antrum): 라틴어로 '고실'

고실천장(tegmen tympani): 라틴어로 '고실천장'

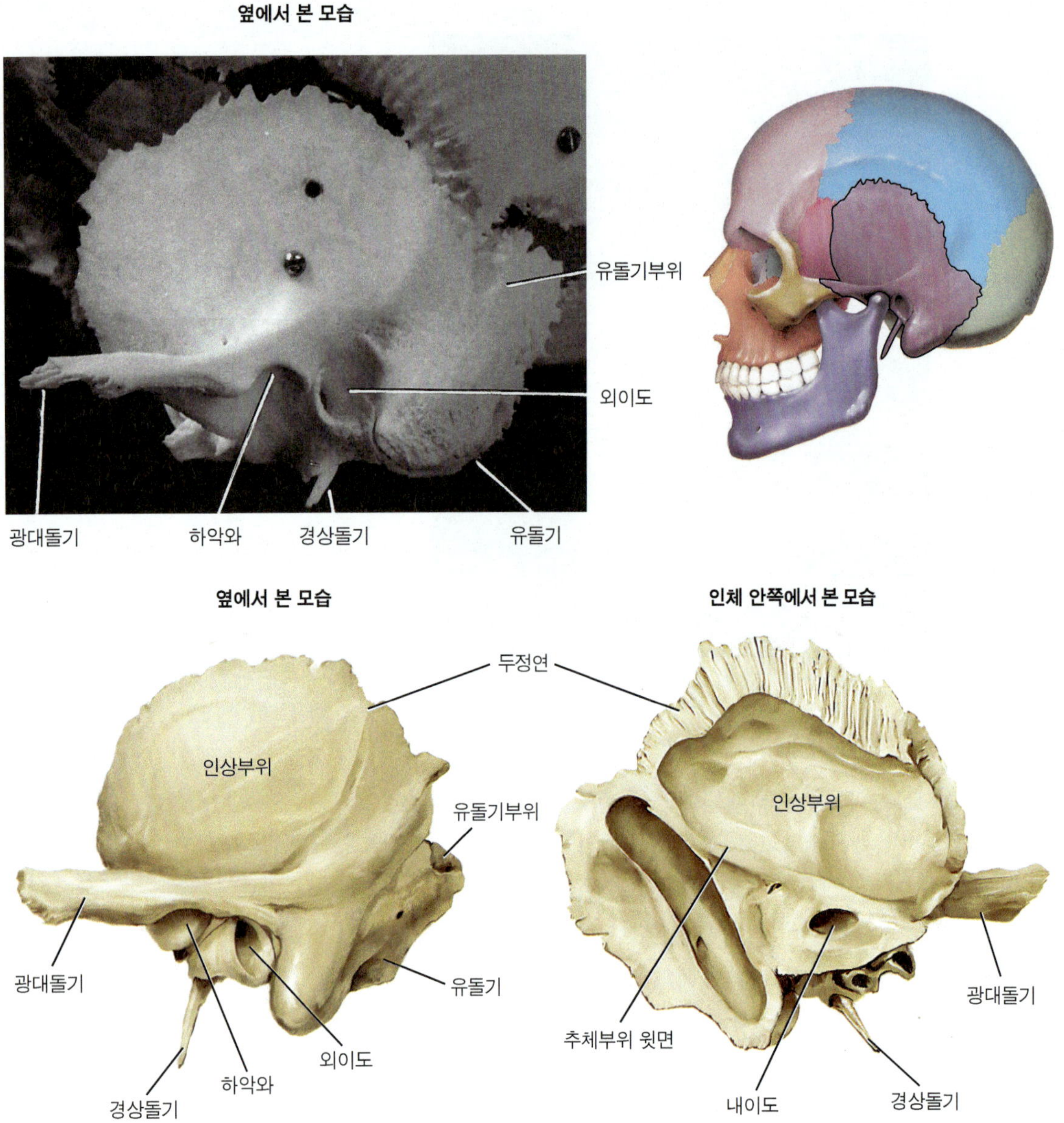

그림 6-22. 옆과 안쪽에서 본 측두골의 그림과 사진.

출처: Delmar/Cengage Learning

측두와(관자우묵, temporal fossa)는 측두골, 두정골 및 후두골의 일부를 포함하는 부위이다. 측두부위는 두정골과 후두골 근처의 넓이가 큰 부위이다. 두정골 위의 인상봉합과 후두측두봉합의 윗부분을 포함한 띠는 측두와에 속하며, 그 전체에서 부채 모양의 측두근(관자근, temporalis muscle)이 시작된다. 측두골의 안쪽면에는 VIII번 뇌신경(청신경)이 뇌간으로 가면서 통과하는 **내이도**(안쪽귀길, internal auditory meatus)가 있다.

요약하면, **안면골**과 **두개골**의 구조물은 복잡한 형태로 상호작용하며 **말 산출**의 구조를 만든다.

- **하악**은 아래 **치조궁**, **치조부위**를 형성하고 혀가 자리 잡는 부위이다.
- **상악**은 **경구개**가 있고, **연구개**, **치조능선**, 위 **치조궁**, **비강**의 주요 구조물이 연결된다.
- 가운데 **서골**은 **사골** 및 **연골중격**과 관절을 이루면서 비중격을 형성한다.
- **관골**은 **전두골** 및 **상악골**과 관절을 이루면서 광대를 형성한다. 작은 **비골**은 비강의 윗모서리를 이룬다.
- **사골**은 두개골과 안면골의 중심부로서, 돌출되어 **두개골** 내부로 들어간 **계관**과 비강을 나누는 **수직판**으로 구성된다.
- **전두골**, **두정골**, **측두골**, **후두골**의 두개골은 동일한 이름의 뇌엽을 덮고 있다.
- **접형골**은 뇌를 감싸는 덮개 내에 위치해 있으며, **대익**과 **소익**은 몸통 측면에 있다. **뇌하수체와**는 뇌하수체를 둘러싼다. **경사대**는 **대후두공** 주위에서 **후두골**과 만난다.

※ 치열

Anatesse Lesson

치아는 말 산출 기전의 매우 중요한 요소이다. 치아는 상악골과 하악골의 치조 내에 자리하고 있으며, 씹기작용과 여러 말소리를 산출하기 위한 조음 기전에 관여한다.

특정 치아에 대해 언급하기 전에 치조궁 자체에 대해 살펴보자. 위와 아래의 치조궁은 절치, 견치, 소구치, 대구치의 네 유형이 동일한 개수로 구성된다. 왼쪽과 오른쪽의 치아가 동일하게 분포되어 있기 때문에 반쪽 궁만을 생각하는 것이 편리하다(**그림 6-23**).

일반적으로 위쪽 궁에 위치한 치아는 아래 궁에 있는 치아에 비해 크고, 위쪽 궁이 아래 궁의 앞에서 겹쳐진다. 각각의 치아는 **치은**(잇몸, gingival) 또는 잇몸선(gum line)의 보호를 받으며 아래에 **치근**(치아뿌리, root)이 묻혀 있다(**그림 6-24**). **치관**(치아머리, crown)은 치아에서 보이는 1/3 부위

치은(gingival): 라틴어로 '잇몸(gingiva)'

상아질(dentin): 라틴어로 '치아(dens)'

이고, 치관과 뿌리의 경계가 **목**(neck)이다. 치관의 표면은 **사기질**(법랑질, enamel)로 구성되며, 사기질은 치아의 상아색 **상아질**(dentin)을 덮고 있는 매우 단단한 표면이다. 치아의 중심부를 **치아속질**(pulp)이라고 하는데 치아신경이 모여 있다. 치아는 얇은 층의 뼈로 이루어진 **백악질**(시멘트질, cementum)로 싸여 있다. 치아의 위치가 압력[예를 들어 혀 내밀기(tongue thrust)와 같이 앞으로 미는 힘]에 의해 밀림에 따라 시멘트질이 치아를 단단하게 싸기 위해 발달한다.

치아를 설명하려면 다섯 표면을 살펴보는 것이 중요하다. 치아와 관련된 용어를 이해하려면 치조궁에 대한 여러분의 생각을 바꿀 필요가 있다. 그림 6-25를 살펴보면 치조궁의 중심부는 앞에서 2개의 중절치(앞니) 사

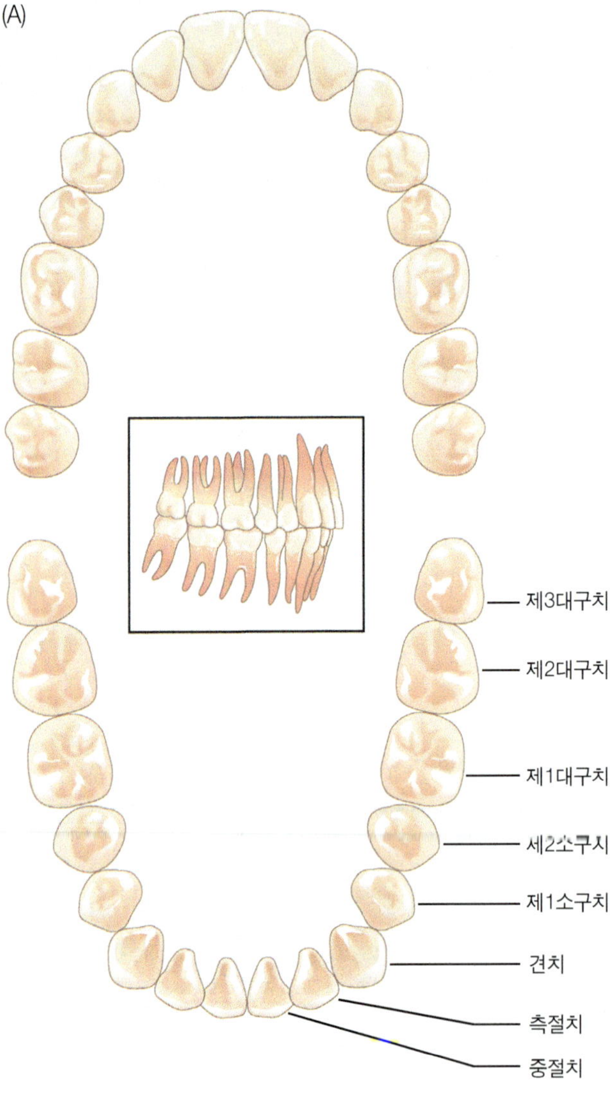

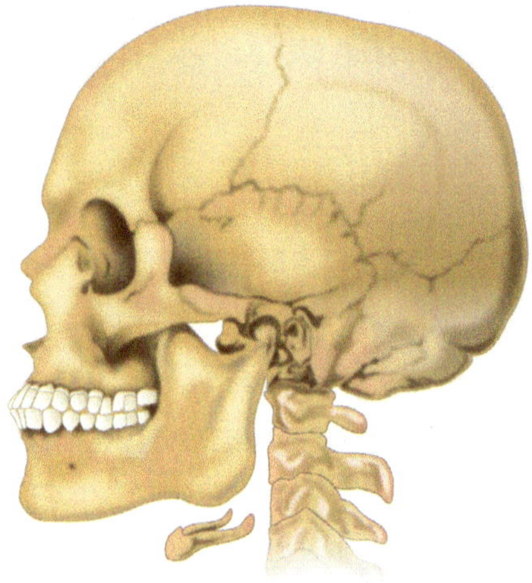

그림 6-23. (A) 영구치열궁. (계속)

출처: Delmar/Cengage Learning

(B)

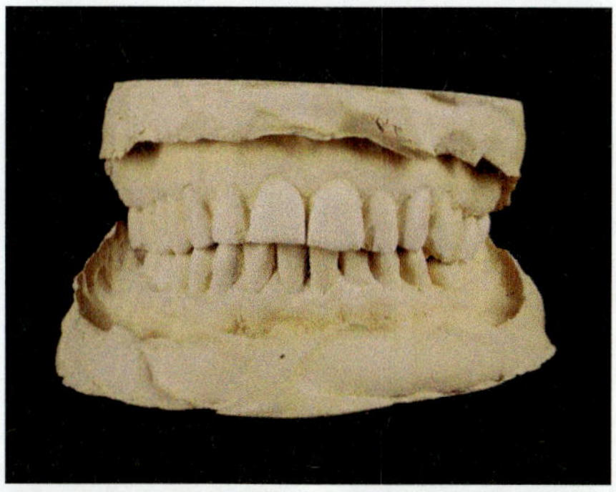

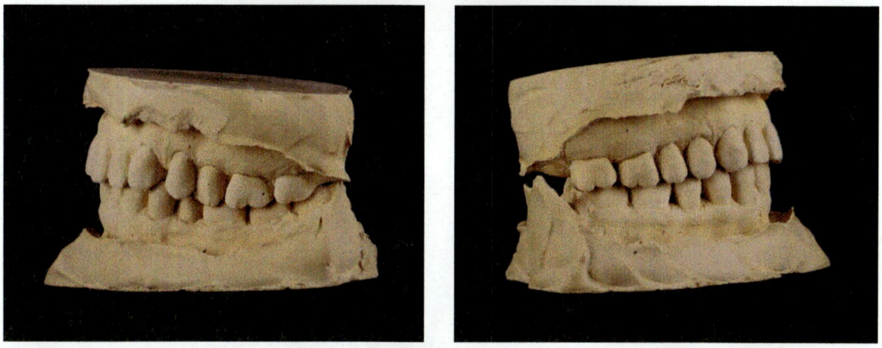

그림 6-23. (B) 앞과 옆에서 본 정상 성인의 치열궁. (C) 앞과 옆에서 본 유치열궁. (D) 심각한 구강근육기능장애가 있는 아동의 치열궁으로 앞니의 두드러진 순측 전위에 주의한다. (E) 구강근육기능장애가 있는 아동의 유치궁으로 심각한 교차교합, 개방교합, 부정교합에 주의한다.

출처: Delmar/Cengage Learning

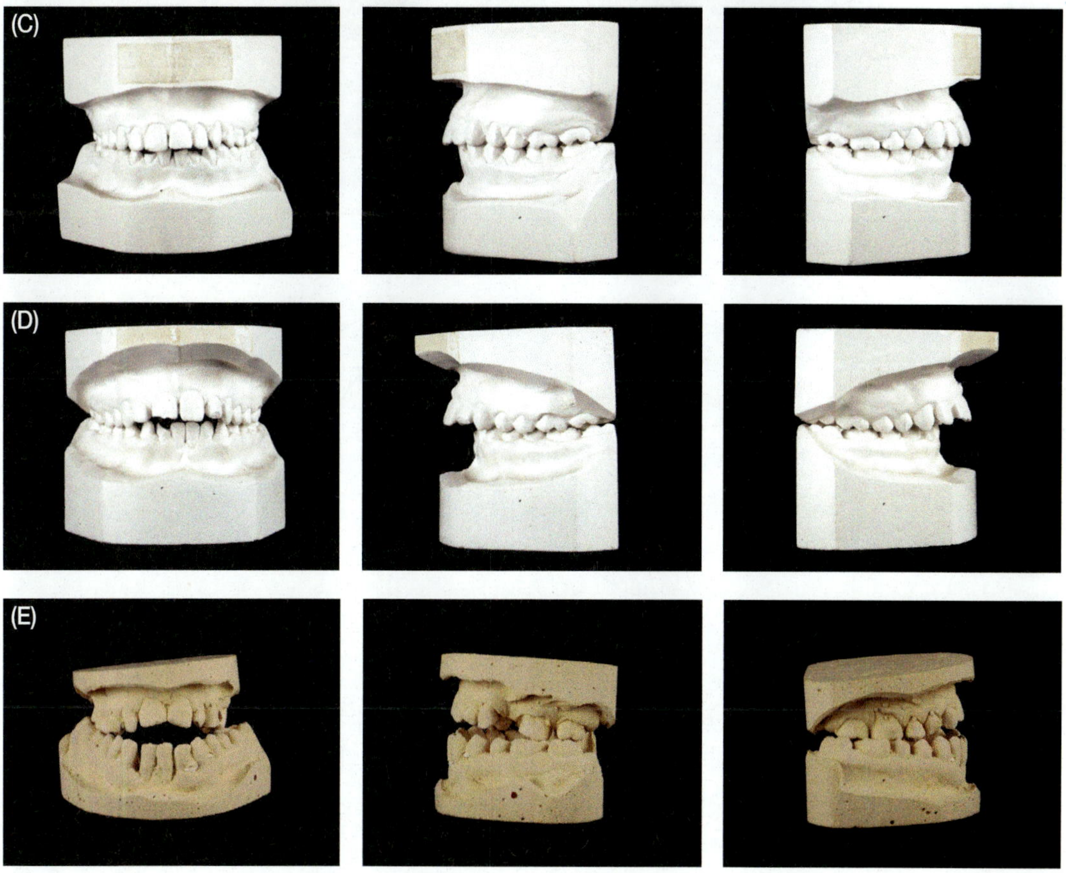

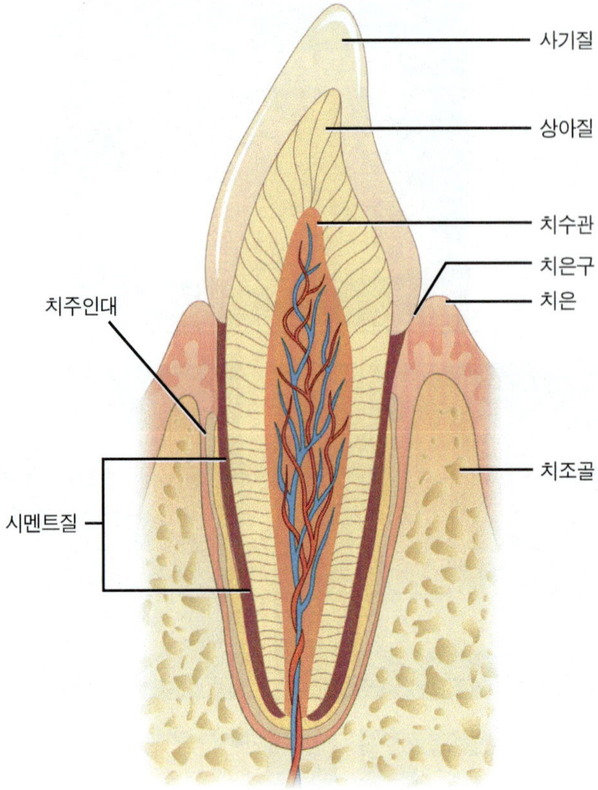

그림 6-24. 치아의 구성요소.

출처: Delmar/Cengage Learning

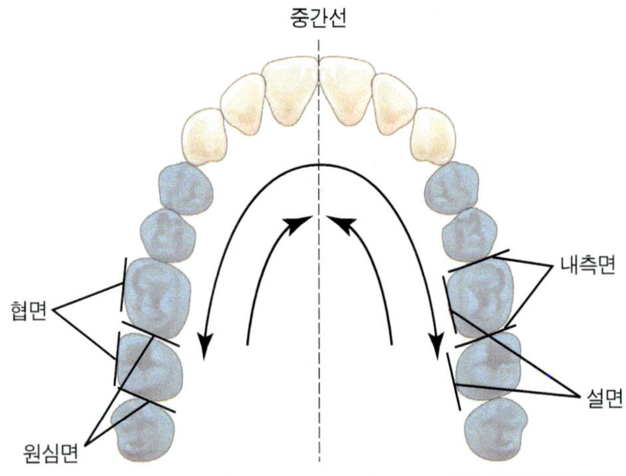

그림 6-25. 치아와 치열궁 표면의 관계.

출처: Delmar/Cengage Learning

이 지점이다. 어금니를 향해 뒤로 치조궁을 따라가면 절치(앞니)로부터 멀어지게 된다. 즉 어떤 치아의 **내측면**(안쪽면, medial surface, mesial)이란 중절치 사이의 중간 지점을 향해 치조궁을 따라 보이는 면을 말한다. 반면에 **원심면**(먼쪽면, distal surface)은 중간 지점으로부터 멀리 있는 면을 말한다. 따라서 어떤 치아도 중절치 사이의 중간 지점을 향하는 내측면이 있음을 알 수 있다. 원심면은 중간 지점에서 멀어지는 쪽이 된다. 모든 치아는 내측면과 원심면을 모두 지니고 있다. 표 6-2에 치열과 관련된 용어를 정리했다.

치아의 **협면**(볼면, buccal surface)은 볼벽과 맞닿는 곳이고, **설면**(혀면, lingual surface)은 혀와 맞닿는 면이다. **교합면**(occlusal surface)은 위 치조궁과 아래 치조궁 치아들 사이의 닿는 면이다. 교합면은 가장 마모되기 쉽기 때문에 이 면을 덮고 있는 사기질이 가장 두껍다. 그러나 얼음을 씹어 먹는 습관으로 조기에 생리적으로 마모(attrition)되거나 치아사기질이 벗겨질 수 있다.

협(buccal): 라틴어로 '볼(bucca)'

절치(앞니, incisor)는 이름이 내포하듯이 자르는 목적으로 디자인되어 있다(그림 6-26). 위 치조궁의 **중절치**(중간앞니, central incisors)는 크고, 자르면 삽 모양의 얇은 면을 보인다. **측절치**(옆앞니, lateral incisors)는 중절치보다는 작지만 비슷한 형태를 띤다. 상절치에 혀를 갖다 대면 두드러진 능선인 **대상속**(띠다발, 혀면결절, cingulum)이 느껴질 것이다. 아래 앞니는 위 치조궁 내에 있는 상절치에 비해 현저하게 작고, 위와 아래 앞니의 교합면이 맞닿게 하기 위해서는 약간 벌린 상태에서 하악골을 앞으로 내밀어야 한다.

절치(incisor): 라틴어로 '절단기'

대상속(cingulum): 라틴어로 '테두리'

견치(송곳니, cuspid, canine, eye tooth)라는 명칭은 익히 알려져 있다. 견치에는 무언가를 찢는 데 사용하는 하나의 뾰족한 끝 지점이 있다. 육식동물은 이 치아가 특히 발달하여 고기를 먹을 때 근육섬유를 분리하는 데 적합하다. 견치의 옆으로 **제1소구치**(첫째작은어금니, first bicuspid)와 **제2소구치**(둘째작은어금니, second bicuspid) 또는 **소구치**(작은어금니, premolar)가 있다. 이 치아들은 교합면에 2개의 뾰족한 지점이 있고 젖니궁에는 없다.

견치(cuspid): 라틴어로 '뾰족한 지점(cuspis)'

대구치(큰어금니, molar)는 가장 큰 치아로 음식물을 잘게 갈 수 있도록 설계된 큰 교합면이 있으며 치조궁의 뒤쪽에 위치하여 씹기근의 힘을 이용한다. 자르는 데 사용하는 치아(절치, 견치, 소구치)와 잘게 갈 때 사용하는 치아(대구치)를 모두 지니고 있어 잡식성인 인간에게 매우 유용하게 사용된다. 다양한 형태의 치아 덕분에 우리는 어떠한 것도 먹을 수 있다.

대구치(molar): 라틴어로 '갈다(molaris)'

성인의 치조궁 절반에는 각각 3개의 대구치가 있다. 안쪽에 가장 큰 **제1대구치**(첫째큰어금니, first molar)가 있고, 순서에 따라 크기가 점차 작아지는 **제2대구치**(둘째큰어금니, second molar)와 **제3대구치**(셋째큰어금니, third molar)가 있다. 제1대구치는 뾰족한 끝이 4개 있고, 제2대구치는 끝이 3개 또는 4개이며, 제3대구치는 3개이다. **지치**(사랑니, wisdom teeth)

표 6-2. 치열 관련 용어.

면	
내측면	중절치 사이 치조궁 중간 지점에 가까운 치아면
원심면	중절치 사이 치조궁 중간 지점에서 멀리 있는 치아면
협면	볼벽과 맞닿는 치아면
설면	혀와 맞닿는 치아면
교합면	위 치조궁과 아래 치조궁 치아 사이의 접촉면
치아 발달	
골속맹출	치조돌기를 통과해 치아가 나오는 것
임상치아맹출	구강 내로 치아가 나오는 것
계승치아	젖니를 대치하는 치아
과잉치아	젖니궁에는 없으나 성인의 치조궁에는 있는 치아
과다치아	치조궁에 정상 치아 개수를 초과하는 치아
치아 교합(치아 맞물림)	
수평피개교합	수평면에서 상절치가 하절치보다 돌출된 정도
수직피개교합	수직면에서 상절치가 하절치를 덮는 정도
Class I 교합	하악골의 제1대구치가 상악골의 대구치보다 치아의 반 정도가 앞으로 나온 윗니와 아랫니의 관계
Class I 부정교합	정상 어금니의 위치를 보이는 교합 관계이나 절치(앞니)의 배열이 비정상적인 경우
Class II 부정교합	하악골의 제1대구치가 상악골의 제1대구치로부터 적어도 하나 이상의 치아보다 뒤로 들어간 윗니와 아랫니의 관계
Class III 부정교합	하악골의 제1대구치가 상악골의 제1대구치보다 하나 이상의 치아보다 앞으로 돌출된 윗니와 아랫니의 관계
상대적 소악증	하악골이 상악골에 비해 상대적으로 작은 상태
축을 중심으로 한 배열	
치아회전	세로축상에서 치아가 회전하거나 뒤틀린 상태
순측전위	치아가 입술 쪽으로 기울어진 상태
설측전위	치아가 혀 쪽으로 기울어진 상태
협측전위	치아가 볼 쪽으로 기울어진 상태
원심전위	치아가 치조궁의 중심선에서 먼 쪽으로 기울어진 상태
근심전위	치아가 치조궁의 중심선을 향하여 기울어진 상태
저위치아	치아가 부적절하게 나온 상태
고위치아	치아가 과도하게 구강 내로 돌출한 상태로 다른 치열이 부적절한 교합을 이루는 원인이 됨
지속적 개방부정교합	뒤쪽 치아들이 과도하게 돋아나 앞니가 맞물리지 않는 상태
지속적 닫힘부정교합	앞쪽 치아들이 과도하게 돋아나 뒷니가 맞물리지 않는 상태

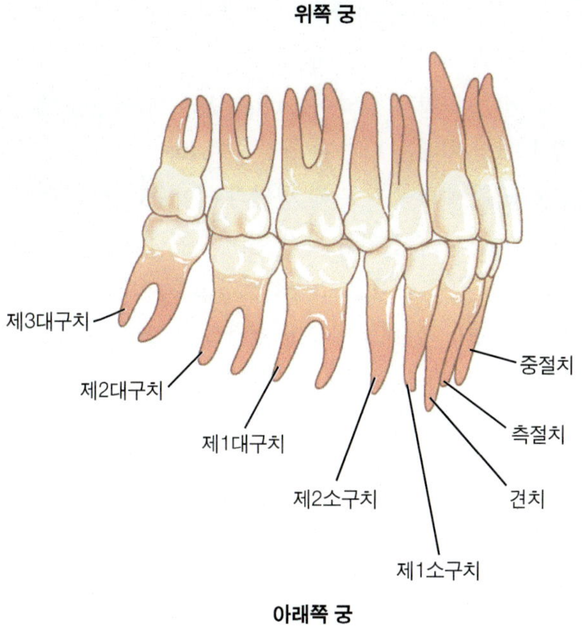

그림 6-26. 치아의 유형.

출처: Delmar/Cengage Learning

라고도 알려진 제3대구치는 성인기에 나오기도 한다. 제3대구치는 치아가 손실되었을 경우 백업의 역할을 했을 확률이 크다. 치아 위생에 주의를 기울이기 이전 시대에는 **충치**(caries)로 치아를 잃는 경우가 흔했다. 우리의 선조 시대에는 곡물을 갈거나 섬유질을 분쇄하는 데 유용하며 가장 마지막에 출현하는 대구치가 생명을 연장시키는 항목이었다. 최근 지치는 다른 치아들과 밀집하여 공간이 좁아지게 되고 쓸모가 없을 뿐만 아니라 건강한 다른 치아까지 손상을 초래할 수가 있어 그다지 유용하지 않다.

치아의 뿌리는 치아에 가해지는 힘을 반영한다. 절치와 견치에는 하나의 긴 뿌리가 있으며, 견치의 경우 찢기에 필요한 큰 힘이 주어지기 때문에 가장 긴 뿌리를 갖는다. 소구치는 다양하게 1~2개의 뿌리를 지니고 있으며 대구치는 2~3개의 뿌리를 갖고 음식물을 갈 때 가해지는 큰 힘을 견딜 수 있도록 지지한다.

치아 발달

치아는 개인의 성장 발달과 유사하게 발달한다. 유아 때는 **유치**(젖니, deciduous, shedding, milk teeth)를 지니고 있다가 자라면서 일생 동안 사용할 **영구치**(간니, permanent teeth)가 발달하게 된다. 유치는 태아기의 이른 초기에 발달하기 시작하지만 치아가 뼈[**골속맹출**(뼈속이

유치(deciduous): 라틴어로 '탈락(deciduus)'

돋이, intraosseous eruption)]와 치은[**임상치아맹출**(임상이돋이, clinical eruption)]을 통과해 솟아나오는 시기는 출생 후 6~9개월이다. 치배(치아의 싹, tooth bud)는 하악과 상악이 1mm 정도로 길어졌을 때 형성되기 시작하지만 출생 시의 치배는 턱까지 확장하여 40배나 더 길어진다. 이 치아들은 치조궁의 크기에 맞추기 위해 성인의 치아보다 작을 뿐만 아니라 개수도 적다. 일반적으로 중절치가 가장 먼저 출현하고 (아래에서 먼저 출현한 다음 위에서 출현), 그다음으로 측절치가 출현한다(위에서 먼저 출현한 다음 아래에서 출현). 제1대구치는 견치가 출현하는 시기와 거의 유사한 시기에 출현하며(15~20개월), 제2대구치는 만 2세경에 나온다. 여러분도 알겠지만 유치에는 제3대구치, 제1소구치와 제2소구치가 없다. 이 치아들은 성인의 치조궁을 위해 잠재되어 있다. 각 유치궁은 10개의 치아로 이루어져 있지만 성인의 치조궁은 16개의 치아로 이루어진다(**그림 6-27**과 **표 6-3**).

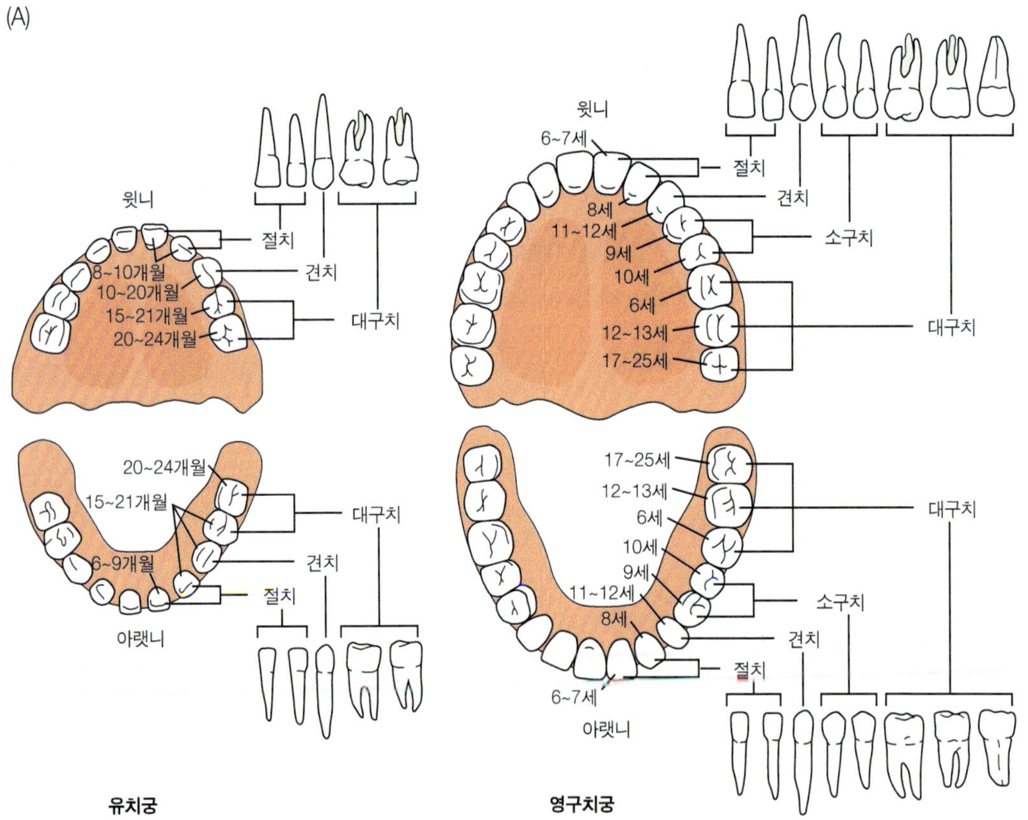

그림 6-27. (A) 영구치궁과 유치궁의 치아 발육 연령. (계속)

출처: Delmar/Cengage Learning

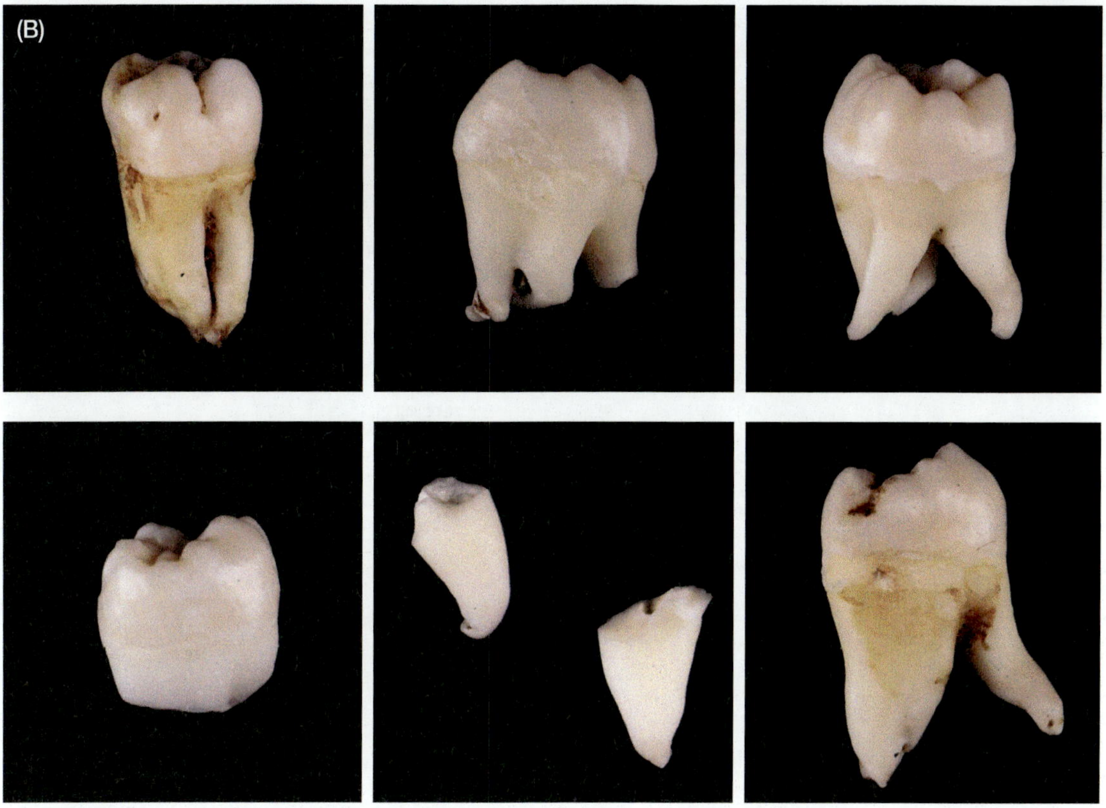

(C)

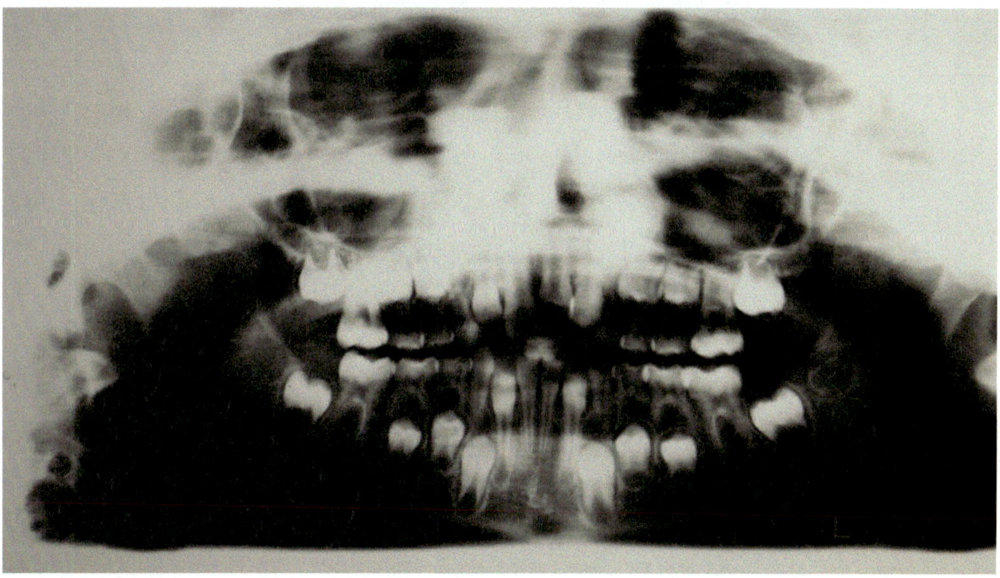

그림 6-27. (B) 각 유치와 영구치: 맨 윗줄-성인의 제3대구치; 아래, 왼쪽에서 오른쪽-유치 대구치, 유치 소구치, 유치 대구치. (C) 여러 치아의 파노라마 촬영으로 상악골과 하악골에 솟지 않은 영구치가 있다.

출처: (C) Delmar/Cengage Learning and (D) Photograph courtesy of Dr. P. Chad Ellis, D.D.S.

표 6-3. 하악과 상악 치아의 맹출 시간표.

예상 맹출 초기 연령	치아 유형	하악골 치아	상악골 치아
5개월	유치	중절치	
6개월	유치		중절치
7개월	유치	측절치	
8개월	유치		측절치
10개월	유치	제1대구치	
16개월	유치	견치	견치
20개월	유치	제2대구치	
36개월			제2대구치
6세	영구치	중절치 제1대구치	제1대구치
7세	영구치	측절치	중절치
8세	영구치		측절치
9세	영구치	견치	
10세	영구치	제1소구치	제1소구치 제2소구치
11세	영구치	제2소구치	견치
12세	영구치	제2대구치	제2대구치
17세	영구치	제3대구치	제3대구치

출처: Behrman, Vaughan, & Nelson, 1987.

초등학교 1학년 때 찍은 사진을 보면 치아가 빠지기 시작했다는 것을 기억할 수 있을 것이다. 6세 아동이 활짝 웃는 모습을 보면 유치가 빠져 치아 사이가 벌어져 있는데, 절치(6~9세)가 가장 먼저 빠지고, 그다음으로 제1대구치와 견치(9~12세)가 빠지며, 마지막으로 제2대구치(10세경부터 시작)가 빠진다.

치주(periodontal): 그리스어로 '주위(peri) + 치아(odous)'

치아가 빠지는 과정은 수동적인 과정이 아니다. 아동에게서 치아가 빠지는 경우를 보았다면 치아뿌리가 매우 작다는 것을 알 수 있을 것이다. 유치는 압력 센서로 작용하는 **치주인대**(치아주위인대, periodontal ligament)에 의해 치조 안에 떠 있다. 영구치가 표면으로 이동하면서 유치와 가까워져 유치의 치주인대가 치근과 사기질이 재흡수되는 것을 돕는 파골세포(뼈파괴세포, osteoclast)로 전환되도록 자극한다. 그렇게 함으로써 영구치가 나오기 시작할 즈음에 유치는 치조 안에서의 지지기반을 상실하게 되고 쉽게 빠질 수 있다.

유치를 대치하는 영구치는 **계승치아**(successional teeth)라고 한다. 제3

▩ 치아 기형

치아 기형에는 여러 가지가 있다. 아동은 **과다치아**(supernumerary teeth, 정상 개수보다 더 많은 개수의 치아) 또는 치조궁에 맞는 적절한 크기보다 작은 **소치증**(작은치아증, microdontia)을 지니고 태어날 수 있다. 치아가 치근이나 치아덮개에서 **융합될** 수도 있다. 이와 더불어 치아 표면의 사기질이 과도하게 얇거나 심지어 없을 수도 있고[**사기질형성부전증**(불완전사기질형성증, amelogenesis imperfecta)], 테트라사이클린 항생제나 불화물 사용에 의해 침착될 수도 있다. ▩

대구치와 견치는 원래 배열에 추가해서 나오는 치아이기 때문에 **과잉치아**(superadded teeth)라고 한다.

치아 교합

치아의 일차 기능은 씹기이며 이를 위해 치아의 배열이 매우 중요하다. **교합**(맞물림, occlusion)은 윗니와 아랫니가 맞닿는 과정으로, 적절한 맞물림은 성공적인 씹기에 필수적이다. 만약 상대구치가 하대구치와 맞닿지 않는다면 음식물을 갈지 못할 것이다. 상치조궁과 하치조궁의 배열 및 각 치아의 치조궁 내에서의 위치에 대해 살펴보자. 치아의 배열과 관련된 용어는 치아의 구강-말초 검사에 핵심이 되므로 이를 익힘으로써 임상에서의 활동을 준비하는 데 도움이 될 것이다.

치아 배열을 살펴보기 위해 우선 자신의 치조궁 관계를 살펴보자. 자신의 어금니를 톡톡 두드려 본 다음 가볍게 깨물어 보고 맞물리도록 한다. 이것이 치조궁의 배열이다. 이러한 방법으로 치아가 맞닿도록 한 상태에서 입술을 열고 거울로 앞니를 살펴볼 수 있다. 만약 윗니와 아랫니 사이가 **Class I 교합**(Class I occlusal relationship)이라면 하악 치조궁의 제1대구치가 상악 대구치보다 치아의 반 정도가 앞으로 나온다. 상절치가 하절치보다 수직적으로 몇 밀리미터 정도 앞으로 나오면 **수평피개교합**(수평겹침, overjet)이라 하고, 상절치가 하절치를 덮어 아랫니가 조금만 보이게 되는 것을 **수직피개교합**(수직겹침, overbite)이라 한다. Class I 교합[**중심교합**(중심맞물림, neutroclusion)으로도 알려짐; **그림 6-28**]은 치조궁 어금니 간의 정상적인 관계로 간주된다.

Class II 부정교합(맞물림장애, malocclusion)은 하악 제1대구치가 상악 제1대구치로부터 적어도 하나 이상의 치아보다 뒤로 들어간 경우이다. 이

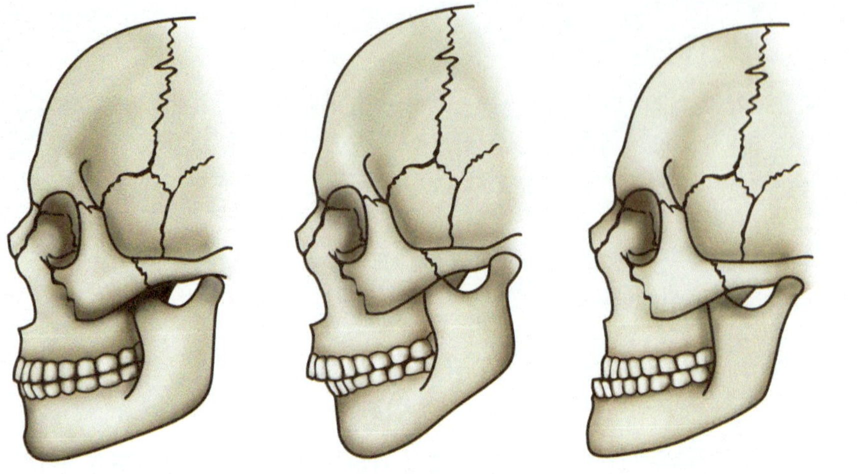

그림 6-28. 부정교합의 유형.

출처: Delmar/Cengage Learning

소악증(micrognathia): 그리스어로 '작은(micro) + 턱(gnathos)'

는 종종 상악에 비해 하악이 작은 **상대적 소악증**(상대적 작은턱증, relative micrognathia)으로 인해 생긴다(그림 6-28).

Class III 부정교합은 하악 제1대구치가 상악 제1대구치보다 하나 이상의 치아보다 앞으로 돌출된 경우를 말한다. Class II는 하악이 뒤로 들어가는 반면, Class III는 하악이 돌출한다. 또한 **Class I 부정교합**도 있다. 이 경우는 어금니의 배열이 정상이지만 앞니의 배열이 비정상적인 맞물림을 말한다.

각각의 치아가 잘못 배열될 수도 있다. 만약 하나의 치아가 수직축에 대해 회전하거나 뒤틀려 있다면 **치아회전**(torsiversion)이라고 한다. 만약 치아가 입술 쪽으로 기울었다면 **순측전위**(입술쪽자리바뀜, labioversion)라고 하는 반면에 혀 쪽으로 기울었다면 **설측전위**(혀쪽자리바뀜, linguaversion)라고 한다(그림 6-29A). 어금니가 볼 쪽으로 기울었다면 **협측전위**(볼쪽자리바뀜, buccoversion)라고 한다. 치조궁의 중심선에서 먼 쪽으로 기울어진 치아는 **원심전위**(바깥쪽치우침, distoversion)라고 하며, 하나의 치아가 2개의 중절치 사이 중심선 쪽으로 기울어졌다면 **근심전위**(안쪽치우침, mesioversion)라고 한다. 치아가 적절하게 나오지 않아 반대쪽 치조궁과 적절한 교합을 이루지 못할 경우 **저위치아**(하방시, infraversion)라고 하며, 치아가 치조궁에서 너무 멀리 나온 경우를 **고위치아**(상방시, supraversion)라고 한다. 어떤 경우에는 뒤쪽 치조궁의 치아가 앞쪽의 교합을 방해하기 때문에 앞니가 적절하게 맞물리지 않을 수 있는데, 이를 **지속적 개방부정교합**(persistent open bite)이라고 한다. 만약 과다치우침으로 뒤쪽 치아가 교합을 이루지 못한다면 **지속적 닫힘부정교합**

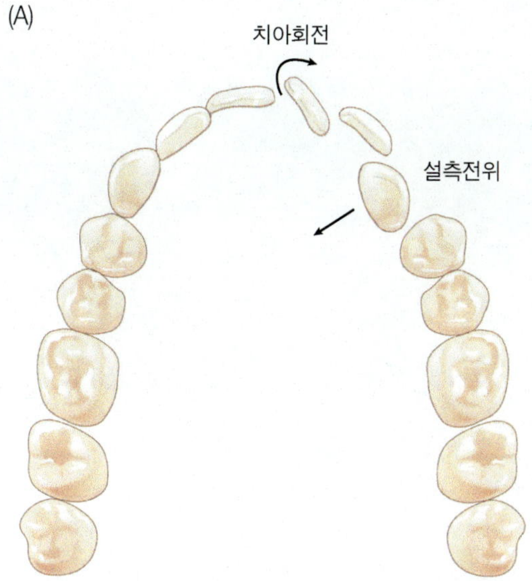

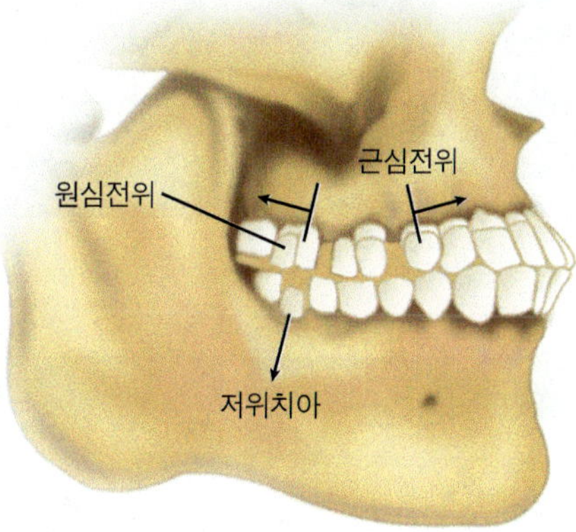

그림 6-29. (A) 치아회전, 설측전위(혀쪽자리바뀜), 저위치아(하방시), 원심전위(바깥쪽치우침), 근심전위(안쪽치우침) 그림. (계속)

출처: Delmar/Cengage Learning

(persistent closed bite)이라고 한다. **그림 6-29B**와 **그림 6-29C**의 치아 배열에서 치아들이 다양하게 어긋나 있는 것을 볼 수 있다. **그림 6-29C**의 치아본은 특징적이고 부적절하게 혀 내밀기를 보이며 선천적으로 근육의 긴장도가 낮은 젊은 다운증후군 청년의 치아로 만들어진 것이다.

요약하면,

- **치아**는 **상악골**과 **하악골**의 **치조**에 자리 잡고 있으며, **절치**, **견치**, **소구치**, **대구치**로 이루어진다.
- 각 치아에는 **치근**과 **치관**이 있으며 치관의 표면은 **사기질**과 그 속의 **상아질**로 구성된다.
- 각 치아에는 **내측면**, **원심면**, **설면**, **협면**, **교합면**이 있으며, 교합면은 잡식성인 인간의 치궁에서 치아의 기능을 나타낸다.

(B)

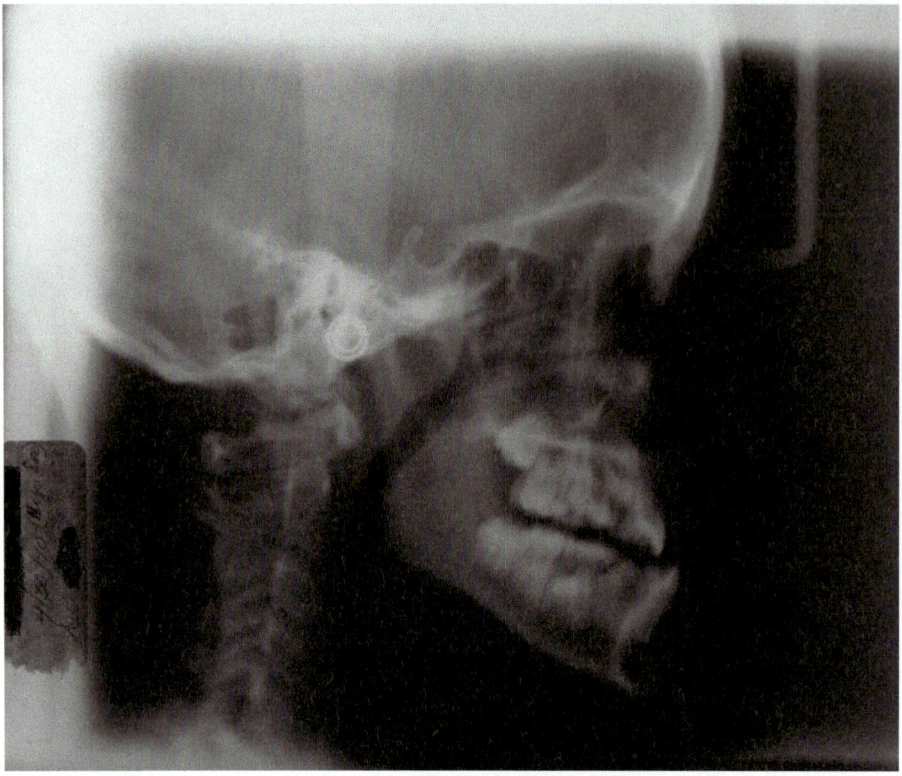

(C)

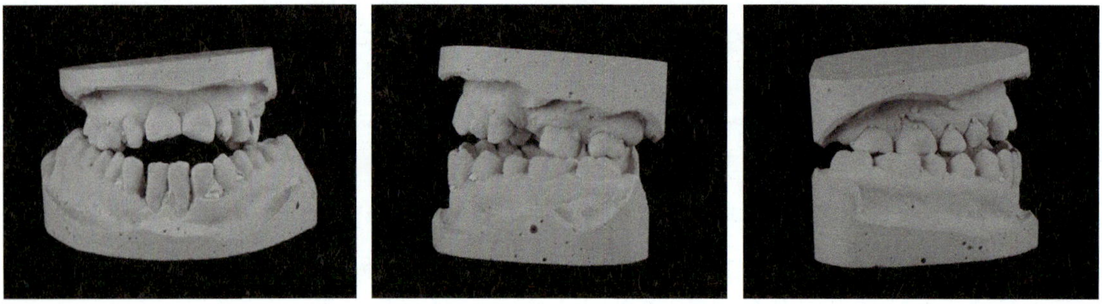

그림 6-29. (B) 상악전돌(주걱턱)의 수술로 교정되기 전 방사선 촬영 모습. (C) 심각한 구강근육기능장애가 있는 젊은 성인의 치아로, 혀 내밀기에 부가적으로 극도의 구개궁, 원심전위, 치아회전, 설측전위, 순측전위가 나타났다. 지속적인 혀 내밀기와 함께 잇몸 부위의 손상이 있다.

출처: Delmar/Cengage Learning

- **유치궁**의 **임상이돋이**는 생후 6~9개월에 시작하는 반면, **영구치궁**은 6~9세에 시작한다.
- **Class I 교합**은 하악골과 상악골의 배열이 정상이지만, **Class II 부정교합**은 하악이 상대적으로 뒤로 들어간 것을 말한다. **Class III 부정교합**

과다치아

과다치아(supernumerary teeth)는 배아기 치아판에서 과다하게 치배를 생성하는 발달 이상에 의해 초래된다. 과다치아가 발생하면 예상되는 치아의 개수보다 많은 치아를 지니고 태어나며, 종종 절치가 2배의 개수를 갖기도 한다. 아래는 치과의사 J. M. Harris가 아이다호 주 아이다호폴스에 있는 자신의 치과에서 본 한 아동에 대한 보고이다.

8살 된 여아가 유치 중 하나를 발치하기 위해 치과의사 Harris의 클리닉을 찾았다. Harris는 발치하기 전에 영구치의 상태를 보기 위해 파넬립스 방사선 촬영을 실시하였는데, 방사선 결과 소구치 부위의 왼쪽 하악궁에 과다치아가 있는 것을 발견하였다.

썩은 치아를 발치한 자리에는 15개의 과다치아가 있었고, 몇 개는 단순히 치배 상태였지만 일부는 작은 치아뿌리가 발달한 상태로 거의 완전한 어금니 모양이었다. 결과적으로 한쪽 궁에 16개의 치아가 자리 잡고 있었는데 이는 심각하게 많은 것이었다.

그 치아 군집을 제거하고 그 자리를 젤폼으로 메운 후에 봉합하였다. 그 이후에 더 이상의 합병증은 없었다.

은 상대적으로 하악이 돌출된 것이다.

- 개인의 치아는 치조궁 내에서 **치아회전**, **순측전위**, **설측전위**, **원심전위**, **근심전위**를 포함하여 잘못 배열될 수 있다.
- 치아가 부적절하게 돋거나 과도하게 돌출된 경우를 각각 **저위치아**와 **고위치아**라고 한다.

※ 성도 공간

Anatesse Lesson

음원-필터 이론은 음향 산출이 공간의 모양에 따라 달라진다는 것에 기초한다고 설명하였다. 조음과 관련된 근육에 대해 설명하기 전에 이러한 근육의 움직임에 의해 그 공간의 모양이 어떻게 바뀌는지에 대해 살펴보자. 이 공간은 구강, 협강, 비강, 인두강이다(**그림 6-30**).

구강(입안, oral cavity)은 말을 산출하는 동안 가장 변화가 많기 때문에 말 산출 기전에서 가장 중요한 공간이다. 이 공간의 모양은 혀나 하악의 움직임에 따라 변할 수 있다.

구강은 입의 입구로부터 뒤로 구협지주(목구멍기둥, faucial pillar)까지를 말한다. 구강 입구는 입으로 산출되는 모든 음소(즉 코로 산출되는 소리를 제외한 모든 소리)가 빠져나가는 지점으로 조음에 밀접하게 관여한다. 입술은 여러 자음과 모음을 조음하는 데 매우 중요하다.

(A)

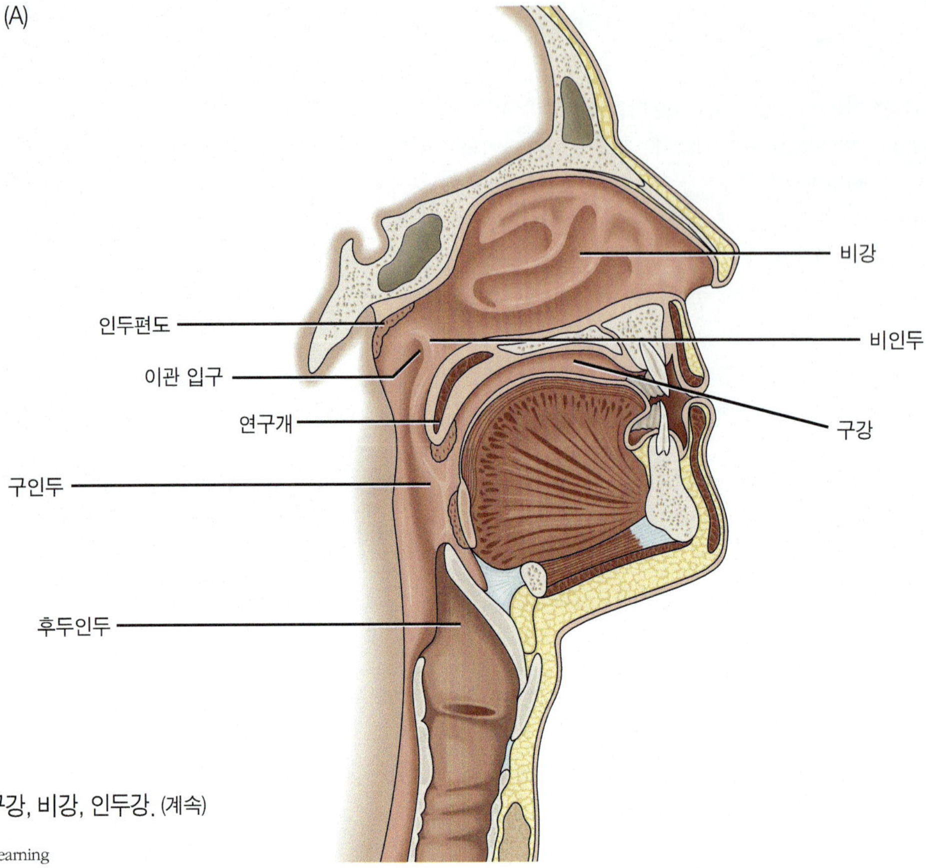

그림 6-30. (A) 구강, 비강, 인두강. (계속)

출처: Delmar/Cengage Learning

아래의 지시대로 자신의 입안을 살펴보자(**그림 6-31**). 자신의 입 천장을 만져 보자(혀를 사용하여 입천장을 느껴 볼 수 있다). 입천장에서 단단한 부위가 **경구개**이다. 바깥쪽으로 두드러진 능선은 **주름**(rugae)이며, 삼킴작용을 하는 동안 음식덩이를 형성하는 데 사용되는 구조물로 조음 시 중요한 지표가 된다. **정중봉선**(정중솔기, median raphe)는 경구개를 반으로 나눈다.

주름(rugae): 그리스어로 '주름'

솔기(raphe): 라틴어로 '접힘 또는 주름'

자신의 입천장을 따라 혀나 손가락을 뒤로 보내다 보면 어느 지점에서 경구개가 갑자기 부드러워지는 것을 느낄 수 있다. 이 지점이 경구개와 연구개가 만나는 부위로 부드러운 부위를 **연구개**(물렁입천장, soft palate, velum)라고 하며, **구개수**(목젖, uvula)가 연구개의 끝을 나타낸다. 연구개는 구강과 비강(좀 더 기술적으로는 여러분이 보는 바와 같이 구인두와 비인두를 말함)을 분리하는 움직임이 가능한 근육 덩어리이다. 연구개는 구개골의 앞에 붙어 있으며 경구개로부터 연장된 근육이다.

연구개(velum): 라틴어로 '입천장'

구협(fauces): 라틴어로 '목구멍'

연구개의 양 옆을 따라 2개의 띠조직이 두드러지게 있다. 이는 **전구협**

(B)

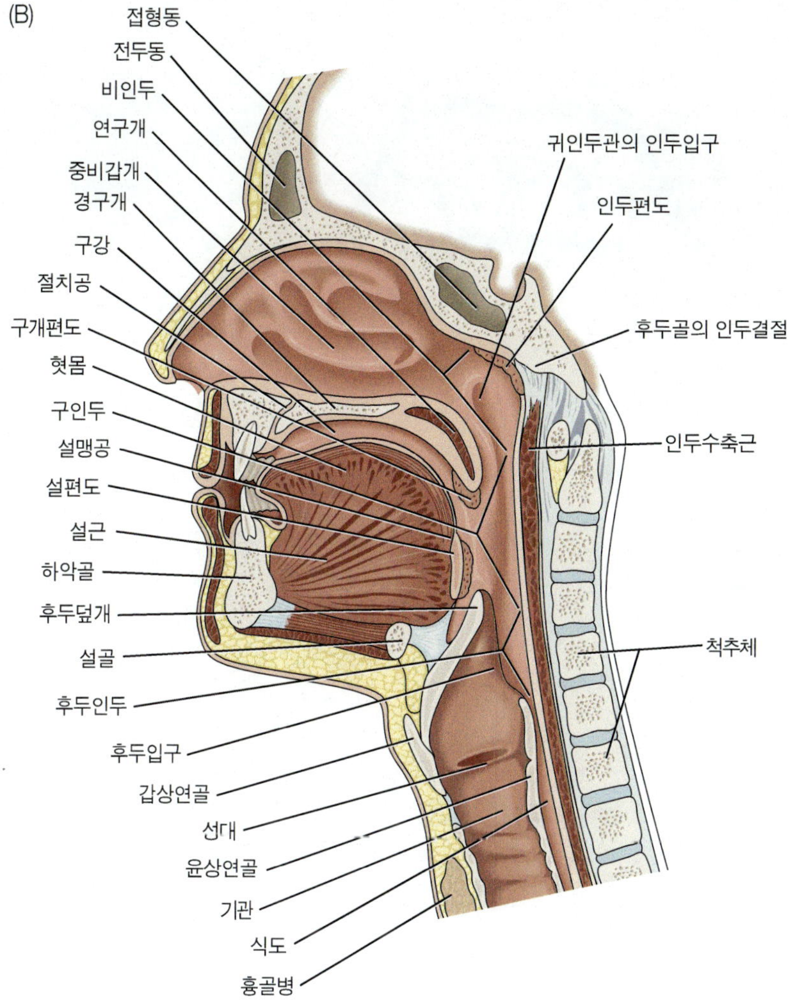

그림 6-30. (B) 얼굴 구조물과 공간.

출처: Delmar/Cengage Learning

지주(앞목구멍기둥, anterior faucial pillar)와 **후구협지주**(뒷목구멍기둥, posterior faucial pillar)로 입안의 뒤쪽 경계선을 형성한다. 상악의 치아와 치조능선은 구강의 바깥 경계선을 이룬다. 혀는 입안 아래쪽 대부분을 차지한다.

전구협지주와 후구협지주 사이에서는 **구개편도**(palatine tonsil)를 볼 수 있다. 이 림프조직 덩이는 양쪽에서 구협지주 사이에 위치하며 심지어 연구개 바깥면 안쪽까지 침범해 있기도 한다. 중심에서 이 편도들 쪽으로 혀의 표면에 설편도(혀편도, lingual tonsil)가 있다.

협강(입안안뜰, buccal cavity)은 구강의 측면에 있으며 뒤쪽 치아와 얼

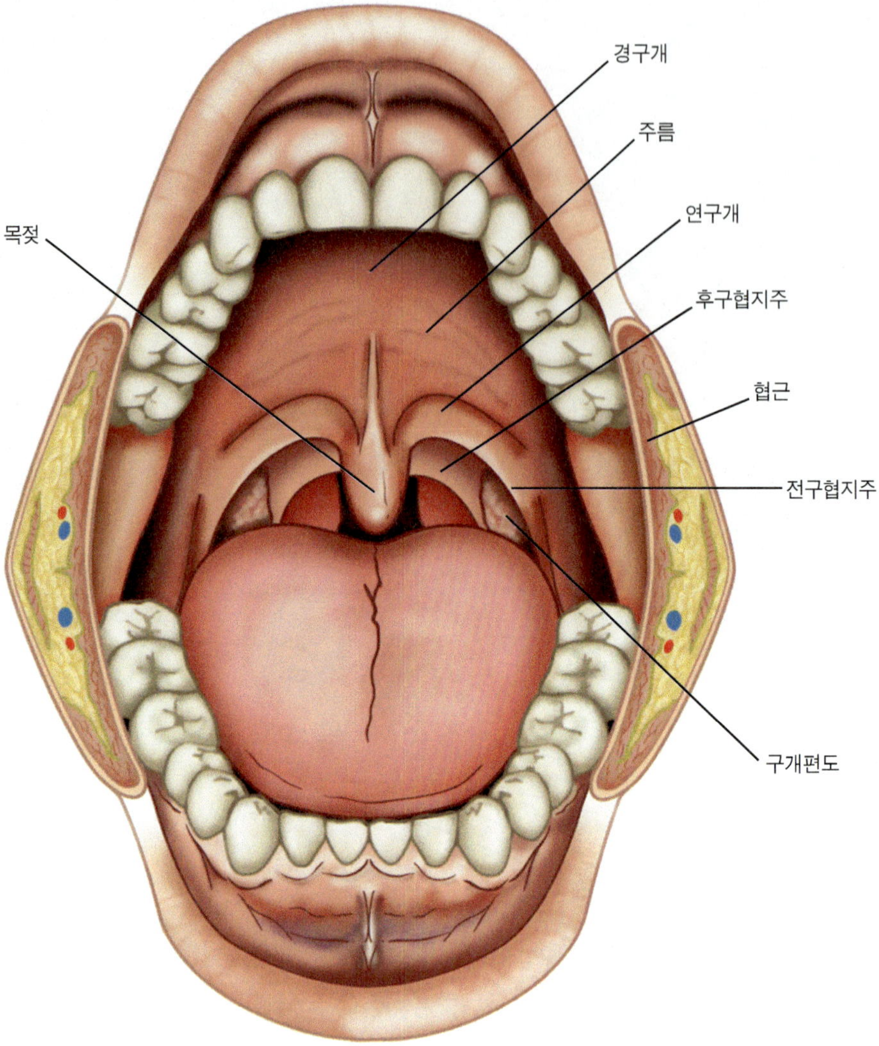

그림 6-31. 구강의 앞모습.

출처: Delmar/Cengage Learning

굴 뺨 사이의 공간을 형성한다. 협강은 바깥으로는 뺨으로, 앞에는 입술로, 가운데는 치아로 둘러싸여 있다. 뒤쪽 경계선은 제3대구치 위치이다. 이 공간은 하악이 내려가면서 열릴 때 구강 공명의 역할을 하고 고압력 자음을 산출할 때 관여하며, /s/의 설측음화로 알려져 있는 잘못된 조음을 산출할 때 들리는 왜곡된 소리가 산출되는 부위이다.

인두강(pharyngeal cavity) 또는 **인두**(pharynx)는 위치에 따라 세 부위로 나뉜다. 인두를 아래로는 성대부터 위로는 비강 뒤 부위까지 연결된 12cm 길이의 관이라고 생각해 보자. 이 관은 삼킴을 도와주기 위해 관의 크기를 좁힐 수 있는 근육으로 둘러싸여 있으며, 이 근육은 구인두와 비인두 사이에 열린 **연인두입구**(입천장입구, velopharyngeal port)를 닫는 중요한 역할을 한다.

구인두(입인두, oropharynx)는 목구멍 바로 뒤에 있는 인두 부위로, 위로 연구개까지이다. 구인두의 아래쪽 경계는 설골이며 후두인두의 위쪽 경계가 되기도 하다. **후두인두**(laryngopharynx, hypopharynx)는 앞의 후두덮개와 아래의 식도가 경계가 된다.

세 번째 인두강인 **비인두**(nasopharynx)는 연구개 위에 있는 공간으로 뒤쪽은 후두골의 인두융기, 앞쪽은 콧구멍이 경계가 된다. 가쪽 비인두벽은 **이관**(Eustachian tube)의 입구[**귀인두관**(auditory tube)으로도 알려짐; **그림 6-30**]를 포함한다.

이관은 비록 작지만 중이(가운데귀)에 공기를 전달하는 매우 중요한 역할을 한다. 비인두가 귀와 비슷한 높이에 위치해 있기 때문에 비인두를 중이강에 연결하는 관은 약간 상승하면서 뒤로 연결되어야 한다. 이관은 구개범장근의 수축에 의해 활발하게 열린다. 이에 대해서는 이 장의 뒷부분에서 설명할 것이다. 이관의 입구를 부분적으로 둘러싸면서 팽창된 조직은 **이관융기**(귀인두관융기, torus tubarius)이며, 입구로부터 아래로 내려온 조직의 능선은 **이관인두주름**(귀관인두주름, salpingopharyngeal fold)이라고 한다—실제로는 점막으로 덮인 이관인두근(귀관인두근육, salphingopharyngeal muscle)이다.

이관인두(salpingopharyngeal): 그리스어로 '관(salpinx) + 인두(pharynx)'

또한 비인두 속에는 **인두편도**[pharyngeal tonsil; 아데노이드(adenoids)로도 알려짐]가 있다. 이 림프조직 덩어리는 일반적으로 비인두 뒤쪽 바닥에서부터 발생한다. 인두편도는 입천장인두입구와 근접하게 위치해 있기 때문에 이 조직이 연구개의 기능을 보조하기도 한다. 아동의 아데노이드를 제거하면 연구개가 짧아지거나 위축되어 과다비성이 지속될 수 있다.

조음과 관련된 마지막 공간은 비강이다(**그림 6-32**). 비강은 쌍을 이루는 상악, 구개골 및 비골에 의해 형성되며 비중격, 서골, 사골의 수직판, 연골중격에 의해 나뉜다('안면골과 두개골'에서 다루었다). 비강과 갑개는 혈액 공급이 풍부할 뿐만 아니라 흔들림 운동과 점액을 분비하는 상피로 된 점막으로 덮여 있다. 비점막 자체의 수분과 코조직의 풍부한 혈관 분포로 인해 이 안을 지나가는 공기를 가습하고 따뜻하게 데워 준다. 흔들림 운동을 하는 상피는 흡착된 오염물을 비인두 쪽으로 몰아 식도 방향으로 천천히 움직여 삼킬 수 있게 한다(폐에 쌓이는 것보다 낫다).

전비공(콧구멍, nares, nostrils)은 비강의 앞쪽 경계를 형성하는 반면, **후비공**(뒤콧구멍, nasal choanae)은 비인두와 비강을 연결하는 뒤쪽 입구이

후비공(choanae): 그리스어로 '깔때기'

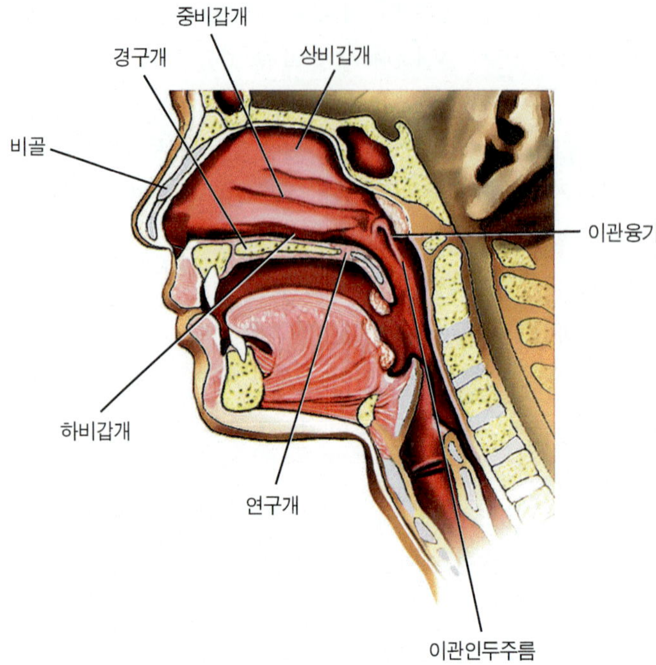

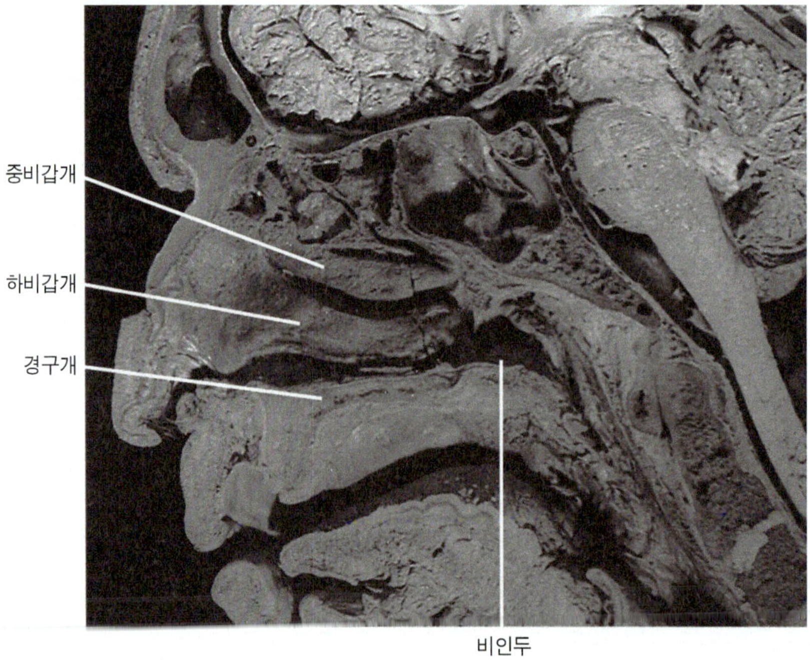

그림 6-32. 비강과 비인두.

출처: Delmar/Cengage Learning

▩ 구강 촉진

구강을 촉진하는 연습을 하려면 친구와 함께 무균 상태에서 실시하는 것이 좋다. 가르쳐 주는 사람의 지시하에 수행하고 임상에서 구강기제검사를 실시하는 동안 수행할 수 있다. 손전등을 사용하면 구조를 확인하는 데 도움이 된다.

친구에게 입을 벌리게 한 후 그 안을 살펴보자. 여러분이 주로 사용하지 않는 손(오른손잡이라면 왼손)으로 손전등을 들고 다른 손에 장갑을 착용한 상태에서 친구 이외에 다른 것은 만지지 않아야 한다. 친구에게 '아' 소리를 내게 하면서 연구개가 뒤로 상승되는지 살펴보자. 구협지주 사이에 구개편도가 있는지 확인하자. 경구개에 빛을 비추어 정중봉선과 주름을 확인하자. 경구개의 정중봉선 양쪽을 따라 손가락을 뒤로 보내면서 구조를 촉진해 보자. 경구개와 연구개의 가장자리를 만져 보는데 어떤 사람들은 매우 민감하여 이 과정 중에 구역반사를 유발할 수도 있다. 경구개를 촉진하는 동안 경구개에 잠재되어 있는 구개열(점막하구개열)의 가능성에 대해서도 민감해야 한다.

친구에게 어금니를 가볍게 깨문 상태에서 /i/를 산출하기 위해 입술만 벌리게 한다. 장갑을 착용한 손가락을 사용하여 치아와 잇몸의 가장자리를 촉진한다. 설압자를 이용하여 뺨을 치아로부터 멀어지게 한 후 위 치아와 아래 치아의 교합 관계를 살펴본다.

아랫입술을 가볍게 아래로 잡아당겨 구순소대를 살펴본다. 친구에게 입을 벌리고 혀를 올리게 한 다음 설소대도 관찰한다. ▩

▩ 이관의 발달

이관은 비인두와 중이강 사이를 연결하는 문이다. 이관은 삼키거나 하품을 하는 동안 열리며 중이강에 공기를 전달한다. 성인의 이관은 아래 방향으로 약 45° 기울어져 있다. 영아에서 이관은 보다 수평으로 되어 있으며 머리가 커짐에 따라 아래 방향으로 점차 기울게 된다. 영아의 경우 이관의 수평 방향으로 인해 누운 상태에서 수유를 하는 영아의 비인두에서 중이로 액체와 박테리아가 침입하기 쉬워 중이염이 유발되기도 한다. ▩

다. 비강의 바닥은 구강의 경구개이며, 특히 상악골의 구개돌기와 구개골의 수평판이 이에 해당한다.

요약하면, 조음계의 **공간**은 여러 개의 연결된 관으로 볼 수 있다.

- 가장 뒤에 있는 관은 **후두인두**, **구인두**, **비인두**로 이루어진, 수직으로 곧게 뻗은 **인두**이다.
- 수평으로 뻗은 비강은 비인두로부터 나오며 코와 비인두는 **연구개**가 상승함으로써 입안과 완전히 분리된다.
- 큰 관인 **구강**은 양 옆에 작은 **협강**이 있다.
- 구강의 모양과 크기는 혀와 하악의 움직임에 의해 변형되고, 비강은

연구개에 의해 구강, 인두강과 연결될 수 있다.

조음계에 관여하는 근육을 살펴보자. 부록 E는 이 근육을 학습하는 데 도움을 줄 것이다.

얼굴과 입의 근육

Anatesse Lesson

조음계는 입술, 혀, 연구개의 중요한 세 구조에 의해 좌우된다. 말을 산출하기 위해 입술을 움직이기 위해서는 얼굴근육의 작용이 필요하며, 혀는 혀 자체 근육과 혀를 움직이기 위한 하악과 설골의 작용이 필요하다. 연구개근육은 상승하여 입과 코를 완전히 분리한다. **표 6-4**는 얼굴과 입을 이루는 근육을 정리한 것이며, **그림 6-33**은 이들의 기능에 대한 이해를 돕기 위한 것이다.

얼굴근육

- **구륜근(입둘레근,** orbicularis oris)
- **소근(입꼬리당김근,** risorius)
- **협근(볼근,** buccinators)
- **상순거근(윗입술올림근,** levator labii superioris)
- **소관골근(작은광대근,** zygomatic minor)
- **상순비익거근(윗입술콧방울올림근,** levator labii superioris alaeque nasi)
- **구각거근(입꼬리올림근,** levator anguli oris)
- **대관골근(큰광대근,** zygomatic major)
- **하순하제근(아랫입술내림근,** depressor labii inferioris)
- **구각하제근(입꼬리내림근,** depressor anguli oris)
- **이근(턱끝근,** mentalis)
- **활경근(넓은목근,** platysma)

구륜근. 입술은 얼굴근육의 중심을 이룬다. 입술의 움직임으로 얼굴 표정과 말 산출의 기능이 크게 좌우된다(**그림 6-33**). 입술은 근육과 혈관 공급이 풍부하게 이루어진 점막으로 구성되며 투명한 표면상피에 의해 형체가 뚜렷하게 보인다. 입술은 중요한 조음 기능을 담당하지만, 얼굴의 주된

표 6-4. 조음에 관여하는 근육.

얼굴근육	
구륜근	구각거근
소근	대관골근
협근	하순하제근
상순거근	구각하제근
소관골근	이근
상순비익거근	활경근
혀내부근	
상종설근	횡설근
하종설근	수직설근
혀외부근	
이설근	소각설근
설골설근	구개설근
경돌설근	
하악올림근과 하악내림근	
교근	이복근
측두근	하악설골근
내측익돌근	이설골근
외측익돌근	활경근
연구개근육	
구개거근	구개설근
구개수근	구개인두근
구개범장근	
인두근육	
상인두수축근	갑상인두근
중인두수축근	이관인두근
하인두수축근	경돌인두근
윤상인두근	

특징으로 사회적 · 문화적 · 미용적인 측면도 중요하다. 구순열과 같이 입술의 대칭성과 형태가 손상된 경우에 성형외과의는 미용상의 균형을 복구하기 위한 시술을 시행하기 전에 구조에 관해 면밀하게 검사해야 한다.

성형외과의에게는 **이중활꼴의 입술모양**(cupid's bow)이 매우 중요하다. 이 부위의 곡선 형태와 **비주**(코기둥, columella), **인중**(philtrum)과의 관계를 통해 대칭성을 평가한다.

비주(columella): 라틴어로 '작은 기둥'

구륜근(입둘레근, orbicularis oris)은 입을 벌렸을 때 입 주위를 둘러싸고 있는 하나의 근육(**그림 6-34**)과 위와 아래 쌍을 이루는 근육[**상구륜근**(위

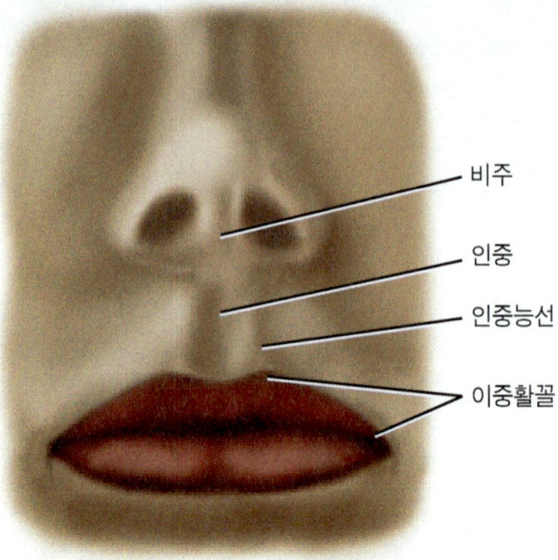

그림 6-33. 입술의 주요 지점.

출처: Delmar/Cengage Learning

입둘레근, orbicularis oris superior), **하구륜근**(아래입둘레근, orbicularis oris inferior)]으로 구성된다. 7장에서 보겠지만 상구륜근과 하구륜근의 기능은 명확하게 다르다. 상구륜근과 하구륜근은 졸라매는 끈처럼 입술을 닫고 굳게 봉쇄하는 역할을 한다. 구륜근은 VII번 안면신경의 악학연지(턱모서리가지, mandibular marginal branch)와 하협근지(아래볼가지, lower buccal branch)의 지배를 받는다.

구륜근은 여러 다른 근육이 닿는 기점이 되며 다양한 얼굴 표정을 만드는 얼굴의 근육과 상호작용한다. 구륜근에 닿는 근육은 그 경로와 입술에 닿는 지점에 따라 다양한 역할을 한다. 소근과 협근은 입의 가장자리에 닿아 입술을 옆으로 잡아당긴다. 하순하제근은 아랫입술을 아래로 내리고 상순거근, 소관골근, 상순비익거근(윗입술콧방울올림근)은 윗입술을 올린다. 대관골근은 입술을 올리면서 옆으로 잡아당기는 반면 구각하제근은 입의 가장자리를 내린다. 구각거근은 입꼬리를 위쪽 가운데로 잡아당긴다.

근육: 하구륜근과 상구륜근(orbicularis oris inferior and superior)
시작점: 입술 가장자리
경로: 입술 내의 바깥으로
삽입점: 입술의 반대편 가장자리
신경지배: VII번 안면신경
작용: 입을 닫음

소근. 협근과 소근의 경로를 통해 이들이 입 가장자리를 잡아당긴다는 것을 알 수 있다(그림 6-34). 협근은 뺨을 이루는 주된 근육이다. **소근**(입꼬리당김근, risorius muscle)은 쌍을 이루면서 가장 표면에 있는 근육으로 교근의 근막과 함께 얼굴의 뒤쪽에서부터 시작되어 앞쪽으로 와 입꼬리에 닿으며, 협근에 비해 매우 작다. 소근의 기능은 입술을 입꼬리에서 잡아당겨 미소를 짓거나 활짝 웃을 때 사용된다. 소근은 VII번 안면신경 협근지(볼가지, buccal branch)의 지배를 받는다.

소근(risorius): 라틴어로 '웃기'

(A)

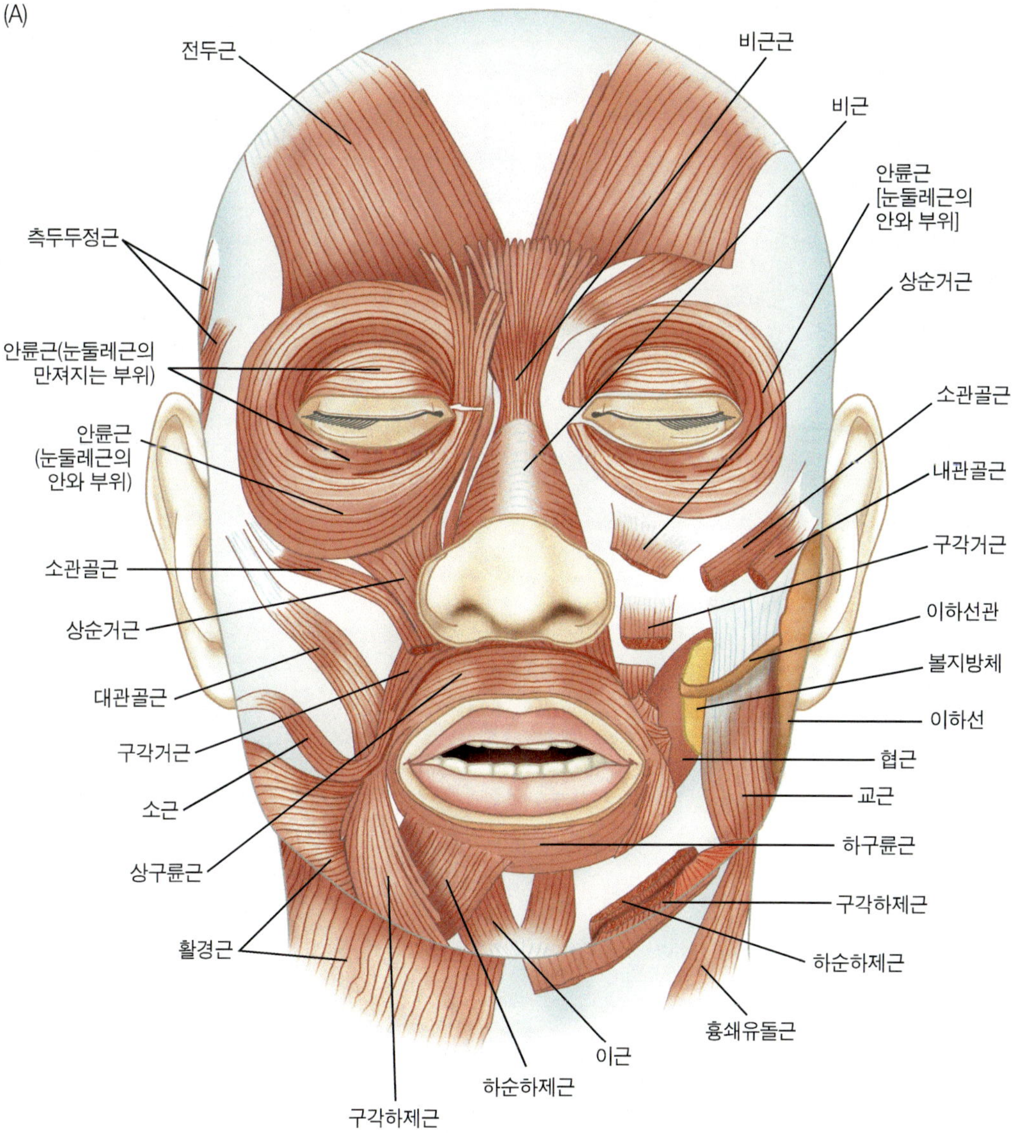

그림 6-34. (A) 안면근. (계속)

출처: Delmar/Cengage Learning

(B)

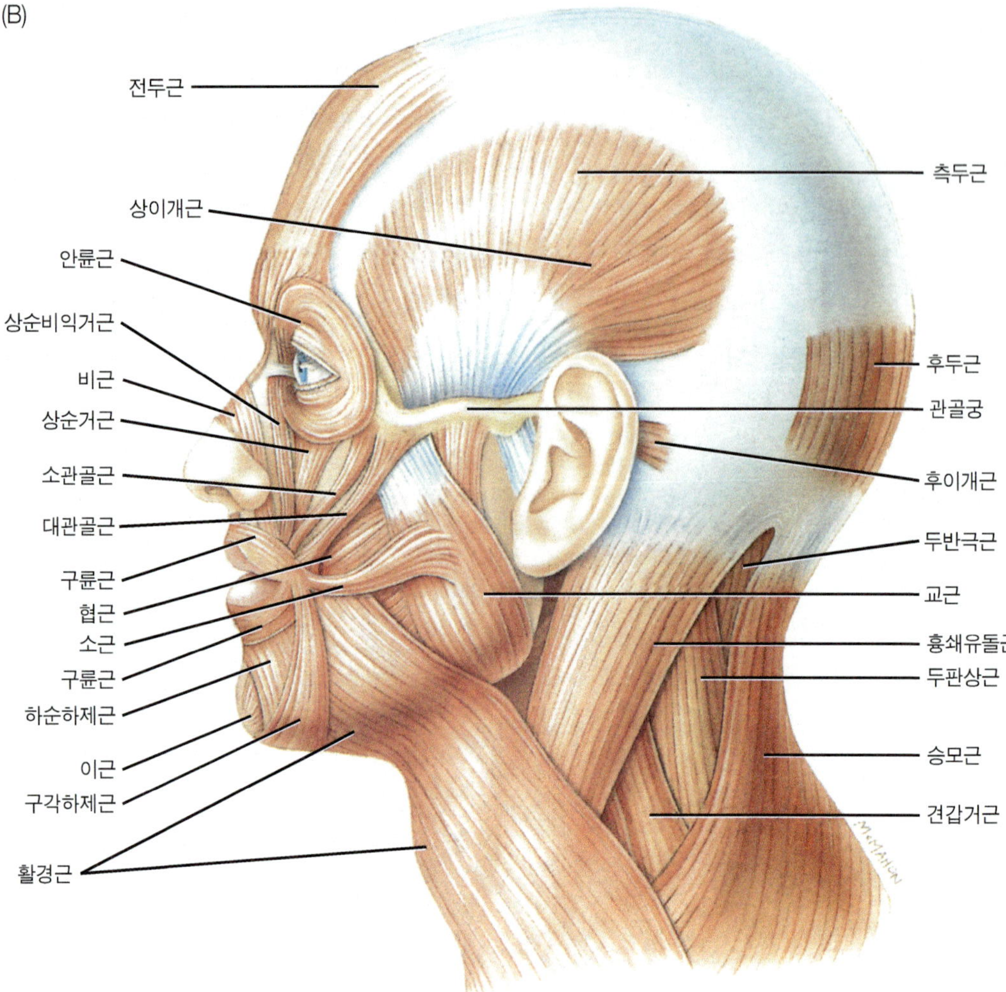

(C)

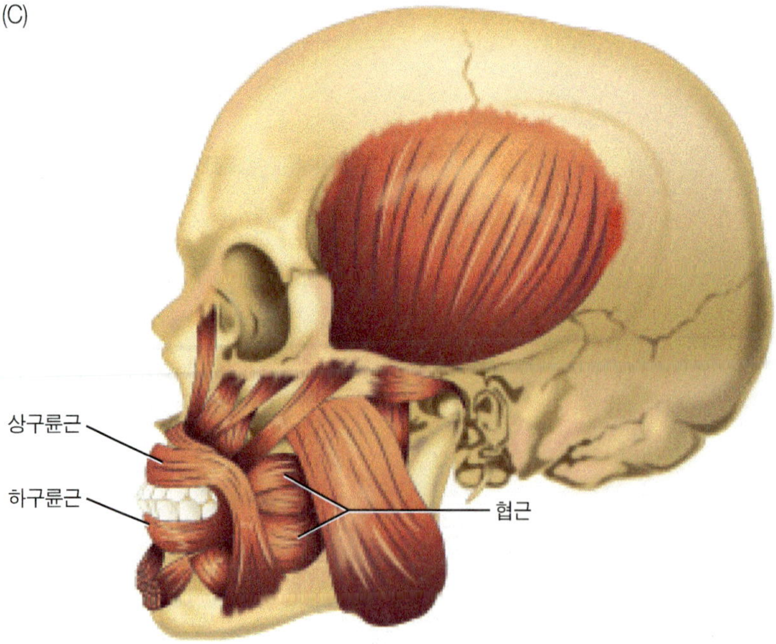

그림 6-34. (B) 안면근의 옆모습. (C) 안면근과 인두수축근 간의 관계. 구륜근은 협근에 연장되어 있고, 최종적으로 상인두수축근과 만난다.

출처: Delmar/Cengage Learning

근육: 소근(risorius)
시작점: 교근의 근막을 따라 얼굴 뒤쪽
경로: 앞쪽으로
삽입점: 구각의 구륜근
신경지배: VII번 안면신경의 협근지
작용: 구각에서 입술을 잡아당김

근육: 협근(buccinator)
시작점: 익돌하악인대
경로: 앞쪽으로
삽입점: 구각의 구륜근
신경지배: VII번 안면신경의 협근지
작용: 음식물을 어금니의 분쇄하는 넓은 윗면에 위치시킴; 구인두 수축

협근. **협근**[볼근, buccinators, 'bugler's muscle'(나팔수 근육)]은 소근보다 안쪽에 있으며 소근과 평행한 방향이다. 이 근육은 접형골 내측익돌판의 갈고리부터 안쪽 하악 설골근선까지 연결된 가느다란 힘줄인 익돌하악인대(날개아래턱인대)에서 시작한다. 협근의 섬유 또한 하악과 상악의 뒤쪽 치조 부위에서 시작하며 뒤쪽 섬유는 상인두수축근의 섬유에 연장되는 것 같다. 협근은 앞으로 와서 상구륜근과 하구륜근에 삽입한다.

협근은 소근과 같이 씹기에 주로 관여한다. 협근은 음식물을 어금니의 분쇄하는 윗면으로 위치시키며 이 근육이 수축하면 구인두도 수축하는 경향이 있다. 협근은 VII번 안면신경 협근지의 지배를 받는다.

상순거근, 소관골근, 상순비익거근. 상순거근, 소관골근, 상순비익거근은 일부 해부학자들이 이 근육들을 동일한 근육이라고 할 정도로 윗입술의 중간-바깥 부위에 공통으로 삽입한다. 이 세 근육은 윗입술을 위로 들어올리는 주요 근육이다.

가장 안쪽에 위치한 **상순비익거근**(윗입술콧방울올림근, levator labii superioris alaeque nasi)은 상악골의 전두돌기에서 시작하여 코의 바깥 가장자리를 따라 거의 수직 방향으로 진행한다. 가운데의 **상순거근**(윗입술올림근, levator labii superioris)은 상악골의 안와하연(눈확아래모서리, infraorbital margin)에서 일어서 윗입술까지 내려온다. **소관골근**(작은광대근, zygomatic minor)은 관골의 얼굴면에서 일어서 아래 방향으로 내려

관골(zygomatic): 그리스어로 '광대뼈(zygoma)'

근육: 상순거근(levator labii superioris)
시작점: 상악골의 안와하연
경로: 윗입술까지 아래 안쪽으로 내려옴
삽입점: 윗입술의 가운데 바깥 부위
신경지배: VII번 안면신경의 협근지
작용: 윗입술을 올림

근육: 소관골근(zygomatic minor)
시작점: 관골의 얼굴면
경로: 아래쪽으로
삽입점: 윗입술의 가운데 바깥 부위
신경지배: VII번 안면신경의 협근지
작용: 윗입술을 올림

근육: 상순비익거근(levator labii alaeque nasi superioris)
시작점: 상악골의 전두돌기
경로: 코의 바깥 가장자리를 따라 수직으로
삽입점: 윗입술의 가운데 바깥 부위
신경지배: VII번 안면신경의 협근지
작용: 윗입술을 올림

온다.

이 세 근육은 함께 작용하여 윗입술을 들어올린다. 함께 작용함으로써 이들 근육은 입을 쉽게 열고, 상순비익거근에서 나온 섬유가 비익(콧방울)에 닿아 코를 벌름거리게 한다. 상순거근, 소관골근, 상순비익거근은 VII번 안면신경 협근지의 지배를 받는다.

구각거근. **구각거근**(입꼬리올림근, levator anguli oris)은 상악골의 견치와(송곳니오목, canine fossa)에서 나와 윗입술과 아랫입술에 삽입한다. 이 근육은 상순거근에 의해 가려져 있다. 구각거근은 입꼬리를 위쪽과 가운데로 들어올린다. 구각거근은 VII번 안면신경 상협근지의 지배를 받는다.

대관골근. **대관골근**(큰광대근, zygomatic major muscle, zygomaticus)은 관골 위의 소관골근 측면에서 시작한다. 소관골근에 비해 좀 더 사선 방향

근육: 구각거근(levator anguli oris)
시작점: 상악골의 견치와
경로: 아래쪽으로
삽입점: 윗입술과 아랫입술의 꼬리
신경지배: VII번 안면신경의 상협근지
작용: 구각을 위쪽 가운데로 들어올림

근육: 대관골근(zygomatic major, zygomaticus)
시작점: 관골 위의 소관골근 측면
경로: 아래쪽 사선 방향으로
삽입점: 구륜근의 가장자리
신경지배: VII번 안면신경의 협근지
작용: 구각을 올리면서 잡아당김

근육: 하순하제근(depressor labii inferioris)
시작점: 하악골의 사선
경로: 아랫입술의 위와 안
삽입점: 아랫입술
신경지배: VII번 안면신경의 하악연지
작용: 입술을 아래 바깥으로 잡아당겨 입 입구를 확장

으로 진행하여 구륜근의 가장자리에 닿는다. 대관골근은 미소지을 때 입의 구각을 올리면서 잡아당긴다. 대관골근은 VII번 안면신경 협근지의 지배를 받는다.

하순하제근. **하순하제근**(아랫입술내림근, depressor labii inferioris)은 앞에서 언급된 3개의 입술올림근과 반대작용을 한다. 하악골의 사선에서 시작하여 위로 올라가 아랫입술에 삽입한다. 하순하제근이 수축하면 입술을 아래 바깥으로 잡아당겨 입 입구가 확장된다. 아랫입술내림근은 VII번 안면신경 하악연지의 지배를 받는다.

구각하제근. **구각하제근**(입꼬리내림근, depressor anguli oris, triangularis)은 하악골 사선의 바깥 가장자리에서 시작한다. 부채꼴 섬유가 구륜근과 윗입술의 가장자리에서 모인다. 구각하제근이 수축하면 실제로 윗입술에 부착함으로써 입 가장자리를 아래로 내리고, 찡그리는 것을 도울

근육: 구각하제근(depressor anguli oris, triangularis)
시작점: 하악골 사선의 바깥 가장자리
경로: 부채꼴로 위쪽으로
삽입점: 구륜근과 윗입술 가장자리
신경지배: VII번 안면신경의 하악지
작용: 입 가장자리를 내리고 윗입술이 아랫입술을 누르는 것을 도움

근육: 이근(mentalis)
시작점: 하악골의 절치와 부위
경로: 아래쪽으로
삽입점: 턱 아래 피부
신경지배: VII번 안면신경의 하악연지
작용: 턱을 위로 올려 주름지게 하고 아랫입술을 바깥으로 잡아당김

뿐만 아니라, 윗입술이 아랫입술 쪽으로 압력을 가하여 누르는 것을 돕는다. 구각하제근은 VII번 안면신경 하악연지의 지배를 받는다.

이근. **이근**(턱끝근, mentalis muscle)은 하악골의 절치와 부위에서 시작하여 아래로 내려와 턱 아래 피부에 삽입한다. 이근을 수축하면 턱을 올리면서 주름지게 하고 입을 삐죽 내밀 때 아랫입술을 바깥으로 잡아당긴다. 이근은 안면신경 하악연지의 지배를 받는다.

활경근(platysma): 그리스어로 '판'

활경근. **활경근**(넓은목근, platysma)은 일반적으로 목의 한 근육으로 여겨져 왔지만 여기에서는 아래턱내림근으로서의 역할에 대해서 논의하고자 한다. 활경근은 대흉근과 삼각근을 덮고 있는 근막에서 시작하여 위로 올라가면서 넓게 부채꼴로 입 가장자리, 하악결합(아래턱뼈결합, symphysis mente) 아래 부위, 하악골의 아래 가장자리에 삽입하며, 또한

근육: 활경근(platyoma)
시작점: 대흉근과 삼각근을 덮고 있는 근막
경로: 위쪽으로
삽입점: 구각, 하악결합 아래 부위, 하악골 아래 가장자리, 교근 근처 피부
신경지배: VII번 안면신경의 경지
작용: 하악골을 내림

교근 근처의 피부에도 삽입한다. 활경근의 역할은 매우 다양하지만, 여기에서는 하악을 내리는 데 보조적인 역할을 하는 것으로 보인다. 외경정맥(바깥목정맥, external jugular vein)과 근접하게 위치하여 활경근이 정맥 배액을 촉진하는 것은 아닌지 추측하고 있다. 활경근은 VII번 안면신경 경지(목가지, cervical branch)의 지배를 받는다.

요약하면, **얼굴 표정**(facial expression)에 관여하는 근육은 입술을 포함하여 조음에 중요한 역할을 한다.

- 많은 근육이 **상구륜근**과 **하구륜근**에 닿아 **입술 내밀기**, **입술 다물기**, **입술 옆으로 당기기**, **입술 올리기**, **입술 내리기** 기능을 담당하는 융통성 있는 시스템이 된다.
- **소근**과 **협근**은 공기를 입안에 가두거나 입술을 옆으로 잡아당기는 것을 보조한다.
- **상순거근**, **소관골근**, **상순비익거근**의 수축으로 윗입술이 올라가고, **하순하제근**의 수축으로 아랫입술이 내려간다.
- **대관골근**의 수축으로 구각이 상승하면서 잡아당겨지는 반면에 **하순하제근**은 입술을 아래 바깥으로 당긴다.
- **구각하제근**은 입 가장자리를 아래로 내리고, **이근**은 턱을 올려 주름지게 하고 아랫입술을 바깥으로 잡아당기며, **활경근**은 아래딕을 내린다.

입근육

입의 근육은 혀내부근과 혀외부근 및 연구개를 올리는 근육으로 구성된다. 혀의 움직임은 여러분도 볼 수 있듯이 기술공학적으로 매우 우수하다.

Anatesse Lesson

혀

혀는 입의 바닥을 차지하는 거대한 구조물이다. 그림 6-35를 살펴보면 혀의 거대한 규모에 대해 감이 잡힐 것이다. 아동이 혀를 표현의 도구로 사용할 때는 입안에 대부분의 혀를 남겨 둔 채 일부만 밖으로 내민다. 혀근육은 해부학적으로 그리고 기능적으로 내부근육과 외부근육으로 나뉜다. 혀외부근은 일반적으로 원하는 곳으로 혀를 움직이는 경향이 있는 반면, 혀내부근은 조음작용을 미세하고 점차적으로 조절하는 데 사용되는 경향이 있다. 혀는 일차적으로 입안에서 음식물을 씹기에 적합한 위치로 옮기

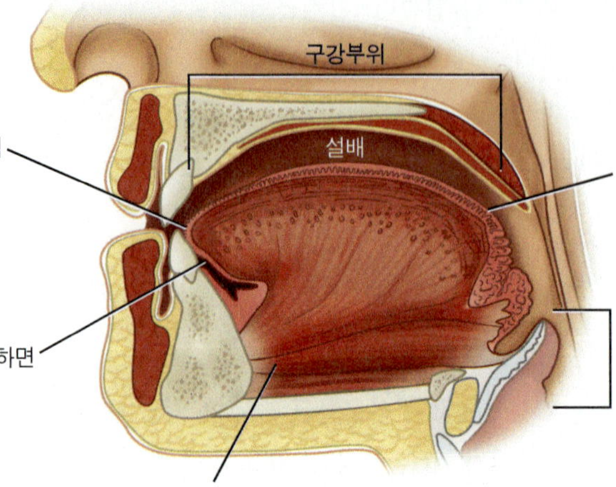

그림 6-35. 혀의 경계 구분.

출처: Delmar/Cengage Learning

고 삼키기 위해 뒤로 보내는 씹기와 삼키기에 관여한다.

혀는 **정중섬유중격**(중앙섬유막, median fibrous septum)에 의해 세로로 나뉜다. 이 세로막은 오른쪽과 왼쪽을 나누는 막으로 횡설근(혀가로근)의 기시점이다(그림 6-38). 가로막은 설골의 몸통에서 시작하여 설골설막(목뿔혀막, hyoglossal membrane)을 지나 혀를 설골과 연결한다. 이 가로막의 경로는 혀의 길이를 따라 지나간다.

혀는 그 특성에 따라 부위를 나누는 것이 유용하다(그림 6-35). 윗면은 **설배**(혓등, dorsum), 앞쪽은 **설첨**[혀끝, tip; 혀꼭지(apex)]이라고 한다. **설기저**(혓바닥, base)는 입인두 내에 있는 혀의 부위이다. 입안 내의 혀 표면 부위는 **구강면**(입면, oral surface) 또는 **구개면**(목구멍면, palatine surface)이라고 하며 혀 표면의 약 2/3를 차지한다. 나머지 혀 표면은 입인두 내에 위치하며 **인두면**(pharyngeal surface)이라고 한다.

혓등을 덮고 있는 점막에는 여러 지표가 있다(그림 6-36). **중심구**(중심고랑, central sulcus, median sulcus)는 혀를 왼쪽과 오른쪽으로 나눈다. 혀의 뒤에는 혀 표면에 작고 불규칙하게 솟아 있는 **설유두**(혀유두, lingual papillae)가 있다. **분계구**(분계고랑, terminal sulcus)는 뒤 인두면을 표시하며 이 고랑의 가운데는 혀에서 쉽게 파인 **설맹공**(혀막구멍, foramen cecum)이다.

유두(papillae): 라틴어로 '유두'

맹관(cecum): 라틴어로 '맹(caecum)'

혀 인두면의 막 아래에는 림프조직이 모여 있는 **설편도**(혀편도, lingual tonsils)가 있다. 인두편도 및 구개편도와 함께 설편도는 입안과 인두공간에서 림프조직의 고리 중 마지막 부분을 형성한다. 편도는 시간이 지남에 따라 위축되는 경향이 있다. 인두편도와 구개편도는 아동기에 매우 두드

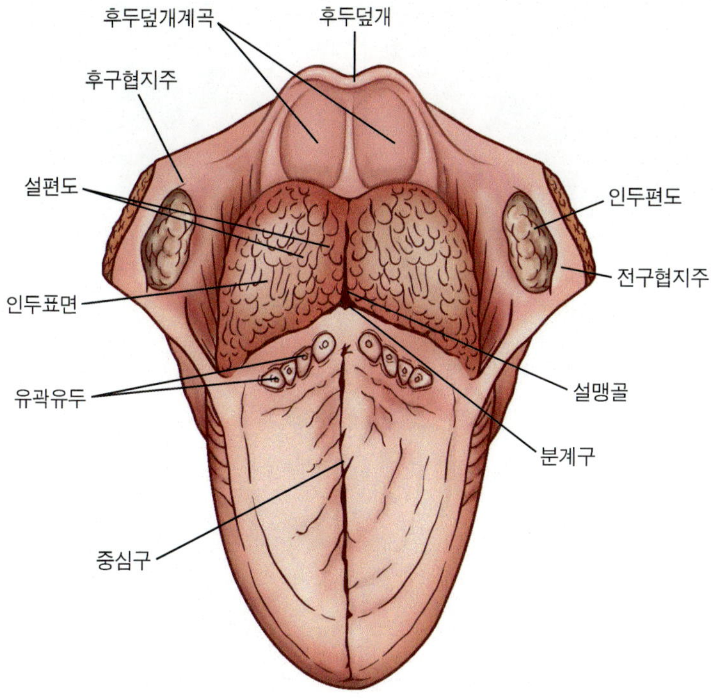

그림 6-36. 혀의 주요 부위.

출처: Delmar/Cengage Learning

러지지만 사춘기 즈음에 크기가 현저하게 줄어든다.

혀는 미각을 전달하는 미뢰(맛봉오리, taste buds)를 가지고 있다. 혀의 앞에는 단맛과 신맛에 주로 민감한 수용체가 있으며 혀의 옆은 주로 신맛에 민감하다. 쓴맛은 분계구 근처에서 지각한다. 이 미뢰 감각수용기는 혀 위에서 발견되는 다양한 유두에 위치해 있으며 이에 대해서는 8장에서 살펴볼 것이다.

자신의 혀 아랫면을 거울로 살펴보면 중요한 세 지점을 볼 수 있을 것이다(**그림 6-37**). 혀 아랫면에 혈관이 풍부하게 분포한 것을 확인하라. 혀 밑으로 투여되는 약물은 이 혈관을 통해 매우 빨리 흡수된다. 안쪽 아래턱 점막으로부터 혀의 아래까지 연결된, 두드러진 띠로 된 조직을 볼 수 있을 것이다. **설소대**(혀주름띠, lingual frenulum, lingual frenum)는 아래 혀와 하악골을 연결하여 혀가 움직이는 동안 고정시키는 역할을 한다고 추측된다. 또한 혀의 양 옆에 가로로 된 띠 조직을 볼 수 있다[**설하주름**(혀밑주름, sublingual fold)]. 이 지점은 설하타액선(혀밑침샘, subglinal salivary glands)을 위한 관이다. 설소대 바깥에는 하악하타액선(아래턱밑침샘, submandibular salivary glands)을 위한 관들이 있는데 하악의 안쪽면 위 점막 아래에 감추어져 있다. 이 침샘과 그 기능에 대해서는 8장에서 설명할 것이다.

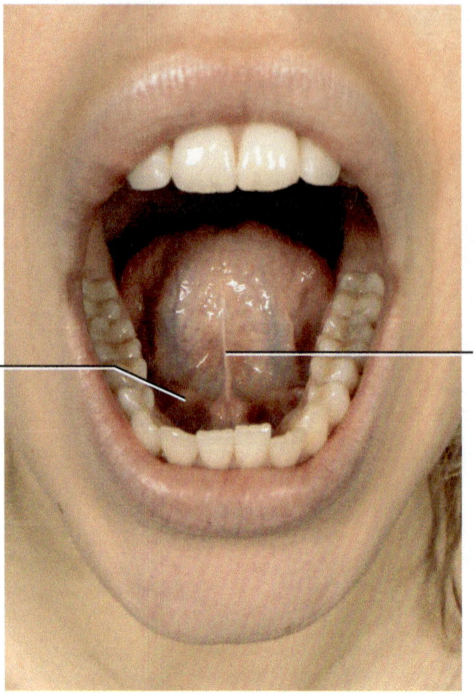

그림 6-37. 혀의 아랫면.

출처: Delmar/Cengage Learning

혀내부근

혀내부근은 세로로 지나가는 2개의 쌍을 이루는 근육과 가로와 수직으로 지나가는 근육으로 구성된다. 처음부터 여러분이 알아야 할 점은 혀내부근은 말과 말 외의 동작을 빠르고 정교하게 수행하기 위해 복잡한 형태로 상호작용한다는 것이다. 각 근육에 대해 설명하면서 기본 기능에 대해 알려 주겠지만 이 근육들의 통합에 관해서는 7장에서 전반적으로 다룰 것이다. 그림 6-38은 중요한 혀근육에 대해 이해할 수 있도록 도울 것이다.

▩ 설소대단축증

설소대는 혀를 혀의 바닥에 연결하는 띠로 이루어진 조직이다. 설소대는 혀가 움직이는 동안 고정하는 것을 돕는 것 같지만, 간혹 적절한 혀의 기능을 하기에는 너무 짧을 수도 있다. **설소대단축증**(tongue tie)의 경우에는 혀가 짧아 입천장이나 치조에 접촉을 요구하는 음소를 산출하기 어렵다. 혀를 내밀었을 때 설소대가 짧아 가운데 부분에 과도하게 긴장이 가해져 혀가 하트 모양을 띤다. 간단한 수술은 아니지만 수술로 이 문제를 해결할 수 있다. ▩

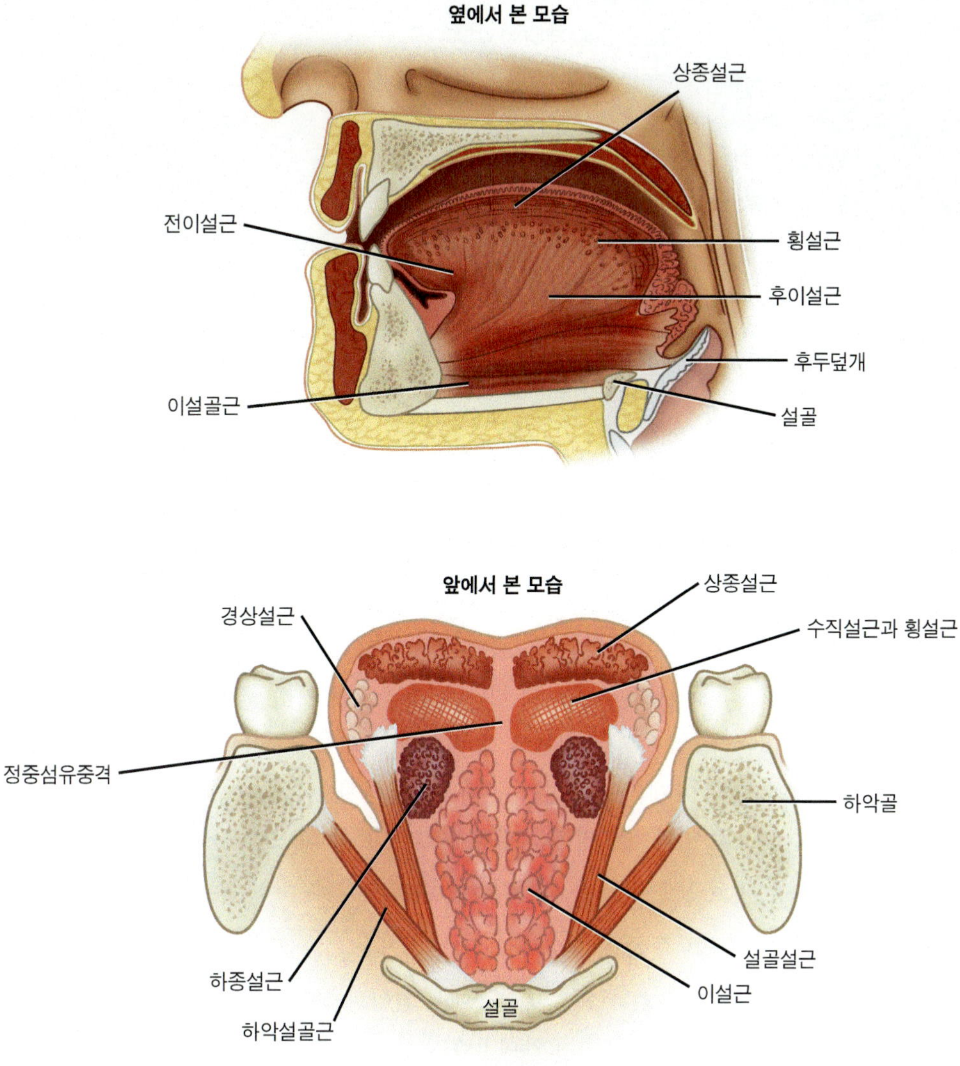

그림 6-38. 혀내부근(옆면, 앞 절단면의 앞면)(Netter, 1997).

출처: Delmar/Cengage Learning

- **상종설근(혀위세로근, superior longitudinal muscle)**
- **하종설근(혀아래세로근, inferior longitudinal muscle)**
- **횡설근(혀가로근, transverse muscle)**
- **수직설근(혀수직근, vertical muscle)**

상종설근. **상종설근**(혀위세로근, superior longitudinal muscle)은 혀의 길이를 따라 진행하고 혀의 위층을 구성한다. 이 근육은 후두덮개 근처의 섬유점막층(fibrous submucous layer), 설골, 정중섬유중격으로부터 시작

근육: 상종설근(superior longitudinal)
시작점: 후두덮개 근처의 섬유점막층, 설골, 정중섬유중격
경로: 앞과 바깥으로 넓게 퍼짐
삽입점: 혀의 바깥 가장자리와 설첨
신경지배: XII번 설하신경
작용: 설첨을 올리고, 잡아당김을 돕거나 한쪽으로 치우치게 함

근육: 하종설근(inferior longitudinal)
시작점: 설근과 설골의 몸통
경로: 앞쪽으로
삽입점: 설첨
신경지배: XII번 설하신경
작용: 설첨을 아래로 당기고, 잡아당김을 돕거나 한쪽으로 치우치게 함

한다. 이 섬유는 앞과 바깥으로 넓게 퍼져 혀의 바깥 가장자리와 설첨에 닿는다. 이 섬유의 경로와 닿는 곳에 의해 상종설근의 섬유는 설첨을 올릴 수 있다. 1개의 상종설근이 수축하고 다른 1개가 수축하지 않으면 수축한 쪽으로 혀를 잡아당기는 경향이 있다. 모든 혀내부근은 XII번 설하신경(혀밑신경, hypoglossal nerve)의 지배를 받는다.

하종설근. **하종설근**(혀아래세로근, inferior longitudinal muscle)은 설근(혀뿌리, root)과 설골의 몸통에서 일어서 설첨까지 경로하는 섬유로 구성된다. 이 근육은 혀의 아래 바깥면을 점유하지만 혀외부근인 이설근이 있는 혀의 가운데 바닥에는 없다(다음 절에서 설명할 것이다). 하종설근은 설첨을 아래로 잡아당기며, 상종설근과 함께 수축하면 혀를 뒤로 잡아당기는 것을 돕는다. 상종설근과 마찬가지로 한쪽 하종설근만 수축하면 수축한 쪽 아래 방향으로 혀가 당겨진다. 모든 혀내부근은 XII번 설하신경의 지배를 받는다.

횡설근. **횡설근**(혀가로근, transverse muscles of the tongue)은 혀를 좁히는 기능을 제공한다. 이 근육의 섬유는 정중섬유중격에서 일어서 바깥을 경로하여 혀 측면의 점막하조직에 닿는다. 횡설근의 일부 섬유는 계속 연장하여 구개인두근이 되며 이에 대해서는 다음 절에서 설명할 것이다. 횡설근은 혀의 가장자리를 안쪽으로 잡아당겨 혀를 효과적으로 좁힌다. 모든 혀내부근은 XII번 설하신경의 지배를 받는다.

근육: 횡설근(transverse muscles of the tongue)
시작점: 정중섬유중격
경로: 바깥으로
삽입점: 혀 측면의 점막하조직
신경지배: XII번 설하신경
작용: 혀를 좁힘

근육: 수직설근(vertical muscles of the tongue)
시작점: 설기저
경로: 수직으로
삽입점: 점막덮개
신경지배: XII번 설하신경
작용: 혀를 입 바닥으로 끌어당김

수직설근. **수직설근**(혀수직근, vertical muscles of the tongue)은 횡설근과 직각을 이루며 혀를 납작하게 한다. 수직설근의 섬유는 혓바닥을 경유하여 점막덮개에 닿는다. 횡설근과 수직설근 섬유는 서로 섞여 짜여 있다. 수직설근이 수축하면 입 바닥 쪽으로 혀가 끌어당겨진다. 모든 혀내부근은 XII번 설하신경의 지배를 받는다.

혀외부근

- **이설근(턱끝혀근, genioglossus)**
- **설골설근(목뿔혀근, hyoglossus)**
- **경돌설근(붓혀근, styloglossus)**
- **소각설근(작은뿔혀근, chondroglossus)**
- **구개설근(입천장혀근, palatoglossus)**

혀내부근은 정교한 조음을 수행하는 데 책임이 있으며 혀외부근은 혀 전체를 움직이는 데 책임이 있다. 이들은 조음을 위한 전반적인 위치를 잡는 것으로 보이며, 혀내부근은 이러한 활동을 정교하게 완성한다.

이설근. **이설근**(턱끝혀근, genioglossus)은 혀를 움직이는 주된 근육으로 혀 내부 대부분의 질량을 이룬다. 그림 6-39에서 볼 수 있듯이 이설근은 하악골 안쪽의 섬유연골결합에서 일어서 넓게 펴지면서 설첨과 설배

근육: 이설근(genioglossus)
시작점: 하악골 안쪽면의 섬유연골결합
경로: 넓게 위, 뒤, 앞쪽으로
삽입점: 설첨, 설배, 설골 몸통
신경지배: XII번 설하신경
작용: 앞 섬유는 혀를 잡아당김; 뒤 섬유는 혀를 내밂; 앞 섬유와 뒤 섬유가 함께 혀를 내림

근육: 설골설근(hyoglossus)
시작점: 설골의 대각과 가쪽몸체
경로: 위쪽으로
삽입점: 경돌설근과 하종설근 사이 혀의 측면
신경지배: XII번 설하신경
작용: 혀의 측면을 아래로 잡아당김

및 설골 몸통에 닿는다.

이설근은 혀의 가운데에 위치하며 하종설근, 설골설근, 경돌설근이 이설근 바깥에 있다. 이설근의 섬유는 입의 전체 면에 닿지만 설첨에는 거의 없다. 이설근의 앞 섬유가 수축하면 혀가 잡아당겨지는 반면 위 섬유가 수축하면 혀끝의 돌출을 도와 혀를 내민다. 앞 섬유와 뒤 섬유가 함께 수축하면 혀 가운데 부분이 입 바닥으로 내려감으로써 기능적으로 혀의 길이를 따라 혀가 컵 모양이 된다. 삼킴을 설명할 때 이설근과 혀내부근의 상호작용에 대해 다시 살펴볼 것이다. 이설근은 XII번 설하신경의 지배를 받는다.

설골설근. **설골설근**(목뿔혀근, hyoglossus muscle)은 이름이 내포하듯이 설골의 대각과 가쪽몸체에서 일어서 위로 올라가 경돌설근과 하종설근 사이 혀의 측면에 삽입한다. 설골설근은 혀의 측면을 아래로 잡아당기고 구개설근과 반대작용을 한다. 설골설근은 XII번 설하신경의 지배를 받는다.

경돌설근. 그림 6-39를 보면 **경돌설근**(붓혀근, styloglossus)이 측두골 경상돌기의 앞 측면 가장자리에서 시작하여 앞쪽 아래를 경유하여 혀의 아래 측면에 삽입한다는 것을 알 수 있다. 이 근육은 두 부위로 나눌 수 있는데, 하나는 하종설근과 서로 맞물려 있고 다른 하나는 설골설근과 맞물려 있다. 경로와 닿는 곳을 살펴보면 쌍을 이루는 경돌설근의 수축은

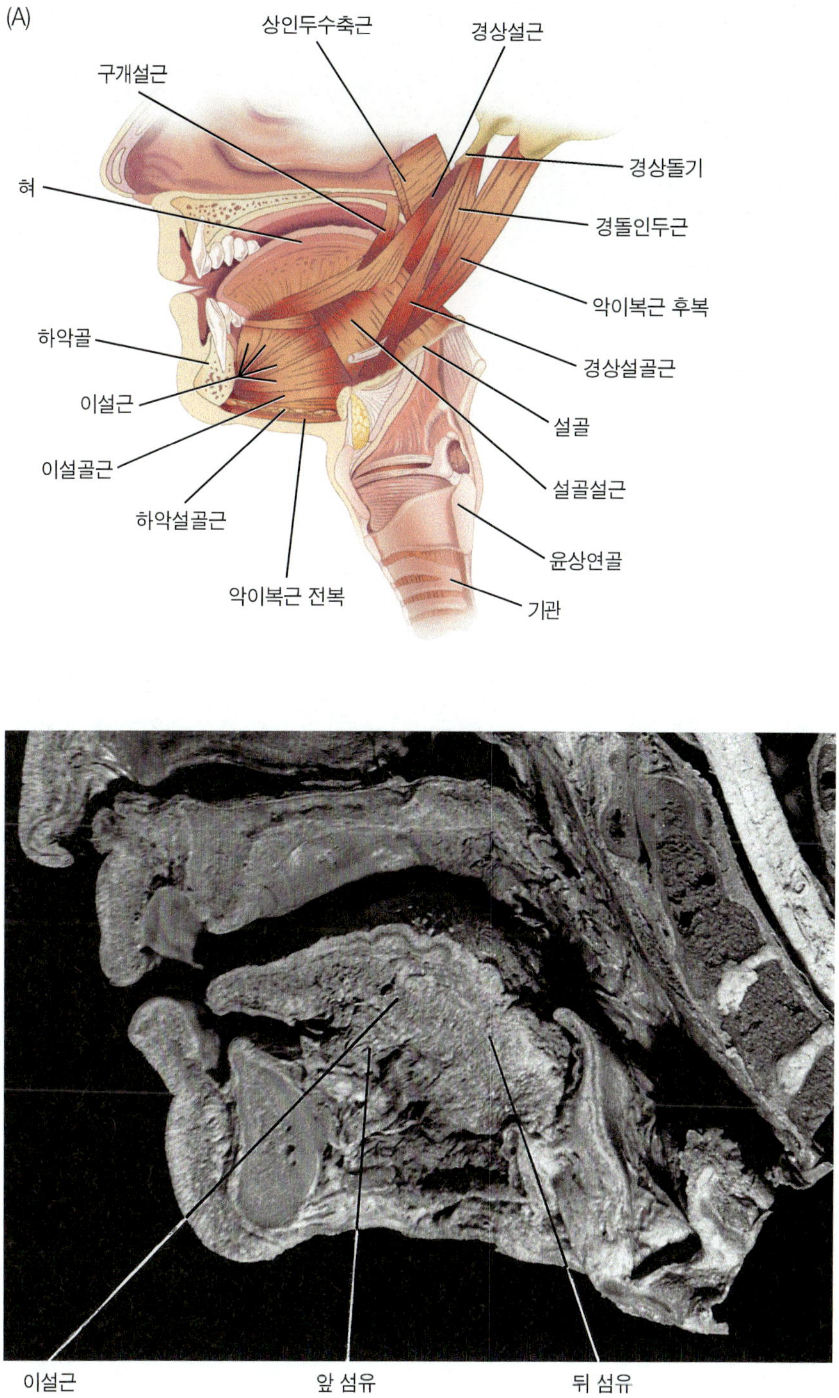

그림 6-39. (A) 이설근과 관련된 근육. (계속)

출처: Delmar/Cengage Learning

(B)

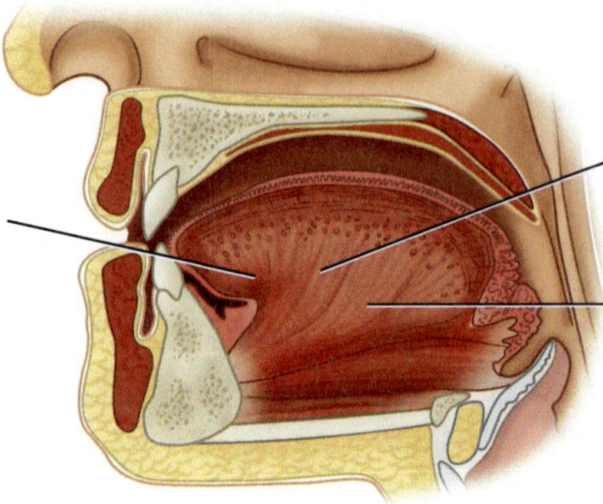

그림 6-39. (B) 주요 지점.

출처: Delmar/Cengage Learning

혀를 뒤쪽 위로 당긴다는 것을 알 수 있다. 경돌설근은 XII번 설하신경의 지배를 받는다.

소각설근(chondroglossus): 그리스어로 '연골(chondros) + 혀(glossus)'

소각설근. **소각설근**(작은뿔혀근, chondroglossus)은 종종 설골설근의 일부로 여겨지기도 한다. 설골설근과 마찬가지로 소각설근은 설골의 작은 뿔에서 시작하여 위로 올라가 설골설근이 삽입한다는 지점의 중앙에서 혀내부근과 맞물린다. 소각설근은 혀를 내리는 근육으로 XII번 설하신경의 지배를 받는다.

근육: 경돌설근(styloglossus)
시작점: 경상돌기의 앞 측면 가장자리
경로: 앞쪽 아래로
삽입점: 혀의 아래 측면
신경지배: XII번 설하신경
작용: 혀를 뒤쪽 위로 잡아당김

근육: 소각설근(chondroglossus)
시작점: 설골의 소각
경로: 위쪽으로
삽입점: 설골설근이 삽입하는 지점의 중앙에서 혀내부근과 맞물림
신경지배: XII번 설하신경
작용: 혀를 내림

근육: 구개설근(palatoglossus)
시작점: 앞 측면 구개건막
경로: 아래쪽으로
삽입점: 혀 뒤의 측면
신경지배: XI번 부신경과 X번 미주신경에서 나온 인두신경총
작용: 혀를 올리거나 연구개를 내림

구개설근. **구개설근**(입천장혀근, palatoglossus)은 기능적으로 혀나 연구개의 근육으로 정의할 수 있지만, 이보다는 입천장의 구조와 시작되는 지점에 보다 더 가깝다(**그림 6-43**과 **그림 6-45**). 다음 절에서 더 자세히 설명하겠지만 연구개를 내리거나 혀의 뒷부분을 올리는 이중 기능을 지니고 있다는 점은 알아 두어야 한다. 구개설근은 전구협지주를 형성한다.

요약하면,

- **혀**는 입의 바닥을 점유하는 큰 구조이다. 혀는 횡설근에서 시작되는 **정중섬유중격**에 의해 나뉜다.
- 혀는 **설배**, **설첨**, **설기저**로 나뉜다.
- 혀의 미세한 움직임은 혀내부근의 수축에 의해 조절된다. 혀내부근은 **횡설근**, **수직설근**, **하종설근**, **상종설근**이다.
- 혀의 큰 움직임에 대한 조정에는 **혀외부근**을 사용한다. **이설근**은 혀를 잡아당기거나 앞으로 내밀거나 혀를 내린다. **설골설근**과 **소각설근**은 혀를 내리는 반면 **경돌설근**과 **구개설근**은 혀 뒤를 올린다.

저작근: 하악올림근과 하악내림근

음식물을 씹는 과정 또는 **저작**(mastication)은 어금니가 음식물을 갈 수 있는 접촉면을 만들 수 있도록 하악의 움직임이 필요하다. 저작근(씹기근육)은 신체 중 가장 강한 부위에 속하며 음식물을 적절하게 준비하기 위해 이 근육이 조화롭게 수축해야 한다. 저작근은 교근, 측두근, 내측익돌근과 같은 하악올림근, 외측익돌근과 같은 내밀기근, 그리고 악이복근, 하악설골근, 이설골근, 활경근과 같은 내림근이 있다.

저작(mastication): 라틴어로 '씹기(masticare)'

- **교근(깨물근, masseter)**
- **측두근(관자근, temporalis)**
- **내측익돌근(안쪽날개근, medial pterygoid)**

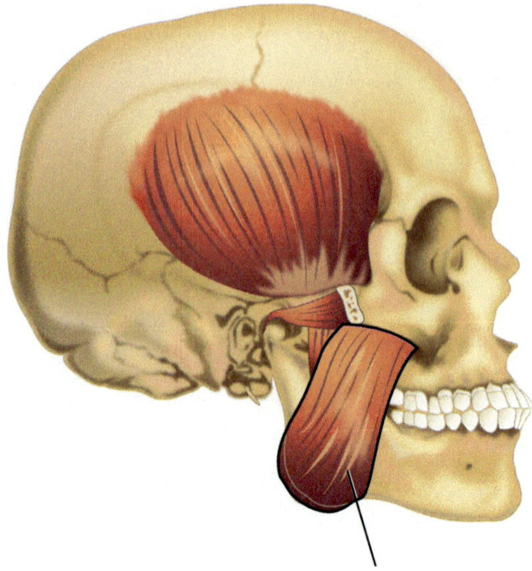

그림 6-40. 교근의 모식도.

출처: Delmar/Cengage Learning

- **외측익돌근(가쪽날개근,** lateral pterygoid)
- **악이복근(두힘살근,** digastricus)
- **하악설골근(턱목뿔근,** mylohyoid)
- **이설골근(턱끝목뿔근,** geniohyoid)
- **활경근(넓은목근,** platysma)

교근. 그림 6-40에서 볼 수 있듯이 **교근**(깨물근, masseter)은 저작근 중 가장 표면에 있는 근육이다. 이 거대한 사변형의 근육은 관골궁의 옆면, 아랫면, 중간면에서 시작하여 아래로 내려와 하악지에 일차적으로 삽입하지만 심부에 있는 섬유의 일부는 하악골의 구상돌기에서 끝난다. 교근의 경로와 부착 지점은 어금니에 최대한의 힘을 가하기에 적합하다. 이 근육의 수축으로 하악골이 올라가고 치아를 깨물 때 이 근육의 힘살이 명확하게 보인다. 교근은 V번 삼차신경에서 나온 하악신경 앞줄기의 지배를 받는다.

근육:	교근(masseter)
시작점:	광대활
경로:	아래쪽으로
삽입점:	하악지와 하악골의 근육돌기
신경지배:	V번 삼차신경에서 나온 하악신경의 앞줄기
작용:	하악골을 올림

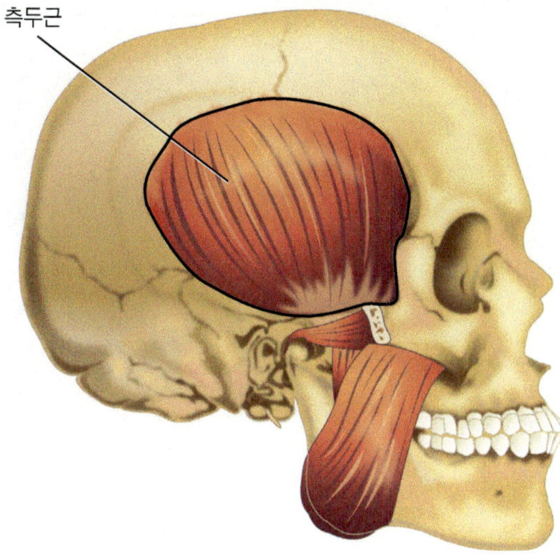

그림 6-41. 측두근의 모식도.

출처: Delmar/Cengage Learning

근육:	측두근(temporalis)
시작점:	측두골과 두정골의 측두와
경로:	광대활을 경유하여 아래 앞쪽으로 모아짐
삽입점:	하악골의 근육돌기와 하악지
신경지배:	V번 삼차신경에서 나온 하악신경의 측두지
작용:	하악골을 올리거나, 내밀어진 하악골을 뒤로 당김

측두근. **측두근**(관자근, temporalis muscle)은 교근보다 안쪽에 있으며 **측두와**(관자우묵, temporal fossa)로 알려진 측두골과 두정골의 한 지점에서 시작한다. **그림 6-41**과 같이 두개골 옆의 넓은 부위에서 시작하여 굽아지면서 아래 앞쪽을 경유한다. 측두근의 말단건(종말힘줄, terminal tendon)은 광대활의 깊은 부위를 지나 하악골의 근육돌기와 하악지에 삽입한다. 측두근은 하악골을 올리며, 하악골이 내밀어져 있을 때 이 근육은 하악골을 뒤로 당긴다. 또한 측두근은 교근에 비해 좀 더 빠르게 수축할 수 있는 것 같다. 측두근은 V번 삼차신경의 하악신경에서 나온 측두지의 지배를 받는다.

내측익돌근. **내측익돌근**(안쪽날개근, medial pterygoid muscle, internal pterygoid muscle)은 접형골의 내측익돌판과 그 옆의 오목에서 인다(**그림 6-42**). 이 근육에서 나온 섬유는 아래로 내려가 뒤로 돌아 하악지에 닿는다. 내측익돌근은 하악골을 위로 당겨 저작근과 동시작용을 한다. 내측익돌근은 V번 삼차신경 하악 분할의 지배를 받는다.

날개(pterygoid): 그리스어로 '날개(pterygoides)'

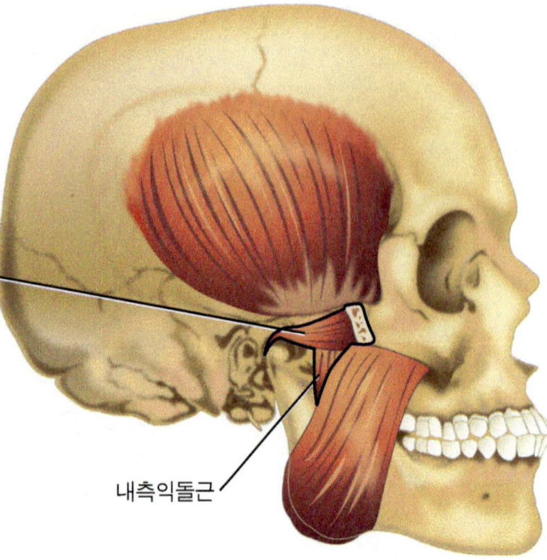

그림 6-42. 외측익돌근과 내측익돌근.

출처: Delmar/Cengage Learning

외측익돌근. **외측익돌근**[가쪽날개근, lateral(external) pterygoid muscle]은 접형골에서 인다. 외측익돌근의 한 갈래는 접형골의 외측익돌판(이 부위를 따서 근육의 명칭을 붙임)에서 일고 다른 갈래는 접형골의 대익에 붙는다. 섬유는 뒤로 돌아 하악골 관절돌기의 아래 안쪽 모서리인 익돌와에 삽입한다(그림 6-42). 외측익돌근은 수축하면 하악이 돌출하고 어금니에서 가는 작용을 위한 하악올림근과는 반대작용을 한다. 외측익돌근은 V번 삼차신경 하악신경지의 지배를 받는다.

근육:	내측익돌근(medial pterygoid)
시작점:	접형골의 내측익돌판과 익돌와
경로:	아래 뒤쪽으로
삽입점:	하악지
신경지배:	V번 삼차신경에서 나온 하악 분할
작용:	하악골을 올림

근육:	외측익돌근(lateral pterygoid, external pterygoid)
시작점:	접형골의 외측익돌판과 대익
경로:	뒤쪽으로
삽입점:	하악골의 익돌와
신경지배:	V번 삼차신경에서 나온 하악신경지
작용:	하악골을 돌출시킴

▩ 혀 내밀기

다른 운동 기능과 마찬가지로 삼킴은 미성숙한 과정부터 성숙한 과정으로 발달한다. 미성숙한 삼킴은 순간의 필요에 의해 발생한다–영아는 모유가 나오도록 자극하기 위해 엄마의 젖꼭지에 압력을 가해야 하며 그 과정을 위해 혀가 자연스럽게 앞으로 움직인다. 영아의 치아가 발달하면서 혀가 앞으로 움직이는 것이 차단되며 이러한 욕구도 감소한다. 아동이 반고형과 단단한 음식을 섭취하기 시작하고부터 빨기보다는 씹기가 더 중요해진다. 성숙한 삼킴은 음식덩이를 구인두를 향하도록 뒤로 밀어야 하고, 이 과정에서 혀가 뒤쪽을 향하는 동작이 필요하다.

아동이 성숙한 삼킴을 발달시키지 못할 때 **혀 내밀기**(tongue thrust)가 있다고 한다. 혀를 앞으로 내밀면 앞니의 입술쪽전위(labioversion)가 유발된다. 이 아동은 구강근육이 약할 것이고, 음식물을 삼키는 동안 교근의 작용이 약하여 음식덩이를 생성하기 어려울 것이다. 우리가 하루에 400~600회 정도 삼키는 것을 고려해 볼 때, 미성숙한 삼킴은 성숙한 삼킴으로 재형성하기가 불가능하지는 않지만 쉽지도 않다. 많은 언어병리학자들은 이러한 문제점을 치료하기 위해 대상자가 만족할 정도의 다양하고 가치 있는 **구강근 기능 치료**(oral myofunctional therapy)를 시행한다(Zickefoose, 1989). 9장에서 혀 내밀기와 관련된 문제에 대해 논의할 것이다. ▩

악이복근. 두 가지를 가진 악이복근에 대해서는 4장에서 이미 설명하였기 때문에 여기에서는 간략하게 설명하고자 한다. **악이복근 전복**(두힘살근 앞힘살, digastricus anterior)은 하악골결합 근처인 이복근와(두힘살근오목, digastricus fossa)가 있는 하악골 안쪽면에서 시작하는 반면, **악이복근 후복**(두힘살근 뒤힘살, digastricus posterior)은 측두골의 꼭지돌기에서 인다. 전복은 가운데를 지나 설골로 내려가 중간건(가운데힘줄, intermediate tendon)에서 후복과 만나면서 설골 몸통과 대각이 만나는 지점의 설골에 삽입한다. 설골이 설골하근(목뿔아래근육, infrahyoid musculature)에 의해 고정되어 있다면 앞부분의 수축은 하악골을 내린다. 전복은 V번 삼차신경의 하악지에서 나온 하치조신경(아래이틀신경,

악이복근(digastric): 라틴어로 '둘 + 배'

근육:	악이복근 전복(digastricus anterior)
시작점:	하악골결합 근처인 이복근와가 있는 하악골 안쪽면
경로:	가운데 아래쪽으로
삽입점:	설골의 몸통과 대각이 만나는 지점의 중간건
신경지배:	V번 삼차신경의 하악지에서 나온 하치조신경의 악설골근지
작용:	설골을 앞으로 당김; 악이복근 후복과 결합된 상태라면 하악골을 내림

근육:	악이복근 후복(digastricus posterior)
시작점:	측두골의 꼭지돌기
경로:	가운데 아래쪽으로
삽입점:	설골 몸통과 대각이 만나는 지점의 중간건
신경지배:	VII번 안면신경의 이복근지
작용:	설골을 뒤로 당김; 악이복근 전복과 결합된 상태라면 하악골을 내림

inferior alveolar nerve) 악설골근지의 지배를 받는다. 후복은 VII번 안면신경 이복근지의 지배를 받는다.

하악설골근. 이 근육에 대해서는 4장에서 이미 설명하였다. **하악설골근**(턱목뿔근, mylohyoid)은 하악의 아랫면에서 시작해서 설골 몸통을 지나간다. 이 부채꼴 근육은 하악골의 **하악설골근선**(턱목뿔근선, mylohyoid line)부터 정중섬유봉선(median fibrous raphe)과 아래로는 설골까지 지나가 입의 바닥을 형성한다. 설골이 고정된 상태에서 하악설골근은 하악골을 내린다. 하악설골근은 V번 삼차신경의 하악지에서 나온 치조신경의 지배를 받는다.

이설골근. 4장에서 언급한 바와 같이 **이설골근**(턱끝목뿔근, geniohyoid muscle)은 하악골의 이극에서 시작해서 하악골의 안쪽면으로부터 악이복근 전복까지 평행하게 지나 설골 몸통에 닿는다. 설골이 고정되어 있는 상

근육:	하악설골근(mylohyoid)
시작점:	하악 안쪽의 하악설골근선
경로:	뒤 아래쪽으로
삽입점:	정중섬유봉선과 설골의 아래
신경지배:	V번 삼차신경의 하악지에서 나온 치조신경
작용:	하악골을 내림

근육:	이설골근(geniohyoid)
시작점:	하악골의 이극
경로:	가운데 쪽으로
삽입점:	설골 몸통
신경지배:	XII번 설하신경
작용:	하악골을 내림

태에서 이설골근이 수축하면 하악골을 내린다. 이설골근은 XII번 설하신경의 지배를 받는다.

활경근. 활경근(넓은목근, platysma)은 안면근육에서 설명하였다.

요약하면, **저작근**은 하악을 올리거나 내리고 하악을 내민다.

- **교근**, **측두근**, **내측익돌근**은 하악을 올리고, **외측익돌근**은 하악을 내민다.
- 하악은 **하악설골근**, **이설골근**, **활경근**에 의하여 내려온다. 어금니의 가는 활동은 저작근의 협응과 조화로운 수축으로 가능하다.

연구개 관련 근육

영어에서 연구개가 내려가는 음소는 /m/, /n/, /ŋ/ 3개뿐이다. 대부분 말을 하거나 삼키는 동안 연구개는 적극적으로 상승한다. 연구개의 전반적인 형태에 대해 설명한 후 이 중요한 구조물을 어떻게 올리고 내리는지에 대해 살펴보자.

연구개는 근육, 건막(널힘줄), 신경, 혈관이 결합된 것으로서 점막으로 덮여 있다. **구개건막**은 구개범장근으로부터 나온 건막의 연장으로 연구개의 중간-앞 부위를 구성한다. 구개건막은 구개수 주위를 나누지만 연구개의 다른 근육들이 삽입하는 지점이 된다. 점막에는 림프와 점액선이 있고 입쪽을 덮고 있는 점막에는 미뢰가 있다.

- **구개거근(입천장올림근, levator veli palatini)**
- **구개수근(목젖근, musculus uvulae)**
- **구개범장근(입천장긴장근, tensor veli palatini)**
- **구개설근(입천장혀근, palatoglossus)**
- **구개인두근(입천장인두근, palatopharyngeus)**

연구개근육에는 구개거근과 구개수근 같은 올림근과 구개범장근 같은 이관 확장근, 그리고 구개설근과 구개인두근 같은 내림근이 있다. 상인두 수축근은 인두근이지만 연구개의 기능에 관여하는 중요한 근육이다. 인두에 관련된 근육에 대해서는 연구개근육에 대해 설명한 후에 논의할 것이다. 그림 6-43은 다음에 나오는 설명에 대한 이해를 도울 것이다.

구개거근. 구개거근[입천장올림근, levator veli palatini (levator palati)]은 입천장을 올리는 근육으로 연구개의 대부분을 구성한다(그림 6-43). 이

거근(levator): 라틴어로 '올리개'

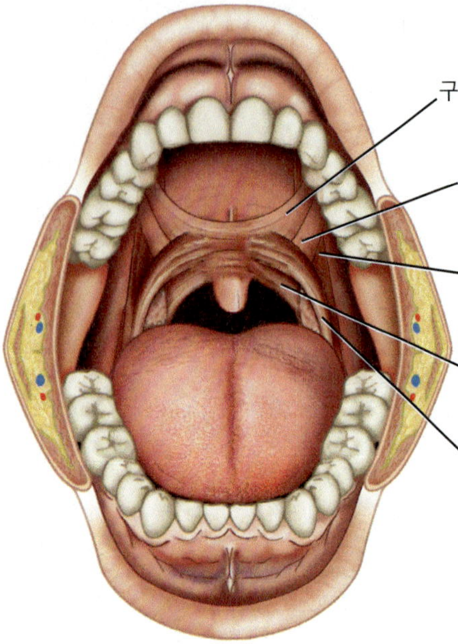

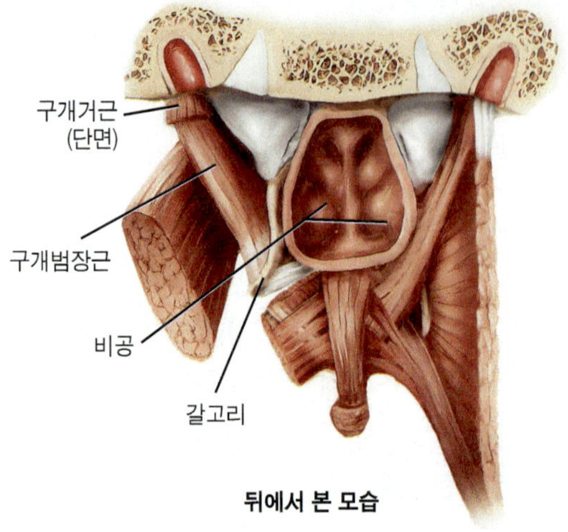

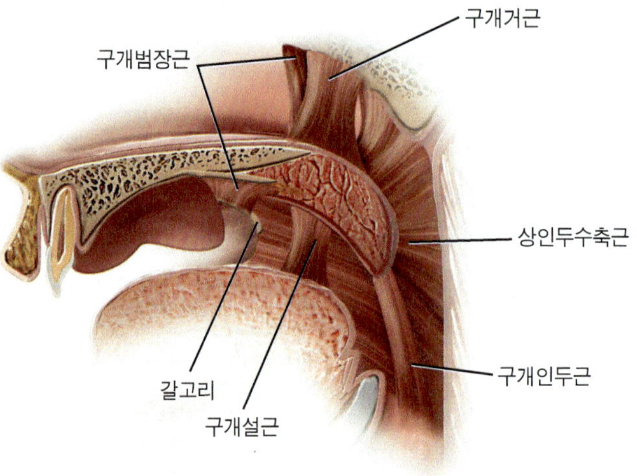

그림 6-43. 연구개를 구성하는 근육 위-아래(왼쪽 그림), 뒤(오른쪽 그림), 옆쪽(아래 그림)(Schprintzen & Bardach, 1995; Langley, Telford, & Christensen, 1969; Williams & Warrick, 1980).

출처: Delmar/Cengage Learning

근육:	구개거근(levator veli palatini, levator palati)
시작점:	측두골의 추체첨부와 이관 연골의 중간벽
경로:	아래 앞쪽으로
삽입점:	구개수의 측면에 있는 연구개의 구개건막
신경지배:	XI번 부신경과 X번 미주신경에서 나온 인두신경총
작용:	뒤 목젖을 올리면서 잡아당김

근육은 측두골의 추체첨부(바위끝, petrous apex)와 이관 연골의 중간벽에서 일어난다. 구개거근은 아래 앞으로 내려와 구개수의 측면에 있는 연구개의 구개건막에 닿는다. 구개거근은 연구개의 일차 올림근이다. 이 근육이 수축하면 뒤 연구개가 상승하면서 잡아당겨진다. 구개거근은 XI번 부신경과 X번 미주신경에서 나온 인두신경총의 지배를 받는다.

구개수근. 입안이 제대로 작동하는지를 보는 흔한 방법은 **구개수근**(목젖근, musculus uvulae)의 구조를 살펴보는 것이다. **구개수**(목젖, uvula)는 연구개의 중간과 뒷부분을 구성하며, 구개수근은 그 구조물 내에 있는 근육을 말한다. 쌍을 이루는 이 근육은 구개골의 후비극과 구개건막에서 인다. 근섬유가 연구개 중간선의 양측 면을 따라 내려와 연구개를 덮고 있는 점막에 닿는다. 구개수가 수축하면 연구개의 길이가 짧아져 효과적으로 단단해지면서 올라간다. 구개수는 XI번 부신경과 X번 미주신경에서 나온 인두신경총의 지배를 받는다.

목젖(uvulae): 라틴어로 '작은 포도송이들'

구개범장근. **구개범장근**(입천장긴장근, tensor veli palatini, tensor veli palati)은 오랫동안 이관의 확장근뿐만 아니라 연구개의 긴장근으로 알려져 왔다. 그러나 실제로 구개범장근은 이관을 확장하는 기능만을 갖고 있다. 이 근육은 접형골의 외측익돌판과 내측익돌판 사이의 주상와 및 접형골가시(sphenoid spine)와 가쪽 이관벽으로부터 인다. 근섬유는 좁아지면서 힘줄까지 내려온다. 이 힘줄은 익돌구(pterygoid hamulus) 주위를 지난

근육:	구개수근(musculus uvulae)
시작점:	구개골의 후비극과 구개건막
경로:	연구개의 길이를 따라
삽입점:	연구개를 덮고 있는 점막
신경지배:	XI번 부신경과 X번 미주신경에서 나온 인두신경총
작용:	연구개의 길이를 줄임

근육:	구개범장근(tensor veli palatini, tensor veli palati)
시작점:	접형골의 주상와, 접형골극 및 가쪽 이관벽
경로:	아래로 내려와 익돌구 주위를 지나는 힘줄에 도착한 후 가운데로 직행
삽입점:	구개건막
신경지배:	V번 삼차신경의 하악신경
작용:	이관을 확장

다음에 가운데로 직행한다. 이 힘줄이 확장하면서 반대편 힘줄과 함께 구개건막이 된다. 구개범장근이 수축하면 이관을 확장하거나 열게 되어 중이강으로 **환기**(aeration)가 일어난다. 구개범장근은 연구개에서 XI번 부신경의 지배를 받지 않는 유일한 근육이다. 이 근육은 V번 삼차신경의 하악신경 지배를 받는다.

구개설근. 자신의 입안을 거울로 살펴보면 **구개설근**(입천장혀근, palatoglossus) 구조를 볼 수 있을 것이다(**그림 6-43**). 입안 뒤쪽에 인두로 들어가는 입구로 표시되는 2개의 두드러진 활을 볼 수 있다. 앞에 있는 활이 **전구협지주**(앞목구멍기둥, anterior faucial pillar)이며 이것을 구성하는 근육이 구개설근이다[바로 뒤에 보이는 것이 후구협지주(뒷목구멍기둥, posterior faucial pillar)로 간단하게 설명하고자 한다].

구개설근은 두 가지 목적을 지니고 있기 때문에 혀를 이루는 근육에서는 간단하게만 설명하였다. 이 근육은 앞 가쪽 구개건막에서 시작해서 아래로 내려와 혀 뒷부분의 측면에 삽입한다. 이 근육은 앞에서 언급한 바와 같이 혀를 올리거나 연구개를 내리는 것을 돕는다. 연구개가 이완된 상태에서, 특히 말을 산출하는 동안 내려와 있다는 것은 적극적으로 내리지 않는다는 의미는 아니다. 구개설근은 XI번 부신경과 X번 미주신경에서 나온 인두신경총의 지배를 받는다.

구개인두근. 전통적으로 인두근육으로 인식되지만 **구개인두근**(입천장

근육:	구개설근(palatoglossus)
시작점:	앞 가쪽 구개건막
경로:	아래쪽으로
삽입점:	혀 뒤쪽의 측면
신경지배:	XI번 부신경과 X번 미주신경에서 나온 인두신경총
작용:	혀를 올리거나 연구개를 내림

근육:	구개인두근(palatopharyngeus)
시작점:	경구개 앞쪽과 연구개의 중간선
경로:	가쪽 아래로
삽입점:	갑상연골의 뒤가장자리
신경지배:	XI번 부신경과 X번 미주신경의 인두가지에서 나온 인두신경총
작용:	인두를 좁힘; 연구개를 내림

인두근, palatopharyngeus)은 연구개의 기능을 지니고 있기 때문에 본 영역에 포함한다(그림 6-43). 구개인두근의 앞 섬유는 경구개의 앞쪽에서 일고, 뒤 섬유는 연구개 뒤쪽의 중간선에서 시작하여 구개거근 섬유를 거쳐 구개건막에 결합한다. 이 근육의 섬유는 가쪽과 아래로 내려와 후구협지주를 형성하고 갑상연골의 뒤에 삽입한다. 이 근육은 갑상연골의 뒤 가장자리에 최종적으로 닿기 전에 경돌인두근(붓인두근, stylopharyngeus) 및 이관인두근(귀관인두근, salpingopharyngeus) 섬유와 섞여 다양한 섬유로 구성된다. 이 근육은 인두강을 좁히고 연구개를 낮추는 데 보조적인 역할을 한다. 또한 후두를 올리는 것을 돕는다. 구개인두근은 XI번 부신경과 X번 미주신경의 인두가지에서 나온 인두신경총의 지배를 받는다.

인두 관련 근육

- **상인두수축근(위인두조임근, superior pharyngeal constrictor)**
- **중인두수축근(가운데인두조임근, middle pharyngeal constrictor)**
- **하인두수축근(아래인두조임근, inferior pharyngeal constrictor)**
- **윤상인두근(반지인두근, cricopharyngeus muscle)**
- **갑상인두근(방패인두근, thyropharyngeus muscle)**
- **이관인두근(귀관인두근, salpingopharyngeus)**
- **경돌인두근(붓인두근, stylopharyngeus muscle)**

인두근육은 혀, 얼굴근육 및 후두근육과 밀접하게 연관되어 있다. 인두가 수직으로 된 관이라고 상상해 보면 도움이 될 것이다. 이 관은 앞에서 뒤에 있는 가운데 지점까지 더 또는 적게 수직으로 둘러싸는 근육으로 구성되고 두개골 구조로부터 내려온 근육과 결합조직으로 구성된다. 따라서 인두는 복잡한 근육으로 구성되어 있으며 수축할 때 삼킴을 보조하는 인두를 수축시킨다.

인두수축근. 위, 중간, 아래 **인두수축근**(pharyngeal constrictor muscles)은 인두공간의 직경을 줄인다. 이 중에서 상인두수축근은 연인두 기능에 관여하는 중요한 근육이다(그림 6-44).

상인두수축근. 개념적으로 **상인두수축근**(위인두조임근, superior pharyngeal constrictor)은 **익돌하악봉선**(날개아래턱솔기, pterygomandibular raphe; 볼근에 부착하는 지점)에서 시작하는 관을 형성한다. 이 근육은 이 구조물의 양쪽 측면에서부터 구개건막 힘줄 부위의 중앙선인 정중인두봉선(중앙인두솔기, median pharyngeal raphe)까지 뒤로 뻗어 나간다. 이 건

(A)

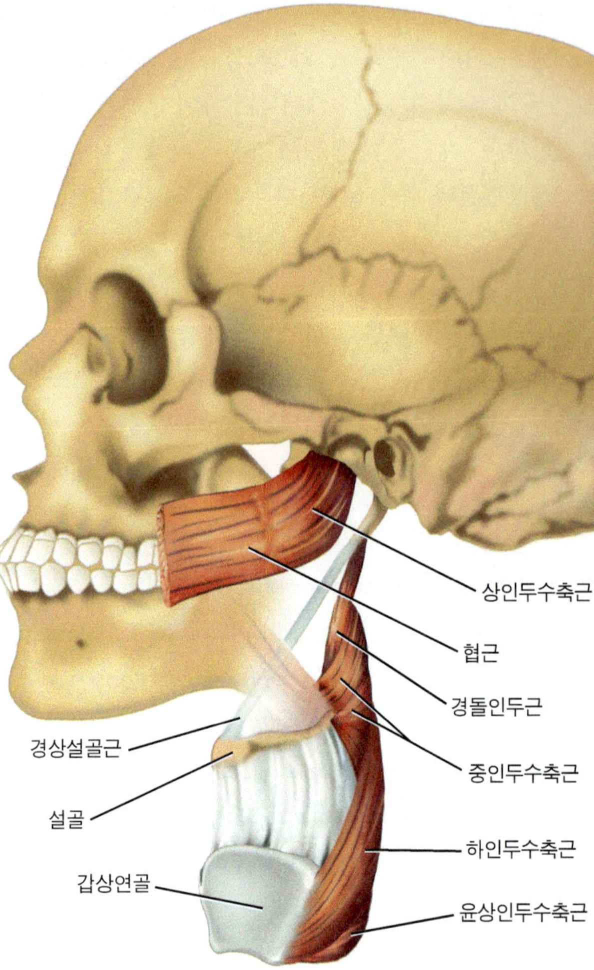

그림 6-44. (A) 인두수축근의 옆모습. (계속)

출처: Delmar/Cengage Learning

막은 후두골의 인두결절(pharyngeal tubercle; 대공 바로 앞)에서 나와 측두골(바위부분), 내측익돌판, 이관에 부착함으로써 인두벽의 소매를 형성한다. 이 정중인두봉선은 이 구조물의 중앙선 부분으로 인두의 뒷벽을 따라 내려가고 인두근육이 삽입하는 지점이 된다. 상인두수축근은 비인두의 측면 벽과 뒷벽 및 구인두의 뒷벽 일부분을 형성하여 부착 지점에 따라 다양한 기능을 한다.

내측익돌판은 이 근육의 가장 위쪽 섬유가 생기게 하며, 이 섬유는 **파사반트 패드**(Passavant's pad)로 알려진 연구개와 맞닿는 패드(landing pad)가 된다. 존재할 경우 뒤 인두벽에 위치한 이 근육 패드는 연구개와 만나는 지점에서 능선으로 보인다. 이 위치에 추가적으로 형성된 이 조직은 연구개를 효과적으로 닫을 수 있도록 보조적인 역할을 분명히 하며, 실제로 이 패드는 입천장 기능부전 대상자에서 대부분 보상작용으로 현저히 발달

(B)

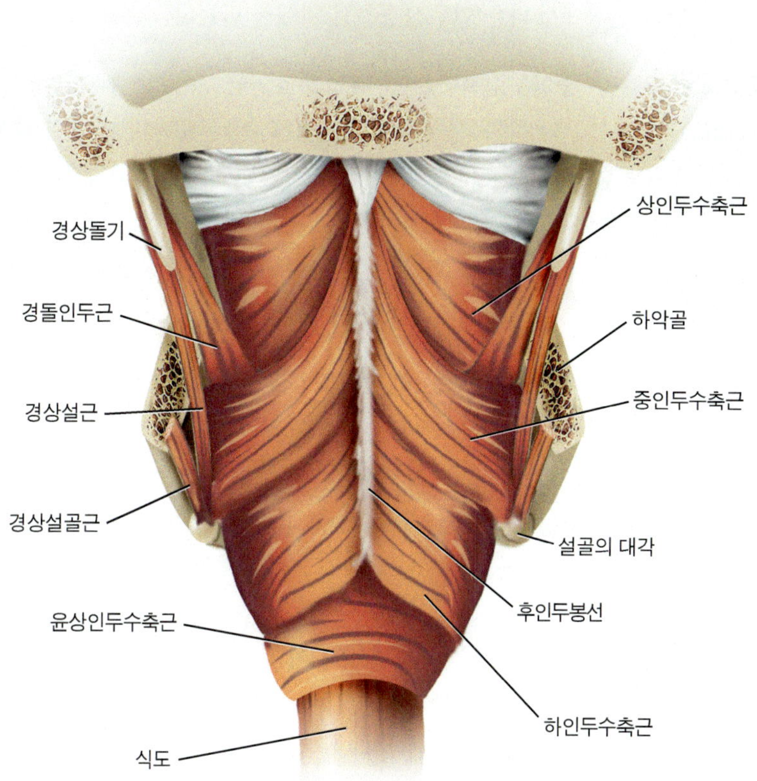

그림 6-44. (B) 인두수축근의 뒷모습.

출처: Delmar/Cengage Learning

하는 것으로 보인다.

익돌하악봉선에서 나온 섬유는 협근의 섬유와 평행선을 이루면서 뒤로 돌아가 뒤인두의 정중봉선에 삽입한다. 이 섬유 아래에 상인두수축근의 다른 부분이 하악골 안쪽면 위의 하악설골근선으로부터 나오는 반면, 다른 섬유는 혀의 측면에서 나온다. 상인두수축근이 수축하면 인두벽을 앞쪽으로 잡아당기며 인두 직경을 줄인다. 특히 이러한 운동은 삼킴 시 활발히 일어난다. 이 근육은 구개인두를 봉쇄하는 데 효과적으로 보조하여 비

근육: 상인두수축근(superior pharyngeal constrictor)
시작점: 익돌하악봉선
경로: 뒤쪽으로
삽입점: 구개건막의 정중봉선
신경지배: XI번 부신경과 X번 미주신경에서 나온 인두신경총
작용: 인두벽을 앞으로 당김; 인두의 직경을 수축

인두로 음식덩이가 넘어가지 못하도록 한다. 상인두수축근은 X번 미주신경과 XI번 부신경에서 나온 인두신경총의 지배를 받는다.

중인두수축근. **중인두수축근**(가운데인두조임근, middle pharyngeal constrictor)은 설골의 뿔과 경상돌기 및 설골의 작은뿔까지 연결된 **경상설골인대**(붓목뿔인대, stylohyoid ligament)로부터 나온다. 중인두수축근은 위쪽 뒤로 돌아가 정중인두봉선에 닿는다. 중인두수축근은 인두의 직경을 좁히며, X번 미주신경과 XI번 부신경에서 나온 인두신경총의 지배를 받는다.

하인두수축근. **하인두수축근**(아래인두조임근, inferior pharyngeal constrictor)은 인두 아래쪽을 형성한다. 윤상연골의 측면에서 나온 부위는 윤상인두 부위를 형성하며 종종 **윤상인두근**(반지인두근, cricopharyngeal muscle, cricopharyngeus)이라는 다른 근육으로 불리기도 한다. 이 부위는

근육: 중인두수축근(middle pharyngeal constrictor)
시작점: 설골의 뿔과 경상설골인대
경로: 위쪽 뒤로
삽입점: 정중인두봉선
신경지배: XI번 부신경과 X번 미주신경에서 나온 인두신경총
작용: 인두의 직경을 감소시킴

근육: 하인두수축근(inferior pharyngeal constrictor, cricopharyngeus)
시작점: 윤상연골
경로: 뒤쪽으로
삽입점: 식도의 입구
신경지배: XI번 부신경과 X번 미주신경의 반회후두신경에서 나온 인두신경총
작용: 식도의 위쪽 입구를 조임

근육: 하인두수축근(inferior pharyngeal constrictor, thyropharyngeus)
시작점: 갑상연골판의 사선
경로: 위쪽 뒤로
삽입점: 정중인두봉선
신경지배: XI번 부신경과 X번 미주신경에서 나온 인두신경총
작용: 하인두의 직경을 감소시킴

뒤로 돌아가 식도의 입구를 형성하는 근육을 구성하는데, 삼킴에 작용하는 중요한 근육이며 식도발성(esophageal speech) 시 진동하는 구조에 해당한다. 위쪽 갑상인두 부위인 **갑상인두근**(방패인두근, thyropharyngeus muscle)은 갑상연골판의 사선에서 시작하여 위쪽 뒤로 가서 정중인두봉선에 삽입한다. 하인두수축근이 수축하면 아래 인두부위의 직경이 감소한다. 하인두수축근은 X번 미주신경과 XI번 부신경에서 나온 인두신경총의 지배를 받는다.

이관인두근. **이관인두근**(귀관인두근, salpingopharyngeus muscle)은 이관의 아래 가장자리로부터 나와 바깥 인두로 내려와 구개인두근과 결합한다(**그림 6-45**). **이관인두주름**(salpingopharyngeal fold)은 이관인두근을 둘러싸는 점막에 의해 형성된 가쪽비인두에서 접힌 주름이다. 이관인두근은 가쪽인두벽을 상승시키는 데 보조적 역할을 한다. 이관인두근은 X번 미주신경과 XI번 척수부신경에서 나온 인두신경총의 지배를 받는다.

경돌인두근. **경돌인두근**(붓인두근, stylopharyngeus)은 이름이 내포하듯이 측두골의 경상돌기에서 나와 상인두수축근과 중인두수축근 사이 아래로 지나간다(**그림 6-44**). 일부 섬유는 수축근에 삽입하고, 다른 일부는 구개인두근과 만나 갑상연골의 뒤쪽에 삽입한다. 경돌인두근은 특히 삼키는 동안 인두를 올리고 벌린다. 경돌인두근은 IX번 설인신경(혀인두신경) 근육가지의 지배를 받는다.

근육: 이관인두근(salpingopharyngeus)
시작점: 이관의 아래 가장자리
경로: 아래쪽으로
삽입점: 구개인두근과 만남
신경지배: X번 미주신경과 XI번 척수부신경에서 나온 인두신경총
작용: 가쪽 인두벽을 상승시킴

근육: 경돌인두근(stylopharyngeus)
시작점: 경상돌기
경로: 아래쪽으로
삽입점: 인두수축근과 갑상연골의 뒤쪽
신경지배: IX번 설인신경의 근육가지
작용: 인두를 올리고 벌림

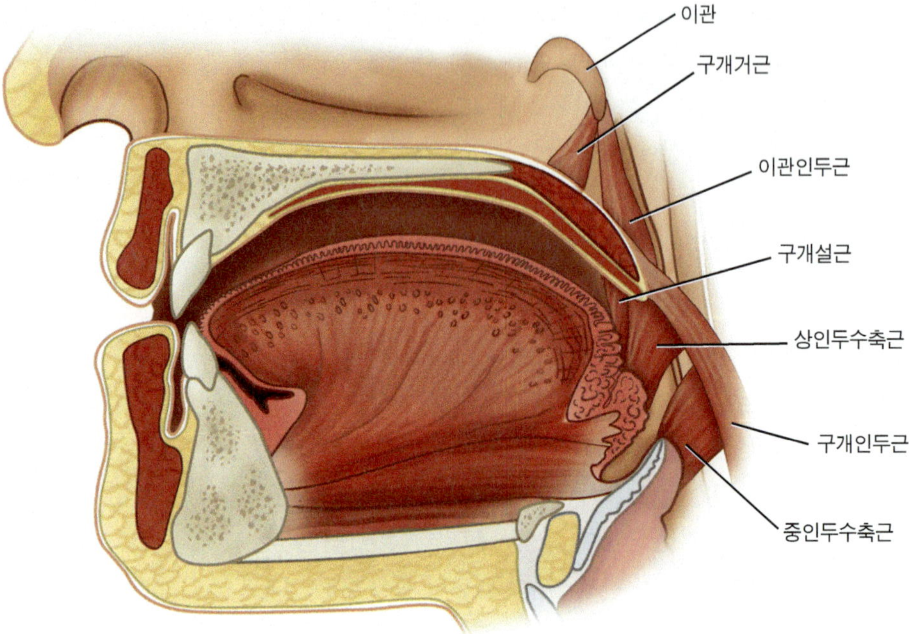

그림 6-45. 이관인두근.

출처: Delmar/Cengage Learning

요약하면, **연구개**는 경구개의 뒤쪽과 연결된 구조로 근육과 건막으로 구성된다.

- **구개거근**은 연구개를 올리고 **구개수**는 연구개의 말단이다. **구개범장근**은 이관을 확장한다.
- 연구개는 **구개설근**과 **구개인두근**에 의해 내려간다.
- **상인두수축근**은 구개인두 폐쇄를 돕는 반면 음식물의 연동운동은 **중인두수축근**과 **하인두수축근**에 의해 이루어진다.
- **윤상인두수축근**은 하인두수축근의 일부로 식도의 근육 입구를 형성한다.
- **이관인두근**의 섬유는 상인두수축근 섬유와 섞여 인두벽을 상승시키는 보조 역할을 한다.
- **경돌인두근**은 인두를 상승시키는 보조 역할을 한다.

이 장을 통해 조음계의 구조는 매우 복잡하고 유동성이 있다고 말할 수 있을 것이다. 이로써 우리는 말과 관련되지 않은 기능 및 말과 관련된 기능을 통합한 무수한 움직임을 수행할 수 있다. 이제 7장으로 넘어가 이러한 움직임에 대해 살펴볼 것이다.

이 장의 요약

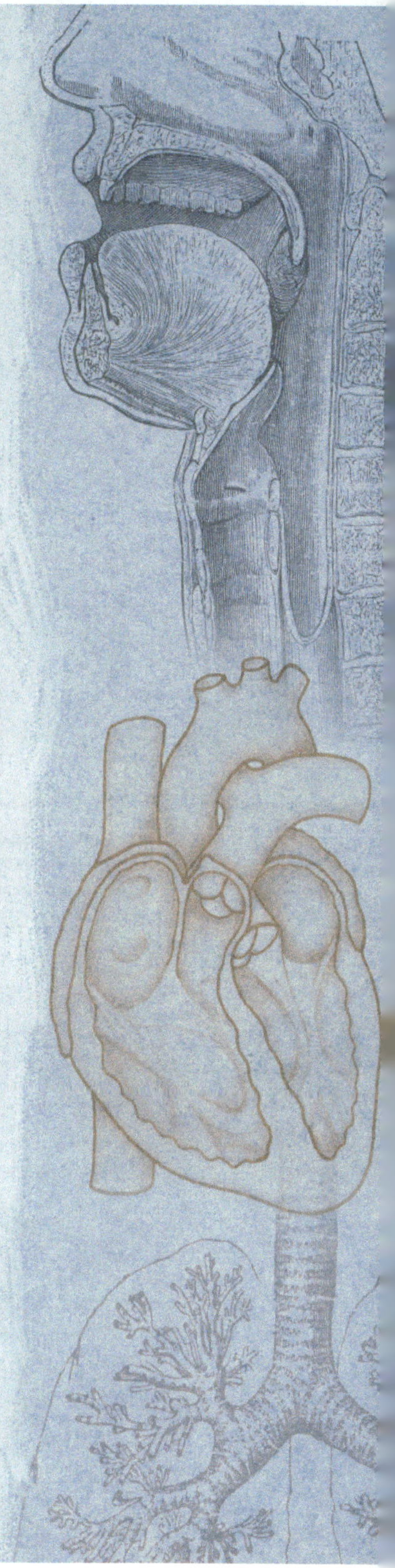

음원여과 이론(source–filter theory)은 말(speech)이 성대의 진동에 의해 산출된 소리와 같은 **음향적 음원**(acoustic source)이 **성도라는 여과기**(filter of the vocal tract)를 통해 다듬어져 산출된 산출물이라는 이론이다. 음원은 모음에서와 같이 **유성음**(voicing)이거나 마찰음에서와 같이 **난기류**(turbulence)일 수도 있다. 조음기관은 움직일 수도 있고(예를 들어 혀, 입술, 인두, 하악, 연구개), 움직이지 못할 수도 있다(예를 들어 치아, 경구개, 치조).

안면골(얼굴뼈, facial bones)과 두개골(머리뼈, skull)은 조음 구조를 형성하기 위해 복잡한 형태로 함께 작용한다. **하악골**(아래턱뼈, mandible)에는 하치조궁(아래이틀활), 치조(이틀) 부위 및 혀가 위치해 있다. **상악골**(위턱, maxilla)에는 경구개(단단입천장)의 대부분, 치조능선(이틀능선), 치조궁(이틀활), 비강(코안)의 주요 구조물이 위치해 있으며, **구개골**(입천장뼈, palatine bones)에는 나머지 경구개 및 연구개(물렁입천장)와 연결된 지점이 위치한다. **서골**(보습뼈, vomer)의 중간선은 **사골**(벌집뼈, ethmoid)의 수직판 및 비중격(코사이막, nasal septum)을 형성하는 연골로 이루어진 사이막과 관절을 이룬다. **관골**(광대뼈, zygomatic bone)은 **전두골**(이마뼈, frontal bone)이 상악골과 관절을 이루어 광대를 형성한다. 작은 **비골**(코뼈, nasal bones)은 비강의 위쪽 가장자리를 형성한다. 돌출된 계관(볏돌기)이 **두개강**(cranium) 내로 튀어나오고 **수직판**(perpendicular plate)이 비강을 나누면서 사골은 두개골과 안면골의 중심 역할을 한다. 두개골인 **전두골**(이마뼈, frontal bone), **두정골**(마루뼈, parietal bone), **측두골**(관자뼈, temporal bone), **후두골**(뒤통수뼈, occipital bone)은 뇌에서 같은 이름을 가진 각 엽과 겹쳐 있다. **접형골**(나비뼈, sphenoid bone)은 몸통 옆으로 대익(큰날개)과 소익(작은날개)이 돌출되어 있으며 두개골 내에 두드러진 골격 구조이다. **뇌하수체와**(뇌하수체오목, hypophyseal fossa)는 뇌하수체를 둘러싸고 있다. 경사대(비스듬틀, clivus)는 대공(큰구멍, foramen magnum) 근처에서 후두골과 결합한다.

절치(앞니, incisors), **견치**(송곳니, cuspids), **소구치**(작은어금니, bicuspids), **대구치**(큰어금니, molars)는 상악골과 하악골의 치조 안에 위치한다. 치아에는 치근(뿌리)과 치관(머리)이 있으며 치아의 표면은 사기질로 덮여 있다. 각 치아는 **내측면**(안쪽면), **외측면**(바깥면), **설면**(혀면), **협면**(볼면) 또는 입술면, **교합면**을 갖는다. **유치**(젖니)의 **임상이돋이**(clinical eruption)는 6~9개월에 시작하고 영구치(간니)는 6세부터 돋아난다. **Class I 교합**(맞물림관계, occlusion)은 하악골과 상악골이 정상적인 위치인 것, **Class II 부정교합**(맞물림장애, malocclusion)은 상대적으로 하악골이 뒤로 들어간 것, **Class III 부정교합**은 상대적으로 하악골이 튀어나온 것을 말한다. 각 치아는 **치아회전**(torsiversion), **순측전위**(입술쪽자리바뀜, labioversion), **설측전위**(혀쪽자리바뀜, linguaversion), **원심전위**(바깥쪽치우침, distoversion), **근심전위**(안쪽치우침, mesioversion)와 같이 치조 내에서 부적절하게 위치해 있기도 한다. 부적절하게 돋아나거나 과도하게 돋아난 치아를 가리켜 각각 **저위치아**(하방시, infraverted)와 **고위치아**(상방시, supraverted)라고 한다.

조음계와 공명계의 공간은 일종의 연결된 관이라고 생각할 수 있다. 수직으로 뻗은 **인두**(pharynx)는 **후두인두**(laryngopharynx), **구인두**(oropharynx), **비인두**(nasopharynx)로 구성된다. 비강은 비인두에서 나오며 코와 비인두 부위는 **연구개**(물렁입천장, soft palate, velum)에 의해 구강(입안, oral cavity)과 완전히 분리된다. 구강에는 작은 **협강**(입안안뜰, buccal cavities)이 양측 면에 배치되어 있다. 구강의 모양과 크기는 혀와 하악골의 움직임에 의해 좌우되며, 비강은 연구개에 의해 구강 및 인두강과 연결될 수도 있다. 인두공간의 모양은 **인두수축근**(pharyngeal constrictor muscles)에 의해 변하지만 이차적으로 후두의 상승과 하강에 의해서도 변한다.

안면근(얼굴근육, facial muscles)은 입술을 포함하는 중요한 조음기관이다. 많은 근육이 **상구륜근**(위입둘레근, superior orbicularis oris)과 **하구륜근**(아래입둘레근, inferior orbicularis oris)에 닿아 입술 내밀기, 입술 닫기, 입술 뒤로 당기기, 입술 올리기, 입술 내리기를 할 수 있다. **소근**(입꼬리당김근, risorius muscle)은 입술을 잡아당기고 **협근**(볼근, buccinators muscle)은 입안에 공기를 가두는 것을 돕는다. **상순거근**(윗입술올림근, levator labii superioris), **소관골근**(작은광대근, zygomatic minor), **상순비익거근**(윗입술콧방울올림근, levator labii superioris alaeque nasi), **구각거근**(입꼬리올림근, levator anguli oris)은 윗입술을 올리고, **하순하제근**(아랫입술내림근, depressor labii inferioris)은 아랫입술을 내린다. **대관골근**(큰광대근, zygomatic major)은 입꼬리를 올리면서 뒤로 당긴다. 하순하제근은 입술을 아래 바깥으로 잡아당긴다. **구각하제근**(입꼬리내림근, depressor anguli oris)은 입 가장자리를 내리고 **이근**(턱끝근, mentalis muscle)은 아랫입술을 밖으로 잡아당긴다. **활경근**(넓은목근, platysma muscle)은 하악골을 내린다.

입의 바닥을 형성하는 **혀**(tongue)는 **설배**(혓등, dorsum), **설첨**(혀끝, apex 또는 tip), **설기저**(혓바닥, base)으로 나뉜다. 혀의 미세한 움직임은 **혀내부근**인 **횡설근**(혀가로근, tansverse muscle), **수직설근**(혀수직근, vertical muscle), **하종설근**(혀아래세로근, inferior longitudinal muscle), **상종설근**(혀위세로근, superior longitudinal muscle)에 의해 이루어진다. 혀의 보다 큰 움직임에는 혀외부근이 필요하다. **이설근**(턱끝혀근, genioglossus)은 혀를 뒤로 잡아당기거나 앞으로 내밀거나 아래로 내리며, **설골설근**(목뿔혀근, hyoglossus)과 **소각설근**(작은뿔혀근, chondroglossus)은 혀를 아래로 내린다. **경돌설근**(붓혀근, styloglossus)과 **구개설근**(입천장혀근, palatoglossus)은 혀 뒷부분을 올린다.

저작(씹기, masticiation) 근육에는 하악골 올림근과 내림근이 포함될 뿐만 아니라 하악골을 앞으로 내미는 근육도 포함된다. **교근**(깨물근, masseter muscle), **측두근**(관자근, temporalis muscle), **내측익돌근**(안쪽날개근, medial pterygoid muscle)은 하악골을 올리고 **외측익돌근**(가쪽날개근, lateral pterygoid muscle)은 하악골을 내민다. 하악골을 내리는 것은 **하악설골근**(턱목뿔근, mylohyoid muscle), **이설골근**(턱끝목뿔근, geniohyoid muscle), **활경근**에 의해 이루어진다.

연구개는 경구개의 뒤에 연결된다. **구개거근**(입천장올림근, levator veli palatini muscle)은 뒤쪽 연구개를 올리면서 뒤로 잡아당기며, **구개수근**(목젖근, musculus uvulae)은 뒤연구개를 모은 것이다. **구개범장근**(입천장긴장근, tensor veli palatini)은 이관을 연다. 연구개는 **구개설근**(입천장혀근, palatoglossus)과 **구개인두근**(입천장인두근, palatopharyngeus)에 의해 아래로 내려온다. **상인두수축근**(위인두조임근, superior pharyngeal constrictor)은 입천장인두 폐쇄를 돕는 반면 **중인두수축근**(가운데인두조임근, middle pharyngeal constrictor)과 **하인두수축근**(아래인두조임근, inferior pharyngeal constrictor)에 의해서는 음식물의 연동운동(꿈틀운동)이 촉진된다. **윤상인두근**(반지인두근, cricopharyngeus)은 식도의 입구 근육을 형성한다. **이관인두근**(귀관인두근, salpingopharyngeus)은 인두벽을 올리고 **경돌인두근**(붓인두근, stylopharyngeus)은 인두 상승의 보조적인 역할을 한다.

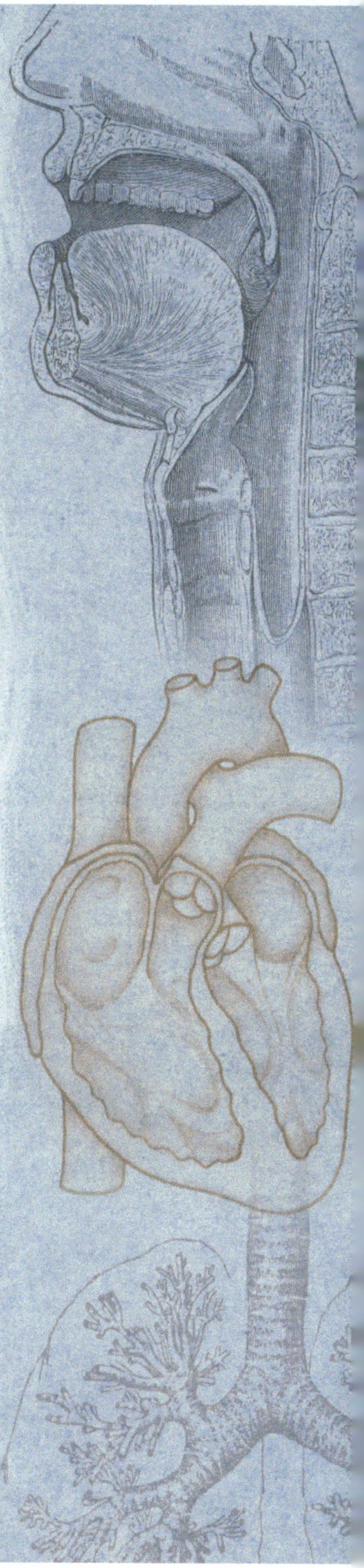

연구문제

1. 모음 산출에 관한 ______________ 이론은 음원이 성도를 따라가면서 조음기관에 의해 말소리로 변화된다는 것을 설명한다.

2. 아래 그림에 표시된 뼈와 주요 지점의 명칭을 쓰시오.

a. ______________
b. ______________
c. ______________
d. ______________
e. ______________
f. ______________
g. ______________
h. ______________

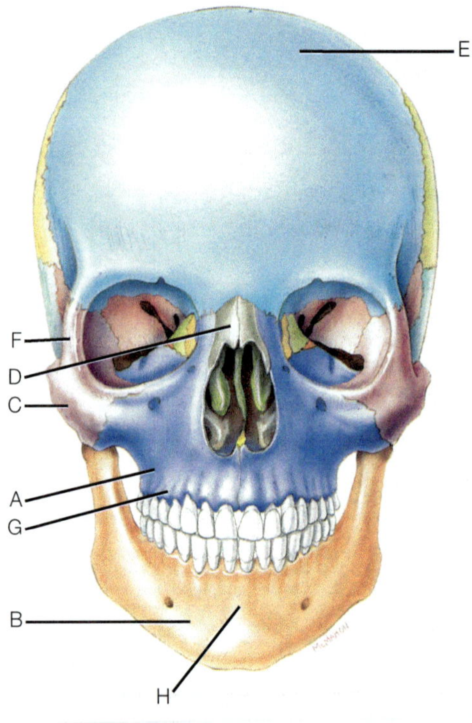

출처: Delmar/Cengage Learning

3. 아래 그림에 표시된 뼈와 주요 지점의 명칭을 쓰시오.

a. ________________

b. ________________

c. ________________

d. ________________

e. ________________

f. ________________

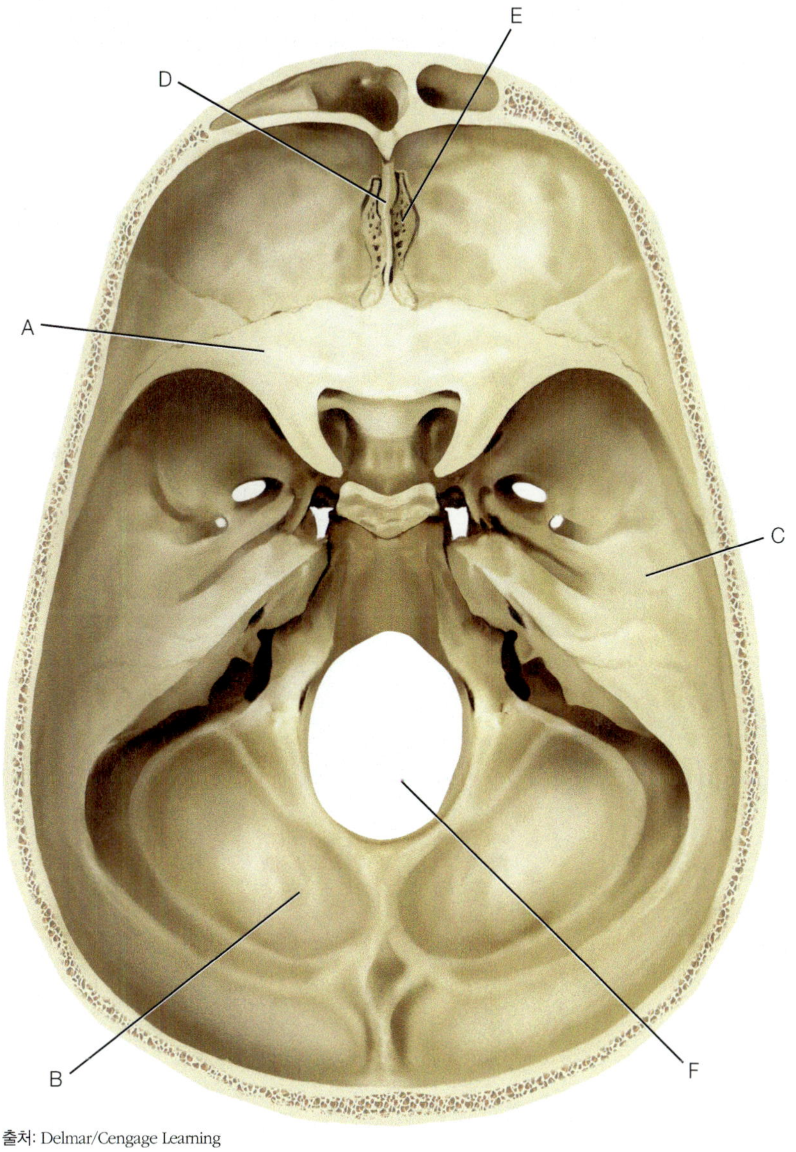

출처: Delmar/Cengage Learning

4. 아래 그림에 표시된 뼈와 주요 지점의 명칭을 쓰시오.

a. ______________ j. ______________
b. ______________ k. ______________
c. ______________ l. ______________
d. ______________ m. ______________
e. ______________ n. ______________
f. ______________ o. ______________
g. ______________ p. ______________
h. ______________ q. ______________
i. ______________

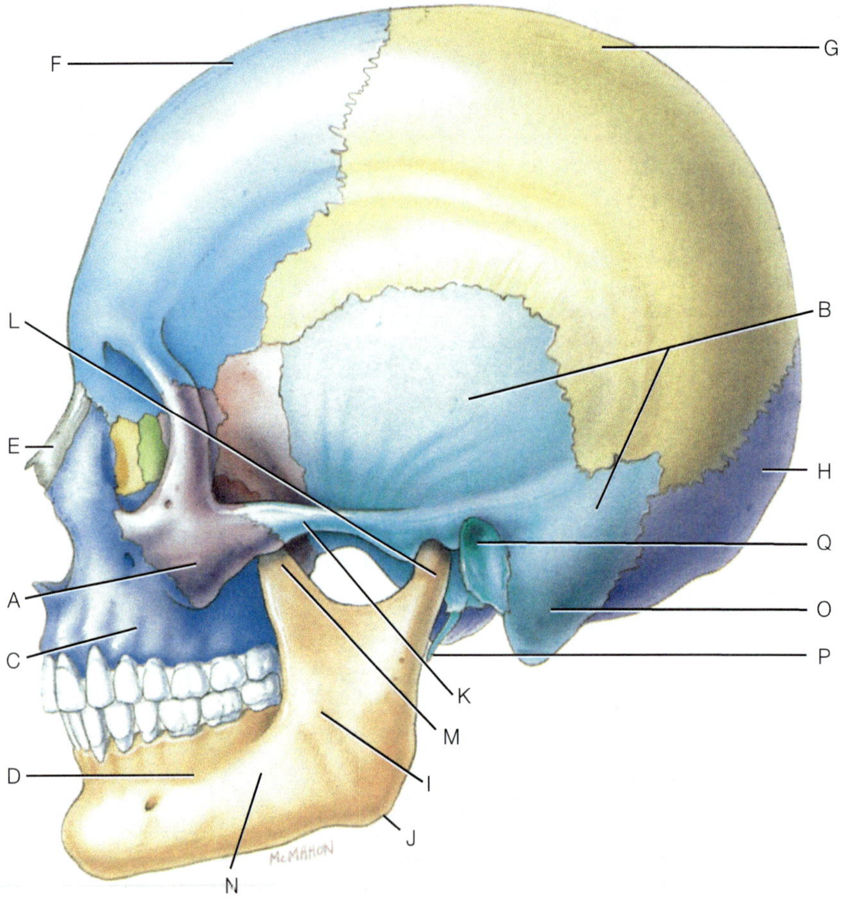

출처: Delmar/Cengage Learning

5. 아래 그림에 표시된 구조물의 명칭을 쓰시오.

a. ______________ g. ______________

b. ______________ h. ______________

c. ______________ i. ______________

d. ______________ j. ______________

e. ______________ k. ______________

f. ______________ l. ______________

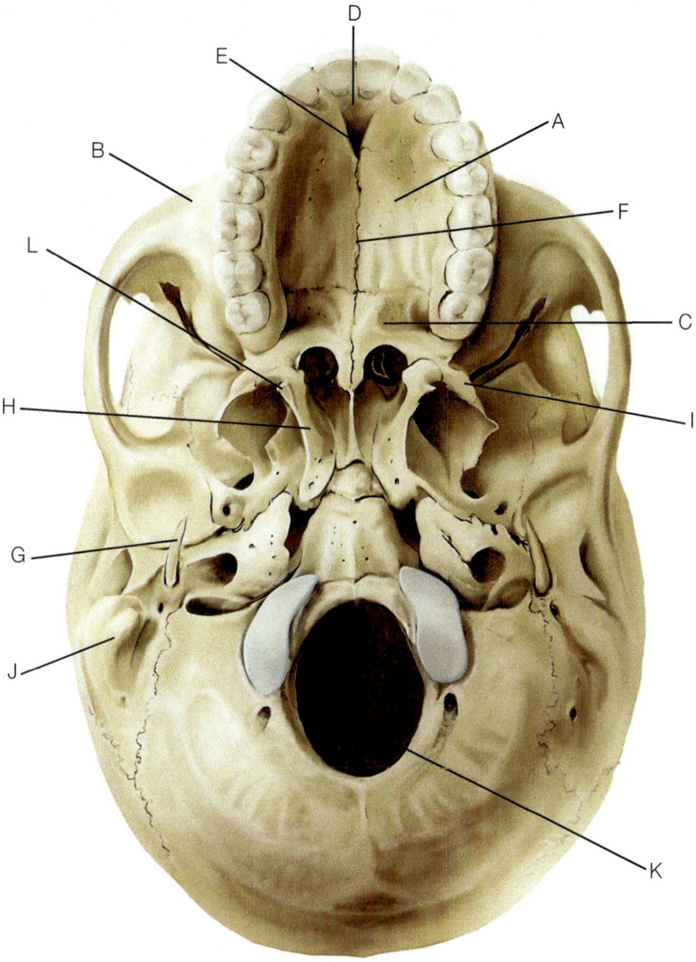

아래에서 본 모습

출처: Delmar/Cengage Learning

6. 아래 그림에 표시된 근육의 명칭을 쓰시오.

a. ______________

b. ______________

c. ______________

d. ______________

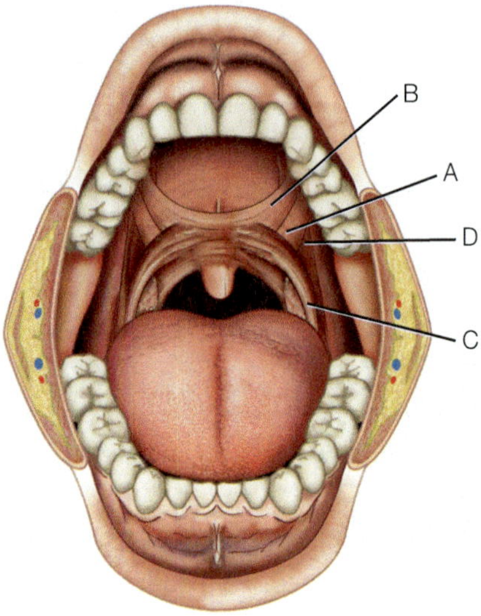

앞에서 본 모습

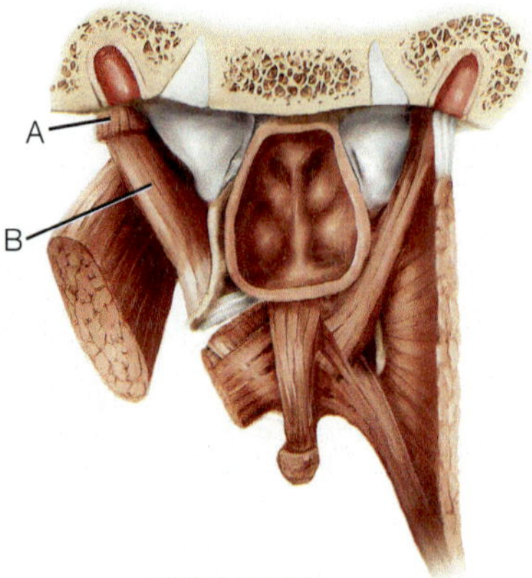

뒤에서 본 모습

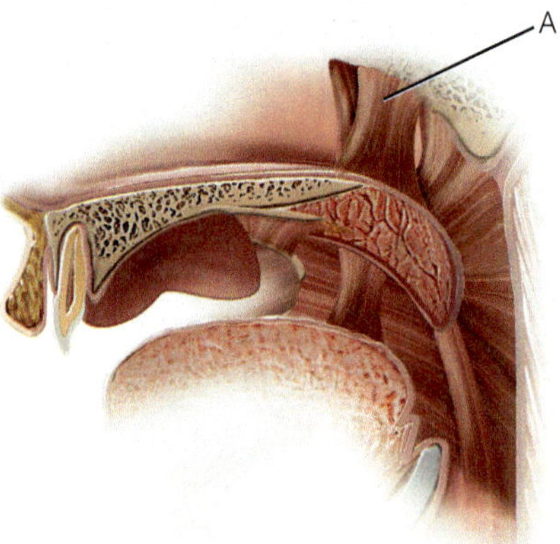

옆에서 본 모습

출처: Delmar/Cengage Learning

7. 아래 그림에 표시된 근육의 명칭을 쓰시오.

a. ________________ g. ________________

b. ________________ h. ________________

c. ________________ i. ________________

d. ________________ j. ________________

e. ________________ k. ________________

f. ________________ l. ________________

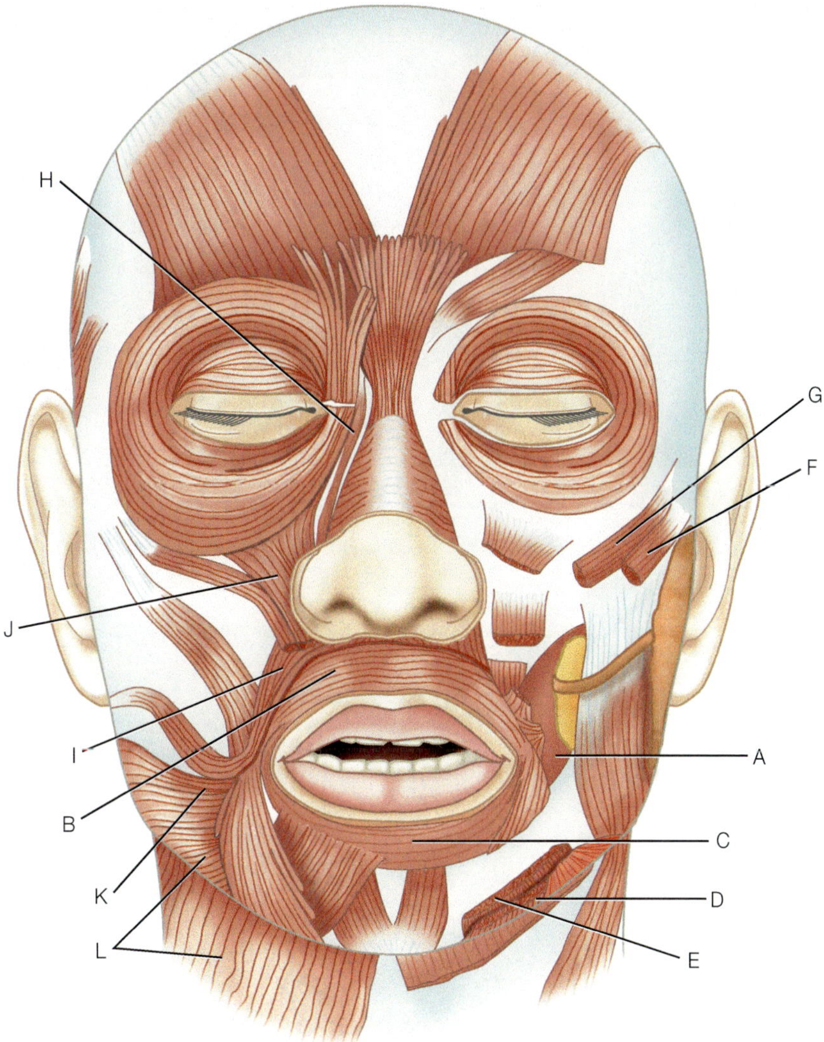

출처: Delmar/Cengage Learning

8. 아래 그림에 표시된 근육의 명칭을 쓰시오.

a. ______________

b. ______________

c. ______________

d. ______________

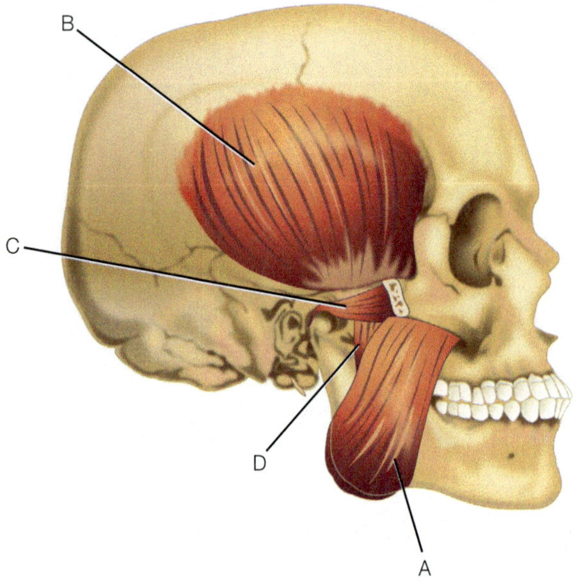

출처: Delmar/Cengage Learning

9. 아래 그림에 표시된 근육의 명칭을 쓰시오.

a. ______________

b. ______________

c. ______________

d. ______________

e. ______________

f. ______________

g. ______________

h. ______________

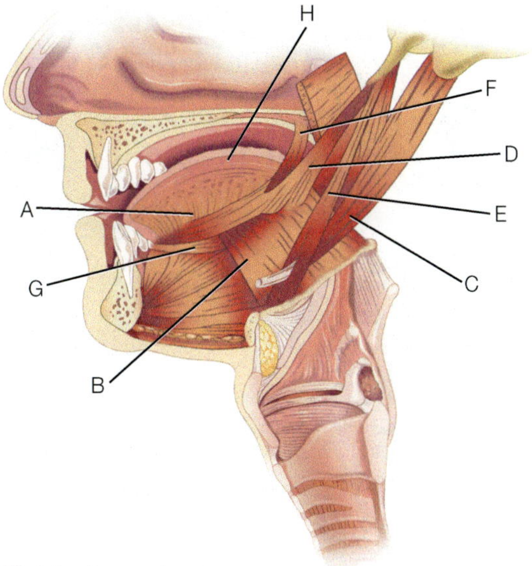

출처: Delmar/Cengage Learning

10. 아래 그림에 표시된 구조물의 명칭을 쓰시오.

a. ______________

b. ______________

c. ______________

d. ______________

e. ______________

f. ______________

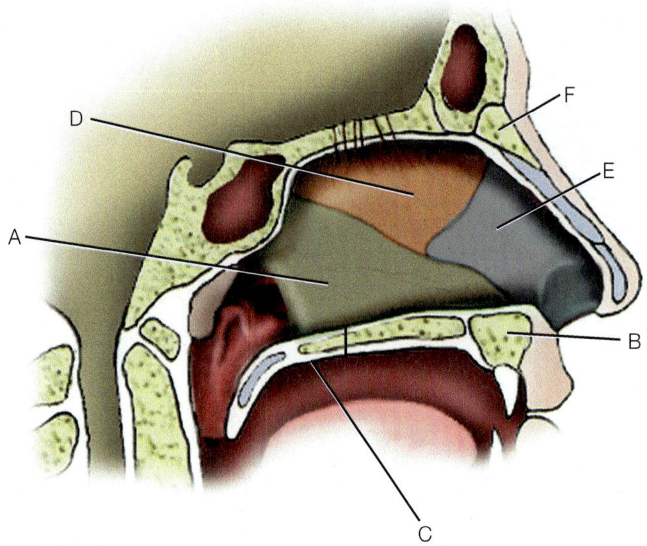

출처: Delmar/Cengage Learning

11. 연구개는 구인두와 비인두를 분리하여 코로 역류되는 것을 방지하고 구강음이 비음화되는 것을 막는다고 잘 알려져 있는 구조물이다. 임상현장에서 신경학적으로 이상이 있는 대상자들에서 종종 후설저모음이 다른 모음에 비해 자주 비음화가 되는 것을 관찰한다. 이러한 현상이 일어나는 이유는 무엇인가?

연구문제 정답

1. 모음 산출에 관한 음원여과 이론은 음원이 성도를 따라가면서 조음기관에 의해 말소리로 변화된다는 것을 설명한다.

2. 아래 그림에 표시된 뼈와 주요 지점의 명칭을 쓰시오.

a. 상악골(위턱뼈)
b. 하악골(아래턱뼈)
c. 관골(광대뼈)
d. 비골(코뼈)
e. 전두골(이마뼈)
f. 전두돌기(이마돌기)
g. 치조돌기(이틀돌기)
h. 하악결합(턱끝결합)

3. 아래 그림에 표시된 뼈와 주요 지점의 명칭을 쓰시오.

a. 접형골(나비뼈)
b. 후두골(뒤통수뼈)
c. 측두골(관자뼈)
d. 계관(볏돌기)
e. 벌집체판
f. 대(후두)공(큰구멍)

4. 아래 그림에 표시된 뼈와 주요 지점의 명칭을 쓰시오.

a. 관골(광대뼈)
b. 측두골(관자골)
c. 상악골(위턱뼈)
d. 하악골(아래턱뼈)
e. 비골(코뼈)
f. 전두골(이마뼈)
g. 두정골(마루뼈)
h. 후두골(뒤통수뼈)
i. 하악지(아래턱뼈가지)
j. 하악각(아래턱뼈각)
k. 광대돌기
l. 관절융기
m. 구상돌기(관절돌기)
n. 하악체(턱뼈몸통)
o. 유양돌기(꼭지돌기)

p. 경상돌기(붓돌기)
q. 외이도(바깥귀길)

5. 아래 그림에 표시된 구조물의 명칭을 쓰시오.

a. 구개돌기(입천장돌기)
b. 상악골(위턱뼈)
c. 구개골(입천장뼈)
d. 상악전구골(앞위턱뼈)
e. 절치공(앞니구멍)
f. 상악골간봉합(위턱뼈사이봉합)
g. 경상돌기(붓돌기)
h. 내측익돌판(안쪽날개판)
i. 외측익돌판(바깥날개판)
j. 유양돌기(꼭지돌기)
k. 대(후두)공(큰구멍)
l. 날개갈고리

6. 아래 그림에 표시된 근육의 명칭을 쓰시오.

a. 구개거근(입천장올림근)
b. 구개범장근(입천장긴장근)
c. 구개설근(입천장혀근)
d. 구개인두근(입천장인두근)

7. 아래 그림에 표시된 근육의 명칭을 쓰시오.

a. 협근(볼근)
b. 상구륜근(위입둘레근)
c. 하구륜근(아래입둘레근)
d. 구각하제근(입꼬리내림근)
e. 하순하제근(아랫입술내림근)
f. 대관골근(큰광대근)
g. 소관골근(작은광대근)
h. 상순비익거근(윗입술콧방울올림근)
i. 구각거근(입꼬리올림근)
j. 상순거근(윗입술올림근)
k. 소근(입꼬리당김근)
l. 활경근(넓은목근)

8. 아래 그림에 표시된 근육의 명칭을 쓰시오.

a. 교근(깨물근)
b. 측두근(관자근)

c. 외익돌근(가쪽날개근)
d. 내익돌근(내측날개근)

9. 아래 그림에 표시된 근육의 명칭을 쓰시오.
a. 이설근(턱끝혀근)
b. 설골설근(목뿔혀근)
c. 악이복근 후복(두힘살근 뒤힘살)
d. 경돌설근(붓혀근)
e. 경돌설골근(붓목뿔근육)
f. 구개설근(입천장혀근)
g. 하종설근(혀아래세로근)
h. 상종설근(혀위세로근)

10. 아래 그림에 표시된 구조물의 명칭을 쓰시오.
a. 서골(보습뼈)
b. 구개돌기(입천장돌기)
c. 수평판
d. 수직판
e. 연골중격(연골가로막)
f. 비골(코뼈)

11. 구개설근은 혀와 연인두근육으로 이루어졌다는 것을 기억할 것이다. 이 근육이 수축하면 혀가 고정되거나 연구개가 고정되는 바에 따라서 연구개가 내려가거나 아니면 혀의 뒷부분이나 측면이 올라가게 된다. 신경학적 결함이 있는 대상자는 근육의 약화 때문에 후설저모음을 산출하기 위해 혀가 아래로 내려가면 구개거근과 구개범장근에 의한 부적절한 저항으로 인하여 연구개가 아래로 당겨질 수 있고, 그 결과 비음화되는 경향이 나타날 수 있다.

7

조음과 공명의 생리

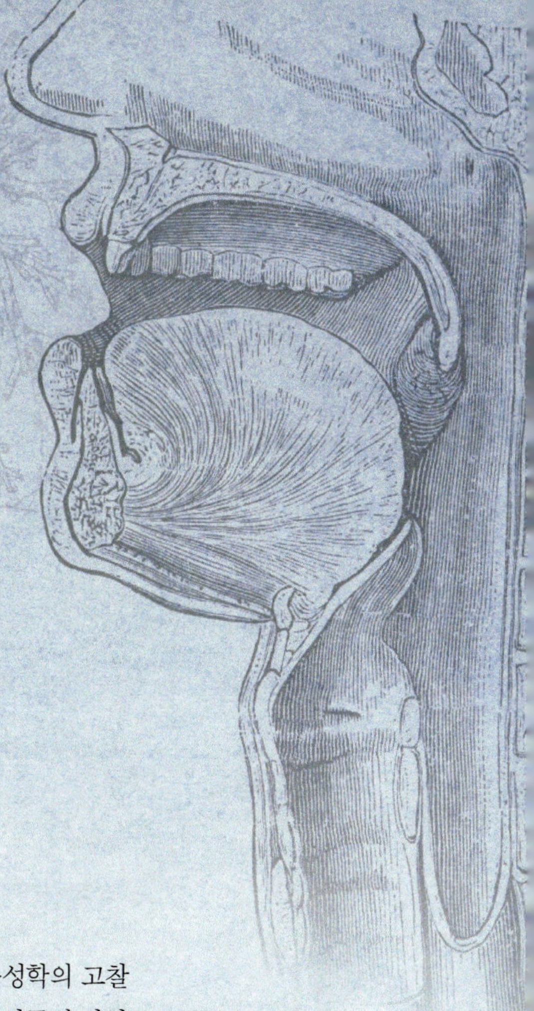

조음계의 기능은 말소리 산출에서 아주 중요하다. 음향음성학의 고찰은 해부학 교재의 영역을 넘어서는 것이지만, 6장에서 언급된 발화의 음원-여과기 이론은 논의의 뼈대를 제공해 준다. 말소리 산출은 조음기관의 움직임이 성도의 공명강을 형성한다는 본질적인 개념을 바탕으로 하여 변형된 공명은 말소리라는 음향적으로 출력된 결과를 만들어 낸다. 조음과 공명의 생리에 대해서는 발화 기능부터 설명하고, 삼킴과 관련된 생물학적 기능을 살펴보는 8장에서 이어진다.

Anatesse Lesson

발화 기능

말을 산출하기 위해서는 매우 잘 조직되고 통합된 신경운동이 연속적으로 실행되어야 한다. 'tube'라고 발음하면서 조음의 연속작용에 주의를 기울여 보자. 잠시 호흡 과정을 무시하면 연구개의 상승, 긴장과 동시에 혀가 치조로 올라가게 된다. 공기압이 혀 뒤쪽으로 생성되고, 혀는 압력을 풀기 위해 아래로 내려가면서 /t/가 산출된다. 혀가 아래로 내려가면, 입술을 둥글게 만든 상태에서 혀는 /u/ 소리를 내기 위해 빠르게 뒤로 빠진다. 그런 다음 입술은 마지막 소리 /b/를 위한 기압을 만들기 위해 함께 다물어진다. 이 모든 과정은 3/10초(0.3초) 이내에 일어나고 대부분의 사람들은 아주 쉽게 할 수 있다.

알다시피 조음기관의 상호작용과 조음 계획에 대한 생각을 서두르면 복잡하게 꼬일 수 있다. 각 조음기관의 기능을 살펴보자.

입술

입술은 믿을 수 없을 만큼 간단한 조음기관이다. 6장에서 살펴본 바와 같이 구륜근(입둘레근, orbicularis)은 일차적으로 입술을 꼭 다물게 하는 역할을 하지만 수많은 안면근이 그곳에 부착되어 있다. 이 근육들은 종종 다른 근육과 결합하여 입술에 각기 다른 힘을 가한다. 이 근육들의 수축은 물리적인 현상에 힘의 방향성이 가해진다—입술 움직임의 방향은 이 근육들의 방향력이 더해진 결과이다.

입술은 또한 다른 면에서도 놀랍다. 언뜻 보면 위·아랫입술은 아주 유사하게 보인다. 그러나 실제로는 아랫입술이 윗입술보다 훨씬 더 빠르고 힘 있게 작용하여 입술 닫기에 대부분의 역할을 하는 것으로 보인다. 나머지 힘은 윗입술에는 없는 이근(턱끝근, mentalis)이 담당하고, 아래턱의 다양한 움직임과 배치에 의하여 2배의 속도로 촉진된다.

아랫입술은 능동조음기관(하악)에 위치하고, 상악의 윗입술에 가까이 하거나 멀리하기 위해 재빨리 순응해야 한다. 즉 선택한 음운으로 정교하게 지각되는 소리로 산출하려면 입술이 적절한 오차 이내의 시간 안에 접촉해야 한다. 아랫입술은 아래턱 위치의 다양성에 적응하기 위해 폐쇄의 속도를 빠르게 변경할 수 있다.

하악의 위치가 다양하게 변하여도 입술은 세밀하게 기능하여 이를 보강해 준다. 입술은 (다른 조음기관처럼) 놀랍도록 간섭에 내성이 있다. 우리는 조음기관의 불안정 또는 전체적인 기형에도 쉽게 적응할 수 있다. 예를 들어 친구에게 눈을 감은 상태에서 시를 읊도록 청한다. 그리고 예고 없이 친구의 입술을 아래도 조금 당기더라도 친구는 빨리 왜곡된 조음위치를 조절하고 새로운 자세로 계속 말하게 된다(물론 적당한 한도 내에서 말이다).

마찬가지로 우리는 수동조음기관의 다른 제한점에도 적응할 수 있다. 5초 동안 'puh'를 할 수 있는 만큼 계속해서 빠르게 반복해 보자. 하악이 입술을 닫을 때 함께 움직이는 것에 주목하자. 그다음에 절치(앞니, incisor)로 연필을 살짝 문 상태에서 같은 과제를 해 보자. 하악이 입술을 닫는 데 더 이상 도움을 주지 못할지라도 반복의 속도가 아마 비슷할 것이다.

사람은 조음기제의 간섭에 놀랍도록 저항력이 있다. 이러한 저항은 조음운동에 대한 계획이 중추신경 피질의 통제에 의한 '미시적 조작(micro-managed)이 아니라 운동 실행의 세부 사항은 협응 구조(coordinative structures)의 어떠한 유형에 의하여 해결된다는 증거이다. 예를 들어 신경계의 명령이 단순하게 1.3 cm 정도 아랫입술을 올리게만 한다면, 앞서 언급했던 것과 같은 왜곡이 발생했을 때 결국 잘못된 조음을 하게 될 것이다.

이러한 것은 근육 긴장과 위치를 인식하도록 우리 얼굴근육에 분포된 감각수용기에 의해 제공되는 고유감각 정보를 사용하지 않는다는 의미가 아니다. 이 과정의 보조 역할을 하는 얼굴근육에 근육방추세포(spindles)가 없긴 하지만, 얼굴근육의 상태에 피드백을 제공해 주는 다른 감각수용기(압력이나 접촉 감각 같은)가 있다. 구륜근의 반사적 수축은 양순파열음의 조음 시에 생성되는 것과 같이 구강 내 압력 증가와 함께 나타난다. 구강점막과 입술에는 치음을 조음할 때 생기는 것과 같은 가벼운 기계적 자극을 감지하는 수용체가 있다. 입술에 신장수용기(stretch receptor)가 있다는 증거는 거의 없지만, 입술 끝이 뒤로 당겨지면서 신장반사가 유도되는 것일 수도 있다.

근육을 조절하기 위해서 이러한 유형의 정보를 이용한다는 증거는 치과에 갔던 기억을 더듬으면 알 수 있을 것이다. 치과용 마취제로 입술의 감각을 잃게 되면 뭔가를 씹거나 말하는 도중에 입술을 깨무는 경우가 있다. 입술의 위치에 대한 무의식적인 지각은 그런 사고를 방지한다. 입술에 대한 기계적 자극은 다른 조음기관에도 영향을 미친다. 아랫입술이 자극을 받으면 교근(깨물근, masseter)과 이설근(턱끝혀근, genioglossus)에서 반사적 흥분이 감지된다. 이러한 정보가 발화의 정교성을 위해 필요한 정도는 여전히 논쟁거리이다.

하악

하악은 조음기관 중에서 그다지 주목 받지 못한다. 조용하고 엄숙하게 입술을 보조하고, 혀의 움직임에 따라 위치를 변화시키면서 자신의 임무를 수행하며, 필요시에는 단단하게 닫기도 한다. 그러나 오른쪽 손가락을 윗입술에 대고 다른 손가락을 턱에 대어 보면 턱이 움직인다는 것을 느낄 수 있다. 느낄 수 있는 움직임의 정도에 주의를 기울이면서 눈을 감고 20까지 빠르게 세어 보자. 아주 미세하게 느껴지지만 하악은 분명히 움직인다. 이제 하악을 닫고 20까지 세어 본다. 여전히 명료하게 말할 수 있는가? (그렇다.) 이제 반대로 해 본다. 입을 헤~ 벌린 상태에서 20까지 센다.

턱을 확실히 내리고 말하는 동안 전혀 올리지 않으면 조음이 아주 불분명한 것을 알아챌 것이다. 하악은 아랫입술, 혀, 아랫니를 위턱에 있는 조음점(윗입술, 윗니, 치조, 경구개)으로 보내는 수행을 지원하는 역할을 하는 아주 중요한 조음기관이다. 하지만 보통 발화에서는 그 조절이 비교적 미세하다. 이러한 이유로 저작 관련 근육의 마비는 발화 명료성을 크게 손상시킬 수 있다.

하악내림근인 이복근(두힘살근, diagastricus), 하악설골근(턱목뿔근, mylohyoid), 이설골근(턱끝목뿔근, geniohyoid), 외측익돌근(옆날개근, lateral pterygoid)에는 근육방추(muscle spindle)가 없지만, 하악올림근인 측두근(관자근, temporalis), 교근(깨물근, masseter), 내측익돌근(안쪽날개근, medial pterygoid)은 근육방추가 있다. 근육방추의 효과는 쉽게 확인할 수 있다. 거울을 보면서 턱에 힘을 빼 보자. 아래쪽으로 당기면서 저작근에 강하게 문지르듯 압력을 가해 보자. 하악의 반사를 자극하면 하악이 살짝 올라가는 것을 알 수 있다. 또한 턱의 위치를 1 mm 이내로 아주 정교하게 조절하는 측두하악관절(턱관절, temporomandibular joint) 내에 관절 위치 감지기가 있다. 이 감지기가 마취되면 발화 정교성이 눈에 띄게 감소한다.

하악은 또한 씹기에 매우 중요하며 저작근의 기능은 씹기와 발화에서 서로 뚜렷이 다르다. 씹기에 필요한 율동적인 근육 수축을 조절하는 뇌간에는 중앙패턴발생기(central pattern generator, CPG)가 있는 것으로 추정된다. 하악은 내림근과 올림근의 상호적 율동이 협응하여 동작하면서 상승, 옆으로 갈기, 하강 등을 하게 된다. 이 내용은 8장에서 다시 살펴본다.

반면에 말을 산출하는 동안 하악 올림근과 내림근은 역동적인 균형을 이루고 근육활동(그리고 길항근에 의한 억제)을 약간 수정하여 하악을 빠르게 조정한다. 또한 하악을 내리는 것은 전통적으로 분류된 하악 내림근인 이복근, 하악설골근, 이설골근, 외측익돌근뿐만 아니라 설골(목뿔뼈, hyoid) 아래 근육까지 포함되어 기능하는 것 같다. 설골은 하악을 내리는 동안 상당히 많이 움직인다.

혀

혀는 가장 중요한 조음기관이다. 영어에서 음소 생성의 대부분에 혀가 관여한다. 우리가 혀를 어떻게 움직이는지 살펴보자.

첫째, 혀외부근(extrinsic muscles)의 어깨에 얹혀 있는 고도로 구조화되어 있는 (내부)근육의 한 뭉치로서 혀를 생각해 볼 수 있다. 다리나 몸통의 근육이 팔이나 머리가 주위에 반응할 수 있는 위치로 상체를 움직이는 것처럼 혀외부근은 혀의 기본 위치를 잡아 주고, 혀내부근(intrinsic muscles)은 조음의 미세 구조를 대부분 책임진다. 이 두 종류의 근육은 목표 조음 움직임을 만들어 내기 위해 함께 밀접하게 활동한다. 발화에 요구되는 기본 동작을 알아보자(표 7-1).

혀끝 올리기

혀를 올리는 것은 우선적으로 혀의 상종설근(혀위세로근, superior longitudinal muscle)이 담당한다. 이 근육섬유가 짧아지면 설첨(혀끝, tongue tip)과 혀 측면이 위로 당겨진다.

표 7-1. 혀를 움직이는 근육.

동작	근육
혀끝 올리기	상종설근
혀끝 내리기	하종설근
혀끝 비틀기	좌우 상종설근과 하종설근(왼쪽으로 치우치게 할 경우 왼쪽 근육 사용, 반대도 마찬가지)
혀 측면 이완하기	내밀기는 이설근 후부, 혀끝 올리기는 상종설근, 혀를 내측으로 당기기는 횡설근
혀 좁히기	횡설근
혀 중앙부 깊게 구부리기	혀 몸체 내리기는 이설근, 혓등의 중앙부 내리기는 수직설근
혀 중앙부 넓게 구부리기	혀 몸체 내리기는 이설근, 혓등 내리기는 수직설근, 혀 주변(가장자리) 올리기는 상종설근
혀 내밀기	몸체 내밀기는 이설근 후부, 혀 좁히기는 수직설근, 혀 균형과 뾰족하게 만들기는 상종설근과 하종설근
혀 뒤로 당기기	구강 내로 혀 후퇴하기는 이설근 전방부, 혀 짧게 만들기는 상종설근과 하종설근, 인두강으로 혀 후퇴하기는 경돌설근
혀 뒷부분 올리기	혀의 양옆 올리기는 구개설근, 혀 뭉치기는 횡설근
혀 몸체 내리기	혀 중앙부 내리기는 이설근, 설골이 설골하근에 의해 고정된 경우, 혀 양쪽 내리기는 설골설근과 소각설근

혀끝 내리기

혀끝 내리기는 일차적으로 하종설근(혀아래세로근, inferior longitudinal muscles)이 맡는다. 혀 아래쪽 측면을 따라 있는 근육은 설첨과 측면을 당겨서 아래로 완전히 내려가게 한다.

설첨 좌우로 틀기

혀끝을 왼쪽으로 트는 것은 왼쪽의 상종설근과 하종설근을 동시에 수축하는 것이다. 이런 비대칭적 수축으로 인하여 혀끝은 비대칭적인 움직임이 가능하다.

혀 측면 이완하기

혀가 치조 전면으로 전진하고 약간 올라갈 때조차 혀의 측면은 음소 /l/를 위해 반드시 이완되어야 한다. 이런 복잡한 동작은 혀의 전진을 도와주는 이설근 후부와 혀끝을 올리는 상종설근을 약간 수축해야 가능하다. 횡설근(혀가로근, transverse intrinsic muscle)의 수축은 공명을 위해 구강의 가쪽 고랑을 비워 놓으면서 혀 측면을 측면 치조(이틀)에서 떨어뜨려 가운데로 당긴다.

혀 좁히기

혀의 정중섬유중격에서 측면 가장자리로 이어진 가로섬유가 이 동작에 필요하다.

혀 중앙부 구부리기

혀 구부리기의 정도는 이 동작에 대한 근육의 참여 강도를 결정한다. 혀

편측성 설근 약하

구강말초검사(oral-peripheral examination) 중의 하나는 상대적 혀 강도 검사이다. 환자가 저항물에 혀를 대고 한쪽으로 강하게 밀도록 하여 강도가 적당한지, 대칭적인 힘을 가하는지를 확인할 수 있다. 한쪽보다 다른 쪽을 더 강한 힘으로 밀면 근조직을 강화하는 힘을 주는 활동을 고려하게 될 것이다. 근육의 힘을 강화시키면 근긴장성과 조절이 강화될 것이다.

중앙을 전체적으로 내림은 수직섬유와 결합된 전체 이설근의 수축으로 이루어진다. 중간 정도 구부림은 이설근이 비교적 조금 관여하지만 여전히 수직근육이 사용된다. 평평한 구부림은 혀의 가쪽을 올리면서 상종설근이 함께 수축하여 이루어진다.

혀 내밀기

혀 내밀기는 이설근 후부와 함께 최소한 2개의 내근이 필요하다. 이설근 후부가 수축하면 혀가 앞으로 당겨지지만 혀를 뾰족하게 하지는 않는다. 혀의 모양을 적절한 상태로 만들기 위해서는 수직설근(혀수직근, vertical intrinsic)과 횡설근의 도움이 필요하고, 혀 틀기(위, 아래, 옆)에는 상종설근과 하종설근이 필요하다. 이설근 후방부 자체는 입을 벌린 상태에서 혀를 아래 위치로 유지시켜 준다.

혀 뒤로 당기기

혀 몸체를 뒤로 당기는 데는 혀의 내근과 외근이 모두 사용된다. 이설근 전방부는 내밀고 있는 혀를 구강 안쪽으로 당기고 상종설근과 하종설근의 동반 수축으로 혀가 짧아진다. 인두강 쪽으로 혀를 당기기 위해서는 삼키기 동작처럼 경돌설근(붓혀근, styloglossus)이 작용한다.

혀 뒷부분 올리기

구개설근(입천장혀근, palatoglossus)은 혀의 측면으로 삽입되고 이 근육의 수축으로 혀의 측면이 올라간다. 혀 뒤쪽에 있는 횡설근의 수축은 혀 뒤쪽을 융기시키는 데 보조적 역할을 한다.

혀 뒤틀림

혀근육은 쌍으로 구성되어 있으며, 편측이 약화되면 혀를 비대칭적으로 내밀게 된다. 혀를 내밀 때 이설근의 양쪽 근육은 균등하게 수축해야 한다. 만약 왼쪽 이설근이 약화되어 있다면 내밀기에서 균등하게 작용하지 못하고 오른쪽 이설근이 왼쪽보다 우세하게 된다. 따라서 왼쪽 이설근의 약화는 혀가 왼쪽으로 쏠리게 된다. 다시 말해 하위운동신경이 손상된 혀는 '손상된 쪽을 가리키게' 된다.

혀 몸체 내리기

이설근의 수축은 혀의 중앙을 내린다. 설골이 설골하근(infrahyoid muscle)에 고정되었다고 가정하면 설골설근(목뿔혀근, hyoglossus)과 소각설근(작은뿔혀근, chondroglossus)이 추가적으로 도와 혀 측면을 내린다.

혀가 수축할 때 대부분의 힘을 만들어 내지만 통상 발화 활동에는 잠재적인 힘의 약 20%만이 사용된다. 혀는 근육방추, 골지힘줄기관, 체성감각기에 의해 움직인다. 근육방추는 혀근육에서 발견되고, 골지힘줄기관은 횡설근에서 발견된다. 혀의 반사적인 수축에 의해 혀가 수동적으로 움직이며, 혀 몸체에 기계적인 자극이 가해지면 이설근이 흥분한다. 혀 몸체를 자극하면 교근과 하구륜근(아래입둘레근, lower orbicularis oris)이 흥분하게 되고 다른 조음기관에도 영향을 미친다.

혀는 또한 접촉에 매우 민감하다. 우리는 혀끝에 약 1.5 mm 정도의 간격만 있는 두 점도 구별해 낼 수 있다. 입에서 또 다른 아주 민감한 부분은 치조궁(이틀활, dental arch)의 치주인대(치아주위인대, periodontal ligament)로 10미크론(micron)만큼 작은 조각의 움직임도 감지한다(치아 사이에 딸기 씨가 낀 경험이 있다면 이런 민감도를 확인할 수 있다). 이 민감도는 치음의 조음을 감지하는 데 사용될 수 있을 것 같다.

연구개

언어병리학, 청각학, 말과학 등 이 분야의 초창기에는 연구개를 개방과 폐쇄라는 이분법 요소로 다루려 했던 것 같다. 그러나 그 복잡한 구조를 그렇게 단순한 방식으로 다루는 것은 위험하다는 것을 깨닫게 되었다. 연구개는 개개인에게 일반적으로 빠른 발화와 비발화 기능에 적합한 움직임의 범위와 운동속도의 능력을 가지고 있다.

일반적으로 연구개는 구강음(비비음)에서 닫히는데, 이는 구개설근(입천장혀근, palatoglossus)의 직접적인 길항근인 구개거근(입천장올림근, levator veli palatine) 수축의 결과이다. 연속 발화에서는 연구개문(velar port)의 여닫힘이 정확하고 빨라야 하는데, 그렇지 않으면 과다비음(hypernasality) 또는 과소비음(hyponasality)이 된다. 연구개문이 개방되지 않으면 70 ms 길이의 비음이 유성폐쇄음으로 바뀌게 되어 틀린 말소리가 산출된다. 또한 다른 음소에서 비음공명의 효과가 나타나는 것(**동화**)을 피하기 위하여 연구개는 다른 조음기관의 협응 속에서 열리고 닫힌다. 실제로 일정 부분 비음동화가 불가피하고 수용 가능하며, 어떤 지방에서는

> 과다비음은 비음이 아닌 말소리 산출 시, 연인두입구(velopharyngeal port)의 적절한 폐쇄가 이루어지지 못한 결과, 언어학적으로 부적절하게 과도한 비강공명이 나타난 것을 말한다. 반면 과소비음은 비음(/n/, /m/, /ŋ/) 산출 시 연인두입구가 적절히 열리지 못하여 비음에 적절한 비강공명이 이루어지지 못한 것을 말한다.

방언으로 적절하다고 간주된다.

마찰음이나 폐쇄음과 같은 고압력 자음을 조음하기 위해서는 더 많은 연인두 노력(velopharyngeal effort)을 필요로 한다. 이와 같은 강한 폐쇄를 위해서는 상인두수축근(위인두조임근, superior pharyngeal constrictor)과 구개수근(목젖근, uvular muscles)의 추가적인 도움이 필요하다. 그렇게 해도 발화에 필요한 압력은 관악기를 연주하는 것에는 못 미친다. 금관악기를 연주할 때 비강 공기 유출을 막기가 어려운 사람도 정상 발화는 완전히 할 수 있다.

경구개와 연구개는 압력에 대한 반응을 보이는 수용기(receptors)로 혀운동을 촉진하거나 억압하는 것으로 보인다. 실제로 구개범장근(입천장긴장근, tensor veli palatini), 구개설근, 구개거근은 근육방추를 가진 것으로 알려져 있고, 이 감지기로 들어온 정보는 인두삼킴반사(pharyngeal swallowing reflex)의 개시에 중요하다. 고양이의 연구개를 전기적으로 자극하면 혀외부근의 움직임이 억압된다. 반대로 경구개가 자극되면(구강준비단계에서 분쇄된 음식에 의해) 혀의 율동적인 움직임을 일으키는 혀외부근이 흥분된다. 혀나 지주(목구멍기둥, pillar) 자체를 당겨서 구협지주(faucial pillars)를 늘리는 것 또한 혀외부근의 활동을 억압한다. 연구개, 구협, 혀의 상호작용은 잘 조직되고 통합된 체계인 것 같다. 구강 전반부의 자극은 혀의 후퇴를 자극하는 반면 구개, 후두, 인두의 자극은 혀의 전진을 야기한다.

요약하면, 각 조음기관은 반드시 동일한 패턴은 아니지만 발화와 비발화 기능 모두를 가진다.

- **아랫입술**은 윗입술보다 더 빠르고 강하며 압력의 증가에 반사적으로 작용한다. 이러한 민감성은 해당 과제를 수행하는 동안 발생할 수 있는 갑작스러운 **교란**을 극복하는 데 아주 효과적으로 작용한다.
- 발화를 위한 **하악**의 움직임은 씹기 움직임에 비하면 작은 편이다. 뿐만 아니라 발화에서 하악의 자세는 길항근 사이의 **지속적인 역동적 긴장**에 의해 조절된다.
- **혀**는 주요한 움직임을 일으키는 **혀외부근**과 혀 몸체의 모양을 만들어주는 **혀내부근**을 가진 대단히 다재다능한 기관이다.
- **연구개**는 움직임의 범위를 조절할 능력이 있지만, 대부분의 발화를 위해서는 상승된 위치를 유지해야만 한다.

조음 능력의 발달

영아는 발달 과정 중에 수많은 과제에 마주친다. 영아는 이 세상에 대한 지식이 전무하고, 조절 능력 없이 반사에만 의지하는 운동체계만으로 삶을 시작한다. 그리고는 몇 년에 걸쳐서(나머지 생애 내내일지도 모른다!) 주위의 세계에 대한 지식을 쌓고 주위 환경을 조종하는 법을 배우게 된다. 다행히도 영아는 정보를 습득하거나 주위 환경에 대해 배우려는 타고난 '욕구'를 가지고 있으며, 그로 인해 종종 고통스러운 발달 과정을 겪게 되는 것 같다.

원시적인 인간의 운동계는 아주 복잡한 방어적 반사망(reflex network)이다. 반사는 미성숙한 유아가 의지와 무관하게 자동반복적으로 환경에 반응하는 방법을 제공한다. 이는 유아가 자유 의지를 가지지 않는다는 의미가 아니라 스스로 표현할 수 없다는 것을 말한다. 엄마 젖이 입술에 닿으면 아기는 젖을 찾으려고 애쓰고 반사적으로 빨기 시작한다(입술에 손가락을 대는 것으로도 이 반사를 자극할 수 있다). 아기는 생각할 필요가 없다. '아 배고프다, 어디에 먹을 게 없을까' 그러기보다 아기는 이런 욕구를 해결할 수 있도록 태생적으로 구조화(hard-wired)되어 있다.

이 반사 조건에 대해 Langley와 Lombardino(1991)가 '원시적 운동 형태(primitive mass patterns of movement)'라고 언급하였다. 움직임은 아기가 기본적인 욕구를 충족하게끔 해 주는 주위 환경의 자극에 대한 전반적인 반응이다. 발달은 의지적인 목적을 위해서 운동 패턴의 피질 조

▩ 연인두 기능에 대한 신경근육 질병의 작용

연인두입구(입천장구멍, velopharyngeal port) 관련 장애는 말소리에 심각한 영향을 끼친다. 근위축성측삭경화증(amyotrophic lateral sclerosis)이나 다발성경화증(multiple sclerosis) 같은 신경근육장애에서 근육 약화는 운동뉴런의 축삭(axons)을 둘러싼 수초(myelin sheath)의 손상으로 초래된다. 약화가 연구개근육에 관련되면 비강공명이 구강음에 추가된다. 이런 '반공명(anti-resonance)'은 1,500~2,500 Hz 범위 내에 있는 발화 신호의 에너지를 끌어 내려 말소리의 명료성이 많이 상실된다. 손상된 환자의 말소리는 둔하고 단조로우며, 음성강도가 줄어든다.

언어병리학자는 흔히 신경근육 질병의 초기 증세를 처음으로 접하기 쉽다. 구강음을 산출할 때 연인두입구는 지속적으로 상승되어 있어야 하며, 따라서 진행성 근육 약화의 초기 지표가 된다. 말소리가 둔하다는 불편함을 호소하는 사람들은 언어치료사를 찾게 된다. 구강검사로 연구개 동작이 느림을 알게 되고, 그러한 점을 언급한 의뢰서를 의사에게 보내면 환자는 매우 큰 도움을 받을 수 있다. ▩

절력을 습득하는 과정이며, 조음계의 발달은 걷기를 배우는 데 그 뿌리를 둔다.

영아가 생후에 가지는 가장 전신적인 첫 번째 경험은 중력이다. 항상 존재하는 중력은 손이 닿지 않는 곳을 경험하고자 하는 영아에게는 진정한 도전이 된다. 중력에 반하는 반사운동은 영아에게 운동의 결과에 대한 정보를 제공한다. 손을 움직이면 자기 손을 볼 수 있고 보이는 손과 감각의 관계를 배우게 된다. 운동 발달에는 건강한 운동신경계에 피드백을 제공하는 환경 자극에 대한 반사반응과 같은 필요 요소가 몇 가지 있다. 운동 발달은 커다란 움직임을 정밀화하는 과정이다. 그리고 이 정밀화는 **상하로**(머리에서 아래로, cephalocaudally), 그리고 **근위부에서 원위부로**(중앙에서 바깥으로, proximodistally) 이루어진다. 영아는 하악을 정교하게 움직이기 전에 전체적인 하악 움직임을 발달시키고, 몸체를 조절하기 전에 머리를 조절할 수 있다. 또한 혀 앞쪽을 조절하기 이전에 혀 뒤쪽을 조절하는 능력이 발달한다. 기본 운동 조절의 네 가지 중요 요소는 이후의 조음 발달을 돕는다—중력에 대한 경험, 굴곡-신전 균형, 몸체 조절, 분화.

반사기 동안(대략 출생에서 6개월까지) 영아의 전정계는 부모의 손에 의해 자극된다. 전정계 자극은 자세근육(postural muscle)의 긴장 활동에 대한 단계를 책정하면서 중력과 관련된 근긴장의 변화를 초래한다.

영아는 일반적인 굴곡(flexion)단계로 생애를 시작하고, 영아가 주위 환경에 능동적으로 참여하게 되면서 신전(extension)단계가 출현한다. 신생아는 엎드리면 몸무게로 인해 얼굴이 들린다. 바로 누운 자세에서 손을 잡고 당겨 일으키면 머리는 조절력이 없어 뒤로 젖혀진다. 3개월 된 아기는 충분한 신전 균형(extensor balance)을 가지고 누운 자세에서 손을 잡고 당겨도 머리를 조절할 수 있게 된다. 조금 잡아 주고 앉은 상태에서는 주위를 둘러보려고 머리를 돌릴 수도 있다. 곧 영아는 몸통근육을 충분히 제어할 수 있게 되어 몸을 틀거나 주위의 물체를 잡을 수 있다.

구개거상장치의 사용

구개거상 보철물(palatal lift prosthesis)은 연구개를 올려서 연인두입구를 최대한 닫기 위해 사용되는 것으로 보통 치아에 고정한다. 뒷부분에 돌출부가 있는 치아교정기 같은 모양인 이 보철물은 **형성저하증**(hypoplasia)이나 **신경계** 원인으로 발생되는 근육 약화 환자에게 유용하다.

몸통의 안정성과 굴신근(extensor-flexor) 균형의 조합으로 영아는 서거나 걷고 말할 수 있는 능력을 갖게 된다. 영아의 말이 보행 기술의 발달에 따라 발달하기 시작하는 것은 놀라운 일이 아니다. 혀가 직접적으로 설골 및 후두와 관련이 있다는 것을 기억한다면 몸통이나 목근육이 안정적이 될 때까지 아기가 복잡하고 정밀한 혀 움직임을 제어하기를 기대하는 것이 터무니없다고 깨달을 것이다.

안정화 이후에 영아는 분화된 운동 제어를 발달시킨다. 조음계에서 운동 제어의 징후는 빠르게 증가하는 발화의 복잡성에 의해 나타난다. 단순한 자음-모음 음절은 가장 기본적인 조음계의 여닫음을 나타낸다. 모든 아동들이 이 음절을 발화하기 위해 발성을 시작하고 반복적으로 입을 열고 닫아야 한다. 혀를 접촉시켜 연구개파열음이나 치조파열음을 만들고, 입술의 접촉으로 양순파열음을 산출한다. 영아가 보여 주는 옹알이는 부모를 기쁘게 한다.

단순한 여닫음은 혀의 정밀한 제어를 가능하게 한다. 하악에 안정성이 확보되면 아기는 하악의 움직임과 혀의 움직임을 구별하는 과정을 시작할 수 있다. 그런 후에 아기는 혓몸과 혀끝의 움직임을 구별하고 편측화 또한 할 수 있게 된다.

이런 발달은 계층적이다. 아기는 앉기 전에 근육 긴장 균형을 잡을 수 있어야 하고, 독립적으로 머리와 목을 제어하기 전에 앉을 수 있어야 한다. 목근육의 제어로 하악과 혀가 독립적으로 자유롭게 되며, 그럼으로써 조음기관을 별도로 움직이는 능력을 갖게 된다.

이 말이 운동 발달에 장애를 가진 아이는 말할 능력이 절대 발달하지 않는다는 것을 의미하는가? 다행히도 답은 '아니다'이다. 과제가 2배로 힘들겠지만, 장애아가 조음근육의 자의적인 제어와 분화 능력을 가지는 데 달려 있는 것은 마찬가지이다. 언어치료사 자신에게 답이 있다.

성도의 발달

유아의 성도(vocal tract)는 성인에 비해 짧지만, 유아는 단순히 '작은 어른'이 아니다. 삼킴과 발화 기능이 중요하게 발달하는 기간 동안 비례적인 변화가 일어난다. 영아의 비인두(nasopharynx)는 뚜렷이 커지고 구인두(oropharynx)에 비해서 각을 형성하며, 인두강과 구강이 커짐에 따라 후두개와 연구개의 자물쇠-열쇠 형태의 배치가 신생아기에 했던 방어 기능의 역할을 중단시킨다. 구강이 커지고, 혀가 하강하며, 구인두의 공간이 확장된다. Vorparian 외(2005)가 주장하기를, 다양한 구강과 인두 조직은 각각 다른 비율로 성장하고, 이 차이는 시간이 지남에 따라 필연적으로 구조 간의 관계를 변화시킨다. 일반적으로 아동은 7~18세 사이에 성인 구강 크기에 이른다(Kent & Vorparian, 1995).

출생 시 성대에서 입술까지 성도의 길이는 대략 6~8 cm이나 성인이 되면 15~18 cm로 자란다(**그림 7-1**). 그림에서 보듯이 구인두와 비인두의 길이는 생후 1년까지 빠른 변화를 보이고, 7세까지는 약간 느리게 계속 발달한다. 성도의 길이는 그 길이가 모음 산출에서 제1포먼트의 지배적 결정 요인이기 때문에 사소한 측정치가 아니다. 대부분 인두의 성장으로 성도의 길이가 증가한다. 24개월에 이르는 동안 경구개는 길이가 1 cm 정도 자라고, 연구개는 같은 기간에 0.5 cm 정도만 길어진다.

발달 동안 하악도 비슷한 변화를 거치게 된다. 하악의 길이는 2세까지 2~4 cm 이상으로 자라서 7세까지는 5 cm 정도의 길이에 다다른다. 하악

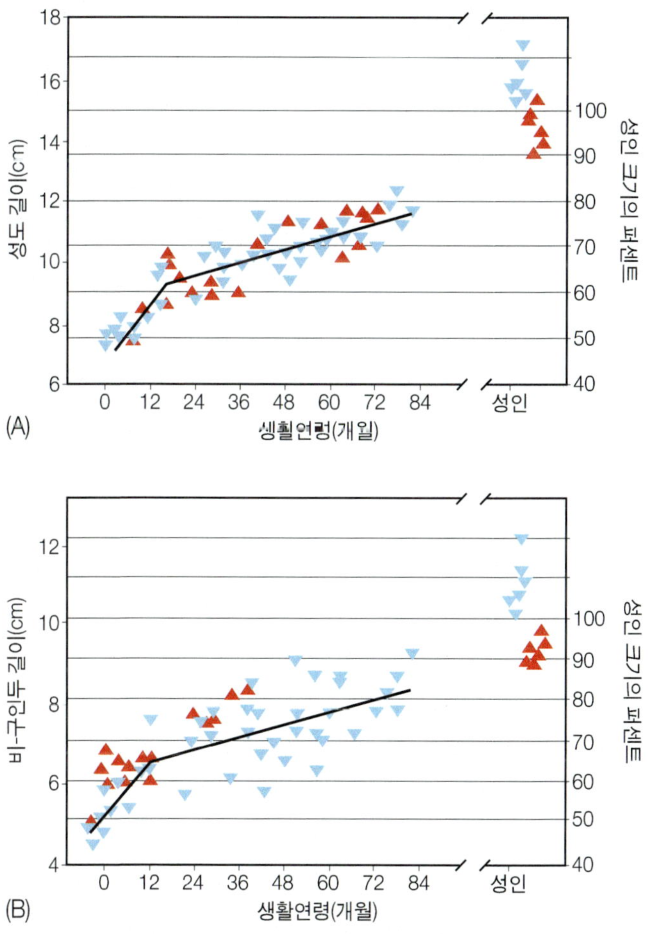

그림 7-1. 성장 과정에서 성도의 변화. (A) 약 12개월까지 성도의 길이가 빠르게 증가하고 그 이후 7세까지(84개월)는 꾸준하지만 급하지 않은 발달을 보여 성인의 약 75% 정도 크기까지 자란다. (B) 성장률이 전체 성도의 성장률만큼은 아니지만 7세까지 성인의 약 80% 크기를 이루는 비-구인두의 길이(콧구멍 뒷부분에서 비인두를 거쳐 갑상연골까지)는 비슷한 성장 패턴을 보인다(Vorparian et al., 2005, 유아기의 성도 길이 발달: MRI 연구).

출처: Reused with permission from Houri K. Vorperian, Ray D. Kent, Mary J. Lindstrom, Cliff M. Kalina, Lindell R. Gentry, and Brian S. Yandell, *The Journal of the Acoustical Society of America*, *117*, 338 (2005). Copyright 2005, Acoustical Society of America.

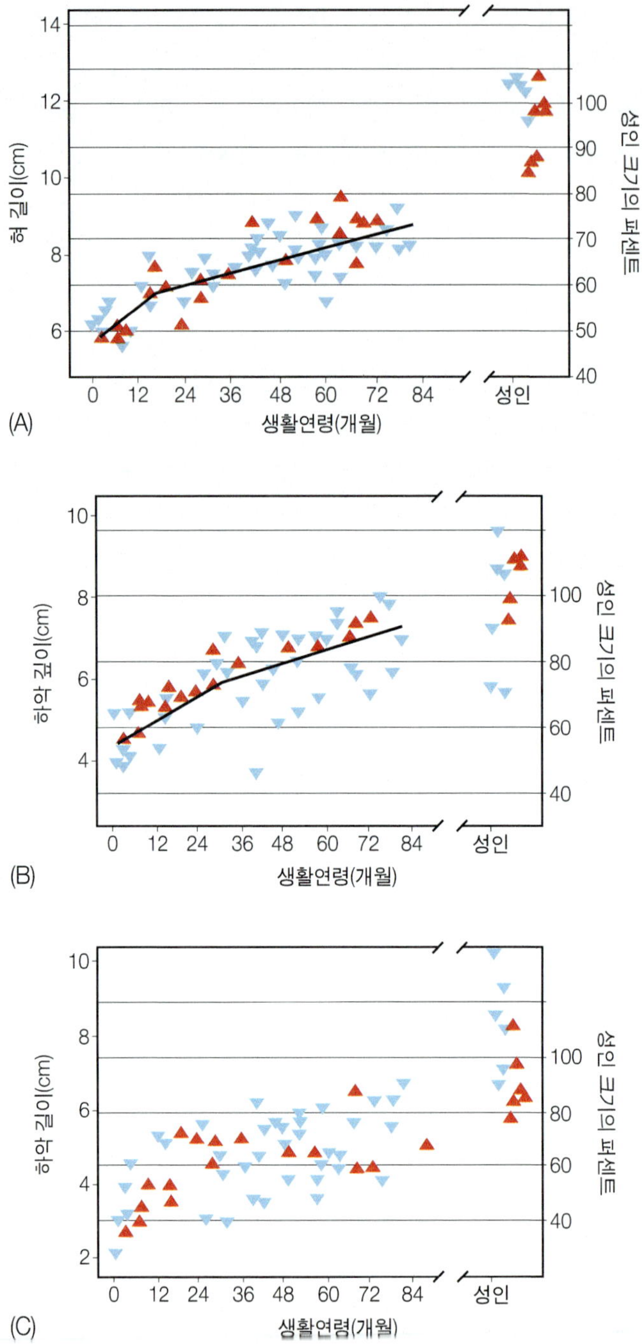

그림 7-2. 하악의 길이와 깊이, 그리고 상대적 혀의 길이. (A) 혀의 길이는 12개월까지 빠른 증가를 보이고 그 후 7세 무렵 성인의 70% 크기에 이른다. (B) 하악의 깊이와 (C) 하악의 길이는 같은 기간 동안 안정적인 증가를 보이며 7세 무렵 성인의 90%에 다다른다(Vorparian et al., 2005, 유아기의 성도 길이 발달: MRI 연구).

출처: Reused with permission from Houri K. Vorperian, Ray D. Kent, Mary J. Lindstrom, Cliff M. Kalina, Lindell R. Gentry, and Brian S. Yandell, *The Journal of the Acoustical Society of America*, *117*, 338 (2005). Copyright 2005, Acoustical Society of America.

의 깊이는 구강 크기의 꾸준한 증대를 형성하면서 혀를 수용하기 위해 성장한다. **그림 7-2**에서 보듯이 하악의 깊이와 길이는 7세가 될 때까지 꾸준하게 성장하여 성인의 80~90% 정도 크기를 이룬다. 혀는 하악의 확대에 의해 생긴 공간을 채우면서 유사하게 성장하여 7세까지 성인의 75% 크기

▩ 음운 발달과 운동 조절

아동의 음운 발달은 매우 경이로운 일이다. 말운동체계의 성숙으로 아동이 주로 만들어 낼 수 있는 말소리를 제어한다는 것이 거의 명확해졌다. 숙달단계는 출현단계보다 후에 완성되지만 파열음(/p, t, k, b, d, g/)은 발달단계에서 아동의 목록에 아주 일찍 출현한다. 그 이유는 분명히 운동성과 관련이 있다. 2~3세의 아동은 /ba/와 같이 입을 열고 닫는 기본적인 '여닫음(valving)', /da/나 /ga/와 같이 치조나 연구개 가까이에 혀를 올리거나 내리는 것을 충분히 할 수 있다. 그러나 제어된 파열음의 발화는 입술, 하악, 혀 움직임을 구별하는 능력을 필요로 하고, 따라서 파열음의 숙달은 늦어져서 6세 이후까지 걸릴 수 있다.

아동은 더 많은 운동 제어력이 발달했을 때 점진적인 혀 움직임 능력을 가지게 되고, 그 결과 한 조음기관이 다른 조음기관을 일정한 압력으로 지탱할 수 있다. 언어 전단계(preverbal) 아동이 말하는 'raspberry'는 추후에 발달하는 마찰음의 선행자처럼 보인다. 점진적인 혀 압력의 제어는 혀 구부림의 폭과 설첨의 올림으로 /s/와 /ʃ/를 구별하는 설배(혓등, dorsum of the tongue)를 만드는 것과 같은 미세한 조음동작의 조절 능력을 갖게 한다. ▩

로 자란다. 또한 후두(7년간 약 3 cm 하강)와 설골(약 2 cm)은 유사한 비율로 하강한다.

그림 7-2에서 알 수 있는 또 한 가지는 12~24개월에 이러한 성장의 휴지점이 나타난다. 이 휴지점은 출생에서 7세까지의 성장이 선형적이 아니며, 성장의 진행을 설명하기 위해 2개의 다른 예측선이 사용되어야 한다는 것을 나타낸다. 첫째 선은 출생에서 1~2세 사이에 빠른 성장을 나타내는 반면, 두 번째 선은 뒤이은 기간 동안 안정된 발달을 나타낸다. 혀의 길이와 경구개의 길이와 같이 구조들 간의 휴지점이 다양한 것은 여러 구조들이 각기 다른 성장률을 보인다는 것을 의미한다. 말할 것도 없이 이런 변화는 발화에서 성도의 공명 특성에 중요한 영향을 주며, 8장에서 보겠지만 저작과 연하에도 많은 영향을 미친다.

요약하면, 신생아는 보호를 위한 **반사반응**에 의존하여 자신의 욕구를 해결한다.

- 이런 원시적인 형태는 점차적으로 몸통, 목, 팔다리의 제어를 촉진하는 **자의적 제어 형태**(voluntary control pattern)로 발달한다.
- 이 제어로 인해 단계적인 하악 움직임의 능력을 가지고, 그 결과 분화된 혀의 움직임도 가능해진다.

협응된 조음

말(speech)에 대한 운동통제 이론은 상당한 발전을 거쳐 왔지만 일반적으로 내적통제소(locus of control)의 개념, 운동 행위의 일관성에 대한 필요성 및 과제 특이성에 초점이 맞추어져 있다. 말은 인간이 수행하는 가장 복잡한 연쇄적인 운동 과제이다. MacKay(1982)가 제시한 다음의 계층적 발화 요소를 고려해 보자.

개념체계(conceptual system)에서 우리는 제일 먼저 명제 또는 표현할 아이디어를 구성하는데 그 아이디어는 발화할 문장을 표현하는 것이다. 이 아이디어 또는 명제는 개념에 알맞게 수용 가능한 언어 형태로 정립되는 통사적 체계로 구성되어야 하며 적절한 어휘가 통사와 명제에 어울리도록 선택되어야 한다. 그러므로 '내일은 월요일이다(Tomorrow is Monday)'라는 아이디어가 명제로 선택된다면 그 명제에 대한 통사 구조가 선택되어야 하고, 통사 구조와 명제에 들어맞는 어휘가 선택되어야 한다.

음운체계(phonological system)에서 음절 구조는 어휘 선택에 의해 구성된다. 음운 규칙은 미리 선택된 단어에 필요한 정확한 음소를 조합하기 위해 적용되며, 음운들의 각 자질이 음운명세(specification)에 의해 규정된다. 그리하여 음운체계 단계에서 선택된 단어들('Tomorrow', 'is', 'Monday')은 음절로, 그리고 선택된 음소로, 그리고 해당 음소자질로 더 쪼개어진다. 예를 들면 'tomorrow'에서 /t/는 치조음, 파열음, 무성음으로 정의된다. 이 모든 것에서도 조음기관의 근육에 대한 언급이 없는 것을 주의하라.

근육운동체계(muscle movement system)에서 근육은 자질 선택 과정에 맞게 활성화된다. 음운체계에서 /t/는 '치조음'과 같은 자질로 나뉘고, 치조음 동작을 만드는 상종설근과 이설근 같은 혀근육의 움직임으로 바뀌게 된다.

순차적인 발화는 우리가 표현하고자 하는 아이디어를 개발하고, 그 아이디어를 근육운동으로 바꾸며, 그 결과 구강 공간을 삼차원적으로 변화시킨다는 가정에서 유래한다. 이러한 변화는 우리 목표를 수용 가능하게 표현한 음향 출력물로 나타난다.

20세기 초 과학자들은 연속적인 동작을 배우는 것은 실에 구슬을 꿰는 것처럼 연속적인 기본 움직임을 연결시키는 것으로 간단히 설명할 수 있다고 생각하였다. **연합연쇄 이론**(associated chain theory)에 의하면 /t/를 발화하기 위해 화자가 치조로 혀를 상승시키는 운동 연쇄와 그 후속 동작들을 배우는 것만이 요구된다. 우리는 일련의 반사적인 동작을 연결하고 연속적인 움직임 패턴 속에서 그 동작을 습득할 수 있다. 한 번 운동 동작을 익히면 화자는 영원히 그것으로 /t/가 있는 단어를 산출할 준비가 된다. Lashley(1951)에 의하면 조음계는 활성화되기를 기다리는 한 세트의 '잠자고 있는' 근육이 아니라, 연속적인 활성화 상태에 있는 한 세트의 '역동적인 구조'라고 주장하였다. 그러나 연합연쇄 이론은 발화의 가변성을 설명할 수 없었고, 특히 한 조음형태가 다른 것에 겹쳐지는 효과(**공조음**, coarticulation)는 더욱 설명하지 못했다. 그 이후에는 문맥에 기반을 둔 발화의 가변성 및 문맥을 산출하는 동안 예기치 못한 변화에도 불구하고 목표 음소를 산출하는 조음기관의 능력을 설명하는 이론들이 등장해야만 했다. Lashley의 개념으로부터 2개의 이론적 틀이 도출되었다. 중앙통제 이론(central control theory)과 역동체계 관점(dynamic system perspective)이 그것이다.

중앙통제 이론

다양한 형태의 중앙통제 이론은 언어적 목표에 기반을 둔 근육운동을 지배하는 '숙련통제(master control)' 기제가 있다는 내용을 담고 있다. 가장 극단적인 예로 명령체계는 어느 순간에도 조음기관의 상태와 상관없이 조음기관의 순간 조건과 무관하게 근육 명령을 수행하게 한다. 이 모델의 매력은 운동체계가 가지는 언어처리기를 직접적으로 설명한다. 개별 음소는 신경흥분의 폭발에 의해 표현되고, 그 결과 /t/를 발화하려는 계획은 매우 정확하게 실행된다. 모든 음소의 조음 활동은 놀라운 수의 신경망과 근육섬유의 정밀한 활동이 필요하고, 그 활동은 시간상으로 정교해야 하며, 그래야 정확한 움직임을 유발한다. 그래서 단지 뇌가 알고 있는 프로그램의 활성화만으로 /t/를 발화하게 되고, 이는 조음계를 '세세히 관리(micromanage)'하는 것보다 훨씬 더 간단하다.

조음기관과 관련 구조, 또는 청각 신호에 있는 감각기로부터 얻는 피드백에 대한 설명도 필요하다. 피드백이 없다면 정확한 조음이나 대화 상대가 이해할 수 있는 말을 산출할 수 없을 것이다. Fairbanks(1954)는 뇌가 목표 조음을 이루도록 조음기관에 명령을 내리고, 피드백과 이상 형태 사이의 불일치가 발화 수정을 유도한다는 내용을 담은, 최초의 가장 설득력 있는 **피드백 이론**(feedback theory)에 대한 입장을 고수했다. 조음의 수정은 실시간으로 전해지는 구심성 정보에 의해 수정된다. 이런 관점에 따르면 감각체계는 말 산출에 주요한 역할을 수행한다.

이런 모델들의 단점은 다양한 환경 조건에 대응하는 조음계의 유연성에 대해 설명하지 못한다는 것이다. 'beat'나 'toot'라는 단어를 말할 때 혀에 주의를 기울여 보면, 혀가 마지막 소리 /t/를 조음하기 위해 위로 올라갈 때 두 가지 다른 위치에 있게 됨을 알 수 있다. 하지만 우리는 완벽하게 두 목표를 수행할 수 있다. 중앙통제 이론은 아주 중요한 명제인 필요에 적응하기 위해 각각의 이음(allophone)을 표현하는 개별 조음 형태를 정립해야만 한다. 중앙통제라는 개념이 확고하고 촉망받는다고는 하지만(MacKay, 1982), 지속적인 변동성에 직면해서도 그렇게 정확하게 조음할 수 있는 이유를 설명할 필요가 있다.

역동적 또는 활동 이론 모델

학자들이 정교하고 다양한 조음 능력을 설명하는 연구를 하면서 **조음목표**(articulatory goal)라는 개념이 전개되었다. 근육 활동 그리고 중앙제어의 마지막 산물이 실행에 있어서 주요한 결정 인자로 간주되었다. Saltzman(1986)은 목표연관운동(goal-related movement)을 **단말장치**(terminal device)의 일부인 **효과기체계**(effector system)의 구성으로 보았다. 효과기체계는 주어진 동작과 관련된 전체 조음기관군을 포함하고, 단말장치 또는 음소 /i/의 조음을 위한 설배와 같은 **최종효과기**(end-effector)는 조음목표와 직접적으로 관련 있는 효과기체계의 일부이다. 이런 구성요소들을 구별함으로써 우리는 동시에 많은 근육섬유를 협응시켜야 하는 문제를 설명할 수 있다. 이런 점에서 보면 역동적인 방식으로 조음 효과기체계를 고찰할 수 있다. 효과기체계의 구성요소들은 조음목표가 할당되지만 과제를 완수하는 체계 내의 일정한 범위 안에서 어느 정도 자유롭다. 즉 두 가지 동작이 절대 두 번 같은 방법으로 행해지지는 않지만 운동 활동 중에는 확실한 공통성이 있다. 역동적 모델에서 공통성이란 운동 활동이 다양성의 범위 내에서 정교하게 수행되는 것이라고 주장한다.

활성화의 기능 단위는 일련의 **협응 구조**(coordinative structures)이다. 협응 구조는 활성화될 때 말단효과기(terminal effector)에서 목표를 성취하도록 기여하는 근육군이라고 기능적으로 정의된다.

궤적(trajectories) 또는 운동 경로는 동작의 목표로 이해될 수 있고 목표를 성취하는 데 관여하는 구조는 협응 구조로 함께 분류된다. 움직임이 실행되는 동안 방해를 받게 되면 협응 구조는 중앙 명령을 수정하지 않고도 '교란'을 극복하기 위해 활성화의 정도를 변경할 수 있다. 예를 들어 우유가 든 유리잔을 집어 들려고 하면, 목표점은 입술을 향하기 위해 유리잔 가장자리를 정교하게 움직이는 것이 될 것이다. 알려 주지는 않았지만 유리잔은 바닥이 아주 무겁다. 유리잔을 들었을 때 그 무게보다 가벼울 것이라 예상하여 유리잔이 무거울 것이라고 예상했을 때보다는 근육을 덜 사용하게 된다. 만일 동작을 수정하기 위해 중앙 프로그램에만 의존한다면 유리잔을 입술까지 가져올 수 없을 것이고 우유는 옷에 쏟게 된다. 효과기 체계는 궤적(탁자에서 입술까지)에 알맞는 활동을 채택하고, 가외의 힘을 들여서 갈증을 가시게 해 준다. 이런 보상적인 능력이 언어 생성에는 필수적이다.

역동 모델(dynamic model)은 조음에 연관된 체계의 물리적 속성을 설명해 준다. 근육과 결합조직은 반동하는 탄성적 속성을 가지며, 역동 모델은 평형 상태에서 이런 변인들을 설명한다. 이 모델은 근육의 상태에 관여하는 구심성(afferent) 정보의 역할에 빠르게 수용하였다. Kelso와 Ding(1993)에 따르면 어떤 궤적이든 성취하는 해결 방법이 많이 있으며, 협응 구조의 관계는 주어진 궤적의 시작점에서 끝점까지 해결 방법을 간

실행증

실행증(apraxia)은 근육 약화나 마비 없이 생긴 수의운동을 위한 근육 계획(프로그래밍) 장애를 의미한다. 실행증에는 다양한 유형이나 하위 유형이 있다. **사지실행증**(limb apraxia)은 사지를 사용하는 수의적 자세를 수행하는 데 장애가 있다. 사지실행증 환자는 샌드위치를 만드는 것처럼 요구에 따라 일련의 행위를 수행하기 위해 다양한 물체를 수의적으로 사용하는 데 생기는 장애를 보여 준다. 행위는 막힘이 없지만 사물이 부적절하게 사용된다. 모방에 의한 행위 수행 능력은 손상이 적다.

구강실행증(oral apraxia) 환자는 비구어 행동을 위한 안면이나 혀근육 사용에 어려움을 보인다. 촛불을 불어 보라고 하면 바람을 불기 위하여 입술 협응의 올바른 조절을 찾는 시도에 무척 힘들게 탐색하게 된다. 구강실행증 환자는 또한 종종 구어실행증이 동반된다.

구어실행증(verbal apraxia)은 말소리의 산출에서 조음자를 계획하는 데 생기는 장애를 의미한다. 오류가 아주 폭넓긴 하지만 구어실행증 환자는 말소리를 정확하게 조음하는 데 오류를 보인다. 환자는 오류를 인식하며 발화를 위해 반복적으로 시도해서 발화 흐름이 크게 방해받는다. 단음절보다는 다음절 단어를 더 어려워하며, 인사와 같은 반자동 발화는 아주 유창할 수도 있다.

정의에 따르면 실행증은 근육 약화가 없지만, 근육 약화나 마비가 실행증에 수반되기도 한다. 실행증은 다양한 뇌 구조 손상으로 초래된다. 대뇌피질에서 좌반구 전운동영역의 손상은 실행증 발생의 가장 큰 가능성을 가진다. 발화에 연루된 특정한 전운동영역은 브로카영역으로 알려져 있다. 두정엽의 연상회(supramarginal gyrus) 손상 역시 구어실행증을 초래할 수 있으며, 브로카영역 손상에서 자주 나타나는 왜곡(distortion)보다 단순음운 오류(pure phonemic errors)를 주로 나타낸다.

단하게 규정 짓는다.

또한 언어 생성의 모델은 말 산출이 엄청나게 빠른 속도로 이루어지고, 조음계가 교란에 아주 내성이 강하다는 것을 설명할 수 있어야 한다. 우리는 말 산출 과정에서 아무 문제 없이 폭넓은 범위의 뜻밖의 일에 적응할 수 있다. 역동 모델은 환경 속에서 특정 목표점을 이루기 위해 필요한 물리적 체계의 역동적인 양상을 설명한다. 조음 명령이 특정 움직임보다는 산출된 결과만을 지정한다면 그 체계는 주변의 변화에 적응하는 유연성을 유지하게 된다.

이 모델은 **공조음**(coarticulation; 한 조음 동작에 대한 다른 조음 동작의 중복 효과)뿐만 아니라 조음 이론에서 발생하는 많은 어려움을 설명하려는 시도를 한다. 연속적으로 발화하는 동안 활성화가 그것에 앞서는 조음을 방해하지 않는다면 필요한 시점보다 앞서서 조음을 하기 위한 움직임을 시작할 것이다. 예를 들어 'see'와 'sue'라는 단어를 말할 때 입술에 주의해 보자. 'sue'의 /s/는 원순으로 조음되는 반면 'see'의 /s/는 평순으로 조음되며, 이는 모두 예비 조음으로 기술된다. 하지만 'booty'라는 단어에서는 이런 효과를 볼 수 없다. 이 단어를 /I/를 발음하듯 입술을 만들어서 발음해 보자. 그러면 수용하기 어려운 모음을 산출하는 것을 듣게 된다.

조음 능력에 있어서 우리는 놀랍도록 탄력적이며, **교란**(perturbation; 조음기관에 일어나는 갑작스럽고 비예측적인 힘)에 대한 우리의 내성은 기능적인 협력작용 또는 협응 구조의 개념을 뒷받침해 준다. 기능적으로 정의된 근육군과 관련된 조음기관은 '입술을 닫아라'와 같은 과제가 주어지면 그 과제를 수행하는 다양한 방법을 가지고 있다. 교란 또는 교합저지기(bite block)로 인해 과제를 수행할 수 있는 몇 가지 방법이 제한되기도 하지만, 해결 방법이 있는 한 조음기관은 그것을 찾게 된다.

말 산출의 DIVA 모델

말 산출의 모델에는 조음을 정확하게 산출하기 위해서 어떤 형태로든 반드시 피드백을 포함해야 한다. 이러한 피드백은 청각 정보의 형태(의도된 발화가 얼마나 정확한지를 결정하기 위해 자신의 발화를 듣는), 촉각과 운동 감각 피드백(조음에서 물리적 목표가 얼마나 정확히 달성되는지 인식하는), 또는 외부 요인으로부터의 피드백(말을 듣는 상대방이 이해하지 못해 만드는 얼굴 찡그림)의 형태를 갖는다. Guenther, Hampson, Johnson(1998)과 Callan, Kent, Guenther, Vorperian(2000)은 주된 입력장치로 청각 피드백과 피드포워드(feedforward)를 이용하는 DIVA (Directions Into Velocities of Articulation) 모델을 제안하였다. Guenther 등(2006)은 말 산출 모델이 피드백에 기반한 학습 구성과, 학습 과정에서 일어나는 것과 동일한 감시단계의 요구 없이, 정교한 발화를 생성하기 위한 말 산출 시스템을 허용하는 방법 모두를 포함해야 한다고 주장하였다. 이 모델은 말 합성기의 결과물을 제어하기 위해 단순히 고안되었으나, Guenther를 비롯한 연구자들은 모델 과정과 신경 과정 사이에 확실한 연관성을 만들어 내었다.

그림 7-3에서 이 모델에 대한 것을 확인할 수 있다. 간단히 말해서 이 모델은 말 산출 근육으로 대표되는 결과 명령을 조절하기 위해 고안되었다. 시스템의 초기 입력은 조음계가 시도하는 청각 모델이다. 예를 들어 음소 /i/가 시스템에 입력되고, 시스템의 역할은 말 합성기의 특성을 제어하여 /i/를 복사해 내는 것이다. 입력 신호(/i/)는 전운동피질(premotor cortex)의 '소리지도 세포(sound map cells)'를 활성화하는데, 이는 전두엽과 측두엽에 있는 거울뉴런(mirror neuron)을 따라 만든 자기 자신이며, 실제 사람 뇌에서 피드백 기제를 제공한다. '소리지도 세포'를 활성화하여, '표상(image)'화된 소리 목표는 발화 생성의 정교화를 감시하는 청각과 체성감각 영역으로 보내지며, 그곳은 소뇌와 대뇌피질 모두에 해당된다. **그림** 7-3에서 청각과 체성감각 감시영역은 대뇌피질의 전운동영역(계획 담당)뿐만 아니라 청각기제(듣기)와 체성감각체계(주어진 시점에 조음자의 상태와 관련된 촉각과 운동 감각 입력 담당)로부터 실제 세계의 내용을 전달 받는다는 것에 주목해야 한다. 우리 몸의 청각과 체성감각 '세계'에서 오는 입력은 그 시스템 자체를 점검한다. 만일 전운동영역에서 오는 명령이 왜곡된 음향을 생성하였다면 청각 오류 지도는 운동체계가 생성한 실제와 전운동영역이 이루고자 했던 이상형을 비교하고 조음기관의 속도와 위치 지도에서의 변화를 유발할 것이다. 이러한 변화는 근육을 다음번 시도에서 다르게 활성화할 것이다. 근육기능의 변화가 목표에 더 근접한 음향 신호를 산출하게 한다면, 같은 방향에서 다른 변화가 만들어지고 산출이 재시도될 것이다. 일정한 음향적 근삿값에 도달할 때까지 음소 /i/에 대해 각각 연속적으로 시도를 하면 이상적 목표에 점점 가까이 가게 될 것이다. 조음기관의 속도와 위치 지도에 대한 수정이 목표로부터 더 멀어지는 행동을 하게 하면 그 행동을 포기하고 다른 수정을 시도할 것이다.

이런 측면에서 보면 이 모델은 일반적으로 학습에 대해 우리가 알고 있는 점과 말 산출에 대한 다른 모델에 잘 적용된다. 이는 도전해야 할 다양성이 제한된 시골 도로로 처음 나가서 자동차 운전을 배우는 상황에 비유

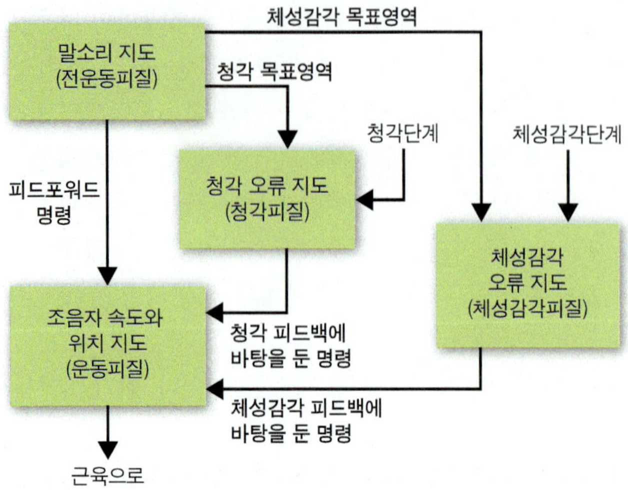

그림 7-3. Guenther가 제안한 DIVA 모델. 전운동피질의 말소리 지도는 조음자의 속도와 발화근육을 제어하는 위치 지도(왼쪽 아래)를 제어한다. 피질의 결과물은 전운동피질에서 생성된, 제안된 계획을 바탕으로 생성물의 정교함을 감시하는 역할을 하는 체성감각과 청각 오류 지도 영역으로 되돌아온다. 오류감시체계는 피드포워드(실행 전에 결함을 예측하고 행하는 피드백 과정의 제어)로 작용하고 그것은 학습단계에서 시간에 따른 결과를 수정한다. 결과적으로 피드포워드는 충분히 수정되어서, 오류 수정을 다시 요구하는 체계에서 교란이 일어나지 않는 이상 피드백은 더 이상 결정적으로 필수적이지 않다. 이러한 교란은 치과 치료 시의 단순한 구강마취나 신경근육 질환으로 유발되는 운동장애와 같은 것이 될 수 있다.

출처: From Guenther, F. H., Satrajit, S. G., Nieto-Castonon, A., & Tourville, J. A. (2006). A neural model of speech production. In Harrington, J. & Tabain, M. (Eds.) Speech Production: Models, Phonetic Processes, and Techniques. New York: Psychology Press, pp. 27-39, redrawn by permission.

해 볼 수 있다. 흰 선 사이로 차를 몰고 가는 초보자에게는 많은 정신적 노력과 운전대의 조절이 요구된다. 시각 피드백(도로 쳐다보기)과 촉각 피드백(운전대 잡기 등)은 모두 자동차를 조절하는 데 대한 정보를 제공한다. 운전대를 과하게 조정해서 차가 도랑으로 바짝 붙을 때마다 시각체계는 반대쪽으로의 수정을 유도하는 입력을 제공하며 결국 차를 차선 사이로 유지할 수 있게 된다.

Guenther의 모델은 말 산출 과정을 세련되게 표현하였고, 이것만으로도 완전히 만족스러운 모델이 될 것이다. 그러나 놀랍게도 이 모델은 더 많은 것을 제공한다. 먼저 학습은 피드백체계를 통해 예상 가능하게 수행된다. Guenther의 연구원들은 이 운동 학습 과정이 실제로 피드백을 토대로 하는 즉각적인 신경생리학적 요구에 대한 직접적 결과로서 오히려 방해가 된다고 지적했다. 청각 정보가 대뇌피질에 도달하고 그 정보에 따라 행동하는 데 75~150 ms가 소요된다. 즉 발화를 조절하기 위해 청각 오류

지도를 이용한다면 발화 생성 후 그것이 정확한지를 판단하기 위해 100 ms를 기다려야 한다는 것이다(Guether, 2006). 짧은 시간인 것 같지만, 빠른 발화에서 비강세 단어는 이것보다 더 적게 소요된다는 점을 알아야 한다. 이런 의미 있는 시간 지체는 발달 과정에서 생기는 비유창성과 학습 과정 동안의 느린 발화율에 대해 많은 것을 설명해 준다. 비유창성 모델은 일시적으로 붕괴되거나(발달성 또는 일시적 비유창성) 영구적으로 붕괴되는(피드백 붕괴를 유지하는 일부 기초적인 신경생리학적 차이) 청각 피드백 구성요소를 통합해 왔다. DIVA 모델에서 운동 학습은 오류 수정의 피드백체계를 통해 정립되지만, 일단 목표가 정확히 학습되고 나면 피드백체계는 피드포워드체계의 후순위로 택한다. 즉 말 산출을 지속적으로 수정하기 위해 피드백체계의 결과물을 더 이상 사용하지 않고 오히려 말 산출을 통해 수행한 학습된 정교함에 의존한다. 우리는 말 산출을 감시하는 것을 중단하지 않고, 구강마취 같은 어떤 교란 행위를 겪게 되면 오류 수정을 돕기 위해 다시 피드백체계로 돌아갈 수 있다. 마취를 했을 때 말을 명확하게 산출하려고 애쓰기 때문에 말 산출이 조금은 느려진다. 이는 느리게 마련인 피드백체계에 의존하기 때문이다. Mithen(2008)은 노래 학습 과정을 통해 신경 기능 변화를 실험하여 이를 지지하는 현상을 발견하였다—노래 학습 시에 우반구 45번 영역과 측두엽의 측두평면(planum polare)에서의 반응이 증가한 반면, 청각 작업기억, 공간 주의 유지, 언어 이해와 관련된 영역의 활동은 감소하였다. 피질의 청각 작업기억 영역에서의 감소는 DIVA에 의해 예측될 수 있는 것이다.

Guenther는 대뇌의 거울뉴런이 이 과정에서 중요한 역할을 한다는 가설을 세웠다. 우리가 어떤 행위를 할 때 거울뉴런이 흥분하지만, 다른 사람이 그 행위를 할 때도 거울뉴런이 흥분한다. 그것은 사실 감정이입이나 운동 학습을 포함하는 많은 현상을 담당하는 환경 감시체계의 일종이다. Guenther의 가설에서 이 뉴런은 모델과 화자의 발화를 비교하는 역할을 담당한다. Prather, Peters, Nowicki, Mooney(2008) 등은 늪참새(swamp sparrow)의 거울뉴런이 종 특정(species-specific) 신호의 변별을 담당하고 참새의 언어 학습에 중요한 요소로 간주된다고 발표하였다. 이로 인하여 거울뉴런체계를 가진 종(현재까지는 모든 포유류)에 늪참새가 추가되었다.

이 모델의 정밀성이 충분치 않더라도 Guenther의 연구원들은 여기에 주목할 만한 세 단계를 택했다. 첫째, 모델을 말 합성기에 실행했을 때, 피드포워드체계를 무력하게 하거나 더 빠른 말 속도를 요구함으로써 말더듬과 아주 유사한 비유창성이 얻어진다. 본질적으로 이 모델은 비유창성에 대한 하나의 신경생리학적인 요인이 말 산출 형태가 학습된 후의 피드백 체계를 무력화하는 어떤 장애일 것임을 보여 준다. 이는 개개인이 안전하게 피드백 순환 속에, 그리고 피드포워드체계 바깥에 있도록 하기 때문에, 말속도를 느리게 하거나 유창성 유지를 위해 엄격히 감시된 발화를 사용하는 치료법에 적합하다.

Guenther 연구단의 두 번째 주목할 만한 성과는 모델의 입력과 출력체계를 신경생리학적 체계와 성공적으로 연관 지었다는 것이다. 즉 그들은 DIVA 모델의 요소에 대응하는 피질 구조를 입증하였다. 그러고는 모델 출력에 대한 교란의 효과를 청자의 기능적 자기공명영상(fMRI)에 나타난 유사한 교란과 비교하였다. 놀랍게도 이 모델은 발화의 신경생리학적 이해를 이끌어 주는 수단인 fMRI의 신경생리학적 결과를 예상할 수 있다.

이런 놀랄 만한 발달의 결과로 연구단은 DIVA 모델을 치료법적으로 사용하는 시도를 시작한다고 발표하였다. 신경외과의 협력하에 외상성 뇌손상으로 뇌졸중을 일으켜 '감금증후군(locked-in syndrome)'으로 진단받은 청년의 뇌 속의 모델에 해당되는 부위에 감각기를 이식하였다. 이 환자는 눈 깜박임 외에 의사소통으로 어떠한 수의적 행동도 할 수 없었다. 컴퓨터가 내장된 뇌 속의 전극은 그가 말하려고 생각하는 특정 음소를 토대로 모델이 발화합성기를 작동하게 한다. 현재는 모델-인간 조합이 성공적이며, 지속적으로 3개의 모음을 생성하는 수준이고, 연구자들은 그 환자가 기계를 통해 생각으로 발화하는 능력을 확대시키도록 노력하고 있다.

요약하면, 운동 기능의 주요한 이론은 서로 반대의 방향으로부터 과제에 접근한다.

- **중앙통제 이론**은 근육운동에 대한 명령이 언어적 필요성에 대한 반응에서 기인한다는 입장이다.
- **과제역동 이론**은 운동이 내재된 궤적에 대한 협응 구조의 반응으로부터 일어난다고 설명한다.
- **역동 모델**은 말 산출의 **다양성**과 **공조음 효과**를 설명하는 반면, **중앙통제 이론**은 말 산출에서 조음의 **언어 우세성**을 설명한다.
- 두 가지 이론은 말 산출의 피드백에 대해 설명한다.

이 장의 요약

아랫입술(lower lip)은 **윗입술**(upper lip)보다 훨씬 빠르고 강하며, 압력의 증가에 반사적으로 반응한다. 말 산출 시 **하악**(mandible)의 움직임은 씹기의 움직임과 비교할 때 약하다. 말 산출 시 하악의 자세는 길항근 간의 지속되는 역동적 긴장 중 하나이다. **혀**(tongue)는 혓몸의 주요한 움직임을 제공하는 혀외부근과 혀의 모양을 만드는 혀내부근을 가지며 다재다능하다. **연구개**(velum)는 일정한 범위 내에서 움직일 수 있지만, 대부분의 말소리를 산출할 때 위로 올린 상태를 유지해야 한다.

조음 기능이 **발달**(development)하기 위해서는 몸통의 **안정성**(stability)과 근육군의 기능에 대한 **분화**(differentiation)에 기여하는 자세근육 제어의 습득이 필요하다. **반사반응**(reflexive response)은 방어적이며 양육적이고, 이 원시적인 형태는 점진적으로 몸통, 목, 팔다리의 제어를 촉진하는 **자의적 제어**(voluntary control) 형태를 발달시키며, 마지막으로 단계적 구강 움직임을 분화시킨다.

복잡한 말 산출(complex speech production)은 동시다발적으로 많은 요소의 통제가 필요하다. 우리는 말을 산출할 때 조음기관의 기능을 학습하기 위해 **감각 피드백**(sensory feedback)을 이용하고, 오류 통제를 위해서도 역시 피드백을 사용하는 것으로 추정된다. **중앙통제 이론**(central control theories)은 조음을 위한 운동 명령이 언어적 요소의 고려를 통해 결정된 조음 구성에 의해서 도출된다는 견해를 유지한다. 운동 명령은 말 산출 환경과 무관하게 근육 수축의 특성을 규정하지만, 이 이론은 조음의 변이성 또는 무한한 말 산출 환경의 다양성에 대한 설명을 할 수 없다. **역동 이론**(dynamic theory)은 **협응 구조**(coordinative structure)가 완전한 과제를 수행하기 위해 상호 반응한다고 설명하며, 이 이론은 말에서 조음계의 폭넓은 다양성과 유연성을 수용한다.

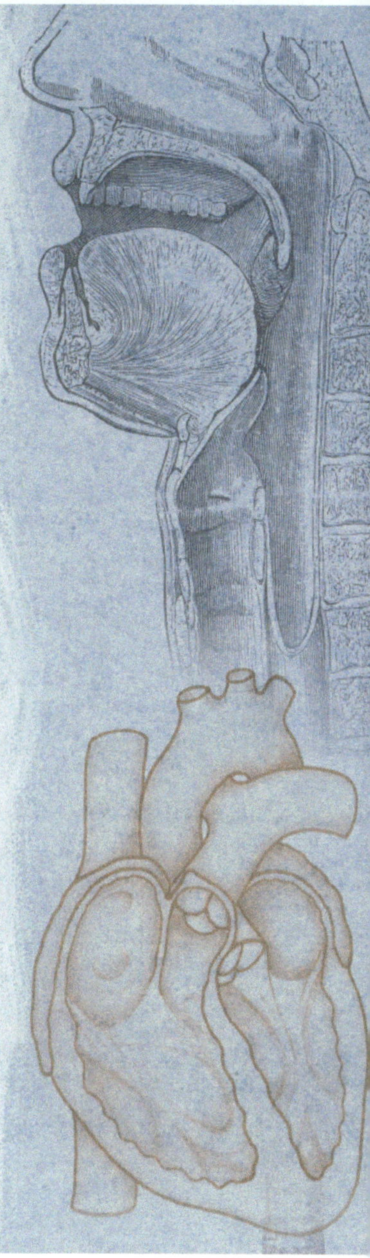

연구문제

1. 다음 설명에 가장 적절한 근육을 쓰시오(답이 하나 이상인 경우도 있음).
   a. 설첨(혀끝)을 올림: _______________
   b. 설첨(혀끝)을 내림: _______________
   c. 혀를 내밂: _______________
   d. 혀를 안쪽으로 당김: _______________
   e. 혀 뒤쪽을 올림: _______________
   f. 혀를 좁힘: _______________
   g. 혀를 평평하게 함: _______________
   h. 연구개를 내림: _______________
   i. 식도 입구를 수축시킴: _______________
   j. 인두 상부를 수축시킴: _______________
   k. 연구개를 올림: _______________
2. (윗입술/아랫입술)은 (윗입술/아랫입술)보다 빠르고 강하다.
3. 신체의 운동 발달은 (머리/꼬리)에서 시작하여 (머리/꼬리) 방향으로 진행되며, [근위부(몸쪽)/원위부(말단쪽)]에서 시작하여 [근위부(몸쪽)/원위부(말단쪽)] 방향으로 진행된다.
4. 운동통제의 _______________ 이론은 화자가 조음에 필요한 운동 행위의 순서를 배우고, 조음 동작을 형성하기 위하여 이러한 운동 행위의 순서를 연결할 수 있어야 한다고 설명한다.
5. _______________은 한 조음자의 조음 동작이 다른 조음자에 영향을 미치는 중복 효과를 말한다.
6. _______________ 이론은 언어적 목표에 기반을 둔 근육운동을 지배하는 '숙련통제' 기제가 있다는 의견을 담고 있다.
7. _______________ 이론은 일반적으로 조음이 협응하는 구조 간의 상호작용을 통하여 목표를 달성하는 과정이라고 본다. 협응 구조는 일단 활성화되면 말단 효과기의 목표를 달성하기 위하여 기여하는 근육군이다.
8. 혀운동은 다양한 근육의 섬세한 조화에 좌우된다. 어떤 근육이 혀의 뒷부분을 올리는 데 기여할까? 이 답을 생각하려면 길항작용을 하는 근육도 잘 생각해 보아야 한다.

연구문제 정답

1. 다음 설명에 가장 적절한 근육을 쓰시오(답이 하나 이상인 경우도 있음).
   a. 설첨(혀끝)을 올림: 상종설근(혀위세로근)
   b. 설첨(혀끝)을 내림: 하종설근(혀아래세로근)
   c. 혀를 내밂: 이설근(턱끝혀근) 후부
   d. 혀를 안쪽으로 당김: 이설근(턱끝혀근) 전방부, 경돌설근(붓혀근)
   e. 혀 뒤쪽을 올림: 구개설근(입천장혀근)
   f. 혀를 좁힘: 횡설근(가로근)
   g. 혀를 평평하게 함: 수직설근(혀수직근), 이설근(턱끝혀근)
   h. 연구개를 내림: 구개설근(입천장혀근), 구개인두근(입천장인두근)
   i. 식도 입구를 수축시킴: 윤상인두근(반지인두근)
   j. 인두 상부를 수축시킴: 상인두수축근(위인두조임근)
   k. 연구개를 올림: 구개거근(입천장올림근)
2. 아랫입술은 윗입술보다 빠르고 강하다.
3. 신체의 운동 발달은 머리에서 시작하여 꼬리 방향으로 진행되며, 근위부(몸쪽)에서 시작하여 원위부(말단쪽) 방향으로 진행된다.
4. 운동통제의 연합연쇄 이론은 화자가 조음에 필요한 운동 행위의 순서를 배우고, 조음 동작을 형성하기 위하여 이러한 운동 행위의 순서를 연결할 수 있어야 한다고 설명한다.
5. 공조음은 한 조음자의 조음 동작이 다른 조음자에 영향을 미치는 중복 효과를 말한다.
6. 중앙통제 이론은 언어적 목표에 기반을 둔 근육운동을 지배하는 '숙련통제' 기제가 있다는 의견을 담고 있다.
7. 과제역동 이론은 일반적으로 조음이 협응하는 구조 간의 상호작용을 통하여 목표를 달성하는 과정이라고 본다. 협응 구조는 일단 활성화되면 말단 효과기의 목표를 달성하기 위하여 기여하는 근육군이다.
8. 혀의 뒷부분을 올리기 위해서는 수직설근뿐만 아니라 구개설근과 경돌설근의 수축이 필요하다. 또한 구개설근은 연구개를 내리기 때문에 혀를 위로 올리기 위해서는 연구개에 대항하여 당길 수도 있어야 한다. 구개설근이 혀를 올리기 위해 수축하면 연구개가 들린 상태를 유지하기 위하여 구개거근이 수축해야만 한다.

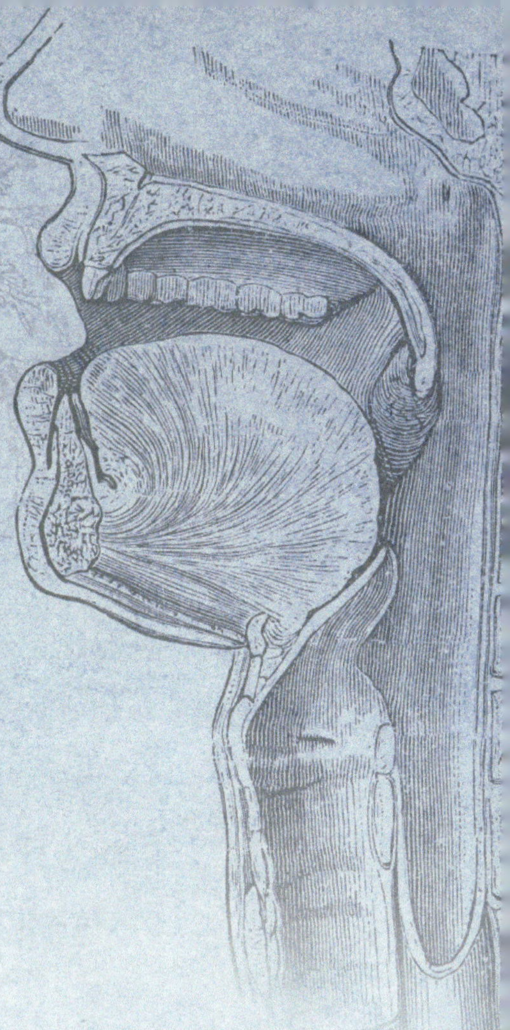

8

저작과 연하의 생리

생물학적 기능

1장에서 생물학적 기능과 말 산출 기능의 관계에 대해 소개하였다. 인간은 해부 구조와 생리를 통해 말 산출 시 그 구조를 활용하는 놀라운 일을 해 왔다. **저작**(mastication; 삼킴을 위한 음식 준비 과정)과 **연하**(deglutition; 삼킴의 과정)의 생리는 통합된 체계를 제공하며, 말을 할 때 이를 별 노력 없이 사용한다. 이러한 기본적이고 근본적인 과정을 설명할 때 공명계, 발성계, 조음계, 신경계에 대해 떠올려 보아야 할 것이다. 뿐만 아니라 저작과 연하의 과정 중 해부와 생리의 어느 한 부분에라도 지장이 생기면 어떤 문제가 발생하는지 알아보기 위해 임상 노트를 눈여겨봐야 한다. 말-언어병리학자로서 저작과 연하의 과정에 밀접하게 관여할 수 있으므로 앞으로의 정보를 깊이 생각해 보기 바란다.

저작(mastication): 삼킴을 위해 음식을 준비하는 과정

연하(deglutition): 삼킴 과정

저작과 연하의 개관

Anatesse Lesson

저작은 음식을 치아의 분쇄 표면으로 옮기고, 씹고, 삼키기 위해 그것을 침과 섞는 등의 음식 준비와 관련된 과정이다. 연하는 삼킴을 의미한다.

이 두 생물학적 과정을 위해 호흡 통제(1, 2장), 후두 조절(4, 5장)과 함께 혀, 연구개, 인두, 안면 근육 움직임(7장)의 통합이 필요하다. 다음 사항을 고려해 보자. 저작과 연하 과정이 완전히 발달하는 동안, 구륜근(입둘레근, orbicularis oris)에 연결된 모든 근육은 음식이 입안으로 들어온 순간 입술을 열고, 닫고, 오므리고, 뒤로 당기는 동작을 하도록 명령을 받는다. 모든 혀의 외근과 내근은 씹을 수 있도록 음식을 위치시키고 삼키기 위해 **음식덩이**(bolus)로 준비하는 데 관여한다. 역류를 방지하기 위해 연구개 올림근은 비강을 봉쇄하고, 인두수축근은 음식덩이를 인두 쪽으로 밀어 식도로 옮기기 위해 수축한다. 이 과정에는 후두 상승과 함께, 뇌신경과 척수신경의 정확한 활성화를 통해 시간과 신경지배 양식이 조정된 55쌍 이상의 근육이 관여한다. 이 모든 과정은 식은 죽 먹기이다!

음식덩이(bolus): 음식덩어리 또는 삼켜야 할 액체

연하와 관련된 생물학적인 과정에 대해 생각할 때, 섭식과 발화의 관계에 대해 잊지 말자. 우리는 섭식 기술이 발화 행위에 있어 예비적이고 보완적이며, 부적절한 섭식의 발달은 언어 발달에 직접적으로 영향을 미친다는 것을 알고 있다. 먼저 아동과 성인의 저작과 연하에 관여하는 해부 및 생리에 대해 논의할 것이다. 그런 다음 저작과 연하의 조절기제와 그 기능에 대한 지식을 통합하기 위해 신경해부의 기초에 대해 살펴볼 것이다.

해부 생리적 발달 문제

7장에서 논의한 바와 같이 영아의 신경계가 성숙하면 몸통, 목, 머리를 기반으로 저작과 연하 기능이 발달된다. 신체적 · 생리적 체계의 성숙 과정은 성인이 삼킴 기능을 갖추기 위한 중요한 단계이다.

출생 시 신생아는 반사반응에만 국한된다. 영아는 **입주위**(perioral region)에 무엇이든지 닿으면 그쪽을 향해 움직이는 **포유반사**(rooting reflex)를 통해 영양분을 섭취한다. 완전한 먹이 찾기 반응은 머리 회전, 입 벌리기와 관련된다. 입술 안쪽에 가볍게 촉각 자극을 주는 것은 엄마의 가슴에서 모유를 얻기 위해 피스톤처럼 혀를 앞뒤로 움직이는 **빨기반사**(sucking reflex)를 유발한다.

입주위(perioral region): 입 주변 영역

포유반사(rooting reflex): 볼이나 입술에 주어진 촉각 자극에 대해 유아가 보이는 반사반응; 유아는 자극이 주어진 쪽을 향해 고개를 돌리고 입을 엶

빨기반사(sucking reflex): 액체를 받아먹기 위해 혀를 앞뒤로 움직이는 반사; 윗입술을 접촉함으로써 자극됨

이 단계의 움직임은 미숙하고 반사적이다. 빠는 동안 아래턱을 미숙하게 움직이는 행동은 말을 산출하는 동안 아래턱을 정교하게 움직이는 행동을 가능케 한다. 빨기에서 구강 바깥으로 혀를 내미는 행동은 음료를 빨대로 빨아먹는 것과 같이 혀 내밀기를 필요로 하지 않는 빨기 동작으로

발전할 것이다. 영아의 피스톤 같은 삼킴은 조화를 이룬 성숙된 삼킴으로 바뀐다.

그림 8-1과 **그림 8-2**는 영아와 성인의 구강-인두 구조를 보여 준다. 이 그림을 자세히 보면 두 체계 간에 현저한 차이가 있음을 알게 될 것이다. 영아의 구강은 작은데, 후두 구조의 위치와 인두에 비례한 연구개의 크기에 주목해 보자. 후두는 출생 시 뚜렷하게 상승되어 있지만 이후 4년에 걸쳐 하강한다. 설골은 성인과 비교할 때 상승되어 있으며 상대적으로 앞쪽에 위치한다. 그리고 신생아에게는 치아가 없다. 상대적으로 큰 연구개와 상승된 후두는 호흡과 연하 과정에서 매우 중요한 역할을 한다.

빨기반사는 결정적으로 중요한 반응이다. 이 반사는 입술과 입주위에 촉각 자극을 주거나 좀 더 자란 영아에게서는 음식을 시각적으로 제시함으로써 유발된다. 또한 이 반사는 엄마의 가슴에서 젖이 나오게 하기 위해 충분한 힘으로 혀를 내미는 것과 관련된다. 반복적인 혀-아래턱 조합의

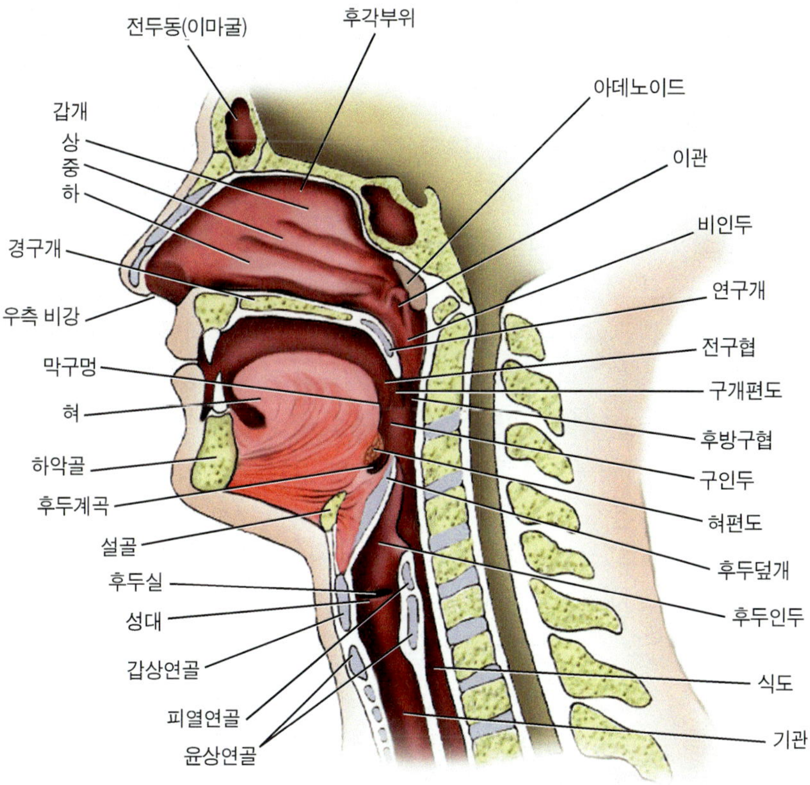

그림 8-1. 성인의 구강, 인두, 후두 구조(Netter, 1976).

출처: Delmar/Cengage Learning

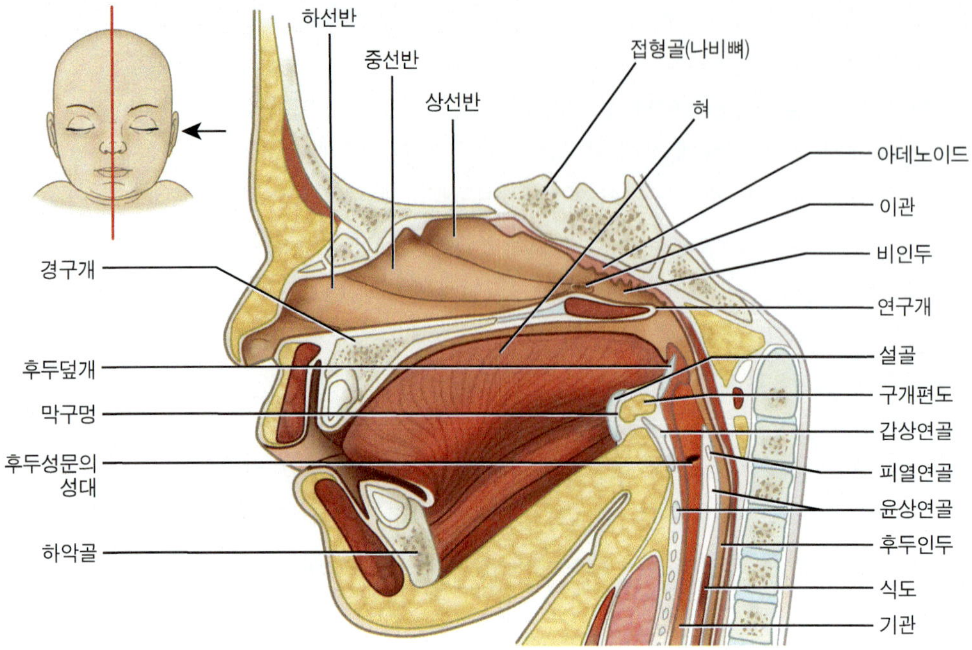

그림 8-2. 신생아의 구강과 연구개 구조의 관계(Netter, 1976).

출처: Delmar/Cengage Learning

펌핑 동작은 구강으로 우유가 들어가도록 한다. 4회 내지 5회의 혀 내밀기 후에 삼킴이 유발된다. 혀의 펌핑 동작이 진행되는 동안 혀의 바닥이 아래로 내려가면서 구인두로 젖이 흘러 들어가도록 한다. 이러한 삼킴 형태는 종종 '미숙한' 삼킴 형태로 불리며 영아에게는 더할 나위 없이 적절하다.

이러한 신생아의 삼킴 형태는 영아의 해부 구조에 의해 뒷받침된다. **그림 8-3**을 보자. 영아의 연구개가 후두계곡의 위치에 있는 후두덮개와 혀 사이의 공간에 '맞물려' 있는 것을 볼 수 있다. 이러한 배치는 기도를 막아 음식덩이가 호흡통로로 들어가는 것을 방지해 준다. 또한 영아는 아무런 방해 없이 삼킴과 숨쉬기를 동시에 할 수 있다.

이러한 후두-연구개의 관계는 대부분의 포유류에서 발견된다. 네발동물의 인두는 실제로는 구강이 단순히 연장된 것이며, 포식자가 먹이를 입에 물고 있는 동인 호흡할 수 있는 능력은 생존에 매우 중요하다. 게다가 먹이가 되는 동물들은 풀을 뜯으면서도 후각을 통해 위험을 감시할 수 있다(Netter, 1976). 인간은 구강 공간이 커지고 설골과 후두가 성인의 위치로 내려가면서 이러한 능력을 상실했다. 성인의 인두는 호흡과 소화계의 통로 역할만 한다. 성인의 삼킴 형태는 기도를 단단히 닫아 방어함으로써 이러한 약점을 보완한다.

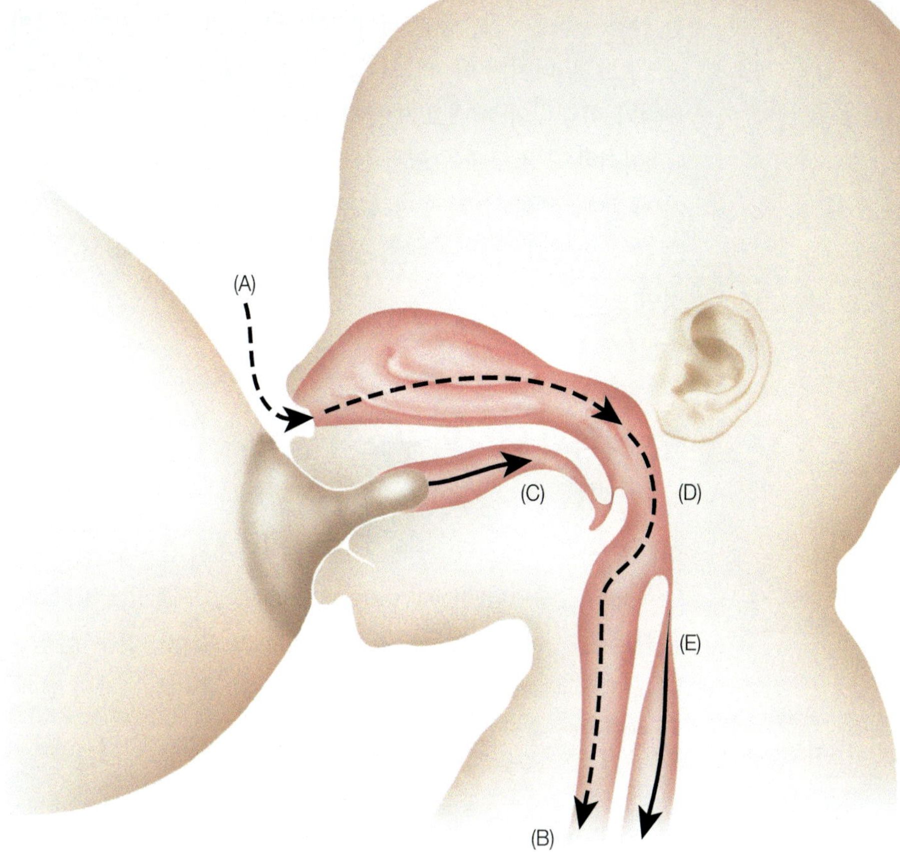

그림 8-3. 빨기와 삼킴 동작에서 신생아의 구강, 인두, 후두 구조. 영아는 코로 호흡하며(A), 호흡통로에서 공기의 흐름은 방해 받지 않는다(B). 모유는 혀의 뒤쪽 주변으로 흐르며(C), 이상와(조롱박오목, pyriform sinus)를 거쳐(D) 식도로 흘러간다(E). (Netter, 1976)

출처: Delmar/Cengage Learning

6개월 즈음에 영아는 치아가 나오면서 처음으로 고정식을 섭취하기 시작한다. 치아는 혀의 전방부 돌출을 막아 주고, 삼킴 동작을 할 때 혀가 오므라들도록 한다. 게다가 치아는 음식물을 씹고 잘게 부수는 동작을 할 수 있도록 해 주며, 이는 저작근을 강화한다. 성숙한 삼킴은 음식덩이가 뒤로 넘어갈 때 혀로 입천장을 밀기 위해 교근(깨물근, masseter), 측두근(temporalis), 익돌근(내측날개근, medial pterygoid)이 수축하도록 한다. 미숙한 삼킴은 혀가 음식덩이를 인두로 보내기 위해 입천장을 밀지 않기 때문에 이런 동일한 정도의 힘이 필요하지 않다. 입천장에 직접적으로 가해지는 힘은 치조궁(이틀활, dental arche)과 경구개(굳은입천장, hard palate)가 적절히 발달하는 데 필수적이다. 과도기의 삼킴 동작이나 성숙한 삼킴 동작을 하는 동안 저작근이 사용되지 않는다면, 위턱의 치조궁이 중앙으로 무너지며 아치형의 입천장이 발달할 것이다(그림 6-29C). 또한 윗니가 아랫니와 제대로 맞물리지 않는 부정교합(cross-bite)이 될 것이다. 이러한 구강 구조는 코를 통한 호흡을 방해하는 코막힘과 관련되어 있기 때문에, 전통적으로 **구강 호흡상**(mouth breather facies)이라 불리는 길고 좁은 얼굴의 인상을 주는, 길고 가는 상악골(위턱뼈, maxilla)이 형성될 것이다.

상(facies): 구조의 표면

저작과 연하의 구조적 양식

성인의 저작과 연하는 아주 잘 연결된 4단계의 순서로 이루어져 있다. 각 단계는 **구강준비단계**(oral preparatory stage; 저작), **구강단계**(oral stage; 음식덩이의 이동), **인두단계**(pharyngeal stage; 인두 삼킴), **식도단계**(esophageal stage; 식도 이동)이다. 기저의 생리를 논하기 전에 각 단계에서 사용되는 용어를 살펴보자.

구강준비단계(oral preparatory stage): 음식을 삼킬 수 있도록 준비하는 단계

구강단계(oral stage): 음식덩이가 인두로 이동하는 삼킴 단계

인두단계(pharyngeal stage): 음식덩이가 식도로 이동하는 삼킴 단계; 수많은 생리적 보호 반응이 수반됨

식도단계(esophageal stage): 음식이 상부 식도 영역에서 위로 이동하는 삼킴 단계

구강준비단계

구강준비단계에서 음식은 삼킬 수 있는 상태로 만들어진다. 이 단계가 마무리되려면 동시에 많은 과정이 이루어져야 한다(표 8-1). 이 단계는 수의적 과정일 수도 있지만, 의식적인 노력 없이 자동적으로 진행될 수도 있다.

첫째, 음식을 입안에 넣고 입술을 잘 다물어 유지한다. 입술을 다물고 있는 동안 코로 숨을 쉬어야 하며, 구강에 음식을 두기 위해 혀는 뒤로 올려지고 연구개는 아래로 내려온다.

혀는 구강 내에 음식을 담기 위해 컵 모양이 된다. 음식은 잘게 부수어져 소화를 위해 식도를 지나가게 되며, 이 작업은 저작근과 혀근의 통합으로 이루어진다. 혀는 음식이 구강 내에 머무르도록 하는 역할을 하는데, 이는 혀가 치조능선(이틀능선, alveolar ridge)을 봉쇄함으로써 가능하다. 혀는 음식을 구강 내에 가지고 있으면서 경구개에 밀착하여 눌러 주며, 치아가 역할을 할 수 있도록 부분적으로 부수어 준다. 그다음 혀는 음식을 치아의 분쇄 표면으로 옮기고 침과 섞기 위해 구강 뒤쪽으로 끌어당기며

표 8-1. 구강준비단계의 근육.

근육	기능	신경지배 (뇌신경)
안면근육		
구륜근(입둘레근)	입술 다물기 유지하기	VII
이근	아랫입술 올리기	VII
협근(볼근)	볼 평평하게 하기	VII
소근(입꼬리당김근)	볼 평평하게 하기	VII
아래턱근육		
교근(깨물근)	아래턱(하악골) 올리기	V
측두근	아래턱 올리기; 아래턱을 앞으로 내밀거나 뒤로 당기기	V
내익근	아래턱 올리기; 아래턱을 외측으로 움직이기	V
외익근	아래턱을 앞으로 내밀거나 갈기	V
혀근육		
악설골근(턱목뿔근)	구강바닥 올리기	V
이설골근(턱끝목뿔근)	설골 올리기; 아래턱 내리기	XII
이복근(두힘살근)	설골 올리기; 아래턱 내리기	V, XII
상종설근(위세로근)	혀끝 올리기; 혀끝 옆으로 틀기	XII
하종설근(아래세로근)	혀끝 내리기; 혀끝 옆으로 틀기	XII
수직설근	혀를 컵 모양으로 오목하게 만들기	XII
이설근(턱끝혀근)	혓몸 움직이기; 혀를 컵 모양으로 만들기	XII
경상설근(붓혀근)	혀 후방 올리기	XII
구개설근(입천장혀근)	혀 후방 올리기	IX, X, XI
연구개근육		
구개설근(입천장혀근)	연구개 내리기	IX, X, XI
구개인두근(입천장인두근)	연구개 내리기	X, XI

치아 쪽으로 되돌아가도록 한다. 침샘은 삼킬 수 있는 음식덩이로 만드는 데 도움을 주는 침을 구강 내로 분비한다. 볼벽의 안면근육[소근(입꼬리당김근, risorius), 협근(볼근, buccinator)]은 외측구(가쪽고랑, lateral sulcus; 잇몸과 볼 사이)에 음식이 끼지 않도록 수축한다.

이는 대단한 협응 과정이다. 스스로 확인해 보려면 과자를 한입 베어 물고 과정에 주의를 기울여 보라. 과자를 씹는 횟수를 세어 보면 삼키기 전에 15~30번 정도 씹는다는 것을 인식하게 될 것이다. 과자를 입안에 넣을 때 혀는 그것을 부수기 위해 경구개 앞쪽으로 밀어 올리게 된다. 혀는 하

▩ 구강준비단계의 장애

저작 신경근 제어의 손상으로 많은 문제가 발생한다. 볼 근육의 약화와 함께 감각과 인식의 상실로 외측 및 전측 고랑에 음식이 정체될 수 있다. 저작근의 약화는 음식을 적절하게 씹을 수 없도록 하며, 혀근의 약화는 음식과 침이 적절히 섞이지 못해 부적절한 음식덩이를 생산하고, 경구개에서 음식덩이를 누르는 데 어려움이 있다. 연구개 근육의 손상은 인두반사의 시작에 앞서 인두로 음식이 넘어가지 않도록 하기 위해 연구개를 완전히 끌어내리지 못하며 혀도 뒤쪽으로 상승되지 않을 수 있다. 반사반응 없이 인두로 음식이 넘어간 경우 흡인되어 생명이 위험할 수도 있다. 연하장애 환자는 흡인성 폐렴(aspiration pneumonia)이 발생할 수도 있으므로 지속적인 관찰이 필요하다. ▩

악이 하강할 때 어금니 사이로 펄럭이고, 계속된 분쇄를 위해 턱이 힘 있게 닫히기 전에 재빨리 빠져나오는 저작 행위를 한다. 혀는 분쇄된 음식을 혓등에 올리고 침과 섞고, 음식덩이가 '삼킬 준비'를 위해 정한 기준에 충족되지 않으면 다시 치아로 옮기는 일을 조직한다. 볼 근육조직은 구강준비단계 동안 볼강에 음식이 끼지 않도록 돕는다.

이런 과정에 대해 여전히 의문이 풀리지 않는다면, 마지막으로 혀, 입술, 볼을 깨물었던 때를 생각해 보라. 10개의 과자를 먹기 위해서는 최소한 600번의 아래턱 근육조직이 진동해야 하며, 한 끼의 식사를 마치기 위해서는 수천 번의 잘게 부수는 동작이 필요하다. 그럼에도 우리는 혀와 아래턱 협응이 실패한 아픈 기억이 잘 떠오르지 않는다.

구강단계

마침내 음식덩이를 삼킬 준비가 되면 **구강단계**가 시작된다(표 8-2). 이때에는 여러 과정이 순차적으로 일어난다. 씹을 때 혀의 바닥이 뒤쪽으로 상승하지만 이제는 뒤쪽으로 하강한다. 씹는 동작이 멈추면 혀의 앞쪽이 경구개 쪽으로 상승하여 구협(faucial pillars) 쪽으로 음식덩이를 밀어낸다. 목구멍, 연구개, 혓바닥 뒷부분과의 접촉은 인두단계 반사를 유발하는 자극이 된다. Logemann(1998)은 이러한 '자극점'이 노인의 삼킴에서는 좀 더 아랫부분에서 유발되는 것처럼 성인의 일생에 거쳐 변화한다고 주장한다.

구강단계의 장애

구강단계의 장애는 감각 및 운동 기능장애가 핵심이다. 약화된 운동 기능은 음식덩이가 인두로 향하는 시간인 **구강 이동 시간**(oral transit time)을 단축시킨다. 운동 기능이 더 큰 병인인 경우, 음식이 혀나 경구개에 남아 있게 된다.

구강단계가 병인인 환자는 후두덮개가 후두입구를 폐쇄하는 것이 어렵고, 설골의 상승이 제한되는 경향이 있다. Perlman, Grayhack, Booth(1992)는 이러한 장애가 있는 환자들의 후두계곡 사이에 음식이나 액체가 고여 있는 것을 발견하였다.

삼킴반사 시작의 어려움은 감각장애의 결과일 수도 있다. 이것의 효능에 대해서는 계속적인 임상 연구가 필요하지만, 삼킴 시도 치료로서 앞쪽 구협에 차가운 자극을 주어 환자의 삼킴을 도와주는 전통적인 방법이 있다(Rosenbek, Robbins, Fishback, & Levine, 1991).

표 8-2. 구인두로 음식덩이를 이동하는 데 필요한 구강단계의 근육.

근육	기능	신경지배 (뇌신경)
아래턱근육		
교근(깨물근)	아래턱 올리기	V
측두근	아래턱 올리기	V
익상근(안쪽날개근)	아래턱 올리기	V
혀근육		
악설골근(턱목뿔근)	혀와 입안 바닥 올리기	V
상종설근(혀위세로근)	혀끝 올리기	XII
수직설근	혀를 컵 모양으로 구부리기	XII
이설근(턱끝혀근)	혓몸 움직이기; 혀를 컵 모양으로 만들기	XII
경상설근(붓혀근)	혀 후방 올리기	XII
구개설근(입천장혀근)	혀 후방 올리기	IX, X, XI

인두단계

구강 이동 시간(oral transit time): 음식덩이가 삼킴의 인두단계 시작 점까지 이동하는 데 소요되는 시간

인두단계는 반사적으로 제어된 일련의 복잡한 과정으로 이루어져 있다(표 8-3, 그림 8-4). 음식덩이가 구협[또는 노인에서는 후두계곡 근처의 혓바닥 뒷부분(Logemann, 1998)]에 도달하면, 하강되어 있던 연구개가 상승하면서 인두 삼킴 반응이 시작된다. 이제 구인두는 비인두와 분리된다.

표 8-3. 식도로 음식덩이 이동, 후두 상승, 기도 폐쇄에 필요한 인두단계의 근육.

근육	기능	신경지배 (뇌신경)
혀근육		
악설골근(턱목뿔근)	설골과 혀 상승	V
이설골근(턱끝목뿔근)	설골과 후두 상승; 아래턱 하강	XII
이복근(두힘살근)	설골과 후두 상승	V, VII
이설근(턱끝혀근)	혀 수축	XII
경상설근(붓혀근)	혀 후방부 상승	XII
구개설근(입천장혀근)	목구멍 좁힘; 혀 후방부 상승	IX, X, XI
경상설골근(붓목뿔근)	설골과 후두 상승	VII
설하근(목뿔혀근)	설골 상승	XII
갑상설골근(방패목뿔근)	설골 상승	XII
상종설근(위세로근)	혀 상승	XII
하종설근(아래세로근)	혀 하강	XII
수직설근	혀 넓게 폄	XII
횡설근	혀 좁힘	XII
연구개근육		
구개거근(입천장올림근)	연구개 상승	X, XI
구개범장근(입천장긴장근)	이관 개방	V
구개수근(목젖근)	연구개 수축	X, XI
인두근육		
구개인두근(입천장인두근)	음식덩이의 통과를 위해 구인두 좁힘	X, XI
이관인두근(귀관인두근)	인두 상승	XI
경상인두근(붓인두근)	후두 올림	IX
윤상인두근(반지인두근)	식도 입구 이완	X, XI
중간인두수축근	인두 좁힘	X, XI
아래인두수축근	인두 좁힘	X, XI
후두근육		
측윤상피열근(바깥쪽반지모뿔근)	성대 내전	X
횡피열근(가로내모뿔근)	성대 내전	X
사피열근(경사내모뿔근)	성대 내전	X
피열후두개근(모뿔후두덮개근)	후두덮개 수축; 입구 좁힘	X
갑상후두개근(방패후두덮개근)	삼킴 후 기도 개방	X

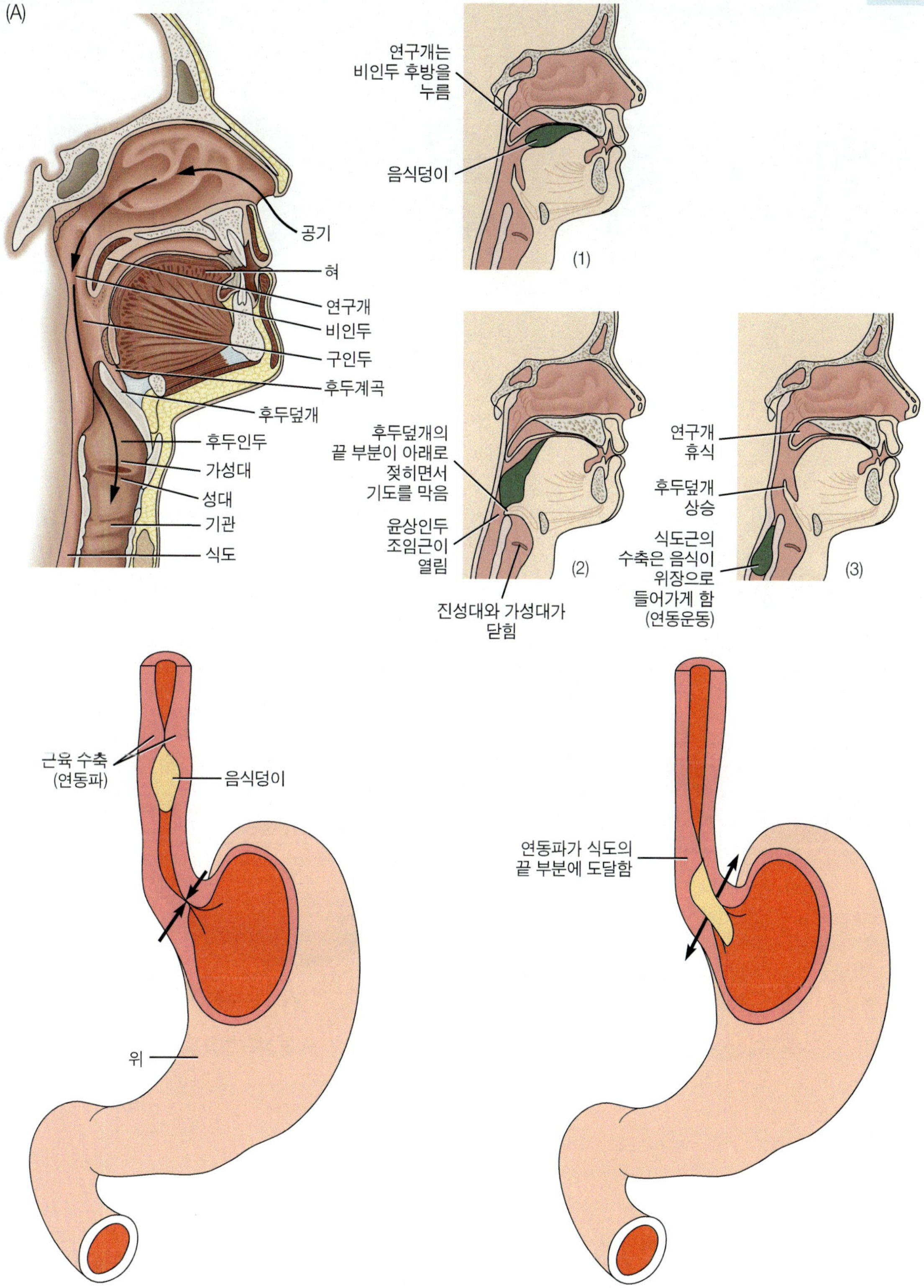

그림 8-4. (A) 연하단계(Campbell, 1990). (계속)

출처: Delmar/Cengage Learning

(B)

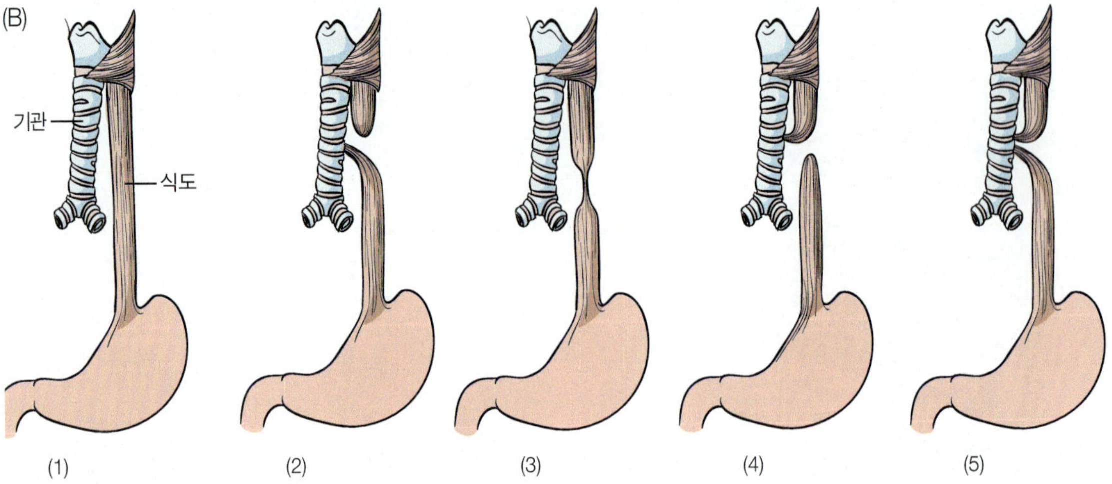

(C)

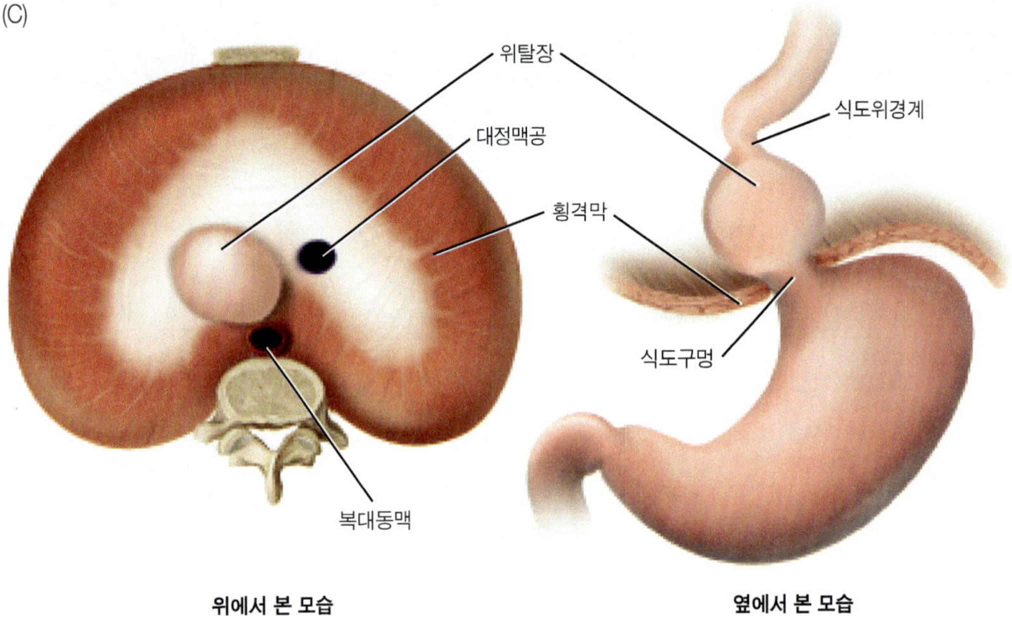

그림 8-4. (B) 식도의 발달성 기형. (B-1) 정상 식도. (B-2) 기도와 문합된 식도. (B-3) 식도 협착증. (B-4) 기도로 문맥된 식도 불연속. (B-5) 식도 문맥을 유발하는 기도와 융합된 식도(Newman & Randolph, 1990). (C) 횡격막의 식도 열공을 통해 식도화된 위탈장. 왼쪽: 횡격막 위에서 본 모습으로 위탈장이 보인다. 오른쪽: 측면으로 하부식도 괄약근의 위치에 주목한다(Healey & Seybold, 1969; Payne & Ellis, 1984).

출처: Delmar/Cengage Learning

이때 호흡은 반사적으로 중지된다. 연구개가 올라가고 혀가 움츠러들며 입술이 폐쇄되면서 구강과 비강의 입구가 닫혀 호흡을 위한 공기의 출입이 불가능해진다. 더 중요한 것은, 음식이 인두로 유입되고 기도가 막히는 것이다. 방어 기능을 수행하기 위해 성대가 단단히 닫히고, 뒤이어 가

▩ 인두단계의 장애

감각과 운동 기능의 장애는 이 단계의 삼킴에서 위험을 유발할 수 있다. 목구멍(fauce), 혀 뒷부분, 인두벽, 연구개의 위축된 감각은 삼킴반사 자극을 위한 역치의 상승을 야기하는 반면, 느린 연구개 상승은 **비강역류**(nasal regurgitation)를 초래할 수 있다. 인두수축근의 기능 저하는 음식덩이의 **인두 이동 시간**(pharyngeal transit time)을 지연시킬 수 있으며, 이러한 경우 환자는 매우 빨리 호흡을 재시작할 수 있다. 약화된 인두 기능은 후두계곡에 찌꺼기를 남길 수 있다. 설골과 갑상연골 상승의 실패는 기도 방어 기능의 손실을 초래하여 음식이 후두로 들어가 폐로 흡인된다. ▩

성대가 수축하며, 피열후두개근(모뿔덮개근, aryepiglottic muscle)에 의해 후두덮개가 하강하고, 후두가 상승한다.

비강역류(nasal regurgitation): 코를 통한 음식 또는 액체의 손실

인두 이동 시간(pharyngeal transit time): 음식덩이가 인두 삼킴이 일어난 이후 식도에 들어가기까지 소요되는 시간

기도가 폐쇄되면서 후두는 전체적으로 앞쪽으로 상승한다. 이 단계에서 설골이 앞쪽으로 상승하는 것을 느낄 수 있기 때문에 설골은 후두 상승의 뚜렷한 표시가 된다. 후두덮개는 피열후두개근의 도움을 받아 후두 입구를 덮기 위해 하강한다. 동시에 하수축근인 윤상인두근(반지인두근, cricopharyngeus muscle)이 이완된다. 윤상인두근에 신경을 분포시키는 미주신경의 되돌이 후두 신경의 억제로 이완이 이루어진다. 윤상인두근은 긴장수축의 상태이지만 후두의 상승으로 억제된다. 특히 후두 상승의 실패는 큰 문제이다. 이러한 기전들이 허용되면, 이완된 윤상인두근은 상부 식도의 괄약근 역할을 하며 상부식도 괄약근(upper esophageal sphincter, UES)으로 불린다. 호흡 중에(삼킴을 하지 않는 동안) 상부식도 괄약근은 삼킴이 시작될 때까지 계속해서 수축된 상태를 유지한다. 윤상인두근의 긴장수축 상태는 후두인두로 위 내용물이 새어 나오는 것을 막아 준다(**식도역류**, esophageal reflux). 윤상인두근의 이완으로 음식덩이가 내려갈 길이 열린다.

식도역류(esophageal reflux): 인두 아래쪽으로 식도에서의 역류

음식덩이는 상 · 중 · 하 인두수축근의 수축에 의해 인두를 따라 식도 쪽으로 내려간다. 구인두 쪽으로 음식이 내려갈 때, 후방 구협은 효과적으로 음식덩이를 밀어 내리면서 중앙으로 움직인다.

음식덩이가 후두인두에 도달하면 후두덮개를 통과한다. 음식덩이는 두 갈래로 나뉘어 이상와를 통해 후두 양쪽으로 흘러가서 식도입구에서 다시 만난다.

식도단계의 장애

말-언어병리학자가 직접적으로 식도단계의 장애를 다루지는 않지만 이 단계와 관련된 문제에 대해 아는 것은 매우 중요하다. 위식도역류 질환(gastroesophageal reflux disease, GERD)은 심각한 병으로 잠재적으로는 생명을 위협한다. '속쓰림'을 한 번쯤은 경험해 보았겠지만 이러한 쓰림은 식도나 인두로 역류된 위산으로 인한 것이다. 어떤 사람들은 위산이 식도에 들어가도록 하부식도 괄약근이 이완된다. 마찬가지로 상부식도 괄약근이 약화되거나 이완되면 섬세한 조직인 인두조직을 상하게 하면서 이상와로 위산이 역류하기도 한다. 이러한 역류가 밤에 반듯이 누운 상태에서 발생한다면 위산이 기도로 흘러 흡인을 초래할 수도 있다. (암 방사선 치료 후 구강, 인두, 식도성 삼킴 곤란을 겪는 환자가 있었다. 인두성 삼킴곤란은 인두 반응을 증진하는 치료를 통해 개선되었지만, 식도역류는 수술로 치료하였다. 역류를 막기 위한 수술 요법은 실패했고 흡인폐렴으로 입원하게 되었다.)

위는 식도구멍으로 탈장될 수도 있는데(그림 8-4C), 이를 **틈새탈장**이라 한다. 이 경우, 하부식도 괄약근이 제대로 작동하지 않아 식도로 역류하게 된다. 드물게는 협착증 같은 선천성 식도 기형(그림 8-4B)이 신생아의 생명을 위협하는 영양 부족을 야기할 수도 있다. 드물지만 식도의 발육 불량으로 식도의 내용물이 기관으로 바로 들어가는 경우도 있다.

식도단계

연동(peristaltic): 물결 같은

식도단계는 전적으로 반사적인 과정이며 수의적으로 조절할 수 없다. 이 단계는 음식덩이가 식도 입구에 도달하면 시작한다. 음식덩이는 연동(peristaltic) 수축과 중력에 의해 식도를 통해 하부식도 괄약근(lower esophageal sphincter, LES)으로 운반된 다음, 소화 과정을 위해 10~20초의 전이 시간 후 위에 도달한다. 음식덩이를 위로 이동시키기 위해 상부식도 괄약근에 들어가는 순간, 윤상인두근은 또다시 수축하며 후두와 연구개가 하강하고 호흡이 시작될 것이다. 정상 삼킴에서 호흡은 1초 정도만 중지된다. 대부분의 사람들은 삼킴 후에 숨을 내쉬기 때문에 호흡의 재개로 후두인두의 압력이 상승하고 후두입구의 음식은 식도 쪽으로 향하게 될 것이다.

연하 압력

삼킴을 근육에 의한 일련의 음식덩이 조작 과정으로 생각할 수 있지만, 음식덩이를 이동시키는 구강과 인두, 식도의 압력 조작 면에서도 생각해 볼 수 있다. 구강준비단계에 구강과 인두강의 압력은 비강이 열리면서 대기압과 같아진다. 구강단계에 접어들면 연구개가 단단히 닫히면서 구인두와 비인두를 분리하고, 혀는 음식덩이를 후방으로 밀어내기 시작한다. 혀의 움직임으로 형성된 양압은 음식덩이를 구인두 쪽으로 밀어낸다. 혀는 후두인두와 접촉하고 부가적인 압력 변화로 음식덩이를 인두 쪽으로 옮긴다. 인두벽은 음식덩이를 압축하고, 압력을 증가시켜 음식덩이를 식도로 밀어낸다. 후두의 상승은 식도입구에 상대적으로 낮은 압력이 형성되게 하고, 윤상인두근의 이완은 상하부의 압력 변화를 더욱 증가시킨다. 후두입구는 호흡과 연하의 압력 교란을 피하기 위해 단단히 조이고, 그로 인해 음식덩이는 낮은 압력이 형성된 식도입구 쪽으로 자연스럽게 내려간다. 흡기 중에 윤상인두근은 가장 강하게 수축하며, 따라서 식도의 팽창을 방지해 준다.

저작과 연하의 네 단계를 요약하면,

- **구강준비단계**에는 음식을 입안에 넣고, 씹기 위해 어금니로 옮기며, 혀와 경구개 사이에 음식덩이를 두기 위해 침과 섞는다.
- **구강단계**에는 혀로 음식덩이를 구인두 쪽으로 밀어낸다.
- **인두단계**는 음식덩이가 구협에 도달하면 시작된다. 연구개와 후두가 상승하고, 음식딩이는 인두를 지나 음식물을 받기 위해 이완되어 있는 상부식도 괄약근으로 밀려간다. 기도를 보호하기 위해 후두내근을 단단히 조이는 반면, 후두덮개는 후두입구를 부분적으로 덮기 위해 아래로 내려온다. 음식물은 후두덮개를 지나 이상와를 통해 식도로 들어간다.
- 마지막으로, **식도단계**는 식도를 통한 음식덩이의 연동운동을 포함한다.

❋ 저작과 연하의 생리적 토대

Anatesse Lesson

음식의 섭취가 즐겁다는 경험은 매우 중요하며 행동적으로 강화된다. 배고픔과 관련된 자연적인 충동은 영양 섭취의 과정을 유발하지만, 영양분을 공급하기 위해 충분한 양을 먹으려면 음식이 맛있어야 하고, 삼킴 단계를 도와주는 적절한 신경해부학적 기질이 있어야 한다. 여기서는 이러한 기질을 논하고 어떻게 저작과 연하의 행동으로 통합되는지 알아본다.

저작, 연하와 관련된 감각

수많은 자극은 저작, 연하와 관련된 씹기(chewing), 빨기(sucking), 삼키기(swallowing) 요소(CSS)를 완수하는 데 중요하다. (감각체계에 대한 더 자세한 정보는 Moller, 2003과 Kandel, Schwartz, Jessell, 2000을 참고하라.) 이 자극은 미각, 촉각, 온각, 압각으로 각각은 CSS를 성공적으로 완수하는 데 중요한 역할을 한다. 앞으로 이러한 감각을 자세히 살펴볼 것이며, 몇몇 자료는 신경해부의 토대를 공부하면서 명쾌해질 수 있다(11장, 12장).

미각

미각수용기[taste buds(cells)]: 맛에 대한 화학수용체

화학수용기(chemoreceptors): 특정 화학 성분에 반응하는 신경 감각수용기

유두(papillae): 융기

미공(taste pore): 미각세포가 들어 있는 혀 상피의 구멍

미세융모(microvilli): 미각세포에서 미공으로 투사하는 작고 머리카락 같은 섬유

미각(gustation)은 CSS의 복잡하고 중요한 성분 중 하나이다. 맛은 신체의 영양 요구를 충족하기 위해 계속해서 음식을 섭취하려는 욕구이다. **미각수용기**(taste buds) 또는 **미각세포**(taste cells)는 **화학수용기**(chemoreceptors)로 알려진 감각류로 구성되어 있으며, 특정 화학 성분은 화학수용체와 접촉하면 반응한다. 미각수용기는 혀 상피의 **유두**(papillae) 또는 융기 내에 산재되어 있다(그림 8-5). **미공**(taste pore)이라 불리는 상피구멍은 미각 성분을 고립시키며, **미세융모**(microvilli; 미공 안에 있는 미각세포에서 나온 털 모양의 섬유)에 의해 유지된다. 맛은 기본적으로 다섯 가지가 있다—단맛, 짠맛, 신맛, 쓴맛, 감칠맛. 앞의 네 가지 맛은 친숙하지만 감칠맛은 분명히 맛본 적은 있지만 알아차리지 못했을 수도 있다. 감칠맛은 '육류' 또는 단백질 같은 글루탐산모노나트륨의 맛이다. 몇 세기 동안 미각수용기는 혀의 부위에 따라 제한된다고 알려져 왔다. 단맛은 혀끝에서 감지되고, 짠맛은 앞쪽 옆면, 신맛은 뒤쪽 옆면에서 감지된다. 쓴맛은 혀 뒤쪽에서 감지되는 것으로 여겨진다. 미각수용기에 국소적 우위가 있다는 것도 일리가 있지만, 사실 모든 맛은 혀 전체에서 감지된다. Burbank, Seikel, Burke(2006)는 감칠맛의 대부분이 혀끝에서 감지되고 연구개에서 가장 적게 감지된다는 것을 발견했다.

그림 6-36에서 혀가 다양한 형태의 유두로 빽빽이 덮여 있는 것을 볼 수 있다. 사상유두(filiform papillae)는 혀에서 가장 주요한 유두 형태이다. 사상유두는 혀 표면에서 가느다란 실처럼 보이며, 색깔은 분홍색과 회색으로 혓등을 거칠어 보이게 한다. 이는 미각수용기뿐만 아니라 기계수용기도 포함하고 있어 혀가 미세한 촉각을 느낄 수 있도록 해 주며, 음식덩이의 상태도 미세하게 분별할 수 있도록 해 준다. 버섯유두(fungiform papillae)는 밝은 빨간색으로 혀끝과 옆면에 사상유두와 함께 산재되어 있

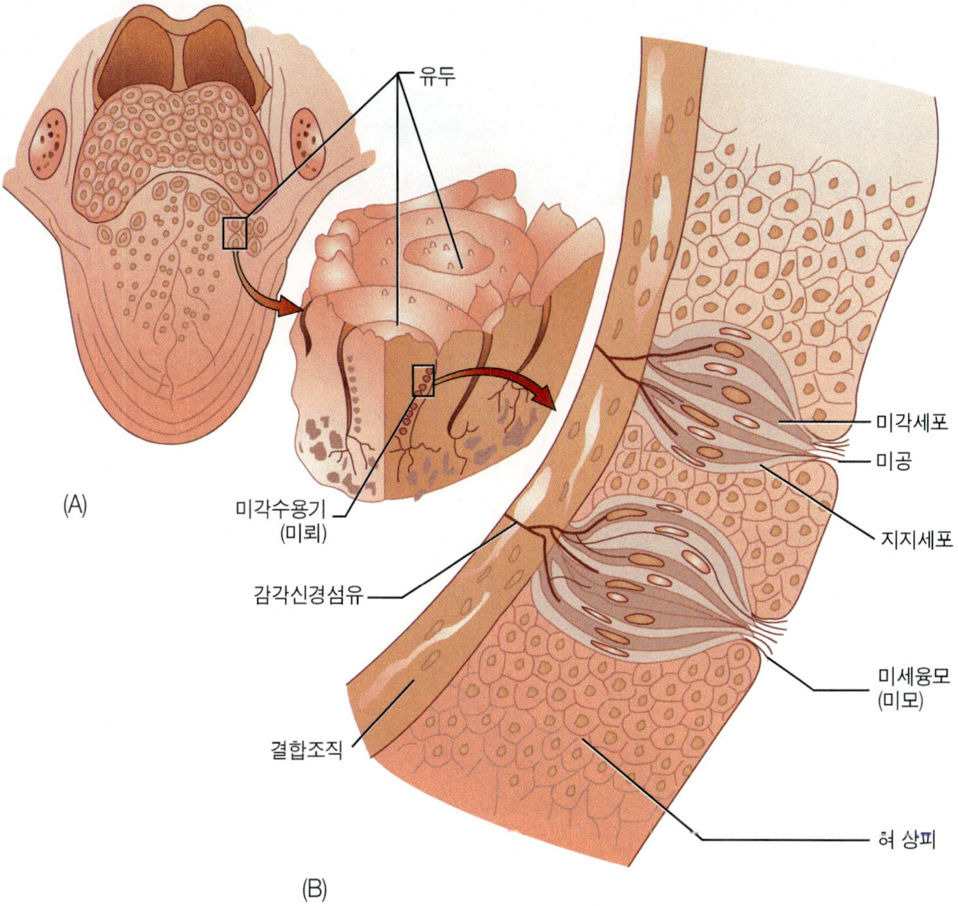

그림 8-5. 미각수용기(Buck, 2000).

출처: Delmar/Cengage Learning

다. 성곽유두(vallatc papillae)는 혓등 뒤쪽에 V자형으로 형성되어 있다. 보통 12개 정도가 혀 위에 있고, 각각을 '해자(moat)'가 둘러싸고 있다. 잎새유두(foliate papillae)는 혀의 측면 끝 쪽에서 드물게 보인다.

맛은 3개의 뇌신경에 의해 좌우된다. 안면신경은 혀 앞쪽 2/3의 미각, 특히 단맛과 짠맛, 신맛을 담당한다(**그림 8-6**). 설인신경은 기본적으로 혀 뒤쪽 1/3의 쓴맛을 전달한다. 입천장의 미각수용기는 안면신경에 의해 자극된다. **그림 8-6**에 제시되진 않았지만 후두덮개와 식도의 미각수용기는 미주신경에 의해 자극된다.

안면신경의 미각은 무릎신경절을 통해 연수의 고립로로 전달되며, 뇌간의 미각 영역에 존재하는 고립로핵의 전측과 외측에서 끝난다. 설인신경의 미각은 추체신경절을 통해 전달되며, 섬유는 고립로핵에서 끝난다. 후

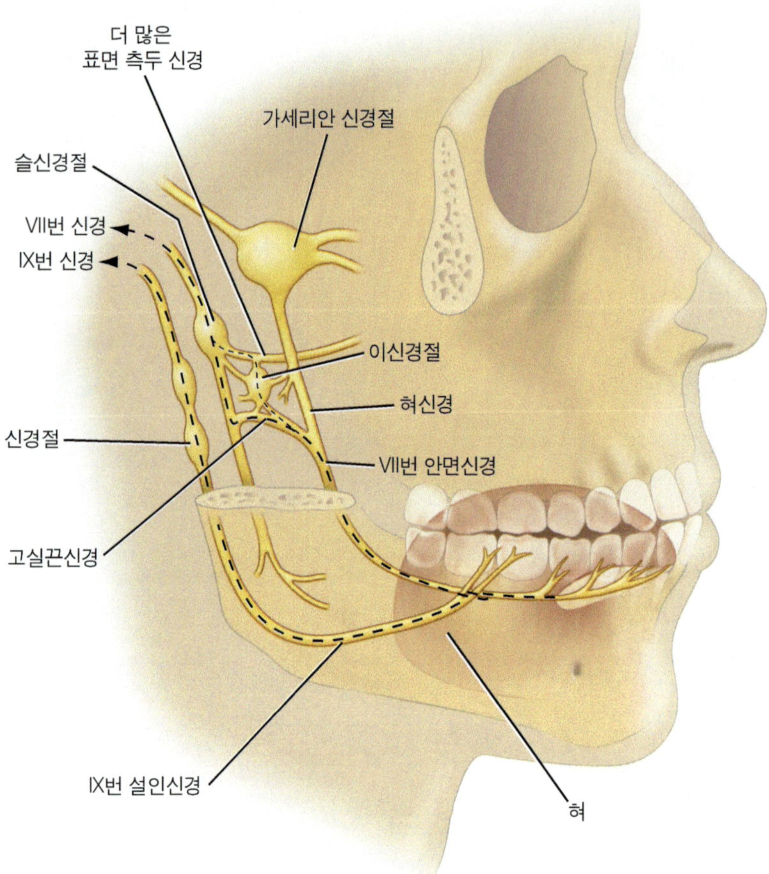

그림 8-6. 혀 앞과 뒤의 신경 지배 구조(Mountcastle, 1974).

출처: Delmar/Cengage Learning

두덮개와 식도의 미각은 고립로핵과 마찬가지로 마디신경절을 지나 미주신경을 통해 전달된다. 미각 정보는 시상의 복측후내핵(VPMN)에 전달되고 대뇌피질의 대뇌섬 앞쪽에 동측으로 전달된다. **그림 8-7**은 사람의 미각 경로를 보여 준다.

미각에 대한 각 신경의 상대적인 분포를 보여 주는 **그림 8-8**을 살펴보자. 먼저 각 신경(안면신경, 설인신경, 미주신경)의 위치와 분포에 의해 좌우되는 상대적인 미각의 정도를 보자. 이러한 정보는 고립로핵(NST)에서 수렴하고 시상의 복측후핵(VPN)으로 보내진다. 이어서 감각은 일차감각피질(대뇌의 중심후회에 위치), 전두엽의 섬엽피질(덮개 밑 대뇌피질의 접힌 쪽에 위치), 섬엽을 싸고 있는 덮개에 전달된다. 맛과 냄새는 섬엽에서 통합되는 것으로 보인다(Møller, 2003). 섬엽에서 나온 섬유는 변연계와 뇌간의 운동 영역으로 투사된다.

NST는 또한 혀와 관련된 운동피질로 투사되는데(**그림 11-16B**) 이는 중

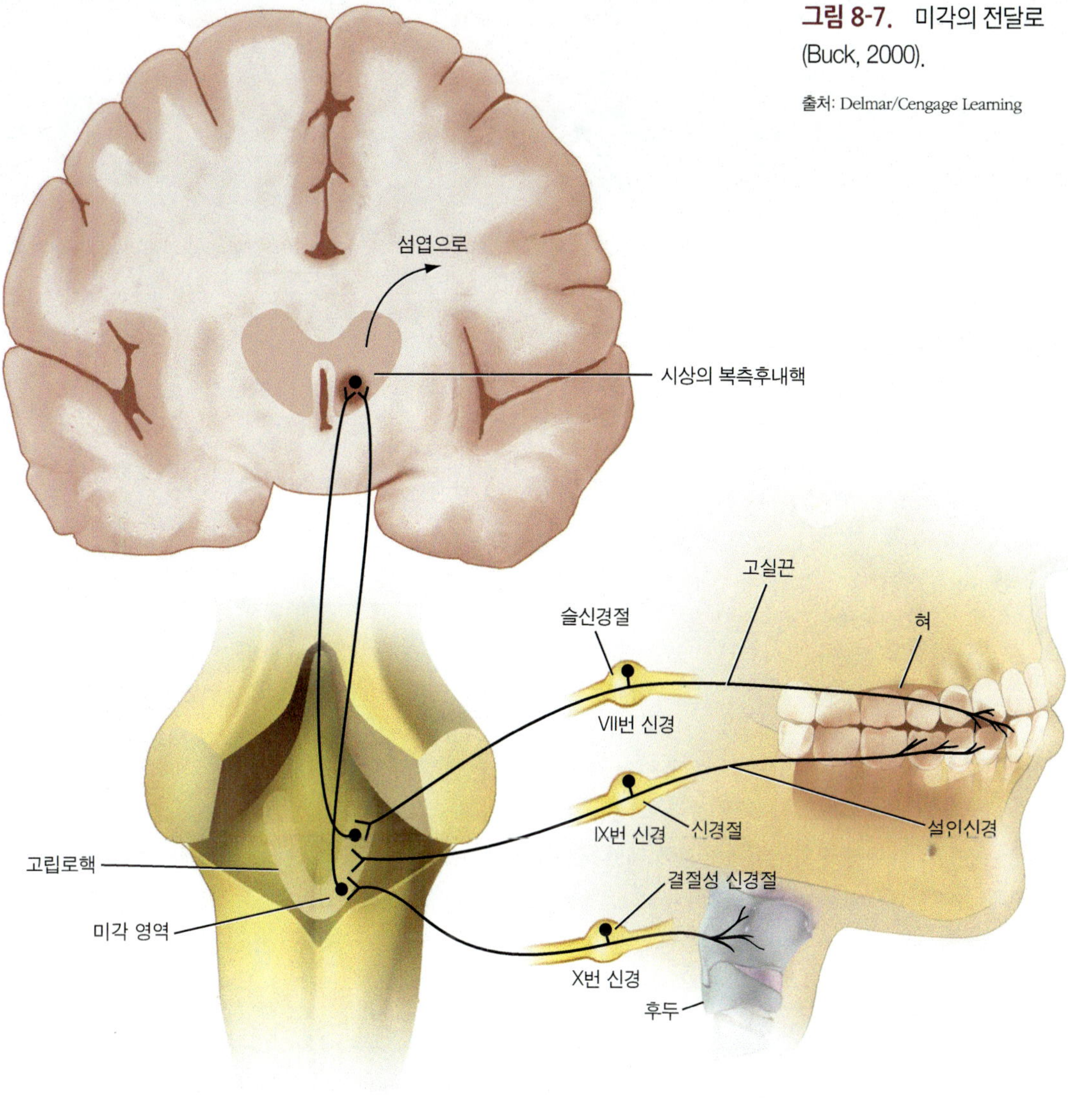

그림 8-7. 미각의 전달로 (Buck, 2000).

출처: Delmar/Cengage Learning

요한 요소이다. 영양분의 필요로 단맛과 감칠맛을 선택하며, 이는 탄수화물(단맛)과 단백질(감칠맛)을 나타낸다. 소금 또한 필수 무기질로서 우리는 그 맛을 갈망한다. 이러한 맛들은 침분비를 유도하며, 또한 음식을 섭취하기 위해 혀 내밀기, 인슐린 분비, 저작, 연하의 섭취 반응도 유도한다. 반대로 쓴맛과 신맛은 독소류로 특징지어지며, 구역, 기침, 무호흡, 침분비(이 경우 침분비는 물질과 구강을 보호)와 같은 보호 반응을 유발한다. 우리는 시거나 쓴 음식을 먹지만 특히 쓴맛은 삼키기가 어렵고 최소한 주의라도 하게 된다. 이는 아주 중요한 점이다. 미각은 수의적인 통제 아래 운동 반응을 이끌어 낼 수 있다. 구역반사는 후두 상승, 성대 조임, 연구개

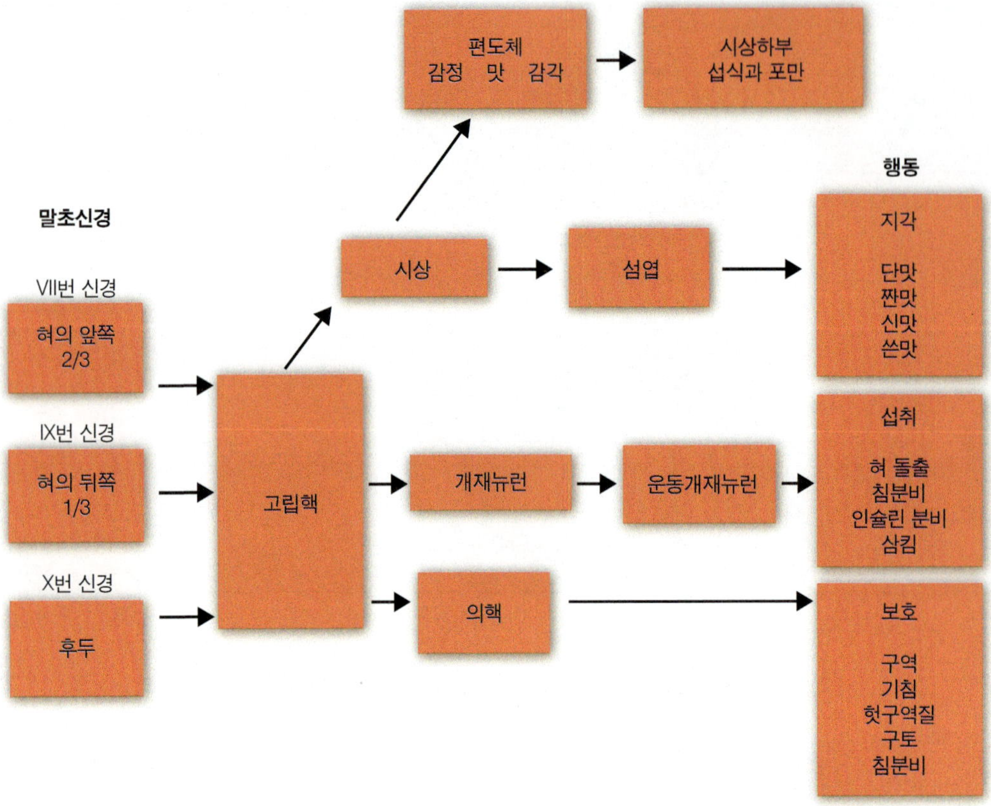

그림 8-8. 신경계 내에서 맛의 전달과 반응에 대한 도식[S. A. Simon & S. D. Roper (1993). *Mechanisms of taste transduction*. Boca Raton, FL: CRC Press].

출처: Delmar/Cengage Learning

상승, 혀 내밀기를 포함하는 복잡한 운동 행위이다. 기침은 복부와 흉부를 압박하면서 성대를 단단히 닫은 후 힘을 주어 연다. 이러한 반응들은 그 안에 삼킴의 요소를 가지고 있으며, 구강과 인두강 내의 자극에 의해 생겨난 복잡한 운동 반응 세트로 구성된 삼킴을 볼 수 있다.

후각

후각(olfaction; 냄새 감각)은 입맛을 돋우고 맛을 느끼는 데 중요한 역할을 한다. 음식을 구성하는 분자는 맛을 지각하는 정도를 향상시키기 위해 후각 화학수용체를 지난다. 이는 좋아하던 음식이 코가 막혔을 때 얼마나 '맛이 없어지는지' 떠올려 보면 알 수 있다. 코를 꽉 막고 눈을 감은 채 사과를 한입 베어 물고 양파를 먹으면 맛의 차이를 알 수 없을 것이다.

후각감각기는 후각망울에서 뻗어 나오며 수명이 짧고 계속해서 대체되

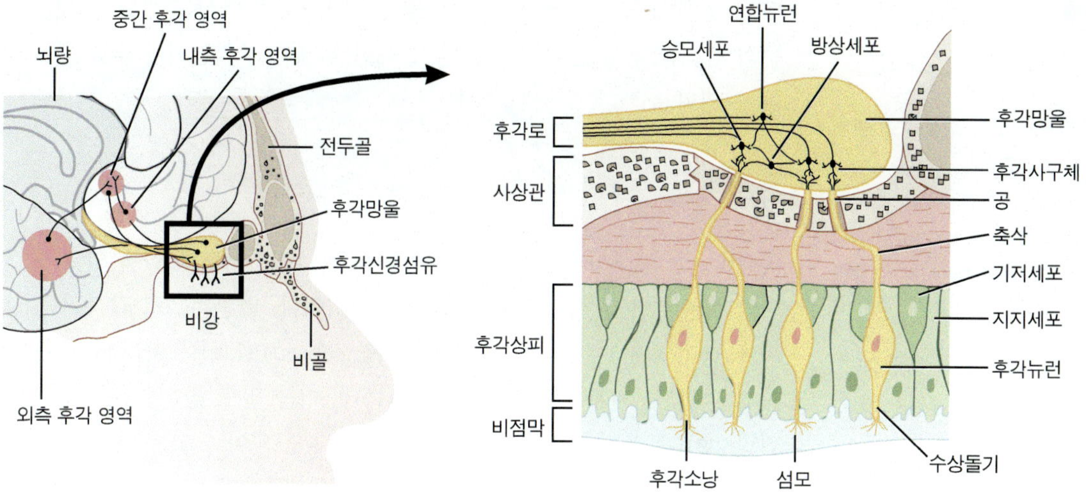

그림 8-9. 후각망울의 구조.

출처: Delmar/Cengage Learning

는 특징이 있다. 후각감각기는 새로운 감각기로 대체되기까지 60일 정도 기능한다. 후각감각기는 상부 비강 뒤쪽의 상피층 내에서 관찰할 수 있다(**그림 8-9** 참조). 후각 감각기에서 돌출된 작은 섬모는 미각세포의 미세융모와 비슷하다. 이러한 섬모는 분자 자극을 두개강 내에 위치한 후각망울로 이전시켜 냄새를 지각한다는 점에서 고도로 분화되어 있다. 최근의 연구로 섬모에 있는 후각수용체의 기본 구조는 후각감각기와 비슷하지만 특정 구조는 약간씩 다르며, 그 결과 1,000개 이상의 각기 다른 냄새가 후각체계에 의해 해독된다는 것이 밝혀졌다.

후각 자극제가 특정 수용기를 자극하면, 수용기를 활성화한 정보는 두개강 내에 자리하고 있는 후각망울로 전달된다. 1,000개 이상의 감각세포 축삭은 후각망울에 있는 하나의 **사구체**(후각 사이신경세포, glomerulus)로 수렴한다. 이 정보는 후각로를 따라 편도핵, 앞후각핵, 조롱박피질, 후각결절, 내비피질 일부를 포함하는 피질의 후각 영역에 전달된다. 이러한 뇌중추의 몇 곳에서부터 시작된 정보는 시상을 통과한 후 대뇌피질의 전두엽, 안와부로 전달된다. 편도핵에서 오는 후각 정보는 시상하부로 전달되는 반면, 내비피질에서 오는 정보는 측두엽의 해마에 다다른다. 기능적으로 후각은 시상을 포함하는 다중 경로를 통해 대뇌피질에 도달하며, 감정, 동기(편도핵), 생리적 반응(시상하부), 기억의 부호화(해마)를 담당하는 영역에 자극을 전달하는 역할을 한다. 안와전두피질에 도달한 정보는 후각 변별(예: 냄새의 의식적 · 변별적 처리)에 관여하는 것으로 보인다.

Anatesse Lesson

다시 말해, 운동 반응은 후각 자극을 수용함으로써 즉시 중개된다. 맛있는 음식 냄새는 침을 분비하는 반면, 불쾌한 냄새는 구역질이나 구토를 유발할 수 있다.

촉각

기계수용기(mechanoreceptors): 물리적인 힘을 받아들이는 신경 감각수용기

무모(glabrous): 털이 없는

촉각(tactile sense)은 수많은 **기계수용기**(mechanoreceptors)에 의해 중개되는데, 이는 물리적 접촉에 민감한 감각기이다. 일반적으로 감각기는 상피에 털이 있는지 없는지(**털 없는 피부**, glabrous skin)에 따라 구별된다. 손의 털 없는 피부는 '지문'을 포함하는데, 이는 밀도 높은 기계수용기의 집합층이다. 촉각수용기는 몸체에 폭넓게 분포되어 있고 반응을 야기하는 자극의 형태에 따라 구별된다(**그림 8-10**). 구강과 인두강의 상피층은 털이 없기 때문에 털이 있는 피부의 수용기는 삼킴에서 덜 중요하다.

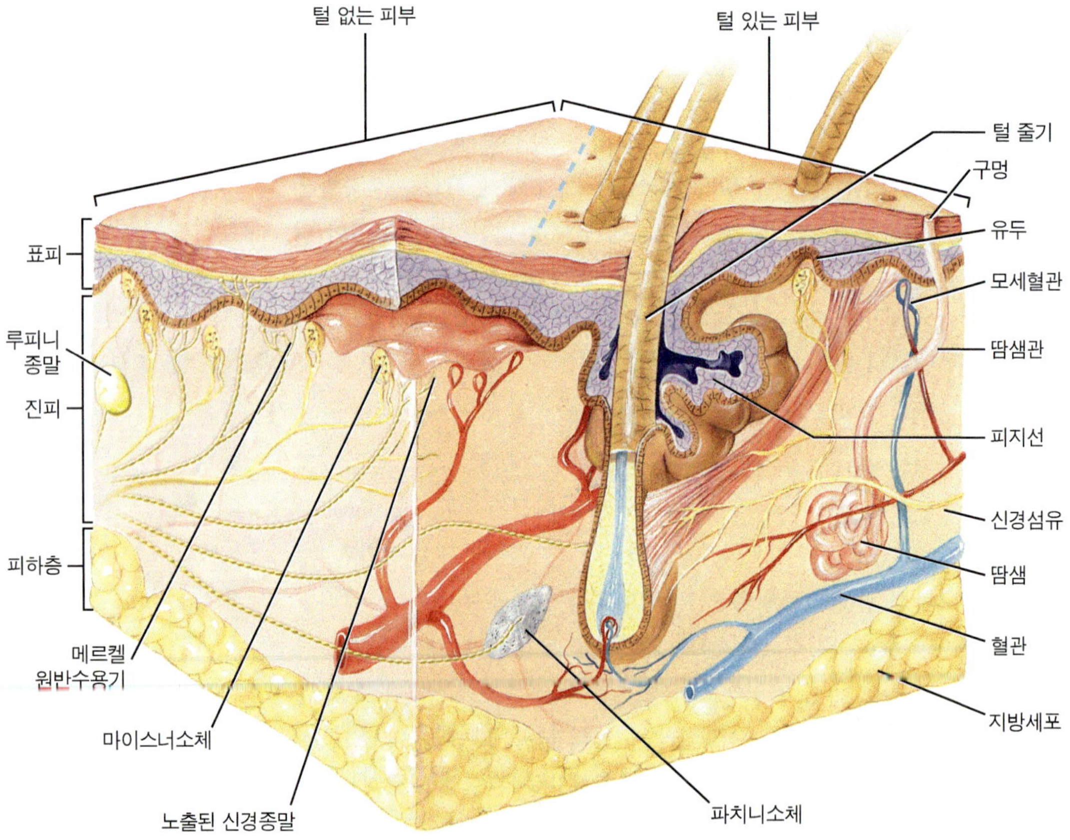

그림 8-10. 기계수용기의 구조.

출처: Delmar/Cengage Learning

털 없는 피부는 **마이스너소체**(Meissner's corpuscles)와 **메르켈원반수용기**(Merkel disk receptors)를 갖고 있다. 마이스너소체는 물리적으로 그것이 들어 있는 유두(미각수용기와 유사한)와 연결되어 있고 미세한 기계적 움직임에 반응한다. 메르켈원반수용기는 압각을 전달한다. 마이스너소체는 자극에 빨리 적응하는 반면(즉 짧은 시간의 지속 자극 후에 반응을 멈춤), 메르켈원반수용기는 지속 자극에 더 긴 시간 동안 반응한다. 이 두 수용기는 혀상피의 표면층 내에서 발견되며 유두능선 끝에서도 볼 수 있다. 심부의 피부조직은 **파치니소체**(Pacinian corpuscles)와 **루피니종말**(Ruffini ending)이 있는 세포를 갖고 있다. 파치니소체는 마이스너소체와 유사하고 측상피로 빠르고 깊은 압력에 반응한다. 루피니종말 감각은 심부의 조직 내로 이어지고, 접촉을 통해 물체의 모양을 인식하는 데 중요하다. 마이스너소체와 메르켈원반수용기는 작은 수용기 범위를 가진다는 데 주목하는 것이 중요하다. 더 넓은 수용 범위를 가지면서 깊숙이 침투되어 있는 루피니종말과 파치니소체에 비해 이것의 효과적인 감각 영역은 더 제한적이라는 의미이다. 심부 압력은 얕은 압력보다 더 넓은 범위의 수많은 감각기를 자극하는 잠재력이 있다. 이는 연하장애의 치료에서 중요한 문제이다.

마이스너소체(Meissner's corpuscles): 잠깐의 움직임에 대한 표면적 피부 기계수용기

메르켈원반수용기(Merkel disk receptors): 가벼운 압력에 대한 표면적 피부 기계수용기

파치니소체(Pacinian corpuscles): 깊은 압력에 대한 심부의 피부 기계수용기

루피니종말(Ruffini endings): 조직이 늘어나는 것에 대한 심부의 피부 기계수용기

진동감각은 촉각의 하위 분류이다. 진동은 진동자의 진폭에 좌우되는, 심부 또는 표면의 압력으로 간주될 수 있다. 두 경우에 진동은 촉각감각기의 개별적인 변형으로 감지된다. 파치니소체(심부 압력감각기)는 70~500 Hz(최적 주파수=280 Hz)의 자극에 가장 효과적으로 반응하는 반면, 마이스너소체는 10~100 Hz(최적 주파수=50 Hz)의 자극에 가장 효과적으로 반응한다(**최적 주파수**는 감각기가 가장 효과적으로 반응하는 진동 주파수를 의미한다). 두 수용기 모두 감각에 빠르게 적응하지만, 파치니소체(심부 감각기)는 마이스너소체(표면 감각기)보다 진동에서 더 낮은

▩ 감각 평가

임상 평가는 삼킴의 운동 기능과 감각 기능 모두를 검사한다. Logemann(1993)은 운동과 감각 검사에 대해 훌륭한 논지를 제공했다. 간단히 말해 감각 검사는 촉각(92점 변별), 온도감각(차가움, 뜨거움), 미각(단맛, 신맛, 쓴맛, 짠맛, 감칠맛)을 평가하도록 구성되어 있다. 이 요소들을 검사할 때는 시각 단서를 제거하고 구강 내의 여러 위치에서 평가해야 한다. 미각 요소를 검사하는 방법 중 하나는 솜 끝 부분을 물에 담근 다음, 건조 합성물(소금, 설탕 또는 무설탕 당분, 쓴 것, 레몬, 조미료)을 묻혀 구강의 한 지점에 접촉한 후 무슨 맛인지 물어보는 것이다. ▩

역치를 가진다. 빠르게 적응하는 감각기는 느리게 적응하는 감각기보다 더 낮은 역치를 가진다. 이는 마이스너소체와 파치니소체가 루피니종말이나 메르켈원반수용기보다 더 낮은 수준의 자극에 반응한다는 것을 의미한다.

수용기의 공간 밀도를 측정한 검사에서는 전통적으로 두 점 식별을 사용하며, 피험자에게 2개의 프로브로 조정된 힘의 압력을 가한다. 2개의 자극을 하나의 자극으로 지각할 수 있는 두 프로브 간의 거리는 구조에 대한 수용기의 밀도 지표로 간주된다. 즉 두 점이 충분히 가까이 있다면 하나의 접촉점으로 지각하면서 하나의 수용기만을 자극할 것이다.

온도수용기

인간의 감각은 네 가지 온도 자극을 구별한다—따뜻함, 뜨거움, 시원함, 차가움. 온도수용기(thermal receptors)는 노출신경종말이라는 점에서 실제로는 통증감각기와 동일하다. 통증과 온도감각을 한데 묶는 것이 편리하지만, 실제로 온도감각기는 자극에 대한 두 광범위한 분류에 반응하는 다른 신경종말이 가진 통증감각기와는 기능적으로 다르다.

온도수용기는 기계수용기와 다르다. 온도수용기는 긴장성, 진행성 분비물을 가진 반면, 기계수용기는 오직 자극이 있을 때만 반응한다. 네 가지 온도 자극에 대한 각각의 수용기에는 그것들이 반응하는 '최적 온도' 반응이 있다. 시원함을 담당하는 감각기가 기본 흥분율로 되돌아가는 바로 그 순간, 차가움을 담당하는 감각기는 자극의 온도가 떨어지며 흥분 반응이 증가한다. 온도수용기는 피부의 실온과 뚜렷이 다른 온도 자극을 구별하는 데 가장 효과적이다. 그러므로 자극 온도가 느리게 증가하거나 감소하는 것은 온도가 급격히 변하는 것보다 더 감지하기 어렵다. 고온에서 열감각기는 흥분이 중단되고 대신 통증감각기가 흥분된다. 온도감각기가 감각을 지각하려면 더 긴 시간의 자극이 필요하며 감각은 한참 동안 유지된다.

통각

통각(pain sense)은 구조적인 삼킴장애 발달에 중요하기 때문에 이 장에서 논의하고자 한다. 예를 들어 구강 또는 인두 부위에서의 구조적인 결함(예: 입술 헤르페스)은 삼킴을 방해하는 통증을 유발할 수 있다.

통각수용기(nociceptors): 통증감각기

통각수용기(nociceptors)는 유해 자극(예: 화학 화상), 손상된 조직에서 떨어져 나온 유해 입자(예: 포타슘 양이온, 세로토닌, 아세틸콜린), 부상에

▩ 통각수용기

통각수용기는 화상과 같은 심적 외상을 입었을 때 통증을 지각한다. 신경종말에 직접적으로 외상을 입으면 그 정보를 고위 중추에 전달하고, 그 결과 고통스러운 자극에서 빠져나올 수 있다. 신경종말이 완전히 파괴되면 통증을 느낄 수 없을 것이다(3도 화상). ▩

의한 산도, 외상 근원에의 직접 접촉에 즉시 반응한다. 어떤 통각수용기는 기계적 외상에 반응하고, 어떤 것은 온도 자극에 반응한다. 대부분의 통각수용기는 일반적으로 자극의 특정 자질보다는 조직의 파괴에 반응하며, 수용기가 자극을 지각하는 것을 화끈감이라고 한다.

근신장과 긴장감각

근신장(muscle stretch)은 근조직 내의 핵사슬섬유와 핵주머니섬유로 구성된 근육방추섬유에 의해 감지된다. 신장수용기는 다리의 항중력근과 같은 대근육에서 주로 발견되며, 또한 구강 근조직 내에서도 발견된다. 아래턱올림근(교근, 측두근, 외측 · 내측 날개근), 이설근, 구개설근은 신장수용기를 많이 가지고 있다. 얼굴근육에는 신장수용기가 현저히 부족하다.

근육방추섬유는 수동적인 신장에 의해 근육을 원래의 위치로 되돌린다. 예를 들어 이완된 아래턱을 급격히 아래로 당기면, 이가 부딪힐 정도로 다시 빠르게 올라간다(얼마나 이완되어 있고 얼마나 자극의 역치가 낮은지에 달려 있음). 이러한 감각체계는 근육을 미리 조정된 범위로 유지하도록 되어 있어, 감지된 근육 뭉치가 수동적 신장에 대한 반응으로 수축한다. 상위운동신경원의 손상이 과잉 신장 반사와 강직을 유발할 수 있지만 방추 기능은 능동적 수축 중에는 보통 억제된다(11과 12장).

근긴장(muscle tone)은 힘줄과 근막 내에서 발견되는 골지힘줄기관(Golgi tendon organs, GTOs)에 의해 감지된다. 이 기관은 근육의 능동 수축에 반응하며 근육방추섬유를 억제한다.

근긴장은 부분적으로 근육방추와 골지힘줄기관의 상호 반응을 통해 제어된다. **근긴장**은 수동적인 신장운동에 대해 저항하는 것을 지각하는 것이다. 강직과 같은 고긴장은 근육방추섬유로부터 부적절하게 억제된 반응에 의해 생기는 반면, 저긴장은 불충분한 긴장 자극이나 소뇌 또는 하위운동신경원의 병변으로 인해 발생한다. 근육강직은 기저핵의 손상에 기인하며 작용근과 길항근의 동시 수축의 결과로 발생한다. 비정상적인 근육 고긴장에도 불구하고 반사가 유발될 수 있다. 근육방추 탈억제에 의

▩ 구강호흡

만성적 구강호흡은 상당히 불쾌한 습관이다—안면기형이나 청력장애가 원인이다. 구강호흡은 종종 비강호흡을 방해하는 편도비대에 기인한다. 이러한 아동은 아데노이드가 비대해서 후비공(뒤콧구멍, nasal choanae)과 이관 입구를 막는다. 중이강 환기가 적절히 이루어지지 못하면 중이염(중이강의 염증 현상)이 발생한다. 만성 중이염(장액성 중이염)은 중이에 물이 차는 것으로 전음난청을 초래한다.

비대증은 필연적으로 구강호흡을 동반한다. 정상적인 비강호흡에서는 혀가 상부 치조능선과 경구개에 지속적으로 닿아 있지만, 호흡을 위해 계속해서 입을 벌리면 혀가 압력을 적게 가하게 된다. 압력이 없으면 치조가 좁아지고 안면 골격 발달에서 입천장이 심한 아치형을 형성한다. 좁은 치조와 함께 영구치는 적절한 공간을 확보하지 못해 좁은 치열을 형성하고 충치도 발생한다. 좁아진 위턱은 윗입술을 위로 들어올려 위 앞니가 드러난다. 비강도 좁아져 추후에 비강폐색의 가능성이 높아진다. '아데노이드 안면'은 벌린 입, 좁은 위턱, 좁은 치열을 포함한다. 지속적인 전음난청과 함께 구강호흡은 발달 과정의 아동에게 큰 장애를 주게 된다(그러나 일반적으로는 예방이 가능하다). ▩

해 초래되는 근육 고긴장은 수동적 신장에 대한 접이칼 반응을 야기할 수 있다. 이러한 반응에는 피부감각기와 통증감각기에서 오는 자극의 결과로서 이완된 신장에 대한 초기 저항이 있다. 따라서 피부, 온도, 통증감각기는 병리적 조건에서 강직성 반응을 줄이거나 억제하는 데 사용될 수도 있다.

설인신경과 미주신경 역시 이러한 감각들과 관계되는 신경로를 가지지만, 기계적 변형(촉각과 압력), 온각, 통각, 얼굴과 구강의 관절 및 인대감각은 삼차신경에 의해 중개된다(Møller, 2003).

침분비 반응

침분비(salivation): 구강 내 침의 생산 및 방출

맛, 냄새, 유해 자극과 관련 있는 것은 침분비 반응(salivation response)이다. **침분비**(salivation; 침 생산과 구강 내 분비)는 감각체계가 아닌 운동 반응에 가깝다. 저작과 연하에서는 종종 간과되는 부분이지만 중요하며 정상 기능에 대해 주목할 가치가 있다. 침분비는 미각, 저작, 연하에서 필수 요소이다. 침이 아무런 맛이 나지 않는 녹말과 섞이면 단맛을 내는 설탕이 되고 음식을 먹고 싶게 만든다.

3개의 주요 샘에서 침분비가 일어난다—이하선(귀밑샘, parotid gland), 악하선(턱밑샘, submandibular gland), 설하선(혀밑샘, sublingual gland).

▩ 침분비장애

침분비장애는 다양한 원인으로 발생한다. 침분비가 감소하는 것을 **입안마름증**(xerostomia)이라 한다. 많은 원인이 있지만 가장 흔한 것은 이뇨제, 혈압강하제, 항히스타민제와 같은 수많은 약물이다. 또한 항암 치료로서 얼굴과 목에 대한 방사능 치료나 화학요법도 원인이 될 수 있다. 쇼그렌병(Sjogren's disease)은 침샘과 눈물샘의 기능이 저하되는 자가면역 질환이다. 말초신경과 중추신경 손상으로 침샘 기능이 저하되기도 한다.

악하선과 설하선은 음식덩이 형성을 도와주기 때문에 손상될 경우 음식덩이 형성에 어려움을 겪는다. 이하선에서 분비된 침은 더 묽고 인두로 음식덩이를 넘기려 하기 때문에 손상되면 인두단계 삼킴에 장애가 생긴다. ▩

또한 점막-분비 부침샘(mucus-secreting accessory salivary gland)은 점막 내에 싸여 구강 전체에 존재한다. 이러한 침샘들은 배측뇌교의 고립핵(설하선과 악하선)을 거쳐 얼굴신경과 설인신경(이하선)에 의해 중개되는 미각수용기(혀 전방 2/3)의 자극에 의해 활성화된다. 이 핵은 침을 분비하기 위해 침샘을 자극하는 뇌교의 상·하 침분비핵으로 투사된다.

악하선은 하악설골근과 턱 안쪽의 악하선와(턱밑샘오목, submandibular fossa) 사이에 있는 하악설골근의 모서리 뒤쪽에 위치한다. 뒤쪽으로는 두 번째 대구치(큰어금니)에서 앞으로는 악하선관(submandibular duct)까지 미친다(**그림 8-11**). 샘관(duct)은 앞쪽 중앙으로 뻗어 설소대(혀주름띠, lingual frenulum) 옆쪽의 구강으로 통한다.

설하선은 하악설골근(턱목뿔근, mylohyoid) 위쪽 중앙에 위치한다. 이는 구강 바닥에 길게 위치하며 좌우 샘은 구강 앞쪽에서 만난다. 침샘은 혀를 올릴 때 구강 바닥을 따라 혀의 기저로 이어져 보이는 능선에서 볼 수 있다. 설하선은 혀밑주름(sublingual fold) 내의 관을 통해 구강 내로 흐른다. 이하선은 아래턱 가지 뒤쪽과 흉쇄유돌근(목빗근, sternocleidomastoid muscle) 위쪽에 위치하며 인두 쪽으로 분비한다.

각 침샘은 뚜렷하게 다른 분비작용을 한다. 설하선은 음식덩이 형성을 돕는, 점성도가 높고 단백질이 풍부한 분비물인 **점액**(mucus)을 생산한다. 점액의 특성은 음식 입자를 둘러싸 음식이 인두 쪽으로 진입하도록 혀를 움직이게 한다는 것이다.

점액(mucus): 걸쭉하고 점도가 높은 침

악하선은 **장액**(serous)과 점액을 생산한다. 장액성 침은 점도가 현저하게 낮고(즉 농도가 옅음) 음식덩이의 윤활유 역할을 한다. 뒤쪽에 위치한 이하선은 장액성 침만을 생산하는데 인두로 음식덩이가 빠르게 진입하고

장액(serous): 묽고 점도가 낮은 침

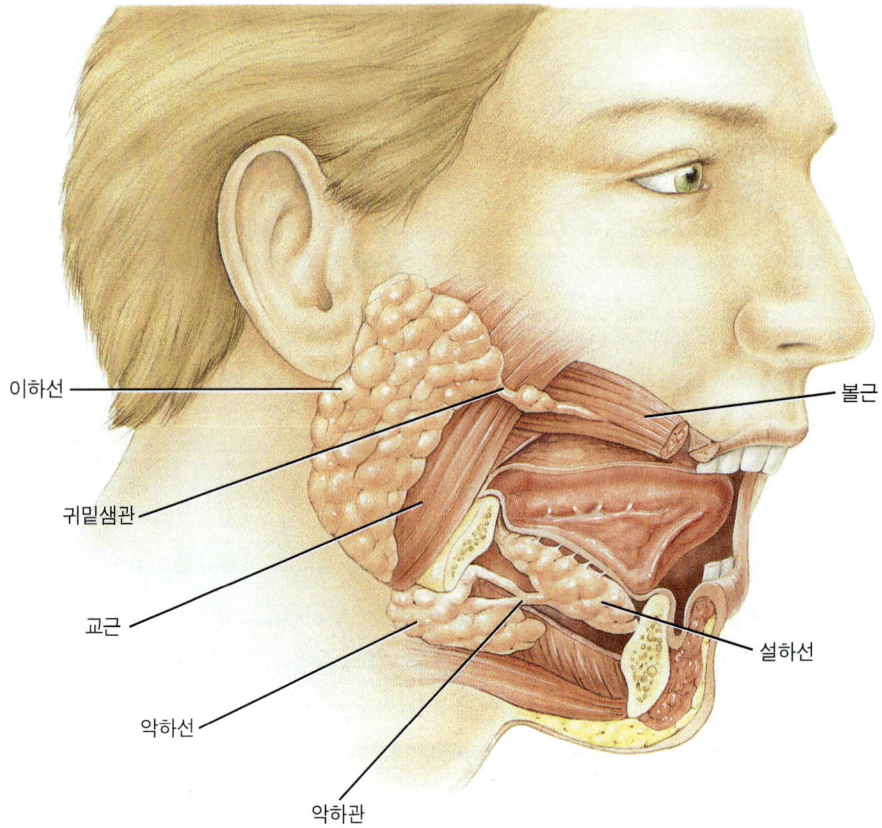

그림 8-11. 침샘과 샘관.

출처: Delmar/Cengage Learning

통과하는 데 효과가 있다.

음식의 모양, 냄새, 맛에 의해 자극되어 침이 흐르게 된다. 수면 중에는 미세한 양으로 생산이 줄지만, 침샘은 하루에 1.2 L나 되는 침을 생산한다.

요약하면,

- **미각**은 설인신경과 미주신경, 안면신경을 거쳐 뇌로 정보를 전달하는 **화학수용체**에 의해 중개된다. 미각감각기는 단맛, 신맛, 짠맛, 쓴맛, 감칠맛으로 분화되어 있다.
- 미각은 **음식덩이**를 섭취할지 또는 구강에서 뱉어 낼지를 결정한다.
- **후각**은 비강점막 내의 화학수용체에 의해 중개된다.
- **촉각**은 깊은 또는 얕은 접촉에 반응하는 **기계수용기**에 의해 중개된다.
- 인간의 감각은 **온도 자극**을 네 가지로 나눈다—따뜻함, 뜨거움, 시원함, 차가움.

- **통각**은 유해 자극에 대한 반응이다.
- 근육방추섬유는 **근신장**을 감지하고 힘줄과 근막 내에 위치한 골지힘줄기관(GTOs)은 **근긴장**을 감지한다.
- 삼차신경, 설인신경, 미주신경은 촉각, 온각, 통각, 얼굴과 구강의 관절 및 힘줄 감각을 중개한다.
- 침샘 자극의 결과로 **침분비**가 일어난다.
- 침의 형태는 침샘에 따라 다양하다. **설하선**은 진한 **점액성** 분비물을 생산하고, **악하선**은 옅은 **장액성**과 점액성 분비물을, 그리고 **이하선**은 장액성 분비물만을 생산한다.

❋ 저작과 연하의 반사 구조

Anatesse Lesson

저작 및 연하와 관련된 반사 구조는 음식이나 음료의 섭취와 연관된 정상 과정을 이루는 구성요소이다. 반사는 뇌간 수준에서 전달되지만 대뇌피질의 역할을 요구하지는 않는다는 것을 인지할 필요가 있다. 이는 CSS와 관련된 대뇌피질의 활동이 없다는 것을 의미하지는 않지만 대뇌피질 역할이 필수적인 것은 아니다. 저작과 연하의 체계와 밀접한 관련이 있기 때문에 **배제반사**(expulsive reflex)도 포함하였다. 여기에서 논의할 대부분의 반사는 계통발생학적으로 뇌간의 망상체 내에 있는 회로에 의해 제어된다(그림 8-12).

씹기반사

씹기반사(chewing reflex)는 과자를 씹을 때처럼 입천장에 깊은 압력이 가해졌을 때 촉발되는 복합 반사이다. 이는 아래턱올림근(교근, 익돌근)이 왼쪽과 오른쪽으로 교대로 수축하는 것을 포함한다. 그 결과 아래턱올림근의 회전운동이 발생한다. 아래턱올림근의 교대 수축은 하악의 하강에 의해 유발되고 이는 혀 근육이 음식덩이를 어금니 쪽으로 밀어 넣거나 꺼내도록 해 준다. 씹기중추는 동안신경핵과 활차신경핵 부근의 중뇌에 위치한다. 이 중추는 빨기나 핥기 같은 반사운동과도 관련이 있다(Duus, 1998).

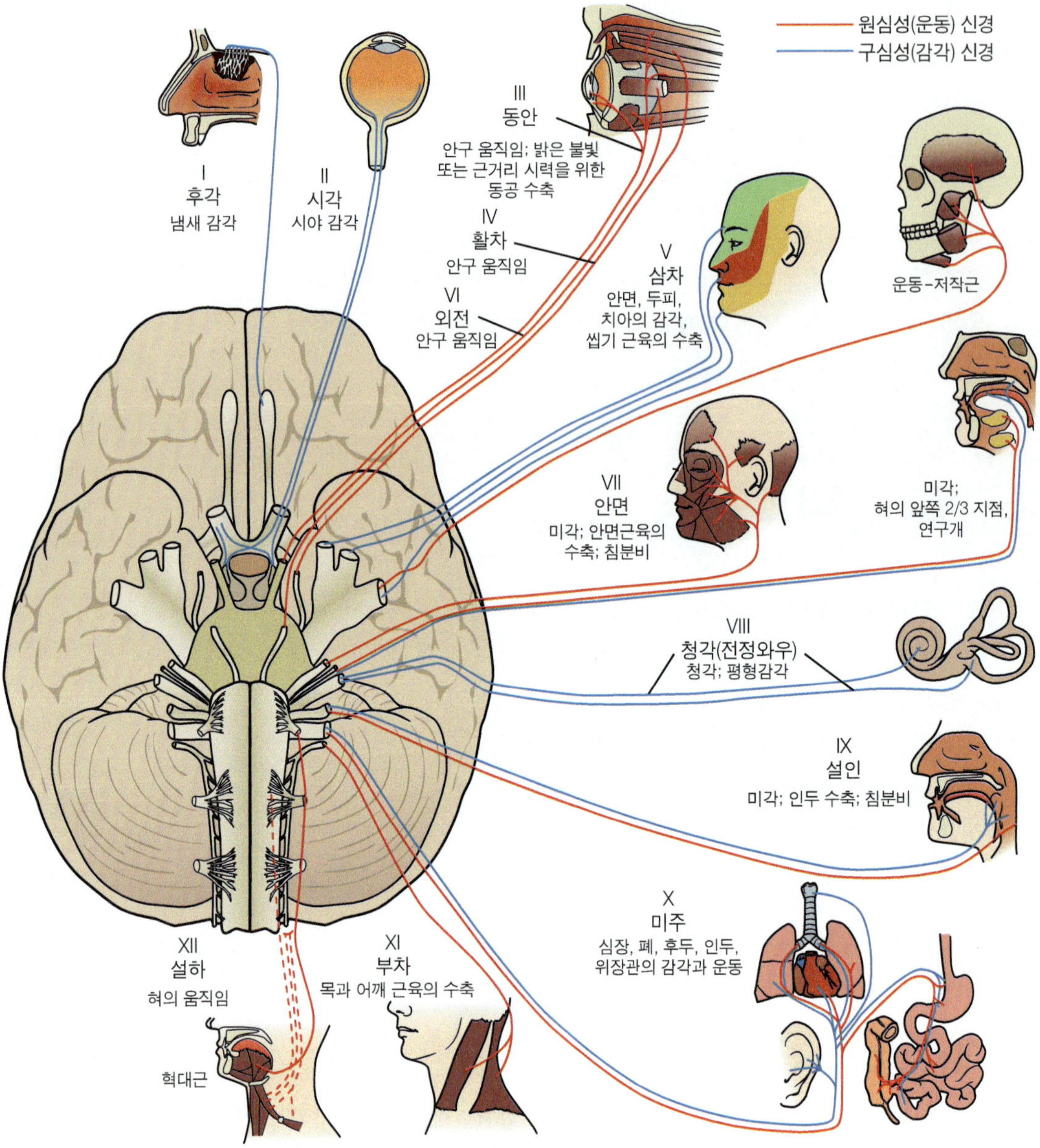

그림 8-12. 머리와 목을 지배하는 뇌간과 뇌신경.

출처: Delmar/Cengage Learning

포유반사와 빨기반사

포유반사와 **빨기반사**는 신생아와 영아에게 매우 본질적인 기능으로서 입 주위 촉각 자극에 의해 유발된다. 한쪽 입술이나 볼을 가볍게 치면 영아는 입을 벌리고 자극 쪽으로 얼굴을 돌리는데 이것이 포유반사이다. 입술 안쪽 가장자리를 가볍게 접촉하면 빨기 반응이 유발되는데 이는 입술을 닫고 혀를 전후로 교대로 움직이는 것과 관련이 있다(상하 구륜근의 수축). 입주위의 촉각 자극은 삼차신경에 의해 전달되고 빨기 중심 조정은 중뇌의 망상체 내에 있다.

구개수(구개)반사

구개수(uvular)의 상승은 자극물에 대한 설인신경의 일반내장구심(일반내장들신경, general visceral afferent, GVA) 구성요소(부록 G)의 흥분에 대한 반응으로 발생한다. 이는 미주신경에 의해 제어되는 구개근육과 관련된 구토반사와 유사한 방법으로 전달되는 것으로 알려져 있다.

구역(인두)반사

구역반사(gag reflex)는 구협, 후인두벽, 또는 편도 부근 혀 후방의 촉각 자극에 의해 유발된다. 이 부위의 촉각 자극(얕거나 깊은 촉각)은 설인신경의 GVA 구성요소에 의해 전달된다. 수상돌기는 설인신경의 아래 추체신경(바위신경, petrosal)과 위신경절을 통해 뇌간 연수에 있는 고립로핵과 고립로다발로 감각을 전달한다. 개재뉴런(사이신경세포, interneurons)을 거치는 미주신경과의 연결은 복부근육, 연구개와 인두근육을 포함하는 일반내장원심(일반내장날신경, general visceral efferent, GVE) 계통의

구역반사의 둔감화

비정상적으로 과민한 구역반사는 생각보다 큰 문제일 수 있다. 대부분의 구역반사는 혀 뒤쪽 또는 옆면과 뒤쪽의 인두벽이 수축함으로써 유발되며 몇몇은 비정상적으로 과민한 구역반사를 경험한다. 우리는 구역반사가 너무 민감하여 단순히 입술을 만지는 것만으로도 구역질 반응이 유발되는 아동을 본 적이 있다. 혀나 이를 닦을 때 아주 작은 극통(twinge)으로 얼마나 구역질 반응이 민감한지 경험해 본 적이 있을 것이다. 이는 비정상적으로 과민한 구역반사를 하는 아동이 왜 이를 닦지 않으려 하는지뿐만 아니라 구역반사의 둔감화가 왜 중요한지를 알려 준다.

구역반사는 입과 입주위 영역을 천천히 대칭적으로 자극함으로써 둔감화할 수 있다. 이는 대상자와의 신뢰가 필요한 느린 작업이지만 대상자, 대상자의 부모, 임상가 모두에게 도움이 되는 과정이다.

근육을 활성화하며, 연구개와 인두의 상승 및 수축을 유발한다. 앞서 언급한 바와 같이 구토반사는 특수내장구심(특수내장들신경, special visceral afferent, SVA) 구성요소인 설인신경에 의해 전달되는 맛에 의해 유발될 수 있다.

구역질과 구토반사

구역질(retching)은 구토 행위를 불수의적으로 하는 것이다. **구토**(vomiting)는 위장의 내용물이 구강으로 배출되는 것을 말한다. 구토반사는 유해한 냄새(후각신경), 맛(설인신경), 위장의 통증(미주신경), 전정계의 기능부전(전정와우신경), 시각 또는 정신적 자극의 고통에 의해 전달되는 복합 반응이다. 하나 또는 그 이상의 감각체계 자극은 구토와 관련된 복합 반응에 연관된 운동핵 인근의 연수 망상체 내 삼킴중추 옆에 위치한 구토중추를 활성화한다. 구토반응은 동시다발적인 반사를 포함하는데 이는 성대 폐쇄로 인한 기도의 차단, 복부의 급격한 수축, 상하 식도괄약근의 이완, 후두와 연구개의 상승, 후두개의 하강, 인두의 상승과 혀의 후방화 등이다.

기침반사

기침반사(cough reflex)는 일반적으로 인두와 후두 또는 기관에 유해 자극이 가해짐으로써 유발된다. 미주신경의 GVA 구성요소는 연수의 고립핵 자극에 대한 정보를 전달한다. 사이신경세포는 복근 수축을 야기하는 연수 망상체의 호기 중추를 활성화한다. 미주신경의 운동핵인 의문핵(nucleus ambiguus)은 기도에서 자극물질을 제거하기 위해 충분한 성문하압을 만들려고 호기 이전에 후두를 폐쇄한다.

혀 기저부의 후방화와 상승

혀의 후방화는 혀를 앞으로 당김으로써 반사적으로 자극을 받는다. 이러한 반사는 혀가 앞으로 당겨질 때 신전되는 이설근(턱끝혀근) 내의 근육방추섬유에 의해 전달된다. 혀 뒷부분의 상승은 그 부분을 아래로 내림으로써 자극을 받고, 그 결과 구개설근(입천장혀근)을 신전하게 되며 이 역시 근육방추를 가지고 있다. 이런 반사반응은 설하신경, 부신경, 미주신경(입천장혀근)에 대한 내재적인 국소 반응이다.

통증반사

엄밀히 말하면 저작, 연하와 관련된 반사는 아니지만, **통증제거반사**(pain withdrawal reflex)는 저작과 연하에 영향을 미칠 수도 있다. 혀나 구강 점막에 상처를 입은 불쾌한 감각을 겪어 보았을 것이다. 우리는 저작을 할 때 그 부분에 매우 신경을 쓰며 가능하면 피하려는 경향이 있다. 이러한 반응은 해로운 자극에 대한 자연 반응인 제거 반응을 의식한다는 의미이다. 전형적인 제거 반사는 뜨거운 난로 같은 해로운 자극에서 손을 재빠르게 빼는 것을 포함한다. 구강과 인두 통증 반응은 해로운 음식덩이(맵거나 매우 뜨거운 음식)를 배출하거나 삼킴으로써 제거하는 것을 포함한다.

호흡반사

호흡은 반사적으로 일어나지만 일정 정도는 수의적으로 제어될 수 있다. **경동맥소체**(목동맥토리, carotid body) 부근의 감각체계는 혈액의 산소와 이산화탄소양뿐만 아니라 혈중 산도에도 반응한다. 산소 농도가 특정 기준치 이하로 내려가거나 이산화탄소 또는 산도가 특정 수치를 넘으면 고립핵을 지나는 설인신경에 의해 중개된 신호가 호흡중추로 전달되고 이는 호흡률을 높이게 된다. 흡기와 호기에는 각각 중추가 있다. 흡기의 흥분은 호기근을 억제하고 그 반대로 되기도 한다. 이 2개의 호흡중추는 연수 하부에 위치한다(흡기와 호기는 따로 제어된다).

요약하면,

- **씹기**, **빨기**, **삼키기**는 동시다발적인 순서로 실행되는 많은 개별 반사이다.
- 씹기반사는 혀에 의한 음식덩이의 움직임과 협응하는 하악의 회전운동을 수반한다.
- **포유반사**는 볼의 가벼운 접촉으로 영아가 머리를 자극 쪽으로 돌리는 지남력과 관계가 있다.
- **빨기반사**는 혀의 전방화와 후방화뿐만 아니라 입술 폐쇄에 영향을 미치는 입 안쪽의 가벼운 접촉으로 유발된다.

- **구개수 상승**은 구협, 혀편도, 상인두의 접촉 자극에 의해 발생한다.
- **구역반사**는 구협, 목구멍 뒤쪽, 설편도 인근 혀 뒤쪽의 접촉에 의해 유발된다. 그 결과 호흡이 중지되고 후두가 상승한다.
- **구역질반사**와 **구토반사**는 구역반사와 유사한 복합 반응이다.
- **기침반사**는 성문하압 상승과 강한 호기 발생을 위해 후두 폐쇄, 복부 수축을 일으킨다.
- **통증제거반사**는 해로운 자극을 피하기 위해 발생한다.
- **호흡**은 불충분한 혈중 산소와 이산화탄소, 혈중 산도 과다의 결과로 일어난다.

※ 저작과 연하 패턴의 재평가

앞서 언급한 바와 같이 저작, 연하와 관련된 패턴은 무의식적이고 자동적인 감각운동체계(**그림 8-13**)에 의해 지배된다. 다시 말해 이 과정은 의식적이고 수의적으로(예: 대뇌피질에 의해) 제어되지 않으며 오히려 기본적인 방어나 영양 관련 반사에서 발생한다는 것이다. 뇌간 제어 관점에서 저작, 연하 과정을 살펴보자.

혀로 음식을 받아들이는 것은 신생아의 혀 기본 자세에서 점차 발달하는 것으로 보인다. 영아의 빨기 동작은 서너 번의 피스톤 동작과 같은 펌프 후에 내미는 삼킴(미성숙한)과 관련이 있다. 빨기 연속 과정에서 액체는 삼킴을 위한 준비 중 혀 위에 고인다. 이는 성인이나 영아가 입속으로 음식을 받아들일 때 일어나는 혀 받침 모양과 같은 자세는 아니다. 음식은 씹기 위해 혀에서 어금니로 이동한다. 이 과정은 중뇌의 씹기 반응에 의해 지배되고 침과 섞이는데, 침은 일차적으로 혀 앞쪽 2/3 지점의 미각에 의해 촉발된다. 구강 내의 촉각은 음식덩이의 농도, 크기, 모양에 대한 피드백을 제공한다. 음식덩이는 볼근육과 입천장둘레근의 도움으로 구강 내에 머무른다.

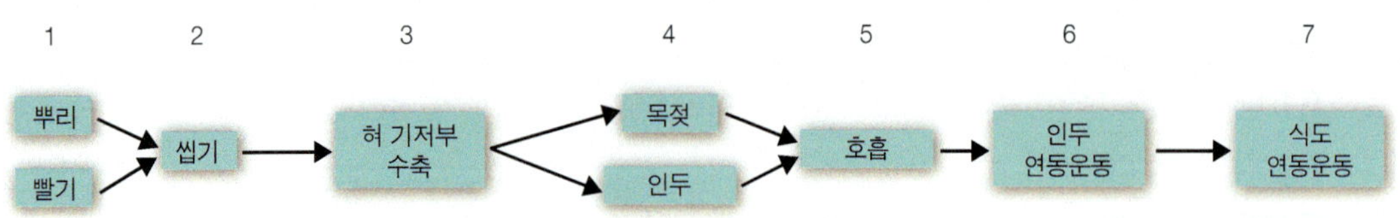

그림 8-13. 저작, 연하와 관련된 순차적이고 동시적인 반사 도식.

음식덩이의 농도가 적절하다고 감지되면 정상적으로 삼킴 활동이 일어난다. 이 과정은 음식덩이가 목구멍 또는 연구개에 닿을 수 있을 만큼 혀가 충분히 후방화되면 시작된다. 구개반사는 목구멍과 인두에 이물질이 접촉하면 발생하고 연구개의 상승을 유도한다. 인두반사는 음식덩이가 목구멍과 혀 기저부 뒤쪽 또는 후두계곡에 닿으면 시작된다. 실제로 이 두 반사가 음식덩이를 섭취할지 방출할지에 대한 결정은 자극의 본질에 의해 좌우된다(**그림 8-7**). 해롭거나 이로운 자극 모두는 후두와 윤상인두근이 열리도록 한다. 그러나 해로운 자극은 구토나 구역질과 같은 복부근 수축을 유발한다. 음식덩이가 뒤쪽으로 진입하면 구륜근, 협근, 소근, 교근, 측두근, 내익근, 상수축근이 모두 수축되고, 그다음 상수축근이 앞으로 당겨진다. 음식덩이가 입에 맞으면 중 · 하 수축근은 진입을 돕지만 입에 맞지 않으면 반대의 반응이 발생할 것이다.

통상적이고 일상적인 기능으로 여겨지는 이러한 복합적 과정은 기본 반사반응에서 유래하는 운동 요소를 성립한다는 것을 이해하는 데 중요하다. 이러한 지식은 임상가로서 삼킴 단계의 장애와 관련된 전반적인 시각을 가질 수 있도록 해 준다.

이 장의 요약

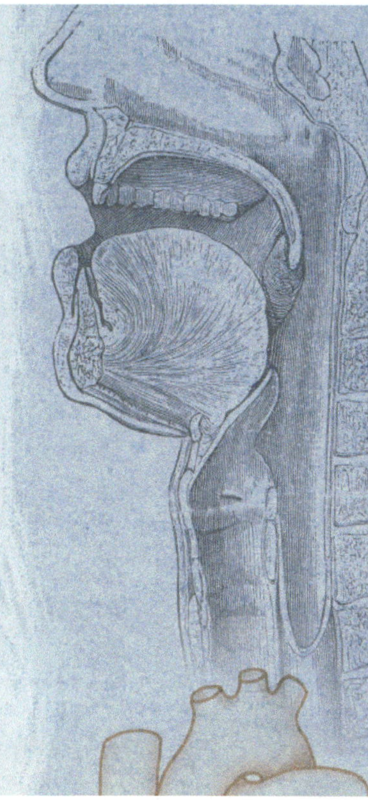

저작(mastication)과 **연하**(deglutition)는 행동적으로 또는 반사반응 체계로 접근할 수 있다. 저작과 연하의 행동 단계는 **구강준비단계**(oral preparatory stage), **구강단계**(oral stage), **인두단계**(pharyngeal stage), **식도단계**(esophageal stage)를 포함한다. 구강준비단계에는 음식을 구강에 넣고 씹기 위해 어금니로 이동시킨다. 그리고 혀와 경구개 사이에 음식덩이를 형성하기 위해 침과 섞는다. 구강단계에는 혀로 음식덩이를 구인두 쪽으로 밀어낸다. 인두단계는 음식덩이가 구협에 도달할 때 시작된다. 연구개와 후두가 상승하고, 음식덩이는 인두를 지나 음식물을 받아들이기 위해 이완된 상부식도 괄약근으로 움직인다. 후두덮개는 내려와 후두입구 일부를 덮고 후두내근은 기도를 보호하기 위해 단단한 폐쇄를 실행한다. 음식물은 후두덮개를 지나 이상와를 거쳐 식도로 간다. 마지막으로 식도단계는 식도를 통한 음식덩이의 연동운동을 수반한다.

저작과 연하의 감각체계는 씹기와 삼킴 근육 성분의 유발뿐만 아니라 이 과정들의 다양한 속성 유지에 중요하다. **미각**(맛, gustation)은 설인신경과 안면신경을 거쳐 뇌로 정보를 전달하는 **화학수용체**(chemoreceptors)에 의해 매개된다. **미각수용기**(taste sensors)는 단맛, 신맛, 짠맛, 쓴맛, 감칠맛 감각으로 분화된다. 미각은 음식덩이를 섭취할지 구강 밖으로 뱉어 낼지 결정한다. **후각**(냄새 감각, olfaction)은 비점막 내의 화학수용체에 의해 매개된다. **촉각**(접촉 감각, tactile sense)은 깊거나 얕은 접촉에 반응하는 기계수용기에 의해 매개된다. 온도 자극 네 가지는 사람의 감각에 의해 구별된다—따뜻한, 뜨거움, 시원함, 차가움. **통각**(통각수용, pain sense 또는 nociception)은 유해 자극에 반응하고 위장체계로의 부적절한 이물질 유입에 저항하는 방어 반응으로 작용한다. 근신장은 **근육방추섬유**(muscle spindle fibers)에 의해 감지되고, 근긴장은 힘줄과 근막 내에 있는 **골지힘줄기관**(Golgi tendon organs)에 의해 감지된다. 촉각, 온각, 통각, 얼굴과 구강의 관절과 힘줄 감각은 삼차신경, 설인신경, 미주신경에 의해 매개된다. **침분비**(salivation)는 침샘 자극의 결과로 나타난다. 샘에서 생산되는 침의 종류를 살펴보면, **설하선**(혀밑샘, sublingual gland)은 진한 점액 분비물을 생산하고, **악하선**(턱밑샘, submandibular gland)은 진한 장액과 점액 분비물 모두를, 그리고 **이하선**(귀밑샘, parotid gland)은 오직 장액성 침만을 분비한다.

CSS의 신경생리학적 관점으로 보면 씹기, 빨기, 삼키기는 동시다발적 순서로 실행된 많은 개별 반사의 결과물이다. **씹기반사**(chewing reflex)는 혀에 의한 음식덩이의 움직임과 협응하는 아래턱의 회전운동을 수반한다. **포유반사**(rooting reflex)는 볼의 가벼운 접촉으로 영아가 머리를 자극 쪽으로 돌리도록 한다. **빨기반사**(sucking reflex)는 입술 안쪽의 가벼운 접촉으로 유발되며 혀의 전방화와 후방화뿐만 아니라 입술 폐쇄를 일으킨다. **구개반사**(palatal reflex)의 구개수 상승은 구협, 혀편도, 상인두의 접촉 자극에 의해 발생한다. **구역반사**(gag reflex)는 구협, 목구멍 뒤쪽, 혀편도 인근의 혀 뒤쪽에 대한 촉각 자극에 의해 유발된다. 이는 호흡 중단과 후두 상승을 초래한다. **구역질**(retching)과 **구토반사**(vomiting reflex)는 구역반사와 유사한 복합 반응이다. **기침반사**(cough reflex)는 성문하압 상승과 강한 호기 발생을 위해 후두 폐쇄, 복부 수축을 일으킨다. **통증제거반사**(pain withdrawal reflex)는 해로운 자극을 피하기 위해 발생한다. 호흡은 불충분한 혈중 산소와 이산화탄소, 혈중 산도 과다의 결과로 일어난다.

연구문제

1. ____________은 삼키기 위해 음식을 준비하는 과정을 말한다.

2. ____________은 삼킴 과정을 의미한다.

3. ____________는 음식이나 음료의 '덩어리(ball)'를 의미한다.

4. 저작과 삼킴에 대한 구강준비단계의 다섯 가지 요소를 나열하시오.
   a. ____________
   b. ____________
   c. ____________
   d. ____________
   e. ____________

5. 삼킴 구강단계의 세 가지 요소를 나열하시오.
   a. ____________
   b. ____________
   c. ____________

6. 삼킴 인두단계의 일곱 가지 중요한 요소를 나열하시오.
   a. ____________
   b. ____________
   c. ____________
   d. ____________
   e. ____________
   f. ____________
   g. ____________

7. ____________반사는 촉각 자극의 방향이 뺨으로 지향하는(orienting) 것을 수반한다.

8. ____________는 '구부(입술 주변 부위, mouth region)'라고 한다.

9. ____________반사는 아랫입술과의 부드러운 접촉에 의해 유발되고, 이로 인해 혀 내밀기나 오므리기가 관찰된다.

10. 유아와 성인의 구인두 해부 및 생리의 중요한 차이점 세 가지를 나열하시오.
    a. ____________
    b. ____________
    c. ____________

11. 유아는 삼킴 과정에서 우유를 마시고 숨을 쉴 때 같은 통로를 공유하는 것과 같이 호흡과 삼킴을 조절한다. T/F

12. ______________단계는 음식을 삼키기 위해 준비하는 단계이다.

13. ______________단계는 음식덩이를 구강에서 인두로 운반하는 데 관여하는 삼킴 단계이다.

14. ______________단계는 식도로 음식덩이가 이동하는 것에 관여하는 삼킴 단계이며, 다양한 생물학적 보호 반응을 포함한다.

15. ______________단계는 음식이 상부식도 영역에서 위장으로 이동하는 삼킴 단계이다.

16. ______________은 파도와 같은 동작을 말한다.

17. 삼킴의 압력과 관련된 중요한 세 가지 요소를 나열하시오.
   a. ______________
   b. ______________
   c. ______________

18. CSS는 ______________, ______________, ______________의 약자이다.

19. ______________은 맛에 대한 감각을 말한다.

20. ______________는 화학적 자극에 반응하는 수용기의 한 종류이다.

21. 혀 앞쪽 2/3 부분은 ______________신경에 의해 맛을 느낀다.(이름, 번호)

22. 혀 뒤쪽 1/3 부분은 ______________신경에 의해 맛을 느낀다. (이름, 번호)

23. 후두덮개와 식도는 ______________신경에 의해 맛을 느낀다. (이름, 번호)

24. 쓴맛은 주로 ______________신경에 의해 전달된다.(이름, 번호)

25. 단맛은 주로 ______________신경에 의해 전달된다.(이름, 번호)

26. 신맛과 짠맛은 주로 ______________신경에 의해 전달된다.(이름, 번호)

27. ______________은 냄새에 대한 감각을 말한다.

28. ______________소체/혈구는 표면 상피(superficial epithelia)에서 분당 기계적 움직임에 반응한다.

29. ______________수용기는 표면 상피 내의 압력 감각을 전달한다.

30. ______________는 빠르고 깊은 압력에 반응한다.

31. ______________ 종말 감각이 있는 세포는 상피의 깊은 층에 뻗어 있다.

32. 체온 변화를 중재하는 열수용기의 네 가지 종류를 나열하시오.
   a. ______________
   b. ______________
   c. ______________
   d. ______________

33. 온도 감각과 통각은 같은 형태를 공유한다. T/F

34. ______________은 통각을 말한다.

35. ______________에 의해 근육 이완을 느낀다.

36. 안면근육에 근방추(muscle spindle)가 있다. T/F

37. ______________은 근육 긴장을 느낀다.

38. ______________는 구강으로 침의 분비와 생산이 이루어지는 것을 말한다.

39. 이하선은 ______________(침 종류)을 구강 후방과 인두로 보낸다.

40. 혀밑샘은 ______________(침 종류)을 구강 전방으로 보낸다.

41. ______________반사는 저작 근육의 회전운동에 관여한다.

42. ______________반사는 연구개 상승에 관여한다.

43. ______________반사는 위장의 내용물 배출에 관여한다.

44. ______________반사는 호흡기관 통로로부터 이물질을 강제로 밀어내고 배출하기 위해 내전 근육의 수축에 관여한다.

45. ______________반사는 혀의 수축에 관여한다.

연구문제 정답

1. 저작은 삼키기 위해 음식을 준비하는 과정을 말한다.

2. 연하작용은 삼킴 과정을 의미한다.

3. 음식덩이는 음식이나 음료의 '덩어리(ball)'를 의미한다.

4. 저작과 삼킴에 대한 구강준비단계의 다섯 가지 요소를 나열하시오.
   a. 음식을 입으로 받는다.
   b. 혀로 음식을 어금니로 옮긴다.
   c. 침으로 음식을 섞는다.
   d. 음식을 덩어리로 만든다.
   e. 혀의 움직임으로 음식을 구강에서 옮긴다.

5. 삼킴 구강단계의 세 가지 요소를 나열하시오.

a. 설단이 윗잇몸으로 상승한다.

b. 음식덩이는 새김질에 의해 후방으로 보내진다.

c. 음식덩이는 구협 및 연구개와 접촉한다.

6. 삼킴 인두단계의 일곱 가지 중요한 요소를 나열하시오.

- 음식덩이가 구인두로 들어감
- 연구개 상승
- 후두 상승
- 성대 내전
- 후두덮개는 기도 보호를 위해 닫힘
- 혀는 후방 인두벽으로 수축
- 상부식도 괄약근 개방
- 인두는 연동운동과 협응

7. 설근반사는 촉각 자극의 방향이 뺨으로 지향하는(orienting) 것을 수반한다.

8. 입주위는 '구부(입술 주변 부위, mouth region)'라고 한다.

9. 빨기반사는 아랫입술과의 부드러운 접촉에 의해 유발되고, 이로 인해 혀 내밀기나 오므리기가 관찰된다.

10. 유아와 성인의 구인두 해부 및 생리의 중요한 차이점 세 가지를 나열하시오.

a. 유아는 후두가 상승되어 있다.

b. 유아는 혀가 구강 내에서 큰 비중을 차지한다.

c. 유아의 의무적인 구강호흡

11. 유아는 삼킴 과정에서 우유를 마시고 숨을 쉴 때 같은 통로를 공유하는 것과 같이 호흡과 삼킴을 조절한다. F

12. 구강준비단계는 음식을 삼키기 위해 준비하는 단계이다.

13. 구강단계는 음식덩이를 구강에서 인두로 운반하는 데 관여하는 삼킴 단계이다.

14. 인두단계는 식도로 음식덩이가 이동하는 것에 관여하는 삼킴 단계이며, 다양한 생물학적 보호 반응을 포함한다.

15. 식도단계는 음식이 상부식도 영역에서 위장으로 이동하는 삼킴 단계이다.

16. 연동운동은 파도와 같은 동작을 말한다.

17. 삼킴의 압력과 관련된 중요한 세 가지 요소를 나열하시오.

a. 연구개 상승

b. 혀와 입술은 구강 폐쇄를 이룸

c. 윤상인두근은 후두 상승 시 열림

18. CSS는 씹기(Chew), 빨기(Suck), 삼킴(Swallow)의 약자이다.

19. 미각은 맛에 대한 감각을 말한다.

20. 화학수용체는 화학적 자극에 반응하는 수용기의 한 종류이다.

21. 혀 앞쪽 2/3 부분은 VII. 안면신경에 의해 맛을 느낀다. (이름, 번호)

22. 혀 뒤쪽 1/3 부분은 IX. 설인신경에 의해 맛을 느낀다. (이름, 번호)

23. 후두덮개와 식도는 X. 미주신경에 의해 맛을 느낀다. (이름, 번호)

24. 쓴맛은 주로 IX. 설인신경에 의해 전달된다. (이름, 번호)

25. 단맛은 주로 VII. 안면신경에 의해 전달된다. (이름, 번호)

26. 신맛과 짠맛은 주로 VII. 안면신경에 의해 전달된다. (이름, 번호)

27. 후각은 냄새에 대한 감각을 말한다.

28. 촉각소체/혈구는 표면 상피(superficial epithelia)에서 분당 기계적 움직임에 반응한다.

29. 메르켈원반수용기는 표면 상피 내의 압력 감각을 전달한다.

30. 파치니소체는 빠르고 깊은 압력에 반응한다.

31. 루피니종말 감각이 있는 세포는 상피의 깊은 층에 뻗어 있다.

32. 체온 변화를 중재하는 열수용기의 네 가지 종류를 나열하시오.
    a. 시원하다
    b. 차갑다
    c. 미지근하다
    d. 뜨겁다

33. 온도 감각과 통각은 같은 형태를 공유한다. T

34. 통각수용은 통각을 말한다.

35. 근방추에 의해 근육 이완을 느낀다.

36. 안면근육에 근방추(muscle spindle)가 있다. F

37. 골지힘줄기관은 근육 긴장을 느낀다.

38. 침분비는 구강으로 침의 분비와 생산이 이루어지는 것을 말한다.

39. 이하선은 장액(침 종류)을 구강 후방과 인두로 보낸다.

40. 혀밑샘은 점액(침 종류)을 구강 전방으로 보낸다.

41. 씹기반사는 저작 근육의 회전운동에 관여한다.

42. 구개수(구개)반사는 연구개 상승에 관여한다.

43. 구토반사는 위장의 내용물 배출에 관여한다.

44. 기침반사는 호흡기관 통로로부터 이물질을 강제로 밀어내고 배출하기 위해 내전 근육의 수축에 관여한다.

45. 혀 기저부 수축반사는 혀의 수축에 관여한다.

9

청각의 구조

의사소통 능력은 개체가 분명하게 가지고 있는 또 다른 능력이다. 청각계통은 개체에서 유일하게 의사소통만을 위해 존재한다. 유사 이래 소리는 무엇보다 생존을 위해 더 중요한 역할을 했다. 그러나 소리를 **듣는다**는 것은 구어 의사소통에서 매우 중요하며 필수적인 요소이다.

Anatesse Lesson

청각기관은 의외로 그 범위가 넓고 구조 또한 복잡하다. 이 장에서는 청각기관의 해부학적 구조를 살펴보고자 한다. 청각기관을 구성하고 있는 여러 구조물이 왜 있어야 하는가, 즉 청각의 생리적 기능은 10장에서 다룰 것이다.

청각기관의 구조

귀는 기능적 섬세함에 비하여 그 구조가 의외로 단순하다. 귀는 소리 에너지를 생체전기 에너지로 바꾸는 **변환장치**(transducer)이다. 에너지 변환 과정에 관한 상세한 설명은 10장에서 할 것이다.

변환장치(transducer): 라틴어로 '~을 건너서(trans) + 이끄는 것(ducer)'

여기서는 외이, 중이, 내이, 그리고 10장에서 다루게 될 청각전달로 등에 대한 기본 요소를 중심으로 귀의 구조에 대하여 설명하고자 한다(그림 9-1).

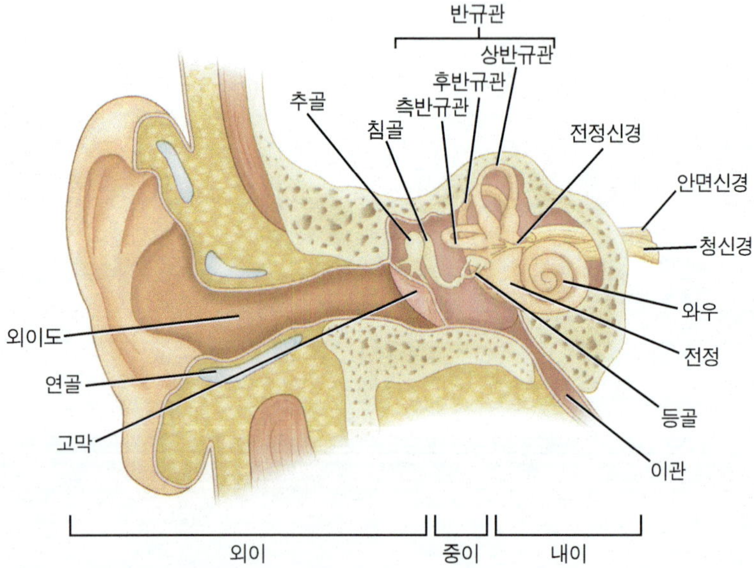

그림 9-1. 외이, 중이, 내이의 구조.

출처: Delmar/Cengage Learning

❋ 외이

외이(outer ear)는 우리가 잘 알고 있는 것처럼 이개와 외이도의 두 부분으로 구성되어 있다(표 9-1). **이개**(귓바퀴, auricle, pinna)는 우리가 흔히 귀라고 부르는 돌출부이며, 연골로 구성되어 있다. 이개는 가장 먼저 소리를 모아 중이와 와우로 보낸다.

이개(pinna): 라틴어로 '깃털'

이개는 공간에서 소리의 위치를 파악하는 데 기여하고, 소리를 모으는 등 여러 가지 중요한 역할을 담당한다. 이개에서 각각의 경계(랜드마크)는 진단적 의의뿐만 아니라 여러 가지 이유로 중요하다(그림 9-2). **이륜**(귀둘레, helix)은 귓바퀴의 가장 바깥쪽에서 둥글게 말린 부분을 말한다. 이륜의 상후방은 **이개결절**[귓바퀴결절, auricular tubercle; 또는 **다윈결절**(Darwin's tubercle)]이라고 한다. 이륜 바로 앞쪽은 **이갑개**(귀선반, concha)의 입구를 이루는 유사한 조직주름인 **대이륜**(맞둘레, antihelix)이 있다. 이륜과 대이륜 사이에는 **주상와**(배오목, scaphoid fossa)가 있다. 대이륜은 **대이륜각**(맞둘레다리, crura antihelicis)을 이루며 상부로 분화되고, 그 사이는 **삼각와**(세모오목, triangular fossa)를 이룬다. **이갑개주**(조가비틈, cymba conchae)는 이개결절의 전방 입구를 이루는 이개결절의 전

이륜(helix): 그리스어로 '고리'

이개강(concha): 그리스어로 '조개 모양(konche)'

표 9-1. 외이의 구조.

이개(귓바퀴, auricle, pinna)
- 이륜(귀둘레)
- 이개결절[귓바퀴결절, 또는 다윈 결절(Darwin's tubercle)]
- 대이륜(맞둘레)
- 각(다리)
- 대이륜각(맞둘레다리)
- 삼각와(세모오목)
- 주상와(배오목)
- 이갑개(귀선반)
  - 이갑개주(조가비틈)
  - 이갑개강(조가비공간)
- 이주(귀구슬)
- 주간절흔(귀구슬사이패임)
- 대주(맞구슬)
- 이수(귓볼)

외이도(external auditory meatus)
- 연골성 외이도
- 골성 외이도
- 협부
- 고막

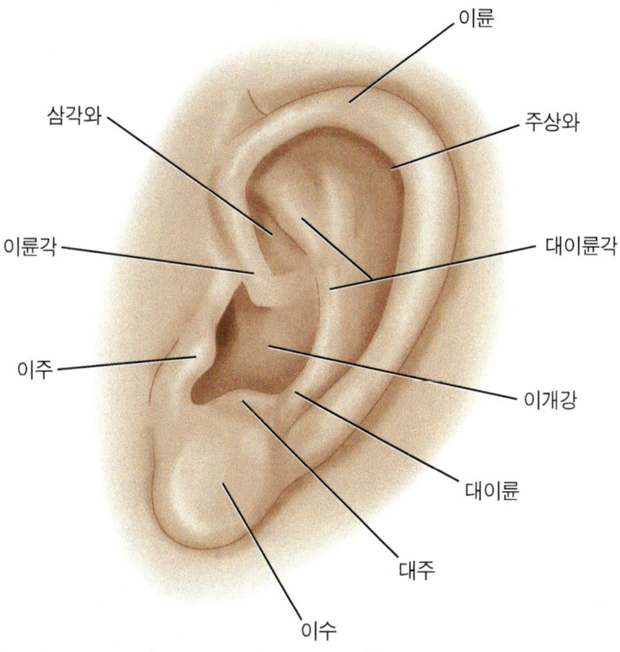

그림 9-2. 이개의 구조

출처: Delmar/Cengage Learning

이주(tragus): 그리스어로 '염소(tragos)'

방 연장부이고, **이갑개강**(조가비공간, cavum conchae)은 이개결절의 중심부이다. **이갑개**(귀조가비, concha auriculae)는 **외이도**(external auditory meatus, EAM)의 입구이다. **이주**(귀구슬, tragus)는 상피로 쌓인 연골 판으로 마치 외이도 입구를 덮고 있는 것처럼 보인다. 이주 상부는 **주상결절**(구슬위결절, tuberculum supratragicum)이고, 후하방은 **대주**(맞구슬, antitragus)이다. 이주와 대주 사이에 아래로 각진 부분은 **주간절흔**(귀구슬사이패임, intertragic incisure)이라 하며, 대주 아랫부분은 **이수**(귓불, lobule, lobe)라고 한다.

이수는 연골이 전혀 없는 몇 안 되는 구조 중 하나이며, 손으로 만져 보면 확인할 수 있다. **이개연골**(귓바퀴연골, auricular cartilage)은 앞서 기술한 이개 모양의 대부분을 이루는 단일 구조이며, 외이도에 곤충이나 먼지를 막는 데 유용한 섬모가 있는 상피 조직층으로 덮여 있다.

외이도는 이갑개 안쪽에서 재면 지름 약 7 mm, 길이 약 2.5 cm 정도이다. 이주로부터 측정할 경우에는 1.5 cm 정도를 더해야 한다. 외이도는 그저 작고 단순한 구멍에 불과한 것이 아니다. 외이도는 이주와 함께 공명강으로서 그 길이가 공명주파수를 결정하는 등 소리를 듣는 데 기여한다. 이에 대해서는 10장에서 살펴볼 것이다.

Anatesse Lesson

외이도 바깥쪽 1/3은 연골로 구성되어 있고, 그 길이는 약 8 mm이다. 나머지 안쪽 2/3는 측두골(관자뼈, temporal bone)로 둘러싸여 있다. 외이도는 S자 모양으로 굽어 있다. 만약 **고막**(tympanic membrane, TM)을 향해 외이도를 여행한다면, 먼저 얼굴 쪽, 머리 꼭대기 쪽을 향해 안으로 들어가다가 골부와 연골부가 만나는 지점에서부터 다시 아래쪽으로 내려가야 한다. 외이도 중간에는 좁혀지는 부분이 두 곳 있는데, 처음이 연골부의 끝 부분이자 골부의 시작점이다. 두 번째는 **협부**(isthmus)라 불리며, 고막으로부터 0.5 cm 정도 바깥쪽에 위치한다. 외이도 안쪽 끝 부분에서 고막을 만날 수 있는데, 고막은 외이도에서 비스듬하게 기울어져 있는 3개의 층으로 된 아주 얇은 막이다. 이 중 고막의 바깥 막은 이개와 연결된 상피층이다.

협부(isthmus): 그리스어로 '복도(isthmos)'

성인의 외이도는 입구가 아래쪽으로 향하고 있어서 안쪽 내부를 보기가 어렵다. 따라서 외이도 내부나 고막을 관찰하려면 체내 공간을 들여다볼 수 있는 **검안경**(speculum)을 이용해야 한다. 외이도의 1/3은 털로 덮여 있고 귀지(cerumen, ear wax)도 볼 수 있는데, 이는 곤충이나 이물질을 외이도 밖으로 밀어내서 외이도의 가장 안쪽에 있는 고막을 보호한다.

검안경(speculum): 라틴어로 '거울(mirror)'

고막은 외이와 중이 사이의 경계에서 이 두 공간을 완전히 분리하는 아주 얇은 세 층의 막이다. 고막의 바깥쪽은 외이도의 상피층으로, 안쪽은

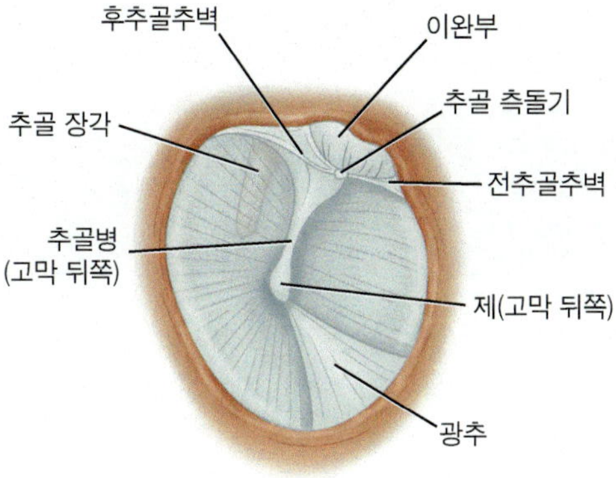

그림 9-3. 외이도에서 바라본 왼쪽 고막.

출처: Delmar/Cengage Learning

중이의 점막층으로 구성되어 있다. 그 사이에는 섬유층이 분포한다. 섬유층은 탄력섬유조직이 방사형 및 원형으로 결합되어 있어서 고막이 적절한 강도와 긴장을 유지할 수 있게 한다.

고막은 면적이 약 55 mm^2이며, **제**(고막배꼽, umbo)와 **광추**(cone of light)는 중요한 기준점 중의 하나이다(그림 9-3). 제는 중이에 있는 추골(망치뼈, malleus) 끝 부분이 고막 섬유층에 부착되면서 생긴 부분이다. 고막에서 특히 팽팽하고 이경의 빛이 반사되는 전하방부를 광추라고 한다. 고막 뒤로는 추골병(추골손잡이, manubrium)이 보이는데, 왼쪽 고막이라면 11시 방향에 위치한다.

외이도염과 귀지

이개와 외이도 상피층은 연골과 뼈에 단단히 밀착되어 있어서 주변이 조금이라도 부으면 통증의 원인이 된다. **외이도염**(otitis externa)은 외이의 피부 염증을 말하며, 염증이 생기면 붓게 된다(**부종**, edema). 이개나 외이도처럼 상피가 기본 구조와 밀착된 경우에는 부종이 상피 긴장을 증가시켜 심한 통증을 유발한다.

외이도염은 외상이나 찰과상에 따른 박테리아 감염에 의해서도 생긴다. 오염된 탐침이나 이경 등도 감염을 일으킬 수 있다. 외이도염은 대상포진 바이러스(herpes zoster virus)와 같은 바이러스 감염도 원인이 될 수도 있다. 이렇게 통증이 동반되는 감염은 안면신경이나 내이신경에 이르면 안면마비나 청력 손실이 생길 수 있다.

외이도 연골부에는 섬모나 이구선(귀지샘, ceruminous gland)이 있다. **귀지**는 귀지샘에서 외이도로 분비되어 고막을 보호하지만 지나치면 외이도를 막기 때문에 제거할 필요가 있다. 면봉을 사용한 귀지 제거는 경사면이 외이도 아래쪽으로 주머니 모양을 만들어서 귀지나 이물이 뭉치게도 한다.

이에 관한 보다 상세한 내용을 알고 싶다면 Martin과 Clark의 책(1995, 2006)을 추천한다.

▩ 이개와 외이도 기형

권투와 같은 과격한 운동은 이개에 외상을 줄 수 있고, 이 외상으로 이개의 영구적인 변형이 생길 수 있다. 외상은 연골과 상피 사이에 출혈을 유발하고, 치료하지 않으면 부종이 생겨 이개 모양이 변형될 수 있다.

선천성 이개 및 외이도 기형이 나타날 수도 있다. 외이도가 선천적으로 발생하지 않은 **외이도 폐쇄증**(atresia)은 중이 구조 결손의 신호이기도 하다. 외이도가 좁아진 **협착증**(stenosis)으로 인해 중이로 전달되는 소리가 약해진다. 이개가 발달하지 않았거나 완전하지 못한 **이개 기형**(귓바퀴 무형성증, aplasia), 이개가 비정상적으로 작은 **소이증**(microtia) 등이 있다. 여러 가지 이유로 발달에 지장이 생기면 이개는 아주 작게 흔적만 남아 있기도 한다.

다양한 유전적 증후군에서도 이개 기형이 나타날 수 있다. 아가미-귀-콩팥증후군(branchio-oto-renal syndrome)을 가진 아동의 경우 소이증과 컵 귀, 등골 분리와 전음성 난청 또는 감각신경성 난청이 나타난다. 유병률이 높은 다운증후군(Down syndrome, trisomy 21) 환자는 이개가 작은 소이증, 이륜 기형 등이 나타나고, 때로 외이도 협착을 동반하기도 한다. ▩

고막은 외이도에서 관찰하면 약간 오목하며, 제는 오목한 부분의 가장 안쪽이다. 고막의 대부분이 섬유조직으로 이루어져 있지만, 고막의 상부 사분위면은 **이완부**(pars flaccida)로 이어져 있다. 고막 이완부 양쪽으로 **전·후**(anterior and posterior) **추골추벽**(망치주름, malleolar folds)이 오목면을 이루고 있다. 추골추벽과 광추 부위는 추골(망치뼈, malleus)이 고막을 멀리 밀어서 생긴 것으로, 풍선의 한 부분을 당겼을 때 반대쪽에서 본 모습처럼 고깔 모양이다. 고막과 추골의 팽팽한 연결은 고막에서 이소골 연쇄로 음향 에너지를 전달하게 해 준다. 고막이 유난히 투명하다면 추골의 측돌기(가쪽돌기, lateral process)에 나란히 있는 침골(모루뼈, incus) 장각(긴다리, long process)을 볼 수도 있으며, 고막 상부의 고삭신경(고실끈신경, chorda tympani)을 볼 수도 있다.

요약하면, 외이는 일차적으로 소리를 모으는 이개와 **외이도**로 구성되어 있다.

- 이개의 모양은 이개 가장자리인 **이륜**과 이륜의 **이개결절**을 포함한다.
- **이갑개주**는 이륜 전방 연장부이고 이갑개의 전방 입구이다.
- 외이도는 골부와 연골부를 이룬다.
- 연골부는 외이도의 외측 1/3이고, 골부는 나머지 2/3이다.
- 외이도의 안쪽 끝에는 외이와 중이를 나누는 고막이 있다.

▩ 고막의 구조

고막은 상하 지름이 약 10 mm인 타원형 구조이다. 전후 지름은 이보다 약간 작은 9 mm 정도이고, 외이도 바닥과 55° 정도로 기울어져 있다. 고막 둘레는 섬유연골성(fibrocartilaginous) 고리이며, 측두골에 파인 **고실구**(고막고랑, tympanic sulcus)에 끼워져 있다. 고실구는 고막 상연의 경우 불완전하고, 전후는 망치주름에 잘 끼워져 있다.

고막은 외층(상피층), 중간층, 내층으로 되어 있다. **외층**(**상피층**, outer layer)은 외이도와 이개 피부에 연결되어 있다. **중간층**(**섬유층**, intermediate layer)은 두 부분으로 나뉘는데, 표면에 해당하는 외측은 추골병에서 주변으로 퍼져 나가는 방사상 섬유층이고, 내측은 고막의 주변에서 대부분 발견되는 윤상섬유층이다. **내층**(**점막층**, inner layer)은 중이 점막의 연장이다. ▩

❋ 중이

Anatesse Lesson

중이(middle ear)는 작지만 인체에서 가장 작은 추골, 침골, 등골의 3개 뼈가 들어 있는 아주 중요한 공간이다. 가장 먼저 3개의 뼈가 서로 관절을 이루는 것과 중이강의 주요 구조물에 대해 설명한다(표 9-2).

이소골

이소골(ossicles)은 추골(망치뼈, malleus), 침골(모루뼈, incus), 등골(등자뼈, stapes)로 알려진 3개의 뼈로 되어 있다(**그림 9-4~그림 9-6**). **이소골연쇄**(ossicular chain)는 이 3개의 뼈가 서로 연결되어 고막에 부딪힌 음향 에너지를 내이로 전달한다. **추골**은 이소골 중 가장 크고, 고막에 붙어 있다.

추골(malleus): 라틴어로 '망치'

그림 9-5와 같이 추골병(manubrium)은 **머리** 부분과 구별되는 가느다랗게 목을 이루는 긴 돌기이다. **전·외돌기**는 인대에 연결되고, 추골병과 **측돌기**는 고막에 연결된다. 고막과 측돌기의 연결은 전·후 망치주름 및 고막 이완부를 형성한다.

추골병(manubrium): 라틴어로 '손잡이'

추골을 주의 깊게 살펴보면 뼈 뭉치들이 **머리 부분**(caput)에 있는데, 침골과 관절을 이룬다. 추골 머리는 중이 상고실오목(epitympanic recess) 쪽으로 돌출되어 있다. 추골은 이소골 중에서 가장 크지만 길이가 9 mm, 무게가 25 mg에 불과하다.

침골(incus)은 이소골연쇄의 중간에 위치하여 이소골들이 소통하는 과정에서 중재자 역할을 한다. **침골체**는 **관절면**(malleolar facet)으로 추골의

침골(incus): 라틴어로 '모루'

표 9-2. 중이의 구조.

이소골(ossicles)
- 추골(망치뼈)
  - 추골병(망치뼈자루)
  - 추골두(망치뼈머리)
  - 측돌기(가쪽돌기)
  - 전돌기(앞돌기)
  - 침골 관절면
  - 인대
    - 상인대
    - 측인대
    - 전인대
  - 침골(모루뼈, incus)
    - 단각(짧은다리)
    - 장각(긴다리)
    - 두상돌기(렌즈돌기)
    - 추골 관절면
    - 상인대
    - 후인대
  - 등골(등자뼈, stapees)
    - 등골두(등자뼈머리)
    - 등골경부(등자뼈목)
    - 후각(뒤다리)
    - 전각(앞다리)
    - 등골족판(등골뼈바닥)

근육(muscles)
- 등골근
- 고막장근

내측 벽(medial wall)
- 와우갑각
  - 난원창
  - 정원창
  - 안면신경 융기
- 외측반규관 융기
- 고막장근관

전방 벽(anterior wall)
- 이관 입구

후방 벽(posterior wall)
- 등골피라미드 융기
- 안면신경 융기 기시부
- 유양동구

바닥(floor)

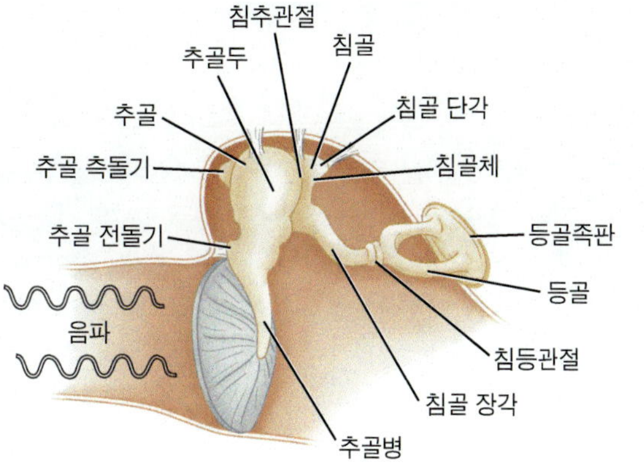

그림 9-4. 오른쪽 이소골연쇄의 관절 [Clark/Ohlemiller(2008)].

출처: Delmar/Cengage Learning

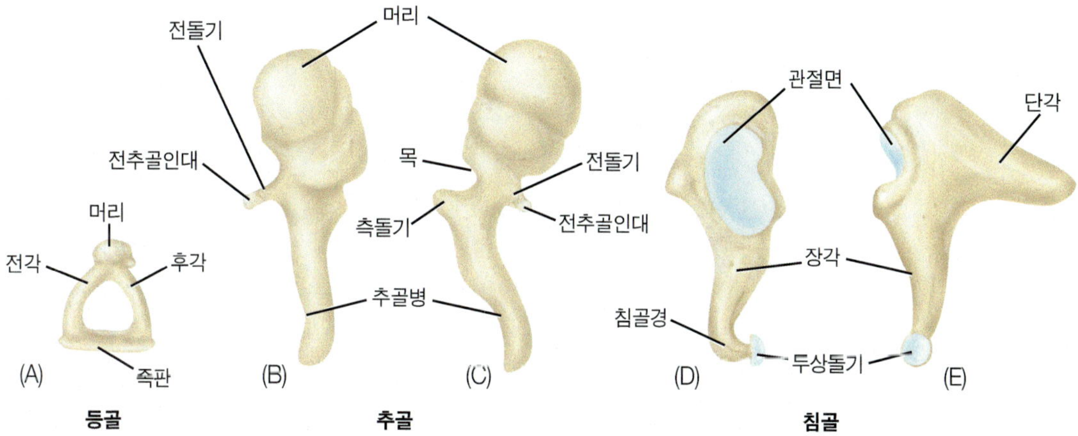

그림 9-5. 이소골의 구조. (A) 등골 구조, (B) 추골 후내면, (C) 추골 전내면, (D) 침골 전내면, (E) 침골 후내면.

출처: Delmar/Cengage Learning

머리와 관절을 이룬다. 그래서 침골 장각은 추골병과 거의 평행을 이루고, 몸체 대부분은 상고실오목에 위치한다. 장각 끝은 안쪽으로 뻗어 등골과 이어지는 **두상돌기**(렌즈돌기, lenticular process)와 연결되는 반면 **단돌기**는 뒤쪽으로 뻗어 있다. 이 또한 우발적으로 생겨난 것이 아니며, 보다 자세한 내용은 10장에서 설명할 것이다.

침골의 무게는 30 mg 정도이고 가장 긴 돌기의 길이는 7 mm 정도이다. 추골과 침골 관절의 움직임은 제한되지만 두 뼈는 안장 모양의 관절(saddle joint)을 이루고 있다. 추골과 침골은 고막의 움직임에 따라 하나로 움직이는 것처럼 보인다.

등골(stapes)은 이소골연쇄의 세 번째 뼈이다. **등골두**는 침골의 두상돌기와 맞물리고 **목 부분**은 두 갈래로 분지하여 다리를 이룬다. **앞 · 뒷다리**

두상(lenticular): 라틴어로 '렌즈 같은(lenticularis)'

등골(stapes): 라틴어로 '등자'

중이염과 삼출액

장액성(serous) 중이염은 중이강 내에 묽은 액체상 분비물이 고이는 상태를 말한다. 이러한 중이염은 다음과 같은 전형적인 단계로 진행된다. 이관의 기능에 이상이 생기고, 중이강 내부 공기를 조직이 흡수하면서 무산소 상태가 된다. 이관의 기능부전은 중이강 압력이 대기압과 같도록 기압 조정을 하지 못한다. 이러한 상태는 중이강의 상대적인 음압이 혈관과 중이벽 조직에서 묽은 액체(**삼출물**, transudation)를 끌어낸다. 이를 **중이저류액**(중이삼출액, middle ear effusion)이라 하며, 고막의 움직임을 크게 둔화시켜 소리 전달을 방해한다.

에 의해 형성된 아치는 발판에서 합쳐진다. **등골족판**(등자뼈바닥)은 달팽이관 난원창에 밀착되고 **윤상인대**(고리인대, annular ligament)에 고정된다. 등골은 무게 4 mg 정도, 면적 3.5 mm^2로 이소골에서 가장 작다. 침골과 등골은 **침등관절**(incudostapedial joint)을 이루는데, 이는 구상관절(ball-and-socket) 형태의 하나이다.

중이벽에서 나온 인대가 이소골을 붙들고 있어서 이소골연쇄는 상고실에 떠 있게 된다. **추골 상인대**는 상고실오목에서 추골두를, **추골 전인대**는 중이 앞쪽 벽에서 나와 추골경부를, **추골 측인대**는 중이 측벽에서 나와 추골두를 각각 연결하여 지탱한다. **침골 후인대**는 단각을 통해 침골을, **침골 상인대**는 침골을 상고실오목에 연결한다.

중이근육

- **등골근(등자근, stapedius muscle)**
- **고막장근(고막긴장근, tensor tympani muscle)**

중이에서 중요한 2개의 근육은 이소골에 연결되며, 이 근육들은 인체에서 가장 작은 뼈와 연결되는, 인체에서 가장 작은 근육이다(**그림 9-5**).

등골근

등골근(등자근, stapedius muscle)은 길이가 약 6 mm, 횡단면이 약 5 mm^2이며, 중이강 후벽 **추체융기**(pyramidal eminence)에서 시작하여 등골 뒷목에 부착한다. 등골근이 수축하면 등골이 뒤쪽으로 회전한다. 근육방추가 있고, 안면신경 등골근 분지의 지배를 받는다.

근육:	등골근(stapedius muscle)
시작점:	측두골 내 중이강 뒤쪽 벽
경로:	앞쪽으로
삽입점:	등골 뒷다리
신경지배:	VII번 안면신경
작용:	등골발판을 뒤쪽으로 회전하여 이소골연쇄 긴장

근육:	고막장근(tensor tympani muscle)
시작점:	이관의 연골부와 접형골대익
경로:	고막장근관을 통하고 시상돌기를 돌아 후방으로
삽입점:	추골병
신경지배:	V번 삼차신경의 3분지 귀신경절
작용:	추골을 전중앙부로 당겨서 이소골연쇄 긴장

고막장근

고막장근(고막긴장근, tensor tympani muscle)은 길이가 약 25 mm, 횡단면이 약 6 mm^{2}이며, 등골근과 함께 중이강에 있는 근육이다. 고막장근은 접형골대익(greater wing of sphenoid)에서 출발하여 중이강 앞쪽 벽에 있는 이관 입구 위쪽 **고막장근관**, 이관 연골부를 지나 **시상돌기**(trochleariform process, cochleariform process)에 이르러 직각으로, 바깥쪽으로 구부러져 추골목 바로 아랫부분 안쪽으로 부착한다. 고막장근이 수축하면 추골을 전중앙부로 당겨서 고막장근에 간접적인 긴장을 주어 움직임의 범위를 축소시킨다. 고막장근과 등골근의 수축은 중이의 음향 전달체계를 긴장시켜서 저주파수 음향 정보 전달을 감소시킨다. 즉 이들 근육의 수축은 내이에 전달되는 소리 크기를 줄여서 내이 손상을 방지한다. 그러나 중이근 긴장에 의한 이소골연쇄 경직은 중공업 등 산업 현장에서 주로 발생하는 고주파수 소음에 대한 방어 기능이 크지 않다. 고막장근은 삼차신경의 3분지 하악신경 귀신경절(otic ganglion)의 지배를 받는다.

이러한 근인대 배열과 부착은 중이의 기능에 매우 중요하다. 10장에서 논의하겠지만, 이소골에 부착된 중이근이 수축되는 동안에는 강한 소리를 계속 억제하면서 이와 동시에 소리 정보가 효과적으로 전달되어야 한다.

▩ 음향반사

음향반사[acoustic reflex; **등골반사**(stapedial reflex)로도 알려짐]는 청각학적 진단 도구 중 하나이다. 등골근 수축에 의한 힘이 등골발판에 도달하면 등골발판이 전달하는 소리 에너지의 진폭을 감소시키고, 이로 인해 내이로 전달되는 음압이 낮아진다. 이러한 현상은 내이를 보호하는 방어 기전이며, 대체로 85 dB SPL보다 큰 소리에서 나타난다. 이러한 음향반사는 고막장근에 의한 반응도 포함한다.

음향반사는 한쪽에 소리 자극을 주어도 두 귀에서 나타나며, 소리 자극을 준 쪽 귀의 반사 강도가 반대편 귀의 반사 강도보다 강하다. 만약 오른쪽 귀에 소리를 주면 오른쪽 달팽이관, 오른쪽 복측 와우신경핵, 오른쪽 내측 상올리브로 순차 진행한다(Møller, 2006). 오른쪽 내측 상올리브는 안면신경과 삼차신경의 좌우 신경핵과 소통하며, 이러한 경로를 통해 강한 자극이 좌우 양쪽 등골근의 수축을 유발한다. ▩

중이의 구조

중이강에는 청각 연구에서 중요한 다양한 기준점이 있다. **그림 9-6**은 이해를 돕기 위하여 우측 중이를 육면체의 상자로 가정하고 바깥쪽과 안쪽에서 바라본 그림이다.

내벽

창(fenestra): 라틴어로 '창'

중이강 안쪽으로는 달팽이관과 전정계에 관련한 네 가지 구조물이 있다. 등골발판에 닿아 있는 **난원창**(oval window, fenestra vestibuli, fenestra ovalis)은 후상면에 위치하고, 그 아래에는 **정원창**(round window, fenestra cochlea, fenestra rotunda)이 달팽이관의 고실계 입구를 고막처럼 막고 있다. 이 두 구조물 사이에 달팽이관 기저회전이 불거져 나온 **갑각**(promontory)이 있다. 난원창 바로 위는 전정계의 **외측반규관**(lateral semicircular canal) 돌출부(융기)가 있다. 이 외에 고막장근을 감싸는 관과 **안면신경관융기**(prominence of the facial nerve)도 볼 수 있다.

전벽

중이강 앞쪽 벽에는 **이관 입구**가 보이고, 벽 안으로는 내경동맥이 지나간다. 앞서 이야기한 것처럼 안쪽에서 돋아난 시상돌기로부터 고막장근의 건(인대)이 시작한다(**그림 9-6**).

이관(pharyngotympanic tube, Eustachian tube)은 6장에서 이미 언급하

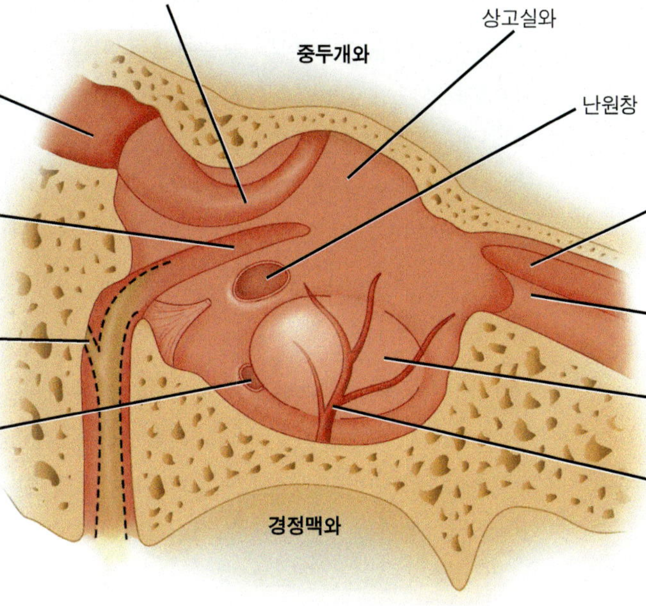

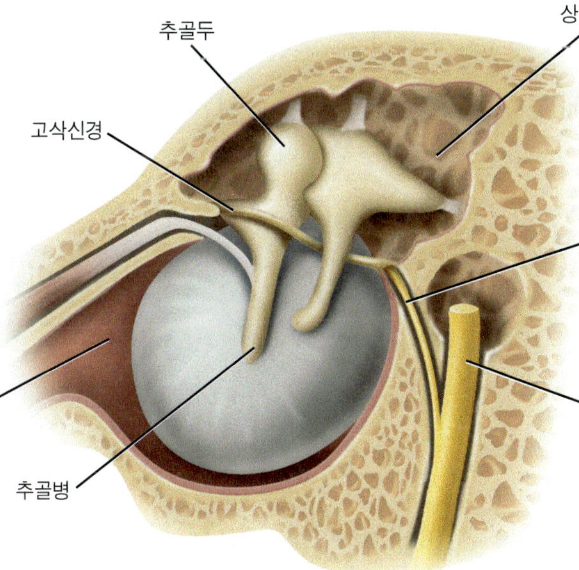

그림 9-6. (A) 고막과 이소골을 제거한 후 외이도 쪽에서 본 오른쪽 귀의 중이강 구조. (B) 중이강 쪽에서 본 고막의 안쪽 면으로 고실끈신경(고삭신경) 경로를 볼 수 있다.

출처: Delmar/Cengage Learning

였다. 이관은 중이강에 산소를 공급(**환기**, aeration)하는 유일한 관으로 중이 공간과 대기의 압력이 평형을 유지하도록 하는 역할을 한다. 이관의 길이는 약 36 mm로 비인두 전중앙부를 향한다. 이관의 골부(약 12 mm)는 측두골 추체(petrous)와 인상(squamous)이 연접하는 부위까지를 말한다. 이관의 연골부는 골부의 2배 정도 길고, 단면에서 보면 전하 내측 방향으로 불완전하게 뚫려 있다. 6장에서 설명한 것처럼 구개범장근(tensor veli palatini)이 바깥 위쪽으로 당겨 이관 입구(아랫면) 공간이 넓어진다.

후벽과 바닥

후벽에서는 돌아난 **추체융기**(pyramidal eminence)에서 등골 목 부분으로 연결되는 등골의 건이 나온다. 또 **유양동구**(aditus to the mastoid antrum)는 유양동 상고실오목으로 열려 있다. 후벽 안에는 고실끈신경(chorda tympani)과 안면신경이 안쪽으로 진행한다.

중이강의 바닥 안쪽으로 경정맥구가 진행하며, 유양돌기의 많은 부분을 차지하는 **유양봉소**(mastoid air cell)가 중이강 바닥까지 뻗어 있다. 중이 감염은 유양봉소의 이차 감염을 초래하여 종종 유양동 절제술이 필요한 경우도 있다.

요약하면, 중이강은 청각에서 매우 중요한 이소골연쇄를 포함한다.

- **추골**은 이소골에서 가장 크고, 고막과 연결된다.
- **침골**은 이소골연쇄에서 중간에 위치하며 이소골들이 서로 소통하는 데 매개가 된다. **등골**은 이소골연쇄의 세 번째 뼈이다.
- 이소골연쇄는 추골의 **상 · 전 · 측인대** 및 **등골의 후 · 상인대**가 지지하여 중이강 공간 내부에서 떠 있다.
- **등골근**은 등골의 목 뒤쪽으로 연결되어 등골 후방으로 당긴다.
- **고막장근**은 추골병(망치뼈손잡이) 윗부분으로 연결되어 추골을 전내

▩ 유양돌기염(mastoiditis)

측두골 유양돌기 부분은 함기세포(air cell)와 공기로 채워진 중이강으로 구성된다. 이 벌집 모양의 함기세포는 중이염에 의해 감염될 수 있으며, 이 감염은 큰 문제를 일으키거나 때로는 생명을 위협할 수도 있다. 이러한 중이 감염은 항생제로 치료하지 않으면 중이강 전체로 감염이 확산될 수 있다. 또 이를 방치하면 감염이 두개강으로 확산되고 뇌막염이나 뇌농양(brain abscess)을 초래한다. ▩

측으로 당긴다.

- 중이강 내벽에는 **난원창**, **정원창**, 내이의 **갑각**, **안면신경융기**가 있다.
- 전벽에는 **이관**의 입구가 있고, 후벽에는 **추체융기**(피라미드융기)가 있다.

❋ 내이

Anatesse Lesson

내이(inner ear)는 몸의 균형(전정계)과 소리(청각계, 달팽이관)를 수용하는 감각기이며, **전정**(vestibule)은 내이의 입구 역할을 한다(**표** 9-3).

그림 9-7은 내이의 전반적인 이해에 도움이 될 것이다. 그림에서 보는 것처럼 **골미로**(osseous, bony labyrinth)는 내이의 구조물(**막미로**, membranous labyrinth)을 담고 있는 터널 형태의 공간이며, 인체에서 밀도가 높은 측두골 추체부가 감싸고 있다. 골미로 표면에는 전정도수관 및 와우소관 등의 도관이 있어 미로로 림프가 공급된다.

미로(labyrinth): 그리스어로 '미로(labyrinthos)'

골미로는 미로의 입구인 전정과 반규관(semicircular canal) 그리고 달팽이관으로 구성되어 있다.

골전정

난원창은 **전정**의 측벽에 있고, 앞으로 달팽이관이, 뒤로 반규관이 연속해서 연결되는 공간이다. 전정은 앞뒤로 길이가 약 5 mm, 폭이 약 3 mm이다. 난원창은 전정의 바깥쪽 벽에 위치하며, 안쪽으로 전정수도관이 있다(**그림** 9-7A). 전정은 구형낭오목(spherical recess), 와우오목(cochlear recess), 난형낭오목(elliptical recess) 등 3개의 뚜렷한 오목이 있다. 내측벽에 있는 **구형낭오목**은 막미로 구형낭으로 가는 전정신경의 통로인 **중간체평형체반**(macula cribrosa media)이라고 하는 작은 구멍을 포함한다. **와우오목**은 전정과 와우관 기저회전 끝 부분 사이에서 이 둘을 서로 연결한다. **난형낭오목**은 난원낭과 상반규관 및 측반규관 팽대부 사이에서 서로 연결되어 있다.

표 9-3. 내이의 구조.

전정(vestibule)
- 구형낭
- 난형낭
- 낭반
- 이석막
- 부동섬모
- 운동섬모
- 결합관
- 내림프관

반규관(semicircular canals)
- 측반규관
- 전반규관, 전수직반규관
- 후반규관, 후수직반규관
- 팽대
- 팽대능선(팽대부릉)
- 부동섬모
- 운동섬모

달팽이관(와우, cochlea)
- 전정계
- 고실계
- 중간계
  - 라이너스막(안뜰막)
  - 기저막
  - 나선인대
  - 혈관조
  - 코르티기관
    - 내모세포와 외모세포
    - 다이터세포
    - 코르티터널
    - 나선판연
    - 내나선구
    - 개막
    - 망상판
    - 헨센세포
    - 클라디우스세포
    - 주세포간

골나선판(osseous spiral lamina)
- 와우기저막공

와우공(helicotrema)

(A)

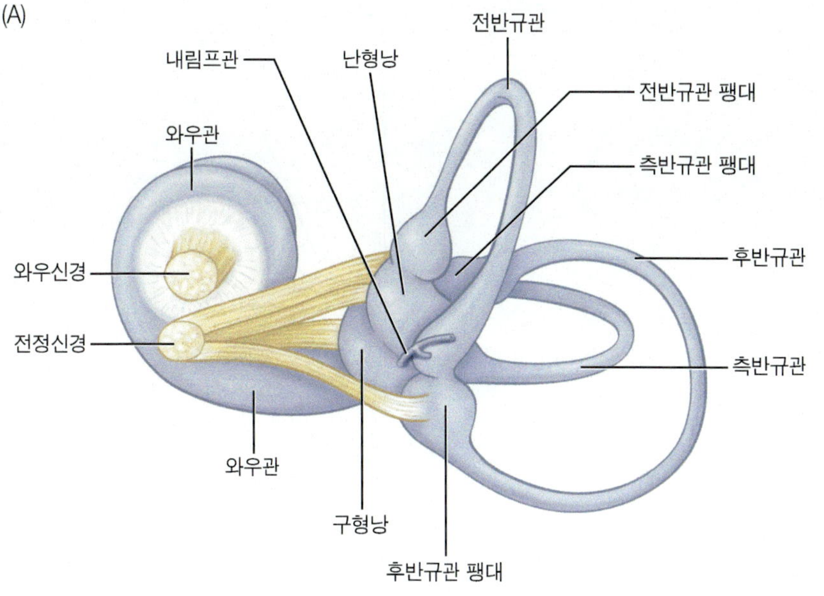

(B)

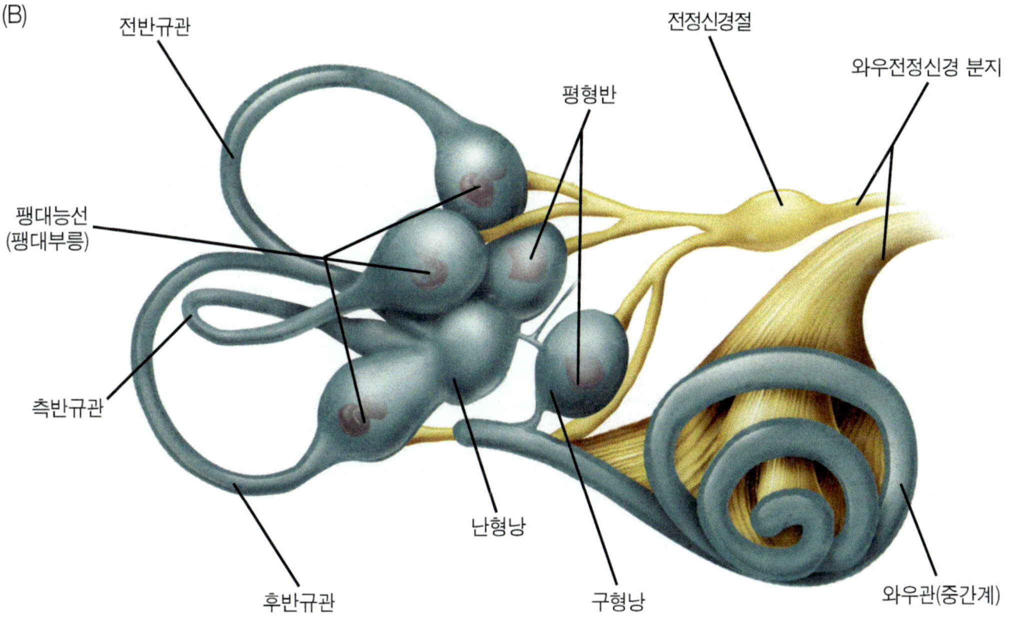

그림 9-7. (A) 전정, 반규관, 와우의 구조. (B) 내이 막미로의 기본 구조. (계속)

출처: Delmar/Cengage Learning

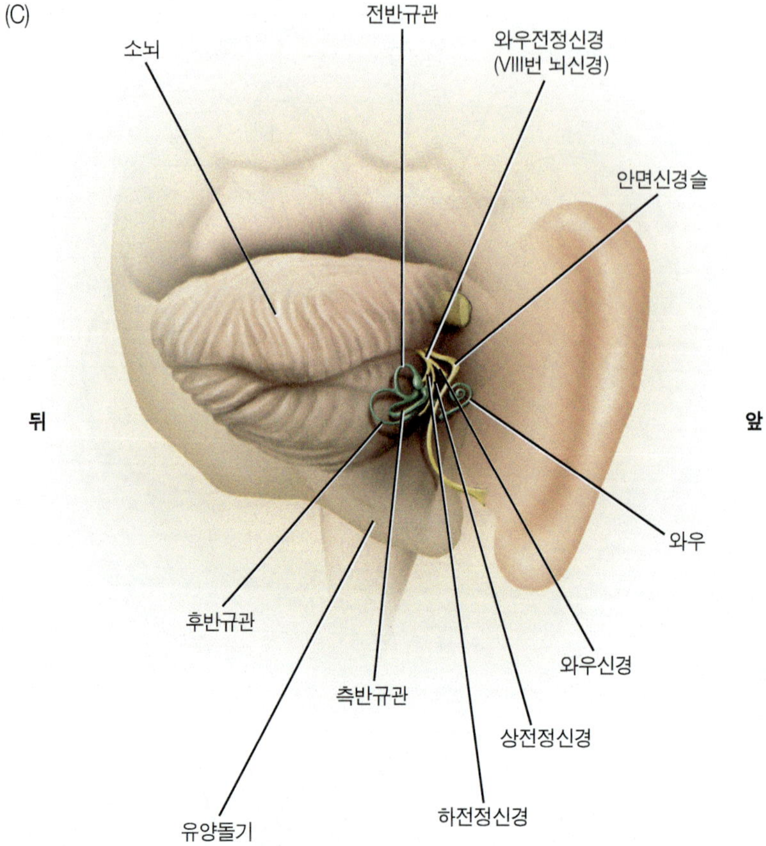

그림 9-7. (C) 직립 상태에서 반규관의 위치와 방향.

출처: Delmar/Cengage Learning

골반규관

골반규관(osseous semicircular canals)은 공간에서 인체의 움직임을 수용하는 감각기관이다. **전반규관**(전수직반규관, 상반규관), **후반규관**(후수직반규관), **수평반규관**(측반규관)으로 구성되며, 이러한 명칭은 각각의 위치와 방향을 표현한 것이다. 전정에 연결된 3개의 고리(반규관)는 전정의 뒤쪽과 위쪽에 각각 위치한 것을 볼 수 있다. 각 반규관은 서로 직각으로 놓여 있고, 전반규관과 후반규관이 **총각**(공통다리, crus commune) 하나로 공유하지만 이 반규관들은 모두 전정으로 개구되어 있다. 각 반규관은 전정으로 연결되는 곳 가까이까지 확장되어 있는데 이를 **팽대**(ampullar)라 한다. 이러한 구조는 뇌가 삼차원 공간을 이해하는 데 도움이 된다.

전수직반규관은 대체로 측두골 장축과 수직을 이루는 평면에 대한 움직임을 수용한다. 앞부분 끝은 팽대부에서 종말하고, 다른 쪽 끝은 후수직반규관 비팽대부에서 합쳐져서 공통다리에서 종말한다.

후수직반규관은 측두골 장축과 대략 수평으로 놓여 있다. 팽대부는 하각(lower crus)에 있고, 난원창 아래 전정으로 연결된다.

수평측반규관은 대체로 인체의 수평면에 대한 움직임을 감지한다. 팽대말단은 난원창 위쪽 전반규관에 가까운 전정 팽대부로 연결된다.

두 반규관의 양이 위치 감각 수용은 한 귀 전반규관이 반대측 후반규관과 함께한다. 두 귀의 수평반규관은 같은 면에 놓여 있지만 팽대부는 거울로 보는 것(mirror-image)처럼 놓여 있다. 수평반규관은 왼쪽에서 오른쪽이나 그 반대로의 회전운동 차이를 감각한다. 후반규관은 "예"라고 하면서 머리를 끄덕일 때 움직임을 감각하는 반면, 전반규관은 머리를 어깨 쪽으로 움직일 때, 그리고 측반규관은 "아니요"라고 머리를 흔들 때의 움직임을 각각 감각한다. 난형낭(utricle)과 구형낭(saccule)은 추락하는 것과 같이 갑작스럽게 가속되는 머리의 느낌을 지각한다.

골미로

골미로(osseous cochlear labyrinth)는 말려 있는 달팽이껍질 모양이다. 전정 부근의 기저로부터 말려 올라가서 **첨부**(apex)에 이르기까지 $2\frac{5}{8}$번 정도 꼬여 있다. 골미로의 중심부인 **와우축**(modiolus)은 미세하게 구멍이 뚫려 있다. VIII번 뇌신경(청신경) 섬유는 이 구멍을 통해 와우축 내 신경절 세포와 연결된다. 와우축 중심부에 있는 청신경은 측두골에 있는 **내이도**(internal auditory meatus)로 연결된다.

와우축(modiolus): 라틴어로 '중심지'

골미로는 와우축에서 뻗어 나온 불완전한 골나선판(osseous spiral lamina)에 의해 **전정계**(scala vestibuli)와 **고실계**(scala tympani)라는 2개의 방으로 나누어지고, 소리를 수용하는 매우 중요한 구조인 중간계(scala media, cochlea duct)를 형성한다. **골나선판**(osseous spiral lamina)은 첨부 쪽으로 가면서 점점 작아져서 반대쪽 벽과 사이가 넓어진다. 와우첨부는 나선판이 **갈고리**(hamulus) 모양으로 불완전하게 마무리되며, 내부에서는 전정계와 고실계의 두 공간이 서로 연결되는데 이를 **와우공**(helicotrema)이라 한다. 와우공에서는 전정계와 고실계가 연결되어 있어서 서로 소통한다.

골미로에는 3개의 창이 있다. **정원창**(foramen rotunde)은 고실계와 중이가 소통하는 통로이고, 등골이 놓여 있는 난원창은 전정계와 중이강이

표 9-4. 전정과 와우 공간의 크기와 길이.

구조 또는 공간	면적	참고 자료
내이의 용적	208.26 μL	Buckingham, Valvassori(2001); Igarashi, Ohashi, Oshii(1986); Melhem 등(1998)
와우 내림프의 용적	7.7 μL	Igarashi, Ohashi, Oshii(1986)
전정과 와우 내림프의 용적	162.45 μL	Buckingham, Valvassori(2001); Igarashi, Ohashi, Oshii(1986)
고실계의 용적	44.3 μL	Igarashi, Ohashi, Oshii(1986)
고실계의 길이	28.46 mm	Thorne 등(1999)
전정계의 용적	31.5 μL	Igarashi, Ohashi, Oshii(1986)
정원창의 면적	2.22 mm^2	Okuno, Sando(1988)
와우수도관의 길이	6~12 mm	Gopen 등(1997)
와우수도관의 지름	138 μm	Gopen(1997)

소통하는 통로이다. **와우소관**(cochlear canaliculus, cochlear aqueduct)은 정원창 근처 고실계와 두개강의 거미막하강 사이를 연결하는 통로이다. 전정계와 고실계를 채우는 **외림프액**(perilymph)은 이 관을 통해서 지나가는 것으로 추정된다. 미로 전체에는 약 204μL의 림프액이 있는데, 약 38μL가 내림프이고 나머지 약 166μL가 외림프이다. 전정계에는 7μL 정도의 림프만 있을 뿐이다. 1밀리리터(mL)는 1/1,000리터이고 1마이크로리터(μL)는 1/1,000,000리터이다.

요약하면, 내이는 평형과 청각 감각을 수용한다.

- 내이 구조물의 입구는 **전정**이라 한다.
- **골미로**는 미로, 전정, 반규관, 골와우관 입구를 형성한다.
- 골미로는 달팽이 모양이다.
- 미로는 와우축에서 뻗어 나온 불완전한 **골나선판**에 의해 **전정계**와 **고실계**로 나뉜다.
- **정원창**은 고실계와 중이강 사이를 소통하는 창이다.
- **난원창**은 전정계와 중이강 사이를 소통하는 창이다.
- **와우소관**은 고실계와 거미막하 공간을 연결한다.

막미로

Anatesse Lesson

막미로(membranous labyrinth)는 골미로 같은 모양으로 골미로 내부에 위치한다. 먼저 해부학적 위치는 등골과 연결된 부분인 난원창을 찾을 수 있으며, 그 아래로 잘 보이지는 않지만 정원창이 있다. 내이의 입구인 **전정**은 소리 감각 수용기인 와우와 평형 감각 수용기인 반규관으로 나뉜다. 생리학 및 병리학적으로 청각과 균형의 두 가지 기능을 하는 막미로 내부 전체는 같은 림프액이 흐르고 있다. 감각기인 내이의 구조는 **그림 9-8**에서 확인할 수 있다.

전정계

막미로는 골미로 공간 내부에 있는 액체로 채워진 주머니이다. 이 주머니는 골미로 안쪽 공간을 완전히 채우지 않고 일부 여유 공간이 있다. 여유

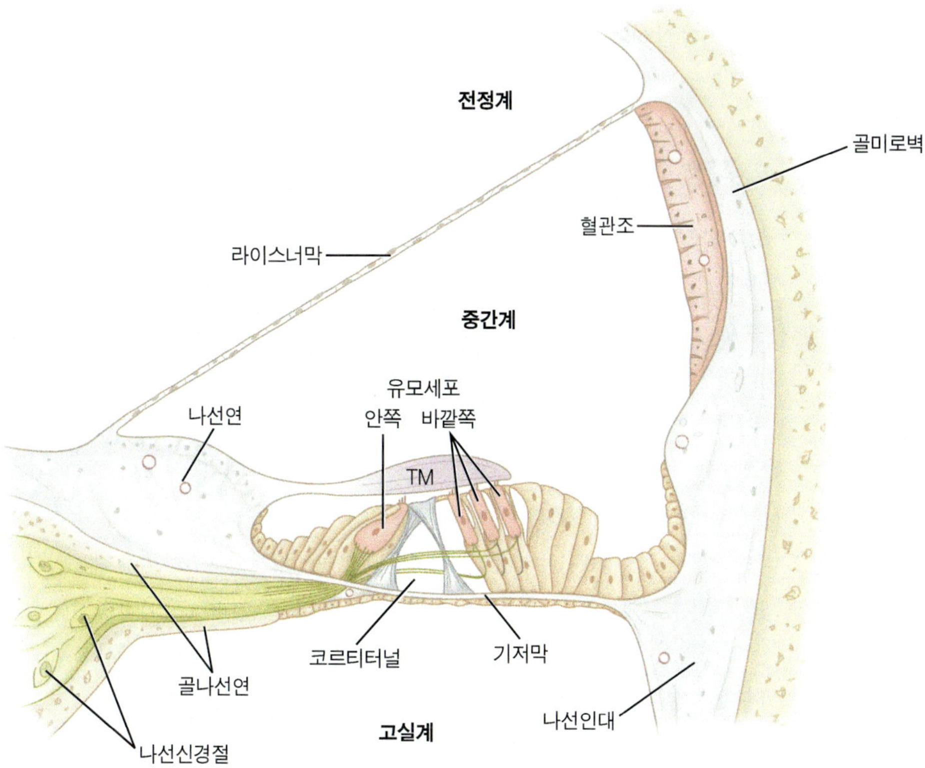

그림 9-8. 전정계, 중간계, 고실계, 개막(TM) 등을 포함한 와우 단면.

출처: Delmar/Cengage Learning

공간인 와우관(중간계) 내부는 막미로에서 큰 비중을 차지하지 않고, 주변 림프와는 성분이 약간 다른 액체를 담고 있다. 와우관 내부를 채우는 이 액체는 **내림프**(endolymph)이다.

막미로는 전정기관을 수용하고 있다. 이미 알고 있는 것처럼 팽대부는 반규관이 전정 쪽으로 연장되어 개구하는 부분이다. 각 팽대부는 마루(cupola) 위로 **팽대능선**(crista ampularis)이 있다. 팽대능선은 몸동작을 수용하는 기관이며, 이곳은 감각을 수용하는 섬모세포와 지지세포로 구성되어 있다. 6,000개의 수용기 세포 각각에서는 약 50개의 **입체섬모**(stereocilia), 림프 내에서 움직임을 지각하는 작은 섬모, 1개의 **운동섬모**(kinocilium)가 나온다. **마루**는 팽대부 안에 있고, 섬모는 팽대부 내부에 분포한다.

능선(crista): 라틴어로 '산마루'

전정에는 전정계의 이석을 담고 있는 **난형낭**(utricle)과 **구형낭**(saccule)이 있다. **난형난반**(utricular macula)은 감각기로 유모세포와 섬모가 있으며, 이석이 들어 있는 **이석막**(otolithic membrane)에 의해 덮여 있다. 구형낭은 전정계 가까이에 있으며 역시 난반과 이석막으로 구성되어 있다. 난형낭과 구형낭은 경막으로 들어가는 **내림프관**(전정도수관, endolymphatic duct)을 통해 서로 연결된다. 난형낭은 작은 **연합관**(ductus reuniens)에 의해 와우관과 통한다.

와우관

와우관(cochlear duct)은 **중간계**(scala media)라고도 한다. 와우관은 전정계(scala vestibule)와 고실계(scala tympani) 사이에 있으며, 소리를 들을 수 있는 감각수용기가 들어 있다.

중간계를 포함한 단면은 **그림 9-9**와 같이 경이로운 구조이다. 이미 이야기한 것처럼 골나선판은 골미로에서 연장되어 와우관의 주요 지점으로 연결된다. **그림 9-8**에서 보는 것처럼 **라이스너막**(안뜰막, Reissner's membrane)은 전정계의 외림프와 중간계의 내림프를 완벽하게 차단한다. 한쪽 끝은 **나선인대**(spiral ligament)와 연결된 **혈관조**(stria vascularis)가 잘 분포되어 있다.

기저막은 중간계 바닥으로 중간계와 고실계를 분리하는 벽이다. 기저막 위로는 청각을 수용하는 기관이 있다.

코르티기관(organ of Corti)은 전체적으로 전정기관의 모양과 유사하다. 여기에는 다이터세포(Deiters' cell)의 지지를 받는 네 줄의 유모세포가 있다. 바깥 세 줄의 **외유모세포**(outer hair cell)는 한 줄의 **내유모세포**(inner

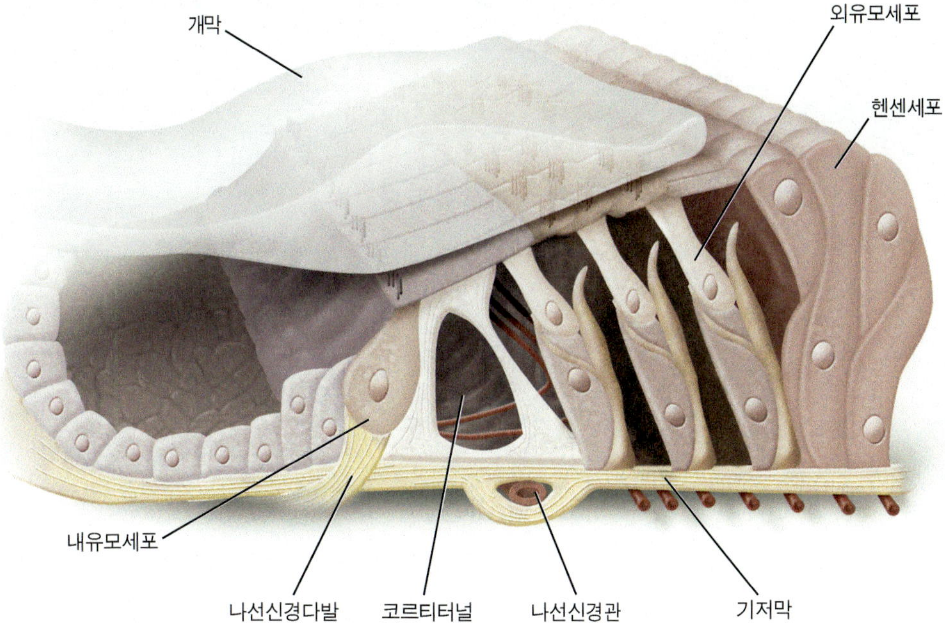

그림 9-9. 코르티기관의 형태와 구조.

출처: Delmar/Cengage Learning

hair cell)와 떨어져서 코르티지주세포가 만든 **코르티터널**을 형성한다. 외유모세포 상부와 다이터세포의 지상돌기(phalangeal process)는 섬모가 뻗쳐서 **망상판**(reticular lamina)을 형성한다.

와우관의 와우축 쪽에는 **개막**(tectorial membrane)이 시작되는 곳에 **나선연**(spiral limbus)이 있다. 개막은 유모세포 위에 있고 소리 자극을 처리하는 데 기능적으로 중요하다. 개막과 유모세포의 밀착 정도는 세포 흥분에 중요하다. 그러나 외유모세포는 분명히 개막에 박혀 있으나 내유모세포는 개막에 닿지 않는다.

내 · 외모세포의 수는 큰 차이가 있다. 코르티터널의 와우축 쪽 유모세포는 **내유모세포**이다(그림 9-10). 3,500개의 내유모세포는 기저에서 첨부까지 한 줄로 뻗어 있다. 내유모세포의 위쪽에는 약 50개의 **입체섬모**가 와우축 쪽으로 열린 'U'자 비슷한 모양으로 줄지어 배열되어 있다. 세 줄의 외유모세포는 첨부 끝에서 네 줄로 넓어지면서 약 12,000개가 된다. 내유모세포처럼 외유모세포도 위쪽으로 약 150개의 입체섬모가 돌출되어 'W' 또는 'V'자 형태로 배열되어 있다. 내 · 외유모세포는 모두 입체섬모가 길이에 따라 배열되어 있으며, 긴 섬모가 와우축으로부터 먼 쪽에 위치한다. 유모세포의 섬모는 모두 가는 필라멘트로 연결되어 있다. 길이가 짧은 섬

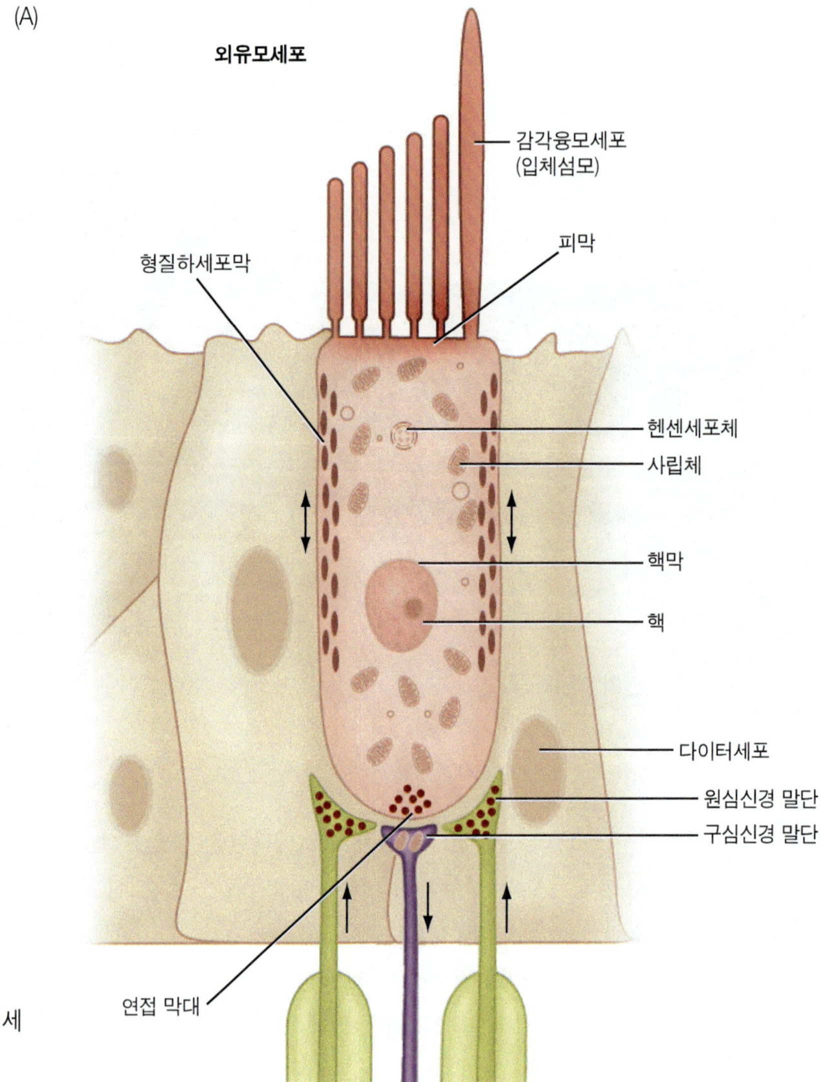

그림 9-10. 유모세포의 미세 구조. (A) 외유모세포. (계속)

출처: Delmar/Cengage Learning

모는 긴섬모와 'tip link'로 서로 연결되어 있는데, 측면으로 연결된 섬모들은 유모세포의 운동에 의해 하나가 움직이면 다른 섬모에도 영향을 미친다. 섬모의 길이는 기저부보다 첨부가 길다.

유모세포의 모양은 눈에 띄게 다르다. 내유모세포는 밑이 넓고 목이 좁은 조롱박 모양이다. 이와 달리 외유모세포는 시험관 모양이다. 외유모세포는 다이터세포의 외지상세포(outer phalangeal cell) 속에 들어 있는 반면, 내유모세포는 내지상세포(inner phalangeal cell)의 세포간질이 지지한다. 지상돌기는 음향성 외상에 의해 손상된 유모세포를 대치하여 예민한 소피판(껍질판, cuticular plate)을 유지한다.

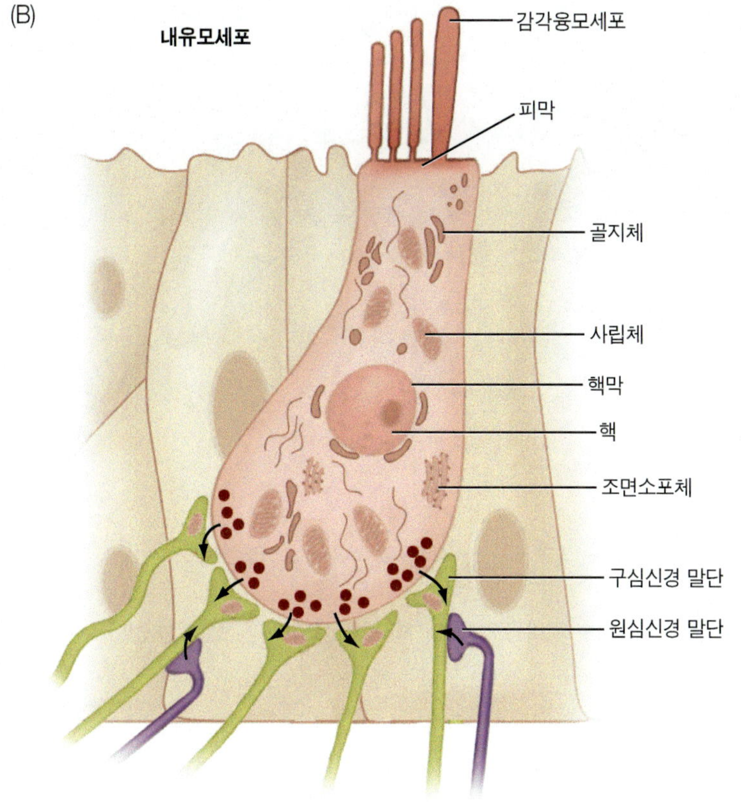

그림 9-10. (B) 내유모세포. 감각세포를 지배하는 구심성 섬유와 원심성 섬유.

출처: Delmar/Cengage Learning

코르티기관의 신경전달 양상

와우의 유모세포는 구심성 및 원심성 신경전달을 모두 받는다. 하지만 신경전달 양상은 외유모세포와 내유모세포가 현저하게 다르다.

구심성 신경전달. 그림 9-11에서 보는 것처럼 각 내유모세포는 10개 정도의 청신경섬유에 연결되어 '일대다(many-to-one)' 방식으로 신경정보를 전달한다. 이와는 대조적으로 외유모세포는 하나의 청신경섬유가 10개의 외유모세포에 연결되어 신경 정보를 전달한다(다대일, one-to-many).

VIII번 뇌신경인 청신경섬유는 Type I(크고 수초화된 신경섬유)과 Type II(작고 수초화 또는 비수초화섬유)가 있다. Type I 섬유는 VIII번 신경의 95%를 차지하고, 내유모세포를 지배한다. Type II 섬유는 외유모세포를 지배한다. Type I 섬유는 유모세포의 홍분이 축색을 지나 와우기저막공(habenula perforata)을 통해 안쪽으로 전달된다. 대부분의 Type II 섬유는 내측 방사다발처럼 외유모세포의 와우기저막공으로 향한다. 나머지 일부 Type II는 외측 나선다발과 합류하기 위해 코르티터널 속으로 지나간다.

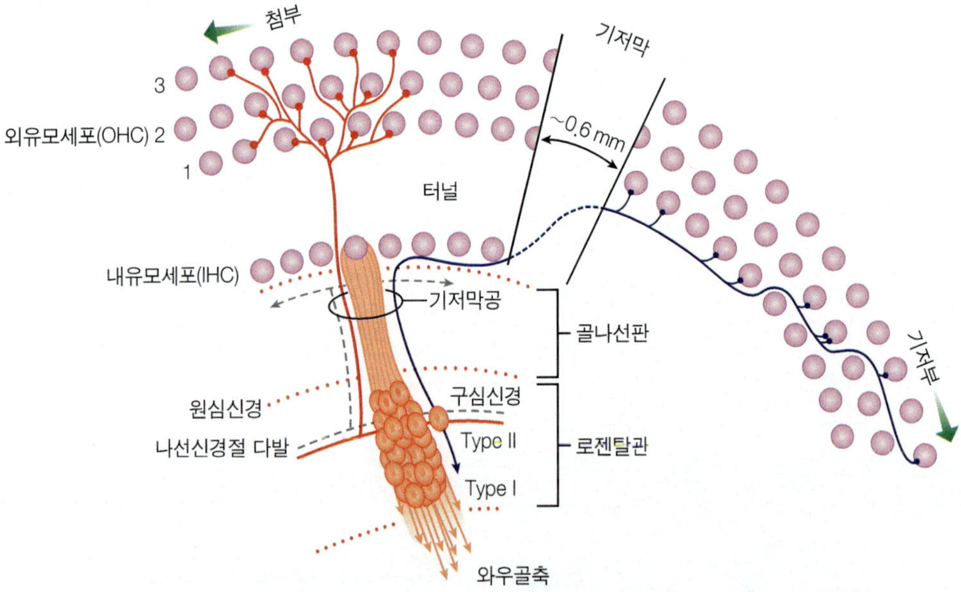

그림 9-11. 코르티기관의 신경전달. 다수의 외유모세포가 하나의 신경섬유에 전달되는 반면, 내유모세포는 하나가 다수의 신경섬유에 전달된다.

출처: Delmar/Cengage Learning

외유모세포를 지배하는 외측 나선섬유다발은 구심성과 원심성 섬유 모두를 포함한다.

원심성 신경전달. 11장에서 자세히 논의하겠지만, 외유모세포의 원심성 신경전달은 유모세포 자극에 의해 유발되는 구심성 활동을 억제한다. 이러한 작용은 청각전달로 뇌간 영역 올리브 복합체(olivary complex)에서 일어난다. 올리브와우삭(olivocochlear bundle)은 약 1,600개의 신경원이 있으며, 교차 올리브와우삭(crossed olivocochlear bundle, COCB)과 비교차 올리브와우삭(uncrossed olivocochlear bundle, UCOB)으로 구분한다. COCB는 올리브 복합체의 내측 상올리브 부근에서 시작해서 대부분의 신경섬유가 교차하여 외유모세포에 영향을 미치게 되는 제4뇌실로 내려간다. UCOB는 올리브 복합체의 외측 상올리브(lateral superior olive)에서 시작해서 우선적으로 동측 와우 내유모세포로 간다. 올리브와우삭의 활성화는 대뇌피질에 의해서 제어되는 것으로 보이고 배경소음에서 신호의 감지를 도와준다.

요약하면,

- **막미로**는 골미로 안에 액체가 든 주머니이며, **림프**가 들어 있다.

- 전정계통에서 막미로는 전정기관을 수용하고 있다.
- **팽대부**는 **팽대능선**을 포함하는 반규관이 전정 쪽으로 연장되는 개구부이다. 전정 안에는 **난형낭**과 **구형낭**이 있다.
- 와우의 막미로는 전정계와 고실계, 그리고 이 사이에 **중간계**가 있다.
- 중간계는 **라이스너막**이 상부 경계를, 기저막이 바닥을 형성한다.
- **코르티기관**은 다이터세포의 지지를 받는 네 줄의 유모세포가 있다.
- **외유모세포**와 **내유모세포** 사이에는 **코르티터널**이 있다.
- 유모세포는 위로 **입체섬모**가 있다.
- 내유모세포는 10개의 청신경과 연결되고, 외유모세포는 10개가 하나의 청신경을 공유한다.

이 장의 요약

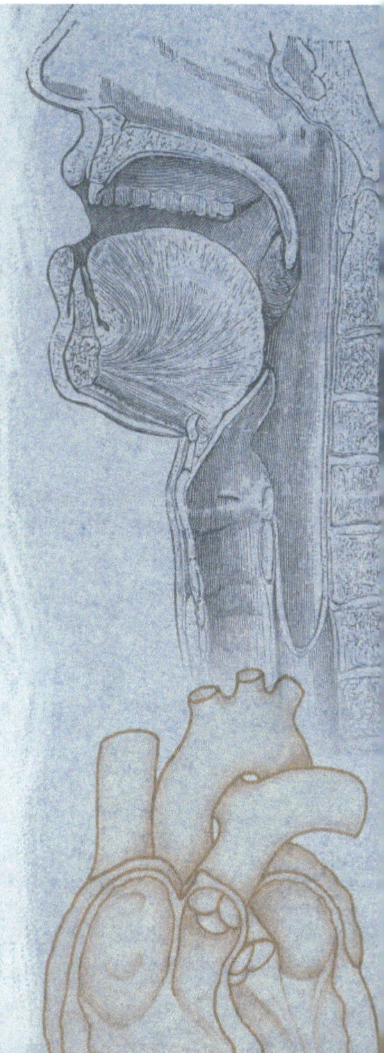

외이(outer ear)는 **이개**(귓바퀴, auricle, pinna)와 **외이도**(external auditory meatus)로 구성된다. 이개의 형태는 이개 주변부, **이륜**(귀둘레, helix), 이륜의 **이개결절**(귓바퀴결절, auricular tubercle)을 포함한다. 외이도에는 골부와 연골부가 있다. 연골부는 외이도의 1/3을 이루고 나머지 2/3는 뼈로 되어 있다. 외이도의 말단은 외이와 중이를 구분하는 구조인 **고막**(tympanic membrane)이다.

중이강(고실, middle ear cavity)에는 **이소골**(ossicles)이 있다. **추골**(망치뼈, malleus)은 이소골에서 가장 크고 고막에 부착되어 있다. **침골**(모루뼈, incus)은 이소골연쇄에서 중간 고리 역할을 하며 **등골**(등자뼈, stapes)은 세 번째 뼈이다. 이소골의 고정에는 **인대**(ligament)가 중요한 역할을 한다. **등골근**(stapedius muscle)은 등골 후방 목으로 부착되어, 수축하면 등골을 뒤쪽으로 당긴다. **고막장근**(tensor tympani muscle)은 추골병 상부로 부착되어, 추골을 전방 내측으로 당긴다. 중이강은 안쪽으로 **난원창**(oval window), **정원창**(round window), **와우갑각**(promontory), **안면신경관 융기**(prominence of the facial nerve) 등이 있다. 앞쪽에는 **이관**(Eustachian tube)의 입구가 있고, 뒤쪽으로 **추체융기**(pyramidal eminence)가 있다.

내이(inner ear)는 몸의 균형(**전정계통**, vestibular system)과 소리 듣기 감각(**와우**, cochlea)을 담당한다. **전정**(vestibule)은 내이 입구이다. **골미로**(osseous, bony labyrinth)는 미로의 외부로, **전정**(vestibule), **반규관**(semicircular canal), **골와우관**(osseous cochlea canal)을 담고 있다. 내이

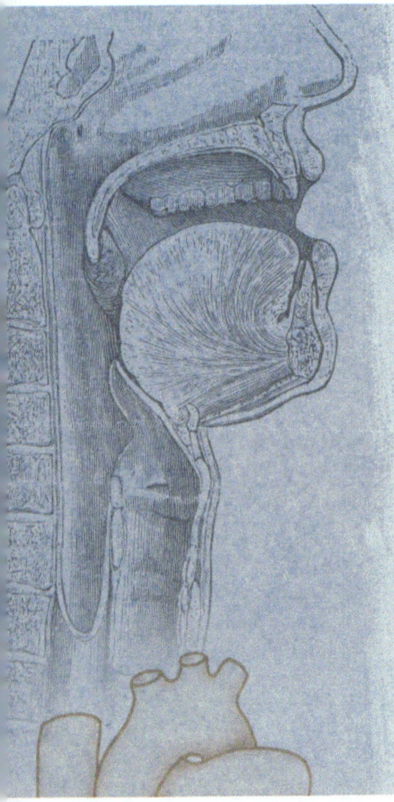

는 회전하는 달팽이껍질 모양으로, 와우축으로부터 불완전하게 돌출된 **골나선판**(osseous spiral lamina)이 **전정계**(scala vestibuli)와 **고실계**(scala tympani), 2개의 방으로 나눈다. **정원창**은 고실계와 중이 사이, **난원창**은 전정계와 중이강 사이의 통로이다. **와우소관**(cochlear aqueduct)은 고실계 상부와 거미막하 공간을 연결한다.

막미로(membranous labyrinth)는 골미로 안에 있는 액체(**림프**)로 채워진 주머니이다. 전정기관은 막미로에 있고, **팽대부**(ampulla)는 **팽대능선**(crista ampularis)을 담고 있는 반규관이 전정 쪽으로 연장되는 개구부이다. 전정 안에는 **난형낭**(utricle)과 **구형낭**(saccule)이 있다. 와우의 막미로에는 전정계와 고실계가 있고, 그 사이에 **중간계**(scala media)가 있다. 중간계는 **라이스너막**(Reissner's membrane)이 상부 경계를, 기저막이 바닥을 구성한다. **코르티기관**(organ of Corti)에는 다이터세포의 지지를 받는 네 줄로 배열한 유모세포열이 있다. **외유모세포**(outer hair cell)와 **내유모세포**(inner hair cell)는 **코르티터널**(tunnel of Corti)로 분리된다. 유모세포의 위에는 **입체섬모**(stereocilia)가 나열되어 있다. 내유모세포는 10개의 청신경섬유와 연결되고, 외유모세포는 10개가 하나의 청신경섬유와 연결된다.

연구문제

1. 귀는 소리 에너지를 생체전기 에너지로 바꾸는 ______________이다.
2. ______________는 소리를 모으는 기능을 수행한다.
3. ______________는 소리가 고막에 도달하게 하는 관이다.
4. ______________는 VIII번 신경섬유가 뇌간으로 연결되는 데 필요한 관이다.
5. 고막은 ______________ 겹의 조직층으로 구성되어 있다.
6. 고막의 외층은 ______________의 연장이다.
7. 고막의 ______________층은 대부분 방사상 섬유로 구성되어 있다.
8. ______________는 추골병(망치뼈자루) 최끝단으로 고막에서 중요한 표식이 된다.
9. ______________은 중이에 있는 뼈로 고막과 직접 소통한다.
10. ______________은 중이에 있는 뼈로 난원창과 직접 소통한다.

11. 추골의 ______________은 고막에 직접 닿는 부분이다.
12. 등골의 ______________은 난원창에 직접 닿는 부분이다.
13. ______________근은 등골을 뒤쪽으로 당긴다.
14. ______________근은 추골을 전내방(앞쪽 안쪽)으로 당긴다.
15. 와우와 전정계의 입구는 ______________으로 알려진 공간이다.
16. ______________는 뼈 안쪽 공간의 막미로를 싸고 있다.
17. ______________계와 ______________계는 골미로 안쪽의 불완전한 공간이다.
18. ______________창은 중이와 고실계 사이에서 소통하는 창이다.
19. ______________창은 중이와 전정계 사이에서 소통하는 창이다.
20. ______________는 액체가 가득한 주머니로 골미로 벽에 부착되어 있으며, 내림프가 채워져 있다.
21. ______________막은 전정계와 중간계를 나누는 경계이고, ______________막은 중간계와 고실계를 나누는 경계이다.
22. 외유모세포는 ______________ 줄, 내유모세포는 ______________ 줄로 배열되어 있다.
23. ______________은 내유모세포와 외유모세포를 나누는 경계이다.
24. 유모세포는 ______________신경을 자극한다.
25. 미세수술 과정은 최근 빠르게 발전하고 있으며, 탈구된 이소골은 재건이 가능하다. 이소골 탈구는 원인을 알면 예방할 수 있다. 이소골 탈구의 원인으로는 어떤 것이 있을까?

연구문제 정답

1. 귀는 소리 에너지를 생체전기 에너지로 바꾸는 변환장치이다.
2. 외이는 소리를 모으는 기능을 수행한다.
3. 외이도는 소리가 고막에 도달하게 하는 관이다.
4. 내이도는 VIII번 신경섬유가 뇌간으로 연결되는 데 필요한 관이다.
5. 고막은 세 겹의 조직층으로 구성되어 있다.
6. 고막의 외층은 외이도 상피층의 연장이다.
7. 고막의 중간층은 대부분 방사상 섬유로 구성되어 있다.

8. 제는 추골병(망치뼈자루) 최끝단으로 고막에서 중요한 표식이 된다.
9. 추골(망치뼈)은 중이에 있는 뼈로 고막과 직접 소통한다.
10. 등골(등자뼈)은 중이에 있는 뼈로 난원창과 직접 소통한다.
11. 추골의 병(자루)은 고막에 직접 닿는 부분이다.
12. 등골의 족판(바닥)은 난원창에 직접 닿는 부분이다.
13. 등골근은 등골을 뒤쪽으로 당긴다.
14. 고막장근은 추골을 전내방(앞쪽 안쪽)으로 당긴다.
15. 와우와 전정계의 입구는 전정으로 알려진 공간이다.
16. 골미로는 뼈 안쪽 공간의 막미로를 싸고 있다.
17. 전정계와 고실계는 골미로 안쪽의 불완전한 공간이다.
18. 정원창은 중이와 고실계 사이에서 소통하는 창이다.
19. 난원창은 중이와 전정계 사이에서 소통하는 창이다.
20. 막미로는 액체가 가득한 주머니로 골미로 벽에 부착되어 있으며, 림프가 채워져 있다.
21. 라이스너막은 전정계와 중간계를 나누는 경계이고, 기저막은 중간계와 고실계를 나누는 경계이다.
22. 외유모세포는 세 줄, 내유모세포는 한 줄로 배열되어 있다.
23. 코르티터널은 내유모세포와 외유모세포를 나누는 경계이다.
24. 유모세포는 VIII번 청각전정신경을 자극한다.
25. 인체 어느 부위와 마찬가지로 이소골도 외상을 당할 수 있다. 이소골 탈구의 흔한 원인은 측두골을 포함한 두부 외상이다. 두부 손상으로 인해 기저막이나 라이스너막을 통해 외림프가 흘러 내림프와 섞이는 외림프 누공도 생길 수 있다. 이소골 탈구는 폭발음과 같은 강력한 소음에 의해서도 생길 수 있다.

10

청각의 기능

청각기관은 말소리의 음향 신호를 처리하는 일을 맡는다. 소리는 산들바람에 나뭇잎이 날리는 소리에서부터 고통을 주는 큰 소리까지 놀랍도록 넓은 범위로 분포하며, 이들 소리는 고막에 도달한다. 인간의 청각기관은 20~20,000 Hz에 달하는 약 10옥타브 정도의 주파수를 수용한다. 청각기관에서의 소리 전달은 주파수와 음강도의 미세한 변화까지 변별해야 하는 섬세한 과정이다. 뿐만 아니라 청각기관은 배경소음이 가득한 곳에서 말소리를 듣거나 매우 빠른 속도의 말소리를 듣는 등의 과정도 수행해야 한다. 실제로 청각기관은 이런 과정을 동시에 빠르고 수월하게 수행하고 있다. 이 장에서는 청각기관 생리를 완벽하게 고찰할 수는 없지만 청각전문가들이 왜 자신의 학문에 열정적인지 이해하기를 기대하면서 청각기관의 기능을 살펴보고자 한다.

음계 사이의 간격은 주파수의 2배이다.

주파수와 주기에 대해서는 4장을 참조한다.

Anatesse Lesson

노벨상을 수상한 Georg von Békésy는 청각학에 미친 영향이 매우 크다. Georg von Békésy(1960)는 그 당시 대단히 복잡하고 획기적인 청각생리학적 원리를 실제로 적용하였다. 이러한 그의 노력은 청각적 자극을 중이와 내이에서 뇌가 해석할 수 있는 형태로 변환하는 생리학적 원리를 정립하는 데 기여하였고, 지금도 여러 과학자들이 널리 인용하고 있다. 기억하고 있는 것처럼, 외이는 소리를 모으고 주파수를 분석하는 데 단서를 제공한다. 중이는 공기 중의 소리를 와우 내 림프(액체)로 전달하는 산파 역할을 하며, 내이는 계속되는 소리 신호의 주파수 및 스펙트럼을 분석한다. 이렇게 청각전달로는 대뇌피질에서 소리를 해석할 수 있도록 소리 신호를 운반하고 처리하는 역할을 담당한다.

❋ 외이

외이(outer ear)는 근본적으로 소리를 수집하는 역할을 한다. 이개는 돌출되고 홈이 파였으며 접시 끝처럼 마무리가 잘된 형태이고, 앞 또는 옆쪽에서 오는 소리를 효과적으로 모아 주는 깔때기 역할을 한다. 그러나 머리 뒤쪽 소리는 모아 주지 않는다.

실제로 이개의 사이사이 틈새와 공간은 기능적 측면에서 유리하다. 음료수 병을 입술로 불어 나는 소리는 병이 가지고 있는 고유한 주파수 특성(공명주파수)을 갖는다. 도관이나 병이 자극을 받아서 **울리면**(excited)이 고유주파수는 여러 주파수 소리 중에서 공명주파수 이외의 주파수 소리는 무시하고, 물체가 갖는 공명주파수의 소리만을 선택하는 경향이 있다. 이러한 경향은 특정 주파수의 **선택적 증강**(selective enhancement)이라 한다(그림 10-1).

외이는 가동성이 없어서 능동적이지는 않고, 외부에서 들어오는 소리에 대하여 수동적이다. 따라서 이개는 외이도로 들어오는 소리를 모아 주는 '깔때기' 역할을 하며, 외이도는 이렇게 모은 소리를 고막으로 보낸다. 이개와 외이도의 구조물은 공명 현상을 통해 1,500~8,000 Hz의 소리를 상

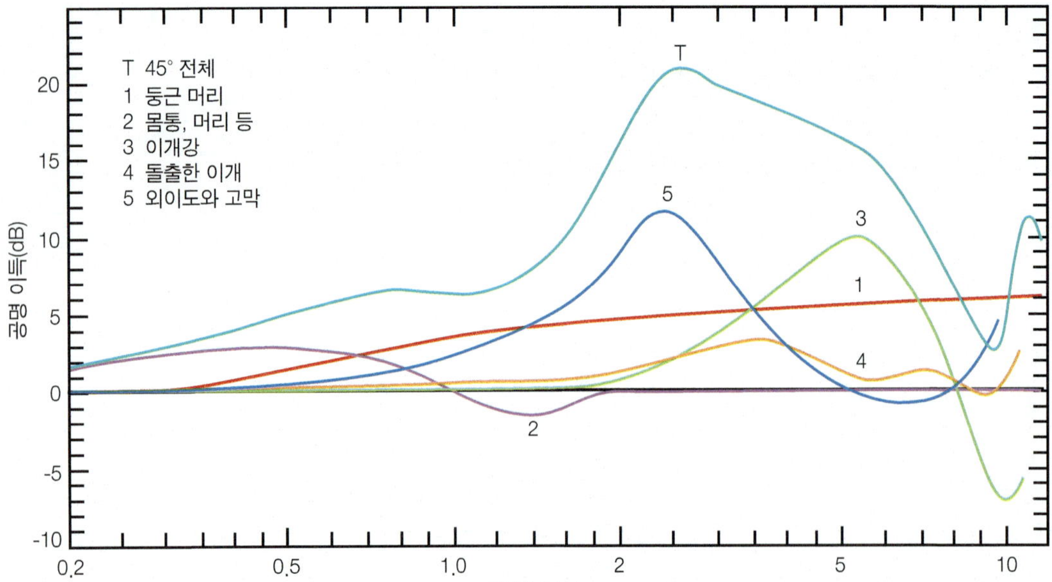

그림 10-1. 외이에서 여러 가지 다양한 입력 음압 증강 효과.

출처: Reprinted by permission from the External Ear by E. A. G. Shaw, 1974, p. 95. In W. D. Keidel & W. D. Neff, Eds., *Handbook of Sensory Physiology*. Copyright 1974 by Springer-Verlag, Inc. New York: Springer-Verlag.

대적으로 증강시켜 주는 역할을 한다.

그림 10-1에서 보는 것처럼 이개는 외이도에서보다 상대적으로 적은 이득이 발생한다. 그러나 외이 전체에서 발생하는 전체 이득은 약 2,000 Hz에서 20 dB에 이른다.

❋ 중이의 기능

이미 학습한 것처럼 중이(middle ear)는 기본적으로 고막을 시작으로 이소골을 포함하며 내이 입구인 난원창까지로 본다. 이 구조물들은 청각전달로에서 가장 중요한 역할을 한다.

한여름 수영장에서의 멋진 추억을 그려 보자. 만약 누군가가 물속에 잠수하고 있다면 음성 언어를 이용한 의사소통은 거의 불가능하다. 수영장 주변에서 아무리 큰 소리로 말을 하더라도 말소리 대부분은 수면에 반사되어 버린다.

와우는 공기로 가득 찬 중이와 달리 액체로 가득 찬 공간이며, 와우로의 전달은 물속에 있는 누군가에게 말을 하려는 것과 같다—소리 에너지는 공기 중에서 액체인 외림프로의 전달 과정에서 너무나 큰 매질 저항 차이 때문에 난원창에서 대부분 반사된다. 따라서 청각기관은 전달 과정에서 매질 저항 차이에 의한 문제를 개선하는 역할을 한다.

중이는 와우에 도달하는 소리의 압력을 증강시키는 역할을 한다. 즉 **임피던스**(impedance)라고 하는 에너지 흐름에 대한 저항을 줄여 준다. 2장에서 학습한 '**압력 = 힘/면적**'이라는 공식을 기억할 것이다. 즉 압력이 커지려면 힘이 증가하거나 힘이 작용하는 면적이 감소해야 한다. 중이는 소리의 압력을 높여 주기 위하여 힘이 작용하는 면적을 줄이는 방법으로 외이와 내이 사이에서 저항을 맞춘다(임피던스 정합, impedance matching).

임피던스 정합은 첫째, 고막과 난원창 면적 차이에 의한 영향이다(면적효과). 앞서 언급한 것처럼 압력은 힘이 작용하는 면적을 줄이면 증가한다. 예를 들면 마른 사람이 굽이 뾰쪽한 구두를 신고 걸을 경우 운동화를 신고 피아노를 옮길 때보다 마루가 더 손상된다. 종에 따라 차이가 있지만, 고막의 유효면적은 55 mm^2 정도로 난원창의 면적 약 3.2 mm^{2}보다 17배 정도 넓다. 고막에 도달한 소리 에너지는 17:1로 훨씬 좁은 난원창으로 전달되어 25 dB의 이득이 생긴다.

둘째는 지렛대 길이의 차이에 의한 영향이다(지렛대 효과). 추골병(망치뼈자루) 길이는 약 9 mm로 침골 장각의 길이 7 mm 정도보다 1.2배 차이가 있고, 이로 인해 약 2 dB의 이득이 생긴다.

셋째는 고막의 복원력(고정)에 의한 영향이다. 이 효과는 고막이 추골병에 의해 고정되어 있어서 추골병의 운동이 고막보다 짧은 거리를 움직인다. 이로 인해 4~6 dB 정도 이득이 생긴다.

이상의 면적 효과, 지렛대 효과, 고막 복원력 등의 영향을 종합하면 고막에서 와우로 전달되는 에너지는 모두 31 dB의 이득이 생긴다. 만약 중이를 제거한다고 가정하면 외이로 들어오는 소리는 31 dB 더 강해야 들을 수 있다. 이러한 중이의 음압 변환 작용은 소리를 듣는 과정에서 매우 중요하며, 중이염, 이경화증(otosclerosis), 사구종양(glomus tumors) 등은 이 기능을 손상시켜 내이로 소리를 전달하는 데 심각한 영향을 줄 수 있다.

요약하면, 외이는 깔때기와 같이 소리를 모아 주고, 중이는 임피던스 정합으로 소리 전달 저항을 낮춘다.

- **이개**는 소리를 모아서 **외이도**로 보내고, 공간에서 소리의 위치 판단(**방향성**)을 돕는다.
- 이개와 외이도의 **공명주파수**는 음성 신호에서 중요한 범위인 1,500~8,000 Hz에 있다.
- **임피던스**는 에너지 흐름에 대한 저항이다.
- 중이는 와우에 도달하는 음압을 증강하기 위한 **임피던스 정합 장치**이다.
- 고막과 난원창의 면적 차이(**면적 효과**)에 의한 이득은 25 dB 정도이다.
- **지렛대 효과**에 의한 이득은 2 dB 정도이다.
- 고막 복원력(고정)에 의한 이득은 4~6 dB 정도이다.

Anatesse Lesson

내이의 기능

전정 기능

반규관은 인체의 회전운동을 담당하는 유일한 기관이다. 머리의 움직임은 서로가 직각을 이루고 있는 각 반규관과 팽대부릉의 감각 정보를 종합하여 방위 분석에 활용한다. 감각 정보의 수용은 관성을 활용한다. 만약 머리를 돌리면 반규관 내부 림프는 원래에 머물려는 경향이 생긴다. 이러한 경향은 머리 운동에 따라 이동하는 림프가 섬모를 자극하면서 감수한다. 난형낭과 구형낭은 회전운동보다 몸이나 머리가 기울 때 생기는 직선 가속도를 감수하여 위치와 직선운동을 분석하는 데 활용한다. 이렇게 획득한 고유감각 정보는 관절 감각, 원심성 근육방추, 시각 정보 등과 통합하여 공간에서 신체의 평형을 유지한다.

청각 기능: 기계적 전달

와우는 그 크기가 연필 꼭대기에 달린 지우개만큼이나 작고, 림프도 한 방울 정도로 그 양이 적지만 대단히 신비로운 기관이다. 이렇게 놀랍도록 작은 와우는 일생 동안 크게 퇴화하지 않고 예민한 소리를 듣는 데 기여한다. 하지만 현대 산업 사회에서 노출되기 쉬운 충격 소음은 청각에 큰 위해 요인이다. 지금부터 인체에서 가장 작지만 가장 섬세한 역할을 하는 와우에 대해 알아보자.

이 장을 시작하면서 이야기한 것처럼 내이는 주파수와 스펙트럼을 분석하는 역할을 한다. **스펙트럼 분석**(spectral analysis)은 소리의 주파수를 추출하고 주파수마다 에너지 분포를 분석 처리하는 과정이다. 주파수와 음강도는 심리학적 측면에서 '고저(pitch)'와 '강약(loudness)'으로 다시 정의한다. 와우는 소리의 주파수와 음강도를 분석하고 시간적 변화까지 확인하는 특별한 기관이다. 이 과정은 청각처리의 첫 단계로 연속적으로 들리는 소리를 청각전달로에서 신속하게 처리하여 대뇌로 전달한다. 이러한 과정이 어떻게 진행되는지를 지금부터 자세히 살펴보자.

소리는 공기 입자의 운동이며, 이러한 변화는 고막을 진동시키고 고막의 진동은 난원창으로 전달된다. 이때 고막이 안쪽으로 함몰되어 움직이면 난원창에 연결된 등골족판도 와우 안쪽으로 밀리고, 고막이 바깥쪽으로 팽창되면 족판도 바깥쪽으로 빠져나간다. 이러한 움직임은 공기 입자의 압축과 희박에 직접적으로 영향을 받으며, 등골족판을 통해 와우 림프액으로 직접 전달된다.

등골이 전정계의 외림프를 압축하면 라이스너막은 중간계 쪽으로, 기저막은 고실계 쪽으로 각각 팽창한다. 즉 공기의 압축은 전정계 외림프 압축으로 변환되어 직접적으로 기저막에 전달된다. 소리 주파수는 초당 주기의 수로 결정된다. 따라서 고막-이소골-등골족판의 진동수는 소리의 주파수와 같다. 예를 들어 100 Hz의 신호는 등골족판이 안팎으로 초당 100번 움직인다는 것을 의미한다. 이러한 주기적 진동은 기저막으로 전달되며, 기저

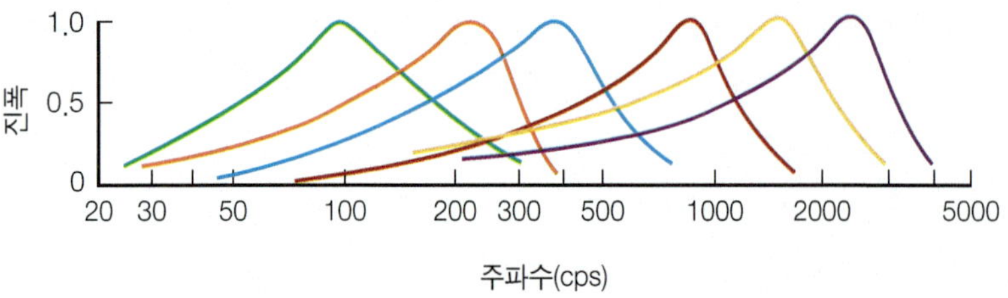

그림 10-2. 기저막을 따라 형성되는 6개 지점의 공명 곡선.

출처: From *Experiments in Hearing* (p. 454), by G. Békésy, 1960. 허락하에 게재.

막으로 전달되는 림프의 파동운동을 **진행파**(traveling wave)라고 한다.

Georg von Békésy는 기저막의 진동수가 소리의 진동수, 즉 주파수와 직접적으로 관련되는 것을 발견했다. 만약 고주파수 소리가 내이로 들어오면 와우의 기저부 말단인 전정 가까이의 기저막이 진동한다. 저주파수는 소리의 주기만큼 긴 진행파를 만들고, 이 진행파는 첨부 가까이의 기저막까지 도달한다. 이렇게 고주파수 소리를 와우 기저부에서, 저주파수 소리를 와우 첨부에서 각각 처리하여 진행파에서 주파수 성분을 분석한다. 만약 고주파수와 저주파수 성분의 소리가 함께 들어오면 기저막 각각의 위치에서 분리하여 처리한다(**그림 10-2**).

해변에서 볼 수 있는 파도는 파동을 이해하는 데 큰 도움이 된다. 바다에서 밀려오는 파도가 해안에서 큰 진폭으로 부서지는 모습을 상상해 보자. 완벽한 비유는 아니지만 파도는 주파수 성분을 이해하는 데 도움이 된다. 기저막에서 진행파가 가장 큰 진폭이 되는 지점은 코르티기관 유모세포가 신경 흥분을 일으키는 지점이 된다. 다시 말해 진행파 진폭은 최대에 이를 때까지 기저막을 운동하다가 최대에 이르고 나면 곧바로 급격히 낮아진다. 즉 하나의 진행파는 하나의 최대 정점을 만든다(**그림 10-3**). 만약 저주파수 진행파가 있다고 가정하면 진행파는 첨부 가까이에서 최대 정점을 만든 후 부서진다. 이렇게 만들어진 최대 정점이 그 소리의 주파수가 되고 이 정보가 대뇌로 전달된다.

진행파의 최대 진폭이 기저막 어느 지점에서 일어났는가에 대한 기전은 von Békésy의 업적 중 하나이다. von Békésy는 기저막의 긴장 정도를 측정하기 위해 돼지 털을 이용하였다. 긴장도가 증가하면 진동이 많아지고 자연스럽게 주파수도 높아진다. 이에 관해서는 청각생리학 강의 '긴장도가 진행파에 미치는 영향 실험'을 참고하기 바란다. von Békésy는 돼지 털 실험에서 기저막의 기저부 말단은 첨단부보다 뻣뻣하게 긴장되어 있고, 이 긴장도는 첨부로 갈수록 점차 낮아진다는 것을 확인하였다. 그러나 와우관 끝 부분 와우공(helicotrema)은 기저막이 골미로와 연결되지 않아서 다소 느슨하다. 이미 알고 있는 것처럼 구조물의 공간 부피가 커지면 공명주

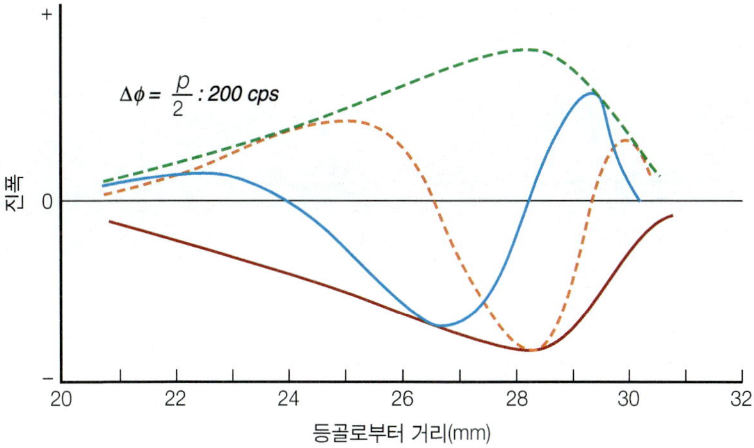

그림 10-3. 200 Hz 소리에 대한 기저막의 진동양상.

출처: From *Experiments in Hearing* (p. 454), by G. Békésy, 1960. 허락하에 게재.

파수가 낮아진다. 기저막 공간은 첨부로 갈수록 더 커지고, 기저막 넓이도 첨부로 갈수록 점차 넓어진다. 이렇게 긴장도, 부피, 넓이 등이 점진적으로 변하는 세 가지 요인은 기저막이 주파수를 분석하는 데 최상의 조건이 된다. 이러한 진행파의 공명 특성은 이소골이 없는 환자의 골도검사에서도 검증되었다. 어쨌든 진행파는 그 시작이 어디든 상관없이 기저막의 저항 특성 때문에 항상 기저부에서 첨부로 이동한다.

유모세포 홍분은 다양한 상호작용에 따른다. 먼저 개막(그림 10-4)으로 덮여 있는 외유모세포 섬모는 기저막을 따라 이동해 온 진행파에 의해 변형이 일어난다. 물론 이러한 섬모의 **비틀림 활동**(shearing action)은 기저막이 최대로 진동하는 지점에서 생긴다.

Tonndorf(1958), Møller(1973), Dallos(1973) 등은 내유모세포가 발화되는 기전을 발표하였다. 내유모세포의 섬모는 덮개막에 연결되지 않았다는 점은 9장에서 언급하였다. 따라서 외유모세포와 같은 힘을 받지는 않는다. 게다가 내유모세포는 골나선판 가까이 있어서 개막이 전달하는 힘을 덜 받는다. 따라서 내유모세포 발화는 진행파가 기저막을 따라 움직일 때 내림프 입자의 파동에 더 효과적으로 영향을 받는다. 달리 설명하면, 강바닥의 수초가 물 흐르는 방향으로 당겨져서 누워 있는 것처럼 내유모세포의 섬모도 내림프의 움직임에 따라 비틀린다. 또 진행파의 최대 정점이 생기는 지점의 기저막은 봉긋하게 솟아난다. 이때 공간은 상대적으로 좁아지며, 내림프 입자의 속도는 베르누이 원리에 따라 소용돌이치면서 매우 빨라진다. 이렇게 림프 속도가 빨라지는 부위에 있는 유모세포가 최종적으로 발화하고, 발화 정도는 최대 정점이 나타나는 부위에 있는 유모세포가 그렇지 않는 주변의 유모세포보다 더 높다.

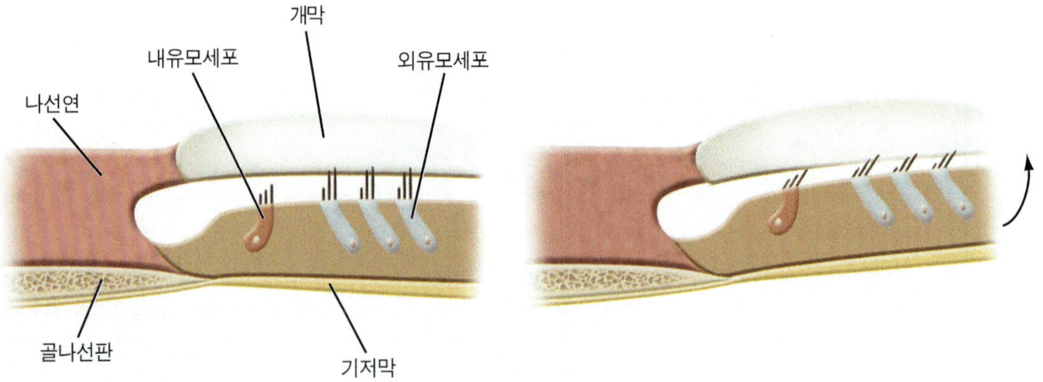

그림 10-4. 기저막과 덮개막의 상호작용에 의한 섬모의 비틀림.

출처: From "Transmission and Transduction in the Cochlea," by H. Davis, 1958, *Laryngoscope*, *68*, pp. 359–382. Copyright John Wiley & Sons. 허락하에 게재.

유모세포 자극과 관련해서는 한 가지 모순을 발견할 수 있다. 이 모순은 유모세포의 섬모가 와우축으로부터 먼 쪽으로 구부러질 때 자극을 받지만 진행파는 기저막 장축을 따라 와우의 첨부 쪽으로 이동하게 되어 섬모 운동 방향과 진행파 이동 방향이 직각을 이룬다는 것이다. 하지만 이 점은 기저막이 나선판연에 고정되어 있고, 진행파가 기저막을 흔들면 나선판연이 경첩과 같은 역할을 하기 때문에 섬모의 비틀림 활동이 중앙으로 근접하는 모양을 갖게 된다. 즉 진행파는 첨부를 향해서 장축으로 이동하기 때문에 유모세포를 발화시키지 못할 것 같지만, 실제로는 기저막이 회전하는 와우축에 고정되어 방사상으로 이동하기 때문에 발화시킬 수 있다(그림 10-5).

기저막과 나선판연(spiral limbus)의 경첩형 배열은 외유모세포가 내유모세포보다 작은 소리에 효과적으로 발화하는 데 유리하다. 즉 외유모세포는 40 dB SPL보다 낮은 소리 인지에 유리하여 음강도 해석에 중요한 역할을 한다. 반면 내유모세포는 주파수 해석에 필수적이다. 외유모세포의 손상으로 청력의 완전한 손실이 나타나지는 않지만 청력역치를 높인다.

요약하면, 와우의 기본적인 기능은 여러 가지 이유로 놀랄 만하다.

- 내이는 음향 신호의 스펙트럼과 **시간적 특성을 분석**하는 능력이 있다.
- 고막 운동은 등골족판과 유기적 운동을 통해 전정계의 액체로 소리를 전달한다.
- 전정계 액체로 압축 전달된 소리는 **진행파**를 통해 기저막으로 직접 전달된다.

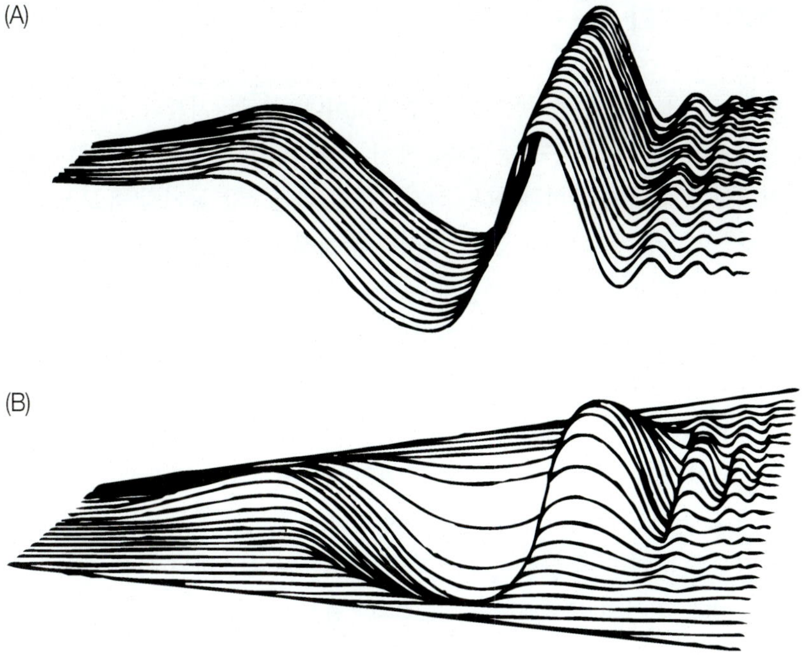

그림 10-5. 진행파의 형태. (A) 기저막 측면을 고정하지 않았을 때의 진동 형태. (B) 기저막 측면을 고정하고 자극하였을 때의 진동 형태

출처: Reprinted with permission from "Shearing Motion in Scala Media of Cochlear Models," by J. Tonndorf, 1960, *Journal of the Acoustical Society of America*, *32*(2), p. 241. Copyright 1960 by American Institute of Physics.

- 와우는 고주파수가 기저부, 저주파수가 첨부와 같이 주파수를 분석하는 위치가 정해져 있다[**음위상학적 배열**(주파수대응배열, tonotopic array)].
- 기저막 운동이 가장 크게 일어나는 지점(**최대 운동점** 또는 **최대 일탈점**)을 통해 주파수를 해석하고, 이 정보를 대뇌로 전달한다.
- 진행파는 최대 정점을 보인 후 그 진폭이 급격히 **낮아진다**.
- 기저막의 주파수 분석 능력은 기저막의 **긴장 정도**, **두께**, **넓이** 등에 의해서 결정된다. 기저막의 기저부는 첨부보다 빳빳하고 얇으며 좁다.
- **외유모세포**의 흥분은 섬모의 **뒤틀림**에 의해 일어난다.
- **내유모세포**의 흥분은 **액체의 파동**과 내림프 **입자의 운동 속도**에 의해 일어난다.

유모세포의 재생

유모세포 재생을 위한 유전자 치료법이 최근 개발되었다. 조류 유모세포를 재생한 것이 몇 년 지나지 않았는데, 최근 포유류의 유모세포 재생 방법을 입증하였다. Izumikawa 등(2005)은 유전적으로 변형된 감기 바이러스를 기니피그에게 주입하였다. 이들의 연구 결과 유모세포가 새롭게 자라난 것은 물론, 청성뇌간유발반응(auditory brainstem responses)으로 유모세포가 반응하는 것을 확인하였다.

Anatesse Lesson

전기적 변화

와우는 스펙트럼 분석기이면서 변환장치이다. 코르티기관의 구성과 특성은 스펙트럼을 분석하고, 등골족판에서 기계적인 형태로 전달한 에너지를 전기화학 에너지로 변환한다. 신경계통의 다른 부분들처럼 유모세포는 정보 전달 기능을 가지고 있다. 기저막이 전정계 쪽으로 틀어지면 유모세포가 발화하고, 기저막이 고실계 쪽으로 틀어지면 유모세포 발화가 억제된다. 유모세포를 자극하면 네 가지 전위가 발생한다.

그럼 전기적 변화는 어떻게 일어날까? 전기적 변화는 유모세포의 섬모(sterocilia)로부터 시작한다. 이 섬모는 섬유소 분자에 의해 서로 단단히 연결되어 있다. 각각의 섬모는 그 중심이 원형질막으로 덮여 있고, 위에서 아래로 갈수록 점차 가늘어진다. 다시 말하면 섬모는 유모세포 쪽에 가까워질수록 눈에 띄게 가늘어져서, 축을 중심으로 회전하기 쉬운 이상적인 형태이다. 각각의 유모세포는 섬모의 한 종류인 이러한 운동섬모를 가지고 있다.

안정 상태에서는 이온통로의 15% 정도가 항상 열려 있다. 섬모가 운동섬모를 중심으로 움직이면 유모세포가 탈분극 상태(depolarized)가 된다. 그러나 운동섬모 반대쪽으로 기울어지면 유모세포는 발화가 일어나지 않는 과분극 상태(hyperpolarized)가 된다. 탈분극은 자극 강도가 강해지면 진폭도 따라서 커지는 수용기 전위를 발생시킨다. 청력역치 범위에서 섬모의 뒤틀림 정도는 0.3 nm 정도이고, 100 nm의 움직임은 청각 가청 범위(dynamic range)의 90%에 해당한다. 따라서 탈분극은 미세한 움직임만으로도 발생한다. 1 nm는 1억 분의 1 m이다. 머리카락 굵기는 10 μm 정도이며, 1 μm는 1,000만 분의 1 m이다. 유모세포의 전체 운동 범위는 인간 머리카락 굵기의 1/10,000 정도이다. 이것은 와우의 기능이 얼마나 섬세한지를 단적으로 보여 준다.

각 유모세포는 이온을 전달하기 위하여 100개 정도의 통로(채널)를 갖는다(섬모마다 1개). 섬모가 뒤틀리면 채널이 열리고, tip link는 이온통로가 빠르게 열리도록 하는 작은 스프링 같은 역할을 한다. 유모세포 아랫부분에는 유모세포의 탈분극에 의해 신경전달물질인 글루탐산염(glutamate)이 방출되어 VIII번 뇌신경(청신경)으로 신호를 전달하는 영역이 있다.

▩ 소음 공해

소음은 심리적 측면에서 귀로 들을 수 있는 모든 소리를 말하며, 실제로 심리적 현상 그 이상의 의미를 갖는다. Haralabidis 등(2008)은 유럽의 공항 가까이 사는 사람들을 대상으로 야간 소음이 미치는 영향을 연구하였다. 35 dB HL 이상의 소음을 들려주면 수축기 혈압이 6.2 mm Hg, 이완기 혈압이 6.4 mm Hg까지 높아진다고 보고하였다. 야간 소음이 10 dB 증가할 때마다 고혈압 환자도 14%까지 증가한다고 발표하였다. 연구팀은 비행기 소음뿐만 아니라 배우자의 코골이 소리도 같은 결과를 유발할 수 있다고 하였다. 고혈압이 뇌졸중 예측에 가장 주요한 인자 중 하나인 것을 감안한다면 조용한 곳에서 잠을 잘 자는 것은 매우 중요하다. ▩

안정막전위

정지전위(resting potentials) 또는 **안정막전위**(standing potentials)는 와우가 쉬고 있을 때 측정한 전압의 차이이다. 이온은 중간계의 내림프와 고실계 또는 전정계의 외림프 사이를 이동하지 않으며, 이때 그 사이에서 기록되는 전위의 차이이다. 이 전위의 차이는 고실계보다 전정계가 +5 mV 정도, 중간계는 +80 mV 정도 높다. 이것은 중간계가 고실계나 전정계보다 상대적으로 양전위(**와우관전위**, endocochlear potentials)를 띤다는 것을 뜻한다. 강한 양전위는 혈관조의 활발한 이온 흡수작용에 의해 일어나며(Pickles, 1988), 이것은 와우관 전위가 전정계통 내림프에서 발견되지 않는다는 점을 통해 확인할 수 있다. 또 다른 안정전위로 유모세포 안의 **세포 내 안정막전위**(intracellular resting potential)가 있다. 내림프와 세포 내 안정전위의 전위 차이는 −70 mV로, 유모세포 주변 체액과의 차이는 150 mV 정도로 매우 크다.

자극유발전위

유모세포가 자극을 받으면 여러 전위가 발생한다. 이런 전위 모두가 관여하는 것은 아니지만 청각처리에 중요하다. **와우마이크로포닉**(cochlear microphonic)은 와우 활동에 주요 동력이다. Wever와 Bray(1930)는 살아있는 고양이 와우에서 음성 신호에 대한 와우마이크로포닉을 직접 기록하였다(**그림 10-6**). '마이크로포닉(microphonic)'은 마이크(송화기)와 같이 입력 신호에 직접 반응하는 신호를 말한다. 이 신호는 기저막의 움직임을 따라 외유모세포나 외유모세포 근처 망상판에서의 전류 변화로 발생한

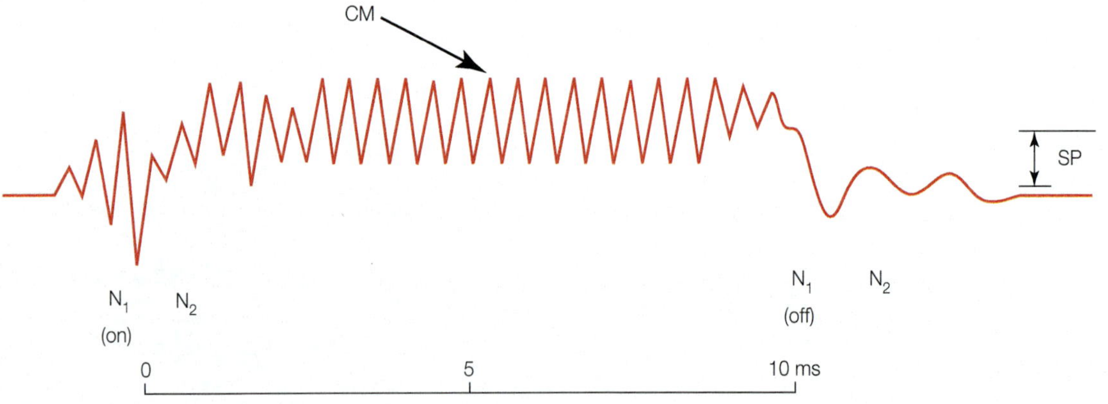

그림 10-6. 고실계에서 측정한 tone burst에 대한 반응.

출처: From *An Introduction to the Physiology of Hearing* (3rd ed.), by J. O. Pickles, 2008, London: Academic Press. Reprinted with permission.

다. 미세 전극으로 기록한 내유모세포 세포막 내 전위는 교류(AC) 전위이지만, 이 전위는 마이크로포닉으로 보기에는 충분히 크지 않다. 와우마이크로포닉은 어떤 경우라도 기저막에 부딪히는 입력신호 움직임을 교류 전위로 기록한다.

가중전위(summating potential)는 코르티기관 자극으로 와우 내부에서 발생하는 직류 전위이다(**그림 10-6**). 내유모세포는 소리 자극을 받아 탈분극하며, 탈분극은 세포 내 전위를 음전위로 낮춘다. 이러한 유모세포와 내림프 사이의 전위 차이가 가중 전압을 만든다. 이 전위는 귀로 자극되는 소리가 지속되면서 생기는 변화를 직류로 나타낸다.

전체 신경활동전위[whole-nerve action potential(AP), **복합활동전위**(compound action potential, CAP)]는 많은 수의 유모세포를 자극하면 활동전위가 동시에 일어나는 것을 말한다. 9장에서 살펴본 것처럼 개개 청신경(VIII번 뇌신경)의 활동전위는 거의 동시에 발생한다. 복합활동전위는 와우 외부에서 측정하며 유모세포를 자극하여 발생하는 전위의 총합으로 나타난다. 활동전위의 기록은 단음으로도 기록할 수 있지만 단음보다 주파수 대역이 넓은 순간 마찰음(click)을 사용하면 잘 기록된다. 활동전위는 분명하게 나타나는 2개의 골(negative components, N_1과 N_2)과 활동전위 사이의 진폭을 분석하는데, 활동전위 진폭은 소리 강도를 높여 주면 따라서 커진다. 개별 청신경섬유를 자극하여 기록한 활동전위는 이 신경의 미세 구조에 대한 중요한 정보를 획득할 수 있다. 단일 청신경섬유 반응을 보면 놀랄 만한 주파수 분석 능력을 관찰할 수 있고(주파수 특이성, frequency specificity), 청각계통이 많은 개별 청신경섬유의 데이터를 처리하여 단순하거나 복잡한 소리 자극을 해석한다.

요약하면, 기저막이 전정계 쪽으로 뒤틀리면 유모세포가 활성화되고 **전기적 전위**(electrical potentials)가 발생한다.

- **안정막전위**는 휴지기에 와우에서 측정할 수 있는 전압 차이이다.
- 고실계에 비하여 전정계는 5 mV 정도, 중간계는 80 mV 이상의 양전위를 띤다.
- 유모세포의 **세포 내 안정막전위**는 내림프와 유모세포 사이의 전위 차이를 말하는데 −70 mV 정도이고, 유모세포와 주변 체액 사이에서는 150 mV 정도이다.
- 자극과 관련된 전위는 외유모세포에서 발생하는 교류 전류인 **와우마이크로포닉**을 포함하여, 와우 내에서 발생하는 직류 전위인 **가중전위**, 여러 개의 유모세포를 동시에 자극하여 자극과 직접적으로 관련해 유발되는 전위인 **전체 신경활동전위** 등이 있다.

신경반응

청신경의 신경원은 기본적으로 두 가지가 있다. **저자발 발화**(low spontaneous rate; 고역치) 신경원과 **고자발 발화**(high spontaneous rate; 저역치) 신경원이 그것이다. 고역치 신경원은 발화를 위해 높은 강도의 자극이 필요하기 때문에 사람의 가청 범위에서 비교적 강한 자극에 반응하고 무작위 배경잡음에 대해서는 거의 발화하지 않는다. 반대로 저역치 신경원은 매우 낮은 강도의 자극이나 심지어 자극이 없어도 무작위 홍분이 나타난다. 따라서 저역치 신경원은 역치 범위의 소리에 발화하고, 고역치 신경원은 자극 강도를 올려 주었을 때 저역치 신경 발화가 멈추는 지점을 결정하는 데 기여한다.

수다스럽게 이야기하는 다화자 잡음은 신경원 반응을 평가하는 과정에서 무작위 홍분으로 나타나기 때문에 어려움이 따른다. 신경생리학적 측면에서 신경의 반응은 특정 자극에 의한 것에만 집중하고, 배경잡음에 의한 무작위 발화를 분리하는 데 관심을 가진다. 이 두 가지 개념은 문제 해결 방법의 진보와 신경원 기능에 대한 중요한 단서를 찾아내는 데 기여했다. 이제 이러한 기술과 적용 결과를 살펴보자.

자극 후 반응 시간 추이도

그래프는 시간에 따른 데이터를 관찰하는 편리한 도구이다. 해부 시험을 볼 때 전체 학생이 동일한 시간에 마치지는 않는다. 첫 학생은 40분 후, 다음 학생은 43분 후, 2명은 44분 후 등으로 서로 다르다. 만약 시험 종료 시간에 관심이 있다면 각 학생의 시험 경과 시간을 **막대그래프**(histogram)에 표시하여, 시험을 동시에 마치는 사람이 가장 많은 시간을 확인할 수 있다. 신경원의 반응 시간도 마찬가지 방법으로 살펴볼 수 있다. 청각생리학 분야 학자들은 단일 신경원의 전기적 활동을 기록하고, 이 신경원의 반응을 그래프로 표시한다. 위의 예에서 시험 시작 시간을 알고 있는 것처럼 자극 시점을 알고 있기 때문에 자극 이후부터 신경원이 반응할 때까지의 시간을 그래프로 나타낼 수 있다. 이 그래프가 자극 후 반응 시간 추이도[post-stimulus time(PST) histograms]이다.

신경원은 실무율(all-or-none)에 따라 반응하므로 개별 신경원의 반응 강도와 지속 시간은 같다. 따라서 신경원의 반응 차이는 발화율뿐이다. 하나의 신경 정보는 반응 시간 차이로 전달한다. 만약 자극이 없는 상황에서 무작위로 발화하는 신경원의 발화율을 기록한다면 특이할 만한 양상을 찾을 수 없다. 오히려 신경반응은 전체 기록 시간에 걸쳐 고르게 퍼진다. 소리 자극에 대한 반응은 **그림 10-7**과 같은 양상을 보인다. 소리 자극에 대한 청신경섬유의 반응은 강렬한 초기 반응을 보인 후, 소리가 지속하는 동안에도 신경원 반응은 수평으로 이어지지 않고 점차 감소한다. 그리고 소리 반응이 끊기면 신경섬유의 반응은 기준 이하로 급격히 낮아졌다가 배경잡음에 대한 반응 정도까지 올라간다.

자극 후 반응 시간 추이도는 소리의 서로 다른 **주파수 특이도**(frequency specificity)를 감별하는 와우의 능력을 이용하여 주파수 특성을 검증하는 중요한 단서를 얻을 수 있다. **그림 10-7**은 하나의 신경원이 서로 다른 자극에 대해 보이는 발화율에 대한 PST이다. 이 예제는 3,000 Hz 신호를 담당하는 와우 신경섬유에 전극을 배치한 후 반응을 기록한 것이다. 반응

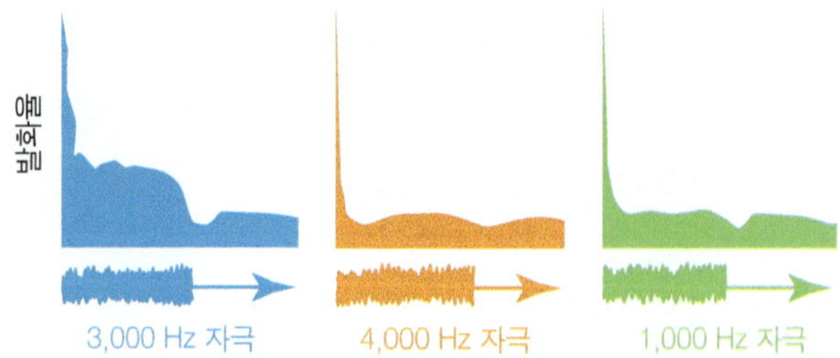

그림 10-7. 고유주파수가 3,000 Hz인 신경섬유에서 기록한 3,000 Hz, 4,000 Hz, 1,000 Hz 음에 대한 자극 후 반응 시간 추이도.

출처: Delmar/Cengage Learning

을 살펴보면, 3,000 Hz 소리를 들려주면 신경섬유는 자극 후 매우 짧고 강한 반응을 보였다가 자극을 마칠 때까지 특유의 완만함을 유지한다. 다시 4,000 Hz 소리를 들려주면 어떤 일이 나타나는지 살펴보자. 1,000 Hz 소리에 대한 반응과 마찬가지로 훨씬 약해진 것을 볼 수 있다. 3,000 Hz 이상의 신호는 진행파 이론에 따라 기저막 3,000 Hz 영역에서만 크게 뒤틀리고, 나머지 기저막 영역에서는 뒤틀리지 않기 때문이다. 마찬가지로 저주파수 영역인 와우 첨부 가까이 1,000 Hz 영역에 부착한 전극에는 진행파가 미치지 않기 때문에 충분한 진폭으로 흥분을 일으키지 않는다. 따라서 신경원의 반응을 기록하면 신경원의 **특이주파수**[characteristic frequency (CF), 또는 **고유주파수**] 또는 **최적주파수**(best frequency)를 평가할 수 있다. 신경원의 특이주파수는 가장 잘 반응하는 소리의 주파수를 말한다. **그림 10-7**의 신경원은 3,000 Hz에서 가장 잘 반응했고, 이 주파수가 고유주파수이다.

청각생리학의 연구 목적 중 하나는 주파수 신호를 변별하는 인간의 뛰어난 능력을 설명하는 것이다. **심리음향학자**(psychoacoustician)는 물리학적 특성과 청지각 능력을 연계하여 연구하는데, 인간은 소리에서 약 1% 정도의 주파수 변화를 변별할 수 있는 것으로 확인되었다. 이 결과는 신호 강도, 서로 다른 자극 주파수에 의한 변화, 자극 지속 시간 등을 무시한 것이다. 만약 100 Hz 소리를 들려주면서 다른 주파수의 소리를 구별할 수 있으려면 2% 변화된 소리, 즉 102 Hz가 되어야 한다. 청각생리학자들은 와우가 어떻게 이런 미세한 차이를 인지할 수 있는가를 밝히는 데 관심이 있다.

그림 10-8은 단일 세포에서 기록한 동조곡선(tuning curve)이다. 이 동조곡선은 신경원에 전극을 대고 서로 다른 자극 주파수에 대한 단일 신경원의 반응으로 구성한 것이다. 또 자극 강도마다의 반응을 그래프로 표시하여, 신경원이 발화하기 시작하는 자극 강도를 역치라고 한다. **그림 10-8**에서 신경섬유는 10,000 Hz 신호에 가장 민감한 반응을 보인다. 주파수를 8,000 Hz로 낮추고 신경원을 발화시키기 위해서는 더 강한 자극 강도가 필요하다. 5,000 Hz는 고유주파수가 10,000 Hz인 신경원에서보다 60 dB 강해야 한다.

동조곡선은 신경의 특이도를 측정하는 것으로 기저막의 반응을 측정하는 것으로도 볼 수 있다. 만약 기저부 가까이의 10,000 Hz에 해당하는 기저막 특정 위치에 전극을 대고 와우 첨부 쪽 신경원에서의 반응을 기록하려 한다면 자극에 대한 반응은 기저막이나 신경원의 반응이 모두 미미할 것이다. 동조곡선은 예리할수록 기저막의 주파수 특이성이 좋다. 실제로

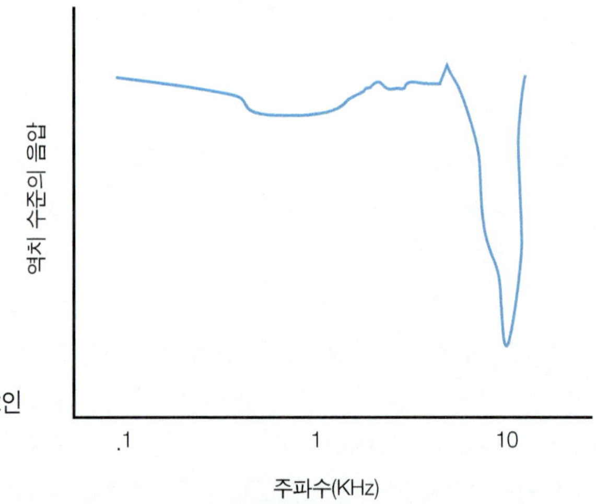

그림 10-8. 고유주파수가 10,000 Hz인 청신경섬유의 음조곡선.

출처: Delmar/Cengage Learning

Khanna와 Leonard(1982)는 기저막과 청신경의 동조곡선이 아주 비슷한 것을 확인했다. 이는 기저막이 섬세한 변별 능력을 가진 치밀한 동조 필터라는 것을 뜻한다.

와우가 정현파 순음 대신 복잡한 소리를 들으면 어떻게 처리할까? 예를 들어 500 Hz, 1,000 Hz, 1,500 Hz, 2,000 Hz의 순음이 포함된 복합음을 들으면 와우와 청신경의 반응은 어떻게 될까? 기본적으로 500 Hz, 1,000 Hz 등의 특이주파수를 가진 신경원은 자극에 반응한다. 반면 자극과 직접 관련되지 않는 510 Hz, 511 Hz, 512 Hz 등의 특이주파수를 가진 신경섬유는 발화하지 않고, 이런 신경원이 발화하기 위해서는 더 강한 자극이 필요하다. 특이주파수 목록에서 505 Hz는 그 차이를 변별할 수 없을 것 같아서 피했다. 왜냐하면 와우는 일반적으로 주파수 차이가 이보다 작으면 변별할 수 없기 때문이다. 502 Hz 신경섬유는 500 Hz 소리에 대해서도 같이 반응하고, 대뇌에서도 이 두 주파수를 변별할 수 없다.

PST는 진행파가 자극하는 기저막의 위치에 따라 주파수를 해석한다고 보는 **위치 이론**(Place Theory)을 설명하는 데 매우 유용한 도구이다. 주파수에 대한 와우에서의 위치 배열(tonotopic array)은 개별 신경섬유가 각각 따로 발화되는 과정을 거쳐 청신경계통으로 정확하게 중계된다.

발화율은 **자극 강도**를 해석하는 과정에서도 이용한다(**그림 10-9**). 자극 강도를 증강시키면 발화율도 함께 올라간다. 신경원은 불응기가 있어서 대체로 1 ms마다 1회 이상은 발화하지 않는다. 발화율로 분석할 수 있는 음강도 범위(dynamic range)는 30~40 dB로 극히 좁다. 음강도 범위가 이보다 클 때 변별할 수 있다. 신경원은 소리에 대한 반응 강도가 서로 다른데, 특정 강도의 소리에 대해서 서로 다른 신경원을 통해 음강도

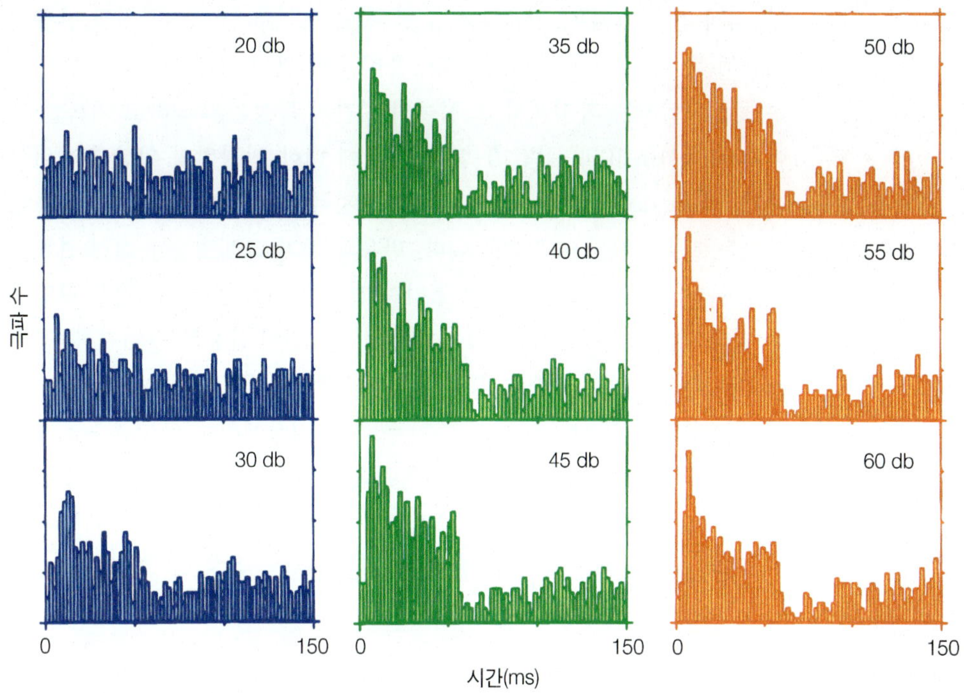

그림 10-9. 신호 강도에 따른 발화율.

출처: From "Basic Response Properties of Auditory Nerve Fibers," by E. Javel, In *Neurobiology of Hearing: The Cochlea* (p. 216), by R. A. Altschuler, R. P. Bobbin, and D. W. Hoffman [Eds.], 1986, New York: Raven Press. 허락하에 게재.

를 해석한다. 즉 고역치 신경원은 강한 소리에만 반응하는 반면, 저역치 신경원은 낮은 소리 신호만을 처리할 수 있다. 소리의 가청 범위(역동 범위, dynamic range)는 이들 신경원의 정보를 종합해서 해석한다. Kiang, Liberman, Sewell, Guinan(1986)은 외유모세포 손상이 동조곡선의 날카로운 부분을 사라지게 하고, 이를 통해 외유모세포가 내유모세포의 주파수 변별에 영향을 미친다는 것을 증명하였다.

청각계통에서 원심성 신경의 활동은 전체 신경반응을 둔화시킨다. 만일 교차 올리브와우(crossed-olivocochlear)와 비교차 올리브와우(uncrossed-olivocochlear) 신경 다발이 자극을 받으면 신경원의 발화율이 극적으로 낮아진다. 이러한 활동은 잡음과 같은 원치 않는 정보를 줄이고, 원하는 신호만을 선택하여 처리하는 효과를 갖는다. 원심성 신경의 활동은 주파수 변별에도 기여하고 있다.

극파 간격과 주기 그래프

발화율 그래프는 와우와 청신경이 소리에 어떻게 반응하는지를 표현하지만, **극파 간격 그래프**[interspike interval(ISI) histograms]는 청신경 반응의 시간적 특성을 상세하게 표현한다. 특히 극파 간격 그래프는 신경원이 연속으로 발화하는 과정에서 그 사이의 시간적 특성을 측정하고 기록한 것이다. 그림 10-10과 그림 10-11은 자극에 대한 신경원의 **위상결속**(위상동기, phase-locking)을 설명한 것이다. 자극이 812 Hz이고 812 Hz에 해당되는 진동주기는 약 1.2 ms이다. 반응과 주기 그래프를 유심히 관찰하면 극파와 극파 사이의 간격이 소리의 진동주기인 1.2 ms인 것을 확인할 수 있다. 위상결속은 자극주기에 대하여 신경원이 반응하는(여기서는 1.2 ms) 특성을 의미한다. 신경원이 탈분극 상태에서 회복하기 위해서는 1 ms가 필요하다. 따라서 1,000 Hz(주기 = 1 ms) 이상에서는 위상결속을 기대할 수 없다. 그럼에도 불구하고 위상결속을 관찰할 수 있다. 신경의 흥분에 대한 생리학의 기초 지식을 재정립해야 한다는 의미는 아니지만, 위상결속은 5,000 Hz까지의 자극 주파수에서도 관찰할 수 있다. 청신경섬유는

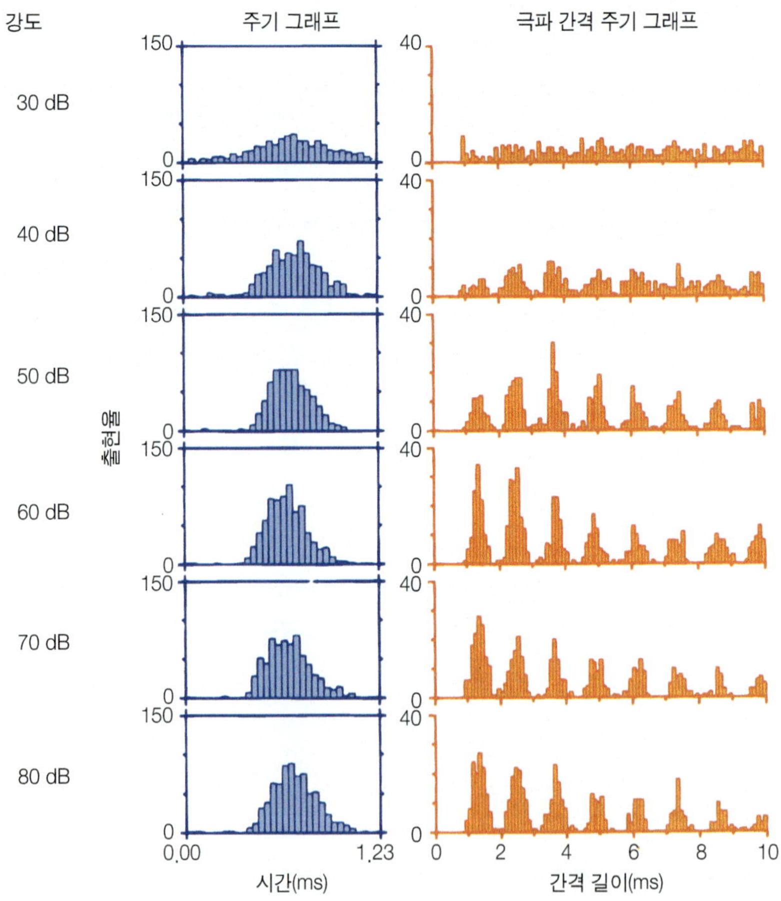

그림 10-10. 특이주파수가 812 Hz인 신경섬유에서 10 dB마다 주기 및 극파 간 그래프.

출처: From "Basic Response Properties of Auditory Nerve Fibers," by E. Javel, In *Neurobiology of Hearing* (p. 218), by R. A. Altschuler, R. P. Bobbin, and D. W. Hoffman [Eds.], 1986, New York: Raven Press. 허락하에 게재.

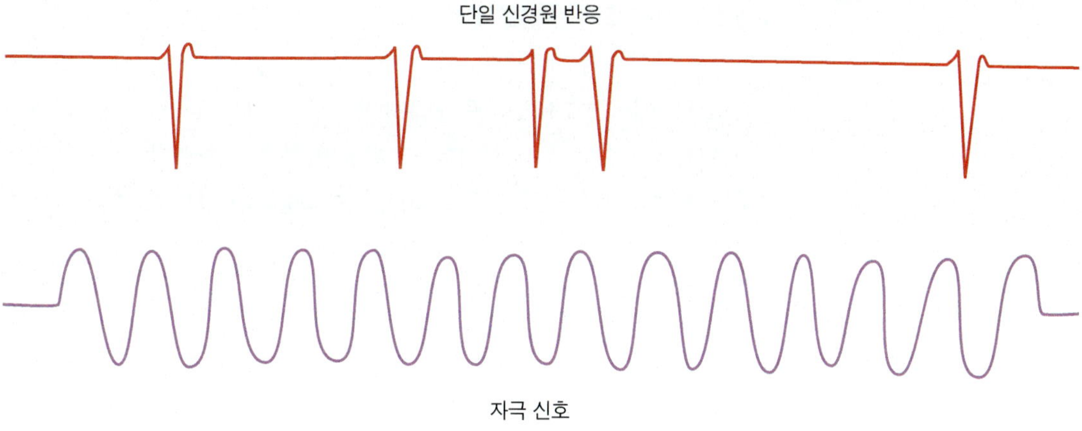

그림 10-11. 신경원의 반응(위)과 신호 위상(아래)의 관계.

출처: Reprinted with permission from *Fundamentals of Hearing: An Introduction* (5th ed.), by W. A. Yost, 2007, New York: Elsevier Academic Press. 허락하에 게재.

신호 위상에 반응하지만 반드시 모든 진동주기에 반응하지는 않는다. **그림 10-11**에서 보는 것처럼, 신경섬유는 반응할 수 있을 때 반응하고, 흥분 주기의 정배수(whole-number multiples)로 반응한다.

극파 간격 그래프는 주기 그래프 분석을 통해 재구성할 수 있다. **주기 그래프**(period histogram)는 진동주기에서 발화가 일어나는 지점을 나타낸다(**그림 10-10**). 이러한 방식으로 위상결속의 정도는 그림의 주요 정점으로 표시된다. 신호를 증강시키면 그래프상에 정점이 많아지고, 이는 위상결속의 정도가 강해지는 것을 의미한다.

극파 간격 그래프와 주기 그래프는 파형의 시간적 정보를 담고 있고, 청신경계통은 이 정보를 뇌로 전달한다. 위치 및 시간적 정보는 모두 음향 신호에서 중요한 중복 정보를 추출하고 해석하는 데 사용한다.

주파수 분해능

이미 동조곡선에 대해서 살펴보았고, 동조곡선은 청각계통에서 반응의 특이성을 담고 있다는 것을 확인하였다. 이것은 동조곡선이 날카롭게 나타나면 기저막에서의 분해능이 매우 좋다는 것을 의미한다. 아주 뾰쪽한 연필로 그린 매우 가느다란 선을 통해 동조곡선에 대해 생각해 보자. 여기서 날카로우면서도 분명한 선은 서로 다른 소리의 미세한 차이를 수용할 수 있는 능력을 표현하는 데 중요하다. 사실 인간은 1%의 주파수 변화를 인지할 수 있다. 예를 들어 1,000 Hz와 1,010 Hz의 소리를 듣고 다르다는 것을 알 수 있다. 이러한 주파수 분해능은 기저막의 동조곡선이 얼마나 날카롭게 그려지는가 하는 정도에 의존한다.

인간은 주파수를 대수 척도를 기반으로 감각할 수 있다. 다시 말하면 100 Hz(1%)에서는 1 Hz, 1,000 Hz(1%)에서는 10 Hz, 10,000 Hz(1%)에서는 100 Hz의 차이를 각각 인지할 수 있다. 이렇게 그 차이를 느낄 수 있는 정도는 일정하지만 주기의 수(cycle per second, cps, Hz)는 주파수 단위가 높아질수록 기하급수로 증가한다(**그림 10-12**).

그림 10-12의 윗부분은 중심주파수가 10,500 Hz인 기저막에서 나오는 청신경섬유의 동조곡선이다. 바로 옆은 중심주파수가 1,100 Hz인 신경섬유의 동조곡선이다. 10,500 Hz 그림이 오른쪽보다 더 뾰쪽한 것을 볼 수 있다. 이를 통해 10,500 Hz의 주파수 특이성이 더 크다고 가정할 수 있다. 보다 실질적인 비교는 Q_{10}으로 확인할 수 있다. Q_{10}은 중심주파수(center frequency, cf)를 대역폭(bandwidth, bw)으로 나눈 비율, 즉 Q_{10} = cf/bw를 말하는데, 동조곡선에서 날카로운 하단 부분에서 10 dB 폭을 계산하므로 $Q_{10} = cf/bw_{10dB}$를 의미한다. 이 값을 통해 동조곡선 폭(대역폭, Hz)이 얼마나 넓게 분포하는지를 알 수 있는데, 계산으로 나타난 값이 클수록 분해능이 좋다.

10,500 Hz 신경섬유의 Q_{10}은

$Q_{10} = cf/bw$
$Q_{10} = 10500/500$
$Q_{10} = 21$

1,100 Hz 신경섬유의 Q_{10}은

$Q_{10} = cf/bw$
$Q_{10} = 1100/20$
$Q_{10} = 55$

Q_{10}으로 살펴보면 저주파수 신경섬유는 고주파수 신경섬유보다 예민하다는 것을 의미한다. 기저막과 신경섬유의 동조곡선은 이러한 '정규화(normalizing)' 과정으로 분석하는 것이 중요하다. Q_{10}은 모든 동조곡선을 대등하게 비교할 수 있고, 반응 구간마다의 날카로운 정도를 상대적으로 비교할 수 있다.

요약하면, 청신경 신경원은 두 가지가 있는데, 이들 신경원의 기능을 평가하기 위한 적절한 기술들이 있다.

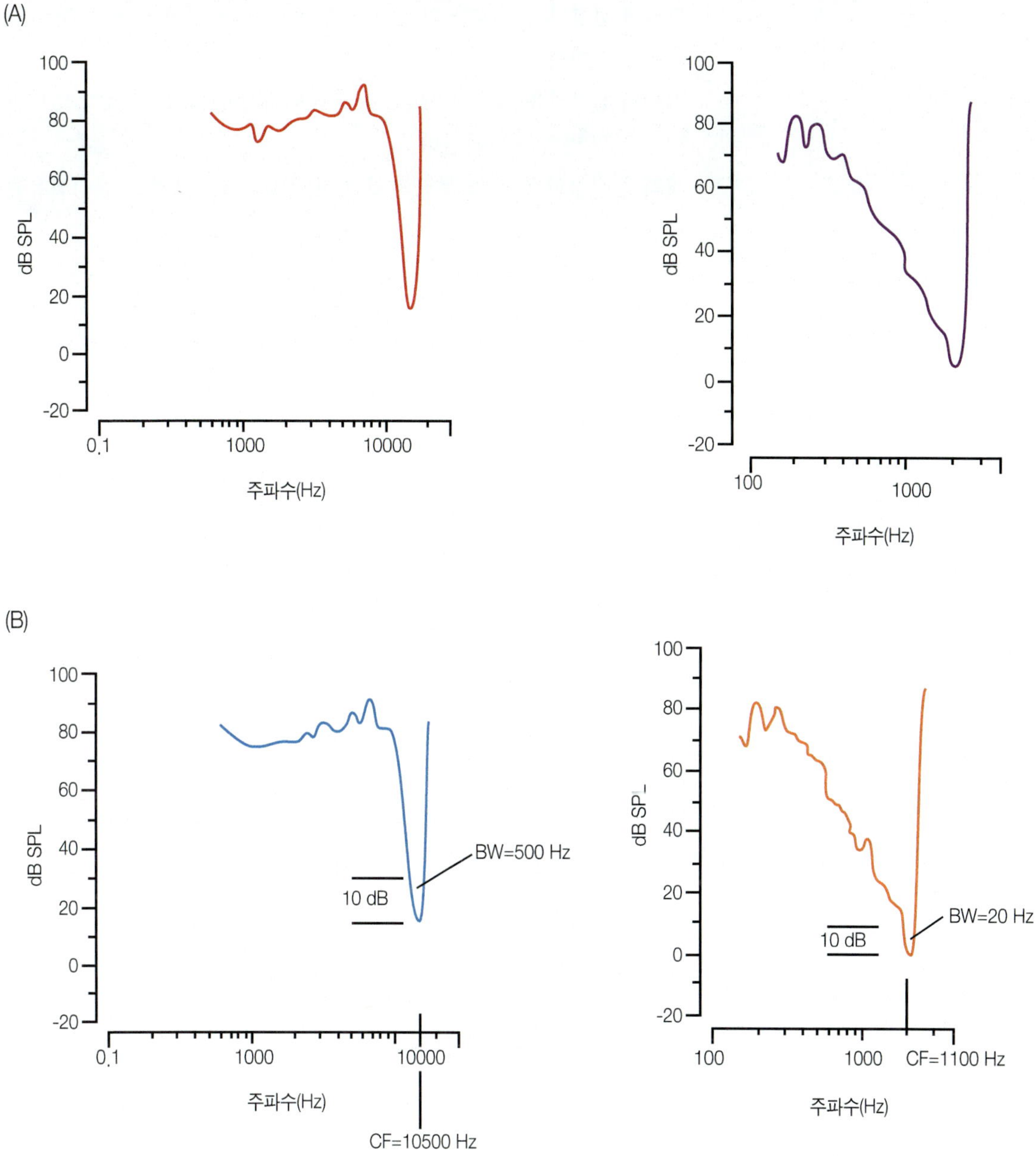

그림 10-12. 특이주파수가 10,500 Hz(왼쪽), 1,000 Hz(오른쪽)로 서로 다른 2개의 청신경섬유에서 기록한 동조곡선. 동조곡선을 보면 왼쪽이 보다 날카롭게 그려져 있다. Q_{10}을 계산하면(아래 그림) Q_{10} 값에서 볼 수 있는 것처럼 저주파수의 신경섬유는 고주파수보다 특이도가 높다(날카롭다).

출처: Derived from data of "Acoustic Trauma in Cats," by M. C. Liberman and N. Y. S. Kiang, 1978, *Otolaryngica*, Supplement 358, pp. 1–63. 허락하에 게재.

- **고역치 신경원**은 다양한 자극 강도 범위 중에서 비교적 높은 자극 강도에 발화한다.
- **저역치 신경섬유**는 아주 낮은 자극 강도에 반응하고, 자극이 없더라도 무작위 발화가 나타난다.
- **저역치 신경원**은 역치 부근의 소리를 처리하고, 고역치 신경섬유는 강한 소리를 처리한다.
- **주파수 특이도**는 와우가 소리의 스펙트럼 성분을 구별하는 능력이다.
- **주파수 특이도**는 동조곡선의 날카로운 정도를 말하며, 인간은 약 1% 정도의 주파수 변화를 감지할 수 있다.
- **자극 후 반응 시간 추이도**는 자극 발생과 관련한 신경반응을 그린 것이다.
- 신경원의 **특이주파수** 또는 **최적주파수**는 신경원이 가장 잘 반응하는 주파수이다.
- **동조곡선**은 서로 다른 주파수 자극에 대한 개별 신경의 반응을 그린 곡선이다.
- Q_{10}은 기저막 전반에 걸쳐 동조곡선의 날카로운 정도를 비교할 수 있으며, 숫자가 높을수록 동조곡선이 날카롭다.
- 동조곡선이 더 날카로울수록 기저막의 주파수 특이도가 높다.
- 와우의 **음위상학적 배열**은 개별 신경섬유의 발화가 각각 다른 과정을 거쳐 청신경계통으로 정확하게 중계된다.
- 자극 강도를 올리면 **발화율**이 증가한다.
- **교차 올리브와우신경**과 **비교차 올리브와우신경 다발**이 자극 받으면, 신경원의 발화율이 극적으로 감소한다.
- **극파 간격 그래프**(interspike interval histogram)는 신경원의 연속된 발화 간 간격을 기록하여 자극주기에 대한 뉴런의 위상결속을 볼 수 있다.

청각전달로의 반응

와우와 청신경은 청각 신호 정보 해석 과정에서 첫 번째 단계 역할을 수행한다. 시간적 정보(temporal information)와 소리위상 정보(tonotopic information)는 보다 상세한 추가 해석을 위하여 고위 청각기관으로 보낸다(그림 10-13).

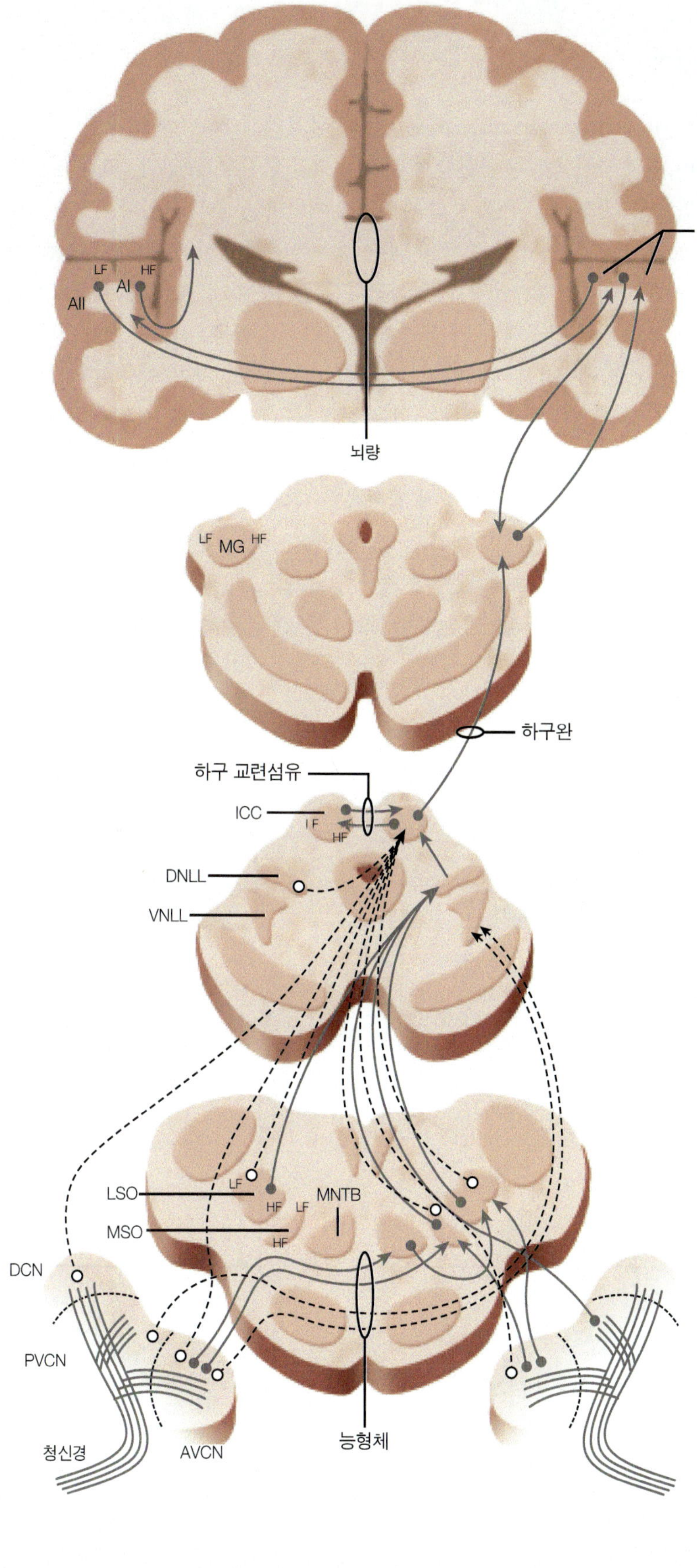

그림 10-13. 인간의 청각전달로(Møller, 2003). 배측 와우핵(dorsal cochlear nucleus, DCN), 전복측 와우핵(anteroventral cochlear nucleus, AVCN), 후복측 와우핵(posteroventral cochlear nucleus, PVCN), 외측 상올리브(lateral superior olive, LSO), 내측 상올리브(medial superior olive, MSO).

출처: Delmar/Cengage Learning

와우핵

와우핵(cochlear nucleus, CN)은 청각전달로에서 첫 번째 정거장 역할을 하며, 동조곡선에서 음위상학적 배열을 직접 관찰할 수 있다. 뇌간 영역인 이곳에서 의미 있는 신호 처리 과정이 일어난다는 증거가 있다.

Pfeiffer(1966)는 청각 자극에 대한 청신경 수준에서 서로 다른 최소 여섯 가지 단일 신경반응을 관찰하였다(그림 10-14). **primary-like** 반응은 발화양상이 청신경과 가장 많이 닮았다. 이 반응은 CN의 잔가지세포(bushy cell)에서 나타나고, 자극 비율, 자극 강도, 자발 활동, Q_{10} 값 등이 청신경섬유의 반응과 같다. 일부 신경원은 **onset** 반응을 보이는데, 이는 자극 개시로 나타나는 최초의 반응이며 곧바로 휴지기가 이어진다. 이 반응은 자극의 시작과 함께 날카롭게 나타났다가 간단하게 소멸하는데, octopus 세포에서 일어나고 CN 전반에서 발견된다. 또 Q_{10}은 CN에서의 다른 반응보다 작아서 동조곡선이 넓은데, 이것은 일종의 가산 기능(summative function)으로 보인다. 다시 한 번 강조하건대 동조곡선이 넓

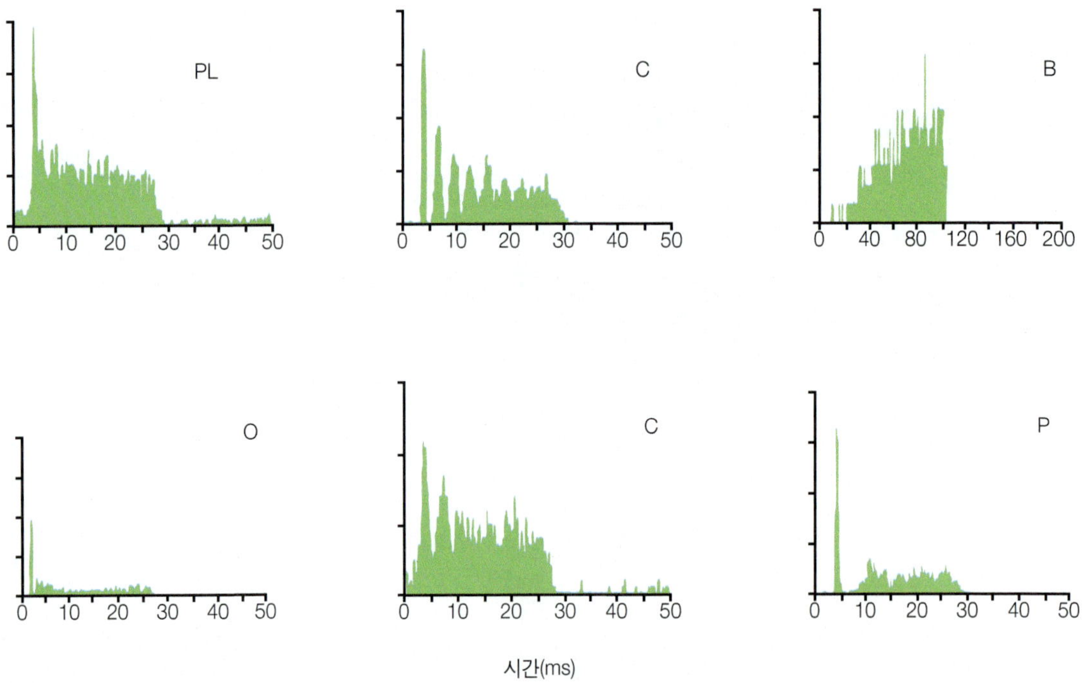

그림 10-14. 와우핵의 반응 특성을 보여 주는 자극에 대한 시간 그래프. PL = primary like, O = onset type, C = chopper type, B = buildup type, P = pauser type.

출처: From "The Use of Intracellular Techniques in the Study of the Cochlear Nucleus," by W. S. Rhode, 1985, by *Journal of the Acoustic Society of America*, *78*(1), p. 321. Copyright 1985 by Acoustical Society of America. 허락하에 게재.

으면 특이도가 낮다. 따라서 이 경우 측정되는 신경섬유의 반응은 기저막의 여러 영역에서의 반응으로 생각할 수 있다. **chopper** 반응은 자극 주파수와 관련되지 않는 것으로 생각된다. 하지만 주기적이고, 소리를 자극하는 동안 시간적 특징을 지속적으로 쪼개서(chopped) 반응한다. 소리를 자극하면 chopper 반응은 연속 발화로 분명히 나타난다. 이 반응은 후복측 와우핵(posteroventral cochlear nucleus, PVCN)과 배측 와우핵(dorsal cochlear nucleus, DCN)의 반응 중에서 가장 강하고, CN 전반에서 발견할 수 있다. 이 반응들은 특별히 어느 세포와 관련되지 않는 것으로 보이며, 발화율은 자극주기와 관계없다. 따라서 chopper 세포는 다양한 소리가 들어오면 단순히 '발화–중단–발화'의 과정으로 신호를 전달한다. **pausers**는 배측 와우핵에서 발견되는 다른 신경원의 반응보다 다소 느리다. 만약 신호 강도가 높으면 먼저 정반응(on–response)과 휴지기가 나타난 후, 자극이 지속되는 동안 낮은 수준의 발화율로 반응을 유지한다. pauser는 배측 와우핵에서 발견되고, 방추상 세포(fusiform cells)에서 발생한다. 이 반응은 복합 자극으로 생기며, 대체로 복합음의 특성을 처리하는 데 기여하는 것으로 보인다. **buildup** 신경원은 발화 초기 단계에서부터 발화율이 천천히 높아진다.

이 복잡한 반응은 CN 내부에서 서로 다른 세포 종류뿐만 아니라 신경원들의 상호작용까지 반영한다. 비록 모든 반응이 같은 소리 자극에 대한 다른 신경원의 반응일지라도 자극에 대한 단순한 반응으로 보는 것은 현명하지 않다. 확실한 것은 복잡한 상호작용과 신경처리의 결과라는 점이다.

와우핵에서의 복합 상호작용. 신경원 기본 반응양상은 지금까지 설명한 것보다 복잡한 또 다른 측면이 있다. CN에는 청신경에는 없는 최소한 네 가지 기본 억제 유형이 있다. 참고로 청신경에는 억제 기능이 없다.

Type II와 Type III 억제양상은 자극에 대한 반응에서 표준 동조곡선의 하나로 볼 수 있지만, 특이주파수 바로 위와 아래 주파수 대역(측파대)의 반응을 억제한다. 특이주파수를 자극하면 매우 날카로운 반응이 나타나지만, 만약 인접 주파수가 자극되면 주파수의 정보는 정확하게 감쇄한다. 이 신경섬유는 자발적인 활동을 하지 않지만, 분명한 자극 주파수 경계를 가지고 있다.

Type IV와 Type V 신경섬유는 대부분 억제 기능을 하며, DCN에서 일어난다. 이 신경섬유가 자극을 받으면 출력을 하지 않는다. 일반적으로 전복측 와우핵(anteroventral cochlear nucleus, AVCN)에는 억제 기능이 적고, 억제 기능의 대부분은 DCN에서 발견된다. 실제로 AVCN에서 발견되는 신경섬유는 DCN에서 오는 반응을 억제한다. AVCN과 PVCN은 공간에서 소리의 위치를 분석하기 위해 청신경의 반응을 정제하여 올리브복합체로 보내며, DCN은 복잡한 음향 분석을 실행한다. 이렇게 얻어진 정보는 뇌간 상부와 대뇌피질의 중추로 진행한다.

CN 수준에서는 일부 비전형적 반응이 나타난다. pausers와 buildup 신경원은 주파수를 올리거나 내릴 때 특별히 다른 반응을 보인다. 달리 말하면 이 신경원들은 주파수 변조음을 탐지하는 특별한 능력을 가지고 있다는 것이다. 어떤 경우는 주파수를 올릴 때 매우 민감하게 반응하지만 내릴 때는 반응하지 않는 반면, 다른 경우에는 주파수를 내릴 때 매우 민감하지만 올릴 때 반응하지 않는다. 이러한 반응은 음성 신호가 자음에서 모음으로 바뀔 때 잘 대응한다.

이와 마찬가지로 일부 신경원은 음강도가 규칙적으로 변화할 때 작은 변화에 크게 반응하여 소리 크기를 감각한다. Møller는 박동성 강도 변화에 대한 민감도가 음절의 경계를 입증하는 데 크게 기여한다고 보고하였다.

상올리브복합체

상올리브복합체(superior olivary complex, SOC)는 두 귀 와우핵에서 정보를 받아 처음으로 양이간섭이 일어나는 곳이며, 공간에서 소리 위치 판단에 크게 기여한다. 와우핵에서는 3개의 가지가 나와 이 중 2개가 올리브복합체로 간다. 하나는 배측 선조체(등쪽 줄무늬체, dorsal stria)로 배측 와우핵(DCN)에서 나와 곧바로 올리브복합체로 가고, 나머지 하나는 복측 선조체(배쪽 줄무늬체, ventral stria)로 전배측 와우핵(AVCN)과 후배측 와우핵(PVCN) 반응을 처리하며, PVCN에서 기시하는 중간선조체(intermediate stria)와 함께 이 2개의 가지가 올리브복합체로 직접 들어간다.

외측상올리브(가쪽위올리브, lateral superior olive, LSO)는 동측 와우핵으로부터 고주파수 정보를 받고, 내측상올리브(안쪽위올리브, medial superior olive, MSO)는 저주파수 정보를 받는다. LSO가 같은 방향에서 자극을 받으면 신경은 모두 발화하여 반응한다. 동조곡선은 10~20 dB SPL 범위에서 청신경섬유의 반응역치와 같은 양상을 보인다. 또 신경원이 반대 방향에서의 신호로 자극을 받으면 신경은 모두 억제 반응을 보이며, 이때 신경섬유는 EI(발화-억제, excitatory-inhibitory)섬유이다. 이와 같은 방식으로 LSO는 두 귀의 소리 강도 차이를 처리한다. 하나의 소리를 두 귀가 서로 다르게 듣는 것은 소리가 다른 쪽 귀로 전달하기 위하여 머리를 돌아가면서 생기는 강도 차이 때문이다. 소리가 1,500 Hz 이상의 고주파수이면 소리가 머리 주위를 돌기에는 파장이 너무 짧아 머리에 의한 음영(두영, head shadow) 효과가 생긴다. 이로 인해 소리가 발생한 쪽 귀의 소리는 반대쪽 귀보다 크게 들리고, LSO는 이러한 차이를 처리하여 공간에서 소리 위치를 파악하는 데 도움을 준다.

MSO는 LSO와 달리 두 귀의 AVCN으로부터 여섯 가지 정보를 받는다. MSO는 AVCN에서 아주 깨끗한 청각 정보를 전달받고, CN과 MSO 사이에 중계 과정이 없어서 신호 전달이 빠르다는 점을 기억할 필요가 있다. MSO는 두 귀에서 받은 청각 정보에서 저주파수 소리(1,500 Hz 이하)에 반응하며, 특히 시간적 차이를 분석한다. 저주파수에서의 시간적 차이는 두 귀에서 오는 신호 사이의 위상차에 의한 것이다. MSO는 시간적인 지연을 처리하여 공간에서 소리의 방향을 아주 정확하게 알 수 있게 한다. 좀 더 구체적으로 말하면, MSO 세포는 다른 세포에서 나타나는 특이주파수와 유사한 '특이지연(characteristic delay)'이 있다. 이것은 각 세포가 두 귀 사이에서 특정한 시간적 지연에 동조한다는 것을 의미한다. 대부분의 MSO 세포는 양쪽 귀에서 오는 신호에 의해 흥분(EE, excitatory-excitatory)하며, 이는 모든 MSO 세포가 본질적으로 양쪽 귀에서 오는 소리에 민감하다는 것을 의미한다. 따라서 SOC에서는 두 가지 기본적인 반응이 일어난다. **고주파수의 반대측 자극**(SOC 반대쪽 자극)은 **외측상올리브**(LSO)를 발화시키고, 이때 자극은 강도와 직접적으로 관련한 것이다. **EE**(excitatory-excitatory)라고 하는 이 반응은 한쪽 귀와 반대 쪽 귀의 신호강도를 비교한다. 저주파수 자극은 **내측상올리브**(MSO)를 발화시키는데, 반대쪽 신호가 신경원을 흥분시키고, 같은 쪽 신호가 신경원을 억제하는 **EI**(excitatory-inhibitory)반응이 일어난다. 이는 왼쪽의 신호는 왼쪽 MSO를 억제하고 오른쪽 MSO를 발화시킨다는 것을 말한다. 게다가 일부 MSO 세포는 신호가 도착하는 시간과 관련한 **특이지연** 반응을 통해 두 귀 사이의 미세한 변화를 감지한다. 이러한 **양이 위상차**[interaural phase(time) difference, IPD]는 공간에서 저주파수 소리의 위치를, 그리고 **양이 강도차**(interaural intensity difference, IID)는 공간에서 고주파수 소리의 위치를 파악하는 데 기본적 원리이다. 자극의 특정 속성이나 자질에 반응하는 신경원을 **자질감지기**(feature detector)라 한다. 즉 양이 위상차와 같은 자극의 특정 자질에 반응하여, 신호에 대한 정보를 추출하고, 분석한 결과는 대뇌피질로 전달한다. 그러나 실제로는 와우에서 일차 분석을 하고, pauser나 onset-response와 같은 와우핵에서 이차로 분석하는 것으로 보인다.

▩ 반향정위

돌고래, 고래, 박쥐를 포함한 동물의 음파체계에 대해 40년 넘게 폭넓은 연구가 있었다. 8,000종 이상의 박쥐는 물체에 반사되는 120 kHz 정도의 고주파수 음을 발생할 수 있도록 진화하였다. 반사된 소리는 SOC의 청각 반향(auditory echo)이 받아 반향을 일으킨 물체의 공간적 위치를 결정할 수 있도록 처리한다. 박쥐가 점점 가까워지는 물체를 향해 날아가면 반사된 소리의 주파수가 높아져서(Doppler 효과) 고주파수 신호로 듣는다. 따라서 먹이인 나방이 점점 가까워지고, 먹을 수 있다는 것을 확신한다. 박쥐가 날아가는 것보다 물체가 더 빠른 속도로 박쥐에서 멀어진다면 주파수가 낮아진다. 물론 나방이나 다른 곤충도 대체 수단을 개발해 왔다. 박쥐에게 먹히는 나방은 특히 박쥐의 음파에 동조된 청각뉴런이 발달되어, 박쥐의 반향정위(echolocation) 체계를 인지하면 박쥐의 예상을 따돌리기 위해 자유낙하를 한다. 어떤 나방들은 음파를 무력화하기 위해 날개를 무질서하게 펄럭이거나 나선형을 그리며 위로 날아오른다. ▩

하구

하구(아래둔덕, inferior colliculus, IC)는 와우핵으로부터 외측 융대(가쪽섬유띠, lateral lemniscus)를 지나 간접적으로 오는 정보뿐만 아니라 LSO로부터의 양측성 신경자극의 지배를 받는다. 하구의 반응 범위는 날카로운 주파수 동조곡선을 가진 신경원 반응, 억제 반응, onset과 pauser 반응, 음강도 의존성(intensity-sensitive units) 반응 등을 포함하여 다양한 구심성 정보 등으로 폭넓다. 일부 신경원은 SOC와 마찬가지로 양이 시간차와 강도차에 반응하여 방향 판단에 기여한다. 이는 CN에서 온 주파수 정보가 SOC 음원 방향처리 과정에서 누락된 소리위상과 강도 정보의 재구성을 통해 기여하는 것으로 여겨진다.

하구의 반응은 그 폭이 넓고, 세포는 특정 주파수에 민감하게 반응하는 동조곡선을 가진다. 이 동조곡선의 기울기(Q_{10})는 25~40 정도로 청신경계통에서는 가장 역동적이다. 이와 달리 대역폭이 넓은 동조곡선도 있다.

IC에서는 발화율 또한 아주 다양하다. IC 세포의 반 정도는 발화율과 강도(rate-intensity) 사이 관계가 매우 단순하다. 즉 강도가 증가하면 발화율도 따라서 증가한다. 나머지 반은 좀 복잡한 양상을 갖는다. 자극에 대한 발화가 비선형적 관계를 갖는다. 이것은 강도가 증가하면 많은 신경원이 일차적으로 pauser로서 반응한다. 즉 onset 반응의 역할을 하고, 궁극적으로 chopper로서 마무리한다. 이 중 일부 신경원은 음성 주파수 전이에 반응하는 것과 비슷하게 주파수를 높이거나 낮아지는 신호에 강하게 반응하기도 한다. 하구의 신경원은 일반적으로 반대측 자극에 반응한다. MSO

와 비슷하게 양이 시간차를 근거로 소리 자극에 대한 정보를 배열하지만, LSO처럼 양이 강도 차이에 민감하게 반응하는 신경원도 존재한다. 이는 하구가 음원의 공간적 위치를 완성한다는 것을 강하게 뒷받침하고 있으며, 이 외에도 여러 감각과의 상호작용에도 기여한다는 것을 의미한다.

내측슬상체

내측슬상체(안쪽무릎체, medial geniculate body, MGB)는 청신경계 뇌간 영역의 마지막 지점이며, 대뇌피질로 감각 정보를 중계한다. MGB의 복측 부분(ventral MGB, VMGB)은 직접 측두엽의 일차청각영역으로 투사하고, 내측 부분(medial MGB, MMGB)은 측두엽의 다른 영역으로 투사한다. MGB의 배측 부분(dorsal MGB, DMGB)은 대뇌의 연합영역으로 정보를 투사한다. 주파수 배열(tonotopic arrangement)은 이 영역에서도 분명하게 유지하고 있지만 반응 사이의 관계는 눈에 띄게 복잡한 양상을 보인다. 놀랍게도 여기에는 SOC와 IC에서처럼 양이 강도 차이에 반응하는 신경원도 포함한다.

MGB에서는 청신경섬유에서와 마찬가지로 날카로운 동조곡선을 볼 수 있다. MGB 신경원의 반응은 onset 반응뿐만 아니라 지속되는 흥분성 반응을 포함한다. MGB 내 대부분의 신경원은 두 귀로부터의 자극에 반응하며, 빌화율과 강도 사이가 선형관계로 단순하다. 또 MGB의 일부 신경원은 LSO와 같은 양이 강도 차이에도 반응한다. 즉 이 신경원들은 두 귀 사이의 강도 차이가 2 dB 정도로 작아도 그 반응 비율이 80%에 이를 정도로 민감하다.

대뇌피질

대뇌피질은 같은 쪽에 있는 MGB를 지나 온 반대쪽 정보를 일차적으로 받는다. 주파수 배열 지도(tonotopic map)는 측두엽의 일차 수용기 영역인 헤쉴회(Heschl's gyrus)에서 나타난다. 여기에 청각수용 영역은 여러 개의 기둥이 배열된 형태를 가지며, 각각의 기둥은 특정 주파수를 담당하고 있어서 기둥마다 동조곡선이 다르다. 또한 기둥 내의 서로 다른 신경원은 주파수가 높아지거나 낮아지는 또는 음강도가 커지거나 작아지는 등 각각 다른 변수에 대하여 서로 다르게 반응한다. 대뇌피질의 신경원은 음성 자질 변별을 위하여 이전 청각처리 단계에서 추출된 동측 및 반대측의 시간과 스펙트럼 정보를 사용한다. 예를 들면, 음성 기본주파수는 와우에서 위상간섭을 일으키는 시간 정보에 의해 부호화하여 대뇌피질에 완벽한 부호로 전달되는 반면, 높아지는 주파수 변화에 민감한 신경원은 음영대주파수(formant frequency) 전이 관련 정보 부호화에 유용하다.

뇌간은 청각 자극을 대변하는 신경 신호를 일차적으로 부호화하는 역할을 담당한다. 그러나 그 정확한 기전은 여전히 숙제로 남아 있다. Gollisch와 Meister(2008)는 단속성 안구운동에 따라 시각계통이 빠르게 변화하는 특징에도 불구하고 망막 신경절 세포의 초기 발화 잠복 시간은 공간 부호화에 명확하게 기여한다고 보고하였다. 이러한 양극성 세포에서의 예상치 못했던 부호화 기전은 감각계통에서 잔상과 같은 장기 감각기억을 부호화하는 것으로, 특히 청각계통 연구에서 유용한 결실을 얻을 수 있을 것이다.

아주 복잡해서 어떻게 공부해야 할지 걱정스럽게 느껴질 수 있지만 청각전달 경로는 대뇌피질과 비교하여 비교적 단순하다. **그림 10-15**는 Kass와 Hackett(2000)이 직접적으로 관여하는 청각전달로만을 중심으로 그린 것으로 간접 경로는 표시하지 않았다. 이 그림은 가장 위쪽 4개의 막(층, layer)에 초점을 맞추고 있다. 와우 이후 시상을 지나는 하부 영역은 이미 잘 알고 있어서 친숙할 것이다. 그러나 헤쉴회는 다소 생소할 수 있어서 추가 설명을 하겠다.

헤쉴회는 실비안열구가 있는 측두엽 상부에 있다. Brodmann은 상측두회(superior temporal gyrus, STG) 세포 형태를 기준으로 4개의 영역으로 나누었다. 이 네 가지 영역은 STG의 가장 외측 대부분을 구성하는 22번 영역, 전통적으로 헤쉴회로 인지하고 있는 41번 영역, 헤쉴회의 외측을 구성하며 고위 처리 영역인 42번 영역, STG 내측과 주로 뒤쪽에 분포하는 52번 영역이다. **그림 10-16**에서 보는 것처럼 측두엽을 약간 바깥쪽으로 돌려서 당기면 41, 42, 52번 영역이 더욱 잘 드러난다. **그림 10-16**의 C는 전두엽과 두정엽 일부를 잘라 내 덮개를 제거한 모습이다. 이 그림은 측두엽을 위쪽에서 바라본 것으로 헤쉴회의 실체를 볼 수 있다. 이 그림을 통해 헤쉴회 내측 돌출부는 물론 헤쉴회에서 주요 경계면이라 할 수 있는 측두평면(planum temporale)과 평면극(planum polare)의 구조를 확인할 수 있다. 측두평면은 헤쉴회 뒤쪽에 있는 반면, 평면극은 앞쪽에 있으며, 측두극(temporal pole)을 의미한다.

Kaas와 Hackett(2000)은 청각피질이 단순히 수용하는 영역과 연합 고위 처리영역으로 나누어졌다고 생각하지 않았다. 대신 청각피질을 내측에 위치한 중심부(core), 중심부 주변의 주변부(belt), 주위에 둘러 있는 외곽부(parabelt; **그림 10-15**, **그림 10-16**)로 나누었다. 대뇌피질의 기능은 일부 인간 연구를 제외하면 대부분 유인원 연구를 통해 확인하였다.

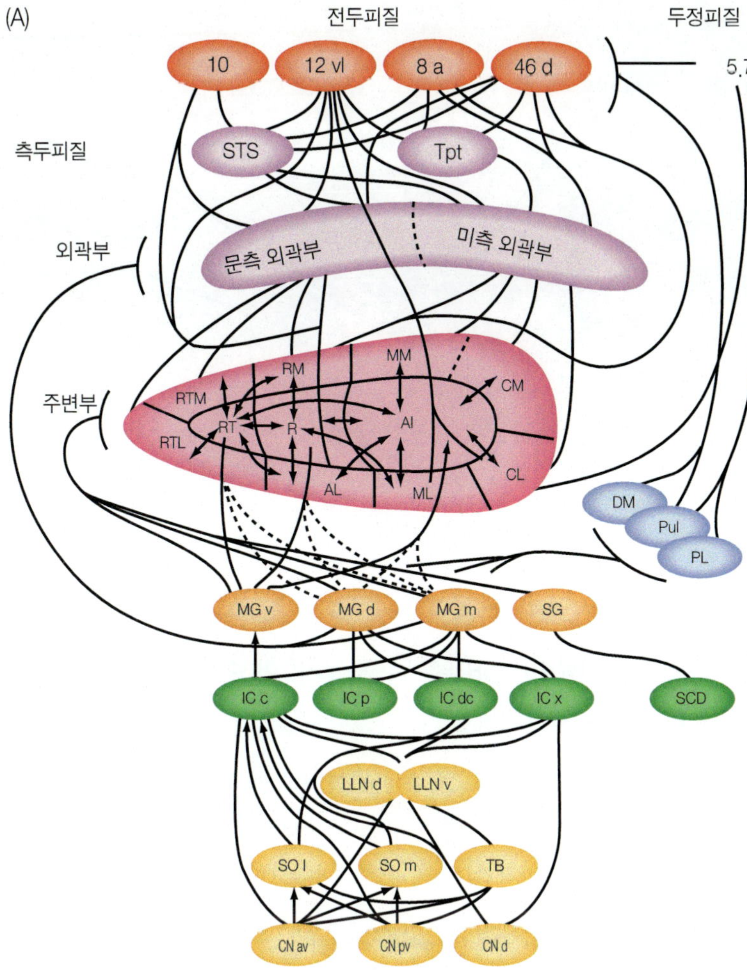

그림 10-15. (A) 심리학 연구를 기반으로 한 원시청각로. (계속)

출처: "Kaas, J. A. & Hackett, T. A. (2000). Subdivisions of auditory cortex and processing streams in primates. *Proceedings of the National Academy of Science of USA*, *97*(22), 11794. Copyright 2000 National Academy of Sciences, U.S.A.

AVCN=anteroventral cochlear nucleus(전복측 와우핵, 앞 배쪽 와우핵), PVCN=posteroventral cochlear nucleus(후복측 와우핵, 뒤 배쪽 와우핵), DCN=dorsal cochlear nucleus(배측 와우핵, 등쪽 와우핵), LSO=lateral superior olive(외측 상올리브), MSO=medial superior olive(내측 상올리브), MNTB=medial nucleus of trapezoid body(능형체 내핵, 마름섬유체 안쪽 핵), DNLL=dorsal nucleus of lateral lemniscus(외측 융대 후핵, 바깥쪽 섬유대 등쪽 핵), VNLL=ventral nucleus of lateral lemniscus(외측 융대 전핵, 바깥쪽 섬유대 배쪽 핵), ICc=central nucleus of inferior colliculus(하구 중심핵, 아래 둔덕 가운데 핵), ICp=pericentral nucleus of inferior colliculus(하구 중심 주위핵, 아래 둔덕 중심 주위핵), ICX=external nucleus of inferior colliculus(하구 외핵, 아래 둔덕 바깥핵), MGv=ventral medial geniculate body(복내측 슬상체, 배쪽 안쪽 무릎체), MGd=dorsal medial geniculate body(후내측 슬상체, 뒤쪽 안쪽 무릎체), MGm=magnocellular nucleus of medial geniculate body(내슬상체 대세포성 핵, 안쪽 무릎체 큰세포 핵), Sg=suprageniculate nucleus of medial thalamus(내시상 상슬상핵, 시상 안쪽 위무릎핵), Lim=limitans nucleus of thalamus(시상경계핵), PM=medial pulvinar of thalamus(시상베개핵), A1=auditory core of cortex(청각중심피질), R=rostral portion of core cortex(입쪽 중심부, 문측 중심부), RT=rostrotemporal aspect of core(문측 측두중심면, 입쪽 측두중심면), CL=caudolateral area of belt(미외측 주변부, 바깥 꼬리쪽 주변부), CM=caudomedial area of belt(미내측 주변부, 안쪽 꼬리쪽 주변부), ML=middle lateral area of belt(내외측 주변부, 바깥 중간쪽 주변부), MM=middle medial area of belt(중내측 주변부, 안쪽 중간쪽 주변부), RM=rostromedial area of belt(문내측 주변부, 입쪽 안쪽 주변부), AL=anterolateral area of belt(전외측 주변부, 바깥 앞쪽 주변부), RTL=rostrotemporal area of belt(문외측 주변부, 바깥쪽 입쪽 주변부), RTM=rostrotemporal area of belt(문측두 주변부, 측두 입쪽 주변부), CPB=caudal parabelt(미측 외곽부, 발쪽 외곽부), RPB=rostral parabelt(미측 외곽부, 입쪽 외곽부), Tpt=temporoparietal area of temporal lobe(측두엽 측두두정부), STS=superior temporal sulcus of temporal lobe(측두엽 상측두구, 측두엽 위쪽 측두고랑), STG=superior temporal gyrus, temporal lobe(측두엽 상측두회, 측두엽 위쪽 측두회), 8=브로드만영역 8a(전두엽 시각영역), 46=브로드만영역 46d(작업기억), 12vl=브로드만영역 12, 전전두피질, 10=브로드만영역 10, 전두극, orb=orbitofrontal cortex(안전두피질, 눈이마피질).

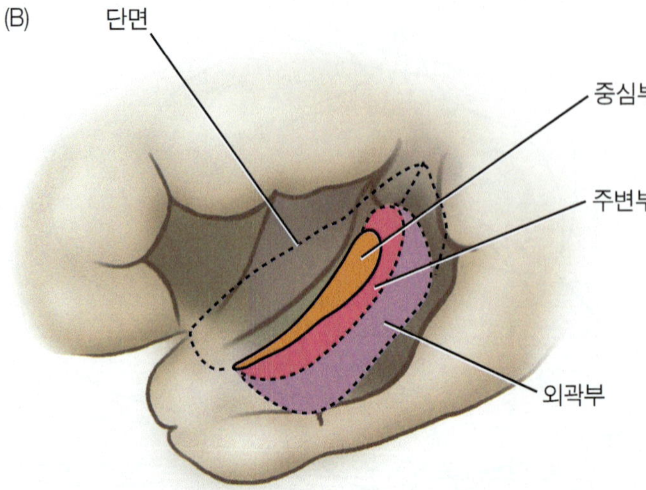

그림 10-15. (B) 중심부, 주변부, 외곽부인 청각수용영역.

출처: "Kaas, J. A. & Hackett, T. A. (2000). Subdivisions of auditory cortex and processing streams in primates. *Proceedings of the National Academy of Science of USA*, *97*(22), 11794. Copyright 2000 National Academy of Sciences, U.S.A.

먼저 수용영역(그림 10-15B)의 세부를 보자. 이 수용영역은 중심부, 주변부, 외곽부로 구성된다.

중심부. 중심부는 그림에서 A1, R, RT 영역과 사람의 헤쉴회 대부분을 말한다. 청각수용의 고전적 개념은 A1이다. 청각전달로에서 관찰해 온 주파수 배열이 계속 유지되고 있으며, 저주파수-고주파수를 의미하는 'L-H'로 표시한다. A1에 전달된 저주파수는 원위부(바깥쪽, distal) 또는 문측

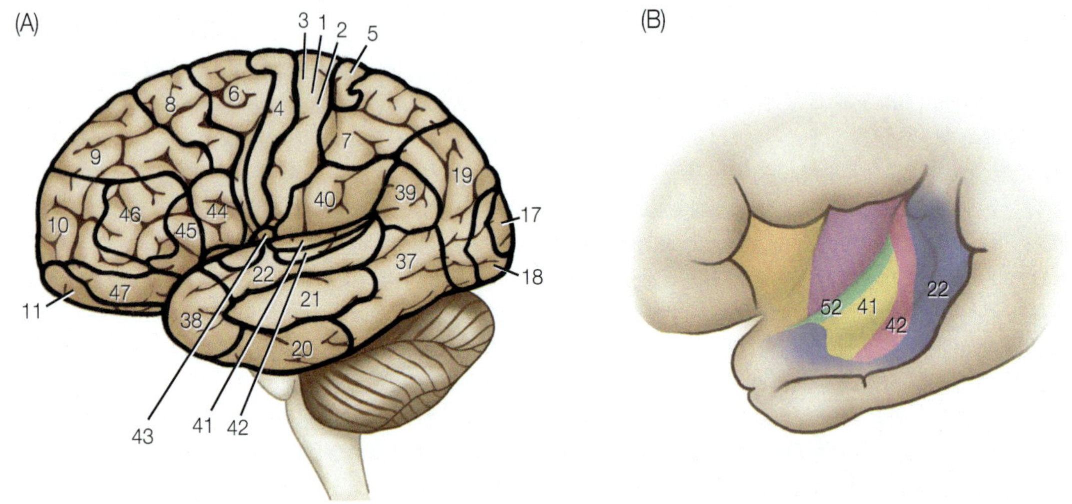

그림 10-16. (A) 41, 42, 52번을 포함하는 청각 수용 브로드만영역. (B) 측두엽에 분포된 중심부, 주변부, 외곽부 위치. (계속)

출처: From Moroson, P., Rademacher, J., Palomero-Gallagher, N. & Zilles, K. (2005). Anatomical organization of the human auditory cortex: Cytoarchitecture and transmitter receptors. In Konig, R., Heil, P., Budinger, E. & Scheich, H. (2005). *The Auditory Cortex*. Mahwah, NJ: Lasrence Erlbaum Associates, Publishers, 27-50, 허락하에 변경.

(C)

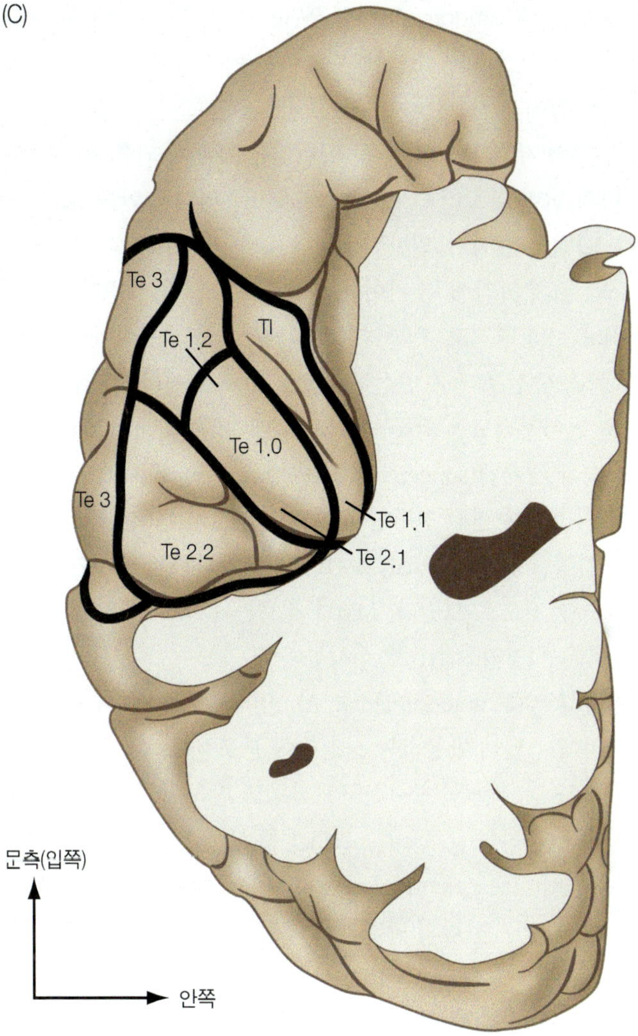

그림 10-16. (C) 상측두엽. 참고로 상측두엽을 관찰하기 위하여 전두덮개와 두정덮개를 제거한 모습이다.

출처: From Moroson, P., Rademacher, J., Palomero-Gallagher, N. & Zilles, K. (2005). Anatomical organization of the human auditory cortex: Cytoarchitecture and transmitter receptors. In Konig, R., Heil, P., Budinger, E. & Scheich, H. (2005). *The Auditory Cortex*. Mahwah, NJ: Lasrence Erlbaum Associates, Publishers, 27–50. 허락하에 변경.

(입쪽, rostral)에 있고, 고주파수는 좀 더 안쪽 베르니케영역(Wernicke's area) 가까이에서 처리한다. A1의 왼쪽은 중심부의 입쪽(문측)이다. 중심부에 해당하는 이곳에서 주파수 배열이 역전되어 고주파수는 측두엽극(앞쪽 부분) 가까이에서 처리한다. 마지막으로 중심부의 문측두엽(측두엽 문측, rostrotemporal, RT) 부분은 A1에서처럼 주파수 배열을 유지하는 것으로 추정된다. 따라서 청각 정보는 중심부에 해당하는 이 부위의 하나 또는 세 부분의 영역에서 처리하며, 이 세 부분 모두 MGB로부터 청각 정보를 받는다.

주변부. 주변부는 중심부를 둘러싸고 있는 2~3 mm 정도로, 8개 영역으로 구성되어 있다. 각 부분의 명칭은 단순하게 위치를 의미한다. 미내측(안쪽 꼬리 부분, CM, caudomedial) 신경원은 주파수 특이성(CFs)이 있는 것으로 일부 규명되었지만, 소리에 분명하게 반응하지는 않는다. 청각처리는 주파수 배열에 따라 이루어지는 양상이지만 A1 부근에서 역전된다. 이 CM 신경원은 청각 정보는 물론 목과 머리를 자극에 의한 체성감각에도 반응한다. 미외측(바깥 꼬리쪽, caudolateral, CL) 영역은 안쪽 꼬리 부분과 같은 주파수 배열을 가지며, 일반적으로 고주파수 정보에 더 잘 반응하고, 공간에서 소리 위치 파악에 더 기여하는 것으로 보인다. 내외측(바깥 중간쪽, mediolateral, ML) 영역도 주파수가 배열되어 있고 A1과 나란히 강하게 관련되지만 문측 중심부(입쪽 중심부, rostral core, R)에서는 관련성이 약하다. ML 영역은 언어처리도 담당하는 MGB의 베개핵(pulvinar nucleus)은 물론 시상의 상슬상 경계핵(supergeniculate limitans nucleus)에서 정보를 받고, 시각 정보 처리와 관련된 전두엽 46번 영역으로 신경 정보를 투사한다. 중내측(중간 안쪽, middle medial, MM) 영역은 확실하지 않지만 중심부의 A1 영역과 비슷할 것으로 보인다. MM의 정보는 문측 외곽부를 지나 피질의 전두엽 안구운동 영역(8번)으로 투사한다.

전외측(바깥 앞쪽, anterior lateral, AL) 영역은 주파수 배열 특성을 유지하면서 소리에 폭넓게 반응하는 신경원이 분포한다. 이 영역은 소리, 특히 복잡한 신호를 담당한다. 좀 더 구체적으로 말하면, 종마다 특정 소리에 더 예민하게 반응하는(species-specific; 종 특이 반응) 곳으로 보고 있다. 짧은꼬리원숭이(macaque monkey)는 같은 종 원숭이의 울음소리에 대부분 반응하며, 사람은 사람의 말소리에 대부분 반응한다. 소리의 위치와 특별히 관련되었다기보다 그 본질에 관련한 반응을 한다. Petkov 등(2008)은 짧은꼬리원숭이의 AL 영역이 서로 다른 원숭이의 소리를 변별한다는 것을 확인했다. AL 영역은 중심부 문측(R)에 긴밀하게 연결되어 있으나, A1과는 그렇지 않은 것으로 보인다. 이 영역에서는 경계핵, MGB 내측 및 외측을 포함한 시상 후내측에서 신경 정보를 받아 전두엽의 시각영역(46)과 다감각영역(12)으로 투사한다.

주변부의 문내측(안쪽 입쪽, rostromedial, RM) 영역은 소리의 확인과 위치 감별에 중요한 역할을 하는 것으로 보인다. 주변부 AL, ML과 정보를 교환하며, 중심부와는 A1보다 R과 강하게 연대하고 있는 것으로 보인다. 이 영역도 주변부로 투사하며, 문미측(RTM)과 외측 문측두(LRT) 영역은 문측 외곽부(RPB)로 투사한다.

외곽부. 외곽부는 주변부의 외측에 있으며, 수용영역으로 온 청각신경 정보를 처리하는 세 번째 단계이다. 외곽부는 주변부와 긴밀하게 연결되어 있고, 특히 RPB는 문측 주변부(rostral belt)와, 미측 외곽부(caudal parabelt, CPB)는 주변부 미측(caudal)과 서로 가장 긴밀하게 연결되어 있다. 외곽부는 배측 및 내측 MGB, 상슬상핵, 경계핵, 후내측핵 등을 포함한 시상 이외 영역에서 신경 정보를 받는 것으로 보이며, 전두엽 8번 영역으로 투사한다. 고위 시각처리의 일부를 담당하고, 소리 자극 방향으로 시선을 돌리는 것을 도와주는 역할을 한다. 또한 시공간적 기억처리에 중요한 역할을 담당하는 전두엽 46번 영역으로도 신경 정보를 투사하며, 안와 피질 영역의 일부인 10번 영역과도 연결된다. 이 영역은 시각 및 청각 정보의 통합에 중요한 부위로 생각되고 있다. 아울러 앞서 언급한 것처럼 사람이 사람의 음성 또는 짧은꼬리원숭이가 짧은꼬리원숭이의 울음에 반응하는 것과 같이 종 특이 반응이 일어나는 영역으로 소리의 특성을 확인하고, 언어적 특성을 정의하는 데 기여하는 것으로 보인다.

중심부, 주변부, 외곽부가 모두 측두엽 이외의 영역으로 투사한다는 점은 매우 중요하다. **그림 10-15**에서 경로를 다시 한 번 살펴보면 중심부, 주변부, 외곽부는 상측두회(위관자이랑, superior temporal gyrus, STG) 나머지 영역, 상측두구(superior temporal sulcus, STS), 측두두정(위관자고랑, temporoparietal) 영역으로 이어지는 풍부한 경로가 보인다.

고위 처리. 고위 청각처리는 상측두회 나머지 부위, 상측두구, 측두-두정-후두 연합(temporo-parieto-occipital association; 사람에서는 베르니케영역을 포함하는 부위) 영역에 걸쳐 일어난다. 또한 전전두영역, 안와영역뿐만 아니라 측엽극(측두엽 전방부)에서도 일어난다. STG 바로 아래인 중측두회는 소리의 위치보다는 인지와 관련하여 더 크게 발화하고, 인간을 제외한 동물의 경우 좌측 청각피질이 종 특이 반응 변별에 필수적 역할을 한다.

사람의 A1과 외측 주변부는 음성에 민감하다. 생리학적 연구에서 음성에 대한 반응은 상측두구에서 가장 크며, 반응은 분명하지 않은 것보다 분명한 음성에 강하게 나타나는 것으로 보고하고 있다. 이것은 반응이 단순한 음향적 요소에 따라 유발되는 것이 아니라 의미 자극의 음향적 특성에 의존한다는 것을 암시한다. 짧은꼬리원숭이의 이런 기능은 사람과 마찬가지로 좌반구에 편재화되어 있다. 사람의 음성에 대한 좌반구 반응은 내측 중심부의 좌측 측두평면(planum temporale)에서 활발하게 나타난다.

청각 자극은 대뇌피질 이외 영역에서도 일어난다(비피질적 처리, non-cortical). 소뇌는 음성처리에 밀리초(ms) 단위의 시간을 필요로 한다. 공간에서 소리의 위치에 관한 뇌간의 SOC나 IC의 역할은 이미 알고 있을 것이다. 그러나 위치 정보를 효과적이고 타당하게 처리하기 위해서는 건강한 대뇌피질이 필요하다. 편측성 대뇌피질 병변은 음원의 방향 판단에 심각한 문제를 야기한다. 이미 알고 있는 것처럼 상구(위둔덕, superior colliculus)는 외부 시공간을 형상화하고 처리하며, 이 신경처리는 청각 정보와 통합하여 청각-시각적 공간 개념을 발달시킨다. 청각 자극을 처리하는 대뇌 영역이 있을까? 소리의 방향과 변별은 두 가지 경로가 있는 것으로 판단된다. 이 정보처리 경로 중의 하나는 시상에서 A1으로 이어지며, 이 경로는 자극 변별에 분화한 것으로 보인다. 나머지 경로(후방 경로)는 방향 정보를 처리하는 것으로 판단된다.

이중 경로 모델(dual stream)은 음성 정보 처리를 위하여 청각 정보에 담긴 스펙트럼 및 시간 정보를 분석하는데, 이는 양측 상측두회와 상측두구에서 그 역할을 담당하는 것으로 보고 있다. 이 정보는 상측두구 중앙과 후방에 있는 음운처리 중추로 보낸다. 이 정보는 다시 배측 및 복측 경로로 보낸다. 배측 경로로 진행하는 정보는 특히 좌반구에서 처리하는데, 실비안열구[측두엽의 베르니케영역과 두정엽의 연상회(모서리위이랑, supramarginal gyrus) 영역에 해당]에 있는 두정-측두 연결부(parietal-temporal junction)로 이동한 후, 브로카영역과 전도회(anterior insula) 주변으로 계속 이동한다. 배측 경로의 정보는 보조운동영역으로 투사하여, 개념상 조음 생성과 연관되는 운동양상에 더욱 관여한다. 복측 경로로 진행하는 정보는 상측두회와 상측두구에서 처리하며, 중측두회(middle temporal gyrus)도 관여할 것으로 추정된다. 이 정보 또한 상측두구 양측 중앙 및 후방으로 투사한다. 복측 경로는 양측을 더 많이 활용하고, 중측두회와 하측두구 전방 어휘처리 영역으로 투사한다. 음운 정보는 양측의 단어 의미와 관련된 영역들이 연합하여 처리하며, 음성을 처리하기 위해서는 필수적인 것으로 보고 있다(Hickock & Poeppel, 2007). **그림 10-17**에서 보는 것처럼, 좌반구 배측 경로는 전두엽에서 말소리의 음향 요소를 조음 공간으로 표상하는 데 크게 기여하며, 청각적 감각을 운동(auditory-to-motor)으로 변환하는 유형 중의 하나이다. Hickok과 Poeppel은 말소리 지각(perception)을 배측 경로에서, 말소리 인지(recognition)를 복측 경로에서 각각 처리한다고 가정하였다. 말소리를 지각하는 배측 경로는 좌반구의 기능이고, 말소리를 인지하는 복측 경로는 양측 기능이다.

지금까지 설명한 이중경로 모델은 말소리의 스펙트럼 및 시간적 정보를 양측 청각피질의 중심부, 주변부, 외곽부에서 먼저 처리하는 것으로 설명한다. 이어 양측 상측두구 중앙 및 후방에서 음운 처리와 음운 표상을 담당한다. 여기서 배측 경로는 음운 및 감각 정보를 언어적으로 의미를 가지

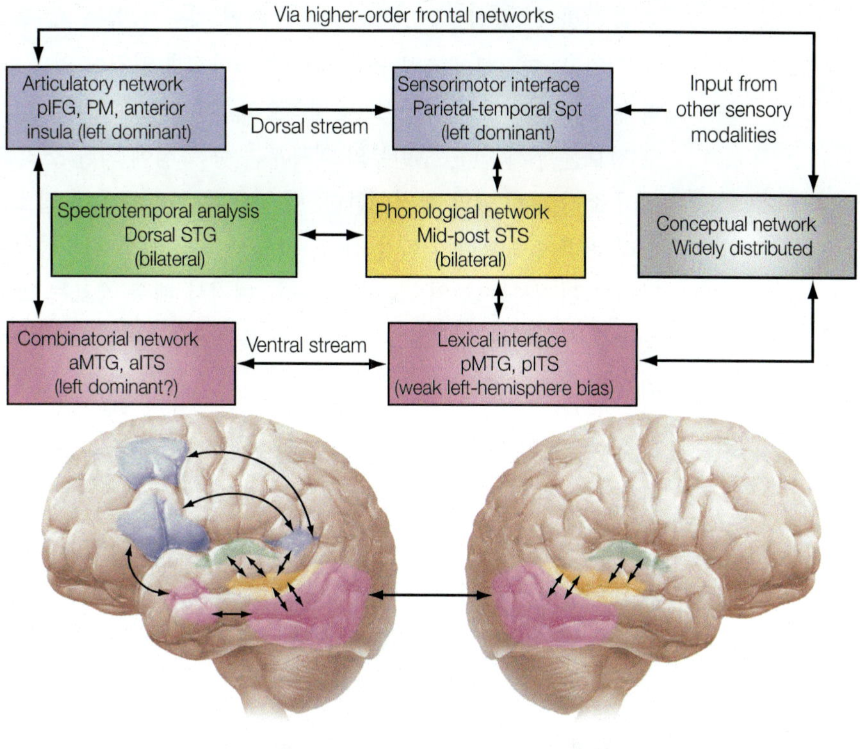

그림 10-17. 청각처리 이중경로 모델. Hickock과 Poeppel(2007)은 말소리 처리가 다음과 같은 과정으로 진행한다고 하였다. 음성 정보는 스펙트럼과 시간을 처리하는 양측 반구 41번 영역[초록 상측두구(superior temporal sulcus) 양측 헤쉴회]에서 분석을 시작한다. 양측 음운 정보는(노랑, 좌측 반구 역할이 더 클 것으로 추정) 중앙과 후방 상측두구에서 처리하며, 처리 과정은 배측(분홍)과 복측(파랑) 경로로 나누어진다. 좌반구 배측 경로는 음운 표상을 조음 처리 영역(좌반구에 있는 브로카 주변과 보조운동영역)으로 배분한다. 복측 경로는 음운 표상을 언어나 어휘 처리 영역(두정엽과 측두엽 경계인 실비안열구–Spt 주변을 말하며, 특히 베르니케영역과 하측두엽 포함하는 주변부)으로 배분한다. 이 영역은 언어에 관련한 감각 및 운동 정보를 종합하여 처리한다. STS=superior temporal sulcus(측두엽 상측두구), STG=superior temporal gyrus(상측두회), aITS=anterior inferior temporal sulcus(전하방 측두구), aMTG=anterior middle temporal gyrus(전중앙 측두회), pIFG=posterior inferior frontal gyrus(후하방 전두회), PM=premotor region(전운동영역), Spt=sylvian fissure at parietal-temporal lobe boundary(두정엽과 측두엽 경계 실비안열구; 베르니케영역 주변)

출처: Reprinted by permission from Macmillan Publishers Ltd: Hickock, G. & Poeppel, D. (2007). The cortical organization of speech processing. Nature Reviews: Neuroscience, Volume 8, May 2007, pp. 393–402. Copyright 2007.

는 단위인 어휘로 변환하는데, 말소리의 공간 정보 처리는 관여할 수도 있고 그렇지 않을 수도 있지만 운동계통으로 언어 정보를 배분하는 데는 분명히 중요한 역할을 한다.

요약하면, 자극 정보는 대뇌피질에서 복잡하게 처리하지만 그 기전은 명확하게 밝혀지고 있다. 대뇌피질은 시상으로부터 직접 정보를 수용하는 세 지점이 있고, 이곳에서는 정보를 대뇌의 전두엽, 측두엽, 두정엽으로 투사한다. 중심부는 자체 주파수 배열 지도가 있는 세 부분으로 나누어져 있고, 주변부에는 반응 특성이 독특한 8개 영역이 있다. 외곽부는 입력 정보를 처리하는 가장 고위 영역으로, 여기서 대뇌피질의 다른 영역으로 정보를 투사한다. 주변부와 외곽부는 종 특성에 의한 소리 인지와 공간에서 소리 위치 파악에 기여한다. 아울러 말소리 자질 및 말소리와 단순한 소리 변별에 중요한 역할을 한다. 이렇게 처리한 정보는 상측두구의 음운 정보를 처리하는 영역으로 투사한다. 여기서 배측 경로는 말소리 수용과 운동을 계획하는 영역으로 투사하고, 복측 경로는 말소리 재인을 위한 어휘 영역으로 투사한다.

청신경계통은 소리 처리 과정에서 간단하게 설명할 수 없는 복잡한 역할을 담당하고 있다. 청신경계통은 가장 원시적인 소리 정보를 수용하여 말과 언어 발달로 이어 주는 경이로운 감각계통이라는 점을 청각전문가 및 언어병리 전문가들은 다시 한 번 명심할 필요가 있다.

시간 및 주파수 배열 정보는 보다 고부가 정보를 추출하기 위하여 점차 청신경계통 고위 영역으로 보낸다.

- **와우핵**에서는 주파수 특성을 **동조곡선**으로 쉽게 관찰할 수 있다.
- **primary-like** 반응은 청신경에 가장 가까운 발화양식이다.
- **onset** 반응은 자극 시작에 대한 최초 반응으로 연이어 휴지기가 나타난다.
- **chopper** 반응은 주파수와 무관한 것으로 보이지만 소리의 주기와 단속음의 시간 양상에 관여한다.
- **pausers** 반응은 다른 신경원에 비하여 반응이 길고, 강한 자극에 대한 초기 정반응이다.
- 하구(IC) 신경원의 Q_{10}은 청신경계통의 고위 반응이다.
- 하구에서 강도-발화율 관계는 선형 및 비선형이 모두 나타난다.
- 신경원은 소리 자극에 폭넓게 반응하는데, chopper, onset을 포함하여 일부 신경원은 상향과 하향 신호 모두에 민감하게 반응한다.
- 하구의 신경원은 두 귀 사이의 강도 및 시간 차이에 예민하게 반응한다.
- 내슬상체(MGB) 신경원은 두 귀로부터의 정보에 예민하게 반응하는데, 일부는 미세한 두 귀 간 강도 차이에도 민감하다.
- **buildup 반응**은 탈분극 초기 단계에 발화율이 서서히 증가한다.
- 상올리브 복합체(SOC)는 공간에서 **소리 방향**을 처리하는 일차 영역이다.

- **상올리브 복합체 대측 자극**은 고주파수의 자극 강도에 관련한 신경 흥분이 일어난다.
- 상올리브 복합체는 **저주파수 자극 정보**가 들어오면 양이 간 시간 차이를 감지한다.
- **하구**에서는 억제 반응, onset과 pauser 반응, 음강도 의존성, 양이 시간 및 강도 반응 등 다양한 양상의 반응이 나타난다.
- **내측슬상체**는 신경 정보를 시상으로 중계하는 곳이다.
- **대뇌피질**은 동측 내슬상체를 통해 반대측 귀의 신경 정보를 일차적으로 받는다.
- 대뇌피질의 온전한 **주파수 배열 지도**는 일차수용영역인 헤쉴회에서 나타난다.
- **청각수용영역**은 기둥으로 된 구조를 가지고 있고, 같은 열의 기둥들은 비슷한 특이주파수를 가지고 있다.
- 같은 열에 배열된 서로 다른 신경원은 주파수 상향 및 하향, 음강도 상승 및 하강 등과 같은 다른 자극 요인에 각각 반응한다.
- 상측두회의 브로드만 지도는 헤쉴회로 알려진 영역을 포함한다
- 청각전달로는 대뇌피질 청각수용영역으로 전달되는 다양한 정보를 받아들일 수 있도록 정교하게 연결되어 있다.
- 청각수용영역은 3개의 중심부, 8개의 주변부, 2개의 외곽부로 구성되어 있다. 이 영역들은 서로 긴밀하게 연결되어 있고, 피질 단계에서 일차적 청각처리를 담당한다.
- 외곽부는 측두엽, 전두엽, 두정엽과 같은 기능적으로 분화된 대뇌피질의 다른 영역으로 신경 정보를 투사한다.

이 장의 요약

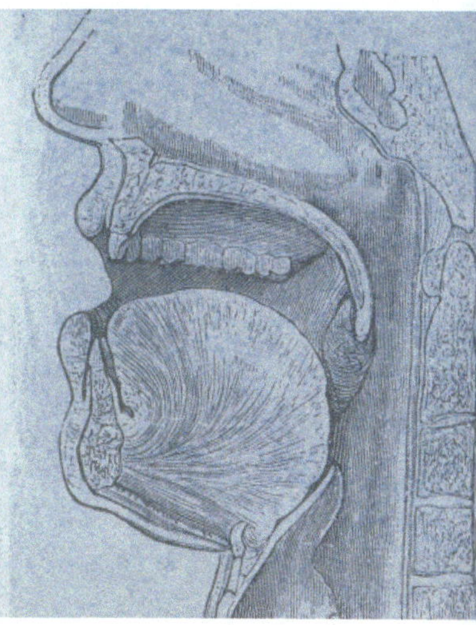

외이는 깔때기처럼 소리를 모아 주고, 중이는 저항을 조정하는 기능을 한다. **이개**(pinna)는 소리를 모아 **외이도**(external auditory meatus)로 보내 공간에서의 **소리 방향**(localization) 판단에 도움을 준다. 에너지 흐름에 대한 저항을 **임피던스**(impedance)라 한다. 중이는 **임피던스 정합 장치**(impedance-matching device) 역할을 하며, 이 역할을 통해 와우에 도달하는 신호의 강도를 증강한다. 고막과 난원창의 **면적비**(area ratio)는 현저한 이득을 발생시켜 난원창으로 출력되는 소리를 강하게 하고, 이소골의 **지렛대 효과**(lever advantage)로 면적비보다 작은 이득이 생긴다. **버클로**

고정하는 효과(buckling effect)로 4~6 dB 정도의 추가 이득이 생긴다.

내이는 소리의 **스펙트럼**(주파수)과 **시간적 특성을 분석**(temporal acoustic analysis)한다. 고막의 운동은 등골 족판에 그대로 전달되고, 림프로 가득 찬 전정계 내부로 파급한다. 전정계에서 파동은 **진행파**(traveling wave) 특성에 의해 일부 기저막에 직접적인 영향을 준다. 와우는 **주파수 배열**(tonotopic arrangement)을 통해 고주파수는 기저부에서, 저주파수는 첨부에서 처리한다. 진행파는 기저막에서 **최대 운동점**(maximum displacement)을 형성한 후, **그 에너지가 급격하게 소멸하며**(damps), 기저막의 최대 운동점은 뇌로 전달하는 소리의 주파수를 결정한다. 기저막의 주파수 분해능은 기저막의 **긴장도**(stiffness), **두께**(thickness), **넓이**(width)를 결정한다. 기저막은 기저부가 첨부보다 더 탱탱하고, 얇고, 좁다. **외유모세포**(outer hair cell)의 흥분은 가장 먼저 **섬모가 휘면서**(shearing effect) 일어나고, **내유모세포**(inner hair cell)의 흥분은 내림프**액의 흐름**(fluid flow)과 **난류**(turbulence)에 의해 일어난다.

기저막이 위쪽으로 움직이면 유모세포가 활성화되어 **전위**(electrical potentials)가 발생한다. **안정막전위**(resting or standing potentials)는 와우 휴지기 동안 측정되는 전압이다. 전정계는 고실계보다 5 mV 정도 양전위이나, 중간계는 80 mV 이상 양전위이다. 유모세포의 **세포 간 안정막전위**(intracellular resting potentials)는 내림프와 비교하여 −70 mV, 주변 체액과 비교하여 −150 mV로 음전위이다. 자극 관련 전위는 외유모세포에서 발생하는 교류 성분의 **와우 전위**(cochlear microphonic), 직류로 변환된 와우 내 전위인 **가중전위**(summating potential), 그리고 다수의 유모세포를 동시 자극하여 발생한 전체 전위인 **복합활동전위**(whole-nerve action potential)가 있다.

청신경은 기본적으로 두 가지 신경원이 있고, 그 기능은 특별한 방법으로 평가할 수 있다. **고역치**(high-threshold) 신경원은 강한 소리가 필요하고, 우리가 들을 수 있는 최대 자극 강도를 결정한다. **저역치**(low-threshold) 신경원은 아주 낮은 소리가 필요하고, 소리가 없더라도 무작위 흥분이 일어나기도 한다. 고역치 신경원이 강한 소리를 처리하는 데 반해, 저역치 신경원은 역치 주변의 소리를 처리한다. **주파수 특이성**(frequency specificity)은 와우가 소리의 다양한 스펙트럼 특성을 구별하는 능력이다. **자극 후 반응 시간 추이도**(post-stimulus time histogram)는 자극 발생과 관련한 신경반응을 기록한 것이다. **특이주파수**(characteristic of best frequency)는 신경원이 가장 잘 반응하는 주파수이다. **동조곡선**(tuning curve)은 단일 주파수 자극에 대한 개별 신경섬유 각각의 반응이다. 동조곡선은 예리할수록 기저막의 주파수 특이성이 좋다. 와우의 **주파수 배열**(tonotopic array)은 청신경계통에서 개별 신경섬유의 활성화 양상을 통해 명확하게 유지한다. 자극 강도를 올리면 **발화율**(rate of firing)이 높아진다. **교차 올리브와우**(crossed-olivocochlear) 및 **비교차 올리브와우 신경다발**(uncrossed-olivocochlear bundles)을 자극하면 신경원의 발화율이 극적으로 감소한다. **극파 간격 그래프**(interspike interval histogram)는 신경원의 발화 간격을 기록한 것으로 자극주기에 대한 신경원의 **위상결속**(phase-locking)을 나타낸다.

시간 및 주파수 배열 정보는 추가 정보 추출을 위해 고위 영역으로 보낸다. **와우핵**(달팽이핵, cochlear nucleus)은 신경원이 폭넓게 반응하여 동조곡선으로 주파수 특성을 관찰할 수 있다. **primary-like** 반응은 청신경에 가장 가까운 발화양상이다. **onset** 반응은 자극 시작에 대한 최초 반응으로 연이어 휴지기가 뒤따른다. **chopper** 반응은 자극 주파수와 관계가 없는 것으로 보이지만 소리의 주기와 단속음의 시간양상에 관여한다. **pauser** 반응은 다른 신경원에 비하여 반응이 길고, 강한 자극에 대한 초기 정반응이다. **buildup** 반응은 탈분극 초기 단계에 발화율이 서서히 증가한다.

상올리브 복합체(superior olivary complex, SCO)는 공간에서 소리 위치를 처리하는 일차영역이다. 상올리브 복합체의 **대측 자극**(contralateral stimulation)은 고주파수의 **자극 강도**에 관련한 신경 흥분이 일어난다. 올리브 복합체는 저주파수 자극 정보가 들어오면 **양이 간 시간 차이**(interaural time difference)를 감지한다. **하구**(아래둔덕, inferior colliculus)에서는 억제 반응, onset과 pauser 반응, 자극 강도 의존성(intensity-sensitive units), 양이 시간 및 강도 반응 등 다양한 양상의 반응이 나타난다. **내측슬상체**(안쪽무릎체, medial geniculate body)는 신경 정보를 시상으로 중계한다. **대뇌피질**(cerebral cortex)은 동측 내슬상체를 통해 반대측 귀의 정보를 우선적으로 받는다. 대뇌피질의 주파수 배열 지도는 일차수용영역에서 볼 수 있다. 기둥으로 된 구조를 가지고 있고, 같은 열의 기둥들은 비슷한 특이주파수(characteristic frequency)를 가지고 있다. 같은 열에 배열된 서로 다른 신경원은 주파수 상향 및 하향, 음강도 상승 및 하강 등과 같은 다른 자극 요인에 각각 반응한다. Hickok과 Poeppel(2007)은 자극의 복잡한 정도를 토대로 말소리 처리 단계를 설명하였다. 어휘 정보는 좌반구 배측 경로를 통해 처리되는 반면, 하위 어휘(언어) 정보는 복측 경로를 거쳐 양측 피질 상측두회에서 처리한다고 설명하였다.

연구문제

1. 외이의 ______________는 공간에서 소리 방향 탐지에 중요하다.
2. 에너지 흐름에 대한 저항을 ______________라 한다.
3. 고막과 난원창의 면적비에 의한 이득은 ______________ dB, 지렛대 효과에 의한 이득은 ______________ dB 정도이다.
4. 와우는 ______________ 분석과 ______________ 분석의 역할을 담당한다.
5. 전정계의 림프를 압축하면 기저막으로 곧바로 전달되고, 기저막이 흔들리면 ______________파가 발생한다.
6. 고주파수의 소리는 와우 기저부에서 처리하고, 소리가 점점 낮아지면 와우의 처리 부위는 점차 첨부로 높아진다. 이와 같은 주파수 배열을 ______________이라 한다.
7. 기저막의 주파수 분해 능력은 ______________, ______________, ______________에 의해 결정된다.
8. 기저막 첨부는 기저부보다 (두껍다/얇다).
9. 기저막 첨부는 기저부보다 (넓다/좁다).
10. 외유모세포 섬모는 개막에 박혀 있다. (T/F)
11. 내유모세포 섬모는 개막에 박혀 있다. (T/F)
12. 전정계는 고실계에 비하여 5 mV 더 양전위이다. 그러나 중간계는 전정계보다 80 mV 더 양전위이다. (T/F)
13. ______________는 동시에 많은 수의 유모세포가 자극받아 발생한다.
14. ______________ 신경원은 높은 강도의 자극과 자극 강도 범위 중 고점을 포함한다. 이에 비하여 ______________ 신경원은 아주 낮은 신호 강도에 반응하고 자극이 없으면 무작위 흥분이 일어난다.
15. ______________은 와우가 신호의 다양한 스펙트럼 성분을 구별하는 능력이다.
16. 신경원의 ______________주파수는 해당 신경원이 가장 잘 반응하는 주파수이다.
17. 동조곡선은 개별 주파수에서 단일 신경원의 반응 특성이다. 동조곡선이 예리하면 기저막의 ______________가 높다.
18. 신경원의 발화율은 ______________가 높아지면 높아진다.
19. ______________와 ______________ 신경 다발이 자극을 받으면 신경

원의 발화율이 극적으로 낮아진다.

20. ______________ 반응은 발화양상이 청신경 반응과 가장 많이 닮았다.

21. ______________는 공간에서 소리 위치를 가장 먼저 판단한다.

22. 비교 해부학은 포괄적 기능을 알 수 있다. 초음파를 이용하여 반향정위(반향으로 위치를 측정)하는 과일박쥐와 같은 포유동물의 와우와 사람의 와우를 비교하면 어떤 차이를 예상할 수 있을까? 또 사람과 코끼리의 와우를 비교하면 어떤 차이를 예측할 수 있는가 ?

23. ______________는 공간에서 소리 위치를 파악하는 뇌간 영역의 첫 번째 위치이다.

24. 뇌간의 ______________는 공간적 국재화 및 여러 감각과의 상호작용을 담당한다.

25. 대뇌피질의 ______________는 청각 신호의 일차적 수용을 책임지며, 세 부분으로 나누어져 있다.

26. ______________은 헤쉴회 뒤쪽에 있다.

27. ______________은 헤쉴회 앞쪽에 있다.

28. 청각피질의 ______________는 청각적 수용을 담당하는 중심부 주변을 말한다.

29. 시상의 ______________는 청각피질의 중심부로 중계한다.

연구문제 정답

1. 외이의 이개는 공간에서 소리 방향 탐지에 중요하다.

2. 에너지 흐름에 대한 저항을 임피던스라 한다.

3. 고막과 난원창의 면적비에 의한 이득은 25 dB, 지렛대 효과에 의한 이득은 2 dB 정도이다.

4. 와우는 스펙트럼 분석과 시간 분석의 역할을 담당한다.

5. 전정계의 림프를 압축하면 기저막으로 곧바로 전달되고, 기저막이 흔들리면 진행파가 발생한다.

6. 고주파수의 소리는 와우 기저부에서 처리하고, 소리가 점점 낮아지면 와우의 처리 부위는 점차 첨부로 높아진다. 이와 같은 주파수 배열을 위상학적이라 한다.

7. 기저막의 주파수 분해 능력은 폭, 긴장도, 두께에 의해 결정된다.

8. 기저막 첨부는 기저부보다 두껍다.

9. 기저막 첨부는 기저부보다 넓다.
10. 외유모세포 섬모는 개막에 박혀 있다. T
11. 내유모세포 섬모는 개막에 박혀있다. F
12. 전정계는 고실계에 비하여 5 mV 더 양전위이다. 그러나 중간계는 전정계보다 80 mV 더 양전위이다. T
13. 복합활동전위는 동시에 많은 수의 유모세포가 자극받아 발생한다.
14. 고역치 신경원은 높은 강도의 자극과 자극 강도 범위 중 고점을 포함한다. 이에 비하여 저역치 신경원은 아주 낮은 신호 강도에 반응하고 자극이 없으면 무작위 흥분이 일어난다.
15. 주파수특이도는 와우가 신호의 다양한 스펙트럼 성분을 구별하는 능력이다.
16. 신경원의 특이주파수는 해당 신경원이 가장 잘 반응하는 주파수이다.
17. 동조곡선은 개별 주파수에서 단일 신경원의 반응 특성이다. 동조곡선이 예리하면 기저막의 주파수특이도가 높다.
18. 신경원의 발화율은 음강도가 높아지면 높아진다.
19. 교차 올리브와우와 비교차 올리브와우 신경 다발이 자극을 받으면 신경원의 발화율이 극적으로 낮아진다.
20. primary-like 반응은 발화양상이 청신경 반응과 가장 많이 닮았다.
21. 상올리브 복합체는 공간에서 소리 위치를 가장 먼저 판단한다.
22. 과일박쥐의 와우는 태생적으로 사람보다 작아서 사람이 들을 수 없는 초음파에 아주 예민하다. 이 때문에 고주파수 소리를 통한 반향정위에 효과적이다. 이에 비하여 코끼리는 사람보다 큰 와우를 가지고 있어서 사람이 들을 수 있는 저주파수보다 낮은 소리를 처리할 수 있다.
23. 상올리브 복합체는 공간에서 소리 위치를 파악하는 뇌간 영역의 첫 번째 위치이다.
24. 뇌간의 하구는 공간적 국재화 및 여러 감각과의 상호작용을 담당한다.
25. 대뇌피질의 중심부는 청각 신호의 일차적 수용을 책임지며, 세 부분으로 나누어져 있다.
26. 측두평면은 헤쉴회 뒤쪽에 있다.
27. 평면극은 헤쉴회 앞쪽에 있다.
28. 청각피질의 주변부는 청각적 수용을 담당하는 중심부 주변을 말한다.
29. 시상의 내슬상체는 청각피질의 중심부로 중계한다.

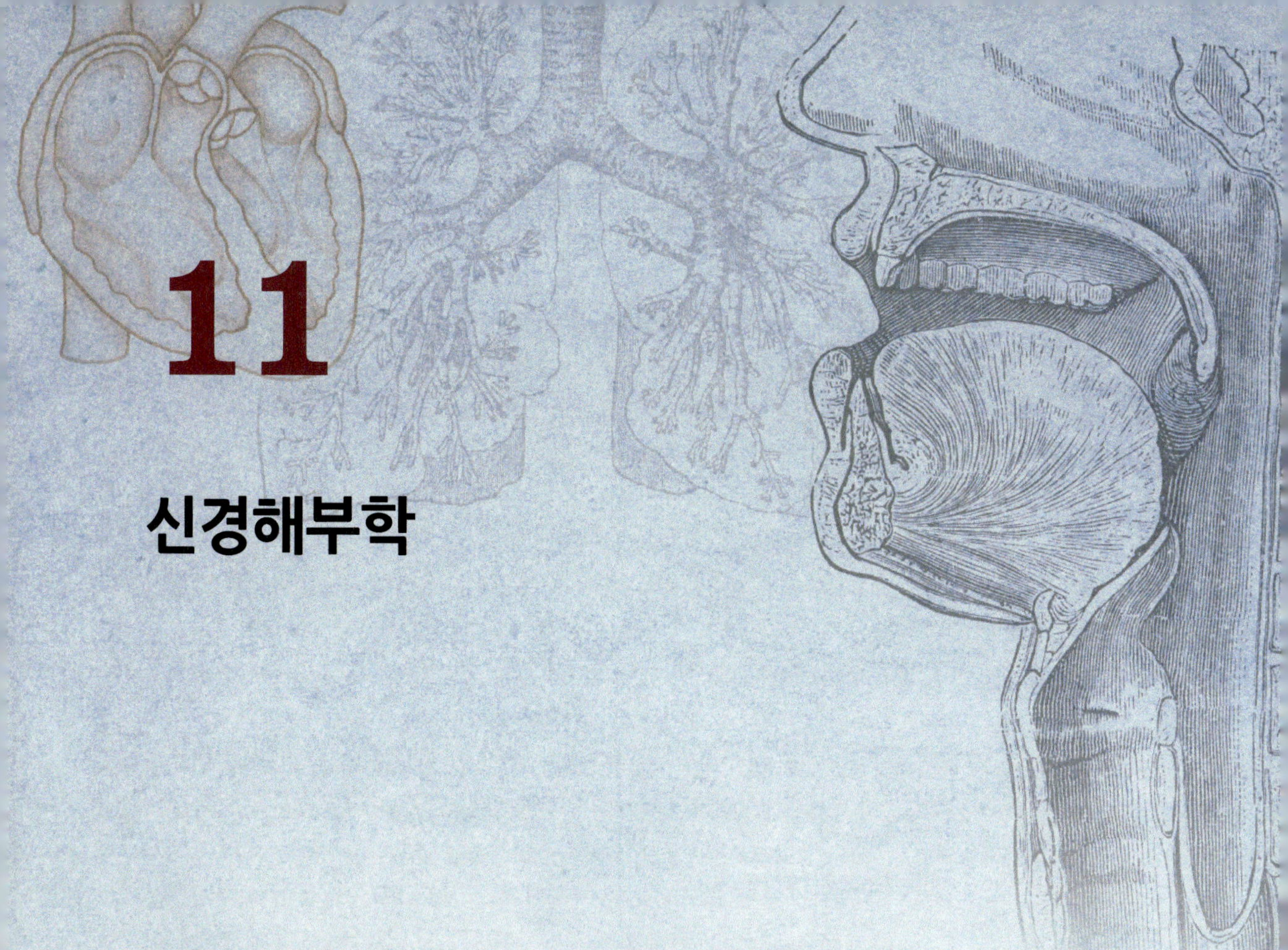

11

신경해부학

신경계만큼 경이로운 것은 없다. 몇 세기 동안의 연구에도 불구하고 인간은 이 놀랍도록 복잡한 체계를 겨우 이해하기 시작했을 뿐이다. 신경계에는 약 1,000억 개의 뉴런이 있고 각 뉴런은 최소한 1조의 소통 지점을 제공하면서 2,000개나 되는 다른 뉴런과 직접 소통한다. 이 장에서는 이 체계의 구조와 기능을 설명할 것이다.

개관

말과 언어에 대한 인체 해부학의 논의에서는 수의근(voluntary musculature) 및 이와 관련된 지지 뼈대에 상당한 관심을 가져 왔다. 대체로 의사소통은 수의적(voluntary)이다. 그럼에도 자동성(automaticity)과 그 배경에 관련해서 볼 때 '수의적'이란 용어는 새로운 의미를 가진다. **자동성**은 특정 운동 제어를 요구하지 않는 반응 패턴의 발달을 의미하나 오히려 자동화된 양식에 속한다. **배경활동**(background activity)은 수의운동과 대조적인 형태를 제공하는 활동 또는 운동을 뒷받침하는 근수축이다. 수의활동은 일반적으로 의식적 활동으로 간주되지만, 실제적으로는 주로 자동화된 반응이다. 이를 알아보기 위해, 설거지를 하면서 실제 설거지 행동에

Anatesse Lesson

대한 생각을 해 보라. 이 행동에 대한 운동과 반응 행위는 매우 자동화되어 있어서 '생각 없이' 하는 것으로 느껴질 것이다. 사실 뇌는 신체 감각기로부터 초당 4만 개 이상의 신호를 받는다(비누 거품과 물 온도에 대한 정보를 포함해서). 그러나 뇌는 위험을 감시하고 경고하기 때문에 모든 것에 반응할 필요가 없다. 손으로는 설거지를 할 동안 다른 것들을 생각할 수 있다.

자전거를 타거나 걸으면서도 쉽게 말하는 능력에서 보듯이 발화(speech)는 유사 자동화로 간주된다. 설거지보다 단순한 화행(언어 행위, speech act)을 위해 필요한 엄청나게 많은 근육 수축의 모든 움직임에 대해 더 이상 생각하지 않는다. 그러나 기제가 바뀌면 이 역시 바뀐다. 치과 마취제로 입의 감각이 마비되면 해당 체계로부터의 피드백(되먹임, feedback)이 부족해지고 부정확한 발화가 된다. 뇌혈관 사고를 겪으면, 그 결과 이미 습득되었던 발화에서의 자동성이 손상된다. 조음 기능을 계획하고 자동성을 수행하는 능력이 제한된 상태인 **발달성 말실행증**(developmental apraxia of speech)을 갖고 태어난 아이는 평생 어려움을 겪는다.

자동 기능은 근긴장을 유지하기 위한 국소적 근수축인 **배후긴장성**(background tonicity)에 의해 뒷받침된다. 모든 행위는 환경 내에서 일어나며, 근육의 배후에는 근육을 지탱하는 긴장성 수축이 있다. 커피잔을 향해 팔을 뻗으면, 물체를 잡기 위한 손가락의 움직임이 어깨의 회전과 팔의 신전(펴짐, extension)에 의해 지탱된다. 운동을 지탱해 주는 이런 배후 없이는, 잡는 행위가 익숙하게 해 왔던 것처럼 우아하고 부드러운 방법으로 일어나지 않는다. 신체는 요구를 충족하기 위한 구성단위로서 기능한다.

수의적 기능은 인간의 뇌 대부분을 구성하는 진화의 기준으로서의 새로운 구조인 **대뇌피질**(cerebral cortex) 또는 **대뇌**(cerebrum)의 영역이다. 이것은 의식의 중심이며, 대뇌의 수준에 도달하지 않는 감각 정보는 의식에 접근하지 않는다. 낮은 단계의 뇌중추는 대뇌에 의해 개시되는 명령 실행과 관련이 있지만, 대뇌는 또한 수의적 운동의 원천이다(**그림 11-1**).

운동은 협응을 요구하고 **소뇌**(cerebellum)의 역할 중 하나이다. 말초감각기에서 오는 정보는 미세하게 조정된 운동 자세를 만드는 능력을 가진 신체를 갖추게 하는 대뇌의 운동 계획과 통합된다. 대뇌로부터 온 정보는 배후운동에 깊이 관여하는 기능적 통합성을 가진 핵의 집합인 **기저핵**(바닥핵, basal ganglia)에 의해 조정된다.

운동 명령은 **신경**(nerve) 또는 **로**(관, tract)라 불리는 신경전도로(neural pathways)에 의한 실행을 위해 말초부(주변부, periphery)로 전달된다. 감각전도로는 신체의 상태와 그 환경에 관한 정보를 평가하기 위해 뇌로 전

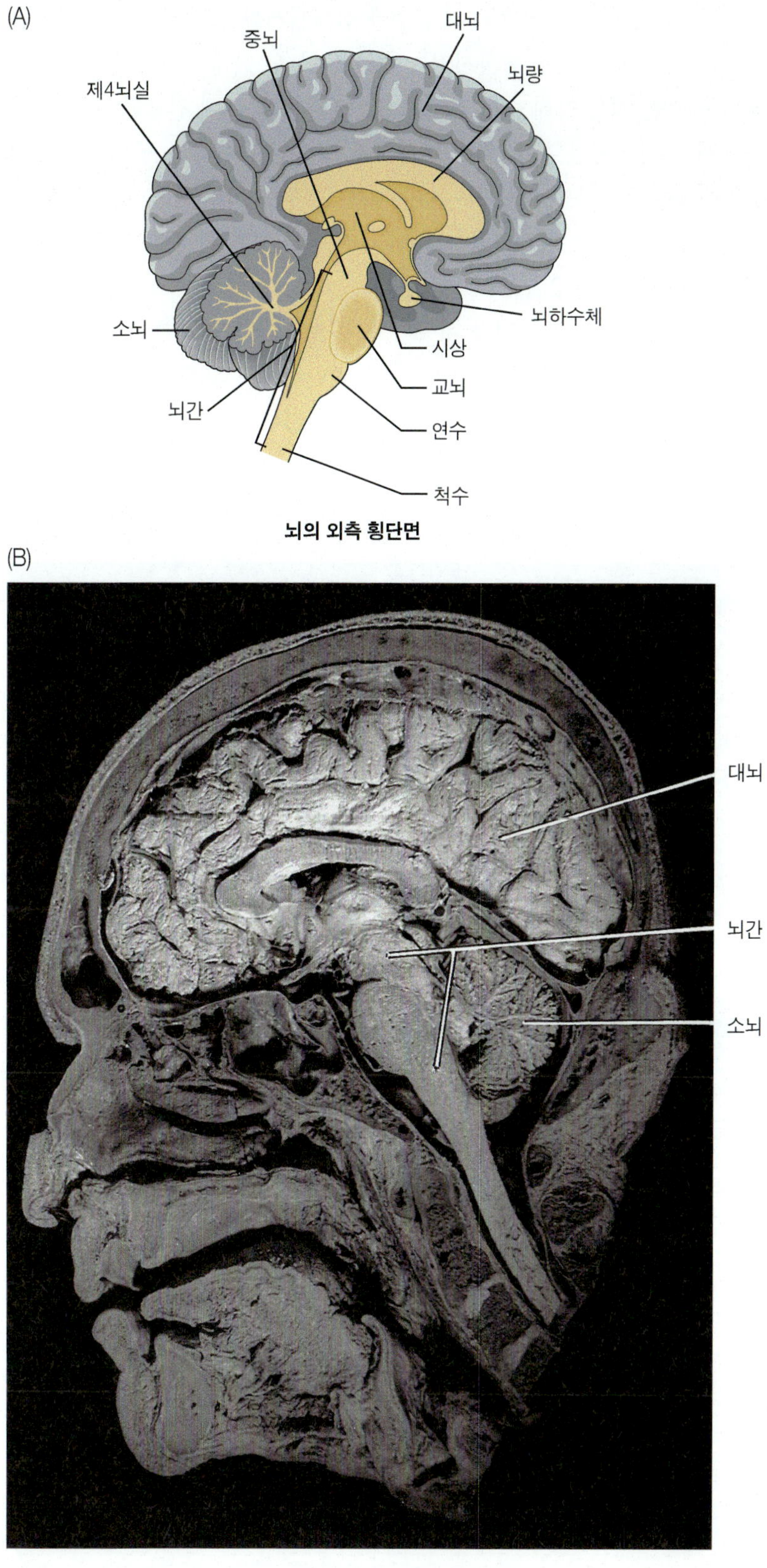

그림 11-1. (A) 뇌의 가쪽 단층. (A) 대뇌, 뇌간, 소뇌의 정중면. (B) 대뇌, 소뇌, 뇌간의 관계를 보여 주는 시상면.

출처: Delmar/Cengage Learning

달한다. 이 정보는 대뇌와 하위 중추가 신체체계를 방어하고 체내 환경을 조절하기 위해, 상태를 변화시키는 기능을 할 수 있게 한다. 예를 들어 외부가 춥다는 것을 알려 주는 정보는 대뇌와 시상하부에 전달된다. 그 결과 차에서 스키점퍼를 꺼내 오는 의식적인 노력뿐만 아니라 떨리고 소름이 돋게 된다.

뇌는 감각기와 반응기(effectors)를 통해서만 주변 환경과 소통할 수 있다(표 11-1, 표 11-2). 반응기는 변화하는 조건에 인체가 반응하는 수단인 반면, 감각기는 신경계가 내·외부 환경에 관한 정보를 뇌에 의해 사용 가능한 형태로 전환하는 수단이다. 일반적으로 **표면 감각**(superficial sensation; 온도, 통증, 접촉)은 신체 표면의 자극으로부터 발생하는 감각이다. **심부 감각**(deep sensation)은 근육 긴장, 근육 길이, 관절 자세 감각,

표 11-1. 감각의 분류.

표면 감각	심부 감각
온도	근육 길이와 긴장
통증	관절
접촉	고유감각
	근육 통증
	압력
	진동

표 11-2. 감각, 감각기, 자극.

감각	감각기의 유형	자극
통증	신경종말	혐오 자극
온도	온도 감각기	열기와 냉기
기계 자극	파치니소체	경부압력과 심부압력
	파치니소체	진동
	골지힘줄기관	관절 감각
	근육방추	근육 신장
운동 감각	미로(전정) 모세포	신체 움직임
시각	광수용체	빛 자극
후각	화학수용체	화학 자극
청각	미로(와우) 모세포	음향 자극
미각	화학수용체	화학 자극

감각에 대해 알아보기

아리스토텔레스 덕분에 '오감(five senses)'은 접촉, 맛, 시각, 청각, 냄새로 알려져 있다. 그러나 실제로는 아주 다르다. 생리학자들은 최소 21개의 감각이 있고 일부는 더 많이 있다고 주장한다. 어떻게 이러한 결론에 도달하게 되었는지 살펴보자.

기본적인 감각이 있는 것은 확실하다—시력, 청력, 후각(냄새), 미각(맛), 촉각(접촉), 통각(통증), 기계적 감응(mechanoreception), 온도 감각, 내수용 감응(interoception; 혈압, 혈중 CO_2와 같은 내부의 잠재의식 과정에 관련된 감각). 즉 이 기본 감각은 좀 더 세분될 수 있다. 예를 들어 시각은 빛과 색깔로 나뉠 수 있는데, 일부 학자는 빛, 적색 감각, 녹색 감각, 청색 감각으로 나누어야 한다고 한다. 이 색깔 수용체는 상호 배타적인 가운데 '감각'을 만든다. 맛에서도 동일한 주장을 할 수 있다. 맛은 단맛, 짠맛, 쓴맛, 신맛, 감칠맛(umami)으로 이루어져 있다. 냄새는 그냥 냄새인가? 아니다. 우리는 2,000개가 넘는 상이하면서도 고도로 분화된 냄새를 감지하고, 후각수용체는 매우 분화되었다는 증거가 있다.

기계적 감응은 동일한 방식으로 다양화된다. 우리는 전정기제에 의해 중개된 평형과 가속 감각(회전하고 선형적인)을 가지는데, 또한 관절 감각(고유감각), 신체운동 감각(운동 감각), 근육 긴장(골지힘줄기관, GTO), 신전(근육방추) 감각이 있다.

마지막으로 최소 5개의 기본적인 내수용 감응이 있으며, 혈압, 동맥압력, 정맥압력, 산소 함유량, 뇌척수액의 산도 균형, 위장팽만에 대한 감각기를 포함한다. 따라서 아리스토텔레스는 정보를 갱신할 필요가 있어 보인다.

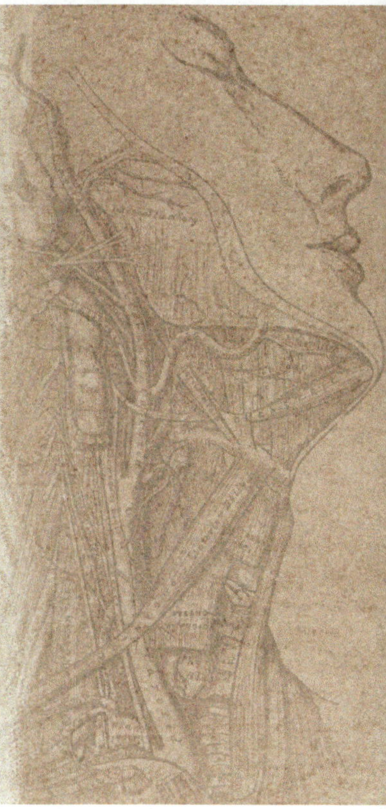

근육 통증, 압력, 진동을 포함한다. **연합된 감각**(combined sensation)은 자극을 처리하기 위해 양쪽의 다중 감각을 통합한다. 이것은 입체 감각인식(stereognosis; 촉각을 통해 사물의 형태를 인식하는 능력)과 같이 속성을 결정하기 위해 수많은 감각 정보의 통합을 수반한다.

이런 넓은 유형 내에는 특정 유형의 감각이 있다. **체성감각**(somatic sense)은 통증, 온도 감각, 기계 자극과 관련된 감각이다. 기계 자극은 낮은 압력과 큰 압력의 형태, 진동(시간에 따라 변하는 것으로 인지되는 압력), 그리고 특히 신장(뻗침, stretch)과 같은 관절과 근육의 변화를 포함한다. **운동 감각**(kinesthetic sense, kinesthesia)은 움직이는 신체의 감각이다. **특수 감각**(special sense)은 특정 외수용 감각(exteroceptive)을 변환(한 형태의 에너지가 다른 형태로 변화)하기 위해 고안된 것이다. 예를 들어, **시각**에서는 외부 요소로부터 들어오는 빛이 망막의 광수용체에 의해 전기화학 에너지로 변환된다. **청각**은 공기 중 음향학적 교란이 와우의 모세포에 의해 변환된다. 다른 특수 감각은 **후각**(냄새 감각, olfaction), **촉각**(접촉 감각, tactile sense), **미각**(맛 감각, gustation)이다.

감각기 유형은 반응하는 자극에 따라 다양하다. 감각기는 양극성 일차

▩ 감각이 나빠질 때

감각은 현실 세계와 신체의 내부 세계를 연결하는 수단으로서 신경계에 의해 처리된다. 이런 감각은 통상적인 기능을 수행하기 위해 필요한데, 운동 협응과 방어 행위를 포함한다. 감각체계가 작동하지 않으면 신경계가 요구하는 소중한 정보를 잃어버린다. 언어병리학과 청각학 분야에서 가장 뚜렷한 감각 상실은 청력과 전정 기능에 관한 것들이다. 출생 후의 청력 손실은 상당한 의사소통 문제를 초래하는 반면, 선천적 청력 손실은 말과 언어 발달에 큰 영향을 준다. 내림프수종인 메니에르병(Meniere's disease)처럼 전정계 기능부전은 평형에 상당한 문제와 현기증을 초래한다.

관절지각에 관련된 감각체계의 교란을 보일 수도 있는데, 이는 운동 실행의 오류를 야기한다. 마찬가지로 감각 되먹임(피드백)의 장애는 상위운동신경원의 손상으로 반사체계 억제가 제한되면 근육방추의 과기능을 유발한다. 당뇨병 같은 질병은 통증 감각의 상실을 일으키고 상처가 심각하게 감염될 때까지 인지하지 못하기도 한다. 운동 기능(운동 계획의 수정을 포함하여)의 협응을 담당하는 소뇌로의 적절한 감각 정보 입력 상실은 협응운동의 감소로 인한 소뇌실조증(cerebellar ataxia)을 초래할 수 있다. ▩

감각뉴런으로 수상돌기 연결에 의해 신경계와 소통한다. 이러한 일차뉴런의 축삭은 **시냅스**(연접, synapse) 또는 중추신경계 내의 신경화학적 연결을 만든다. 다단계 **발생기전위**(기동전위, generator potential)는 감각기의 적절한 자극으로부터 일어나고 적절한 자극은 활동전위의 발생을 유발한다.

수용체는 기계수용체, 화학수용체, 광수용체, 또는 온도수용체이다. **기계수용기**(mechanoreceptors)는 조직(tissue)에 대한 물리적 왜곡에 반응한다. 예를 들어, 모낭은 무엇인가가 머리카락을 건드리는 것을 알 수 있게 하는 기계수용체를 가진 반면, 피부에 대한 압력은 **파치니소체**(Pacinian corpuscles)의 팽창을 일으킨다. **근육방추**와 **골지힘줄기관**, 그리고 내이의 **미로모수용체**는 또한 기계수용체이다. 대조적으로 후각(냄새)과 미각(맛)은 목표 물질 분자와의 접촉에 의해 좌우되기 때문에 **화학수용체**에 의해 중재된다. 빛에 의한 시각 자극은 고도로 분화된 **광수용체**에 의해 변환되며, 온도 감각은 **온도수용체**에 의해 유발된다. 받아들이는 빛과 소리 자극은 인체와 접촉이 없는 요소로부터 일어나기 때문에 시각과 청각 감각기는 **원격수용체**(teleceptor)라고 일컫는다(후각은 감지된 물질의 분자에 의해 직접적으로 자극 받는다).

수용체를 분류하는 또 다른 방법은 자극을 받는 신체 부위에 의한 것이다. **내수용체**(interoceptors)는 흡기 시 폐의 팽창이나 혈중 산도 같은 체내 활동을 감시한다. **외수용체**(exteroceptors)는 촉각 자극, 청각, 시각과 같

▩ 감금증후군

감금증후군(locked-in syndrome)은 통상 뇌간 뇌졸중이나 뇌혈관사고(CVA)로 인해 발생하는 문제이다. 안구를 움직이는 안구근육을 제외한 모든 근육의 완전한 마비를 초래한다. 일반적으로 감각 또는 인지 기능에는 아무런 영향을 미치지 않아 환자는 정신 기능이 온전하지만 의사소통 수단이 전혀 없다. 보통 환자는 의사소통 대체 수단으로 눈 깜빡임을 사용한다. ▩

은 체외 자극에 반응한다. 접촉수용체는 신체를 접촉하는 자극에 대해 반응하는 외수용체이다(예: 촉각, 통증, 깊고 낮은 압력, 온도). **고유수용체**(proprioceptors)는 몸의 위치나 신체 일부분의 위치 변화를 감지하는 감각기이며 근육방추와 골지힘줄기관 같은 근육과 관절 감각기를 포함한다. 전정 감각은 공간 내에서의 신체 위치에 대한 정보를 제공하기 때문에 이 분류에 포함된다.

이런 풍부한 소통 능력에도 불구하고 우리는 피부, 근육, 인대, 눈, 귀 등의 감각수용기에 의해서만 환경을 알 수 있다. 감각이 없이는 완전하게 기능하는 뇌도 의사소통 체계로서 아무 소용이 없다. 마찬가지로 의사소통을 위해서는 어느 정도의 근육 활동이나 샘 분비가 필요하다. 모든 운동 활동의 부재는 의사소통 종말의 신호이다. 다행히 많은 수의 신체 감각기는 의사소통(예: **촉감**, 접촉, 의사소통)을 받아들이거나 타인에게 정보를 전달하기(예: 눈을 깜빡이는 신호 사용) 위한 대체경로를 사용하게 해 준다. 우리는 타인과의 의사소통에서 완전히 단절되지는 않는다. 이제 이런 체계의 요소들을 살펴보자.

❋ 신경계의 분류

신경계는 여러 가지 방법으로 관찰하고 분류할 수 있다. 구성요소의 양에 놀라지 않기 위해, 신경계의 설명에 대한 뼈대를 세우는 것이 중요하다. 앞에서는 의사소통 체계에 대한 관계라는 점으로 구성요소들을 평가하면서 신경계 조직에 대한 약식의 **기능적** 관점을 간단히 개관하였다. 신경계는 2개의 주요 구성요소(중추신경계와 말초신경계)와 2개의 주요 기능(체성신경계와 자율신경계)을 갖고 있다고 설명할 수 있다(표 11-3). 배아 구조를 토대로 구분하는 발생학적 용어로 신경계를 고찰할 수도 있다.

표 11-3. 해부학 및 생리학적 관점에 따른 신경계 분류.

신경계의 해부학적 분류

- **중추신경계:** 대뇌, 소뇌, 뇌간, 척수, 시상, 시상밑부, 기저핵 등
- **말초신경계:** 척수신경, 뇌신경, 감각기

신경계의 기능적 분류

- **자율신경계:** 불수의적 신체 기능
  - 교감신경계: 에너지 소비(예: 놀랐을 때 혈관 수축)
  - 부교감신경계: 에너지 축적(예: 공포 자극의 제거에 따른 혈관 확장)
- **체성신경계:** 수의적 신체 기능

중추신경계와 말초신경계

신경계는 해부학적으로 중추신경계와 말초신경계로 나눌 수 있다(표 11-3). **중추신경계**(central nervous system, CNS)는 뇌(대뇌, 소뇌, 피질하 구조, 뇌간)와 척수를 포함한다. **말초신경계**(peripheral nervous system, PNS)는 감각수용기뿐만 아니라 12쌍의 뇌신경과 31쌍의 척수신경으로 구성된다. 대부분의 PNS 구성요소는 뼈 밖에 있는 반면, 모든 CNS 구성요소는 뼈 안에 자리 잡고 있다. 신경계 해부를 논의할 때 이런 조직 구조에 많은 시간을 할애할 것이다.

자율신경계와 체성신경계

신경계에 대한 기능적 관점에서는 뇌를 자율신경계와 체성신경계로 분류한다(표 11-3). **자율신경계**(autonomic nervous systems, ANS)는 샘 분비, 심장 기능, 소화 기능을 포함한 내장근육 또는 **내장**(viscera)의 불수의적 활동을 지배한다. 자신이 때로는 소화 과정을 의식하더라도, 먹으려고 하는 삼단 칠리치즈버거에 대해 발생하는 일에는 통제력이 거의 없다.

ANS는 2개의 하위 체계로 나눌 수 있다. 에너지 소비를 통해 자극에 반응하는 하위 범주는 **교감신경계**(sympathetic system, thoracholumbar system)와 이런 반응에 반대되는 체계인 **부교감신경계**(parasympathetic system, carniosacral system)로 알려져 있다. 자동차 안에서 아슬아슬한 상황에 있거나 갑작스럽고 큰 소음을 들을 때 교감신경계의 효과를 느낄

수 있다. 교감 반응은 **혈관 수축**(vasoconstriction), 혈압 상승, 동공 확장, 심장박동 촉진, 소름을 포함한다. 몇 초 동안 더 지속되면 팔 아래의 땀샘 분비를 인지할 수 있을 것이다. 이것들은 모두 '탈출, 투쟁, 공포'반응의 범주에 들어간다. 자동차 사고 같은 현대의 응급 상황 속도는 교감신경의 반응 속도를 앞지르긴 하지만(안전벨트 착용을 권함), 신체가 위험에 반응하는 수단으로서 신경계 속으로 노르에피네프린 호르몬을 분비한다.

부교감신경계 반응에 대한 자각은 더 적을 수 있다. 엄청난 근육 활동은 많은 에너지를 필요로 하기 때문에 이 신경계는 이런 예비 행위의 효과의 반대작용을 맡고 있다. 부교감신경계 반응은 심장박동 저하, 혈압 저하, 동공 축소를 포함한다.

ANS의 중추신경계 구성요소는 시상하부, 시상, 해마, 뇌간, 소뇌, 척수뿐만 아니라 대뇌피질의 전전두영역에서 발생한다. 내장은 **구심성 경로**(전형적으로 감각신경인 상향로)와 **원심성 경로**(전형적으로 운동신경인 하향로)에 의해서 이 영역에 연결된다.

구심성(afferent): 라틴어로 '~로 나르는(ad ferre)'

원심성(efferent): 라틴어로 '~에서 떠나 이동하는(ex ferre)'

ANS의 말초신경계 구성요소는 척추에 나란히 근접하여 달리는 **교감신경 줄기신경절**(sympathetic trunk ganglia)과 **신경망**(plexuses), **신경절**(ganglia; 기능적 단위를 가지고 CNS 밖에 있는 세포체군)과 짝을 이룬다.

체성신경계(somatic nervous systems; 수의적 요소)는 언어병리학에서 가장 중요하다. 이 체계는 모든 골격근 또는 **체성근육**의 제어를 포함한 의식적이고 수의적인 통제하에 있는 인체 기능 측면에 기여한다. 근육에 대한 CNS 통제는 뇌간과 척수의 하향 운동로를 통하여 신경 홍분이 전달됨으로써 대뇌피질의 중심전영역에서 대체로 일어난다. 뇌간의 뇌신경과 척수의 척수신경 간의 소통은 인체 말초의 활성화를 유발한다. 마찬가지로 체성신경계의 감각 요소는 골격근의 기능, 그 주변 환경, 그리고 다른 '비내장성(nonvisceral)' 활동에 대한 정보를 감시한다.

체성(somatic): 그리스어로 '몸, 신체(soma)'

이러한 기능적 분류에 모든 해부학적인 관련 요인을 규정하기는 어렵지만, 체성신경계의 운동 요소는 **추체**(pyramidal)와 **추체외**(extrapyramidal)계로 나눌 수 있다. 추체계는 대뇌피질 운동영역의 추체세포에서 발생하며 수의적인 운동 행위의 개시를 담당한다. 추체외계 역시 대뇌피질에서 발생하지만(대부분 전두엽의 운동전영역), 주요 행위를 지원하는 배후 긴장과 운동을 담당한다. 추체외계는 기저핵과 망상체(그물체, reticular formation)로 투사되는 **간접체계**(indirect system)로서 설명된다.

신경계 내에서 구조를 분류하는 또 하나의 중요한 방법은 발생학적 분류이다. 이러한 해부학적 · 발생학적 분류는 중첩적이며, 양쪽 용어 모두 흔히 함께 사용된다.

개체발생론(ontogeny)은 개별 유기체의 발달을 일컫는 반면, 계통발생론(phylogeny)은 종의 진화를 의미한다. '개체발생은 계통발생을 되풀이한다'는 개념은 계통발생학적으로 오래된 구조가 발달 중인 유기체에서 처음에 나타나는 반면, 대뇌피질처럼 진화한 구조는 발달 시기상 늦게 나타난다는 것을 언급하는 것이다.

발생학적 분류

배아 발달 4주 동안 **뇌**(encephalon)는 **전뇌**(prosencephalon), **중뇌**(중간뇌, mesencephalon), **마름뇌**(능뇌, rhombencephalon)로 구성된다. 뇌가 발달함에 따라 추가적인 구분은 종뇌(telecephalon), 후각뇌(rhinencephalon), 간뇌(사이뇌, diencephalon), 후뇌(metencephalon), 수뇌(숨뇌, myelencephalon)가 된다(표 11-4). **종뇌**는 '확장된' 또는 '끼워진' 뇌를 의미하며 대뇌반구, 대뇌 바로 아래의 백질, 기저핵, 후각로를

표 11-4. 뇌의 발달과 구성.

뇌의 발달	
전뇌	종뇌(후각뇌 포함)
	간뇌
중뇌	중뇌
마름뇌(능뇌)	후뇌
	수뇌
뇌의 구성 단위	
종뇌	대뇌반구
	기저핵
	후각로
	후각뇌
	측뇌실, 제3뇌실 일부
간뇌	시상
	시상하부
	뇌하수체
	시각로
	제3뇌실
중뇌	중뇌
	대뇌수로
	대뇌다리
	사구체
후뇌	뇌교
	소뇌
	제4뇌실 일부
수뇌	연수
	제4뇌실 일부와 중심관

포함한다. **후각뇌**는 종뇌 내에 있는 구조를 말한다. 이 명칭은 후각 구조의 관계로부터 생긴 것이다. 진화 초기에 발달된 뇌의 일부이며 후각망울, 후각로, 후각섬유줄을 포함한다—이상와영역(pyriform area), 중간후각영역, 종말곁영역(paraterminal area), 해마형성체(hippocampal formation), 원개(뇌활, fornix). **간뇌**는 이차 하향 단계로서 시상, 시상하부, 뇌하수체(hypophysis), 시각로를 포함한다. 중뇌는 뇌간의 중뇌이며, **후뇌**(metencephalon)는 뇌교와 소뇌를 포함한다. **수뇌**는 연수, 그리고 뇌의 하부 단위를 말한다. **망울**(bulb, bulbar)이란 용어는 학술적으로 뇌교와 연수를 의미하지만 중뇌를 포함한 뇌간 전체를 지칭하는 것으로 사용되었다.

종뇌(telencephalon): 그리스어로 '끝 또는 멀리 떨어져 있는 뇌(telos enkephalos)'

후각뇌(rhinencephalon): 그리스어로 '코 뇌(rhis enkephalos)'

신경계의 기초 단위를 시작으로 신경계를 살펴보자. 신경계의 기본 단위는 모든 구조를 구성하는 뉴런이다.

❋ 중추신경계와 말초신경계 해부

CNS가 대단히 복잡하다고 단순하게 말하긴 하지만, 모든 신경계 구조의 공통분모가 있다는 것을 깨닫는 것이 편할 것이다—모든 구조는 뉴런으로 구성된다. 기능적으로 신경계의 가장 작은 조직 단위 역시 뉴런이며 척수반사와 고수준 반사가 뒤따른다(표 11-5). 뇌간은 복잡성으로 다음 수준이며, 피질하 구조와 소뇌가 뒤를 잇고 마지막으로 가장 복잡한 조직 집합체는 대뇌피질이다. 신경계의 가장 기본적 구성요소인 뉴런을 살펴보자.

뉴런

개요

신경계는 소통 요소인 **뉴런**(신경세포, neurons)과 지지조직인 **교세포**(glia) 또는 **아교세포**(glial cell)로 이루어져 있다. 뉴런은 신경계의 기능적 구성 요소이며 소통 조직이란 면에서 조직 유형 중에 유일하다. 그 기능은 정보의 전달이다. 그러나 최근에 아교세포를 세밀하게 살펴보면서 뉴런의 지지체계라는 원래의 역할을 전체적으로 저평가한 것으로 보인다. 일부 과학자들은 아교세포가 없다면 뉴런은 사실상 장기기억에 정

표 11-5. 신경계 구조의 복잡성에 대한 계층적 순위.

구조	기능
신경아교세포	뉴런에 영양 공급, 지지, 포식작용, 수초화
뉴런	소통조직
반사	주변 자극에 대한 무의식적 반응
신경절/핵	기능적 단위를 가진 세포체 집합체
신경로	기능적으로 연합된 정보를 전달하는 축삭 집합체, 척수
뇌간 구조	신경절 집합체, 핵, 고수준 반사 중개와 피질 명령 실행 중개로
간뇌	대뇌로 가는 감각 정보와 신체 유지를 위한 기초 자율반응의 중개로와 핵 집합체
소뇌	핵 집합체, 분화된 뉴런, 운동 계획과 협응운동 명령에 대한 신체와 특수 감각 정보 통합로
대뇌	모든 의식적 감각 인지와 운동 기능, 지각, 의식, 운동 계획과 준비, 인지 기능, 주의, 의사결정, 수의적 운동 억압, 언어 기능, 말 기능

보를 저장할 수 없다고 설명했다. 아교세포는 또한 시냅스의 형성에도 중요한 역할을 한다. 성상세포(별아교세포, astrocytes)는 트롬보스폰딘(thrombospondin)을 분비하는데 이는 시냅스의 형성을 도우며, 성상세포 없이는 뉴런 간의 소통도 없다.

대부분 뉴런의 일반적 구조는 **세포체**(soma), 세포체로 정보를 전달하는 **수상돌기**(가지돌기, dendrite), 세포체에서 정보를 전달하는 **축삭**(axon)을 포함한다(표 11-6, 그림 11-2).

뉴런은 자극에 반응하며, 신경계에서 일어나는 뉴런의 반응은 정보 전달기제이다. 뉴런은 흥분 또는 억제, 두 반응 중 하나를 가진다. **흥분**(excitation)은 자극 받은 조직의 활동 증가를 유발하는 자극을 의미한다. 즉 뉴런이 자극을 받으면 반응으로 활동이 증가한다. 차에서 교통신호를 기다릴 때, 신호가 바뀌고 나면 내 뒤에 있는 차들이 경적을 울리는 것과 같은 것이다. 이런 자극에 대한 반응은 교통신호에서 벗어나는 것이다. 대조적으로 **억제**(inhibition)는 뉴런의 출력을 감소시키는 뉴런의 자극을 의미한다. 즉 뉴런이 억제되면 활동이 감소한다. 다시 말해 교통신호 이론을 사용하면, 신호 앞에서 사이렌 소리를 들었을 때 응급차량이 온다는 것을 알게 된다. 사이렌은 활동을 억제하고 그 자극 때문에 움직이지 않기로 결정한다. 그것이 억제 반응이다. 억제 반응을 보이는 뉴런은 자극을 받으면 반응을 중지하는 반면, 흥분 반응을 하는 뉴런은 자극을 받으면 능동적 결

표 11-6. 뉴런의 기본 구성.

구성요소	기능
수상돌기	수용체 영역
세포체	대사 소기관 포함
축삭	뉴런으로부터 정보를 전달
축삭소구	전위 생성 지역
말이집(미엘린수초)	축삭의 절연물
슈반세포	PNS에서 수초화
희돌기아교세포	CNS에서 수초화
랑비에마디	도약 전도를 가능하게 함
축삭종말	축삭의 돌기
종말단추	연접소포 포함
신경전달물질	연접을 촉진하는 물질
연접틈새	연접 전후 뉴런 간의 경계

과를 낸다.

형태 특성. 뉴런에는 몇 가지 중요한 구조가 있다(**그림 11-3**). 뉴런은 많은 수상돌기를 가지는데 종종 무성한 돌기 때문에 '돌기나무'로 인용되기도 하지만 통상 하나의 축삭을 가진다. **축삭소구**(축삭둔덕, axon hillock)는 축삭과 세포체의 연결부이다. 대체로 축삭은 **미엘린수초**(초말이집)로 불리는 흰색의 지방성 외피로 덮여 있다. 수초는 PNS에서는 **슈반세포**(Schwann cells)로, CNS에서는 **희돌기아교세포**(oligodendrocytes)로 구성되어 있으며, 두 경우 모두 수초가 아주 중요한 기능을 수행한다—신경전도의 속도를 높인다. 수초로 둘러싸인 축삭은 그렇지 않은 경우보다 더 높은 비율로 흥분을 전달할 수 있다는 의미이다. 다발성경화증이나 근육위축가쪽경화증(amyotrophic lateral sclerosis)과 같이 수초를 파괴하는 질병을 연구할 때 매우 중요하다.

수초는 분절되어 있어 서로 연결된 핫도그빵 연쇄처럼 보인다. 수초화된 분절 사이는 **랑비에마디**(nodes of Ranvier)로 불리며, 이것 역시 전도에 중요함을 알게 될 것이다. 축삭을 따라 끝 부분에 이르면 길고 가는 돌기인 **축삭종말**(축삭끝가지, telodendria)이 있다. 축삭종말에는 **종말단추**(말단단추, terminal button)가 있으며, 단추 내에는 **연접소포**(시냅스소포, synaptic vesicle)가 있다. 연접소포는 신경전달물질(neurotransmetters)로 알려진 특수 화학물질을 담고 있다. **신경전달물질**은 뉴런 연쇄에서 다음 뉴런의 활

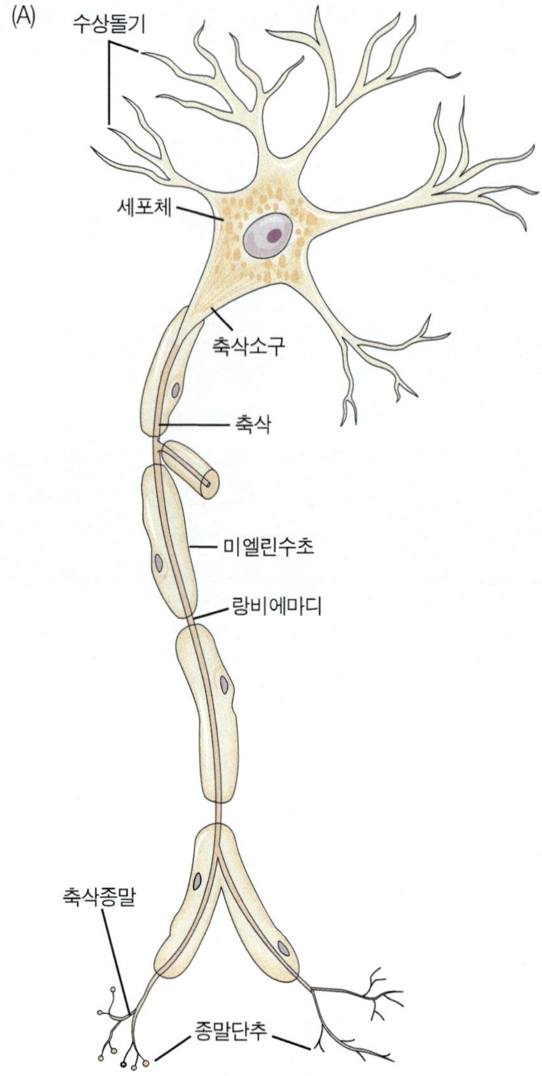

그림 11-2. (A) 뉴런의 기본 구성요소. (계속)

출처: Delmar/Cengage Learning

성화에 기여한다. 나중에 논의하겠지만, 신경전달물질은 두 뉴런 사이인 **연접틈새**(시냅스틈새, synaptic cleft)로 방출된다. 종말단추 또한 에너지 발생과 단백질 형성에 기여하는 세포소기관인 **사립체**(미토콘드리아, mitochondria)를 함유한다. **백질**(white matter)은 수초를 의미하는 반면, 세포체군은 회색으로 보이며 **회색질**(gray matter)을 의미한다.

시냅스는 특별히 논의할 가치가 있다. 뉴런이 충분이 자극을 받으면 축삭은 연접틈새로 신경전달물질을 방출한다. 신경전달물질은 대문의 열쇠와 같다—연접틈새로 방출된 신경전달물질에 인접 뉴런이 반응하는 것이다. 다른 유형의 신경전달물질이 연접 지역으로 들어가면 인접 뉴런에 아무 효과가 일어나지 않는다. 이러한 자물쇠-열쇠의 배열은 뉴런이 다른 것

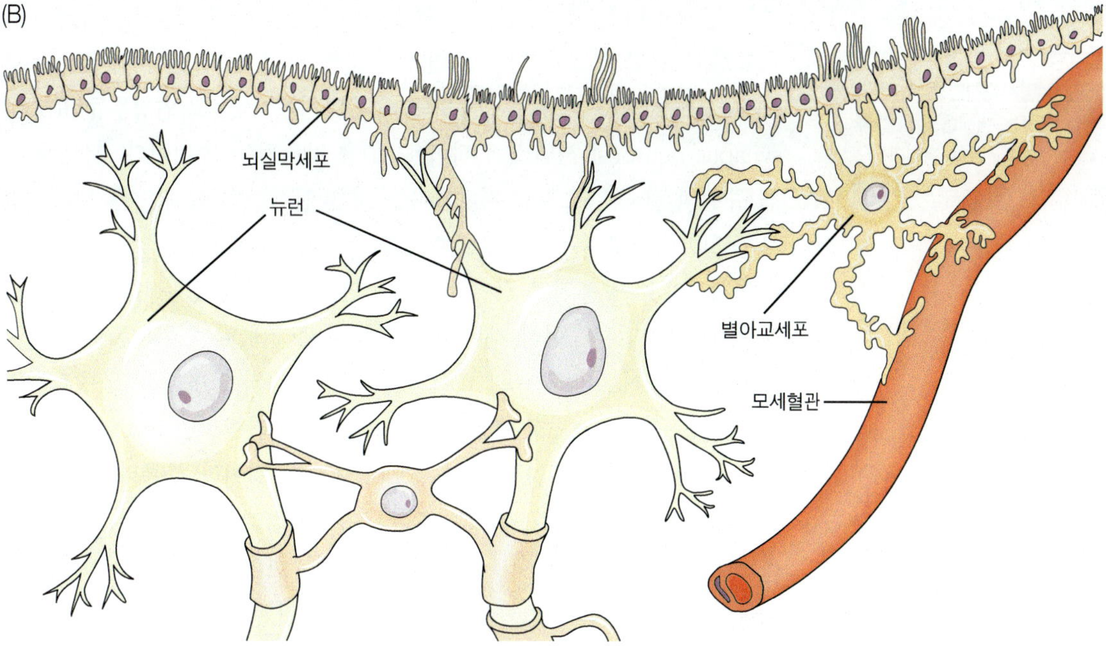

그림 11-2. (B) 성상세포(astrocyte)는 뉴런에 영양을 전달하는 지지 아교세포이며, 혈액뇌장벽(blood-brain barrier)으로 인해 독성물질을 막아 준다.

출처: Delmar/Cengage Learning

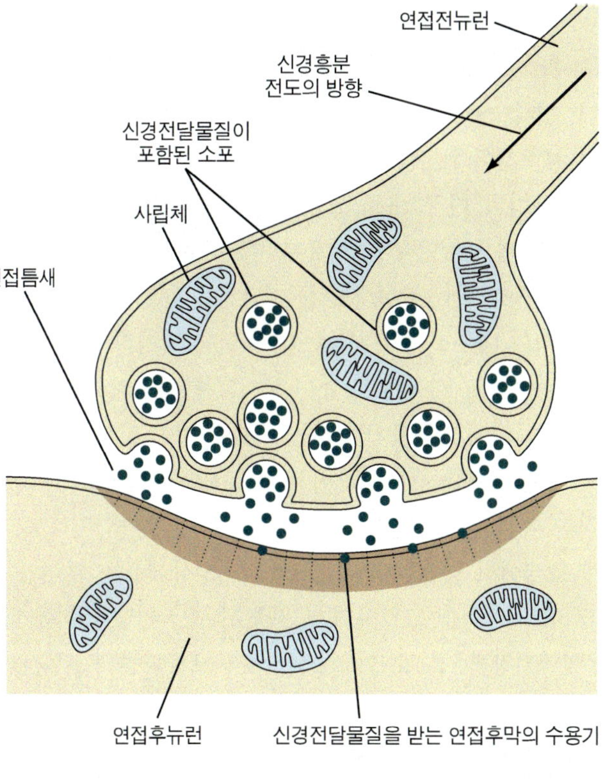

그림 11-3. 연접의 기본 구조. 연접은 종말단추와 연접틈새, 연접후 수용부위로 구성된다.

출처: Delmar/Cengage Learning

연접은 명사이지만 두 뉴런 간에 소통하는 행위를 나타낼 때에는 종종 동사로 사용된다.

에는 영향을 미치지 않지만 어떤 뉴런에는 특정 효과를 나타내도록 한다.

뉴런의 연접전 또는 연접후 연쇄에 대해 살펴보자. **연접전뉴런**(presynaptic neurons)은 시냅스에서 '거슬러 올라가는' 것이고 **연접후뉴런**(postsynaptic neurons; 시냅스에 뒤이은 것)을 자극하는 뉴런이다. 정보는 오직 뉴런의 한 방향으로만 지나간다는 것을 인식하면 이해할 수 있다—정보는 일반적으로 수상돌기로 들어가고 축삭을 빠져나간다.

연접틈새로 방출된 신경전달물질은 연접후뉴런에 있는 **수용체 위치**를 자극한다. 연접후뉴런이 자극을 받으면 세포막에 있는 이온통로가 열리고 이온이 들어오게 되어 그 뉴런의 방전 또는 점화를 초래한다. 수상돌기는 자극을 수용하는 뉴런에 있는 시냅스를 위한 전형적인 장소이며, 이 시냅스를 **축삭수상돌기 연접**(axodendritic synapses)이라 부른다. 시냅스는 세포체에서도 일어난다. 이것은 **축삭세포체 연접**(axosomatic synapses)이라 하며, 보통 억제성이다. 시냅스가 연접후뉴런의 축삭에서 일어나면 **축삭축삭 연접**(axoaxonic synapse)이라 하며(그림 11-4), 이 연접은 사실상 조절적인 경향이 있다. 때로는 축삭이 다른 뉴런에 연접하면서 이차적으로 뉴런을 자극하는데, 이것은 **통과**(en passant, in passing)연접이라고 한다. 일반적이지 않은 시냅스의 두 가지 형태는 뉴런의 세포체가 다른 뉴런의 세포체와 연접하는 **세포체 간 연접**(somatosomatic synapse)과, 소통이 두 수상돌기 사이에 있는 **수상돌기 간 연접**(dendrodendritic synapse)이다.

뉴런 간의 형태적 차이. 신경계 전체에 분포된 뉴런은 여러 가지 유형 또는 형태가 있다. **단극**(monopolar, unipolar) 뉴런은 세포체에서 발생하는 분기돌기가 하나인 것이다(그림 11-5). 2개의 돌기를 가진 뉴런은 **양극**(bipolar) 뉴런이라 불리며, **다극**(multipolar) 뉴런은 3개 이상의 돌기를 가진다. 감각뉴런은 일반적으로 단극 또는 유사단극 뉴런이다. 예외로 냄새(**후각**), 소리(**청각**), 전정 감각에 관한 정보를 전달하는 뉴런은 양극이다.

아교세포는 뇌조직의 대부분을 차지하는데 뉴런을 지지하고 영양분을 제공한다. **성상세포**는 거의 구조적으로 뉴런을 서로 분리시키고 모세혈관에 부착되어 있으며, 뉴런에 영양을 공급하는 역할을 하는 것으로 보인다. **희돌기아교세포**는 CNS 수초를 구성하는 아교세포이며, **슈반세포**는 PNS에서 수초를 구성하는 아교세포이다. 엄밀히 말하면 뉴런은 아닐지라도, 아교세포는 신경계 조직에서 중요한 구성요소이다. 성상세포는 뉴런의 주요한 지원을 담당하고, 뉴런을 고정하며, 모세혈관에서 영양을 이동시킨다. 또한 중요한 **혈액뇌장벽**(blood-brain barrier)을 제공하는데, 뇌혈관체계에서 뉴런으로 독성물질이 통과하는 것을 막는 막여과 장치이다.

(A)

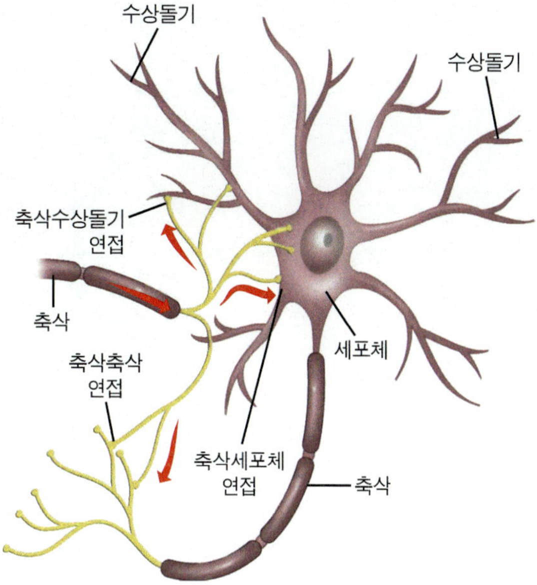

(B)

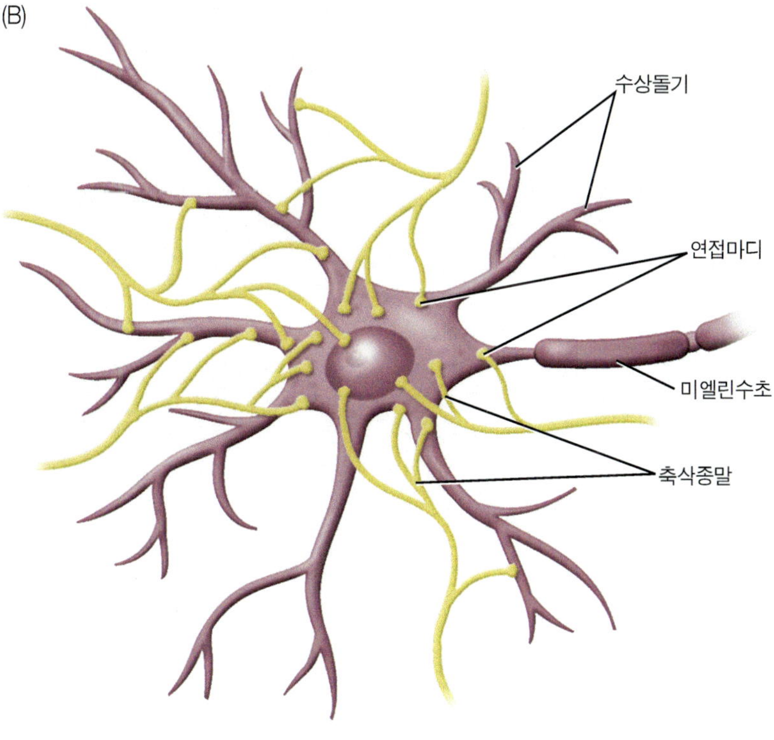

그림 11-4. (A) 축삭수상돌기(흥분성), 축삭세포체(억제성), 축삭축삭(조절성)을 포함한 연접의 유형. (B) 연접후뉴런의 흥분성 연접과 억압성 연접. 억제성 축삭은 세포체에 연접하는 반면, 흥분성 축삭은 수상돌기에 연접한다.

출처: Delmar/Cengage Learning

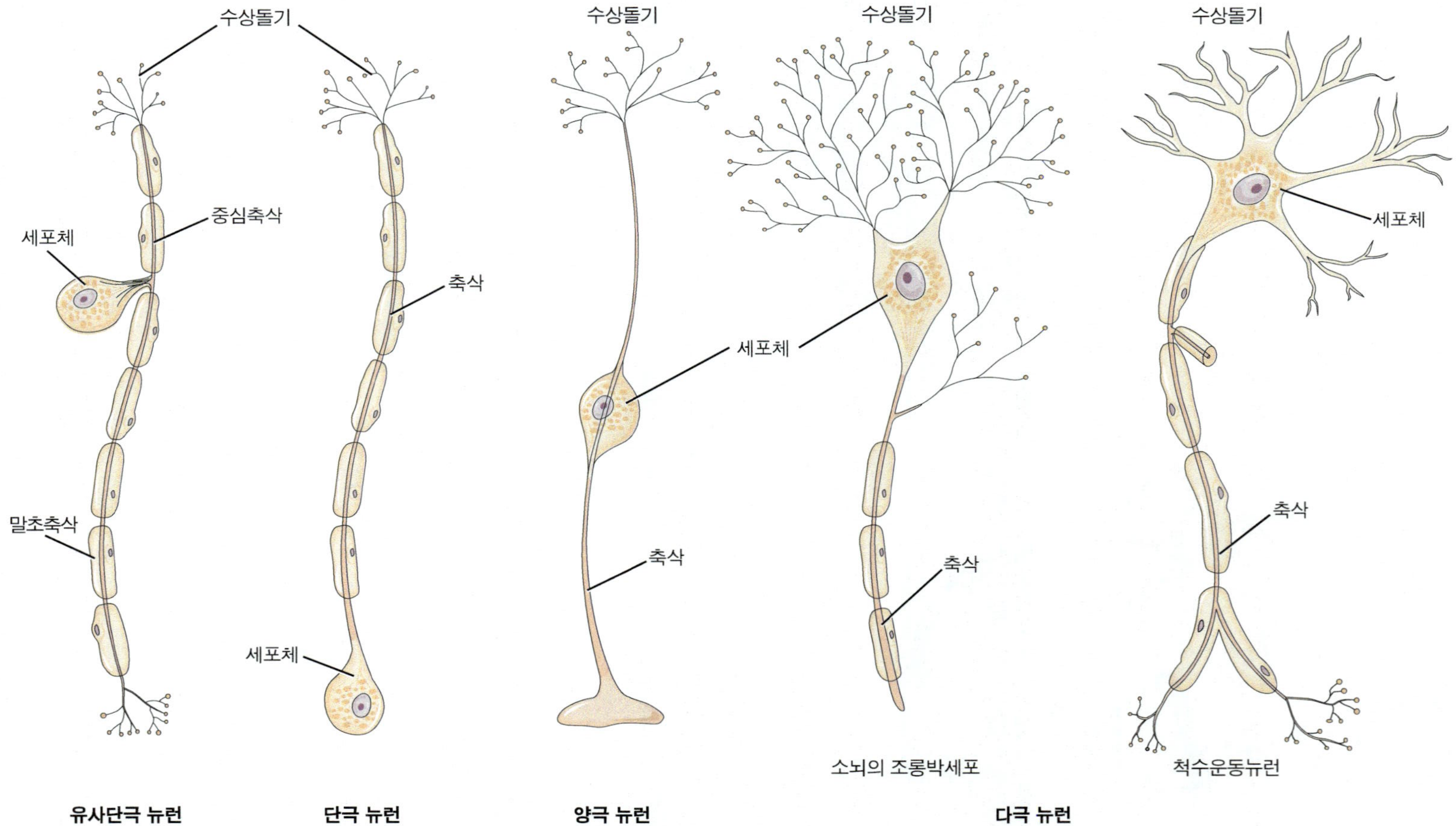

그림 11-5. 뉴런의 유형. 두극 뉴런은 특수 감각을 중개하는 반면, 유사단극 뉴런과 단극 뉴런은 기본적으로 체성 구심성 뉴런이다. 다극 뉴런은 추체세포, 척수운동 뉴런, 그리고 소뇌의 조롱박세포(Purkinje cell)를 포함하며 주로 원심성이다.

출처: Delmar/Cengage Learning

그러나 다른 형태의 아교세포인 **미세아교세포**(소교세포, microglia)는 **포식작용**(phagocytosis)으로 알려진 관리 과정을 수행한다. 미세아교세포는 신경계 손상에 의해 생성된 괴사조직을 청소한다. 성상세포는 그 조직을 뇌조직의 다른 부위로부터 효과적으로 고립시키면서 괴사조직 주위에 흉터를 형성한다.

신경과학에서는 이제 성상세포의 역할을 아주 꼼꼼히 살펴보고 있다. 영양 전달을 포함한 뉴런 지원에 중요한 역할을 한다고 오랫동안 알고 있었지만, 최근에야 아교세포가 시냅스의 형성뿐만 아니라 장기기억 생성에 중요하다는 증거가 드러났다.

뉴런 간의 기능적 차이. 뉴런 사이에도 기능적 차이가 있다. **중간뉴런**(interneurons)은 뇌에서 가장 많은 수를 차지한다. 중간뉴런은 다른 뉴런 간의 소통을 담당하며 중추신경계로는 빠져나가지 않는다. 뉴런의 다른 형태는 **운동뉴런**이다. 운동뉴런은 본래 원심성이며 통상적으로 근육이나 샘의 반응을 활성화하는 양극 뉴런이다. 이 뉴런은 보통 수초화된 긴 축삭을 갖고 있다. 운동뉴런은 크기, **전도속도**(얼마나 빨리 흥분자극을 전달할 수 있는지), 그리고 수초화 정도에 따라 더욱 구분된다. 일반적으로 말해 더 굵은 축삭과 더 두꺼운 수초를 가진 뉴런이 신경자극의 전도가 더 빠르다.

신경섬유는 전도속도의 면에서 A, B, C 등급 섬유로 구분된다. A와 B 섬유는 수초화되어 있다. **A 섬유**는 또한 전도속도에 따라 **알파**, **베타**, **감마**, **델타** 섬유로 나누어진다(표 11-7). **알파 운동뉴런**은 전도속도가 빠르고(50~120 m/s) **방추외근섬유**(extrafusal muscle fibers)라 불리는 골격근 대부분에 신경을 분포한다. 낮은 속도의 **감마 운동뉴런**은 근육 길이의 유지를 책임지는 감각기관인 **근육방추** 내의 **방추내근섬유**(intrafusal muscle fibers)에 신경이 분포한다. 그러므로 알파 운동뉴런은 운동 행위의 기본적인 주동근을 활성화한다. 감마 운동뉴런은 근긴장을 유지하고 운동 행위를 위한 근육 준비를 책임진다.

감각 알파섬유는 로마 숫자와 소문자(**Ia**, **Ib**, **II**, **III**, **IV** 유형 섬유)로 표기되어 다른 분류 도표를 나타낸다. **Ia** 뉴런은 근육방추에서 오는 **제1구심섬유**이며, **Ib** 뉴런은 힘줄이 늘어나는 데 반응하는 감각기인 **골지힘줄기관**(Golgi tendon organs)에서 생성된 감각 정보를 보낸다. **II** 유형 구심섬유는 베타 등급의 제2근육방추 구심성이며, 촉각과 압력수용체로부터 정보를 전달한다. **III** 유형 구심섬유는 델타 등급으로 통증, 압력, 접촉, 냉기 감각을 전도한다. **IV** 유형 섬유는 통증과 온도 감각을 전달한다. 다시 말

표 11-7. 감각과 운동 섬유 A, B, C 유형.

섬유 등급	속도(m/s)	운동 기능	감각 기능
A-알파	50~120	방추외(extrafusal)근육을 지배하는 큰 알파 운동뉴런	
Ia	120		일차 근육방추 구심성
Ib	120		골지힘줄기관, 압력수용체
베타			
II	70		근육방추 이차 구심성, 촉각과 압력
감마	40	방추내(intrafusal) 근섬유	
델타			
III	15		촉각, 압력 통증, 냉기
B	14	평활근	
C	2	평활근	
IV	2		통증, 온기

출처: Winans, Gilman, Manter, & Gatz, 2002.

해, 어떤 감각뉴런은 운동에 필수적이며, Ia, Ib, II 유형을 포함한다. III과 IV는 다른 신체 감각을 전달하는 데 중요하지만, 움직임에 필수적인 것은 아니다.

요약하면, **신경계**는 **뉴런**을 구성하는 복잡하고 위계적인 구조이다.

- 많은 **운동 기능**은 연습을 통해 자동화된다.
- 우리는 감각 능력이 있고 무의식적 반응을 하지만, **수의운동**, **감각 인식**, **인지 기능**은 **대뇌피질** 영역에 있다.
- 신경계의 소통 연결은 **척수신경**, **뇌신경**, 그리고 **뇌간**과 **척수**의 **로**(관, tracts)이다.
- 신경계는 기능적으로 불수의적 · 수의적 기능을 각각 담당하는 **자율신경계**와 **체성신경계**로 분류될 수 있다.
- 해부학적으로는 **중추신경계**와 **말초신경계**로 분류된다.
- **발생학적 분류**는 뇌를 **전뇌**(추후에 종뇌와 간뇌로 나뉨), **중뇌**, 후뇌와 수뇌를 포함한 **마름뇌**로 분리된다.
- **뉴런**은 형태적으로 다양하지만 대략 **단극성**, **양극성**, **다극성**으로 분류된다.
- 뉴런은 **신경전달물질**에 의해 **시냅스**를 통해 소통하고 연접후 뉴런에

의한 반응은 **흥분성**이나 **억제성**이다.

- 축삭의 크기와 형태는 신경 자극의 전도와 관련이 있다.
- 아교세포는 뉴런의 지지 구조와 장기기억 강화 역할을 할 뿐만 아니라 지방성 말이집(초)을 **수초화된 축삭**에 제공한다.

대뇌 해부

Anatesse Lesson

대뇌는 인체에서 가장 고도로 진화되고 조직된 구조이다. 이것은 신경계에서 가장 큰 구조로 약 1.4 kg의 무게에 몇 십억 개의 뉴런으로 이루어져 있다. 대뇌는 전체적으로 좌우 반구가 비슷하게 나뉘며, 거대한 뇌 구조를 보호하고 지탱하는 세 층의 수막(meningeal linings)으로 싸여 있다. 먼저 이 수막을 다루고 나서 인체에서 가장 중요한 구조를 소개하고자 한다.

뇌는 세상에 알려져 있는 가장 복잡한 구조 중 하나이다. 회색질의 입방(세제곱)밀리미터마다 1,000억 개의 시냅스가 있다. 작은 지구본으로 표현했을 때, 입방밀리미터는 글자 'o(소문자)'의 크기에 거의 가깝다는 것을 알 수 있다. 이와 유사하게, 인간의 대뇌는 입방밀리미터당 무려 180억 개의 뉴런을 포함하고 있다. 입방밀리미터 내의 축삭섬유 한쪽 끝과 다른 쪽 끝을 펼쳐 보면 9,000 cm 길이로 펼쳐질 것이다. 이 얼마나 촘촘한 조직인가!

수막(뇌막)

중추신경계는 방어와 영양에 관련된 중요한 기능을 하는 세 층의 수막으로 싸여 있다. 이 세 층의 수막은 뇌를 덮고 있다. **경질막**(dura mater)은 수막의 가장 바깥쪽에 있으며, 두 층으로 된 두꺼운 막이다(그림 11-6). 경질막은 서로 단단히 연결된 2개의 층을 이룬다. 외층은 내층보다 탄력이 덜하고 뇌막 혈관이 이 층을 통해 가로지른다. 경질막을 형성하는 두 층이 함께 결합되어 있는 반면, 경질막 바깥에는 **경막외 공간**(경질막바깥 공간, epidural space)이 있다. 그 명칭은 뇌쪽으로 혈액이 흘러 들어가는 뇌혈관 손상을 다룰 때 의미를 알게 될 것이다[예: 경막외혈종(epidural hematoma)은 뇌출혈성 혈액이 경질막의 두 층 사이 공간으로 유입되는 것이다].

경질막(dura mater): 라틴어로 '질긴 엄마'

지주막(거미막, arachnoid mater)은 뇌로 가는 많은 혈관이 지나가는 덮개이다. 지주막층은 **연막**(pia mater)이라는 가장 안쪽의 층으로부터 경질막을 구분하는 레이스나 거미줄 같은 구조이다. 연막은 뇌의 윤곽을 따라

지주막(arachnoid mater): 라틴어로 '거미 엄마'; 이렇게 불리는 이유는 이 구조가 거미줄과 같기 때문이다.

연막(pia mater): 라틴어로 '독실한 엄마'; 이렇게 불리는 이유는 대뇌피질에 부드러우면서도 충실하게 부착되어 있기 때문이다.

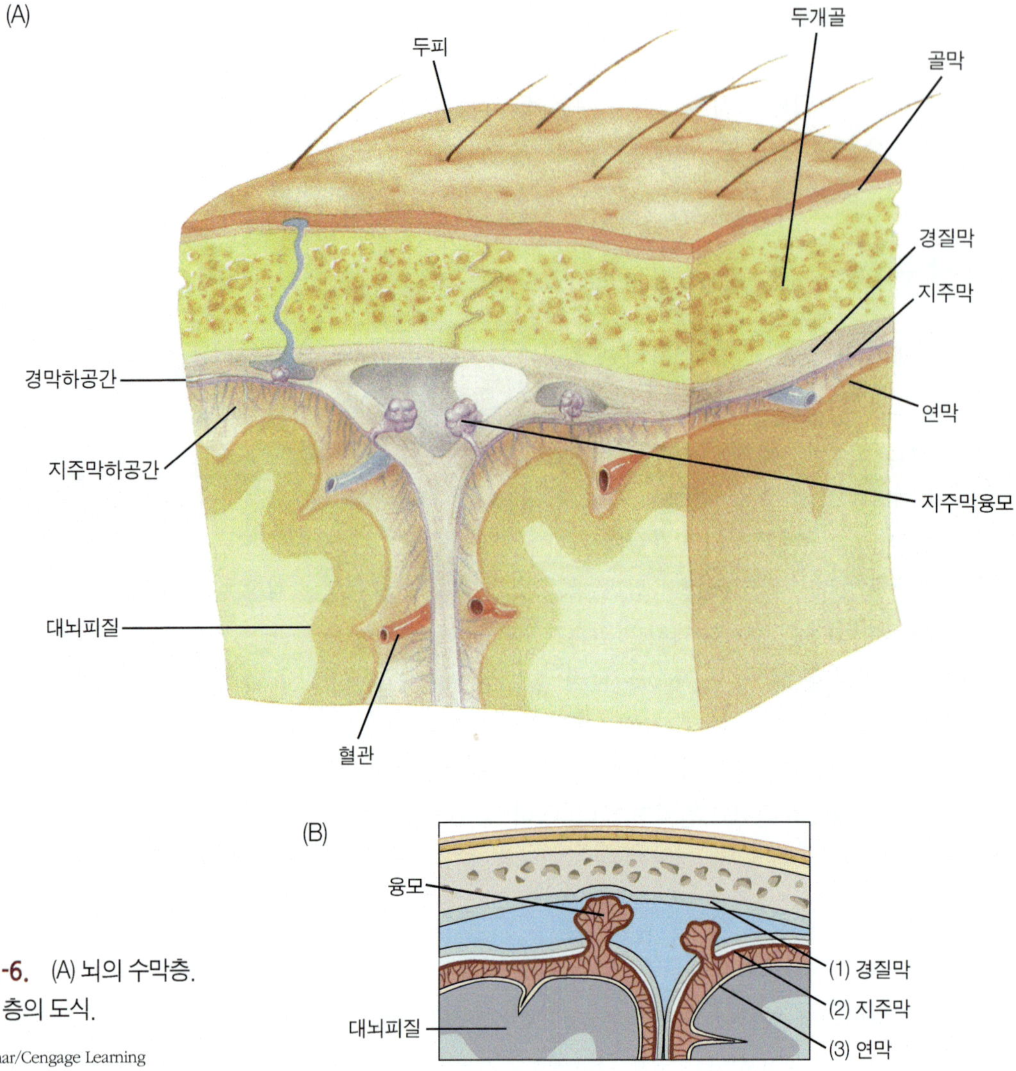

그림 11-6. (A) 뇌의 수막층. (B) 수막 층의 도식.

출처: Delmar/Cengage Learning

가까이 이어져 있는 얇은 막성 덮개이다. 뇌 표면을 담당하는 주요 동맥과 정맥이 이 층 안쪽으로 가로지른다.

뇌막의 기능은 운동 중 구조를 제 위치에 있도록 하고 지탱하면서 뇌를 보호하는 것이다. 이런 방어 기능을 제공하기 위해 뇌막은 뇌 구조에 적합해야 한다. 이런 지원의 일부로서 경질막은 4개의 주요 주름을 갖고 있다. 경질막의 이 주름은 구조물을 분리하면서 뇌의 주요 구조를 분리한다. 4개의 주름은 대뇌겸(대뇌낫, falx cerebri), 소뇌겸(소뇌낫, falx cerebella), 소뇌천막(tentorium cerebelli), 안격막(안장가로막, diaphragma sella)이다. 소뇌천막과 횡격막은 수평으로 위치한 막에 의해 뇌 구조가 구분되는 반면, 대뇌낫과 소뇌낫은 뇌의 좌우 구조를 구분하는 시상 칸막이이다.

대뇌낫은 사골(ethmoid)의 계관(crista galli)에서 소뇌천막(tentorium cerebelli)으로 이어진 수직 경질막으로 대뇌 두 반구를 분리한다. 대뇌낫은 뇌량 위치까지 두 반구를 완전히 분리한다. **소뇌낫**은 방어와 분리를 위해 소뇌 반구를 좌우로 나누며 소뇌와 동일한 기능을 수행한다(**그림 11-7**).

소뇌천막은 두개골 바닥에 있는 수평 경질막 선반으로 두개를 위(대뇌)와 아래(소뇌) 영역으로 나눈다. **안격막**은 뇌하수체와 시상하부, 시각교차 사이에 경계를 형성한다. 경질막은 뇌신경이 뇌간을 빠져나갈 때 뇌신경을 둘러싼다. 그 배치 때문에 소뇌천막은 대뇌를 지탱하고, 경질막이 없다면 소뇌와 뇌간이 대뇌에 눌리는 것을 막는다. 외상으로 인해 대뇌를 내리누르게 되는 경질막 아래 출혈인 **경막하혈종**(subdural hematoma)은 소뇌천막 아래로 측두엽 탈장을 야기하는데 경질막 선반이 책임을 진다. 경막하혈종은 대후두공(foramen magnum)으로 뇌간 탈장을 초래하여 생명을 위협할 수도 있다.

대뇌 수막의 구조와 기능에 필적하는 척수의 수막층이 있다. 대후두공에서 수막층이 **척수막층**(spinal meningeal linings)으로 이어진다. 척수막층은 일부 예외가 있으나 대체로 수막과 유사하다. 뇌의 경막은 뼈에 부착되어 있지만 척수의 경막은 척추뼈에 부착되어 있지 않다. 뇌막처럼 뇌척수액은 거미막하공간을 따라 흐른다. 이와 비슷하게 연막은 척수의 표면에 근접해 있지만 역시 고정 기능을 한다. 척수는 연질막에서 생성되는 22쌍의 **치상인대**(돌기인대, denticulate ligaments)에 의해서 경막에 부착된다. 경막은 후근신경절(뒤뿌리신경절, dorsal root ganglion)을 보호하기 위해 측면으로 확장한다. 척수 하단부에서 연막은 미골(꼬리뼈)의 첫 번째 분절에 부착된 종사(종말끈, filum terminale)으로 이어진다(**그림 11-8**).

뇌막층은 CNS 구조에 영양 공급과 방어를 위한 훌륭한 수단이 된다. 경질막은 두개골의 뼈와 연약한 신경조직 사이에 장벽을 제공하는 질긴 구조이며, 혈관이 대뇌로 지나갈 때 고정되는 곳이다. 부드러운 연질막은 대뇌를 완전히 싸고 뇌 표면에 분포된 혈관을 고정시킨다. 경질막과 연질막 사이는 거미막층으로, 완충작용을 하는 뇌척수액이 흐른다. 유사한 망 구조가 척추 내에서 척수를 지탱한다. 그러므로 뇌막은 뇌를 지탱하고 주요 구조를 분리하며, 뇌척수액 안 뇌의 부유 상태를 유지시킨다. 이런 방법으로 뇌는 추락이나 둔탁한 외상 시 외부의 가속도에 의한 위험한 충격을 극복할 수 있다. 이와 같은 방어 수단이 불충분할 때 일어나는 일에 대한 간략한 임상 노트 '간단한 예방법(566쪽)'을 읽어 보기 바란다.

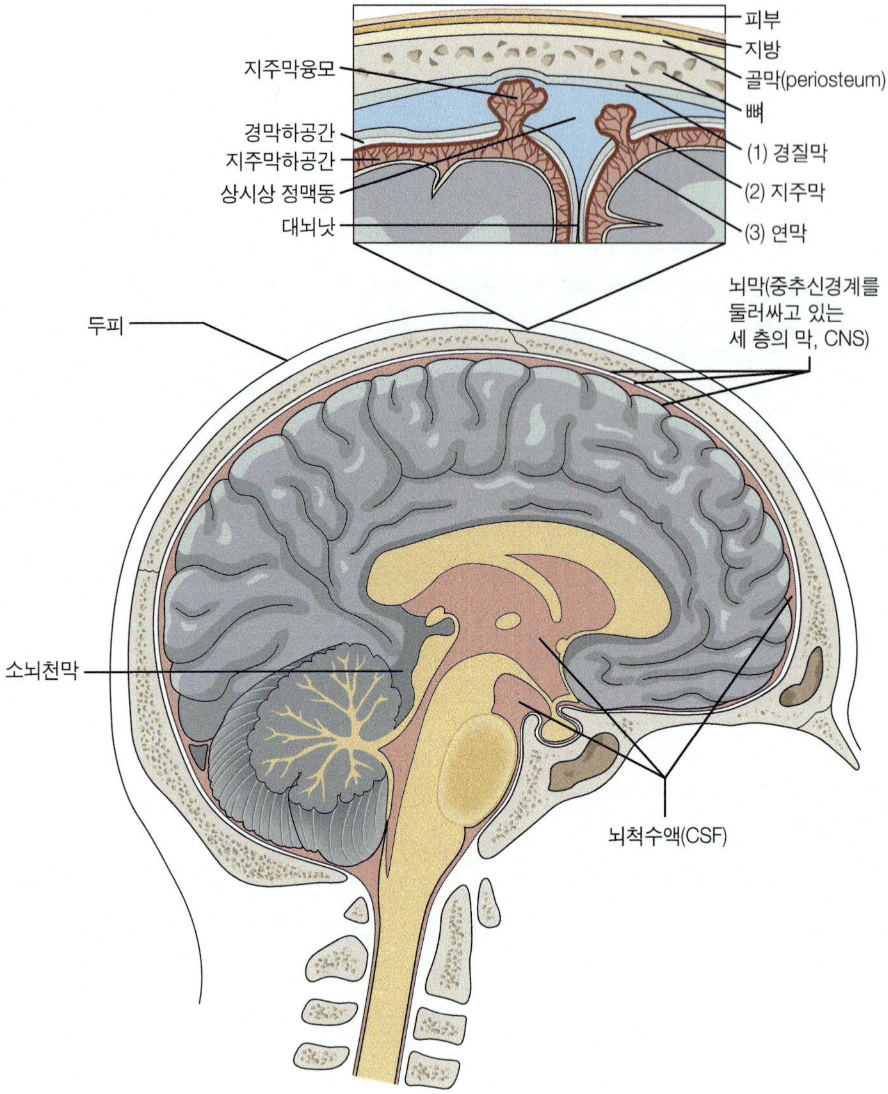

그림 11-7. 좌우 대뇌반구를 분리하는 대뇌낫. 소뇌천막은 소뇌를 대뇌와 분리한다. 소뇌낫(보이지는 않음)은 소뇌반구를 분리한다.

출처: Delmar/Cengage Learning

아놀드-키아리 기형

아놀드-키아리 기형(Arnold-Chiari Malformation; 간략하게 키아리 기형)은 후두골 내의 공간이 아주 작은 상태이다. 따라서 소뇌와 뇌간이 후두공을 통해 탈장되며 여러 가지 증상이 나타난다. 키아리 기형과 관련된 문제는 현기증, 실조증(소뇌에 기인한 보행장애), 수두증(뇌수도관의 막힘으로써 증가된 뇌척수액 압력), 근육 약화이다.

뇌실과 뇌척수액

CNS는 영양을 전달하고 노폐물을 제거할 뿐만 아니라, 연약하고 조밀한 신경조직에 완충작용을 제공하는 **뇌척수액**(cerebrospinal fluid, CSF)에 담겨 있다. 뇌척수액의 흐름을 통해 뇌실과 관의 구조를 살펴보는 것은 대뇌피질과 피질하 구조를 설명할 때 도움이 된다. **그림 11-9**를 참고하기 바란다.

뇌실은 뇌척수액이 흐르는 뇌 안의 공간이다. 실제로 배아신경관(embryonic neural tube)의 자취인 공간이다. 뇌실 구조는 4개의 강으로 이루어져 있다—우측 가쪽뇌실(측뇌실), 좌측 가쪽뇌실, 제3뇌실, 제4뇌실이다. 각 뇌실 내에는 **맥락총**(맥락얼기, choroid plexus)이 있는데, 이는 뇌척수액을 생산하는 조직(tissue) 집합체이다. 모든 뇌실은 CSF를 생산하지만, 가쪽뇌실의 얼기가 대부분의 뇌척수액을 생산한다. 공간은 연약한 뇌조직의 완충제 역할을 하기에 더할 나위 없이 알맞다. 뇌막에 대한 설명을 기억한다면, 대뇌는 단단한 경질막과 부드러운 연질막에 의해 지탱되고 CSF는 이 두 층 사이의 거미막 속으로 흐른다는 것을 떠올릴 수 있을 것이다. CSF는 갑작스러운 두부의 움직임(가속)에 대해 대뇌반구와 그 구조에 완충작용을 하며, 추가적으로 뇌실이 외상으로부터 뇌를 더욱 보호하게 된다.

1쌍의 가쪽뇌실은 가장 큰 뇌실로서 위로는 뇌량과 경계를 이루며 대뇌의 각 엽으로 확장되는 4개의 공간으로 구성된다. 앞쪽은 트인 말발굽 모양이고 뒤쪽에는 뿔이 달려 있다. **전각**(앞뿔, anterior horn)은 뇌량슬

혈종

혈종(hematoma)은 통상 혈관의 파열로 인해 생긴 혈액의 고임 현상이다. **경막하혈종**은 보통 두부외상으로 인한 대뇌피질의 동맥이나 정맥 파열이 원인이 되어 경질막 아래의 두개 내 출혈과 관련이 있다. 고인 혈액에 의한 압력은 뇌간의 이동과 압박, 소뇌천막 아래 측두엽을 밀어 내고 뇌동맥을 압박하면서 뇌를 전위시킨다. 고인 혈액이 의식 저하, 편마비, 동공 확대, 뇌신경 압박과 관련된 여러 증상을 초래할 만큼 충분히 뇌를 압박하기까지 몇 시간이 걸릴 수 있기 때문에 아주 위험한 상태가 즉시 인지되지 않을 수 있다. 경질막 윗부분에서 일어나는 혈종인 **경막외혈종**(epidural hematoma)은 초기에는 환자의 의식이 명료하지만 점차 뇌압박을 반영하는 의식 수준의 감소를 보인다.

혈종은 손상 위치에 따라 규정된다. **전경막외혈종**(frontal epidural hematomas)은 전두골 쪽 파열에서 생기고 성격의 변화를 초래한다. **후두와경막외혈종**(posterior fossa epidural hematomas)은 머리 뒤쪽의 파열로 생기며 시각과 협응 손상을 야기한다.

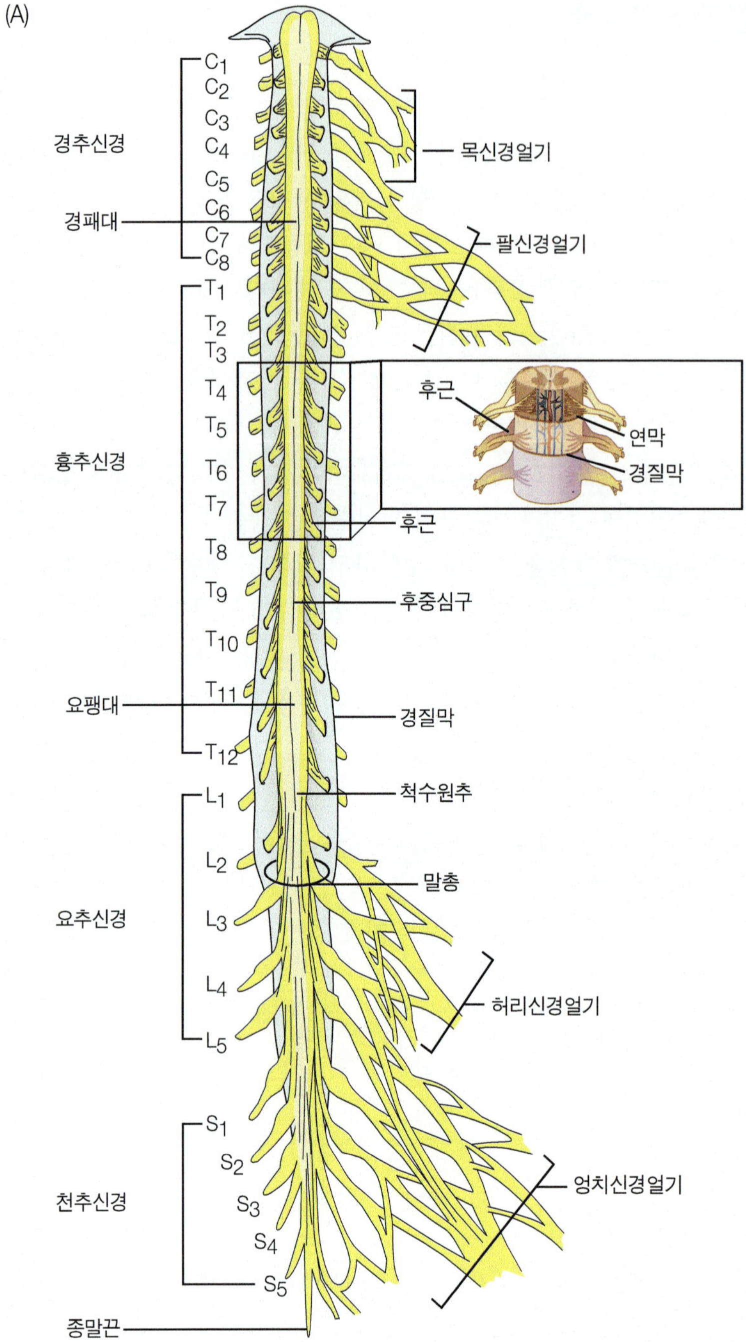

그림 11-8. (A) 척수와 드러나 있는 척수신경. 척수의 수막층을 보여 준다. (계속)

출처: Delmar/Cengage Learning

(B)

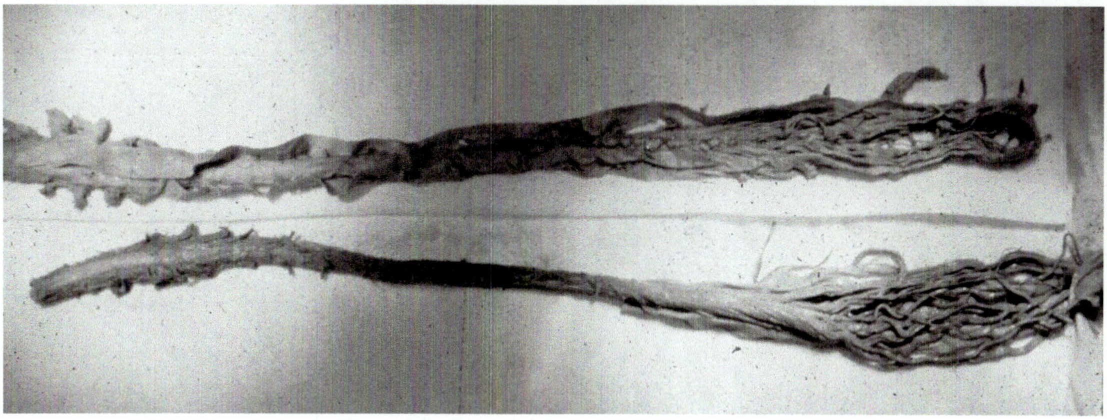

(C)

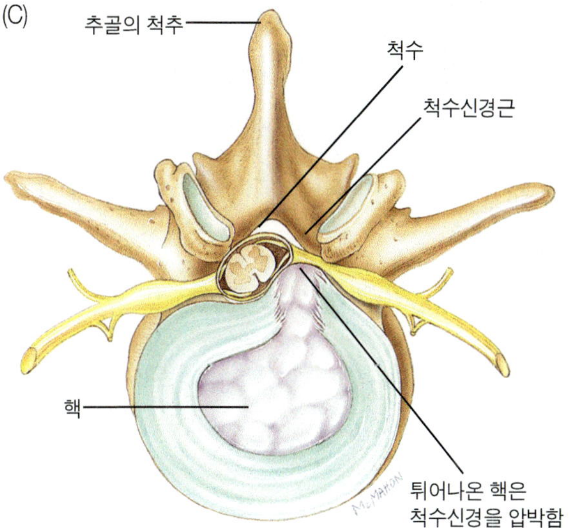

그림 11-8. (B) 적출된 척수 사진. (C) 돌출된 척추 디스크와 그 이후의 척수신경이 압박된 모습.

출처: Delmar/Cengage Learning

(genu of corpus callosum) 쪽인 전두엽 쪽으로 뻗어 있다. 내측벽은 투명중격(septum pellucidum)이고 아래 경계는 꼬리핵의 머리 부분이다. 두정엽 내에 위치한 **중앙부**는 뇌실간공(뇌실사이구멍, interventricular foramen of Monro)과 팽대(splenium) 사이 영역, 위 경계는 뇌량, 중앙 경계는 투명중격, 그리고 아래로는 꼬리핵의 일부를 포함한다. **후각**(뒤뿔, posterior horn) 또는 **후두각**(뒤통수뿔, occipital horn)은 후두엽으로 가늘어지는 끝 부분을 이루면서 뻗어 있는데 위쪽 면과 측면은 뇌량과 경계를 이룬다. **하각**(아래뿔, inferior horn)은 시상 뒤쪽으로 꺾여 내려가 측두엽극(관자극, temporal pole) 뒤로 마무리되면서 측두엽으로 뻗어 있다. 해마는 하각의 아래 경계를 이룬다. 가쪽뇌실은 뇌실간공을 거쳐서 제3뇌실과 소통한다.

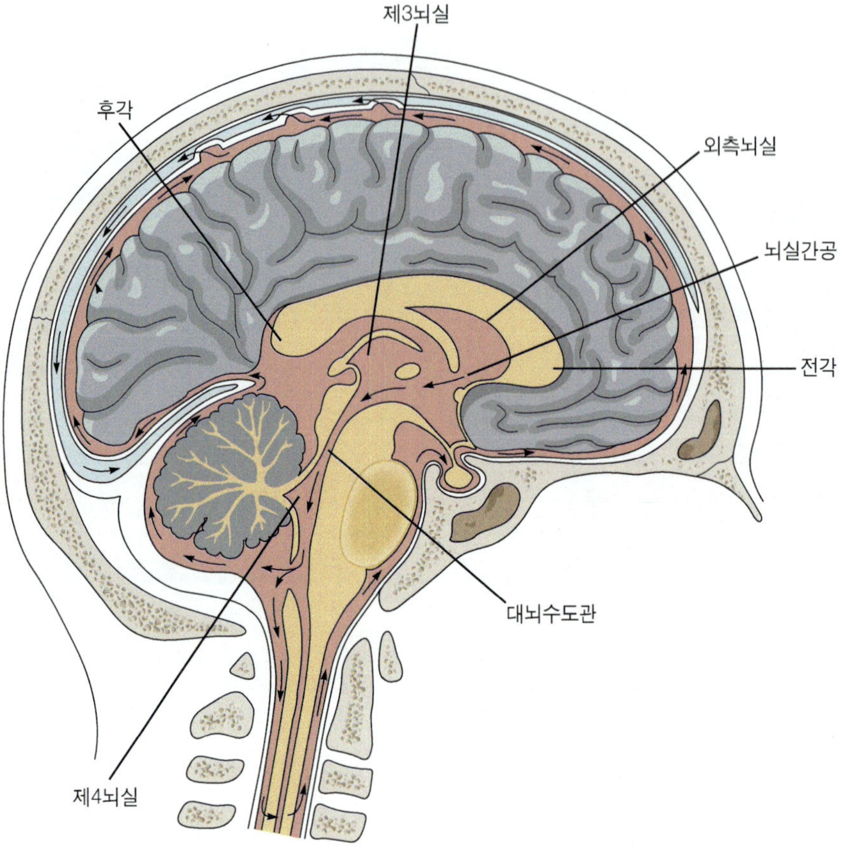

그림 11-9. 뇌의 뇌실.

출처: Delmar/Cengage Learning

간단한 예방법

외상센터에서 일하게 되면 담당 업무의 상당수가 외상성뇌손상(traumatic brain injury, TBI) 환자라는 것을 알 수 있다. TBI는 다른 원인(추락, 폭행, 운동, 총기류)을 훨씬 초과하는 교통사고 관련 뇌손상을 입은 24세 이하 환자에서 사망을 일으키는 주요 요인 중 하나이다. 자동차 안전벨트 착용으로 교통사고의 뇌손상에 의한 사망을 50% 가까이 감소시킨다. 불행히도 알코올은 안전벨트 착용을 감소시키며, 사고에 따른 두부 손상으로 발생하는 사망도 증가시킨다. 헬멧의 의무적 사용은 오토바이 사고의 뇌손상 빈도를 20~50%에서 85%까지 감소시킨다.

머리의 총상은 가장 많은 사망 사고를 야기하며, 권총은 살인 사건의 60% 이상에 연루된다. 미국 내에서는 해마다 4만 명 이상이 총기로 사망한다. 총기 소유를 제한하는 법률이 뜨거운 논쟁이 되는 한편, 안전장치를 통한 우발적인 총기 사망의 감소로, 총기를 소유한 미국 가정의 약 50%에서 발생되는 사망률이 크게 감소하였다. TBI의 원인과 치료에 대해서는 Mackay, Champman, Morgan(1997)을 참고하라.

제3뇌실은 좌우 시상과 시상하부 사이에 있는, 쌍을 이루지 않는 내측 공간이다. 제3뇌실의 지붕은 맥락조직(tela choroidea)이며, 아래쪽으로는 시각교차(optic chiasm) 위치까지 뻗어 있다. 돌출된 시상 간 유착(interthalamic adhension, intermediate mass)은 뇌실을 이어 주고 두 시상을 연결한다. 가쪽뇌실의 CSF는 좌우측 뇌실간공에 의해 제3뇌실 안으로 들어간다.

제4뇌실은 척수의 중앙관과 연수 아래쪽에서 위쪽으로 뻗어 있는 대체로 다이아몬드 같은 형태이다. 이 뇌실은 뇌간과 소뇌 사이 공간에 위치해 모양을 상상하기가 어렵다. 제4뇌실을 보려면 소뇌를 제거해야만 한다. 제4뇌실의 바닥은 뇌교와 연수의 경계(접합부)이고, 소뇌는 위와 아래쪽까지 이른다. 제4뇌실에는 3개의 **구멍**(apertures)이 있다. **정중공**(마젠디공, median aperture, foramen of Magendie)과 좌우 1쌍인 **외측공**(루시카공, lateral apertures, foramina of Luschka)은 CSF를 뇌간 뒤와 소뇌 아래쪽의 거미막하공간으로 들어가게 한다.

뇌척수액의 순환. CSF는 각 뇌실의 맥락얼기에서 만드는 맑은 유동액이다. 뇌를 외상으로부터 보호하는 훌륭한 완충제이고 운반 기능도 한다. 신경계 내 CSF의 양은 약 125 mL이며, 7시간마다 보충된다. 이 액체는 신체 자세에 따라 변하는 끊임없는 압력을 받고, CSF의 통로가 막히면 생명에 위협적인 상태가 일어날 수 있다.

CSF의 순환은 각 가쪽뇌실에서 시작하여 뇌실간공을 통해 제3뇌실로 들어간다. 거기에서 뇌척수액은 가는 중뇌수도(cerebral aqueduct)을 통해 제4뇌실로 들어가며, 소뇌 아래의 소뇌연수수조(cerebellomedullary cistern) 쪽의 외측구멍(foramina of Luschka)과 정중구멍(foramina of Magendie)을 통해 지주막하공간으로 배출되고 뇌와 척수 주위를 자유롭게 순환한다. 그 후 CSF는 경질막의 공간에 있는 거미막 과립(새살, granulation)을 통해 빠져나가기 위해 소뇌와 대뇌 주변을 통과하며 정맥에 의해 흡수된다. CSF는 대후두공을 통해 척수 주변의 지주막하공간으로 내려간다.

요약하면, **대뇌피질**은 **뇌척수액**과 **뇌막층**인 **경질막**, **연막**, **지주막**에 의해 물리적 충격으로부터 보호받는다.

- 뇌막은 연약한 신경조직과 혈관조직을 지탱하는데, 경질막은 지탱받는 뇌 영역에 상응하게 해당 영역으로 나누어져 있다.
- **척수막**도 이와 유사하게 신체 외상으로부터 척수를 보호한다.

- **뇌실** 내에서 생산되고 척수 주위를 순환하는 뇌척수액은 빠른 가속에 의한 외상으로부터 이 구조에 완충 역할을 한다.

대뇌

대뇌층. **대뇌**(cerebrum)는 대체로 양분된 2개의 **대뇌반구**로 구성된다(그림 11-11). **피질**은 나무의 외층인 '껍질'을 의미하며, 대뇌피질은 뇌의 가장 바깥면이다. 피질은 2~4 mm 두께이며 6개의 세포층을 이룬다.

대뇌층은 2개의 기본 세포 유형을 구성한다—추체세포(pyramidal cells)와 비추체세포(non pyramidal cells)(그림 11-10). **추체세포**는 큰 피라미드 모양의 세포로 운동 기능에 관여한다. 추체세포는 똑바로 놓여 있어서 바닥이 내측으로 향하고, 피라미드 모양의 끝이 피질의 표면 쪽을 향한다. 기저의 다중돌기는 세포체가 있는 층을 통해 측면으로 나아가는 반면, 1개의 뾰족한 돌기는 피질층을 통과해서 표면 쪽으로 뻗어 있다. 피질 내에 그 가지를 두기는 하지만, 추체세포의 축삭은 통상 피질 아래의 백질로 뻗어 있다.

비추체세포는 작은 별 모양이며 감각 기능 또는 뇌 영역 간의 상호 소통을 담당한다. 축삭은 통상적으로 피질층이나 인접층 내에 짧게 뻗어 있다. 기능적으로 추체세포는 멀리 있는 영역으로 투사하는 반면, 비추체세포는 인근 영역을 연결한다.

대뇌피질의 최외층은 대부분 아교세포와 다음 층의 뉴런에서 뻗은 축삭으로 구성된다. 둘째와 셋째 층은 작은 추체세포와 큰 추체세포를 구성하고 운동 기능과 연관이 있다. 다섯째 층은 대뇌를 지나서(기저핵, 뇌간, 척수) 운동중추에 투사하는 큰 추체세포로 이루어진 반면, 넷째 층은 시상에서 오는 감각 입력을 수용하고 비추체세포로 구성된다. 시상으로 투사하지만 여섯째 층은 추체세포로 구성된다.

피질층은 대뇌 안에서 특정 영역의 우세한 기능에 상응하는 다양한 조밀도를 가진다. 예를 들어, 과립층은 감각 입력을 처리하는 뇌 영역에서 가장 풍부하게 나타나는 반면, 추체세포층은 운동 기능을 담당하는 피질 영역에서 가장 조밀하다. 예를 들면, 일차감각영역은 추체층에 적은 세포를 가지고 고밀도의 넷째 층 배열을 가진 반면, 일차운동영역은 매우 저밀도의 넷째 층과 대단히 고밀도인 다섯째 층을 가진다. 연합감각과 연합운동 기능에 관련된 영역은 감각과 운동층의 배열을 가진다.

피질층의 세포 구조에 관련된 많은 초기 지식은 20세기 초 Korbinian Brodmann의 업적에서 비롯된 것이다(Kandel, 1991). 대뇌피질에 대한 현

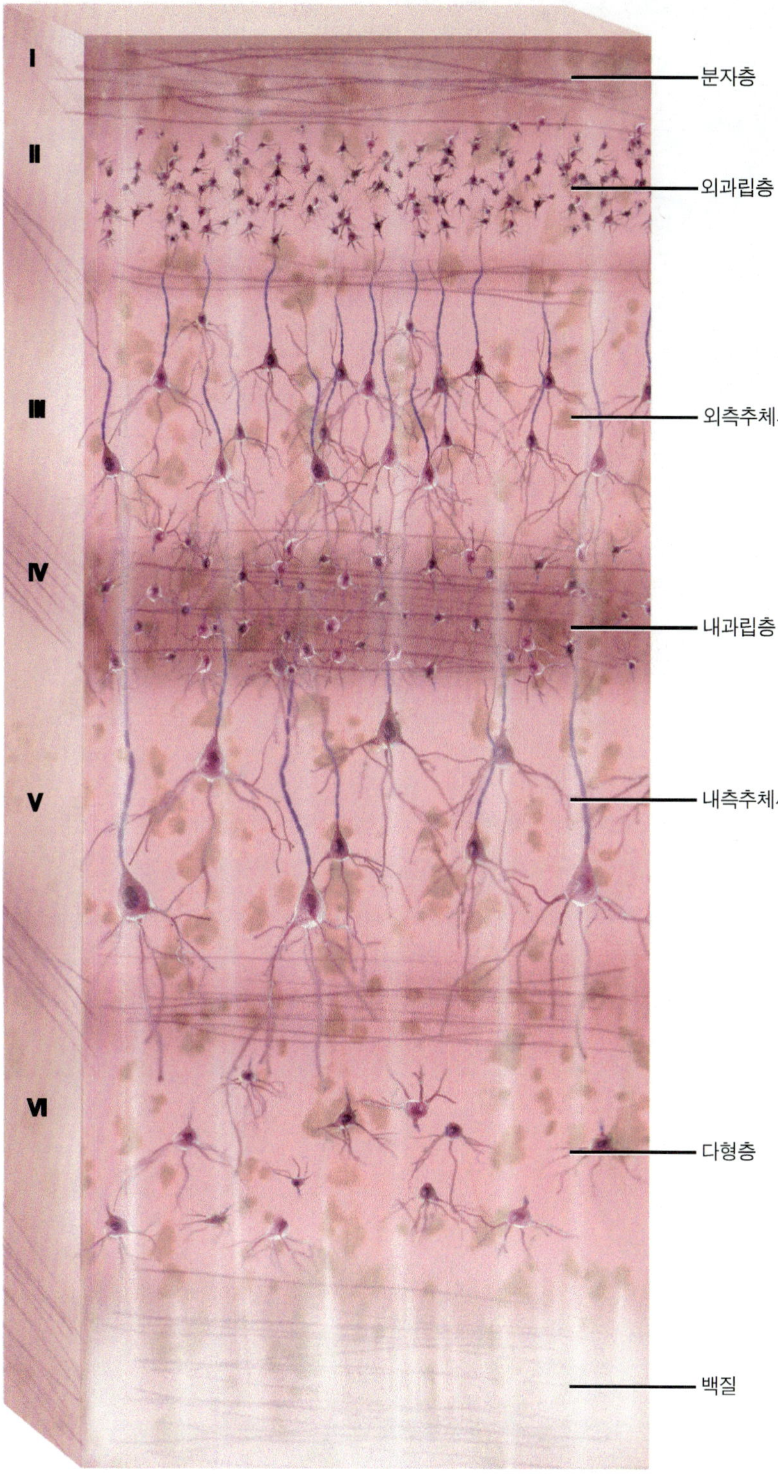

그림 11-10. 대뇌피질의 세포층. I 층은 분자층으로 아교세포와 뉴런에서 오는 축삭을 구성한다. II 층은 외과립층으로 작은 추체세포로 형성된다. III 층은 추체외층으로 큰 추체세포로 형성된다. IV 층은 내과립층으로 시상에서 감각 입력을 받는다. V 층은 내추체층이며, 이 층의 세포는 멀리 있는 운동영역으로 투사한다. VI 층은 복합층으로 기저핵, 뇌간, 척수로 투사하는 추체세포를 구성한다.

출처: Delmar/Cengage Learning

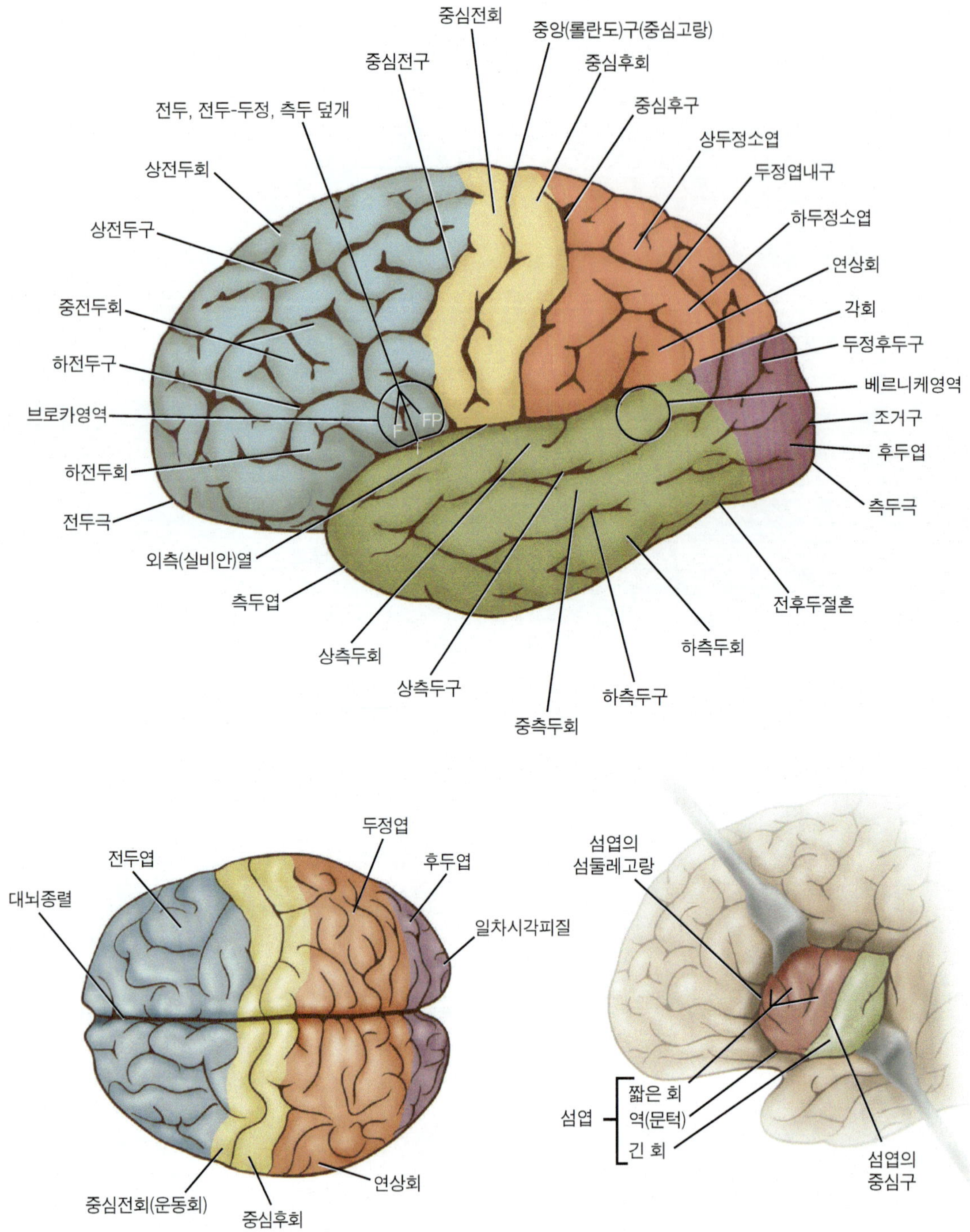

그림 11-11. 측면과 위에서 본 대뇌의 주요 구조. 그림처럼 섬엽피질은 숨겨져 있다.

출처: Delmar/Cengage Learning

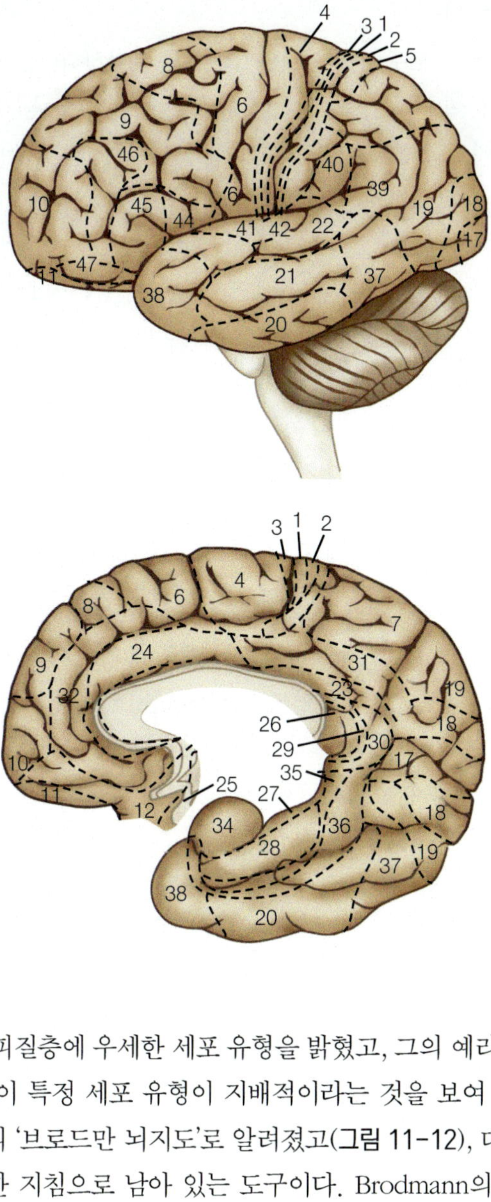

그림 11-12. 외측면과 내측면의 브로드만 뇌지도.

출처: Delmar/Cengage Learning

미경 관찰로 피질층에 우세한 세포 유형을 밝혔고, 그의 예리한 분석은 뇌의 분화 영역이 특정 세포 유형이 지배적이라는 것을 보여 주었다. 그의 업적은 대뇌의 '브로드만 뇌지도'로 알려졌고(**그림 11-12**), 대뇌의 영역을 탐구하기 위한 지침으로 남아 있는 도구이다. Brodmann의 관찰은 아주 중요한 것으로 입증되었고 그의 표기법은 오랫동안 신경과학 연구에 기여했다. 피질표면의 형태를 논할 때 그 그림을 참고하게 될 것이다.

대뇌 구조. **대뇌종렬**[cerebral longitudinal fissure; **위세로틈새**(superior longitudinal fissure) 또는 **반구간 틈새**(interhemispheric fissure)로도 알려짐]은 대뇌반구를 좌우로 나눈다(**그림 11-11, 그림 11-13**). 대뇌낫이 두 반구 사이 공간에 있는 뇌막이라는 사실을 기억할 것이다. 대뇌종렬은 두 반구 사이의 소통을 가능케 하는 주요한 섬유집단인 뇌량 수준까지 반구를 완전히 분리한다. 대뇌종렬 내에는 전대뇌동맥(anterior cerebral artery)과 그 지류가 들어 있다.

그림 11-13에서 보듯이 뇌의 표면은 매우 복잡하다. 발생 초기에는 고랑과 팽대 부분이 적지만 뇌의 성장이 두개골 성장을 능가할 때 대뇌피질은 배가 된다. 그 결과로 표면적이 크게 증가하고 더 많은 '신경작업력(neural horsepower)'으로 전환된다. 표면은 산과 골짜기의 지형도로 생각할 수 있다. **산**(convolutions)은 **회**[이랑, gyrus(단수형은 gyri)]라고 부르며, 회를 구분하는 주름진 골은 **구**[고랑, sulcus(단수형은 sulci)]라고 한다. 주름이 더 깊고 더 돌출되면 **열**(틈새, fissure)이라 칭한다. 구, 열, 회는 대뇌피질을 구분하기 위한 주요 특징을 이룬다.

대뇌피질은 6개의 엽으로 나눈다. 그중 4개는 쉽게 보이며 관련된 뼈 구조를 따서 명명되지만, 2개의 엽(섬엽과 변연엽)은 어느 정도 사고와 상상력이 필요하다(**그림 11-13, 그림 11-14**). 6개의 엽은 전두엽, 두정엽, 후두엽, 측두엽, 섬엽, 변연엽이다.

뇌의 엽을 구분하기 전에 몇 개의 주요한 특징을 확인하는 것이 도움이 된다. 2개의 두드러진 고랑은 대뇌피질 연구의 척도로 쓰인다. **외측구**[가쪽고랑(lateral sulcus); **실비안열**(Sylvial fissure)로도 알려짐]는 전두엽 및 전두정부와 측두엽을 구분한다. **중앙구**[중심고랑(central sulcus); **롤란도 고랑** 또는 **롤란도틈새**(Rolandic sulcus)로도 알려짐]는 전두엽과 두정엽을 완전히 분리한다. 중앙구는 대뇌종렬에서 외측구로 이어지는 아주 두드러진 수직 홈으로 하두정엽에서 끝난다. **그림 11-15**의 시상면에서 보듯이 이 고랑은 정중면 밑으로 더 이상 연장되지 않는다.

전두엽. 전두엽(frontal lobe)은 대뇌피질의 1/3을 차지하는 가장 큰 엽이다(**그림 11-14**). 이것은 수의운동의 계획, 개시, 억제뿐만 아니라 인지기능을 지배한다. 전두엽에는 피질의 전면 대부분이 속하고 뒤쪽으로는 중앙구 경계를 이룬다. 아래쪽 경계는 외측구이며, 정중경계는 대뇌종렬이다.

전두엽에는 3개의 회가 대뇌종렬과 나란히 놓여 있다. **상전두회**는 대뇌종렬과 접하고 **상전두구**에 의해 **중전두회**와 분리된다. **하전두회**는 **전두덮개**(pars opercularis, frontal operculum; **그림 11-14**)로 알려진 아주 중요한 영역을 포함한다. 이 영역은 '숨겨진 엽'의 하나인 섬엽피질 위에 놓여 있다. 전두덮개는 더 일반적으로 **브로카영역**(Broca's area)으로 인용되며, 우성반구 내의 말운동 계획에 아주 중요한 부분이다. 하전두회의 또 다른 중요한 영역은 **안와부**(안와이랑, pars orbitale, orbital region)로 눈 위쪽에 있는 하전두회의 영역이다. 안와부와 위전두엽의 전반부는 기억, 감정, 운

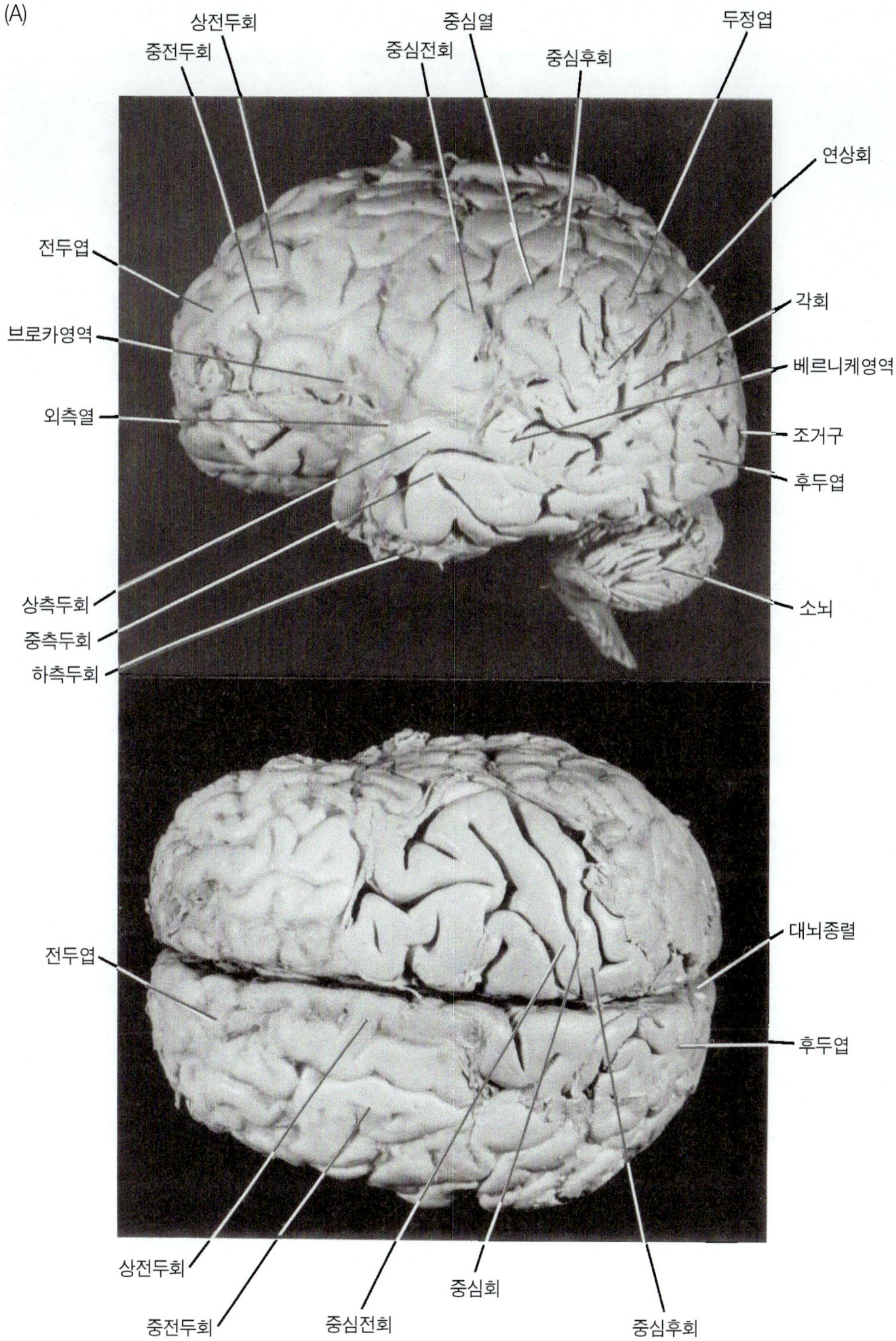

그림 11-13. (A) 대뇌의 옆모습(위)과 윗모습(아래). 두 그림에서 연막이 일부 보인다. (계속)

출처: Delmar/Cengage Learning

(B)

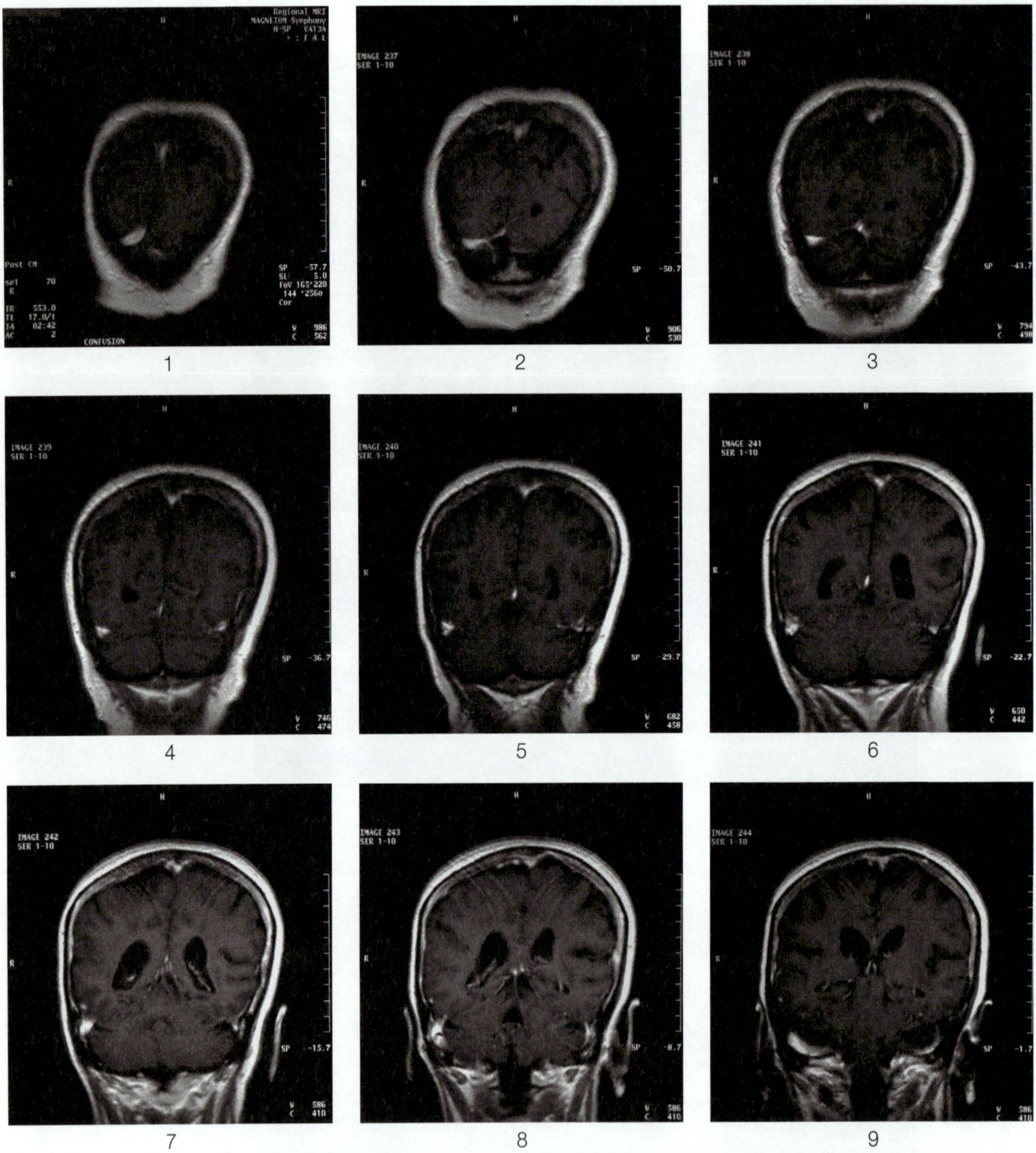

그림 11-13. (B) 뇌 구조를 보여 주는 MRI 영상. 12번 영상에서 종양이 보이는데 주변 조직보다 더 밝게 보인다. (계속)

출처: Delmar/Cengage Learning

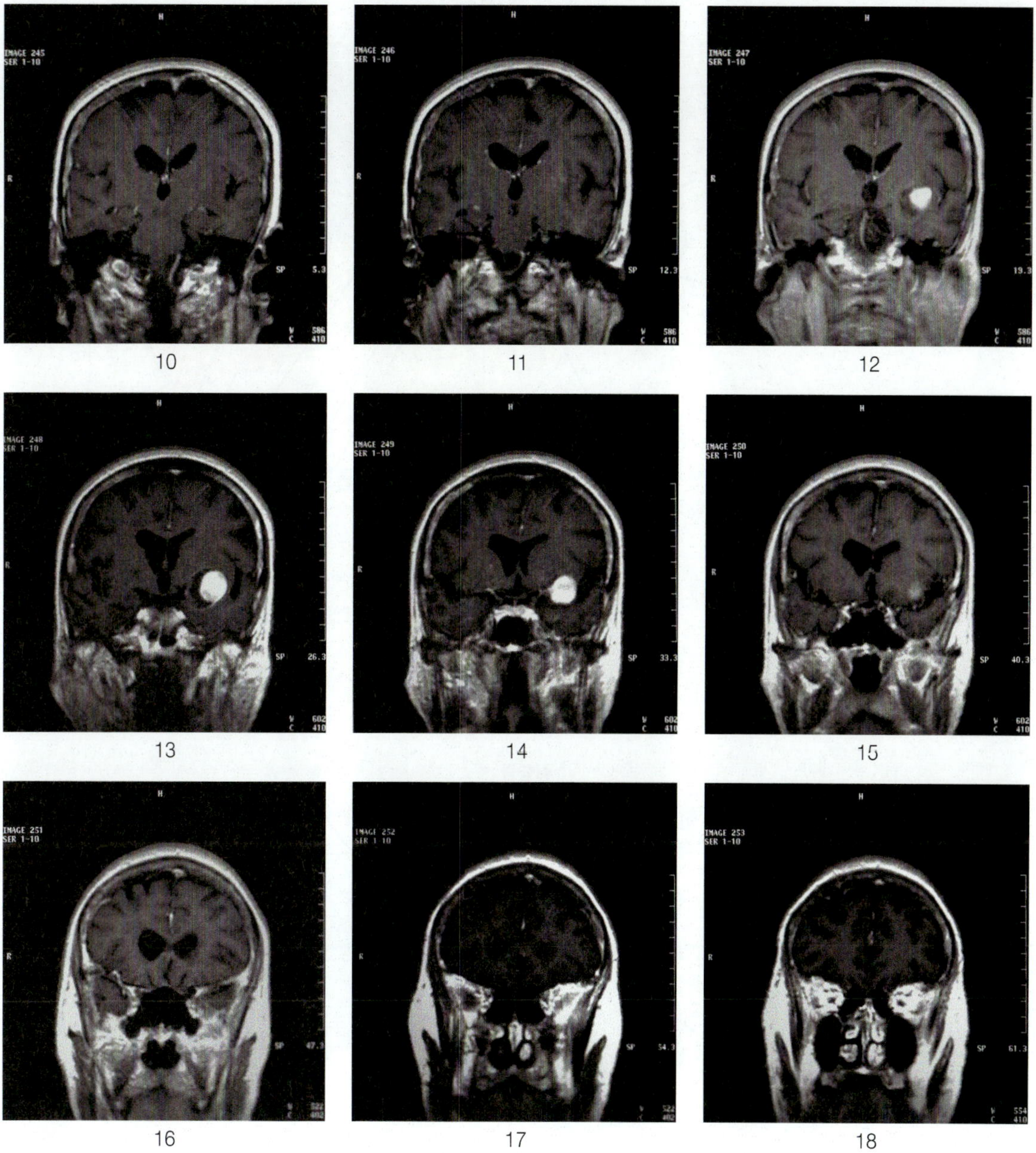

그림 11-13. (B) (계속)

출처: Delmar/Cengage Learning

(A)

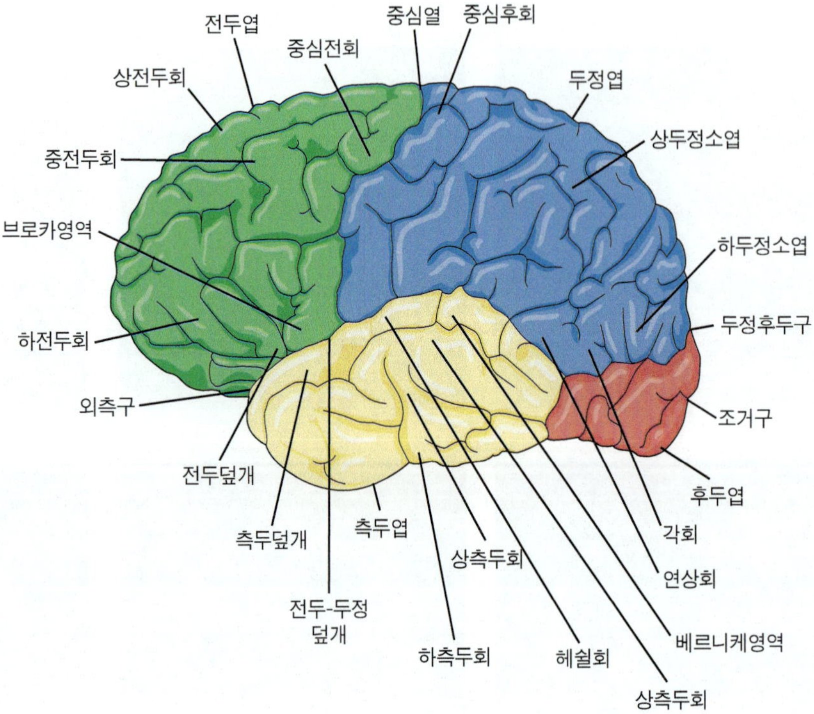

(B)

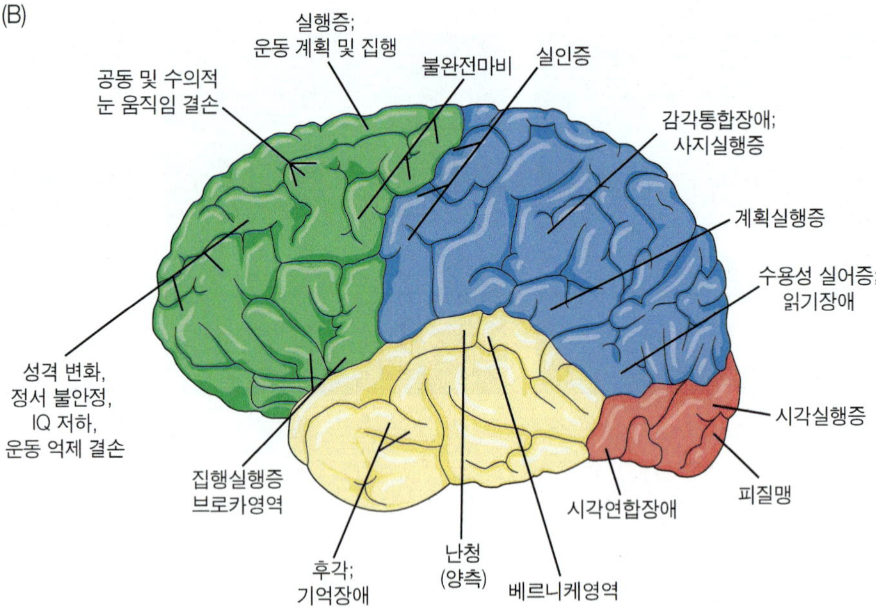

그림 11-14. (A) 대뇌 좌반구의 구조. (B) 대뇌 위치에 따른 기능 손상 결과.

출처: Delmar/Cengage Learning

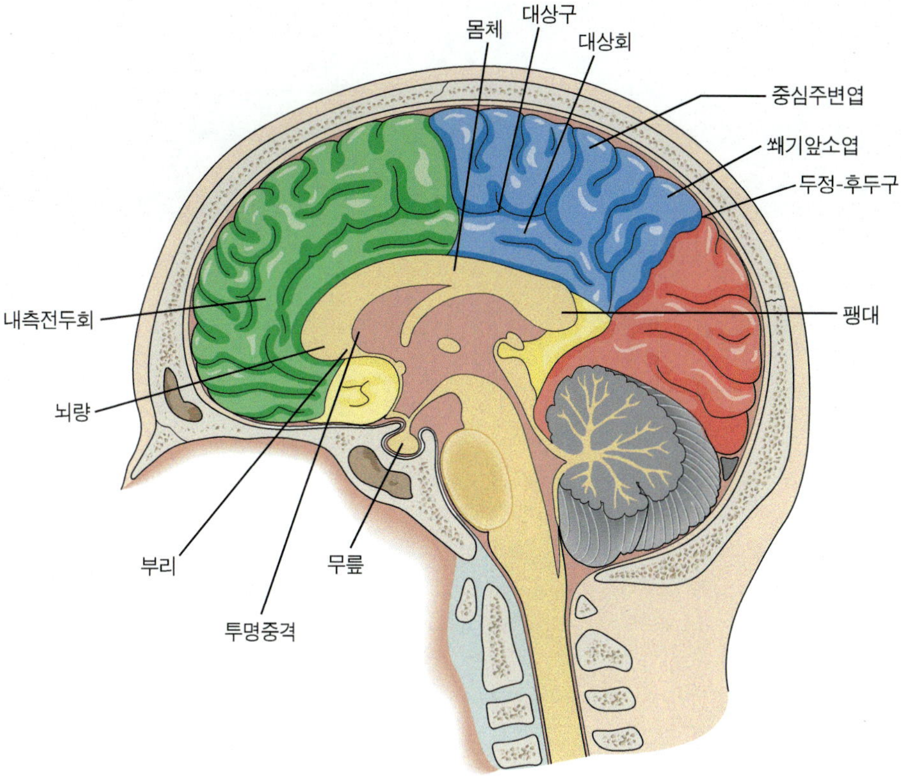

그림 11-15. 대뇌피질의 정중면.

출처: Delmar/Cengage Learning

동 억제, 지능을 담당한다.

전두엽의 다른 주요 부위는 **중심전회**(중심앞이랑, precentral gyrus) 또는 **운동회**(운동띠, motorstrip)이다. 이는 중앙고랑의 앞부분이며 수의운동의 개시 지역이다. 운동부위의 앞 부분은 전운동영역으로 일반적으로 운동계획에 기여한다. 이 영역은 상 · 중 · 하전두엽의 일부를 포함하지만 기능적으로는 브로드만 지도에서 6번으로 표시된다. 6번 영역의 상부와 중앙부는 **보조운동영역**(supplementary motor area, SMA)이다. 운동영역과 보조운동영역에서 나오는 축삭은 피질척수로(corticospinal)와 피질연수로(corticobulbar)의 기시부이며, 피질부위 반대쪽 신체 부위로 명령을 전달하는 주요 운동로이다. 뇌의 신경로를 설명할 때 **대측성 신경지배**(contralateral innervations) 기제에 대해 다룰 것이다.

신체 부위에 기여하는 운동영역은 잘 배치되어 있다. **그림 11-16**에서 보듯이 운동영역의 다른 부분은 인체의 다른 부위를 다룬다. 다리, 대퇴부, 흉부는 피질상부의 정중면에 위치한 반면, 얼굴, 머리, 후두부위는 외

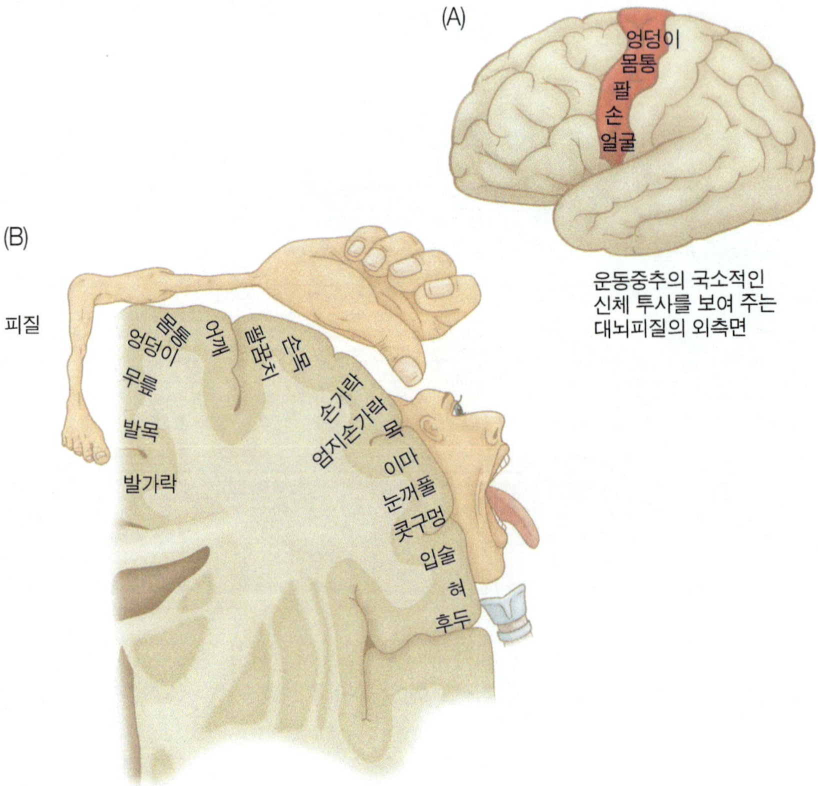

그림 11-16. (A) 특정 근육군을 활성화하는 운동회 영역을 보여 주는 우뇌. (B) 운동회를 나타내는 부위를 보여 주는 호먼큘러스(homunculus)로 대뇌피질을 가르는 관상면이다. 구조의 크기는 그 구조의 신경분포 정도를 나타낸다.

출처: Delmar/Cengage Learning

호먼큘러스(homunculus): 라틴어로 '난쟁이'

측 끝에 놓여 있다. 그림 11-14의 반구 측면에서 이것을 브로카영역의 위치와 비교하면 이 두 영역이 가까이 근접해 있다는 것을 알 수 있다. 발화기제에서 운동기능 영역(후두, 입술, 얼굴근육, 저작근)이 발화를 위한 운동 계획을 담당하는 브로카영역에 바로 인접해 있다는 것을 인지해야 한다. 이 영역의 구성에 대해서는 12장에서 다룰 것이다.

두정엽. 그림 11-14의 두정엽(parietal lobe)을 보자. 두정엽은 체성감각의 일차수용영역이다. 즉 의식에 미치는 모든 감각은 두정엽에서 종결된다. 두정엽의 앞쪽 경계는 중앙구이고 아래 경계는 외측구이다. 뒤쪽 경계를 규정하려면 **두정-후두고랑**(parieto-occipital sulcus)을 확인해야 하고 **전후두절흔**(후두앞패임, preoccipital notch)에 상상의 선을 그려야 한다.

중심후회(중심뒤이랑, postcentral gyrus)는 운동영역에 대한 감각 대응부이다. 운동영역은 운동 출력 부위이고 중심후회는 감각 입력의 일차영역이다. 이것은 인체의 여러 부위에서 체성감각을 받는다. 운동 기능은 운동영역을 따라서 공간적으로 배열되어 있는 것을 기억하라—중심후회에서도 동일하게 되어 있다. 인체 부위에 의한 감각 기능의 배치는 운동영역과 아주 비슷하다. 신체 왼쪽에서 오는 감각은 우뇌반구로 투사되지만, 실제 인식에 도달하는 모든 체성감각은 이 지역에 최종적으로 도달한다.

중심후회의 뒤쪽은 **중심후구**로 **두정엽 내의 고랑**에 의해서 분리되는 **상·후두정엽**에 대한 앞쪽 경계이다. 후두정엽은 중요한 피질 **연합영역**으로 시각(후두엽에서), 청각(측두엽에서), 체성감각(두정엽에서)과 관련된 정보를 통합한다. 이 아래쪽 엽 또한 아주 중요하며 **연상회**(모서리위이랑, supramarginal gyrus)와 **각회**(각이랑, angular gyri)로 나뉜다. 각회는 글자의 이해에 특별히 중요하다(단독으로 기능하지는 않는다). 연상회는 발화의 운동 계획에 기여한다.

측두엽. 그림 11-14에서 측두엽(temporal lobe)을 찾아보라. 측두엽은 청각 수용 영역이며 청각과 수용언어 처리에 아주 중요하다. 중앙으로는 중심고랑과 경계를 이루며, 뒤쪽으로 두정엽과 후두엽까지 이어진다.

상측두회는 뒤로는 두정엽의 각회까지 이르고 **상측두구**에 의해 **중측두회**와 구분된다. 상측두회는 언어병리와 청각에서 상당히 중요하다. 상측엽(41번)의 상부 표면을 보면, 청각 정보가 투사되는 뇌 영역인 **헤쉴회**(헤쉴이랑, Heschl's gyrus)가 보인다. 이곳은 측두엽 중앙 표면의 한 부분을 포함한다. 헤쉴회 외측은 청각 자극의 고차원 처리 영역인 42번 영역이다. 상측두엽의 뒷부분은 기능적으로 **베르니케영역**(Wernicke's area)으로 알려져 있다. 우성반구의 이 부위에 손상이 있으면 종종 심한 구어해독장애를 초래한다. 중측두회와 하측두회는 고수준 처리 영역이다. 하측두회는 두개골 중심와(middle fossa) 안에 위치한다.

후두엽. 그림 11-14에서 후두엽(occipital lobe)을 확인하라. 후두엽은 뇌의 가장 뒤쪽에 있다. 후두엽은 시각 자극의 수용뿐만 아니라 고수준의 시각 처리를 담당하는 영역이다. 후두엽은 앞쪽 경계는 두정-후두고랑이며, 소뇌천막 위에 놓여 있다. **조거구**(새발톱고랑, calcarine sulcus) 주변 영역은 시각 정보 일차수용영역이다. 조거구와 **두정-후두고랑**은 쐐기 모양의 경계를 만든다. 조거구의 외측은 **설회**(혀이랑, lingual gyrus)이다.

섬엽. 그림 11-11에서 섬엽피질(insular cortex)을 찾아보라. 섬엽피질 또는 **라일의 섬**(island of Reil)은 덮개로 알려진 대뇌 영역 속에 위치한다. 덮개는 가쪽고랑을 따라 측두엽(38, 41, 42 중앙쪽), 두정엽(1, 2, 3, 40 아래쪽), 전두엽(44, 45, 6 아래쪽)으로 구성된다. 섬엽피질 위에 놓여 있는 이

뇌섬엽(insula): 라틴어로 '섬'

▩ 클수록 좋다?

크기가 모든 것을 결정하지 않는다. 우리는 침팬지와 비교해 사람의 뇌가 크다고 생각한다. 사람의 뇌는 약 1,600 g인 반면, 침팬지는 약 500 g이다. 병코돌고래(bottle-nose dolphin)도 1,600 g의 뇌를 가지고 있으며 향유고래(sperm whale)는 8,000 g이다. 크기가 문제일까? 뇌의 크기는 신체의 크기와 유관하다. 사람의 뇌는 같은 종으로 환산할 때, 우리 신체 크기에 비해 3배가 크다. 지식이 항상 현명함을 의미하지는 않으며, 사람의 뇌는 우리가 가진 3:1의 이점보다 중요한 어려움을 초래하는 방법을 산출하는 능력은 가진 것 같다. ▩

영역들은 **측두덮개**, **전두–두정덮개**, **전두덮개**로 알려져 있다.

섬엽피질을 보려면 측두엽을 외측으로 당기고 전두덮개와 두정덮개를 들어올려야 한다. 이렇게 함으로써 가쪽고랑 안쪽 깊이 섬엽피질을 둘러싼 **윤상구**(섬둘레고랑, circular sulcus)이 보인다. **섬엽의 중심구**는 앞쪽의 짧은 회와 뒤쪽의 긴 회로 분리한다.

변연엽. 변연엽(limbic system)은 해부적으로 뚜렷한 부위는 아니지만 동기화, 성적 흥분, 감정 행위, 정서와 연관된 기능적 관계에서 일어난다. 변연엽은 구상회(갈고리이랑, uncus; 편도체에 의해 형성됨), 해마방회(해마곁이랑, parahippocampal gyrus), 대상회(띠이랑, cingulate gyrus), 후각망울, 후각로, **그림 11-17**에서 설명할 구조들을 포함한다.

요약하면, **대뇌**는 **뇌량**에 의해서 연결되는 전체적으로 비슷한 모양의 두 **반구**로 나뉜다.

- 반구의 **회**와 **구**는 엽과 대뇌의 다른 영역에 대해 중요한 지표를 제공한다.
- **측두엽**은 **청각 수용**과 **베르니케영역** 부위이다.
- 측두엽은 **외측구**(lateral fissure)에 의해 두정엽, 전두엽과 분리되는 돌출된 외측엽이다.
- 제일 앞쪽 영역은 대부분 수의적인 **운동 활성화**와 **브로카영역**으로 알려진 중요한 언어 영역이 있는 **전두엽**이다.
- 전두엽에 인접한 곳은 **체성감각 수용** 영역인 **두정엽**이다.
- **후두엽**은 가장 뒤쪽에 있으며 대뇌로 **시각 입력**이 오는 곳이다.
- **섬엽**은 측두엽을 비껴 내면 드러나고 **외측구** 안쪽 깊숙이 들어 있다.
- **덮개**는 섬엽 위에 얹혀 있고 기능적으로 정의되는 **변연엽**은 **대상회**,

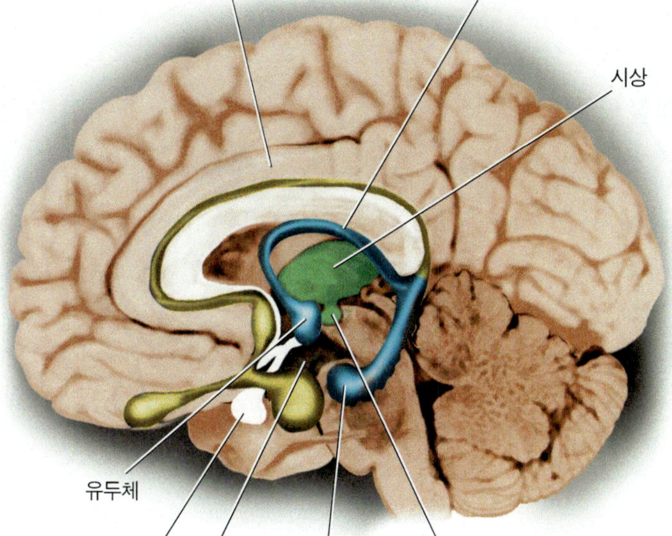

그림 11-17. 변연계의 구성 (Carpenter, 1991).

출처: Delmar/Cengage Learning

구상회, **해마곁회**와 다른 구조물을 포함한다.

대뇌피질의 정중면

뇌의 시상단면은 아주 중요한 형태를 많이 보여 준다. 그림 11-15에서 보듯이 **뇌량**(뇌들보, corpus callosum)은 크고 대뇌회백질 바로 아래에 있는 두드러진 구조이다. 뇌량은 뇌의 '정보 고속도로'이다. 수초화된 신경섬유에 의해서 두 반구의 다양한 부위 중 감각과 기억에 관련된 소통에 기여한다. 즉 왼쪽 중심후회에서 생기는 어떤 정보든 오른쪽 중심후회와 가능한 한 나누어서 각 반구는 다른 쪽이 아는 것을 알게 된다.

> **뇌량(corpus callosum):** 라틴어로 '큰(또는 단단한) 몸체'

뇌량은 측뇌실의 지붕과 대뇌종렬의 바닥을 구성한다. 뇌량은 4개의 주요 부위로 나뉜다—부리(rostrum), 무릎(genu), 몸체(body), 팽대(splenium). **무릎**을 통해 한 반구에서 다른 쪽으로 가는 섬유는 전전두엽을 맡는다. 뇌량의 **몸체**를 통해 전두엽 뒤쪽과 두정엽의 섬유가 통과한다. 측두엽과 후두엽에서 오는 정보는 **팽대**에 의해서 다른 쪽으로 통과한다.

> **무릎(genu):** 라틴어로 '무릎'

그림 11-15의 중심주변엽(paracentral lobule)을 살펴보자. **중심주변엽**은 중앙피질의 상부에 있다. 이 구조는 각각 전두엽과 두정엽이 굽은 중심전회와 중심후회의 연합물이다. 중심주변엽의 뒤쪽은 **두정-후두고랑**에 의한 **설상엽**(쐐기소엽, cuneus)에서 분리된 **설전부**(쐐기앞소엽, precuneus)이

다. 변연계의 주요 구조인 **대상회**(띠이랑, cingulated gyrus)는 뇌량의 바로 윗부분을 차지한다.

대뇌피질 하부면

그림 11-18은 대뇌피질의 하부를 보여 준다. 앞쪽은 전두엽의 **안와면**(orbital surface)으로 눈과 시각경로 위에 있기 때문에 그렇게 불린다. 측두엽의 아랫면도 볼 수 있다. 뒤쪽에는 후두엽의 아랫면이 있다. 이 부분의 형태를 살펴보자.

후각구(후각고랑, olfactory sulcus)는 후각로와 후각망울의 위에 있다. 후각기제는 비점막 내의 감각기에서 뇌로 후각 정보를 전달한다. 해마결

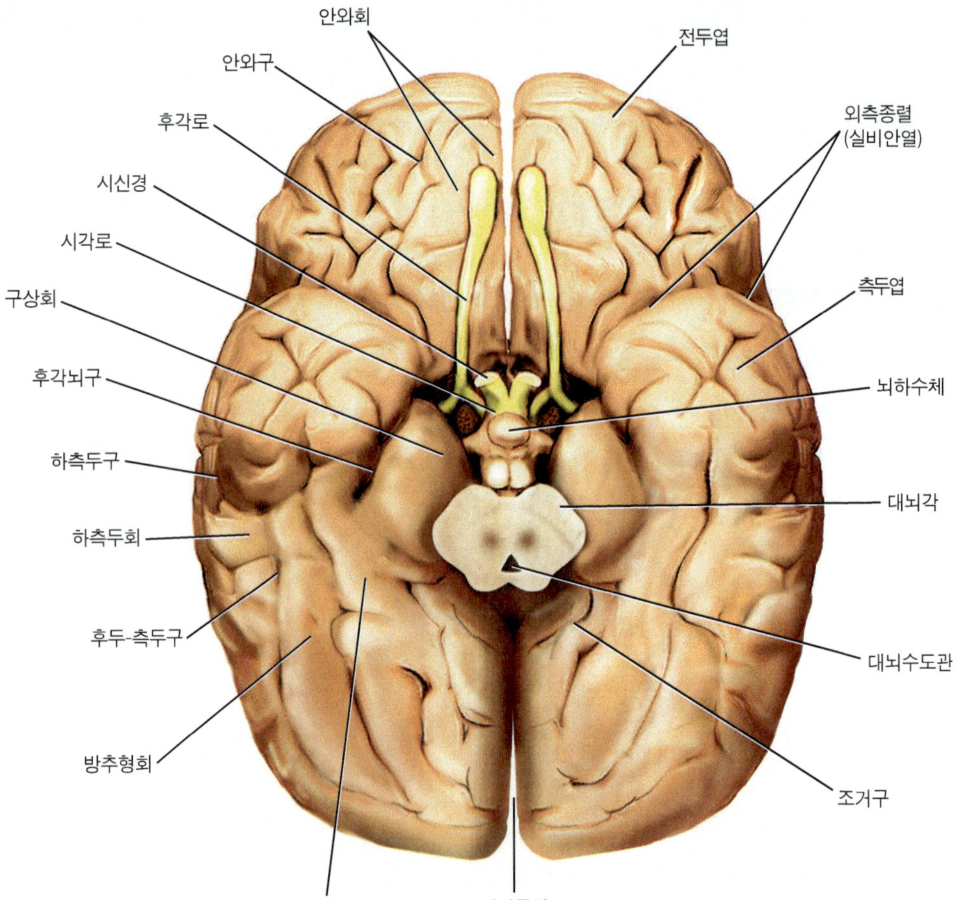

그림 11-18. 대뇌피질의 하부면.

출처: Delmar/Cengage Learning

회는 대뇌피질의 가장 정중앙부에 있다. **해마곁회**와 **구상회**로 불리는 돌출부는 **이상엽**(조롱박엽, pyriform lobe)으로 알려진 일차후각피질을 형성하는 외측 후각섬유줄(olfactory stria)과 합쳐진다. 해마곁회 내에는 기억과 깊이 관련되는 구조인 중요한 **해마**가 있다.

이 방향에서 하측두회의 아랫면과 후두엽의 조거구가 보인다. 뇌량 팽대부뿐만 아니라 뇌실에서 언급된 대뇌수도관도 보인다. 시상하부에 의해 중개되는 중요한 자율 신경조절 구조인 **뇌하수체**도 보인다.

수초화된 섬유

백질은 수초화된 축삭섬유로 이루어진 반면, 대뇌피질의 회색질은 일차적으로 뉴런의 세포체로 구성된다. 이 신경섬유는 뉴런 간의 소통 연결로를 만들지만 이것이 없는 뉴런은 제 기능을 하지 못한다. 신경섬유의 **탈수초화**(말이집탈락, demyelination)를 유발하는 질병은 해당되는 부위의 기능부전을 야기한다.

신경섬유에는 세 가지 기본 유형이 있다—투사섬유(projection fiber), 연합섬유(association fiber), 교련섬유(commissural fiber).

투사섬유. 피질로부터 뇌간과 척수에 연결된 길은 **투사섬유**로 구성되어 있다. 투사섬유는 피질과 먼 장소를 연결한다. **방사관**(대뇌부챗살, corona radiate)은 피질에서 나오거나 들어가는 투사섬유 집단이다(그림 11-19). 방사관이 **내포**(속섬유막, internal capsule)에 도달하면 'L'자 형태를 만들면서 아래로 응결한다. 속섬유막의 **전가지**(anterior limb)는 기저핵의 미상핵(꼬리핵, caudate nucleus)과 피각(조가비핵, putamen)을 분리하며 전두엽을 담당한다. **후가지**(posterior limb)는 시각을 담당하는 조거구로 투사하는 섬유군인 **시방선**(시각부챗살, optic radiation)을 포함한다. 방사관 내 대부분의 **구심**섬유는 뇌의 주요 감각 중개소인 시상에서 비롯된다. 앞가지와 뒷가지의 연결점은 **무릎**이라고 부른다. 피질에서 나오는 **원심성** 섬유는 운동로를 형성한다.

연합섬유. 두 번째 섬유 집단은 **연합섬유**를 구성한다. 연합섬유는 동일 반구 내에서 영역 간 소통을 담당한다. 즉 좌반구 내의 상측두이랑과 중측두이랑을 연결한다.

연합섬유에는 긴 섬유와 짧은 섬유가 있다. **짧은 연합섬유**(short association fibers)는 고랑을 가로질러 이랑의 신경세포와 인접한 이랑의 신경세포를 연결한다. **긴 연합섬유**(long association fibers)는 동일 반구 내의 뇌

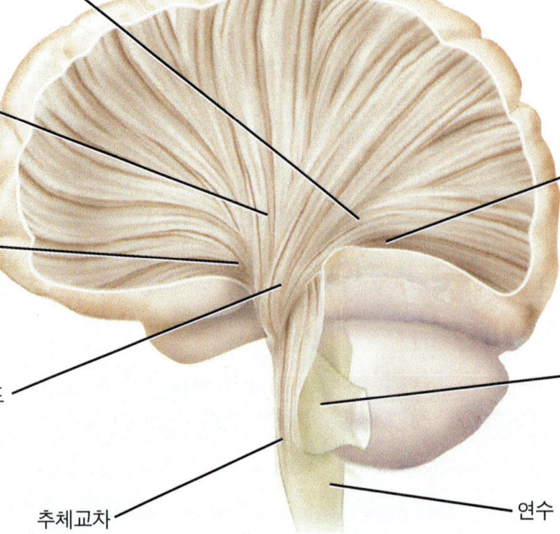

그림 11-19. 속섬유막을 통과하는 대뇌부챗살. 속섬유막의 전가지는 전두엽에서 오는 섬유를 포함하고, 속섬유막의 무릎은 피질연수로(겉질숨뇌로, corticobulbar tact)를 포함한다. 피질연수로는 속섬유막의 후가지를 지나간다.

출처: Delmar/Cengage Learning

엽 간을 연결한다. **구회속**(갈고리다발, uncinate fasciculus)은 안와부, 중전두이랑, 하전두이랑과 전측두엽을 연결한다. 아주 중요한 **궁상속**(활모양다발, arcuate fasciculus)은 상전두이랑, 중전두이랑과 측두엽, 두정엽, 후두엽이 소통할 수 있도록 한다. 궁상속은 브로카영역과 베르니케영역을 연결하는 우위로이다. 우리는 이제 하두정소엽이 연상회(모서리위이랑, supramarginal gyrus) 내 궁상속의 두 부분을 연결한다는 것을 알게 되었다(Ffytche, 2005). 궁상속의 손상은 표현언어 및 수용언어 능력은 유지하나 청각적으로 제시된 정보를 따라 하지 못하는 **전도실어증**(conduction aphasia)을 초래한다. **대상회**의 백질인 **대상속**(띠다발, cingulum)은 전두엽, 두정엽과 해마방회(해마곁이랑, parahippocampal gyrus), 측두엽을 연결한다. 출생 시에는 적은 수의 축삭만 수초화된다. 수초화는 출생 후 본격적으로 시작되고 30세 즈음 완성된다. 이는 뇌의 뒤쪽 부분에서 시작하여 나이가 들수록 앞쪽으로 옮겨 가며 인지 발달, 뇌의 다양한 부분의 운동 기능과 관련이 깊다. 따라서 후두엽과 두정엽은 전두엽이 수초화되기 전에 수초화가 완성되며, 전두엽은 가장 마지막으로 수초화되는 뇌엽이다. 느린 속도로 수초화되는 과정은 10대 청소년이 때때로 판단력이 흐려지는 이유로 생각될 수 있다.

▩ 다발경화증

뇌 수초의 변성을 유발하는 수많은 탈수초화병이 있다. 다발경화증(multiple sclerosis, MS)은 면역체계가 뇌의 수초를 파괴하는 질병이다. 병명이 나타내듯이 뇌 수초의 여러 부위가 감염되어 증상이 확산된다. 수초는 손상되거나 파괴되어 흉터 같은 플라크(경화성 플라크)로 대체되고, 신경전도를 크게 억제한다. 초기 징후는 전정 또는 균형 기능의 상실과 시신경염으로 나타난다. MS의 아형은 징후와 증상이 불분명한 가운데 진행과 완화의 반복으로 나타나는 재발-진정 유형이다. ▩

교련섬유. 세 번째 집단은 **교련섬유**이다. 뇌량은 교련섬유의 주요 집합체이다. 교련섬유는 한 반구의 한 지점에서 다른 반구의 해당 위치로 이어진다. 예를 들면, 좌반구 두정엽의 연상회에서 우반구 두정엽의 연상회로의 연결이다. 이미 교련섬유의 하나인 뇌량에 대해 언급하였다. 또 다른 주요 섬유 집단은 **전교련**(앞맞교차, anterior commissure)을 형성한다. 전교련은 좌우의 후각 영역뿐만 아니라 중 · 하측두이랑의 일부 사이를 연결하기 위해 반구 사이를 넘나든다.

피질하 구조

기저핵. 기저핵은 배경 운동 조절, 운동 패턴 개시와 밀접하게 관련된 세포체 집합이다. 기저핵이라는 넓은 의미의 이름 아래 **미상핵**(머리, 몸체, 꼬리 포함), **피각**, **담창구**(창백핵, globus pallidus)가 포함된다. 어떤 이는 **편도체**(amygdaloid body, amygdala)를 기저핵의 일부로 간주하지만 일반적으로는 둘레계통에 포함된다. 기능적으로 **시상하핵**(시상밑핵, subthalamic nuclei)과 **흑질**(substantia nigra)을 포함하기도 하는데, 이는 기저핵 활동에 중심 역할을 하기 때문이다.

기저핵을 시각화하는 것은 다소 어려운 일이다. 각 부분의 관계는 **그림 11-20**과 같다. **미상핵의 머리**는 앞쪽에 위치하고, **몸체**는 상부 뒤쪽, **꼬리**는 아래로 휘어진다. **편도체**는 꼬리와 인접하지만 합쳐지지는 않는다. **담창구**와 **피각**은 미상핵의 몸체에 부착되어 뒤로 굽어 있다.

담창구와 피각을 합친 모양이 마치 렌즈 같아 **렌즈핵**(lentiform, lenticular nucleus)이라 부른다. 피각과 미상핵은 합쳐서 **선조핵**(줄무늬핵, striatum)이라 부른다. **선조체**(줄무늬체, corpus striatum)는 선조핵(피각, 미상핵)과 담창구를 포함한다. (내포를 형성하는 방사관은 줄무늬 모양을 띠면서 미상핵과 피각을 관통하기 때문에 '줄무늬체'라고 불린다.)

미상핵(caudate nucleus): 라틴어로 '꼬리(caudatus)'

피각(putamen): 라틴어로 '껍질'

담창구(globus pallidus): 라틴어로 '하얀(또는 창백한) 세계'

편도체(amygdaloid body): 라틴어로 '아몬드(amygdalinus)'

렌즈핵(lentiform nucleus): 라틴어로 '렌즈(lentis)'

선조체(corpus striatum): 라틴어로 '줄무늬가 있는 몸'

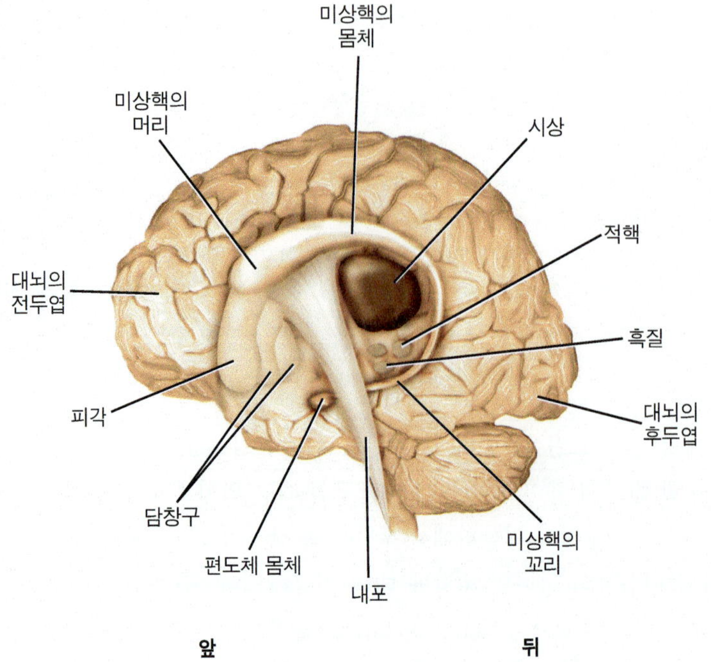

그림 11-20. 기저핵은 미상핵, 편도핵, 담창구, 피각으로 구성되어 있다. 기저핵과 다른 피질하 구조(간뇌의 시상, 시상하부, 적핵, 흑질)와의 관계를 보여 준다.

출처: Delmar/Cengage Learning

뇌 내부에는 내포의 외측으로 렌즈핵(담창구, 피각핵)이, 내측으로 미상핵이 위치한다. 미상핵의 머리는 가쪽뇌실의 앞가지로 돌출된다. 몸체는 가쪽뇌실의 바닥 일부를 형성하며 시상상부의 외측에 위치한다. 편도체는 가쪽뇌실 뒷가지의 지붕에 놓여 있다. 기저핵의 손상은 과다운동성 마비말장애, 과소운동성 마비말장애, 추체외로(extrapyramidal) 기능장애를 초래한다.

해마형성체. 해마형성체는 기억 기능과 밀접하게 관련되며 후각뇌의 일부이다. 이는 내장 기능, 감정을 담당하는 시상하부, 기억과 관계된 측두엽 일부와 소통한다. **그림 11-21**에서 보듯이 해마형성체는 해마결회를 포함하며 가쪽뇌실 뒷가지의 바닥 일부를 구성한다. 해마결회의 외측은 방추형회(방추형이랑, fusiform gyrus)로 방추형 안면인식 영역으로 알려져 있다. 이는 안면을 인식하는 곳으로 분화된 것으로 보인다(Tsao, Feriwald, Tootell & Livingstone, 2006).

그림 11-22는 해마의 횡단면을 보여 준다. 해마형성체는 해마, 치상회(치아이랑, dentate gyrus), 내비피질(entorhinal cortex), 해마이행부

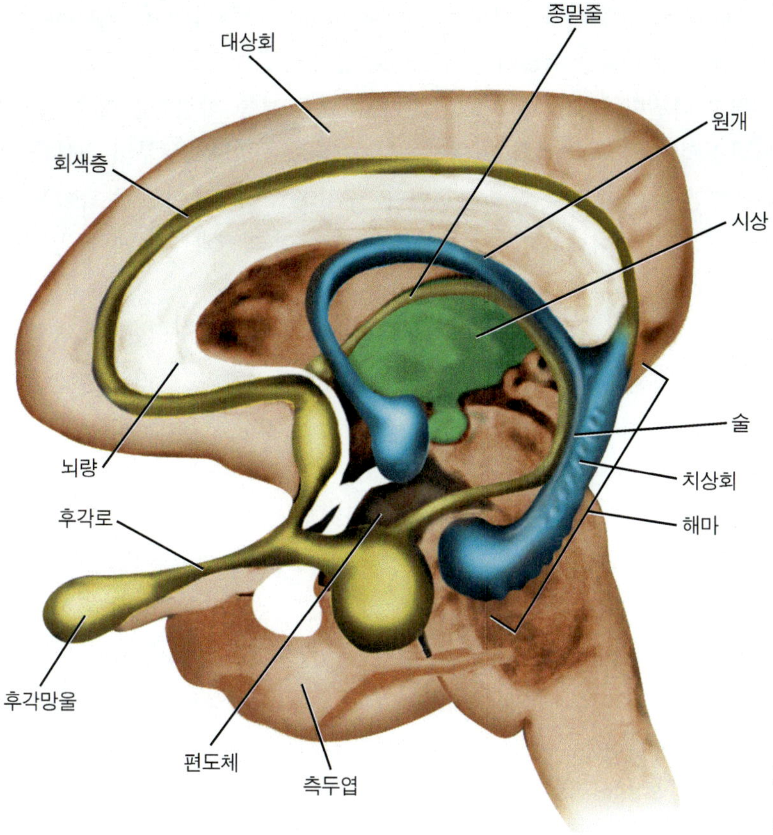

그림 11-21. 해마형성체의 구조.

출처: Delmar/Cengage Learning

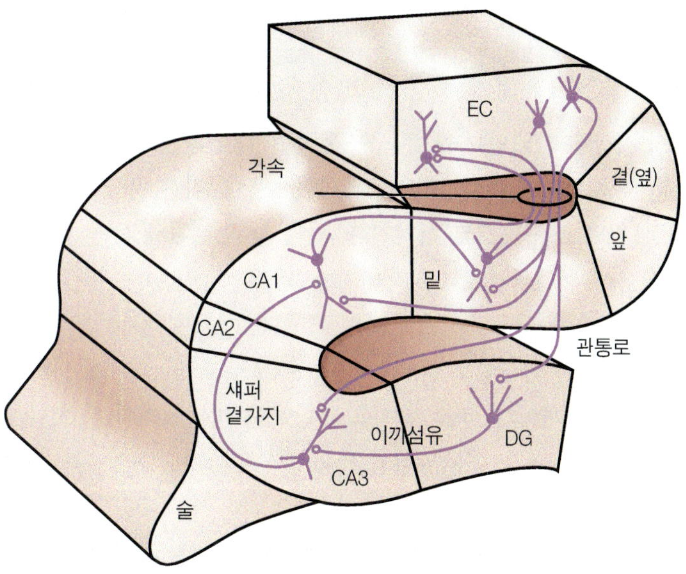

그림 11-22. 해마의 횡단면. CA1: 암몬각(Cornu Ammonis) 영역 1; CA2: 암몬각 영역 2; CA3: 암몬각 영역 3: Para: 능선이랑주변; Pre: 앞능선이랑; Sub: 능선이랑; EC: 내비피질; DG: 치상이랑.

출처: Amaral & Lavenex, 2007.

(subiculum), 전해마이행부(presubiculum), 부해마이행부(parasubiculum)를 포함하는 핵들과 기능적으로 연결되어 있다. 해마는 3개의 주요 부위로 나뉜다—CA3, CA2, CA1. 내비피질은 보통 피질하영역(후각), 대뇌피질영역(대상회, 섬엽, 안와전두피질, 상측두이랑)으로부터 정보를 받아들이는 해마의 정보 입력 관문이다. 내비피질에서 뻗어 나온 축삭은 관통로를 거쳐 치아이랑으로 투사한다. 대부분의 피질과 다르게 이 투사는 일방성이다. 대부분의 피질영역은 상호 연결을 이룬다—중심전회(중심앞이랑, precentral gyrus)가 중심후회(중심뒤이랑, postcentral gyrus)로 투사하면 중심후회 또한 중심전회의 동일 부위로 투사한다. 이러한 일방성 전달은 해마형성체의 특성이다. 같은 방식으로 치상핵(dentate nucleus)으로부터 뻗어 나온 이끼섬유는 해마의 CA3으로 피라미드세포를 일방향으로 투사한다. 피라미드세포는 다시 구상회로 투사하는 CA1로 투사한다. CA1까지는 내비피질로 돌아가는 상호 투사가 없다. 해마는 대뇌피질처럼 6개의 층으로 구성되어 있다.

해마발(pes hippocampus): 라틴어로 '해마의 발'

술(fimbria): 라틴어로 '술, 띠'

원개(fornix): 라틴어로 '궁, 아치'

유두체(mammillary body): 라틴어로 '젖꼭지(mamillia)'

치상(dentate): 라틴어로 '이, 톱니 모양의, 치아 같은'

해마발(pes hippocampus)은 해마의 앞투사이고, **해마술**(fimbria of hippocampus)은 뇌활과 이어지는 백색섬유의 중앙층이다. **원개**(뇌활, fornix)는 **유두체**(mammillary body)에서 끝나는, 원에 가까운 모양의 수초화된 섬유로 해마와 시상하부 사이 대부분의 소통을 담당한다. 이는 반대측 해마와 소통을 가능케 하는 교련섬유를 담고 있다.

치상회(치아이랑, dentate gyrus)는 해마술과 해마결회 사이에 위치하며 회색층(indusium griseum)으로 이어진다. **회색층**은 뇌들보 위에 있는 세포층으로 대상회와 연결된다.

간뇌 구조. 간뇌는 시상, 시상상부, 시상하부, 시상밑부로 구성되어 있다. 이는 작고 밀집된 영역이다.

시상. 1쌍의 시상은 간뇌의 가장 큰 구조물이며, 대뇌피질로 향하는 감각정보의 최종, 공통 중개소이다. 후각을 제외한 모든 감각은 시상을 통과하며, 뇌에서 매우 중요한 곳으로 여겨진다. 감각 중 오로지 통각만 (아마도 온각까지) 시상에서 의식적으로 지각되지만, 피질 기능 없이는 통증 위치를 파악할 수 없다.

시상에서 시작되는 **망상활동계**(reticular activating system)는 피질을 각성시키는 기능적 체계이며, 주로 인식을 담당하는 피질영역이다. 게다가 시상은 소뇌와 담창구에서 대뇌피질의 운동영역으로 정보를 보내는 일차 중개소이다. 또한 피질영역과 소통하는 각 핵은 같은 영역에서 오는 원심성 겉질시상 투사섬유를 받는다.

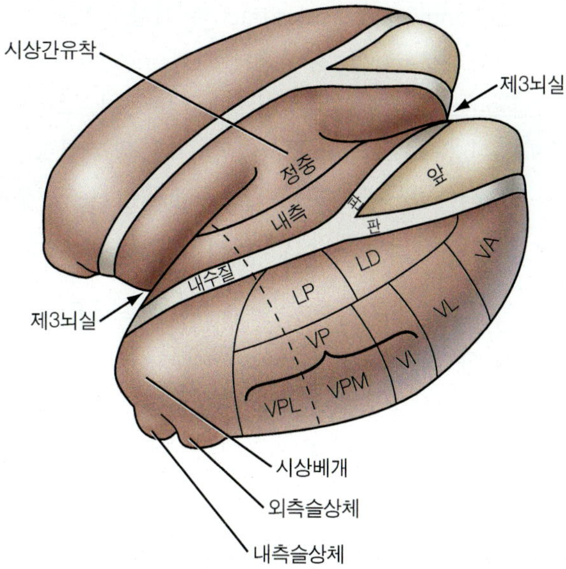

그림 11-23. 시상의 주요 핵. 언어병리학과 청각학에서 중요한 핵은 내측슬상체(청각피질 중심부로 정보 제공), 외측슬상체(시각피질로 정보 제공), 시상베개(언어 기능), 후내복측핵(청각피질의 전외측 벨트부로 정보 전달), 외배측핵(청각피질의 벨트 주변부로 정보 제공)이다. LD: 외배측핵; LP: 외후측핵; VA: 복전측핵; VI: 복측중앙핵; VL: 복외측핵; VP: 복후측핵; VPL: 복후외측핵; VPM: 복측후중앙핵.

출처: Delmar/Cengage Learning

시상은 제3뇌실 외측벽의 일부를 형성하며, 속섬유질에 의해 담창구, 피각과 분리된다. 시상에서부터 뻗어 나온 섬유는 속섬유질과 방사관을 거쳐 피질로 투사한다. 시상은 내수질판(속섬유판, internal medullary lamina)에 의해 구분되는 세 영역에서 26개의 핵으로 구성되어 있다.

시상핵은 기능적 범주로 조직되어 있다(그림 11-23). **특정 시상핵**(specific thalamic nuclei)은 대뇌피질의 특정 영역과 소통한다. **연합핵**(association nuclei)은 대뇌피질의 연합영역과 소통한다. **피질하핵**(subcortical nuclei)은 언어병리학, 청각학과 직접적인 관련이 없다. 시상베개(pulvinar)는 언어 기능과 관련된 중요한 핵으로 손상 시 실어증, 후천성 언어장애를 초래한다. 외측슬상체(가쪽무릎체, lateral geniculate body)는 시각을 중개하며, 내측슬상체(안쪽무릎체, medial geniculate body)는 대뇌피질에 닿기 전, 청각로의 마지막 중개소이다.

시상상부. 시상상부(epithalamus)의 주요 구조물에는 생식샘의 발달과 관련된 샘인 송과체(솔방울샘, pineal body), **고삐핵**(habenular nuclei), **고삐교련**(고삐맞교차, habenular commissure), **시상수조**(striae medularis), **후교련**(posterior commissure)이 있다. 고삐핵은 고삐대뇌다리로

(habenulopeduncular tract)와 시상수조를 거쳐 중격(사이막, septum), 시상하부, 뇌간, 봉선핵(솔기핵, raphe nuclei), 복측피개영역(ventral tegmental area)으로부터 정보를 받는다. 고삐핵으로부터 시상, 시상하부, 사이막과의 연결은 고삐대뇌다리로를 거쳐 그 구조들로 투사하는 경간핵(대뇌다리사이핵, interpeduncular nucleus)에서 끝난다. 후교련은 시각 반사와 관련된 핵인 상부둔덕의 교차섬유로 구성되어 있다.

시상밑부. 시상의 주요 표지점은 속섬유막의 내면에 위치한 렌즈 구조의 **시상밑부핵**(subthalamic nucleus)이다. 많은 섬유가 시상으로 가는 도중에 시상밑부를 통해 투사한다. 시상밑부는 창백핵, 운동피질로부터 정보를 받아들이고 횡문근(가로무늬근육, striated muschle)의 조절에 관여한다. 이 부위의 손상은 팔과 다리의 격렬하고 통제되지 않는 운동이 특징인 **무도병**(도리깨질증, ballism)을 초래한다. 편측 손상은 반대쪽의 **편무도병**(반도리깨질증, hemiballism)을 일으킨다.

시상하부. 시상하부(hypothalamus)는 제3뇌실의 바닥을 구성한다. 이는 여러 개의 핵으로 구성되어 있지만 시각교차앞구역, 유두체, 융기부로 나뉜다(그림 11-24). 시상하부는 **둘레계통**을 조직적으로 구조화한다. 둘레계통의 다른 요소(대상회, 사이막, 해마결회, 편도체, 해마형성체)와의 상호작용을 통해 시상하부는 생식, 생리, 욕망, 음식과 물의 필요 지

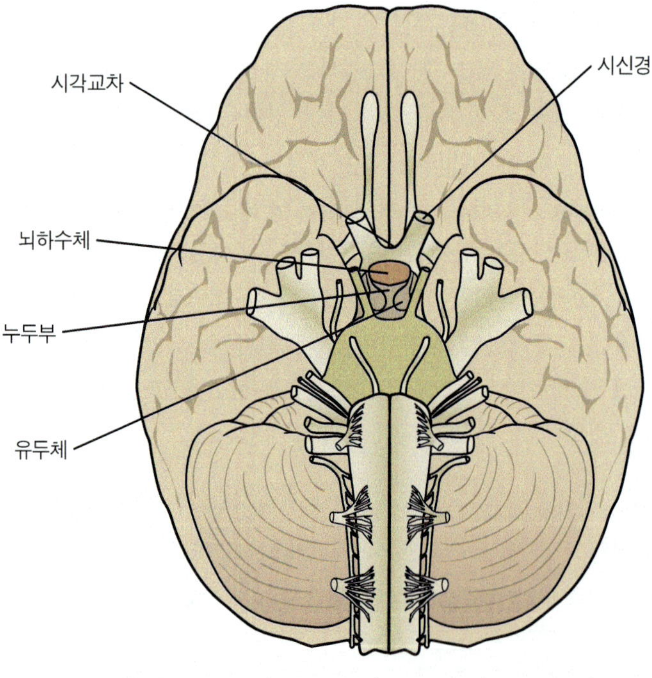

그림 11-24. 아래에서 본 시상하부 구조.

출처: Delmar/Cengage Learning

각, 만족감, 소화 과정 통제, 대사 기능(수분 균형과 체온 유지 포함)을 조절한다. 시상하부의 손상은 심장박동수 촉진, 땀 분비, 추울 때 떨림, 추울 때 따뜻한 환경으로 옮김과 같은 적절한 자율반응 상실을 초래할 수 있다. **포만중추**(satiety center)의 손상은 폭식을 유발하고, **섭식중추**(feeding center)의 손상은 굶주림과 탈수를 초래한다. 보통 피질이 감정 반응에 중요한 매개물로 기능하지만 시상하부도 감정(눈물, 심장박동수 촉진, 땀 분비, 소름, 홍조, 입안 마름)에 관한 행동 표상과 관련된다.

요약하면, 대뇌피질 아래의 구조는 대뇌피질에 오고 가는 정보 조절에 중요하다.

- **기저핵**은 **운동** 조절에 관여하는 피질하 구조이며, 하측두엽의 **해마형성체**는 **기억** 기능과 관련이 있다.
- **간뇌**의 **시상**은 대뇌 그리고 다른 간뇌의 구조물로 향하는 **체성감각**의 최종 중개소이다.
- **시상밑부**는 **운동** 제어를 위해 창백핵과 상호작용하고, **시상하부**는 수많은 신체 기능과 욕망을 조절한다.
- 대뇌피질영역은 다른 구조물과 피질을 연결하는 **투사섬유**, 동일 반구의 영역들을 연결하는 **연합섬유**, 두 반구의 대응 영역 사이 소통을 제공하는 **교련섬유**의 복잡한 망 구조에 의해 상호 연결된다.

뇌혈관계

뇌는 몸무게의 2% 정도만을 차지하지만, 신경조직의 높은 대사 요구를 충족하기 위해 혈관에 의해 운반되는 산소의 20%나 소비한다. **뇌혈관계**(cerebrovascular system)는 신경계에 의해 지속적으로 순환한다. 단 몇 초의 공급 방해로 신경세포의 세포 변화가 시작되고, 더 긴 시간 동안의 혈액결핍은 참혹한 결과를 초래한다.

뇌로의 혈관 공급은 경동맥(목동맥, carotid)과 척추가지가 담당하며, 이 두 혈관은 모두 대동맥(aorta)에서 비롯된다. **경동맥분지**(carotid division)는 시각교차(optic chiasm) 외측으로 들어가는 좌우의 **내경동맥**(속목동맥, internal carotid arteries)에서 갈라진다. 내경동맥은 **전대뇌동맥**(앞대뇌동맥, anterior cerebral arteries)과 **중대뇌동맥**(중간대뇌동맥, middle cerebral arteries)의 근원이다.

전대뇌동맥은 중앙 종렬(세로틈새, longitudinal fissure) 내 속섬유막의 윗면을 따라 흐른다(**그림 11-25**). 이는 전두엽과 두정엽의 중앙면, 뇌량,

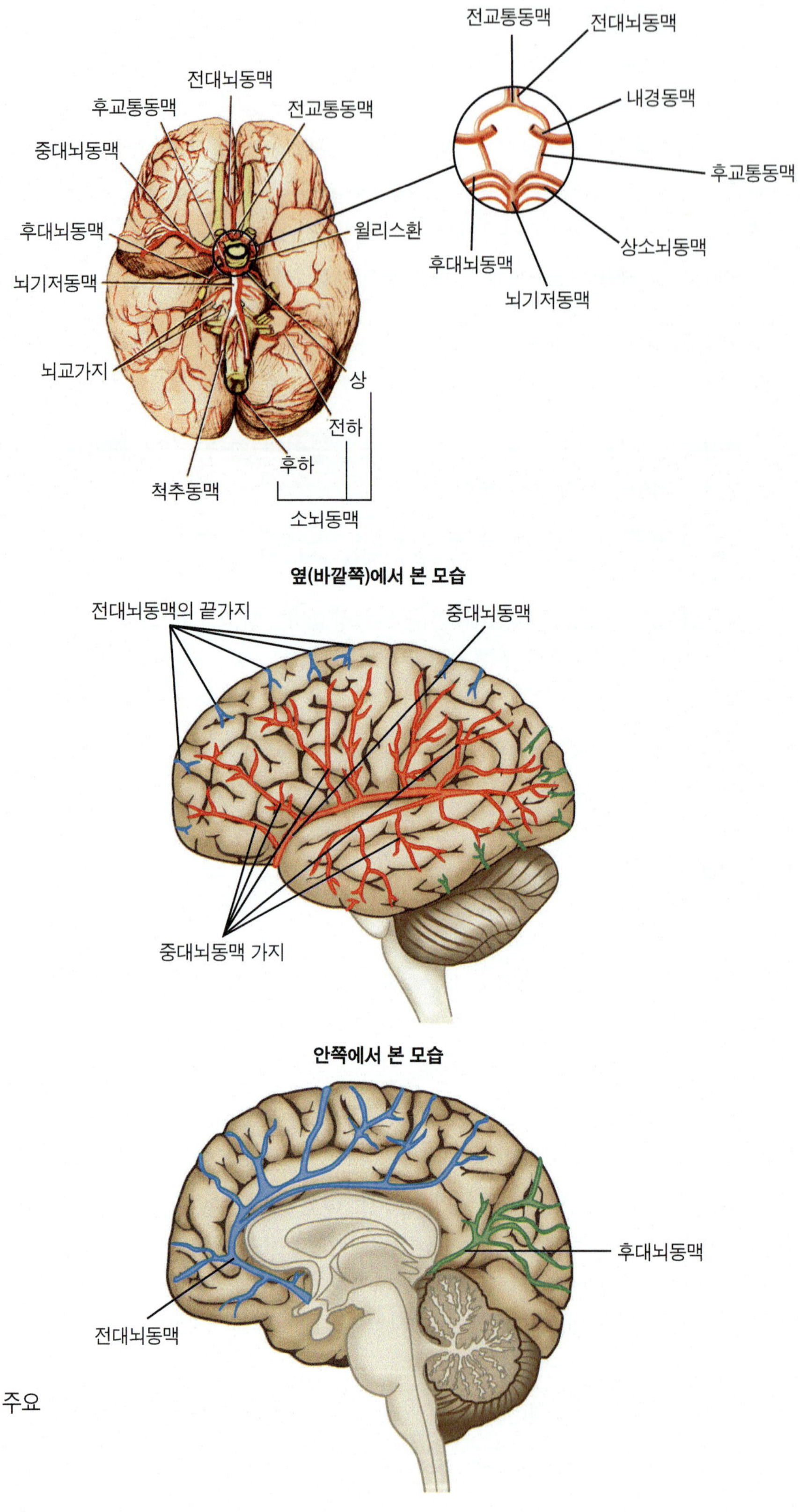

그림 11-25. 대뇌피질의 주요 혈관 공급.

출처: Delmar/Cengage Learning

기저핵, 속섬유막의 앞가지에 혈액을 공급하기 위해 분지한다.

중대뇌동맥은 뇌의 아랫면을 따라 외측구(외측종렬, lateral fissure)를 통해 외측으로 흐른다. 이는 측두엽, 운동영역, 브로카영역, 베르니케영역, 감각수용영역, 연합영역을 포함하는 반구의 외측면에 혈액을 공급한다. 중대뇌동맥의 한 분지는 기저핵과 속섬유막에 혈액을 공급한다.

척추분지(vertebral division)는 연수(숨뇌, medulla oblongata)의 앞면을 따라 올라오는 척추동맥(vertebral artery)에서 발생한다. 척추동맥은 하행하는 **전척수동맥**(anterior spinal arteries), **후척수동맥**(posterior spinal arteries)을 형성하면서 분지한다. 좌우의 척수동맥은 뇌간의 뒤쪽으로 상행하여 **뇌저동맥**(뇌바닥동맥, basilar artery)을 형성하기 위해 상연수에서 합쳐진다. **상소뇌동맥**(superior cerebellar arteries)과 **전하소뇌동맥**(앞아래소뇌동맥, anterior inferior cerebellar arteries)은 소뇌의 해당 위치에 혈액을 공급하기 위해 뇌저동맥으로부터 분지한다. [**후하소뇌동맥**(뒤아래소뇌동맥, posterior inferior cerebellar artery)은 이 분지에 앞서 척추동맥에서 생겨난다.] 상배측 교뇌(다리뇌, pons)에서 뇌저동맥은 좌우 **후대뇌동맥**(뒤대뇌동맥, posterior cerebral arteries)을 이루기 위해 분지한다.

후대뇌동맥은 측두엽과 후두엽의 하단부, 후두엽과 일차시각피질의 중앙부, 중뇌 상부, 간뇌(사이뇌, diencephalon), 소뇌에 혈액을 공급한다.

윌리스환. 뇌혈관계는 뇌에 지속적으로 혈액을 공급하기 위해 중복되어 있다. 가장 두드러진 것은 **윌리스환**(circle of Willis)으로, 시각교차를 완전히 둘러싸는 일련의 **연결망**(anastomoses)이다. 그림 11-25를 다시 보면 전대뇌동맥이 **전교통동맥**(앞교통동맥, anterior communicating artery)에 의해 연결되어 있고, **후교통동맥**(뒤교통동맥, posterior communicating artery)은 중대뇌동맥과 후대뇌동맥을 연결한다. 이것은 척추동맥과 경동맥을 연결하고, 국소적으로 고혈압과 저혈압의 균일화를 도와주며, 혈액이 균등하게 분배되도록 한다. 전척수동맥과 후척수동맥은 척수에 혈액을 공급한다. 하나의 전척수동맥은 척수와 전섬유단(anterior funiculus)에 혈액을 공급하는 **근동맥**(뿌리동맥, radicular arteries) 가지를 내면서 척수의 앞중앙틈새에서 하행한다. 좌우의 후척수동맥은 유사한 방법으로 하행하면서 뿌리동맥 가지를 낸다. 후척수동맥의 혈액은 후섬유단과 후각(뒤뿔, posterior horn)에 혈액을 공급하는 반면, 전척수동맥은 앞척수에 혈액을 공급한다. 전뒤동맥에서 나오는 근동맥은 척수신경을 담당한다. 척추, 후늑간(posterior intercostal, 뒤늑간), 요추, 천골동맥의 연결망은 대뇌혈관 사고의 안전장치를 제공한다.

정맥혈 배출. 뇌 혈류 공급에는 순환하면서 영양분을 주고받은 혈액을 위한 복귀 경로가 필요하다. **정맥계**(venous system)는 정맥이라 불리는 혈관계이다. 이는 재산소화(reoxygenation)를 위해 이산화탄소를 실은 혈액을 배수하는 수단으로 사용된다.

표부와 심부 수조의 순환에 의해 정맥혈이 배출된다. 표부에서 배출된 혈액은 상시상정맥동(위시상정맥굴, suferior sagittal sinus)과 횡정맥동(가로정맥굴, transverse sinus)으로 흘러 들어간다. 심부에서는 하시상정맥동(아래시상정맥굴, inferior sagittal sinus), 직정맥동(곧은정맥굴, straight sinus), 가로정맥굴, 구불정맥동(구불정맥굴, sigmoid sinus)에 의해 혈액이 배출된다. 혈액은 경정맥(목정맥, jugular vein)에 의해 일반 혈류로 돌아가고, 척수 배출은 뿌리정맥에 의해 이루어진다.

뇌혈관 공급의 차단은 보통 하루 이틀 사이에 발생한다. **혈전**(thrombus)은 혈관을 막는 이물질(핏덩이 또는 공기 방울)로서, 이러한 막힘을 **혈전증**(thrombosis)이라 부른다. 형성된 곳으로부터 혈전이 떨어져 나가 혈류를 떠다니면, **색전**(embolus) 또는 부유 핏덩이가 된다. **색전증**(embolism)은 혈류를 따라 흘러온 이물질이 혈관을 막는 것이다. **동맥류**(aneurysm)는 혈관벽이 약해져 부풀어 오른 것이다. 두개 내에서 동맥류가 파열되면 혈액이 뇌 주변 공간으로 흘러든다. 대개의 경우, 동맥류가 모세혈관(실핏줄, capillaries)보다는 동맥에서 발생하기 때문이다. 부풀어 오른 동맥류가 터지거나 두개강 내로 혈액이 급작스럽게 흘러 들어가는 것과 관련된 압력은 파열 위치의 상대적인 신경 손상 부위에 따라 생명을 위협한다.

전대뇌동맥의 막힘은 드물지만 편마비(반신마비, hemiplegia), 감각 기능의 일부 소실, 성격 변화를 초래할 수 있다. 중대뇌동맥의 막힘은 가장 일반적이며 담당하는 부위의 중요한 특성으로 인해 심각한 장애를 유발할 수 있다. 심각한 중증 편측성 또는 양측성 운동·감각장애와 함께 좌반구의 브로카영역, 베르니케영역, 연합영역의 손상은 심한 실어증을 야기할 수 있다. 후대뇌동맥 막힘은 기억기능장애를 포함하는 다양한 장애를 일으킨다.

요약하면, **뇌혈관계**는 말 그대로 뇌의 원동력이다.

- **전대뇌동맥**은 뇌의 내측면에 혈액을 공급하는 반면, **중대뇌동맥**은 측두엽, 운동회, 베르니케영역, 두정엽 전반부를 포함하는 외측 피질에 혈액을 공급한다.
- **척추동맥**은 배쪽 뇌간을 담당하는 상행 요소와 함께 앞·척수동맥을

형성하기 위해 분지한다.

- 소뇌에 혈액을 공급하는 **상소뇌동맥**과 **전하소뇌동맥**은 **뇌저동맥**에서 뻗어 나온 반면, **후하소뇌동맥**은 **척추동맥**에서 뻗어 나온 것이다.
- 뇌저동맥은 하측두엽, 후두엽, 중뇌 상부, 간뇌에 혈액을 공급하는 **후대뇌동맥**이 되기 위해 분지한다.
- **윌리스환**은 일련의 교통동맥으로 혈압과 혈류를 균등화하면서 대뇌피질 부위의 혈류를 중복시킨다.
- 혈액 공급이 막히는 것은 항상 위험하다. 혈관 내 이물질(**혈전**)은 혈류 막힘(**혈전증**)을 야기하거나 혈류 속으로 흘러 들어가면 **색전**이 된다.
- **동맥류**는 혈관이 부풀어 오른 것으로, 파열되면 해당 뇌 영역으로 혈액이 흘러 들어간다.
- **중대뇌동맥**은 가장 일반적으로 막힘이 발생하는 곳이다. 막힘이 우성 대뇌반구에서 발생하면 심각한 말-언어 결함을 초래한다.

소뇌

소뇌(cerebellum)는 능형뇌(마름뇌, hindbrain)의 가장 큰 구조물로 대뇌피질 뒤쪽의 바로 아래인 후두개와(뒤머리뼈우묵, posterior cranial fossa) 내에 자리한다. 소뇌는 운동을 조절하기 위한 감각 입력과 운동 명령의 협응을 담당하며, 위 · 중간 · 아래 소뇌각에 의해 뇌간, 척수, 대뇌피질과 소통한다. 또한 소뇌는 운동 기능과 인지 처리를 위한 기억에서 중요한 역할을 한다. 이는 둘레계통, 망상체활동계, 피질연합영역과 연결되어 있다. 소뇌 손상 환자의 임상 연구를 통해 소뇌는 인지 실행 기능과 기억에서 어떠한 역할을 한다고 밝혀졌다.

뒤에서 보면 소뇌는 2개의 반구로 이루어져 있고, 수평고랑으로 둘러싸여 있다. **그림 11-26**에서 보듯이 **소뇌제일열**(첫째틈새, primary fissure)은 **소뇌피질**(소뇌겉질, cerebellar cortex)을 2개의 엽으로 분리한다('피질'이라는 용어가 대뇌피질만을 나타내는 것은 아니다). **전엽**(앞엽, anterior lobe)은 종종 상엽으로 불리고, **중엽**(중간엽, middle lobe)은 하엽으로 알려져 있다. **충부**(벌레, vermis)는 두 반구를 분리하며, 뒷면의 **중간영역**과 **외측영역**의 경계 규정에 도움이 된다.

충부(vermis): 라틴어로 '벌레'

앞쪽에서 소뇌를 보기 위해서는 소뇌를 뇌간에서 떼어 내야 한다. 앞면은 좌우의 **편엽**(타래, flocculi)과 중앙의 **소결절**(nodulus)로 구성된 소뇌의 셋째 엽, **편엽소절엽**(타래결절엽, flocculonodular lobe)을 보여 준다. 돌출

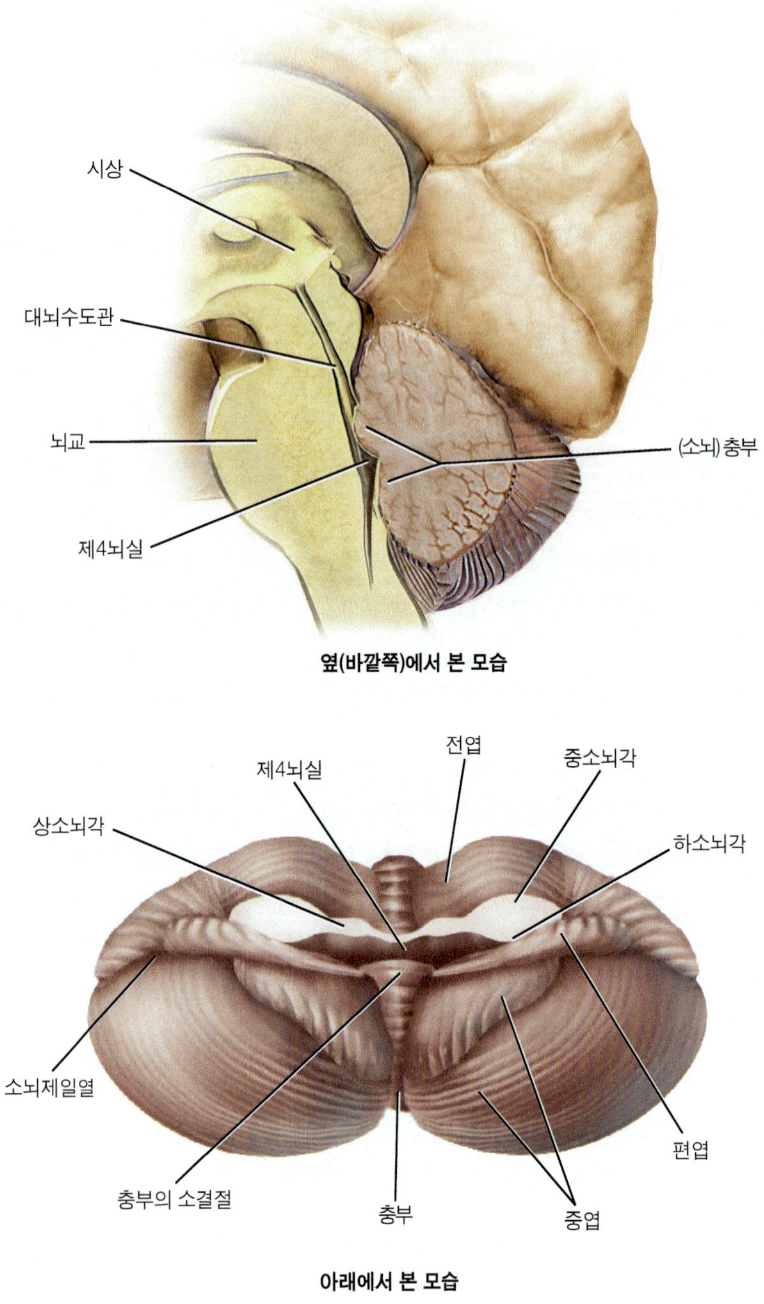

그림 11-26. 시상단면과 아래에서 본 소뇌.

출처: Delmar/Cengage Learning

된 **중소뇌각**(중간소뇌다리, middle cerebellar peduncle)은 **상소뇌각**(위소뇌다리, superior cerebellar peduncle)과 **하소뇌각**(아래소뇌다리, inferior cerebellar peduncle) 사이에 위치한다.

소뇌는 기능적으로는 세 영역으로 나뉜다. 편엽소절엽은 기능적으로 **원시소뇌**(vestibulocerebellum; archicerebellum)로 불리는 반면, 팔다리와 관련된 앞엽과 뒷엽 일부는 **구소뇌**(옛소뇌, spinocerebellum; paleocerebellum)로 불린다. 뒷엽과 중간 충부는 **신소뇌**(새소뇌, neocerebellum; pontocerebellum)를 구성한다.

구소뇌(paleocerebellun): 그리스어로 '오래된 소뇌'

신소뇌(neocerebellum): 그리스어로 '새로운 소뇌'

소뇌 내부는 어렴풋이 대뇌피질에 대한 기억을 갖고 있다. 피질 외부는 농축된 뉴런의 배열이며, 그 아래는 백색의 전달용 축삭 덩어리이다. 백색 섬유의 중앙에는 소뇌와 소통할 신체 영역 간의 중개소 역할을 하는 일련의 핵이 있다.

소뇌피질은 외층인 **분자층**(molecular layer), 중간층인 **심장전도근육층**(조롱박층, Purkinje layer), 심층인 **과립층**(granular layer)으로 세 층을 형성한다(그림 11-27). 분자층은 **골지**(Golgi), **바구니**(basket), **성상**(stellate) 세포를 담고, 중간층은 **심장전도근육세포**(조롱박세포, Purkinje cells)를 포함한다. 조롱박세포는 피질의 분자층과 과립층 사이의 경계를 형성하는 큰 뉴런이다. 1,500만 개의 조롱박세포 축삭은 중심 소뇌핵으로 투사한다. 조롱박세포의 흥분은 소통하는 핵의 억제를 유발한다. 골지세포는 분자층으로 수상돌기를 투사하고 축삭은 과립층으로 뻗어 있다. 세포체는 상행섬유와 조롱박세포에서 입력을 받고, 축삭은 과립세포의 수상돌기와 연접한다. 바구니세포와 성상세포는 조롱박세포와 소통하기 위해 돌기를

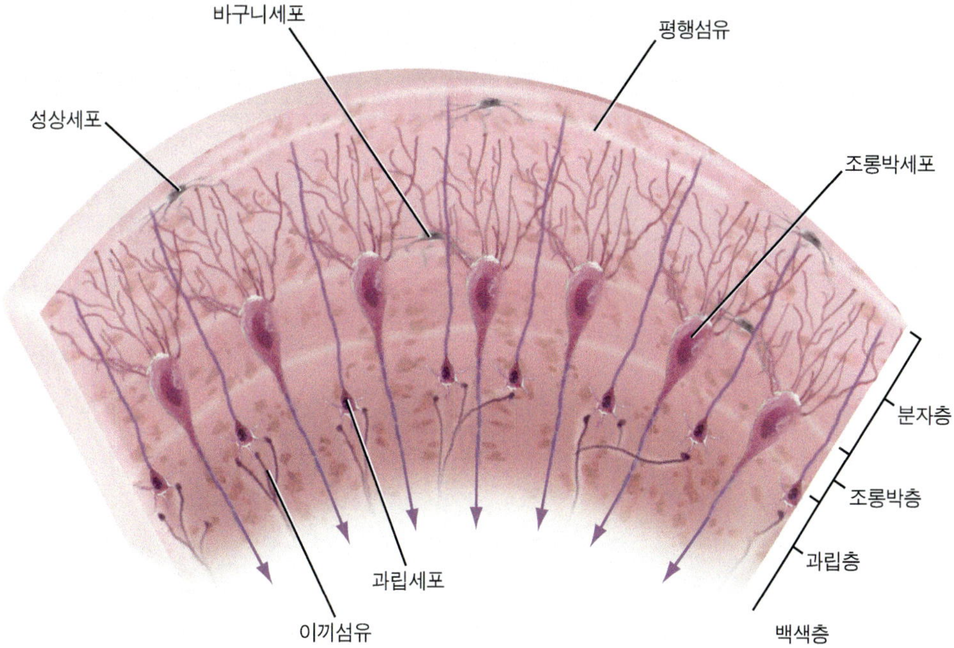

그림 11-27. 소뇌피질의 세포층.

출처: Delmar/Cengage Learning

뻗는다.

하올리브핵(inferior olivary nuclei)에서 생기는 상행섬유는 조롱박세포와 소통하기 위해 과립층을 통과한다. 이 섬유는 조롱박세포를 강하게 흥분시킨다. 내층의 과립세포는 'T' 모양으로 나뉘는 외층에 축삭을 투사한다. 가지는 조롱박세포의 수지상 배열과 연접하면서 축삭 바닥에 대해 대체로 직각으로 지난다. 과립세포의 활성화는 바구니세포와 성상세포를 흥분시키지만 조롱박세포를 억제한다. 소뇌 외 영역(척수, 뇌간, 대뇌피질)에서 오는 투사는 이끼섬유(mossy fiber)에서 종결된다.

소뇌에는 4쌍의 핵이 있으며 모두 피질의 조롱박세포로부터 입력을 받는다(그림 11-28). **치상핵**(dendate nuclei)은 중앙으로 열려 있는 톱니 모양 주머니 형태이다. 이 핵으로부터 투사는 시상의 배외측(ventrolateral nuclei)핵에서 연접하는 상소뇌각을 통해 전달되고 그곳에서 시상피질섬유(thalamocortical fibers)에 의해서 대뇌피질로 상행한다. **전상핵**(emboliform nuclei)과 **구상핵**(중간위치핵, globose nuclei, nucleus

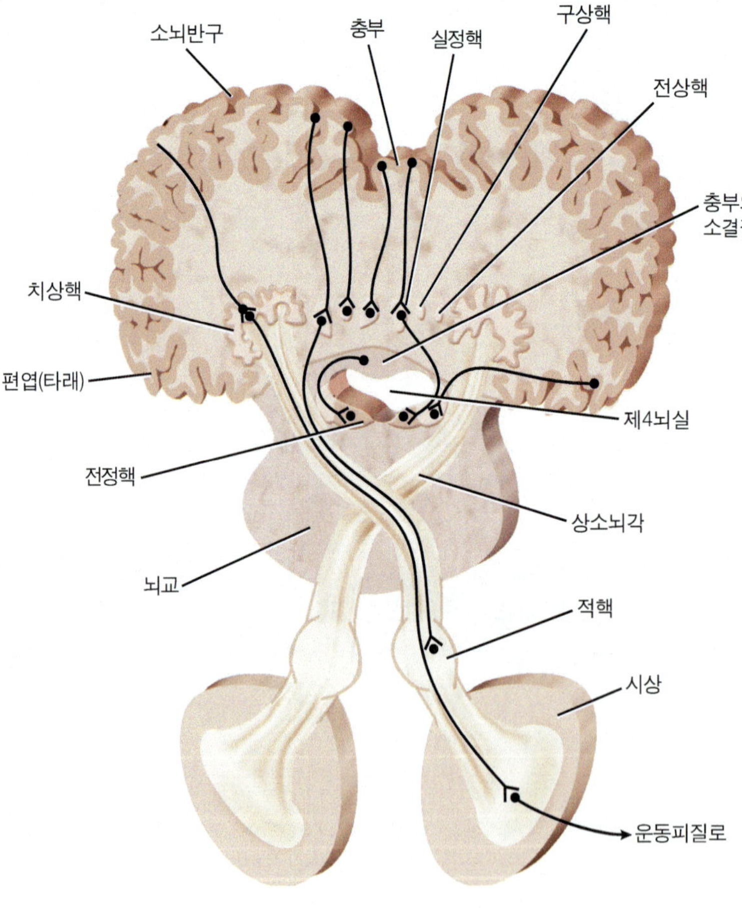

그림 11-28. 소뇌핵의 도식과 소뇌와 대뇌피질 사이의 상호작용.

출처: Delmar/Cengage Learning

interpositus)은 적색척수로(rubrospinal tract)에 입력을 제공하는 적색핵에 투사한다. **실정핵**(fastigial nucleus)은 뇌간의 전정핵, 뇌교의 망상체, 하올리브와 소통한다.

소뇌의 연결로. **배측 척수소뇌로**(dorsal spinocerebellar tract)는 신체 아래쪽과 다리로부터 온도 감각, 고유감각(근육방추), 촉감을 동측 소뇌와 소통한다. 구심로는 척수의 배측핵(Clarke's column, 클라크 세포기둥)에서 생기고 소뇌의 전엽과 후엽에 모두 투사한다. **쐐기소뇌로**(cuneocerebellar tract)는 팔과 몸통 상부에 대해 같은 기능을 담당하며, 목 부위의 외쐐기핵에서 기원하고 하소뇌각을 통해 소뇌로 들어간다.

복측 척수소뇌로(ventral spinocerebellar tract)는 다리와 몸통 하부에서 오는 고유감각 정보(GTO)와 통각을 동측의 소뇌피질로 전달한다. 섬유는 척수에서 교차하고, 상행하여 상소뇌다리를 통해 들어가며, 대뇌피질로 투사하기 위해 다시 교차한다. **입쪽 척수소뇌로**(rostral spinocerebellar tract)는 복측 척수소뇌로와 목 부위에서 평행하며, 몸통 상부와 팔 부위를 담당한다.

그 섬유들이 중간 선을 건너고 이끼섬유에 도달하기 위해 중간소뇌다리로 올라가기 때문에 뇌교핵에서 오는 **뇌교소뇌섬유**(pontocerebellar fibers)는 소뇌에 가장 큰 입력을 제공한다. 연수의 하올리브와 내측부올리브핵에서 오는 **올리브소뇌섬유**(olivocerebellar fibers)는 반대측 소뇌로 투사한다. 올리브는 척수, 대뇌피질, 적핵에서뿐만 아니라 시각 정보 입력도 받는다. 소뇌의 다른 모든 경로는 이끼섬유에서 종결한다. **전정소뇌로**는 전정핵에서 하소뇌다리를 거쳐 편엽소절엽으로 정보를 제공한다.

피질뇌교(corticopontine) 투사는 수의운동 제어에 중요한 반응체계이다. 두정엽, 후두엽, 측두엽, 전두엽(운동피질 포함)으로부터의 투사는 뇌교핵에서 연접하여, 뇌교소뇌섬유를 거쳐 반대쪽 소뇌피질에 투사한다. 이끼섬유 종결은 과립세포, 조롱박세포 돌기와 연접하는 분지와 연접한다. 조롱박세포는 상소뇌다리와 시상을 거쳐 소뇌뿐만 아니라 대뇌 운동피질로 다시 투사하는 치상핵과 연접한다. 이런 방법으로 수의운동에 대한 명령은 신체 위치, 근육 긴장, 근육 움직임 등에 비례하여 수정된다.

소뇌각. 상소뇌각(상소뇌다리, brachium conjunctivum)은 소뇌반구 앞쪽에서 발생하며, 하구 수준의 뇌교에서 교차하기 위해 제4뇌실의 외측벽을 통해 가로지른다. 많은 경로가 이 다리를 이용한다. **치시상**(dentatothalamic)섬유는 치상핵에서 생기고 반대쪽 적핵과 시상에서 연접한다. 복측 척수소뇌로는 이 다리 내에서 상행하며 실정핵(fastigial nucleus)에서 오는 섬유는 외측 전정핵으로 이어지기 때문에 이 다리와의 연결부에서 하행한다. **중소뇌각**[중소뇌다리, middle cerebellar peduncle; 교뇌앞다리(brachium pontis)]은 대측성 뇌교핵에서 투사하는 섬유로 구성된다. **하소뇌각**[하소뇌다리, inferior cerebellar peduncle; 밧줄모양체(restiform body)]은 척수소뇌로에서 소뇌로 가는 입력과 소통하여 연수 수준의 뇌간을 흥분시킨다.

소뇌 조절 기능. 소뇌 조절 기능은 소뇌 부위에 따라 의미 있게 나누어져 있다. 편엽소절엽은 가장 오래된 구조이며 공간의 신체 지남력을 담당한다. 뇌간의 전정핵에서 입력을 받는다. 소뇌의 이 부분 손상은 몸통 실조증, 비틀거림, 일반적으로 움직임에 대한 반응 감소를 초래한다(감소된 전정 반응 또는 운동 멀미).

전엽(paleocerebellum)은 반중력 근육에 대해 완화하는 제어력을 행사한다. 손상 시 지지근육의 신전반사(stretch reflex)를 증가시킬 수 있다. 후엽(신소뇌, neocerebellum)은 특히 손의 동작 멈춤 또는 동작 감소를 담당한다. 이 엽의 손상은 미세 동작, 운동조절 이상(dysmetria), 수의운동과 관련한 떨림, 교대적 운동 수행(구강 길항운동 반복 과제와 같은) 어려움 등의 문제를 야기한다. 보행장애나 근육 긴장 저하 또한 관찰된다. 인지 기능에는 후엽이 관련되고, 정서 제어는 충부의 손상에 의해 영향을 받는다(Akshoomoff & Courchesne, 1992; Marien et al., 2008).

소뇌는 신체의 내외부 환경과 신체운동 통합에 중요한 '과묵한 조력자'이다. 운동 개시 능력은 없지만 운동 속도와 범위의 제어, 운동이 실행되는 힘과 밀접하게 관련이 있다.

요약하면, **소뇌**는 뇌간, 대뇌, 척수와 소통하면서 **운동 명령**과 감각 입력의 **협응**을 담당한다.

- 소뇌는 **전엽**, **중간엽**, **편엽소절엽**으로 나뉘고 **상 · 중 · 하소뇌각**을 통해 나머지 신경계와 소통한다.
- **편엽소절엽**(타래결절엽)은 **전정핵**을 거쳐 공간의 위치를 조정한다.
- 전엽은 중력에 반해 **자세 조정**을 하고 **후엽**은 **미세운동** 조절을 중개한다.
- **소뇌피질**은 **외분자층**, **조롱박층**, 심층인 **과립층**을 구성한다.
- **골지세포**, **바구니세포**, **성상세포**, **조롱박세포**는 신경계로부터 받는 입력의 통합을 담당한다.

4쌍의 핵이 소뇌에서 발견된다.

- 주머니 모양의 **치상핵**은 **상소뇌각**을 통해 **적핵**, **시상**, 그리고 궁극적으로 **대뇌피질**로 투사한다.
- **전상핵**과 **구상핵**은 궁극적으로 **대측 소뇌반구**에 도달하는 정보를 **적핵**을 거쳐 **하올리브**로 투사한다.
- **실정핵**은 **전정핵**과 소통한다.

여러 개의 경로는 소뇌로 또는 소뇌에서 오는 길을 제공한다.

- **배측 척수소뇌로**와 **쐐기소뇌로**는 신체 상하부에서 오는 고유감각(근육방추), 온도, 촉각을 소뇌로 전달한다.
- **복측 척수소뇌로**와 **입쪽 척수소뇌로**는 신체 상하부에서 오는 동측 고유 감각 정보(GTO), 통각을 중개한다.
- **올리브소뇌로**는 척수, 대뇌피질, 적핵, 시각과 피부 감각에서 올리브 복합체로 오는 정보를 매개하며, 소뇌반구 간의 소통을 제공한다.
- **상소뇌각**은 치상핵, 적핵, 시상을 담당하는 하구 단계의 뇌교로 들어간다.
- **중소뇌각**은 뇌교핵에서 오는 투사섬유를 구성하며, **하소뇌각**은 연수 상부를 흥분시키는 척수소뇌로에서 오는 입력을 받는다.

뇌간의 구조

Anatesse Lesson

뇌간(brainstem)은 연수(medulla oblongata), 뇌교(pons), 중뇌(midbrain)를 구성한다. 뇌간은 척수 수준에서 보이는 간단한 반사반응과 대뇌피질에 의해 생성되는 정교하고 복잡한 반응 사이인 조직체계의 중간 단계를 나타낸다. 뇌신경과 핵은 뇌간에서 생기고, 생명과 관련된 기본 신체 기능이 이곳에서 유지된다. 뇌간의 표면에서 심부 구조에 이르기까지 살펴보자. **그림 11-29**에서 **그림 11-31**까지 참고하면 도움이 될 것이다.

뇌간의 표면 구조

외부에서 뇌간을 보면 그 안에 담고 있는 구조에 대한 유용한 정보를 얻을 수 있다. 내부 구조를 살펴보기 전에 놀라운 뇌 일부분의 외부 형태에 대한 탐험을 할 좋은 기회이다. 뇌간 아래(연수)부터 윗부분(중뇌)으로 살펴보자.

연수의 외표면. **연수**(medulla oblongata, medulla)는 뇌간의 가장 아래

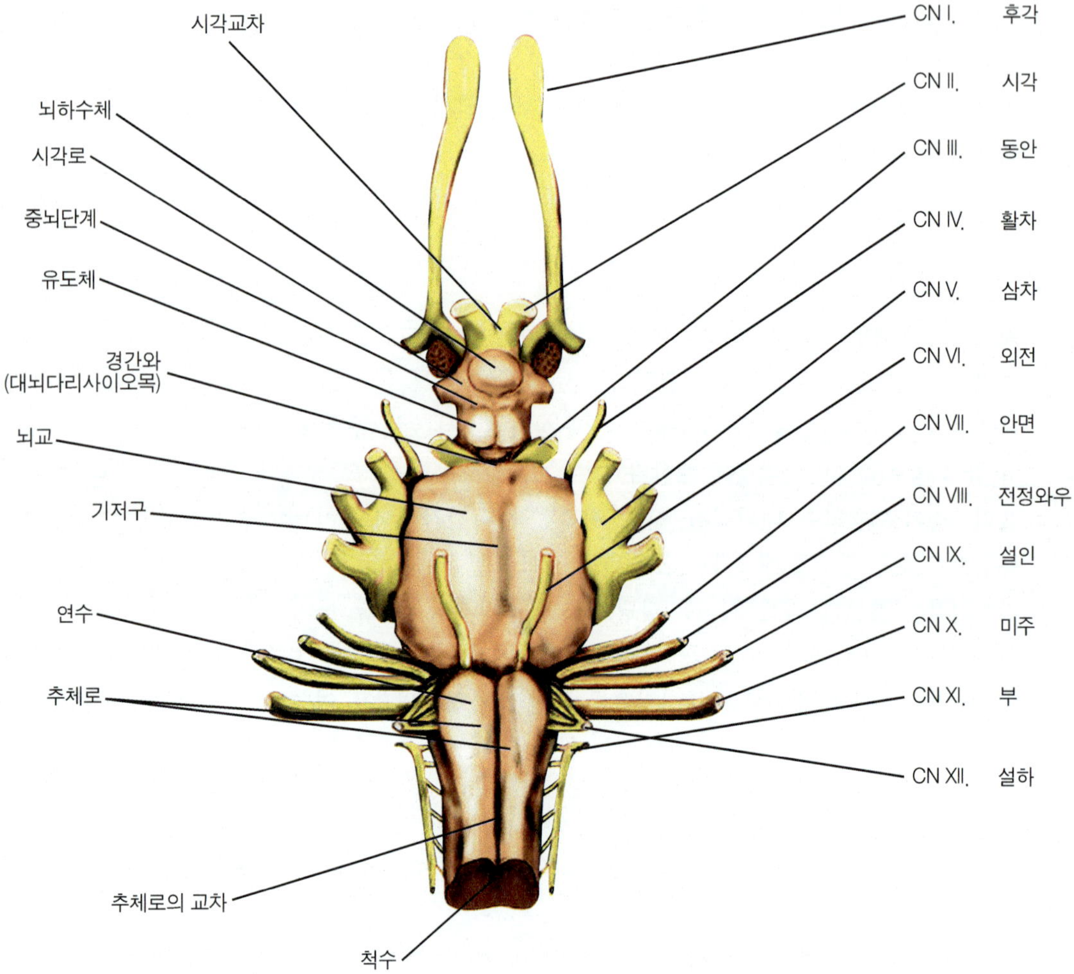

그림 11-29. 뇌간의 전면.

출처: Delmar/Cengage Learning

쪽 부위이다. 척수 상부의 확장부처럼 보이며, 약 2.5 cm 길이에 1 cm 굵기이다. 작지만 강력한 구조인 연수의 손상은 생명에 위협적이다.

연수에 대한 논의를 시작하며 **그림 11-29**를 보라. 척수의 **전(복측)중앙열**[anterior (ventral) median fissure]은 연수로 이어진다. 그러나 가로막힘이 중간에 있는데 그곳은 아주 중요한 지점이다. 연수 내에서는 피질척수로 섬유가 한쪽에서 다른 쪽으로 교차하는 **추체교차**(피라미드 교차, pyramidal decussation)가 발견되는 지점을 볼 수 있다. 즉 좌측 반구에서 운동 명령을 전달하는 대부분의 축삭은 우측의 척수를 통해 아래로 내려가기 위해 연수의 오른쪽으로 건너가는데, 이 작용이 일어나는 곳이다. 좌반구 뇌출혈로 우측 편마비가 있는 사람을 떠올린다면 절대 이곳의 중요

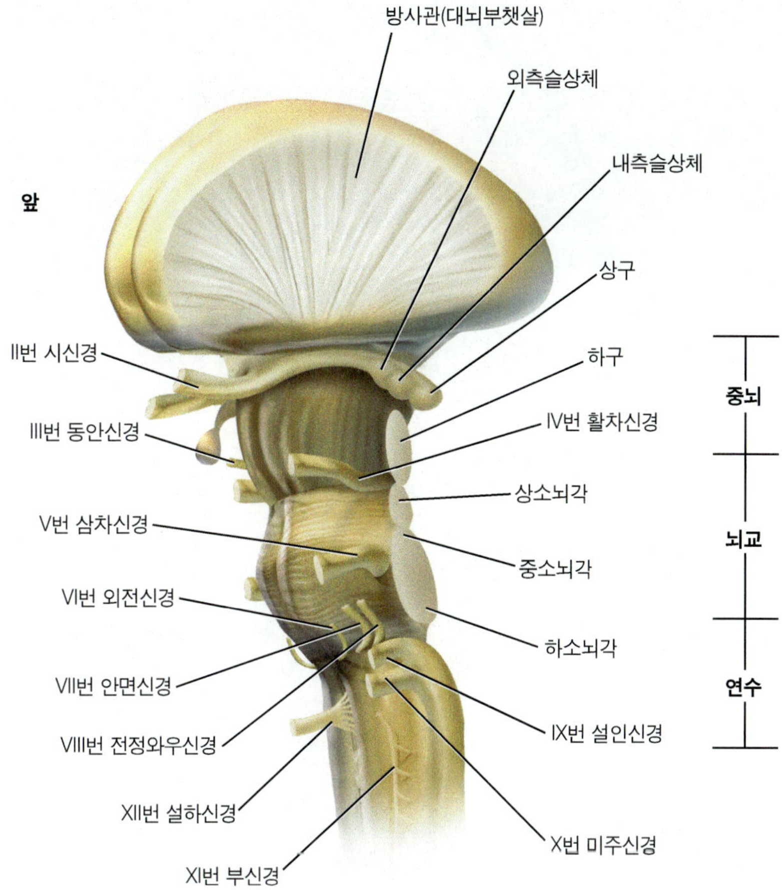

그림 11-30. 뇌간의 측면.

출처: Delmar/Cengage Learning

함을 놓치지 않을 것이다. 즉 일측성 마비는 손상 부위 반대측의 신경병리학적 징후이다. 교차점은 연수의 하단 경계를 구분하는데, 대체로 대후두공 위치이다.

이제 연수의 옆면을 보기 위해 **그림 11-30**을 보자. 뇌간 외부를 살펴보면 뇌간 내의 기능에 커다란 영향을 끼치는 다양한 구조가 있다는 것을 다시 되새기게 된다. 예를 들어 연수의 측면은 2개의 두드러진 골이 특징이다. **복외측구**(배가쪽고랑, ventrolateral sulcus)는 추체의 측면 경계를 구분하고, 또한 **XII번 설하신경**이 혀근육을 지배하기 위해 연수를 빠져나가는 홈이다. **배외측구**(등가쪽고랑, dorsolateral sulcus)는 **XI번 부신경**, **X번 미주신경**, **IX번 설인신경**이 나가는 홈이다. **그림 11-30**에서 C2~C5 척추분절에서 생기는 XI 부신경의 척수 부위를 볼 수 있다. 7장과 청각로에 대한

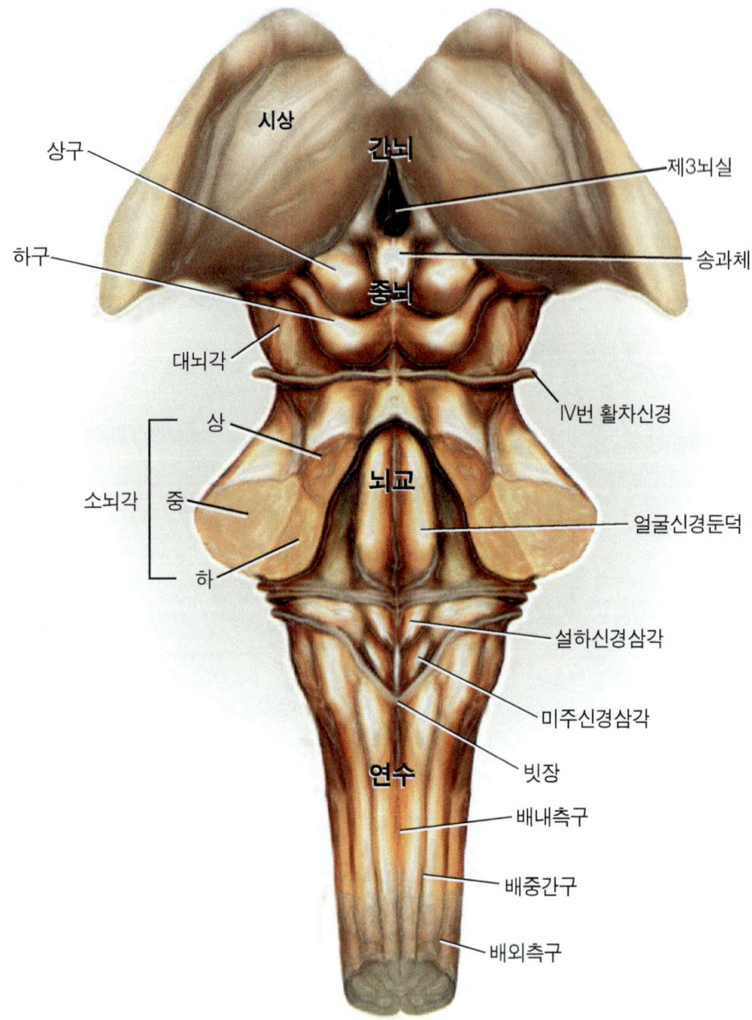

그림 11-31. 뇌간의 후면.

출처: Delmar/Cengage Learning

설명을 되새겨 보면 하올리브복합체를 기억할 것이다. **올리브**는 공간에서 소리의 위치 파악을 담당하는 핵을 구성하는 **하올리브핵복합체**가 있는 복외측구와 배외측구 사이의 팽창부이다.

이제 연수의 후면을 살펴보자. **그림 11-31**에서는 소뇌가 제거되어 제4뇌실이 드러난다. 뇌실은 뇌척수액을 생산하고 중추신경계를 거쳐 순환하는 수단을 제공하며 제4뇌실은 뇌실의 마지막 부위이다. 제4뇌실은 소뇌와 뇌간 사이 공간에 위치하며 소뇌를 제거하여 시야에서 가려진 뇌간의 뇌실(배측)에 있는 여러 구조를 볼 수 있다.

빗장(obex): 라틴어로 '띠'

그림 11-31에서 뇌실의 가장 아래 지점인 **빗장**(obex)을 볼 수 있다. 빗

장은 붓의 끝같이 보이기 때문에 이름 지어진 **필첨**(calamus scriptorius)으로 알려진 부위의 시작을 알려 주는 점이다. 빗장 외측은 **박속핵**(nucleus gracilis)에 의해 생긴 팽창부인 **널판결절**(박속핵결절, clava tubercle, gracilis tubercle)이다. 알다시피 중요한 구심성 경로 중의 하나는 박속(엷은 다발, fasciculus gracilis)이며 뇌간의 박속핵에서 종결된다. 결절의 측면과 약간 위쪽은 쐐기다발의 끝을 표시하는 돌출부인 **쐐기다발결절**(cuneate tubercle)이다. 사지에서 오는 접촉 압력, 진동, 근육 신장, 긴장에 관한 정보는 뇌간의 두 지점에서 종결된다. 이 부위에 대한 국소적인 손상은 신체 전체 감각에 영향을 준다.

필첨(calamus scriptorius): 라틴어로 '갈대 줄기(서예) 펜'

필첨은 미주신경의 배측 미주신경핵을 구분하는 팽창부인 **미주신경삼각**(vagal trigone)뿐만 아니라 설하신경핵에 의해 생긴 돌출부인 **설하신경삼각**(hypoglossal trigone)을 포함한다. 성대의 개방, 폐쇄, 긴장, 이완을 담당하는 신경이기 때문에 발성에서 미주신경의 중요성을 기억할 것이다. 설하신경은 혀근육을 활성화한다는 사실도 기억할 것이다. 발화에서 연수의 중요성을 실감할 필요가 있다.

뇌교 표면. 뇌교는 연수 위에 있으며 연수와 중뇌뿐만 아니라 소뇌 사이의 '다리' 역할을 맡는다. 중요한 뇌교의 앞쪽 팽창부는 이 구조의 뚜렷한 형태이다. 뇌교는 4개의 뇌신경핵이 있는 곳이며, 중・상소뇌각의 기원이다. 이 다리들은 소뇌와의 소통을 위한 '초고속도로'를 제공한다. 연수와 뇌교의 연결부에서 하소뇌각은 직경이 최대로 확장되고 소뇌로 들어간다.

그림 11-29를 다시 보자. 뇌교 앞부분은 소뇌와 뇌교 사이 소통을 제공하는 **뇌교소뇌로**(pontocerebellar tract)인 수평 신경섬유의 돌출된 띠에 의해 구분된다. 기저동맥의 진로를 드러내 주기 때문에 **기저구**(basal sulcus)는 앞쪽의 두드러진 특성이다. VI번 외전신경은 뇌교의 하단 경계에 있는 **하뇌교구**(inferior pontine sulcus)에서 나온다. 이 뇌신경은 눈을 바깥으로 돌리는 데 중요하며 이 동작의 결함은 뇌간의 손상 부위 징후로 뇌신경학자에게 도움이 된다.

뇌교의 외측 표면을 살펴보자(**그림 11-30**). 소뇌와 뇌교의 중간 소통 연결장치인 중간 소뇌각(brachia pontis, 뇌교앞다리)을 볼 수 있다. 청각사에게 중요한 기능 중 하나인 **소뇌교각종양**(cerebellopontine angle tumor)을 진단하는 데 도움이 되는 청각학 수업을 기억할 것이다. **소뇌교각**(cerebellopontine angle)은 소뇌, 중소뇌각, 연수에 의해 만들어진 공간이다. 안면신경과 전정와우신경이 소뇌교각에서 뻗어 나오므로 이 부위의 종양은 감각신경성 난청뿐만 아니라 안면마비도 초래한다. 삼차신경이 외측뇌교의 중소뇌각으로부터 뇌교를 빠져나온다는 것도 알게 될 것이다. 삼차신경은 안면 감각과 저작근의 활성화를 담당한다.

신경구(colliculi): 라틴어로 '언덕'

뇌교 후면은 제4뇌실의 상부 경계를 나타낸다. 그림 11-31에서 보듯이 **상소뇌각**(결막앞다리, brachia conjunctiva)은 제4뇌실의 상부 외측면, **상·하연수범**(superior and inferior medullary veli)을 형성하며, 소뇌에서는 상부 경계를 이룬다. 중앙열구의 다른 쪽은 한 쌍의 **안면신경구**(facial colliculus)이다. 안면신경구는 외전신경의 핵 위치뿐만 아니라 안면신경의 신경섬유가 그 핵을 건너는 위치를 나타낸다.

중뇌 표면. 뇌간의 가장 상부 구조는 중뇌이다. 그림 11-29에서 보듯이 중뇌의 전면 하단부는 돌출된 한 쌍의 **대뇌각**(대뇌다리, crus cerebri)에 의해서 두드러진다. 이 다리는 대뇌로 가거나 대뇌에서 나오는 소통 경로를 담고 있는 **대뇌각**(대뇌다리, cerebral peduncles)을 나타낸다. 다시 말해 모든 운동섬유는 이 다리를 통과해야 하기 때문에 중뇌에서 이 작은 부위의 손상은 신체 전반부의 기능에 되돌릴 수 없는 결과를 초래한다.

대뇌각 사이에는 **경간와**(다리사이오목, interpeduncular fossa)으로 알려진 움푹한 부위가 있다. 동안신경은 뇌교와 중뇌 간의 접합부인 이 오목에서 나온다. 시각신경의 연장인 **시각로**(optic tracts)는 **시각교차**(optic chiasm)에서 교차한 후 대뇌각을 돌아서 달린다. 다시 말해, 뇌출혈 후에 시각 기능의 문제는 손상 부위에 대한 중요한 정보를 신경학자에게 제공한다.

사구체(corpora quadrigemina): 라틴어로 '네 부분의 몸'

다시 중뇌 뒷부분으로 돌아가자(그림 11-31). 중뇌 후부는 **덮개**(tectum)이다. 덮개는 제4뇌실의 상부 연장인 대뇌수도 뒤에 있다. 덮개에는 **사구체**(corpora quadrigemina)로 알려진 4개의 중요한 형태가 있다. 사구체(말 그대로 4개의 몸체)는 **상구**(superior colliculi)와 **하구**(inferior colliculi)로 이루어져 있다. 활차신경(trochlear nerve)이 하구 인근에서 뻗어 나고 대뇌각을 돌아서 달린다.

뇌간의 심부 구조

뇌간의 심부 구조에 대한 관찰은 어느 정도의 인내심과 훌륭한 상상력을 필요로 한다. 척수와 비슷하게 뇌간은 직각으로 서 있다. 또한 원주 모양 핵과 말초, 척수, 대뇌, 소뇌, 피질하 구조를 담당하는 경로(tracts)로 이루어져 있다. 그림 11-32를 참고하면 뇌간을 설명할 때 위치 추정에 도움이 될 것이다. 연수에서 중뇌 위치로 다시 돌아가 이번에는 뇌간의 심부를 살

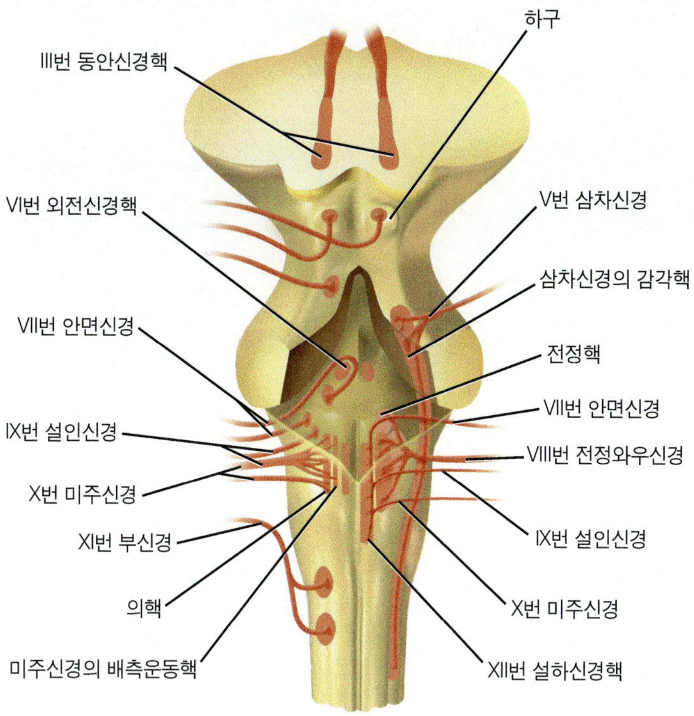

그림 11-32. 주요 핵과 핵에 의해 공급되는 뇌신경의 기원을 보여 주는 뇌간 후면.

출처: Delmar/Cengage Learning

펴볼 것이다.

연수의 심부 구조. 연수의 심부는 척수에서 시작된 발생부의 확장을 의미한다(그림 11-33). 연수의 가장 아래쪽에 있는 중심관이 훌륭한 참조점이 된다. 이 홈은 제4뇌실의 최하단부가 되는 연수 상부로 확장된다. 이 관의 주변은 **망상체**(그물체, reticular formation)로 확장되는 핵을 갖고 있는 **중앙회색질**(central gray matter) 영역이다. 망상체는 연수, 뇌교, 중뇌에 이르는 중요한 핵 덩어리이다. 뇌간의 오래된 부분을 형성하며, 복잡한 처리에 있어 인간의 첫 번째 진화적 노력을 의미하는, 뇌간핵의 혼합물이다. 이 형태는 추체교차 위치 위에서 시작하고 뇌간의 중앙 구조를 이룬다. 망상체는 호흡 및 혈압 유지와 관련된 핵을 갖고 있어서 생명 기능에 대단히 중요하다.

아래 단계에서는 또한 **추체교차**를 볼 수 있다. 앞서 언급한 바와 같이 추체는 피질척수로를 형성하는 섬유다발을 말한다. 피질척수로는 팔다리 골격근의 활성화를 담당하고 그 근육을 움직이는 명령이 대뇌에서 발생한다는 것을 기억할 것이다. 추체교차가 연수의 전면에 있는 두드러진 부분이라는 것을 보여 주는 그림 11-28을 다시 보라. 교차에서 신경섬유는 **외측피질척수로**(lateral corticospinal tracts)와 **전피질척수로**(anterior

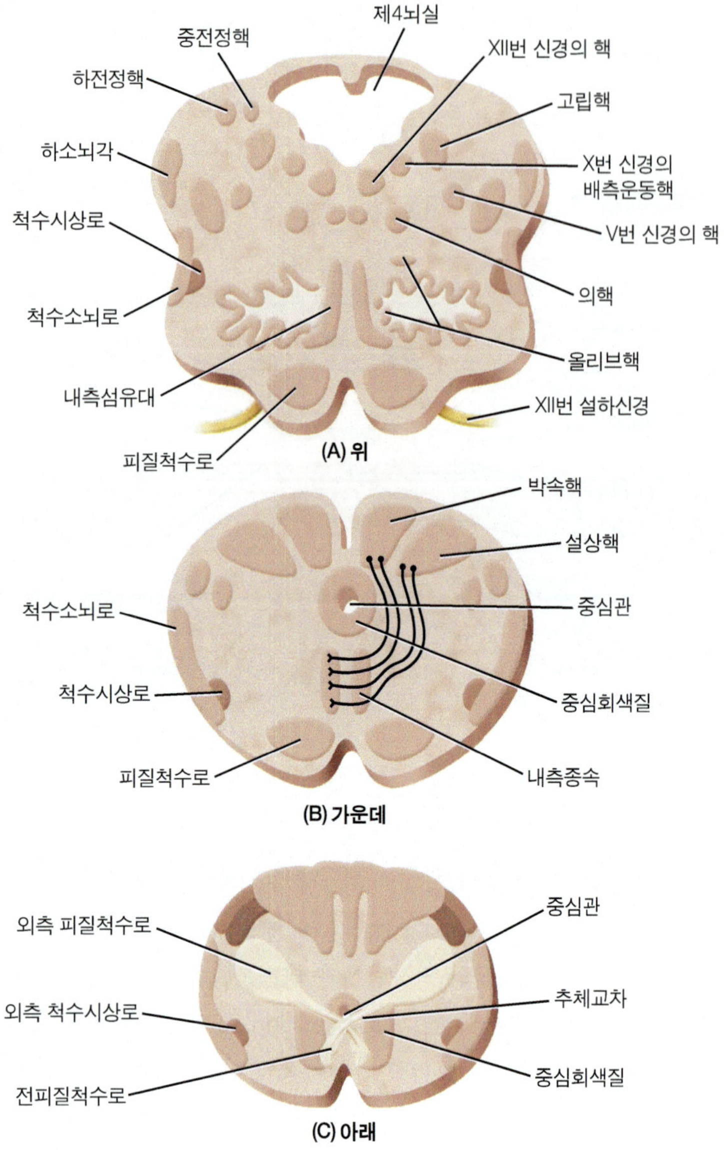

그림 11-33. 아래, 가운데, 위 연수 단계의 횡단면.

출처: Delmar/Cengage Learning

corticospinal tracts)로 나뉜다—외측 경로는 중앙선을 교차한 후에 형성되며 더 작은 앞쪽 경로는 비교차 신경섬유로 이루어진다. 좌측 대뇌에서 시작하는 운동 명령은 신체 오른쪽의 근육을 활성화한다는 것을 기억하자. 이 교차는 바로 그것을 의미한다.

그림 11-33을 다시 보면 두드러진 박속핵과 쐐기핵(cuneatus nucleus)이 연수 뒤쪽에 있는 것을 볼 수 있다. 운동 감각, 근육 신장, 고유감각에 관련된 정보가 신체 하부에서 **부쐐기핵**(accessory cuneate nucleus)으로 들어온다. 그 정보는 하소뇌각을 통과하는 **쐐기소뇌로**(cuneocerebellar tract)에 의해 소뇌로 중개된다. 또한 연수의 아랫부분에는 삼차신경핵과 삼차신경의 척수로가 있다.

연수상부의 복잡성은 이 영역이 중요함을 반영한다(그림 11-33에서 위쪽 부분). 대뇌에서 나오는 피질척수로는 전측 요소와 외측 요소로 나뉘는데 이는 하나의 경로로 본다. 중심관(central canal)은 제4뇌실이 되기 위해 팽창된다. 설하신경핵과 배측 미주신경핵의 외측은 미주신경의 중요한 핵인 **고립핵**(nucleus solitarius)이다. **설하신경핵**(hypoglossal nucleus)은 설하신경의 근원이며 설인두신경, 미주신경에서, 부신경은 **의문핵**(nucleus ambiggus), 복측 미주신경핵, 고립경로핵에서 발생한다. 뇌신경에 대해 뒤에서 자세히 설명할 것이다.

소장이 겹친 것 같은 모양을 한 구조로 연수의 전외측면에서 **하올리브 복합체**(inferior olivary complex)를 찾을 수 있다. 이 복합체에서 많은 섬유가 교차하고 하소뇌각을 거쳐 소뇌로 들어간다. 이 구조의 일부는 졸라매는 주머니 모양[**주요 하올리브핵**(principal inferior olivary nucleus)]을 띠며, 복합체 내의 핵에서 나온 축삭은 하소뇌각의 주 요소로서 소뇌로 상행하기 위해 **정중봉선**(정중솔기, median raphe)에서 교차한다. 연수 외측은 중앙 쪽으로 삼차신경의 척수로와 함께 하소뇌다리가 대부분을 차지한다. 의문핵은 전외측 연수에서 보이며, 망상체와 앞쪽 경계를 이룬다.

연수 상부의 뒤쪽 가장자리를 자세히 살펴보면 **내측전정핵**(안쪽안뜰핵, medial vestibular nuclei)과 **하전정핵**(아래안뜰핵, inferior vestibular nuclei)을 볼 수 있다. 공간의 신체 위치 인지와 유지(전정 감각)에 관련된 중요한 핵이므로 청각 수업에서 다룬 기억이 날 것이다. VIII번 전정와우신경의 전정부 투사는 이 핵에 도달한다. 외측 척수시상로를 찾을 수 있다면 척수에서 시상으로 통증과 촉각 정보를 옮기는 영역을 확인할 수 있다.

연수의 손상은 모든 운동과 감각 기능에 굉장한 충격을 주게 된다. 균형, 후두의 운동 기능, 호흡, 심장 기능, 혀와 저작근의 움직임에 관련된 핵을 설명하고, 전정 감각, 말초에 있는 모든 운동 기능, 대뇌 또는 소뇌에 도달하는 모든 감각을 중개하는 경로에 대해 언급하였다. 대단히 중요한 이 모든 기능과 처리가 엄지의 첫 마디 크기 정도의 면적 안에 담겨 있다고 생각해 보라. 다시 말해, 이 부위의 손상으로 인한 위험을 곰곰이 생각해 보면서 뇌간 뇌졸중과 관련하여 놀라울 정도로 좋은 결과를 보인 경우를 살펴보자.

뇌교의 심부 구조. 뇌교(pons)는 고전적으로 부분으로 나뉜다—뒤쪽의 **피개**(덮개, tegmentum)와 앞쪽의 **기저부**(basilar portion). 그림 11-34와

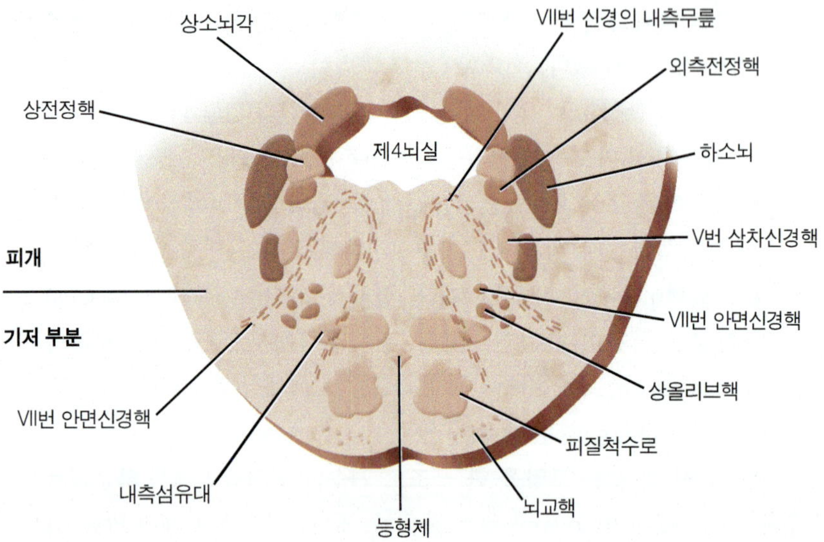

그림 11-34. 뇌교의 횡단면.

출처: Delmar/Cengage Learning

그림 11-35를 보라.

먼저 뇌교의 기저 부분을 살펴보자. 피질척수로와 피질연수로를 찾아서 방향을 잡아 보라. 경로는 하부 뇌교 위치에서 연수교차를 위해 시작하고 척추를 따라 달린다. 뇌교 상부 위치의 경로는 경계가 덜 분명하고 더 산만하게 분포되어 있다. 이 경로 가까이에는 **뇌교핵**(다리뇌핵, pontine nuclei)이 있다. 뇌교핵은 소뇌로 중개되는 정보와 함께 대뇌와 척수에서 입력을 받기 때문에 중요하다. 뇌교소뇌로를 이루는 뇌교핵의 축삭에 의해 정보가 중개된다. 대뇌에서 뇌교와 뇌교소뇌로로의 정보 전달은 소뇌

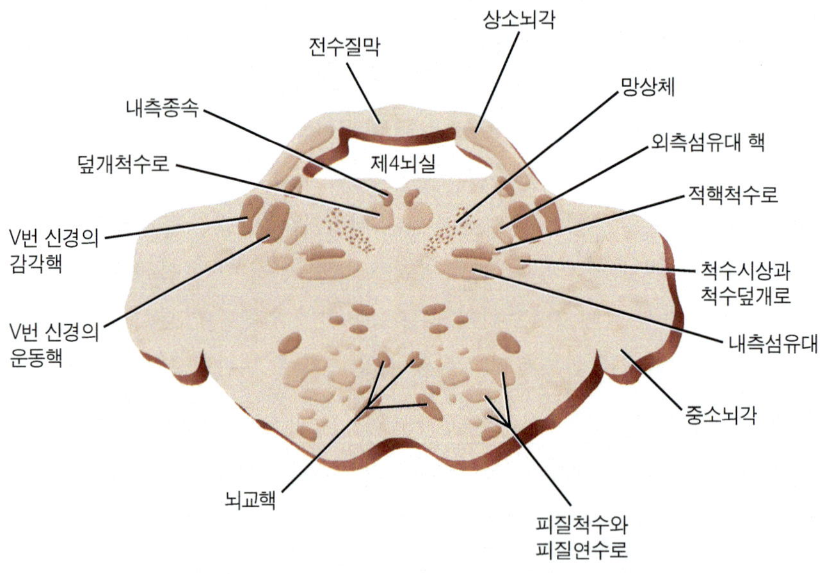

그림 11-35. 뇌교 중앙의 횡단면.

출처: Delmar/Cengage Learning

와 대뇌 간의 아주 중요한 통로이다.

그림 11-34에 **내측섬유대**(안쪽섬유띠, medial lemniscus)가 위치해 있다. 섬유대 경로는 연수 내에서 유합하기 시작해 뇌교 내에서 내측섬유대가 된다. 이것은 체성감각의 중요한 경로이다.

척수 구조 부분에서 굴절 긴장의 유지를 담당하는 내측종속(안쪽세로다발, medial longitudinal fasciculus, MLF)을 설명할 것이다. **그림 11-35**에서 보여 주는 대부분의 상행 MLF 섬유는 전정핵에서 발생하고 공간에서 머리 위치와 관련한 안구의 조절을 위해 안구근육에 투사한다. 전정핵(**그림 11-34**)과 MLF(**그림 11-35**)의 관계를 주목하면 전정체계와 안구 추적 사이의 중요한 상호 반응을 알게 된다—전정계로부터 중요한 정보 없이는 안구가 모든 움직임을 신체 외부의 것으로 해석하게 된다. 그렇기 때문에 전정계는 머리가 얼마나 움직이는지(예를 들어 시골길에서 위아래로 덜컹이는 것)를 시각체계에 알릴 수 있어서 안구근육이 머리 위치에 따른 움직임을 조절할 수 있다.

연수의 한 부분인 전정핵에 대한 설명을 기억할 것이다. 실제로 하전정핵만이 연수 내에 있다—내측 전정핵은 보이지 않지만 외측과 상전정핵은 **그림 11-34**에서 보여 준다. 청각체계의 또 다른 중추인 **능형체**(마름성유체, trapezoid body)는 이 단계에서 관찰되는 작은 핵과 섬유의 덩어리이다. 능형체는 청각로 내의 중개소이다. 능형체의 외측과 후방에는 **상올리브복합체**가 있고 공간에서 소리의 국재화에 관련된 청각 중개소뿐만 아니라 청각로의 원심성 구성요소를 갖고 있다. 이는 12장에서 더 살펴볼 것이다.

뒤쪽의 **뇌교피개**(뇌교덮개, pontine tegmentum)는 실제로 연수망상체의 연장부이다. 망상체로부터의 투사는 시상과 시상하부로 상행한다. **그림 11-34**에서 보듯이 덮개는 V, VI, VII, VIII번 뇌신경의 핵을 담고 있다. 이 작은 공간 내에는 저작, 안구 외전, 얼굴근육, 청각로 일부분을 위한 제어중추가 있다. 배측뇌교는 대체로 피질척수로, 피질연수로, 피질뇌교로의 섬유로 이루어져 있다. 이 위치에서 섬유는 연수 위치에서 보다 덜 촘촘하게 다발지어 있다. VII번 얼굴신경의 운동핵은 상올리브 근처에서 발견된다. 안면핵(얼굴핵, facial nucleus)에서 나오는 축삭은 뇌간을 떠나기 전에 **외반슬**(밖굽이무릎, internal genu)에서 VI번 외전신경의 핵을 돌아 달린다.

그림 11-35에서 뇌교의 기저부를 살펴보면 피질척수로가 작은 다발로 조각난 것이 보인다. **피질뇌교로**(corticopontine tract; 보이지 않음)의 섬유는 피질연수로와 함께 달리지만 피질척수로를 싸고 있는 뇌교핵과 연접

한다. 이 핵들의 축삭은 중간 소뇌각과 연결하기 위해 교차한다. 삼차신경 영역의 상소뇌각은 삼차신경핵의 외측이다. 상소뇌각은 제4뇌실의 외측 경계를 형성하고, 전연수막(anterior medullary velum)은 뇌실의 지붕을 형성한다.

중뇌의 심부 구조. 중뇌를 다루면서 **그림 11-36**을 보자. 중뇌는 세 부분으로 나눌 수 있다—뒤쪽의 **피개**(덮개, tectum, quadrigeminal plate), 뇌교 피개의 연장부인 내측의 **피개**(덮개, tegmentum), 돌출된 전방 구조인 **대뇌다리**(crus cerebri).

중뇌 뒷부분에서 덮개는 중요한 청각 중개소인 **하구**에 의해 지배된다. 이 핵은 외측섬유대(lateral lemniscus)에서 입력을 받고 이 섬유는 핵을 둘러싸고 있다. 피개 내에서 상소뇌각의 교차를 볼 수 있다(피개교차). 대뇌

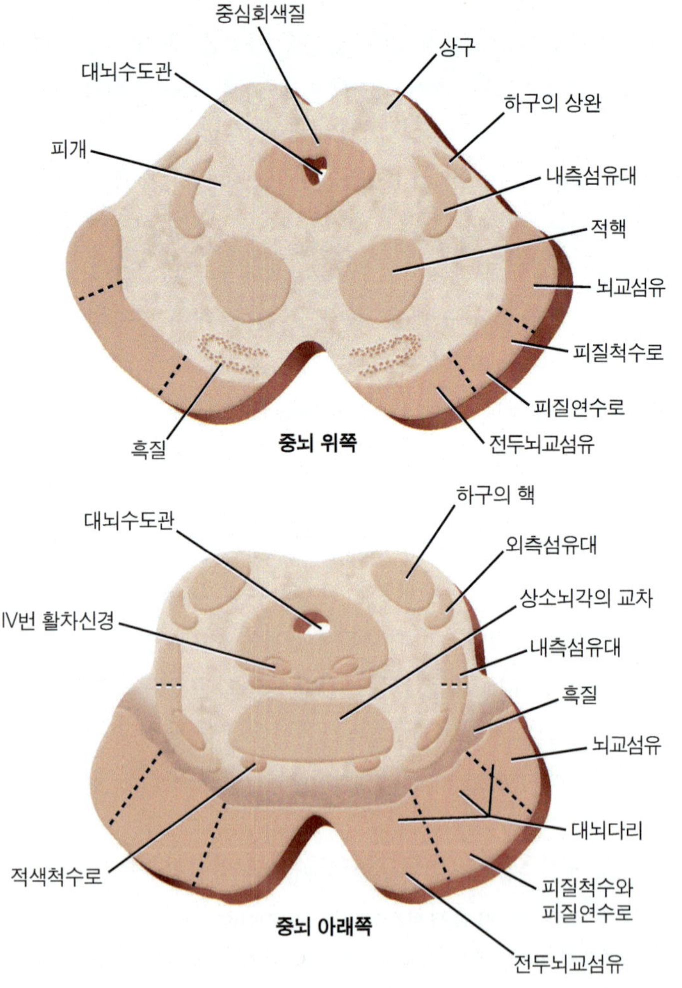

그림 11-36. 중뇌 위와 아래의 횡단면.

출처: Delmar/Cengage Learning

다리는 신체를 담당하는 대뇌로에서 오는 원심성 경로라는 것을 기억하라. 피질연수로와 피질척수로, 뇌교에서 종결되는 **전뇌교**(frontopontine) 섬유가 대뇌다리에 포함된다. 대뇌다리와 피개 사이는 정상적인 움직임에 필수인 도파민 신경전달물질을 생산하는 검은 갈색의 세포 덩어리인 **흑질**(substantia nigra)이다. 이 물질의 파괴는 쇠약성 신경근육병인 파킨슨병을 초래한다.

대뇌수도관(cerebral aqueduct)은 제4뇌실과 제3뇌실을 연결하는 매우 좁은 통로이다. 주변에는 활차신경의 핵이 발견되는 **수도관주위**(periaqueductal) 또는 **중심회색질**(central gray)로 알려진 세포 덩어리가 있다.

상구(superior colliculus)는 덮개 내의 중뇌 상부에서 발견할 수 있다. 이 핵은 대뇌피질, 시각로, 하구, 척수에서 입력을 받으며 시각 자극에 관련된 눈과 머리 움직임을 담당하는 것으로 보인다. 아마도 하구와 연결됨으로써 청각적 국재화와 시각적 지남력의 통합 지점으로서 역할을 할 것이다.

피개 내에는 상당량의 **적핵**(red nucleus)이 놓여 있다. 적핵은 대뇌피질과 소뇌에서 입력을 받으며 **적색척수로**(rubrospinal tract)의 근원이다. 적핵에서 오는 입력은 소뇌와 대뇌피질에서 오며 굴절 제어(flexor control)의 중요한 구성요소이다. 적핵 인근에는 **에딩거-베스트팔핵**(Edinger-Westphal nucleus)이 있으며 홍채에 의해 빛에 대한 눈의 적응을 제어한다. 또한 동안신경핵이 내측으로 위치한다. 복외측으로 위치한 **내측슬상체**는 실제로 시상의 핵이며 청각로의 최종 피질하 중개소이다.

요약하면,

- **뇌간**은 **연수**, **뇌교**, **중뇌**로 나뉜다. 이는 척수보다 더 잘 조직되며 전정 반응 같은 고차원 신체 기능을 중개한다.
- **연수**는 중요한 대뇌피질의 한쪽 반구에서 생기는 운동 명령이 신체의 반대쪽에 보내기 위해 교차하는 지점인 **추체교차**를 갖고 있다. **IX, X, XI, XII번 뇌신경**은 연수 위치에서 발생하고 **하소뇌각**은 연수에서 생겨난다. **제4뇌실 팽대**는 횡단면에서 두드러진 뇌간 구조이다. **뇌교**는 **상소뇌각**과 **중소뇌각**뿐만 아니라 뇌신경핵, **V, VI, VII, VIII번** 뇌신경을 갖고 있다.
- **중뇌**에는 중요한 **대뇌다리**가 있고 **III, IV번 뇌신경**의 근원이다.
- 뇌간의 심부 구조는 뇌간의 계통발생적인 차원을 반영한다.
- 추체의 **교차**에서 **하행 피질척수로**는 고차원의 잘 조직되지 않은 형태에서 잘 조직된 경로로 응결된다.

- **망상체**는 생명 기능에 필수적인 계통발생적으로 오래된 구조이다.
- 연수 입쪽에는 **제4뇌실**을 수용하기 위한 연장부가 뚜렷하며, 척수와 연수 하부의 짧은 중심관으로부터 뚜렷한 분기를 형성한다.
- 뇌교와 중뇌의 단계는 대뇌와 소뇌를 포함하는 뇌의 고차원 부분과 소통한다.
- 이러한 소통 연결로 복잡한 운동 활동뿐만 아니라 의식, 자각, 수의활동이 가능하다.

뇌신경

Anatesse Lesson

뇌신경(cranial nerves)의 실용 지식은 언어병리학자나 청각사에게 중요하다. 이 부분을 설명할 때 부록 F와 G를 참고하기 바란다. 모든 뇌신경이 발화나 청각과 관련이 있지는 않지만 뇌신경에 대한 지식은 언어 평가에 큰 도움이 된다.

뇌신경 분류

뇌신경은 이름이나 숫자, 혹은 둘 다에 의해 언급된다. 관례상 뇌신경을 논할 때 로마 숫자가 사용되며 숫자는 뇌간에서 높이와 반대로 표시한다. 뇌신경 I~IV번은 중뇌 단계에 있고, V~VIII번은 뇌교 단계의 뇌신경이며, IX~XII번은 연수에서 발견된다. 척수를 설명할 때 감각뉴런의 핵은 배측 뿌리핵(root ganglia)에 있으며, 그 축삭은 연접을 위해 척수로 들어간다. 이런 형태는 뇌간에서도 이어지는데, 그곳에서 감각핵의 축삭은 연접을 위해 뇌간으로 들어가고 운동핵은 뇌간 내에 있다.

척수신경과 다르게 뇌신경은 7개의 정의 특성 또는 범주를 기반으로 구별된다. 뇌신경의 기능은 일반(general)과 특수(special)로 나뉘고, 담당 영역으로 체성(somatic)과 내장(visceral)으로 나뉜다. 신경은 원심성(efferent), 구심성(afferent), 또는 원심성/구심성 혼합(mixed)이 될 수 있다. 그래서 3개의 기능적 범주를 모두 혼합하는 삼차신경의 한 구성요소로 일반체성구심(general somatic afferent, GSA)이란 표기법을 볼 것이다.

일반체성구심(GSA)신경은 피부, 근육, 관절로부터 오는 감각 정보와의 소통과 관련된 감각신경이다. 감각 정보에는 통증, 온도, 피부에 대한 기계적 자극, 근육 길이와 긴장, 관절의 움직임과 위치가 포함된다. 즉 GSA 신경은 신체 기능에 대한 일반 정보를 제공하며, 이 정보는 보통 의식에 미친다(이 정보가 의식의 수준에 도달한다는 사실이 필연적으로 그것에 주목한다는 의미는 아니다). 대조적으로, **특수체성구심**(special somatic afferent, SSA)**신경**은 시각과 청각 같은 특별 신체 감각을 담당한다. **일반내장구심**(general visceral afferent, GVA)**신경**은 소화 경로 같은 내장 구조에 있는 수용기로부터 감각 정보를 전달한다. 이 정보는 드물게 의식 수준에 도달한다. **특수내장구심**(special visceral afferent, SVA)**신경**은 맛과 냄새에 대한 특수내장 감각으로부터 정보를 제공한다.

원심성 신경은 같은 형태를 따른다. **일반내장원심**(general visceral efferent, GVE)**신경**은 내장과 샘을 담당하는 자율원심섬유이다. **일반체성원심**(general somatic efferent, GSE)**신경**은 골격근의 신경지배를 제공하고 발화에 아주 중요하다. 이 조합에서 '만능패(wild card)'는 **특수내장원심**(special visceral efferent, SVE)**신경**으로 후두, 인두, 연구개, 얼굴, 저작근육을 포함하는 인두굽이(branchial arch) 기원의 줄무늬근육 신경지배에 관여한다.

특수 뇌신경

I번 후각신경(olfactory nerve: SVA)

후각신경은 먼저 시상을 통과하지 않고 뇌로 가기 때문에 진정한 뇌신경이 아니다. 이 특수내장구심신경은 계통발생적 발달에서 아주 초기에 발달하는 후각을 중개한다. 후각감각기는 비강 상피 내에 삽입되어 있으며 상비갑개와 중격을 포함한다.

이 신경을 이루고 있는 양극세포의 돌기는 뇌바닥의 두개 내에 들어있는 신경핵인, 쌍으로 된 **후각망울**(olfactory bulbs) 한쪽으로 들어가기 위해 사골의 체판을 통과한다(**그림 11-37** 참조). 후각신경은 내측가지와 외측가지로 나뉜다. 외측가지는 이상엽(pyriform lobe)과 해마형성체(hippocampal formation)를 구성하는 후각피질과 소통한다.

▩ 후각신경의 손상

코 부분의 외상은 코를 통해 CSF 손실[**뇌척수액비루**(cerebrospinal fluid rhinorrhea)]이 발생하고, 뇌막감염(meningeal infection)의 경로가 될 수 있다. **후각상실증**(anosmia; 후각과 미각의 상실)을 유발하는 가장 흔한 외상은 전면의 충격과 관련된 부상으로 감각기관의 손상이며, 특히 체판(cribriform plate)에 있는 신경에 가해진 변형 때문이다. ▩

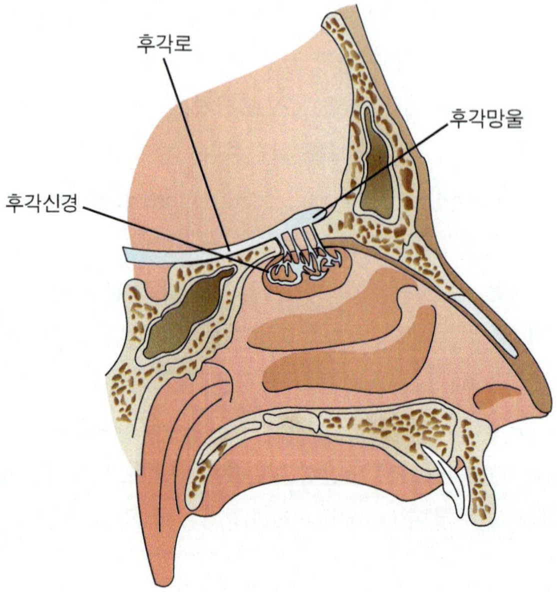

그림 11-37. 후각망울, 후각신경, 후각로.

출처: Delmar/Cengage Learning

II번 시각신경(optic nerve: SSA)

말, 청각, 또는 언어와 실질적으로 관련되지는 않지만, 시각신경은 뇌혈관 사고로 발생되는 손상 정도에 대해 가치 있는 임상적 통찰력을 제공한다. 시각신경은 특수체성감각으로 시각체계와 관련 있는 요소이다. 눈의 운동 기능은 다른 신경을 통해 조정된다.

망막세포가 빛 자극을 받은 후, 1차 뉴런인 망막의 간상세포(rod cell)와 원추세포(cone cell)에서 나온 정보는 양극세포(bipolar cell)로 전달되고 2차 뉴런인 수평 개재뉴런세포(horizontal interneuron cell)에 의해 변형된다. 이 세포의 정보는 막전위의 교류에 의해 전달된다. 억제와 흥분의 복합적인 과정의 결과는 시상의 핵인 **외측슬상체**(가쪽무릎핵, lateral geniculate body, LGB)에 세포체가 있는 시각신경의 양극신경절세포(2차 뉴런) 수상돌기로 전도된다.

시각 정보는 LGB에서 연접을 이루는 3개의 다른 경로를 따른다(Mackay, Chapman, & Morgan, 1997). 80%의 정보가 망막에서 외측슬상체를 지나고 조거구(새발톱고랑, calcarine sulcus)로 전달된다. 이 경로는 공간 변별과 형태분석에 관여한다. 운동 반응에 사용된 정보는 망막에서 시상으로 간 후 계속해서 대뇌로 전달되며, 최종 경로는 빛에 대한 동공 반응 같은 시각 관련 반사를 중개하기 위해 뇌간으로 전달된다. 이 경로에서 한 요소의 손상 때문에 뚜렷한 다른 반응에 대한 흥미로운 통찰을 위해 뇌신경에 대한 임상 노트를 살펴보라.

▩ 시각신경과 시각로의 손상

기능은 손상 부위에 대한 관찰 기회를 제공한다. 시각체계에서 시각 **절단**과 상실의 정도는 신경과 신경로의 손상 위치에 대한 실마리를 마련해 준다. 그림 11-38은 눈에 제시된 시각 형상에 관련된 경로를 보여 준다. 영상은 렌즈를 통과하면서 역전되어 망막에 투사될 때 수직과 수평으로 반전된다.

정보는 감지되고 전달되어 망막 내측(코에 가까운 부위)에 도달한 빛은 시각교차에서 교차하는 반면, 망막 외측(관자 부위)의 빛은 동측을 유지한다. 따라서 좌측 **시야**(visual field)에서 오는 빛은 왼쪽 내측과 오른쪽 외측의 망막에 도달하여 뇌의 우반구에서 합성된다. 마찬가지로, 우측 시야에서 오는 정보는 오른쪽 내측과 왼쪽 외측 망막에 도달하여 좌반구로 이어진다. 이런 방식으로 좌측 시야는 우뇌로 가고, 우측 시야는 좌반구로 들어간다.

경로의 일부가 손상되면 어려움이 생긴다. 시각 손상의 설명은 항상 시야의 손상으로 언급된다. 시각로의 손상이 시각교차 뒤에서 일어나면 그 결과 반대쪽 시야의 영상이 손실된다. 오른쪽 시각로 손상은 그림에서 C 지점에 해당되는 좌측 시야의 손실을 야기하며, 이를 좌측 **동측반맹**(homonymous hemianopia; 같은 쪽의 시야 반쪽 시각 상실)이라 한다.

신경을 누르는 종양이 시각교차에서 발생하는 손상(B 지점)은 교차 정보의 상실을 초래한다. 이 경우에는 오른쪽 눈에서 우측 시야를 상실하고 왼쪽 눈에서 좌측 시야를 상실하는데, 이를 **대측양이반맹**(heteronymous bitemporal hemianopia)이라 한다. 시각교차 손상 환자는 후각신경이 가까이 있기 때문에 후각을 잃을 수도 있다.

시각신경과 시각로의 외상은 강력하고 역설적인 결과를 초래하기도 한다. 눈썹 부위의 타격은 시신경관의 시각신경을 눌러서 일측성 시각신경병증(optic neuropathy)을 초래한다. 외상으로 인한 시간 손상은 고차원 시각 정보 처리의 어려움이나 피질맹(cortical blindness)을 초래하는 후두엽 손상으로 인해 발생하기도 한다. 시공간 정보와 운동을 중개하는 분리된 경로 때문에 외상이나 뇌혈관 사고로 생기는 피질맹은 동안 기능에 관여하는 망막-시상-피질 경로의 보존으로 움직이는 시각 자극에 대한 개별적 반응 능력과 무관하다(Mackay, Chapman, & Morgan, 1997 참조). ▩

1쌍의 시각신경은 **시각교차**에서 수렴된다. 내측 망막에서 온 정보가 교차하며, 외측 망막에서 온 정보는 교차되지 않는다(**그림 11-38**). 교차되거나 비교차된 정보는 **시각로**를 지나 LGB로 전달된다. 4차 뉴런의 돌기는 연접하고 **시각방사**(optic radiation)를 거쳐 대뇌피질의 일차수용영역인 후두엽(브로드만영역 17)으로 들어간다. LGB에서 나오는 가지는 하구로 들어온 시각 정보와 청각 정보의 상호작용 지점이며 시각 자극의 위치 파악에 관여하는 중개소인 중뇌의 **상구**로 들어간다. 망막에서 온 상은 나타나는 실제 물체가 반전되어 후두엽에 투사된다.

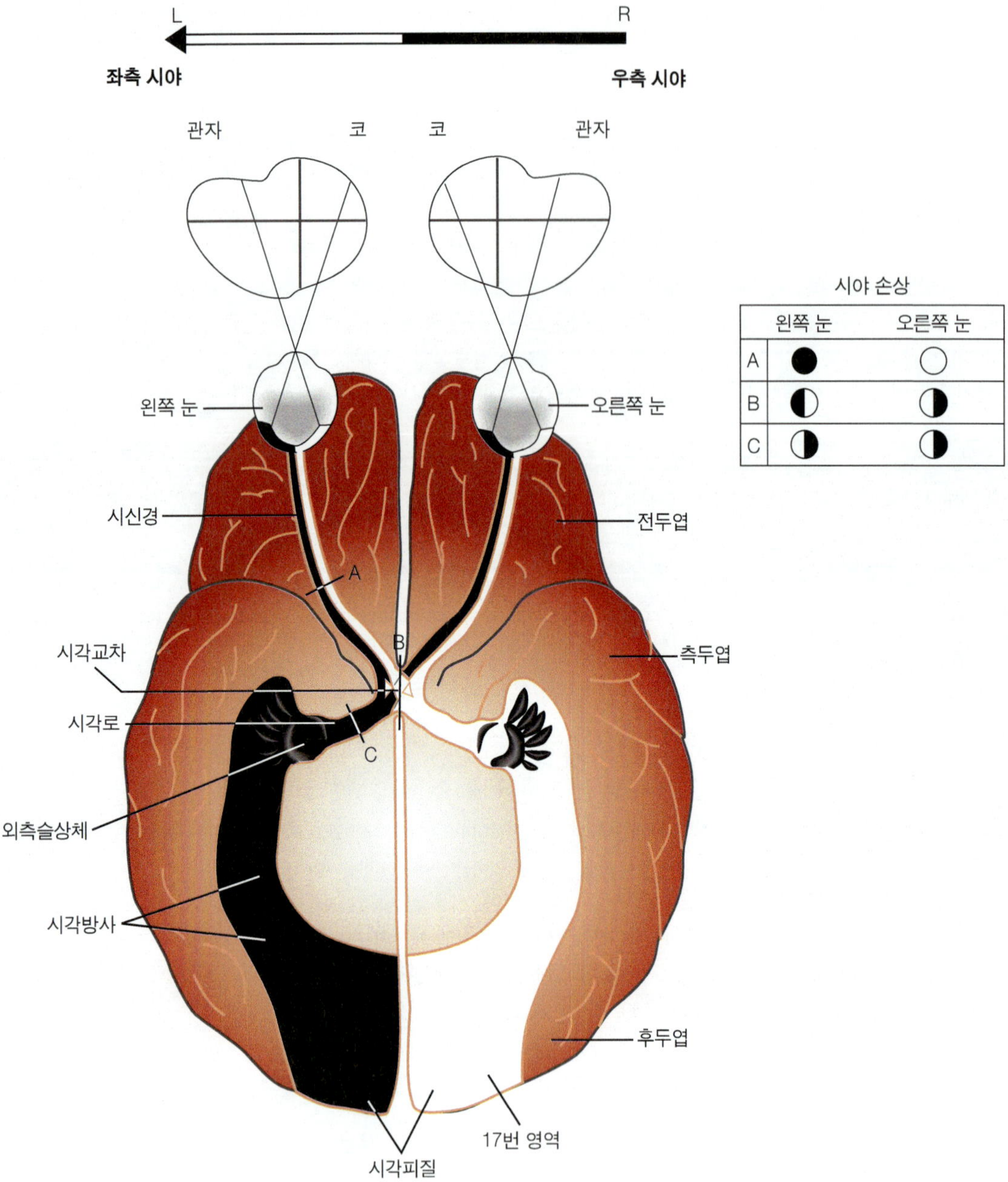

그림 11-38. 시각 경로와 손상 부위의 영향. A 지점에서 시각신경의 절단으로 왼쪽 눈의 좌우 시야가 모두 제거된다. B 지점의 손상은 좌우 외측 시야에서 오는 정보 손실을 야기한다(대측양이반맹, heteronymous bitemporal hemianopsia). 시각로 C 지점의 손상은 양측 눈의 오른쪽 시야에서 오는 정보의 손실을 야기한다(동측반맹, homonymous hemianopsia).

출처: Delmar/Cengage Learning

III번 동안신경(oculomotor nerve: GSE, GVE)

III번 동안신경은 2개의 요소로 구성된다. **일반체성원심성** 요소는 동측으로 외부 안구근육을 담당하며 상안검거근(superior levator palpebrae), 상(superior) · 내(medial) · 하직근(inferior rectus muscle), 하사근(inferior oblique muscle)을 포함하다. 동안신경에 의해 신경지배를 받지 않는 안구근육은 상사근(superior oblique muscle)과 외직근(lateral rectus muscle)이다(그림 11-39). 동안신경핵은 시각체계의 중요한 중개소인 상구 위치의 중뇌 내에 있다. 핵에서 나오는 축삭은 적핵을 통과하고 대뇌다리의 내측을 지나서 아래와 위 가지로 구분하기 위해 뇌간을 빠져나온다. 동안신경이 담당한 근육의 활성화는 안구가 상외측, 내측, 하외측으로 돌아가게 한다.

에딩거-베스트팔핵(부동안신경핵)에서 발생하는 **일반내장원심성** 요소는 동공 축소와 초점에 관련된 가벼운 적응반사에 관여한다. 핵은 대뇌수도관의 복측에 있고 대뇌다리의 내측에서 출현하며, 상안와열(superior orbital fissure)을 거쳐 안와로 들어간다.

IV번 활차신경(trochlear nerve: GSE)

IV번 활차신경은 **일반체성원심신경**으로 분류된다. 중뇌의 활차신경핵에서 생기며, 눈을 아래와 약간 외측으로 돌리는 상사근을 동측으로 지배한다. 활차신경의 섬유는 대뇌다리를 돌아서 안와로 들어간다.

V번 삼차신경(trigeminal nerve: GSA, SVE)

V번 삼차신경은 저작근의 운동과 안면의 감각 정보를 전달하기 때문에 발화에 아주 중요한 혼합신경이다. 그림 11-40에서 보듯이 뇌교 상부의 운동 삼차신경핵과 감각 삼차신경핵에서 생기며 측두엽의 상부 경계 위치의 뇌교에서 빠져나온다. 신경의 팽대부는 유사단극세포를 포함하는 삼차신경핵을 나타내며 거기서 세 요소로 나뉜다—눈(ophthalmic)신경가지, 상악(maxillary)신경가지, 하악(mandibular) 신경가지.

눈신경가지는 작은 삼차신경의 위신경가지로 전체가 감각신경이다. **일반체성구심성** 요소로서 얼굴 상부, 이마, 머리, 각막, 홍채, 위눈꺼풀, 결막, 비강점막, 눈물샘에서 오는 감각 정보를 전달한다.

상악신경가지는 본질적으로 **일반체성구심성**인 감각신경이다(그림 11-41). 아래눈꺼풀, 양쪽 코 피부, 위턱, 치아, 입술, 구강과 비강의 점막성

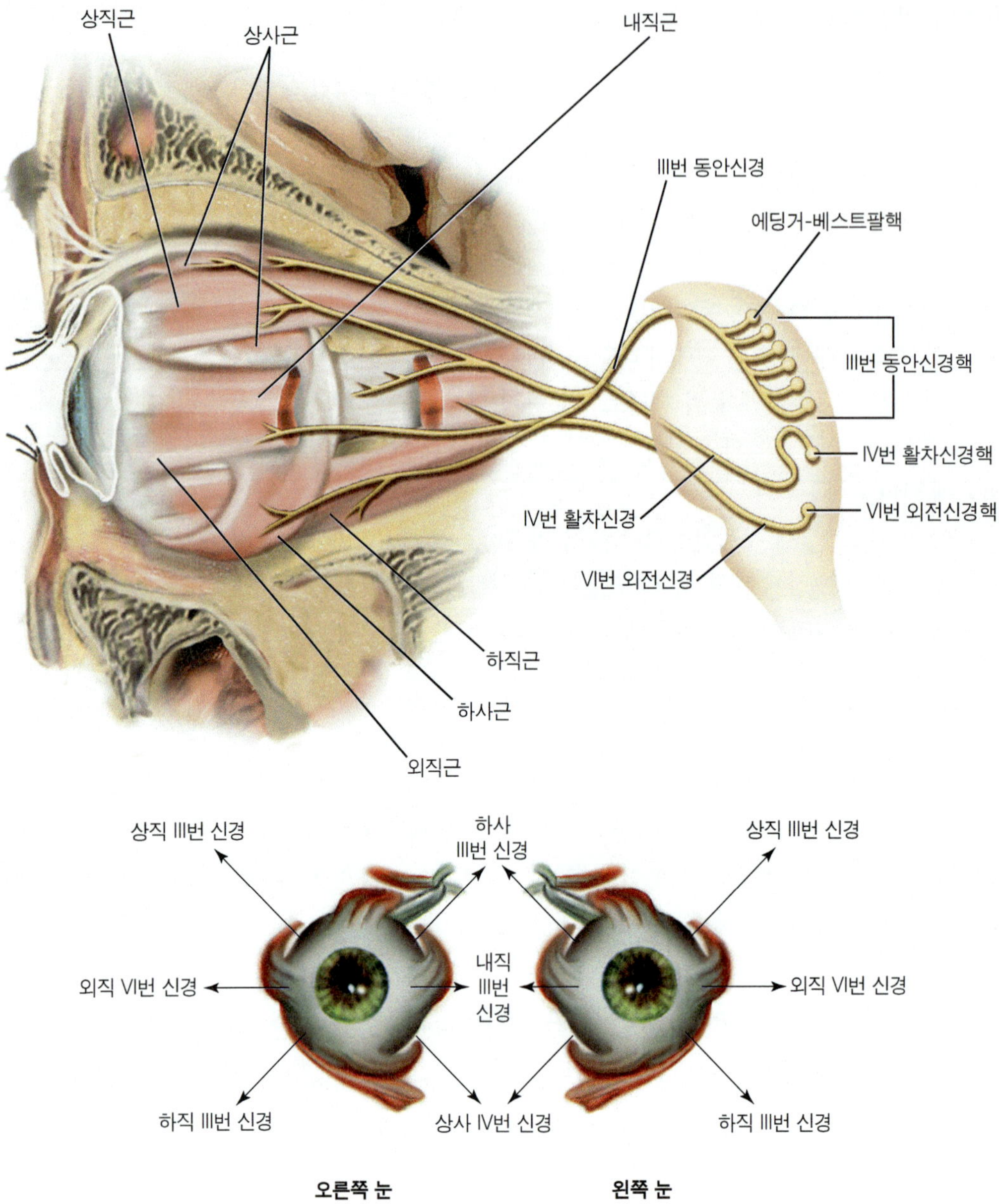

그림 11-39. 동안신경, 활차신경, 외전신경과 근육 신경지배.

출처: Delmar/Cengage Learning

내면, 상악동, 비인두에서 오는 정보를 전달한다.

하악신경가지는 일반체성구심성과 **특수내장구심성**신경이다. 삼차신경에서 가장 큰 가지로 접형골(sphenoid)의 타원구멍을 거쳐 두개를 빠져나오고 많은 신경가지의 근원이 된다. 구심성 요소는 피부 · 아랫니 · 잇몸 · 입술, 볼의 피부와 점막내층, 외이도와 이개, 턱관절(TMJ), 측두골 부위,

▩ III번 동안신경, IV번 활차신경, VI 외전신경의 손상

세 신경은 눈, 눈꺼풀, 홍채의 운동 제어에 관여한다. 동안신경은 윌리스환 가까이 지나가고 종양, 동맥류, 뇌출혈로 인해 압박을 받기 쉬우며, 안구의 내전(상직근, 내직근, 하직근, 하사근), 눈꺼풀 올리기(안검거근), 동공 축소를 맡은 근육에 분포한다. 교차가 이 단계 이전에 일어나기 때문에 동안신경의 하위운동신경원 손상은 동측 마비를 초래한다. 외직근의 저항 없는 활동 때문에 동안신경 마비는 안구의 외전과 내측으로의 안구 회전 손상, 눈꺼풀이 처지는 **안검하수증**(ptosis), 비정상적 동공 확대인 **산동**(mydriasis)을 초래한다. III번 뇌신경의 제어는 전두엽의 8번 영역에서 뚜렷하게 발생하여 상구로 투사되며, 그곳에서 대측 뇌교망상체와 III, IV, VI번 뇌신경의 핵으로 투사된다. 안구가 함께 모이는 **수렴**(convergence)과 한 방향을 쳐다보는 **동향운동**(conjugate movement) 같은 두 안구의 협응운동 때문에 안구운동에 영향을 주는 반구 손상은 반대측과 관련된다. 즉 우반구는 안구의 좌측 운동을 제어하기 때문에 우반구 손상은 안구를 왼쪽으로 돌리는 데 장애를 초래한다. 다시 말해 상위운동신경원 손상 환자는 '손상 부위를 보게' 된다.

활차신경의 상위운동신경원 손상은 상사근(superior oblique muscle)에 영향을 준다. 안구가 내측으로 회전하면 상사근이 안구를 아래로 내릴 수 있고, 마비로 이 능력을 상실한다. 외전신경은 외직근을 제어하며, 안구를 외측으로 회전한다. 외전신경의 하위운동신경원 손상은 **내사시**(internal strabismus)를 초래한다. 양측 안구에서 오는 시각 영상을 융합하는 부수적인 장애는 겹쳐 보이는 **복사시**(diplopia)이다.

활차신경과 외전신경의 외상은 동안신경의 손상보다 더 흔하다. 복사시를 치료하기 위한 외과적 중재는 기능을 회복하고 안정화하기 위해 통상 생후 9개월 후에 실시한다. 수술은 읽기 위치에서 겹쳐 보이는 것을 제거하기 위해 시행된다(Mackay, Chapman, & Morgan, 1997 참조). ▩

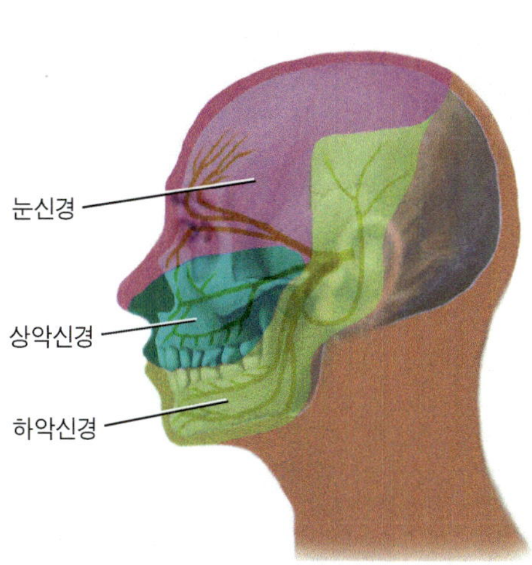

그림 11-40. 삼차신경에서 발생하는 신경에 의해 지배되는 부위.

출처: Delmar/Cengage Learning

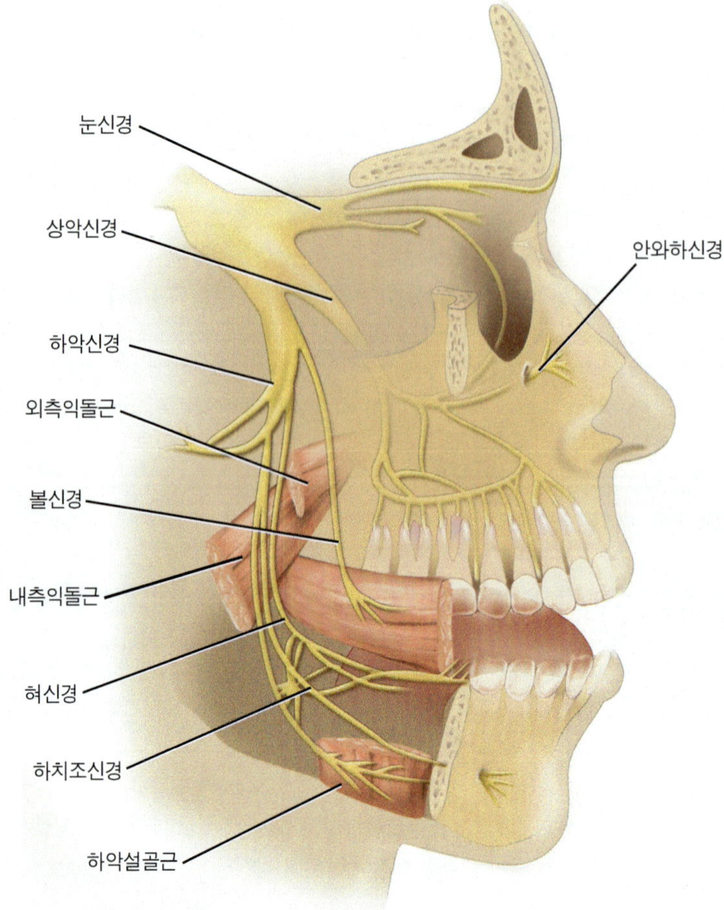

그림 11-41. 삼차신경의 눈신경가지, 상악신경가지, 하악신경가지.

출처: Delmar/Cengage Learning

저작근의 운동 감각과 고유감각을 포함하여 하악을 둘러싼 영역에서 오는 일반체성구심 정보를 처리한다. **설신경**(혀신경, lingual nerve)은 혀의 전방 2/3 점막부와 구강바닥에서 오는 체성감각을 처리한다.

특수내장원심성 요소는 뇌교의 삼차운동신경핵에서 발생하여 저작근(교근, 내 · 외익근, 측두근), 고막장근, 하악설골근, 전이복근, 구개장근에 분포한다. 미각은 삼차신경에 의해 중개되지 않지만 혀끝을 깨물었을 때 생기는 통증은 전달된다.

VI번 외전신경(abduncens nerve: GSE)

이름이 암시하듯이 외전신경은 외전근으로 외직근에 일반체성원심성 신경지배를 제공한다. 제4뇌실 벽에 묻혀 있는 뇌교의 외전신경핵에서 발생하고, 뇌교와 연수 연결부가 있는 뇌간에서 빠져나온다. 외전신경은 외직

V번 삼차신경의 손상

삼차신경은 운동과 감각 요소를 모두 가지며, 손상에 의해 모두 영향을 받을 가능성이 있다. 삼차신경의 UMN 손상은 두 반구에서 양측성 신경지배를 강하게 받기 때문에 미미한 운동장애를 초래한다. UMN 손상이 발생하면 **하악반사**(jaw jerk reflex)의 증가를 볼 수 있다(수동적으로 당겨진 하악에서 유도된다). LMN 손상은 손상된 쪽의 **위축**(atrophy)과 약화를 초래한다. 환자가 입을 닫고 있을 때, 턱은 건강한 내익근 활동 때문에 손상된 쪽으로 치우친다. 발화에 심하게 영향을 미치는 양측성 LMN 손상이 생기면 턱이 벌어진다. 구개장근은 삼차신경에 의해 지배되며, 근육의 약화와 마비는 연인두 괄약근을 유지하는 역할 때문에 과다비성(hypernasality)을 초래한다.

삼차신경의 감각 요소 손상은 혀의 전방 2/3 부위의 미각 손실과 솜털을 각막에 접촉해 유발된 각막반사의 상실, 그리고 이관 입구, 외이도, 고막, 치아, 잇몸의 감각 변화를 초래한다. 눈신경가지의 손상으로 이마와 얼굴 상부, 코 부위의 감각이 상실되고, 상악가지 손상으로 대체로 광대뼈의 외측과 상악 전체의 피부 감각이 상실된다. 하악가지의 손상은 얼굴 측면에서 하악까지 감각에 영향을 미친다. **삼차신경통**[trigeminal neuralgia; 동통성틱, 발작삼차신경통(tic douloureux)]은 삼차신경의 손상으로 유발된다. 신경 경로를 따라 아주 심하고 예리한 전격통증(shooting pain)이 생기며, 통증은 하나의 가지가 분포된 부위에 제한된다.

근을 지배하기 위해 상안와열을 거쳐 안와로 들어간다.

VII번 안면신경(facial nerve: SVE, SVA, GVE)

안면신경은 발화근육에 대한 논의에서 아주 중요하다. 이 신경은 얼굴표정근과 눈물샘, 혀 일부의 미각에 원심성 신경지배를 제공한다. 미주신경, 삼차신경, 전정와우신경, 설인두신경과 소통한다.

특수내장원심성 요소는 뇌교 하부의 망상체 내에 있는 안면신경운동핵에서 생긴다. **그림 11-42**에서 보듯이 대뇌피질의 양 반구에서 오는 신경섬유는 이 핵에서 종결된다. 운동핵은 나누어져서 모든 근육이 양측성으로 신경을 받지 않는다. 얼굴 하부 근육은 오로지 대측성 신경지배를 받는 반면, 얼굴 상부 근육은 양측성 피질 입력을 받는다. 대뇌피질의 일측성 손상은 얼굴 하부 근육에서 대측성 장애를 일으키지만 얼굴 상부는 주목할 만한 장애가 없는데, 이는 상부 근육이 양쪽 대뇌반구에서 신경지배를 받기 때문이다. 즉 좌반구 손상은 구강근육의 오른쪽 안면마비를 초래하지만 이마 주름, 눈 감기 등의 능력은 정상이다.

이 신경은 내이도로 들어가기 위해 소뇌교각에 있는 뇌교를 빠져나가고(**그림 11-43**), 측두골의 안면신경관(facial canal)을 통해 외측으로 달린

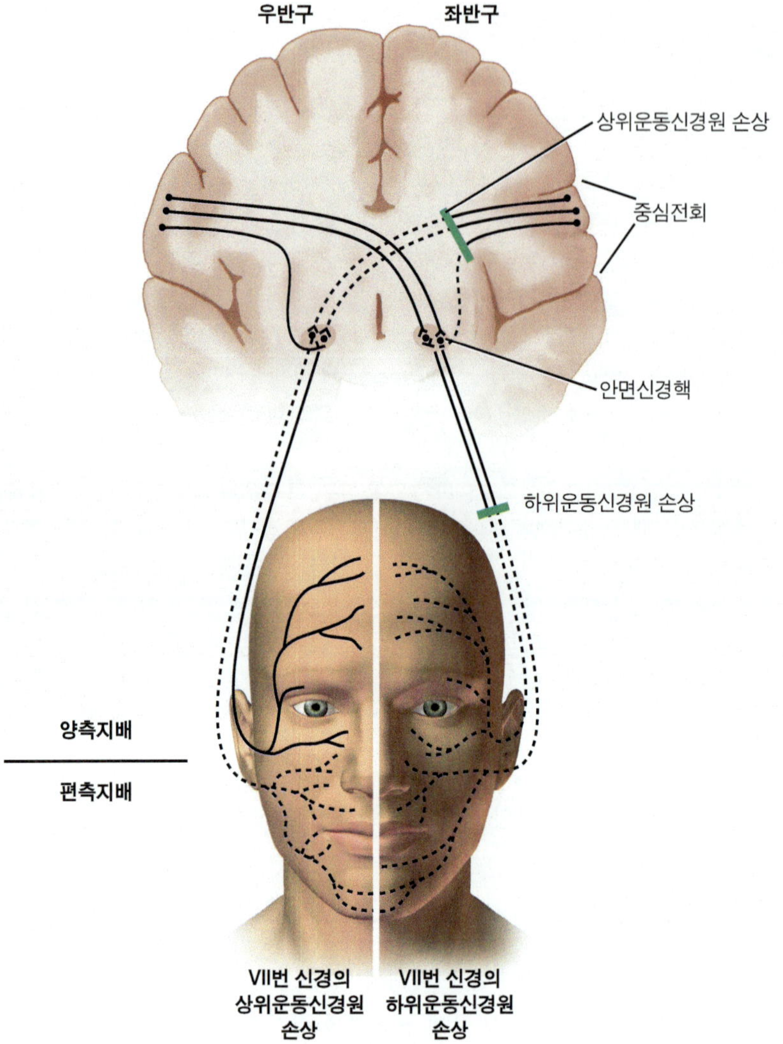

그림 11-42. 안면근육 기능에 대한 안면신경의 상위운동신경원과 하위운동신경원 손상의 결과.

출처: Gilman & Winans, 1992.

다. **슬신경절**(무릎신경절, geniculate ganglion)에서 신경은 중이강 내의 내측 돌출부로 이어지도록 휘어진다. 안면신경의 작은 가지인 **고실끈신경**(chorda tympani)이 중이강으로 들어가서 추골과 고막의 내측으로 통과한다. 마침내 삼차신경의 혀신경과 합류한다.

안면신경은 측두골의 경유돌공(붓꼭지구멍, stylomastoid foramen)을 빠져나가고 경상설골(붓목뿔, stylohyoid)근과 악이복근(digastricus) 사이를 달리면서 분포한다. 신경은 **경안면**(cervicofacial)과 **측두안면**(temporofacial)부로 분지한다. 측두안면부는 측두가지(temporal branch)와 관골가지(zygomatic branch)로 생겨나는 반면, 경안면부는 나중에 볼가지(buccal branch), 혀가지(lingual branch), 턱둘레가지(marginal

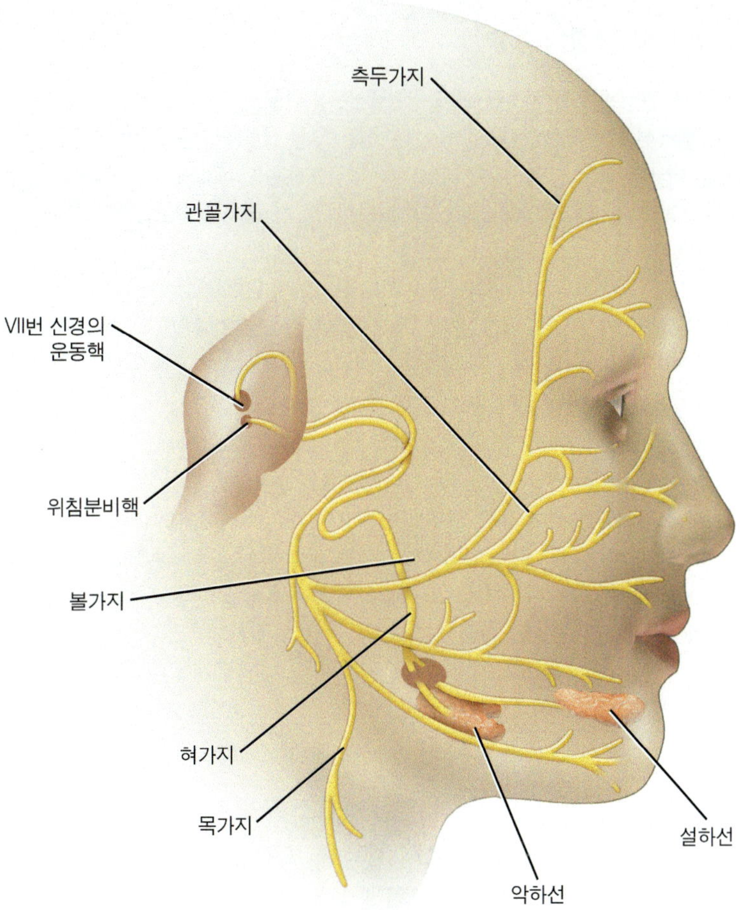

그림 11-43. 안면신경의 일반적 경로.

출처: Delmar/Cengage Learning

mandibular branch), 목가지(cervical branch)로 분지한다.

안면신경의 일반내장원심성 요소는 뇌교의 **침분비핵**(salivatory nucleus)에서 생기고 **중간신경**(nervus intermedius)을 형성한다. 중간신경에서 오는 섬유는 누선(눈물샘, lacrimal gland), **설하선**(혀밑샘, sublingual gland), **악하선**(턱밑샘, submandibular gland)을 지배한다.

혀의 앞쪽 2/3에서 일어나는 **특수내장구심성 미각**(gustation)은 안면신경에 의해서 전달된다. 이 정보는 고실끈신경을 거쳐 중간신경과 궁극적으로는 **고립로핵**(solitary tract nucleus)에 전달된다.

VIII번 전정와우신경(vestibulocochlear nerve: SSA)

청각신경(auditory nerve)으로도 알려진 이 신경은 청각 정보와 공간 내 운동 감각을 중개하기 때문에 언어병리학자와 청각사 모두에게 대단히 중요

■ VII번 안면신경의 손상

안면신경의 손상은 조음 기능에 크게 영향을 준다. 얼굴 상부에 대한 상위운동신경원의 분포는 양측성이기 때문에 편측성 UMN 손상은 얼굴 상부 마비를 초래하지 않는다. 그러나 눈 아래의 모든 안면근육이 마비된다. **얼굴표정근육**(mimetic muscles)은 발화에 쓰이는 것과 다른 뇌의 영역에서 촉발되기 때문에 정서자극의 반응으로 불수의적으로 수축될 수 있다.

LMN 손상은 손상된 쪽의 상·하부 안면마비를 일으킨다. 이 손상은 눈감기장애를 수반하고 근육 처짐, 긴장 상실, 입술, 코, 이마 주위 주름의 감소를 유발한다. 미소를 지을 때는 손상된 입 쪽이 손상되지 않은 쪽으로 당겨진다. 침을 가두는 입술 능력의 손상 때문에 침을 흘리게 되고, 이완된 볼근 때문에 호기에 볼이 부푼다.

벨마비(Bell's palsy)는 안면신경의 압박이나 차가운 온도에 의해서 야기되기도 한다. 몇 달 안에 대부분 완화되는 안면근육의 마비를 초래한다.

얼굴이나 뇌의 관통상에 의한 안면신경 손상은 아주 흔하다. 중이의 손상이나 측두골이 관련된 두개 골절은 모두 안면신경 손상을 유발한다. 골절이 수평적이면 안면마비가 더 많이 일어나긴 하지만, 대부분의 측두골 골절은 측두골의 긴축을 따라서 일어난다(Mackay, Chapman, & Morgan, 1997 참조). ■

하다. 이 신경은 구심성 요소와 원심성 요소 모두로 구성되어 있다. 원심성 요소는 선택적으로 외모세포의 감폭을 보조하는 것으로 보이는 반면, **특수체성구심성** 요소는 청력과 균형에 관한 정보를 중개한다(그림 11-44, 그림 10-13).

청각가지. **와우**에 대한 음향자극의 정보는 짧은 수상돌기를 거쳐 골미로의 와우축 내에 있는 나선신경절(달팽이신경절, spiral ganglion)에 전달된다. 나선신경절은 그 축삭이 내이도를 통해 투사하는 양극세포체를 구성하며, 거기서 신경은 전정가지와 합류한다. 신경은 하소뇌각에 대해 외측인 **배측와우핵**(DCN), **복측와우핵**(VCN)과 연접하기 위해 뇌교와 접합부에 있는 연수로 들어간다.

전정가지. 청각신경의 전정가지는 가속과 위치에 관한 정보를 내이도 내에 있는 **전정신경절**(안뜰신경절, vestibular ganglion)의 양극세포로 전달한다. 뇌교의 섬유는 뇌교와 연수의 핵뿐만 아니라 직접 소뇌의 편엽소절엽에 연접하기 위해 분지한다. 뇌교와 연수 내의 전정가지는 상·내측·외측·하전정핵과 소통한다. 전정핵은 척수, 소뇌, 시상, 대뇌피질로 투사한다.

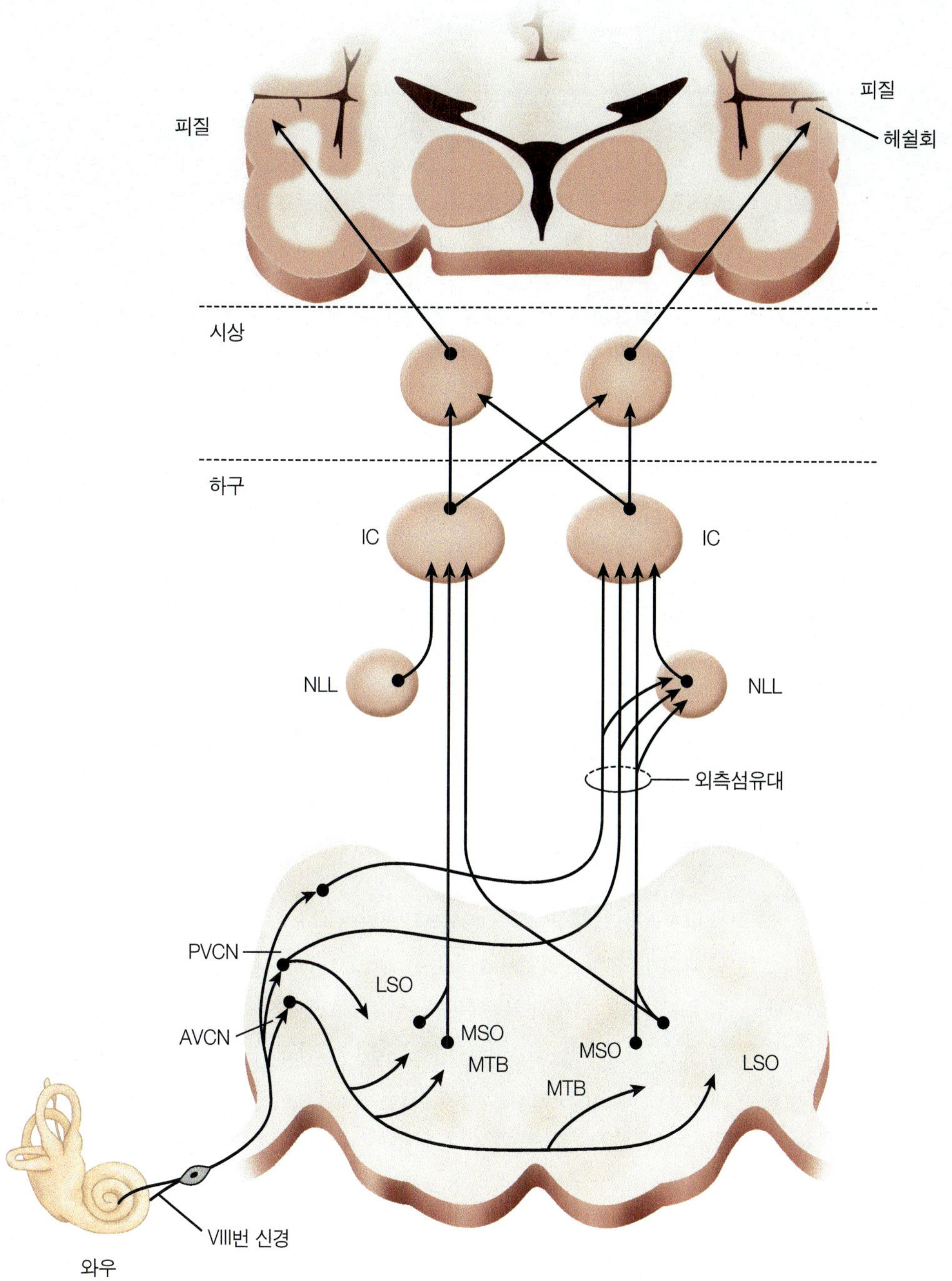

그림 11-44. 청각에 관련된 뇌간의 핵을 보여 주는 청각 경로. AVCN: 전복측 와우신경핵; PVCN: 후복측 와우신경핵; DCN: 배측 와우신경핵; LSO: 외측 상올리브; MSO: 내측 상올리브; MTB: 능형체의 내측핵; NLL: 외측 모대의 핵; IC: 하구; MGB: 내측 슬상체.

출처: Pickles, J.O. (1982). *Introduction to the physiology of hearing*. New York: Academic Press.

VIII번 전정와우신경 손상

전정와우신경의 손상은 동측의 청각장애를 유발하며, 외상의 정도를 반영한다. 물리적 외상(두개골 골절), 신경을 압박하는 종양(양성이나 생명을 위협하는 수초말이집의 종양은 저속 징후 편측성 청각장애와 뇌간을 압박하는 기타 증상을 증가시킴), 혈관 사고를 포함한 많은 요인으로 청각신경의 손상이 발생한다. 전정 요소 손상은 공간에서 위치에 관련된 정보 상실에서 생기는 평형장애를 유발한다.

전정와우신경의 외상은 측두골의 골절이나 총상 같은 관통상으로 대개 발생한다. 측두엽의 긴축을 따라 생긴 골절은 감각신경성 난청이나 신경 압박, 미로의 명료한 손상이 없는 현기증을 유발한다. 골절이 횡단면이라면 VII번이나 VIII번 신경이 절단되거나 압박된다. 두부 손상으로 머리 위치가 변화될 때 종종 현기증이나 안진(nystagmus)이 생긴다(머리를 돌리거나, 위아래로 보기, 모서리를 돌아 걸을 때)—미로(labyrinth)의 물리적 손상에 대한 증거가 없을 때, 전정계의 감각기제에서 사용된 칼슘 입자의 교란으로 현기증과 안진이 일어날 수 있다. 대부분의 외상성 현기증은 시간이 흐름에 따라 완화된다(Mackay, Chapman, & Morgan, 1997 참조).

원심성 요소. 감각기관으로 간주되긴 하지만 와우는 **올리브와우다발**(올리브달팽이다발, olivocochlear bundle)의 원심성 섬유에 의해 제어된다. 이 경로가 1,600개의 섬유로만 되어 있지만(30,000개를 가진 구심섬유와 비교해서) 섬유다발의 활성화는 이것이 소통하는 모세포의 출력에서 중요한 감쇄 효과를 나타낸다.

교차올리브와우다발(crossed olivocochlear bundle, COCB)은 올리브복합체의 **내측상올리브**(medial superior olive, MSO) 인근 영역에서 생긴다. 섬유는 하행하며 대부분은 제4뇌실 부근에서 교차하고, **외유모세포**(바깥털세포, outer hair cells)와 소통한다. **비교차올리브와우다발**(uncrossed olivocochlear bundle, UCOB)은 올리브복합체의 **외측상올리브**(lateral superior olive) 인근에서 기원하며, 대부분의 섬유는 와우의 **내유모세포**(안쪽털세포, inner hair cells)에 동측으로 투사한다. 올리브와우다발은 피질 활동을 통해 제어되고 소음 내의 신호 감지에 능동적이다.

청각로. 대뇌피질로 가는 청각로는 **그림 11-44**에 제시되어 있다(10장의 **그림 10-13**과 **그림 11-15** 참조). 와우 모세포에 연접하는 청각신경 섬유의 수상돌기는 와우의 진행파를 거쳐 적절한 기계 자극에 따라 탈분극된다. 전정와우신경의 양극세포 축삭은 와우핵에 투사되는데, 그것은 기능적으로 뇌교의 배측와우핵(DCN)과 전복측와우핵(AVCN), 후복측와우핵(PVCN)으로 나눈다(일부 해부학자는 오로지 DCN과 VCN, 2개의 핵으로 구별한다). 청각신경의 투사는 와우핵 내에서 **주파수에 따라**(tonotopically) 배열되는데, 와우격막(cochlear partition)의 구성을 반영한다. 즉 이것은 저주파수에서 고주파수까지, 와우 내에서 처리된 정보를 표시하는 섬유의 정연한 배열이다. 이 순서는 청각신경계 전체에서 유지된다.

와우핵에서 나오는 투사는 **음향선**(acoustic striae)의 형태를 취한다. DCM에서 발생한 **배측음향선**(dorsal acoustic stria)은 하소뇌각을 돌아 지나간다. 상올리브복합체와 외측섬유띠를 우회하여 교차하고 하구(IC)에서 연접한다. **복측음향선**(ventral acoustic stria)의 섬유는 앞에서 하소뇌각을 지나고 반대측 상올리브핵에서 종결한다. **중간음향선**(intermediate acoustic stria)은 PVCN에서 생기고 동측 상올리브복합체에서 종결한다.

내측상올리브(MSO)와 **외측상올리브**(LSO, s-segment)는 뇌교 내 상올리브복합체의 주요 청각핵이다. 주변 환경 소리의 국재화는 우선적으로 이 단계에서 처리된다. MSO에 투사된 저주파수 정보는 양이 간 위상 단서를 주는 반면, LSO에서의 고주파수 정보는 공간 내에서 소리 위치에 대한 양이 간 강도 단서를 제공한다. 또한 교차 또는 비교차 올리브와우다발은 MSO와 LSO 핵 주변의 세포에서 생긴다.

청각로의 도식에서 보듯이 SOC에서 나오는 섬유는 분명 소리의 국재화에 관여하는 외측섬유띠와 하구로 상행한다. 청각로 전체에서 다량의 교차가 있고 와우핵 연접이 따라서 있다는 것을 주목해야 한다. 실제로 동측 요소가 조금 남아 있지만 청각 경로는 주로 교차한다. 편측성 농은 와우 또는 청각신경 손상에서 비롯되지만, 청각신경 단계 위 청각로의 편측성 손상으로는 일어나지 않는다. 많은 청각 기능이 경로의 중복 결과로 지속되지만, 두 귀의 상호 반응은 공간 내 소리 국재화에 필수적이며 뇌간의 손상은 변별 기능의 상실을 초래한다. 물론 완전한 양측 분할은 청각 기능에 완전한 손실을 초래한다.

시상핵인 **내측슬상체**(medial genuculate body, MGB)는 마지막 청각중개소이다. **청각방사**[auditory radiation; **슬상관자방사**(geniculotemporal radiation)]는 MGB에서 측두엽의 **헤쉴회**(41번 영역)에 투사한다. 상측두회 배측면의 요소는 부분적으로 실비안열에 숨겨져 있고, 청각피질로의 투사는 주파수별 구성을 유지한다. 42번 인접 영역은 청각연합영역으로 뇌의 다른 부분과 뇌량을 거쳐 대측 청각피질로 투사한다.

IX번 설인신경(glossopharyngeal nerve: GSA, GVA, SVA, GVE, SVE)

설인신경은 감각 기능과 운동 기능을 모두 담당한다(그림 11-45). 운동 요소는 연수의 의문핵과 하침분비핵(inferior salivatory nucleus)에서 발생하는 한편, 감각 요소의 축삭은 삼차신경의 **고립로핵**(solitary tract nucleus)과 **척수로핵**(spinal tract nucleus)이 있는 연수에서 종결한다. 세근(잔뿌리근, rootlets)은 연수의 복외측(ventrolateral)에서 빠져나가서 수렴하고, 측두골의 경정맥공을 통해 두개를 떠난다. 신경은 측두근의 경상돌기와 경상인두근 옆으로 깊이 달리고 상인두수축근을 관통한 후에 혀의 기저로 들어간다. 이 신경은 **상·하추체신경절**(superior and inferior petrosal ganglia)을 가진다.

특수내장구심성 기능은 혀의 뒤쪽 1/3과 연구개 일부의 미각수용체(taste receptor)로부터 감각을 중개하고 이 정보는 고립로핵으로 전달된다. 경동맥동(carotid sinus) 내의 **압력수용기**(baroreceptors)에서 오는 신경 흥분은 총경동맥 내의 동맥 압력에 관한 정보를 동일한 핵으로 전달한

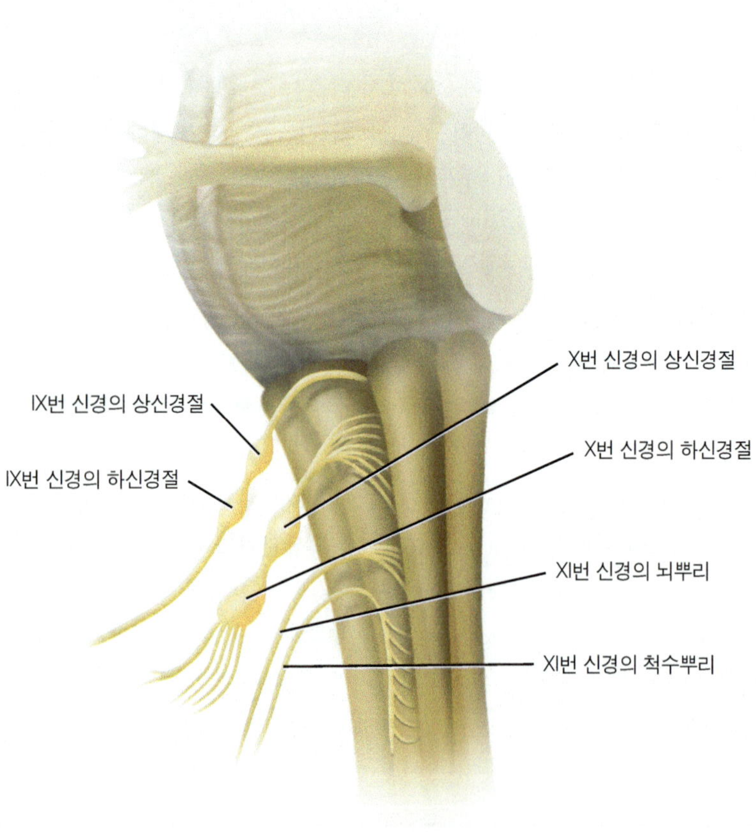

그림 11-45. 설인신경과 미주신경, 부신경의 관계.

출처: Delmar/Cengage Learning

IX번 설인신경 손상

설인신경은 미주신경과 협력하여 작용하므로 독립된 기능을 규정하기가 어렵다. 미주신경이 여러 기능을 지원하기는 하지만, 설인신경의 손상은 경상인두근의 마비를 초래하고 혀의 뒤쪽 1/3 부분과 인두의 일반 감각 **마비**(anesthesia)를 일으킨다. 이개와 중이의 감소된 감각이 설인신경 손상을 나타낼 수 있지만, 미주신경과의 협응적 신경지배로 인해 인두수축근에 적은 영향을 미친다. 반사가 없는 것이 손상이 반드시 있음을 의미하는 것은 아니지만, 미주신경 손상은 구역반사(gag reflex)의 감소나 소실을 유발한다.

다. 일반내장구심성 요소는 혀의 뒤쪽 1/3 부위, 구협(faucial pillars), 인두 상부, 이관으로부터의 접촉, 통증, 온도에 대한 감각을 하신경절에 제공한다.

이개(귓바퀴, auricle)와 외이도 뒤에서 오는 일반체성구심성 정보는 설인신경의 상분지에 의해 상신경절을 거쳐 척수삼차신경핵(spinal trigeminal n.)으로 전달된다.

설인신경에 의한 원심성 신경지배는 의문핵에 의한 경상인두근과 상인두수축근의 특수내장원심성 활성화를 포함한다. 침분비를 맡은 이하선(귀밑샘, parotid gland)의 일반내장원심성 신경지배는 이신경절(귀신경절, otic ganglion)을 거쳐 하침분비핵에서 생겨난다.

X번 미주신경(vagus nerve: GSA, GVA, SVA, GVE, SVE)

미주신경은 복잡하면서도 중요하다. 이 신경의 운동 요소와 감각 요소를 모두 살펴보자. 미주신경은 외측 연수에서 발생하고 설인두신경과 부신경(accessory nerve)을 따라 경정맥공을 통해 두개를 떠난다(**그림 11-46**).

미주신경은 여러 개의 핵과 신경절이 담당한다. 배측미주신경핵(배측운동핵)은 부교감 신경지배를 위해 내장원심성 섬유의 근원이 되며 하미주신경절에서 정보를 받는다. 의문핵은 후두근육과 점막에 운동신경지배를 제공하는 반면, 고립로와 그 핵은 미각을 담당한다. 설인신경과 같이 미주신경은 상·하신경절을 가진다.

일반내장원심성 요소는 미주신경의 배측운동핵에서 생기고 소장, 췌장, 위장, 식도, 기관지 평활근과 점막샘, 신장, 간, 심장에 부교감 신경지배를 제공한다. 이 분지는 심장박동 억제를 담당한다. 후두의 횡문근과 대부분의 인두근, 구개근은 의문핵이 담당하는 미주신경의 특수내장원심성 부분에 의해 지배된다.

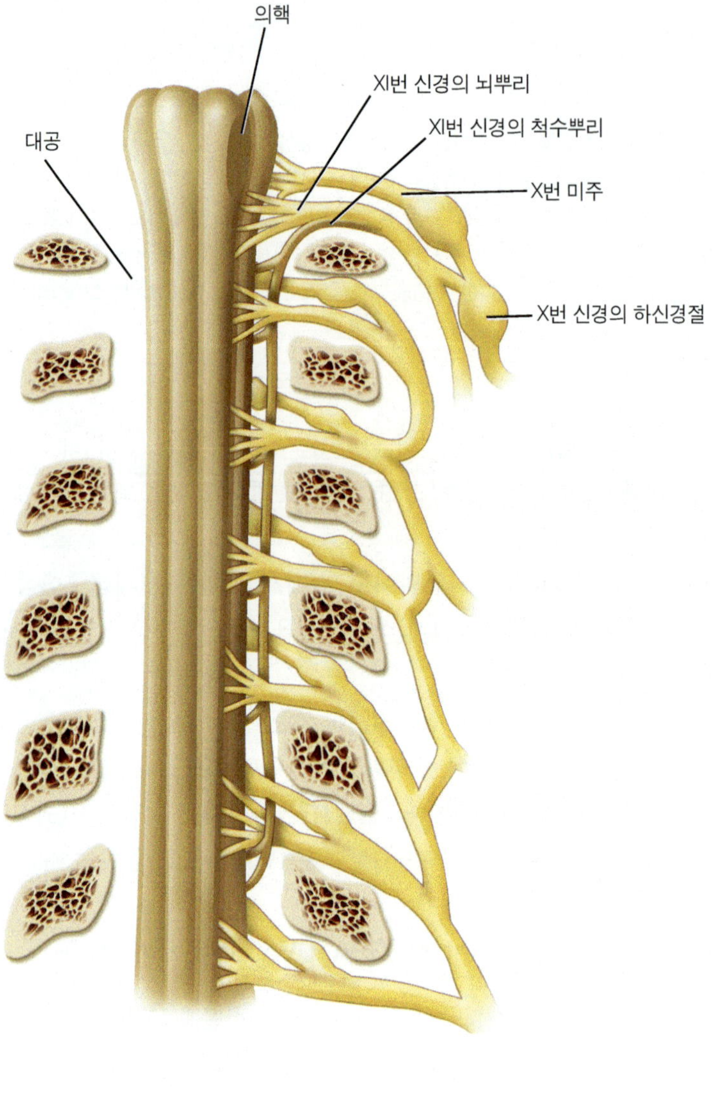

그림 11-46. 척수 부신경의 기시부.

출처: Delmar/Cengage Learning

일반체성구심성 요소는 고막과 이개 후부, 외이도를 덮는 피부에서 오는 통증, 접촉, 온도 감각을 상미주신경절로 전달하고 결과적으로 삼차신경의 척수핵에 전달한다. 이것은 외부 자극이 고막을 건드릴 때 구역질이나 구토를 유발하는 신경지배이다.

인두 하부, 후두, 흉부와 복부내장, 식도, 기관의 점막내층에서 오는 통각은 하신경절 내의 세포체, 그리고 미측고립로핵(caudal nucleus solitarius)과 배측미주신경핵에서 종결되는 축삭인 일반내장구심성 요소에 의해 전달된다. 구역질과 허기 감각은 미주신경에 의해 중개된다. GVA 요소는 심장 박동, 혈압(압력수용체를 통해), 호흡(폐 안의 신장수용체가 흡기를 중단하는 충분히 팽창된 조직에 신호를 보냄), 소화의 유지를 지원한다.

후두개와 후두계곡(valleculae)에서 오는 미각은 하신경절 내에 위치하는 구심섬유의 세포체인 **특수내장구심성** 요소에 의해 중개된다(Gliman & Winans, 1992). 이 요소에서 나오는 축삭은 미측고립로핵에서 종결한다.

이 기능들을 중요한 미주신경의 네 가지가 맡는다. 인두가지(pharyngeal branch), 반회후두가지(되돌이후두가지, recurrent laryngeal branch), 상후두가지(superior laryngeal branch)는 하신경절에서 생기는 반면, 이개가지(귓바퀴가지, auricular branch)는 상신경절에서 생긴다.

우측 **반회후두신경**(되돌이후두신경, recurrent laryngeal nerve)은 쇄골하동맥(빗장밑동맥, subclavian artery) 아래와 뒤로 진행하고 기도와 식도 사이로 상행한다. 좌측 반회후두신경은 기도와 식도 사이로 상행하기 위해 대동맥활(aortic arch) 아래로 굽는다. 윤상연골과 갑상연골 사이 후두로 들어간 후에 기도가지와 식도가지는 성대 아래 후두점막에 GVA 신경이 분포하고, SVE 신경분포는 후두내근과 하인두수축근을 담당한다. 이개가지는 고막과 외이도에서 오는 감각 정보를 전달한다.

미주신경의 **인두가지**는 혀 바닥과 인두 상부에서 오는 SVA 미각과 GVA 감각을 중개한다. 또한 상 · 중인두수축근(pharyngeal constrictor), 구개인두근, 구개설근, 이관인두근(salpingopharyngeus), 구개거근(입천장올림

X번 미주신경 손상

미주신경은 뇌신경에서 넓게 확장되어 있어 임상적 징후의 중요한 위치를 나타내 준다. 인두가지의 손상은 삼킴, 설인두신경과의 상호작용을 통한 잠재적인 구역질의 손상, 연인두괄약근의 약화로 인한 과다비성을 초래한다(모든 연인두근육에는 미주신경이 분포하는데, 삼차신경이 분포된 구개장근은 제외이다). 편측성 인두가지 손상은 수반된 방향(비대칭적 올림)의 연구개를 올리는데 장애를 초래하여 과다비성을 유발한다. 양측성 손상으로 과다비성, **비역류**(nasal regurgitation; 코를 통해 음식과 물의 유출), 연하장애, 인두근육의 마비가 발생하여 연인두 운동이 없거나 감소된다(대칭성).

상인두신경의 손상은 상후두점막의 감각과 신전수용체의 상실, 윤상갑상근의 마비를 초래한다. 반회후두신경의 손상은 성대 아래의 감각과 후두내근에서 오는 신전수용체 정보를 제거한다. 편측성 반회후두신경의 손상은 통상 거친 소리와 기식적인 소리를 동반하는 손상된 쪽의 성대 이완을 유발한다. 양측성 손상의 경우, 성대가 내전된 위치로 마비되어 기도 폐쇄로 생명을 위협하는 경우는 거의 드물다. 더 일반적으로는 성대가 정중주변(paramedian) 위치에서 마비되어 기도를 흡인의 위험에 빠뜨린다. 내전된 위치로의 마비는 **후두천명**(laryngeal stridor)을 유발한다. 정중주변 위치로의 마비는 제한된 호흡을 유발하고, 성대근의 긴장 능력 상실로 인해 제한된 음도 범위의 기식적이고 거친 발성을 하게 된다.

근, levator veli palatine muscle), 구개수근(목젖근, uvular muscle)의 SVE 신경분포를 중개한다. 미주신경에 의해 지배되지 않는 연구개근육은 구개장근(tensor veli palatine)이다.

상후두신경은 내가지(internal branches)와 외가지(external branches)를 가진다. 내가지는 갑상설골막(thyrohyoid membrane)을 통해 후두로 들어가고 성대 위의 후두 영역에서 GVA 정보를 받는다. 외가지는 윤상갑상근의 SVE 신경지배를 담당한다.

XI번 부신경(accessory nerve: SVE)

부신경은 뇌신경 요소와 척수신경 요소 모두로 구성된다. 직접적으로 흉쇄유돌근(목빗근, sternocleidomastoid muscle)과 승모근(등세모근, trapezius)에 **특수내장원심성** 신경지배를 담당하고 후두내근, 인두, 연구개를 지배하기 위해 미주신경과 함께 작용한다. 예외는 삼차신경에 의해 지배되는 구개장근, 미주신경의 상후두신경에 의해 지배되는 윤상갑상근이다(그림 11-45).

뇌뿌리(cranial root)는 미주신경과 함께 경정맥공을 통해 나가기 위해 척수신경뿌리에 의해 합류되는 의문핵 미측부(caudal portion)에서 생긴다. 두개를 나가면 부신경의 내가지(internal branch)는 미주시경의 하신경절과 합류한다. 부신경은 미주신경의 반회후두신경과 인두신경 모두를 담당한다.

척수근(척수뿌리, spinal root)는 배측과 복측 세근 사이 첫 5개의 척추뼈에서 빠져나오고, 대후두공을 통해 두개골로 들어가기 위해 상행하며, 두개를 나오기에 앞서 부신경과 합류한다(그림 11-45). 척수근은 부신경의 외근(바깥뿌리, external root)를 이루고 흉쇄유돌근과 승모근(등세모근, trapezius)에 신경분포한다.

XI번 부신경 손상

부신경의 손상은 승모근과 흉쇄유돌근에 영향을 미친다. 흉쇄유돌근에 영향을 주는 편측 손상은 손상 방향에서 머리를 돌리지 못하게 된다(왼쪽 흉쇄유돌근이 수축하면 머리를 오른쪽으로 돌리게 된다). 승모근의 마비를 초래하는 손상으로 인해 팔을 들어 올리는 능력이 제한되고, 손상된 쪽의 어깨 처짐을 유발한다.

XII번 설하신경 손상

설하신경의 손상은 조음 기능과 말 명료도에 큰 영향을 미친다. 이 신경은 혀의 내근과 외근의 원심성 신경지배를 담당하며, 구심성 고유감각을 제공한다. 편측 LMN 손상은 손상된 쪽의 운동 상실을 초래한다. 손상된 쪽의 근육 약화와 위축은 손상된 방향으로 혀가 치우치도록 한다(정상 대측 이설근의 기능이 이것을 야기한다). **근육수축**(fasciculation) 또는 근섬유의 변칙적인 불수의적 경련이나 움직임이 세포체의 손상으로 유발되는 위축(atrophy) 전에 발생할 수 있다. 정상적인 경상설근의 긴장성 당김 때문에 휴식기의 혀는 손상되지 않은 쪽으로 치우친다. 상위운동신경원 손상은 근육 약화와 강직(spasticity)을 동반하는 수의운동장애를 초래한다.

XII번 설하신경(hypoglossoal nerve: GSE)

이름이 의미하듯이 이 신경은 혀의 운동 기능에 신경분포를 제공한다. 일반체성원심신경은 연수의 설하핵에서 생기고 설하관(hypoglossal canal)을 통해 두개를 나오며, 미주신경과 함께 진행한다. 설하신경은 하행하여 모든 혀의 내근과 인두신경총(pharyngeal plexus)을 통해 부신경에 의해 지배되는 구개설근을 제외한 모든 혀의 외근에 신경지배를 위해 분지한다.

각 설하신경핵은 일차적으로 대측 피질연수로가 담당하는데, 이는 좌측 상위운동신경원(UMN)의 손상이 우측 혀의 약화를 초래한다는 의미이다. 하위운동신경원(LMN)의 손상은 동측 장애를 초래하는데 피질연수로의 섬유는 설하신경핵에 도달하기 전에 교차하기 때문이다. 그래서 좌측

0번 뇌신경: 종말신경

설명하려는 마지막 신경은 또한 첫 번째 신경이기도 하다. 종말신경[terminal nerve; 0번 뇌신경(cranial nerve 0)]은 20세기 초 상어에서 처음 발견되었고 성적 상대의 선택을 위해 사용된 페로몬을 중개한다고 알려져 있다. 최근 연구에서는 이 신경이 인간에게서 기능적이라고 밝히고 있다. 0번 뇌신경은 비중격의 양쪽에 위치한 서골비기관(vomeronasal organ)에서 종결된다. 상어나 다른 동물에서는 명확히 입증되었지만 인간에게서 **기능적으로** 존재하는지에 대해서는 의견이 나뉜다. Fuller와 Burger(19901)는 성인에게서 종말신경의 긍정적 증거를 발견하였고, 최근 연구는 실제로 인간이 이 신경을 무의식적으로 사용하기는 하나 짝을 선택하는 매우 실제적인 수단으로 사용한다고 설명하였다. 대부분 퇴화한 것으로 생각되지만, 연구에 따르면 인간의 반 정도에서는 발견되는 것으로 본다. Fields(2007)의 논문은 인간에게서 종말신경이 나타날 뿐만 아니라 짝을 선택하기 위해 그 정보를 사용한다는 강력한 증거를 제시하였다.

UMN 손상 또는 우측 LMN 손상은 혀의 오른쪽 근육에 영향을 미친다. 혀를 돌출시키면 마비된 근육 쪽으로 혀끝이 향하게 되는데 후이설근(후턱끝혀근, posterior genioglossus)의 수축이 양측으로 비대칭이기 때문이다.

요약하면, **뇌신경**은 언어병리학자에게 대단히 중요하다.

- 뇌신경은 **감각**, **운동**, 또는 **감각과 운동의 혼합성**이며, **일반화** 또는 **특수화**되고 **내장** 또는 **체성** 기관이나 구조를 담당하는 기능을 토대로 분류된다.
- **후각신경**은 후각 정보를, **시각신경**은 시각 정보를 뇌에 전해 준다.
- **동안신경**, **활차신경**, **외전신경**은 눈의 움직임에 신경분포한다.
- **삼차신경**은 **저작**과 **구개장근**의 신경을 지배하고 얼굴, 입, 치아, 점막 내층, 혀에서 오는 감각과 소통한다.
- **안면신경**은 얼굴표정 근육을 지배하고 감각 요소는 혀 앞쪽 1/3의 미각을 담당한다.
- **전정와우신경**은 청각과 평형 감각을 중개한다.
- **설인신경**은 **뒤쪽 혀 미각**과 혀, 구협, 인두, 이관에서 오는 체성감각을 담당한다.
- **경상인두근**과 **상인두수축근**은 이 신경을 거쳐 운동신경지배를 수용한다.
- **미주신경**은 자율 기능과 체성운동신경지배에 대단히 중요하다.
- **고막** 부위에서 오는 **통증**, **접촉**, **온도**의 체성감각은 미주신경에 의해 중개될 뿐만 아니라 **인두**, **후두**, **식도**, 그리고 다른 여러 부위에서 오는 통각도 마찬가지이다.
- **반회후두신경**과 **상후두신경**은 후두내근의 운동신경지배를 공급한다.
- **부신경**은 **흉쇄유돌근**과 **승모근**을 지배하며 구개, 후두, 인두근의 활성화에 미주신경과 협조한다.
- **설하신경**은 **구개설근**을 제외하고 **혀근육**을 신경지배한다.

Anatesse Lesson

척수의 구조

척수는 신체의 주변으로 오가는 정보의 생명선이다. 축성 골격근의 움직임은 이 구조를 통과한 정보에 의해서 일어나고 말초에서 오는 감각 정보 역시 이곳을 통과해야 한다. 척수는 기다란 뉴런 덩어리로 세포체와 이 뉴런을 오가는 투사섬유를 가진다. 뻗어 나가고 서로 뭉쳐져서 긴 케이블을 만드는 많은 기다란 줄을 상상해 본다면 척수에 대한 기본 개념을 이해할 수 있을 것이다. 척수는 섬유다발이 되는 많은 단일 신경섬유의 집합체[**경로**(tracts)라고 불림]이다. 이 다발은 신체의 말초와 뇌 간에 소통을 제공하고, 각 다발은 독특한 속성을 가진다. 이것 때문에 척수는 길이(수직적 구조)와 단면(수평적 구조)으로 판단할 수 있다. 이 두 가지 관점은 뇌가 어떻게 나머지 신체와 소통하는지에 대한 이해를 높이기 때문에 중요하다. 그런 소통 없이는 뇌를 가져야 할 이유가 없을 것이다.

수직 구조

척수는 세로 기둥 형태이다. 기둥은 뉴런으로 구성된다—백색 부위는 뇌로 오가는 정보를 소통하는 수초화된 섬유로(tracts)인 반면, 회색 부위는 척수 내부의 신경세포체이다. 척수는 앞에서 설명한 얇은 피복인 **뇌막층**(meningeal linings)으로 싸여 있다(**그림 11-8**).

척수는 두개의 대후두공(환추의 상부 또는 C1 윗부분)에서 시작하고, 척주에 의해서 만들어진 척주관을 통해 약 46 cm를 달린다(**그림 2-4**를 보면 척주에 대한 기억을 떠올릴 수 있을 것이다). 연결조직(뇌막)으로 구성된 기다란 관 내에 안전하게 보관된 척수를 생각할 수 있다. 척수는 뇌막층을 통과하고 척수를 척주에 부착하는 **치상인대**(denticulate ligaments)에 의해서 관 내에 떠 있다. 척수의 하부는 **척수원추**(척수원뿔, conus medullaris)로 알려진 원추 모양 투사에서 끝나며, 척수는 첫 번째 요추 수준까지 나타난다. **종사**(종말끈, filum terminale)로 불리는 척수원추에서 오는 섬유성 투사가 있고, 이것은 척수를 둘러싼 관의 가장 단단한 부분과 결합한 후 **미골인대**(꼬리인대, coccygeal ligament)가 된다(**그림 11-8**). 미골인대는 미골 뒤쪽에 부착된다. 따라서 척수는 뇌막층으로 싸이고 외측으로 치상인대에 의해 척주에 부착되며, 미골인대에 의해서 미골에 단단히 부착된다.

그림 11-8을 보면 신경이 척수를 따라서 일정한 틈에서 뻗어 나간다. 31쌍의 **척수신경**은 각 척추와 관련된 부위에서 나오고, 환추(C1) 상부 면의 척수에서 나온다. 그러므로 경추신경은 7쌍(경추의 수)이 아닌 8쌍, 흉추신경 12쌍, 요추신경 5쌍, 미골신경 1쌍이 있다. 척수신경은 척추의 단축된 용어로 불리는데, 예를 들면 제1흉추신경은 T1이다.

배아 발생기 동안 척수는 척주와 같은 길이이지만, 뇌와 몸이 발달함에 따라 척수는 관으로 올라가서 성인의 척수신경이 척주를 빠져나오기 전에 아래로 내려간다(흉부와 폐 사이의 관계에서 같은 발달 형태를 살펴보았다). 아이가 태어날 때 척수원추는 L3 척추 수준에 있지만 성인이 되면 L1 수준이 된다. 이 변화하는 크기 관계는 **척수분절**(spinal cord segment; 척수신경을 표시하는 기능적 단위)과 척추 위치 간의 관계를 반영한다. **그림 11-47**에서 보듯이 척추는 척추 수준에서 척수분절보다 더 큰 숫자를 가

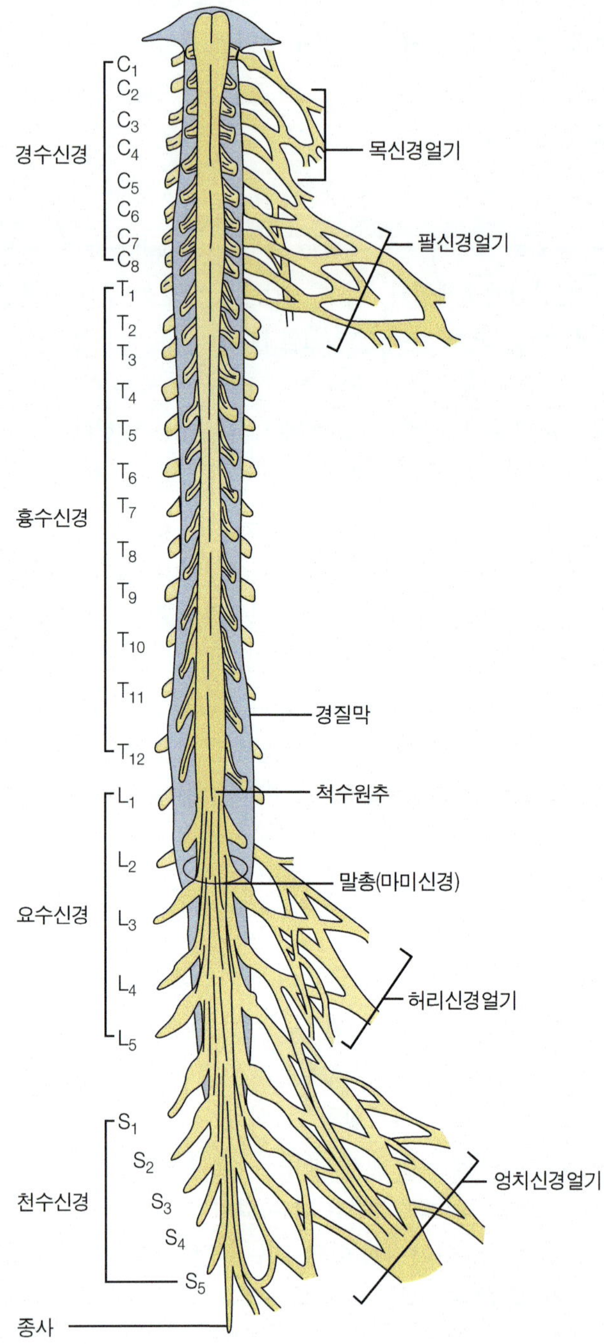

그림 11-47. 척추분절과 척수신경 배열 관계.

출처: Delmar/Cengage Learning

진다. 이것은 L5가 뻗어 나가는 척수분절이 L1 척추에 대응하는 꼬리 끝에서 가장 두드러진다. 이 관계는 또한 가장 아래 신경에 대해 설명하는 용어의 근원이다. **마미신경**(말총, cauda equina)은 척수분절이 없는 종사 아래의 꼬리 모양 부위이다. 의학적 검사를 위해 뇌척수액을 채취하려고 요추천자(lumbar puncture)를 하는 부위이다.

척수신경은 감각(**구심성**)과 운동(**원심성**) 요소를 모두 가진다. 감각 기능의 분포는 일반적으로 분절 위치와 관련이 있는데, 상부신경은 신체 상부를 담당하는 것과 같다. 척수 구심신경에 의해 제어되는 부위의 배치는 일관된 신경분포 형태를 보여 주며, 각 영역은 기능적으로 **피부분절**(dermatome)로 불리는 신경이 담당한다. 여기에는 중복된 신경지배도 있는데 이것은 완전한 감각 상실에 대비한 자연의 안전장치 중 하나이다. **그림 11-48**에서 보여 주는 이런 관계는 운동 기능에서 그렇게 명쾌하지는 않은데, 그것은 신경총(신경얼기, plexus)이라는 신경의 조합에 의해서 중

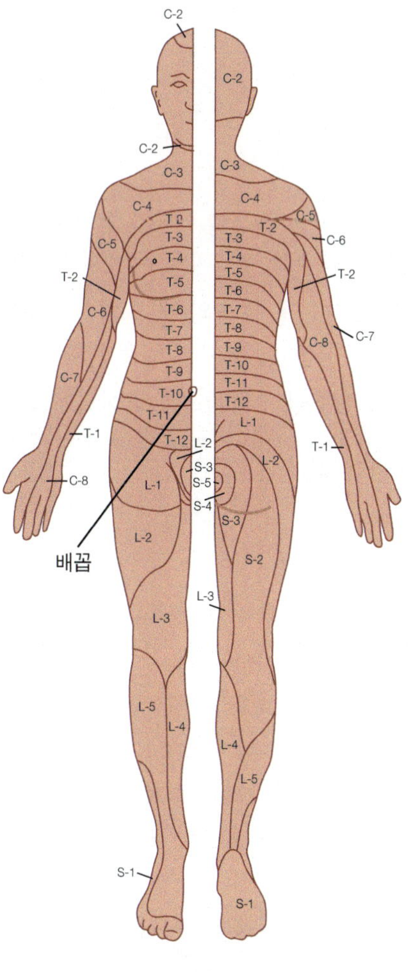

그림 11-48. 척수 구심신경에 의한 감각 신경지배를 반영하는 피부분절.

출처: Delmar/Cengage Learning

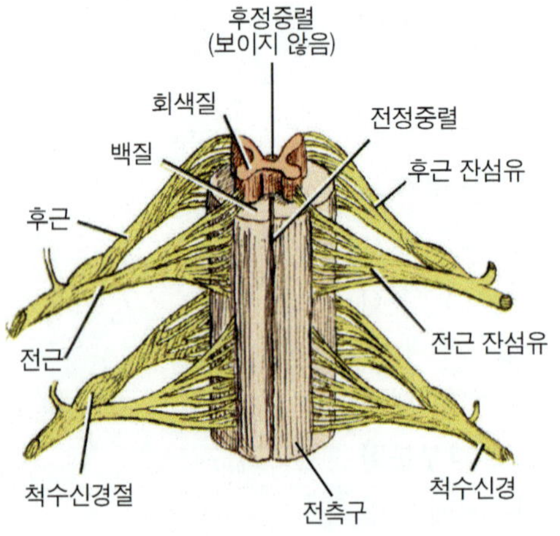

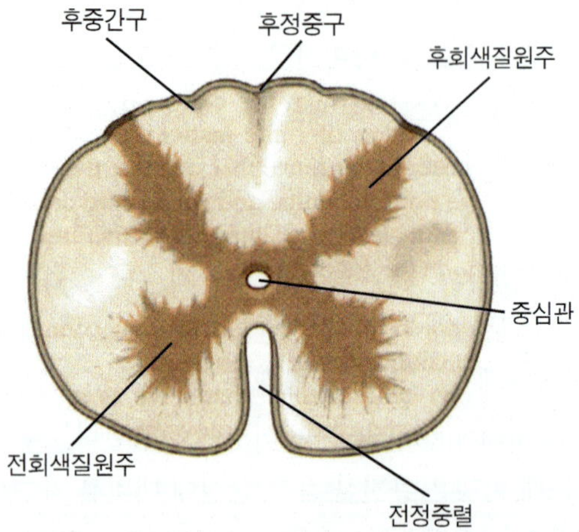

그림 11-49. 척수 내부 구조를 보여 주는 횡단면.

출처: Delmar/Cengage Learning

개된다. **신경총**은 물리적으로 다른 신경과 소통하는 신경망이다.

척수를 서로 단단히 동여맨 밧줄 다발이라고 생각한다면 이 밧줄의 각각이 원주로(columnar tract)이며, 그것은 기능적 단위로 이루어진 신경섬유 집합체이다(그림 11-49). 척수를 수평으로 자르면 그림 11-49에서와 같은 분절이 보인다. 횡단면의 중앙에는 'H' 모양의 회색부가 보이고 백색질이 회색질을 둘러싸고 있다. 말초의 백색 요소는 수초화된 상행로와 하행로를 이룬다. 중앙은 신경세포체가 집중되어 있기 때문에 회색이다. 그러므로 신경세포체로 이루어진 회색질은 구심로에 입력을 제공하거나 원심성 경로에서 입력을 받는 반면, 신경로는 백색질 내에 있다.

수평 구조

그림 11-49는 절단된 척수의 몇 가지 중요한 특징을 보여 준다. 세포 덩어리의 중앙에는 **중심관**(central canal)이 있다. 중심관은 대뇌를 논할 때 설명한 공간인 제4뇌실로 이어진다. 척수의 전면에는 연수로 이어지는 깊은 세로의 **전정중렬**(anterior median fissure)이 있다. 외측은 **전측구**(anterior lateral sulcus)이다. 배측면에서는 **후정중구**(posterior median sulcus)를 볼 수 있다. 경추와 상흉추 위치에 있는 후정중구의 외측은 **후중간구**(posterior intermediate sulcus)이다.

척수 내부는 큰 영역으로 나눌 수 있다. **후회색질원주**[posterior gray

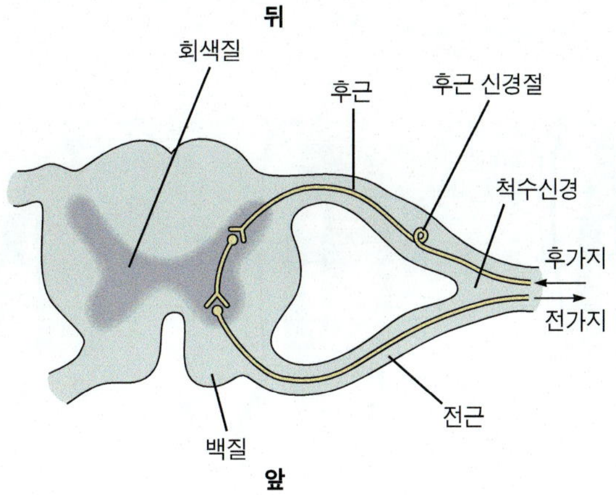

그림 11-50. 척수와 척추분절의 횡단면. 후근신경절과 전근에 주목하라.

출처: Delmar/Cengage Learning

column; **후회색질뿔**(posterior gray horn)]는 뒤쪽으로 향하는 핵 집단이다. **전회색질원주**(anterior gray column)는 회색질의 앞부분을 이룬다. 백질은 삭(funiculi)으로 나뉘는데, 나중에는 속(다발, fasciculi)으로 나뉜다.

감각 정보는 구심성 뉴런인 **후근신경섬유**(dorsal root fiber)에 의해 척수로 들어간다. 이 감각뉴런의 세포체는 척수 바깥에 있는 **후근신경절**(dorsal root ganglia)과 연합한다(**그림 11-49**, **그림 11-50**). 운동 정보는 전근(ventral root)을 통해 척수를 떠나지만 운동뉴런의 세포체는 척수 내에 들어 있기 때문에 '전근신경절'이 없다. 후근과 전근은 척수신경을 형성하기 위해 결합하여 각 척수신경은 감각 요소와 운동 요소를 모두 가진다. 척수신경은 몸체의 뒤와 앞부분을 각각 담당하기 위해 뒷부분과 앞부분(**배측가지**와 **복측가지**)으로 나뉜다. 배측의 분지는 자율신경계의 핵인 교감신경절과 소통하기 위해 앞쪽으로 달린다. 배측가지와 복측가지의 원심성 뉴런은 **운동종말판**(motor endplate)에 의해 근육과 소통한다. 운동종말판은 두 뉴런 간의 소통으로 보이는 연접과 유사하다. 척수로 들어가는 구심섬유는 척수의 말초인 감각에서 그 자극을 받는다. 주변 단일분절 반사궁과의 가장 기본적인 상호작용 단위를 위해 모든 요소가 제자리에 있다.

반사궁. **분절척수반사궁**(segmental spinal reflex arc)은 가장 단순한 신경계의 자극-반응 체계이며, 신경계가 주변 환경에 반응하는 가장 기본적인 수단이다(**그림 11-51**). 단순성을 의미하는 '기본적'이란 용어를 사용하지만 적절한 근육 긴장에 중요한 요소이기 때문에, 구강운동 치료를 하는 많은 언어병리학자들이 이런 기본 반응이 치료에 필수적인 요소라는 것을 인지하도록 알려 주어야 한다.

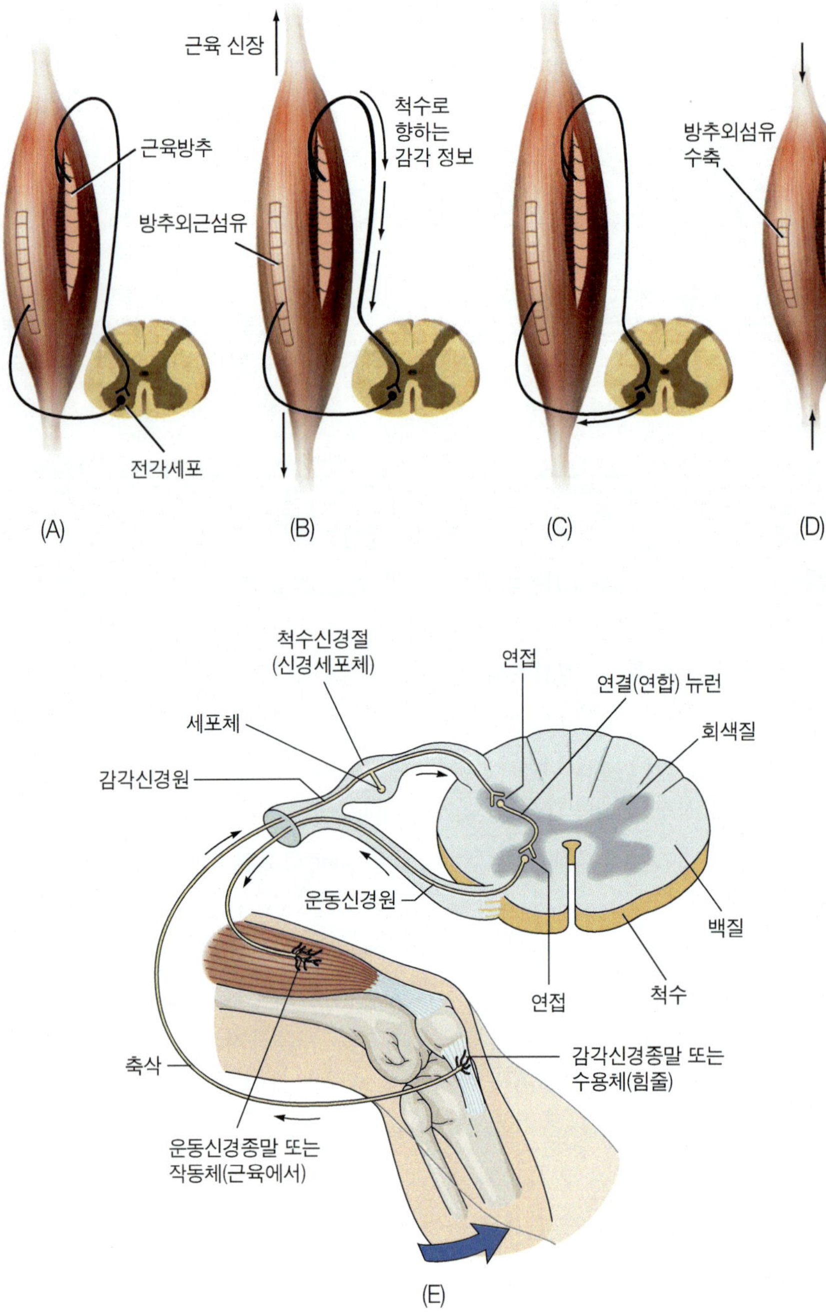

그림 11-51. 분절척수반사궁. (A) 안정된 상태의 근육. (B) 수동적으로 신장된 근육이며, 근육 길이에 관여하는 근육방추에서 온 정보는 후근신경절을 거쳐 척수로 전달된다. (C) 운동뉴런과의 연접은 근육섬유의 원심성 활성화를 야기한다. (D) 근육이 원래의 길이로 짧아지도록 방추내근육이 수축한다. (E) 슬개건(무릎힘줄)반사.

출처: Delmar/Cengage Learning

근육의 길이와 긴장은 신경계에 의해 지속적으로 감시된다. 뇌는 공간에서 근육이 어디에 있고 어느 정도의 긴장을 갖는지 알 필요가 있다. 오랫동안 정적이며 안정된 자세를 유지하는 근육은 그 길이를 지속적으로 유지하는 체계를 가져야 한다. 신경계는 이 중요한 두 기능을 성취하는 길이와 긴장을 감시하는 수단이 된다. 근육방추 단위는 근육 길이를 감지하고 그 정보는 운동 프로그래밍의 목적을 위해 뇌로 전달된다. 근육 방추는 또한 세부적인 일로 뇌를 방해하는 일 없이 근육 길이를 감시하는 방법을 제공한다.

그림 11-51을 보라. 근육 길이에 관한 감각 정보는 후근섬유에 의해서 척수로 전달된다. 후근섬유는 전척수에 있는 운동뉴런과 연접하며, 운동섬유는 근육방추에 의해서 감지된 근육섬유를 지배하기 위해 척수를 빠져나간다. 그래서 근육이 수동적으로 신전되는 것을 근육방추가 감지한다면, 그 정보는 수동적으로 길게 늘어난 근육이 원래의 길이로 수축되게 한다. 이 반사의 목적은 능동적으로 수축되지 않은 근육섬유, 대개 자세 유지를 위해 근육의 길이를 유지하는 것이다. 예를 들어 약간 앞으로 기대서 있다면, 기대는 자세 때문에 신장된 근육은 원래의 길이로 돌아올 때까지 반사적으로 수축된다. 이런 방법으로 수의적 노력 없이 자동적으로 긴장 자세를 유지할 수 있다. 이것은 사소한 이론적 설명이 아니라, 발화근육에는 근육방추가 있기 때문에 신경병리학에서 아주 큰 차이를 만든다. 반사궁의 과정을 자세히 살펴보자.

그림 11-51에서 보듯이 휴식기에는 근육이 신장되지 않고 반사궁이 조용하다. **그림 11-51E**에서는 근육이 신장되고 고도로 전문화된 감지기인 근육방추는 신장 과정을 감지한다. 이 정보는 뉴런을 따라 후근신경절에 있는 세포체를 통과한다. 정보는 그다음에 척수의 전각(anterior horn) 세포 내에서 연접한다. 축삭은 척수의 배측회색질 부위에 있는 운동뉴런의 세포체와 연접하며, 근육이 수축하기 위한 신경분포를 유발한다. 그러므로 근육이 수동적으로 신장되면 원래의 길이로 돌아가기 위해 수축한다.

이 근육을 수축하기 위해서는 원심성 뉴런이 흥분되어야 한다. 복측회색질의 회색질 내에 있는 이 뉴런은 기억하기에 아주 기능적인 단위인 **최종공통경로**(final common pathway) 또는 **하위운동신경원**(LMN)으로 알려져 있다(**그림 11-52**). LMN은 척수와 근육섬유가 소통하는 요소뿐만 아니라 척수 내에 수상돌기와 세포체로 구성되어 있다. 대조적으로 **상위운동신경원**(UMN)은 상위 뇌 수준에서 하행하는 원심섬유이다. UMN은 LMN과 연접함으로써 근육 기능을 활성화하거나 억제하는 상위 뇌 수준에서 오는 명령을 전달한다.

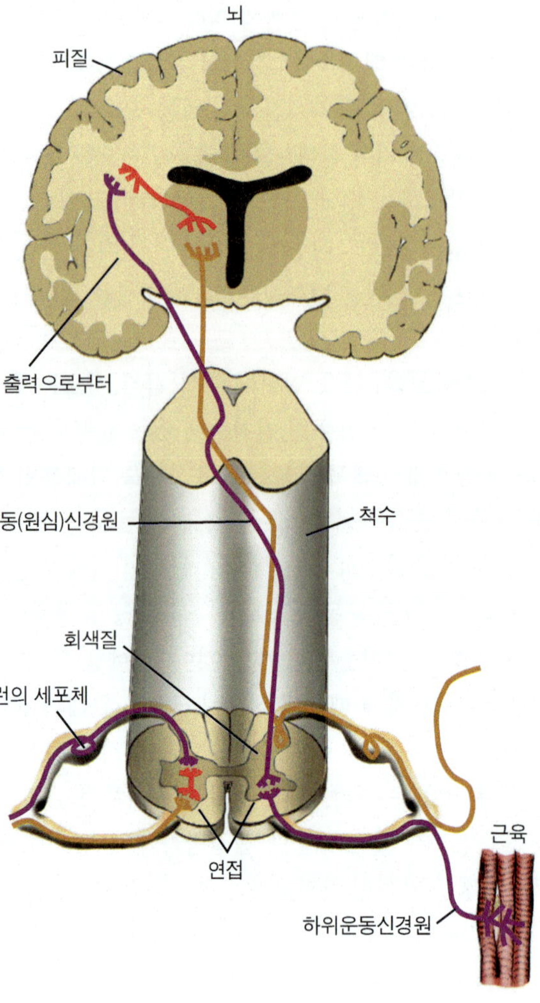

그림 11-52. 대뇌피질의 중심전회에서 발생하여 피질척수로를 통해 투사하는 UMN.

출처: Delmar/Cengage Learning

라디오로 들어오는 전기선을 끊어 버린 것처럼, LMN의 손상은 근육 약화나 완전마비를 초래한다. 뇌에서 LMN으로 가는 정보를 잃어버리기 때문에 UMN 손상은 근육 약화와 마비를 초래하지만, 척수궁반사는 LMN 과정이기 때문에 UMN 손상에서는 반사반응이 그대로 남아 있게 된다. 이는 임상적으로 대단히 중요하며, 기능에 대해 살펴볼 12장에서 더 명확하게 알게 될 것이다.

반사반응은 아주 중요하며 환경에 대한 기본 반응을 제공한다. 예를 들어 난로의 뜨거운 불을 건드리면 손을 반사적으로 빼게 된다. 그러나 정보에 대해 '결정'하기 위해서는 반드시 의식 사고의 중심인 대뇌피질에 도달해야 하다. 난로의 불을 접촉하면 뜨거움이나 통증을 느끼기 전에 손을 끌어당겼던 것을 기억할 것이다. 이것은 대뇌와 반사 간 상호작용의 특성이다. 반사작용은 불을 끄는 것이지만, 신경 순환은 또한 어떤 일이 일어난 것을 대뇌가 알도록 해서 다른 활동을 취하게 되는 것이다(화상 부위에 얼음 대기 같은 것). 손 빼내기와 뜨거움 느끼기 간의 시간 차는 대뇌피질이 반응하기 전에 반사가 거의 즉각적, 자동화된 반응을 제공하는 중요한 촉구자이다. 반면에 단순 반사는 이 정도까지는 아니다. 이런 뉴런은 의식적 사고를 하거나 인지 과정을 중개하지 않는다.

고차원 중추에 도달하거나 이 중추에서 오는 정보를 위한 경로체계가 있어야 한다. CNS 내에서 이러한 경로를 **로**(길, tracts)라 부른다. 로는 기능적 · 구조적 단위를 함께하는 축삭의 집합이다(즉 일반적으로 동일 정보를 평상적으로 동일 위치로 전달한다).

척수의 경로

척수는 정보의 수로이며 그 통로는 세로축을 따라 있다. 척수는 구획 지어 있어 실제로 기능적 · 구조적으로 구별된 영역으로 세분된다. 척수의 회색질은 세포의 유형 차이를 토대로 9개의 **영역**(laminae)으로 나뉜다. 이 영역은 척수회색질 내에서 구조적으로 확인된 핵과 영역에 반응한다.

그림 11-53에서 보듯이 척수의 횡단면은 **배측삭**(dorsal funiculi), **외측삭**(lateral funiculi), **복측삭**(ventral funiculi)[섬유단(funiculus)은 큰 원주임]으로 나뉘며, 이는 **속**(fasciculi) 또는 백색질의 로(tract)로 나뉜다. 로의 크기와 모양은 척수의 수준에 좌우된다. 예를 들어 신체 전체의 근육을 담당

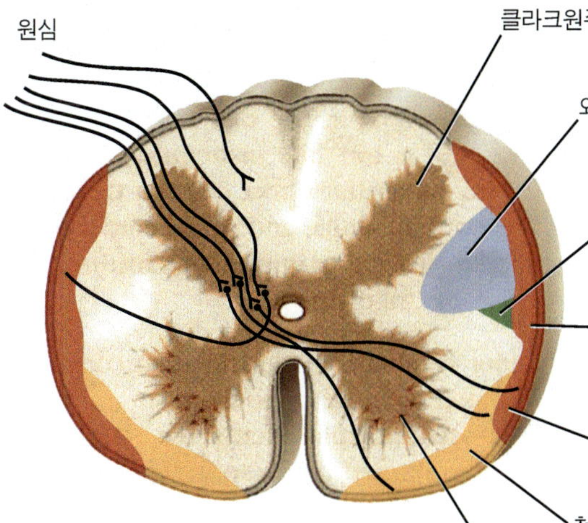

그림 11-53. 배측삭, 외측삭, 전삭(anterior funiculi)과 주요 구심로를 보여 주는 척수 분절의 횡단면.

출처: Delmar/Cengage Learning

표 11-8. 주요 상행로와 하행로.

구심로(afferent pathways)

경로	시작점	종결점	기능
박속(모대로)	후섬유단	박속핵	촉각 압력, 진동, 운동 감각, 근육 신장(방추), 근육 긴장, 하지 고유감각
설상속(모대로)	후섬유단	설상핵	촉각 압력, 진동, 운동 감각, 근육 긴장, 상지 고유감각
전척수시상로 (전백색교련 및 내측섬유대)	전섬유단	복측후외측시상핵	가벼운 촉각
외측척수시상로	전섬유단	복측후외측시상핵	통증, 온도 감각
전척수소뇌로	측섬유단	충부	GTO에서 오는 근육 긴장
후척수소뇌로	측섬유단	충부	GTO에서 오는 근육 긴장

원심로(efferent pathways)

경로	시작점	종결점	기능
피질척수로	전두엽, 대뇌	척수	사지의 골격근 활성화
피질연수로	전두엽, 대뇌	뇌간	뇌신경에 의해 제어되는 근육의 활성화
덮개척수로	상구, 중뇌	척수의 C1~C4	시각 입력에 대한 정위 반사
적색척수로	적핵, 중뇌	척수	굴곡근 긴장
전정척수로	외측전정핵, 뇌교, 연수	척수	신전근 긴장, 척수반사
뇌교망상체척수로	내측피개, 뇌교	척수	수의운동
연수망상체척수로	연수	척수	수의운동

하는 로는 하부보다 상부 척수에서 더 크다. 유사하게 척수의 회색질은 많은 근육을 담당하는 부위에서 더 넓은데, 특히 경추(C3~T2 분절)와 흉추 분절(T9~T12 분절)에서 그렇다. 이 부위에는 팔다리를 담당하는 세포체가 더 많이 있다. 백질의 다발은 모든 상·하행 섬유가 이 분절을 통과하기 때문에 경추부위에서 가장 넓다. 감각 경로는 척수의 뒷부분에 주로 있고 운동 경로는 앞부분 쪽으로 있는데, 척수근의 배측과 복측 방향을 반영한다(표 11-8).

상행로. 주요 상행 감각 경로는 박속(얇은다발, fasciculus gracilis), 설상

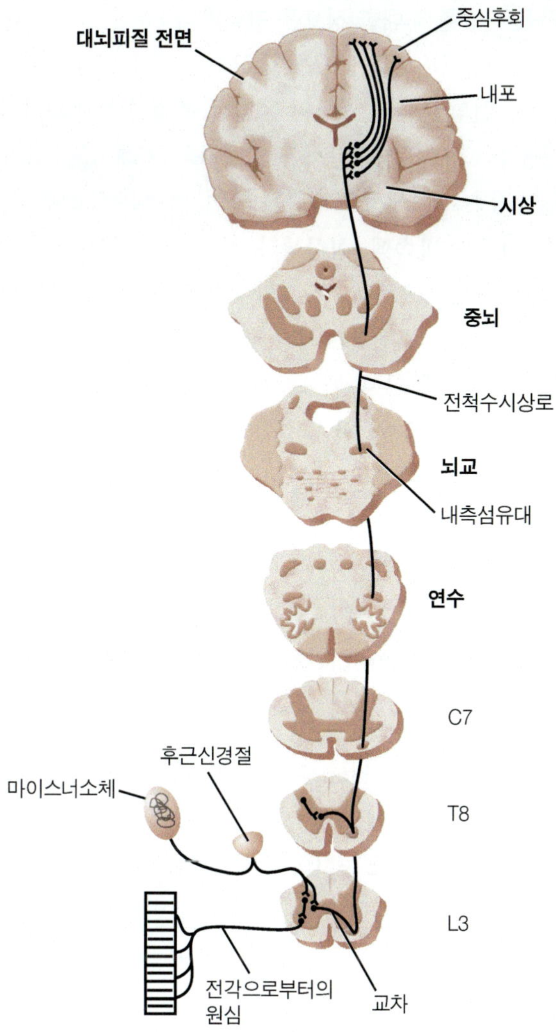

그림 11-54. 가벼운 접촉에 관련된 정보를 전달하는 전척수시상로.

출처: Delmar/Cengage Learning

속(쐐기다발, fasciculus cuneatus), 전 · 후척수시상로, 전 · 후척수소뇌로를 포함한다(**그림 11-54**). 뉴런은 연쇄에서 뉴런의 수를 나타내기 위해 1차 뉴런, 2차 뉴런 등으로 불린다. 그러므로 감각기에서 정보를 전달하는 구심성 뉴런은 1차 뉴런, 연접 후 뒤이은 연쇄 내의 다음 뉴런은 2차 뉴런이며, 그리고 그다음은 신경 연쇄에서 종결점까지 계속된다.

후섬유단. **박속**과 **설상속**은 후섬유단(posterior funiculus)의 후중간 중격(septum)에 의해 분리된다. 이 경로(tracts)는 접촉 압력과 **운동 감각**(kinesthetic sense), 접촉 압력의 일시적 형태인 진동 감각에 관한 정보를 전달한다. 이 기둥들은 Ia 근육방추 감각기와 GTOs의 집합에서 오는 정보를 전달한다. GTOs는 힘줄의 신장에 반응하는 것으로 보이는 반면, Ia 방추섬유는 근육 신장률에 대한 정보를 전달한다.

말초의 감각에 관한 정보는 척수 후근신경절의 단극 1차 뉴런에 의해 처리된다. 이 뉴런의 축삭은 입구와 동일한 쪽에서 상행하여 정보가 뇌로 전달된다(동일한 정보가 척수반사를 형성하기 위해 입구 위치에 남아 있다). 설상속은 경추 부위에서 발생하는 반면, 박속은 다리를 담당한다.

이 경로의 섬유는 **박속핵**, **설상핵**과 연접하기 위해 뇌간의 연수 위치에 도달할 때까지 **동측으로**(ipsilaterally) 상행한다. 뇌의 주요 감각 중개인 **내측섬유대**(안쪽섬유띠, medial lemniscus)에서 **시상으로**, 그리고 시상에서 중심전회로 가듯이 이 핵에서 발생하는 2차 뉴런의 축삭은 **대측으로**(contralaterally) 상행하기 위해 결합하고 (중간선을 지나) **교차한다**[이런 이유로 이 경로는 **모대로**(lemniscal pathway)라고도 불린다]. **공간국소**(spatiotopic) 정보(자극받는 신체의 특정 영역에 대한 정보)는 처리 과정 동안 유지된다.

이 경로의 손상은 촉각 변별, 특히 손과 발에서의 문제를 일으킨다. 환자는 **고유감각**(proprioceptive sense)을 잃어버려 보행에 심각한 장애가 생길 수 있다.

전섬유단. **전척수시상로**(anterior spinothalamic tract)는 깃털이 부딪치는 것과 같은 가벼운 접촉에 관한 정보를 전달하는데, 척수에서 시상으로 전달된다(그림 11-55). 1차 뉴런의 구심성 축삭은 전척수시상로 뉴런과 연접하는데, 축삭은 입구 위치 또는 2~3개 위 분절의 **전백색교련**(anterior white commissure)에서 교차한다. 2차 경로뉴런(tract neuron)은 뇌간의 뇌교로 상행하는데 신경섬유는 시상의 복측후외측(VPL) 시상핵에서 종결하기 위해 **내측섬유대**로 들어간다.

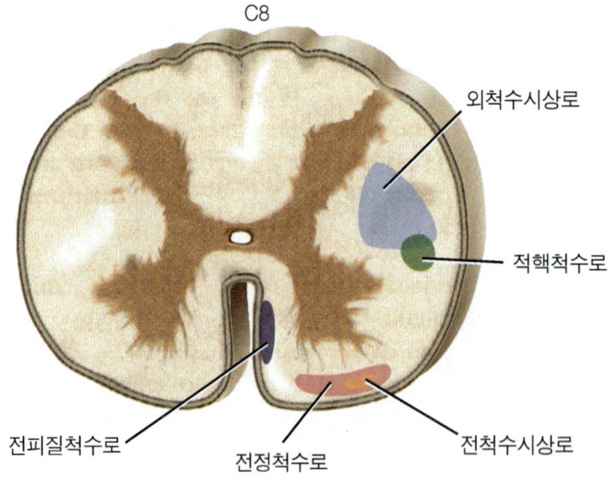

그림 11-55. 경추의 횡단 분절에서 관찰되는 척수의 주요 원심로.

출처: Delmar/Cengage Learning

외측섬유단. 발끝을 채였을 때 그 통증에 관한 정보는 **외측척수시상로**(lateral spinothalamic tract)를 따라 진행한다. 이 중요한 경로는 통증과 온도 감각에 관한 정보를 전달한다. 후근섬유는 최종적으로 3차 뉴런과 연접하는 2차 중간뉴런과 연접한다. 그리고 시상의 VPL과 **망상체**로 상행하는 전백색교련에서 교차한다. 척수의 한쪽이 절단되면 외상을 입은 위치 아래의 한 분절에서 시작하는 통각과 온도 감각의 대측이 상실된다.

전 · 후척수소뇌로. 중요한 이 경로는 근육 긴장에 관한 정보를 소뇌에 전달한다. **후척수소뇌로**(posterior spinocerebellar tract)는 신체 한쪽으로부터 오는 정보가 경로를 따라 상행하는 동안 그쪽에 남아 있다는 것을 의미하는 비교차 경로이다. GTOs와 근육방추 신장수용체에서 오는 구심성 정보는 이 뉴런의 축삭이 2차 경로 섬유와 연접하는 후근신경절을 거쳐 척수로 들어간다. 1차 뉴런의 분지는 상행하거나 하행해서 입구 부위 위나 아래 지점에서 연접이 일어난다. 2차 뉴런은 척수의 후회백질 내에 위치하는 배측 클라크핵(Clarke nucleus)에서 생긴다. 연수에 도달함에 따라 2차 뉴런은 소뇌로 가는 하위 경로인 **하소뇌각**으로 들어간다. 이 축삭은 문측과 미측의 **충부**에서 종결된다.

이 경로에 의해 전달된 어떤 정보도 의식 수준에 도달하지 않지만 경로 손상의 결과는 의식 수준에 도달한다. 길이, 신장률, 근육과 인대의 신장 정도, 일부 압력과 촉감 관련 근육에서 오는 정보는 움직임과 자세에 결함을 초래하는 장애를 일으킬 수 있다.

전척수소뇌로(anterior spinocerebellar tract)는 교차 경로이다. 골지기관을 담당하는 Ib 구심섬유에서 오는 정보는 2차 경로뉴런과 연접하는 곳인 후근을 거쳐 척수로 들어간다. 신경섬유는 같은 위치에서 교차하고 척수의 전 외측 부위를 통해 상행한다. 신경로는 뇌간에서 소뇌로 가는 상위 경로인 **상소뇌각**으로 들어간다. 대부분의 섬유는 후척수소뇌로와 같은 기능을 담당할 것으로 가정되는 정보를 가지고 반대쪽 경로에 있는 소뇌로 들어가기 위해 교차한다(초기 자극과는 같은 쪽).

하행로. 하행 운동 경로는 수의활동, 반사의 조정, 내장 활성화를 유발하는 근육 수축을 명령하는 정보를 위한 통로이다. 뇌간에서 기원하는 경로도 있지만, 이 정보의 대부분은 대뇌에서 발생한다. 주요 경로는 **추체로**(피질척수로와 피질연수로), 피개척수로(덮개척수로, tectospinal), **적색척수로**(rubrospinal), 전정척수로(vestibulospinal), 뇌교망상척수로(뇌교그물척수로, pontine reticulospinal), 연수망상척수로(연수그물척수로, medullary reticulospinal)를 포함한다(**그림 11-56**).

적색척수로(rubrospinal): 라틴어로 '붉은 가시(ruber spina)'

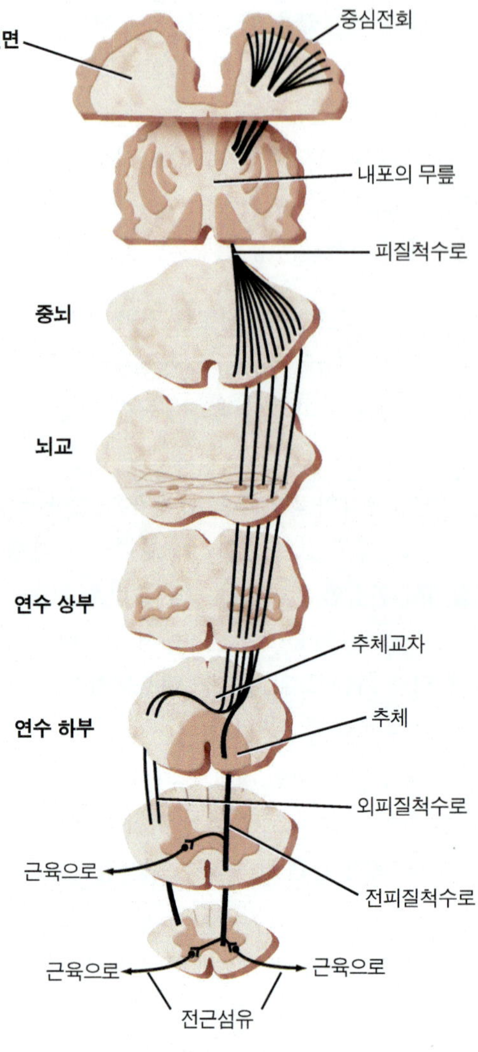

그림 11-56. 대뇌피질에서 척수로 연결되는 피질척수로.

출처: Delmar/Cengage Learning

피질척수로. 이름이 의미하듯 매우 중요한 이 경로는 대뇌피질에서 척추로 달리면서 골격근에 대한 신경지배를 제공한다(**그림 11-57**). 이 신경섬유 축삭의 수초화는 출생 후에 생기며 보통 만 2세에 완결된다. 피질척수로는 100만 개 이상의 섬유로 구성되며, 그중 약 반은 대뇌피질의 각 전두엽에 있는 세포에서 나온다(운동회와 전운동영역으로 알려진 브로드만 영역 4번과 6번을 살펴볼 것이다). 피질척수로를 공급하는 나머지 뉴런은 운동회의 앞부분인 전운동영역, 대뇌 상부와 중앙면에 있는 보조운동영역에서 발생한다. 또한 두정엽 감각피질(1, 2, 3번 영역)에서 오는 일부 섬유는 일반적으로 척수의 후각(뒷뿔, dorsal horn) 세포에서 종결되는 피질척수로를 통해 투사한다. 피질에서 오는 섬유는 **방사관**(대뇌부챗살, corona radiata)을 거쳐서 중뇌 위치의 **내포**(속섬유막, internal capsule)와 **대뇌각**

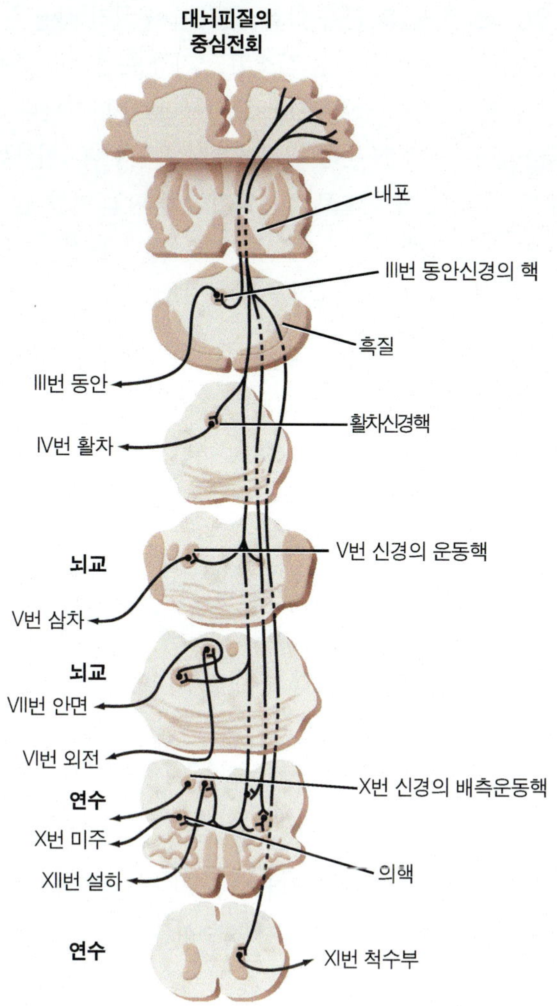

그림 11-57. 대뇌피질에서 뇌신경핵으로 연결되는 피질연수로.

출처: Delmar/Cengage Learning

(대뇌다리, crus cerebri)를 통해 하행한다.

연수에서 신경섬유는 **추체**(pyramids; 피라미드 원주 모양 때문에 이렇게 불림)로 들어가는데, 여기에서 중요한 **추체교차**(pyramid decussation)가 일어난다. 75~90%의 피질척수로 섬유가 외측섬유단(lateral funiculus)에 있는 외측피질척수로로 하행하기 위해 교차한다. 이 경로는 골격근을 담당하는 척수를 통해 하행할 때 급격히 작아진다.

추체에서 교차하지 않는 섬유는 **전피질척수로**에서 비교차되어 하행한다. 신경분포 지점에 도달하면 축삭은 LMN과 연접하기 위해 교차한다. 이런 부분적 교차 배열은 안전장치이다. 이 경로의 불완전한 손상은 수의운동 기능을 보존하게 한다.

피질척수로는 근육의 활성화뿐만 아니라 반사의 억제를 담당한다. 피질척수로 손상(UMN 손상)은 근육 약화, 근육의 수의적 사용 능력 상실, 근긴장 개시 상실의 결과를 낳는다. 감소된 근긴장은 반중력 근육으로 전환되고 고활동성 건반사(hyperactive tendon reflex)가 나타난다. **바빈스키반사**(Babinski reflex)는 UMN 손상 환자에게서 유발된다. 이완된 발바닥을 치면 양성 바빈스키반사 신호로 엄지발가락을 펴고 바깥 발가락을 뻗친다. 이 반사는 유아에게서 정상적으로 나타나지만 피질척수로의 점진적 수초화를 통해 유발되는 피질 제어를 통해 감소된다.

피질연수로. 피질연수로는 척수 경로는 아니지만, 몸통과 사지근육을 위한 피질척수로의 중요성과 병행하여 말 산출에서 매우 중요하기 때문에 여기에 포함한다(그림 11-57). 피질연수로는 시상으로의 전달을 촉진하고 억제하는 감각 정보에 작용한다.

피질연수로는 머리, 얼굴, 목, 후두를 담당하는 운동회인 전두엽 중심전회의 외측면에 있는 피질세포에서 발생한다. 또한 전운동영역과 두정엽의 **체성**(신체 감각) 영역에서도 발생한다. 이 부위에서 나오는 섬유는 피질척수로와 유사한 하행 형태를 따라 방사관과 내포의 무릎을 지나서 뇌간으로 들어간다.

축삭은 뇌간의 다양한 위치에서 분지하고 교차하며, 얼굴, 목, 인두, 후두근육의 양측성 신경지배를 위해 뇌신경의 핵과 연접한다.

기타 하행 경로. **덮개척수로**는 중뇌의 상구('작은 언덕')에서 생기며, 배측 피개교차(tegmental decussation)에서 정중선을 건너고, 경추 위 4개에 해당하는 척수분절까지 하행한다. 상구는 시각 중개소이기 때문에 이 원심성 경로는 아마도 시각 자극 원인 쪽으로 향하는, 시각 자극에서 생기는 자세반사 조절과 관련이 있는 것으로 보인다.

적색척수로는 중뇌피개의 적핵에서 시작한다. 이 경로의 섬유는 중뇌의 배측 피개교차에서 가로지르고 척수의 **내측종속**(안쪽세로다발, medial longitudinal fasciculus, MLF)으로 하행한다(그림 11-52, 그림 11-55). 척수의 길이만큼 하행하지만 이 경로의 섬유 대부분은 경추부위를 담당한다. 적핵은 피질과 소뇌에서 입력을 받으며 굴곡근(flexor muscle)의 긴장 유지를 담당하는 것으로 보인다.

전정척수로는 뇌교와 연수의 외측전정핵에서 생기고 척수의 길이를 따라 동측으로 하행한다. 이 경로의 섬유는 척수반사를 촉진하고 신전근의 근긴장을 증진한다.

뇌교망상척수로는 뇌교의 내측피개 핵에서 발생하고 척수의 MLF 가까이에서 대부분 동측으로 하행한다 **연수망상척수로**는 하올리브복합체 인

▩ 마비에 관련된 용어

마비는 운동 기능의 일시적인 또는 영원한 상실을 의미한다. UMN의 손상이 있을 때 마비는 **강직성**(spastic)이다. 이 마비 유형은 손상으로 인해 수의적인 통제를 상실하지만 고활동성 반사가 유지되는데, 외관상 역설 **반사항진**(hyperreflexia; 빠르고 너무 활발한 반사반응), 근육 약화와 결부되는 **근육긴장항진증**(hypertonia; 적절한 정도보다 높은 근긴장도)을 유발한다. **이완성**(flaccid) 마비는 LMN의 손상으로 유발되며, 근육 약화와 함께 나타나는 **근긴장 저하**(hypotonia)와 **반사 저하**(hyporeflexia)를 초래한다.

다리를 포함해서 신체 하부의 마비는 **하반신마비**(paraplegia)라고 한다. **사지마비**(quadriplegia)는 대개 척수의 C5나 C6 위쪽의 손상으로 발생하는 사지의 마비를 의미한다. 척수의 C3 위가 절단되면 사망한다. 신체 양쪽의 같은 부위가 손상으로 마비되면 **양측마비**(양쪽마비, diplegia)라 하며, **삼지마비**(triplegia)는 팔다리 중 3개의 마비, **단일마비**(홑팔다리마비, monoplegia)는 사지 중 하나의 마비를 의미한다. **편마비**(반신마비, hemiplegia)는 UMN 손상으로 발생하며, 신체 한쪽 기능의 상실을 초래한다. ▩

근의 연수에서 형성되고 외측 다발로 하행한다. 이 뉴런의 활동은 운동뉴런, 즉 수의운동에 대한 촉진과 억제 효과를 가진다.

요약하면, **척수**는 로와 핵으로 구성된다.

- 31쌍의 **척수신경**은 팔다리와 몸통의 감각과 수의적 운동 기능을 담당하는 척수분절에서 뻗어 나온다.
- **운동뉴런** 세포체는 척수의 회색질 내에 있는 반면, **감각신경**은 후근 신경절 내에 세포체를 가진다.
- **척수반사궁**은 근육 길이의 기본적인 변화에 원심성 반응을 제공하는 가장 간단한 운동 기능이다.
- 척수 횡단면의 여러 가지 형태로 척수에 있는 **삭**(funiculi)과 **속**(fasciculi)의 확인이 가능하다.
- **하위운동신경원**은 원심성 연쇄에서 최말단 뉴런인 반면, **상위운동신경원**은 척수신경이 시작하는 척수분절의 입쪽(rostral)으로 세포체를 가진다.
- 피질척수로 같은 **원심성 경로**는 뇌에서 척수신경으로 정보를 전달한다.
- 척수시상로 같은 **구심성 경로**는 팔다리와 몸통의 물리적 상태와 관련한 정보를 상위 뇌중추로 전달한다.
- **피질연수로**는 발화를 위한 운동 **뇌신경**을 담당하기 때문에 언어병리학자에게 특히 관심 분야이다.

이 장의 요약

신경계(nervous system)는 복잡하고 위계적인 구조이다. 수의운동, 감각 인식, 인지 기능은 **대뇌피질**(cerebral cortex)의 영역이다. 신경계의 연결망은 **척수신경**(spinal nerves), **뇌신경**(cranial nerves), 그리고 뇌간과 척수의 신경로(tracts)이다. 여러 가지 조직의 도식은 신경계의 특성을 보여 준다. **자율신경계**(autonomic nervous system)와 **체성신경계**(somatic nervous system)는 불수의적 기능과 수의적 기능을 제어한다. 신경계를 **중추**(central)신경계와 **말초**(peripheral)신경계로 나누기도 한다. **발생학적**(developmental) 특성은 뇌를 **전뇌**[prosencephalon; **종뇌**(telencephalon)와 **간뇌**(사이뇌, diencephalon)], **중뇌**(mesencephalon, midbrain), **마름뇌**[능뇌(rhombencephalon); **후뇌**(metencephalon)와 **수뇌**(숨뇌, myelencephalon)]로 구분한다. 단극성, 양극성, 다극성 **뉴런**(neuron)은 **신경전달물질**(neurotransmitter)에 의한 연접을 통해 소통한다. 반응은 **흥분성**(excitatory)과 **억제성**(inhibitory)이다. **아교세포**(glial cells)는 **수초화**(myelinated)된 축삭을 위한 지방성 피막뿐만 아니라 뉴런의 지지 구조를 제공한다.

대뇌피질은 **뇌척수액**(cerebrospinal fluid)과 **경질**(dura), **연질**(pia), **지주막**(거미막, arachnoid mater)인 뇌막층에 의해 물리적 침해로부터 보호된다. 뇌의 **뇌실**(ventricles) 내에서 기원하고 척수 주변을 순환하는 뇌척수액은 급속한 가속과 관련된 외상으로부터 이들 구조에 완충작용을 한다. **대뇌**(cerebrum)는 **뇌량**(corpus callosum)으로 연결되는 2개의 **반구**(hemisphere)로 나뉜다. 반구의 **회**(이랑, gyri)와 **구**(고랑, sulci)는 엽과 대뇌의 다른 영역에 대한 중요한 형태를 제공한다. **측두엽**(temporal lobe)은 청각 수용 부위이며, **전두엽**(frontal lobe)은 가장 수의적인 운동 활성화에 기여하고 **브로카영역**(Broca's area)으로 알려진 중요한 발화 영역이다. **두정엽**(parietal lobe)은 체성감각 수용 영역이다. **후두엽**(occipital lobe)은 대뇌의 시각 입력 부위이다. **섬엽**(insular lobe)은 측두엽을 젖히면 드러나며 외측구 안에 깊숙이 들어 있다. **덮개**(operculum)는 섬엽 위에 놓여 있다. 기능적으로 규정되는 **변연엽**(limbic lobe)은 대상회, 구상회, 해마결회, 그 외 내부 구조를 포함한다.

기저핵(바닥핵, basal ganglia)은 움직임의 제어에 관여하는 피질하 구조이며, 하측두엽의 해마형성체는 기억 기능에 깊이 관련된다. 간뇌의 **시**

상(thalamus)은 대뇌와 그 외 간뇌 구조로 향하는 체성감각의 최종 중개소이다. **시상밑부**(subthalamus)는 움직임 제어를 위해 창백핵과 상호작용하며 **시상하부**(hypothalamus)는 많은 신체 기능과 욕구를 제어한다. 대뇌피질의 영역은 피질과 다른 구조를 연결하는 **투사섬유**(projection fibers)의 복합망에 의해 상호 연결된다. **연합섬유**(association fibers)는 동일 반구의 영역들을 연결하고, **교련섬유**(commissural fibers)는 두 반구의 대응 영역 간 소통을 제공한다.

전대뇌동맥(앞대뇌동맥, anterior cerebral artery)은 뇌의 내측면을 담당하고 **중대뇌동맥**(중간대뇌동맥, middle cerebral artery)은 외측피질과 척두엽, 운동피질, 베르니케영역, 두정엽 일부분을 담당한다. **척추동맥**(vertebral artery)은 복측뇌간을 담당하는 구성요소를 상행하면서 전·후척수동맥을 형성하기 위해 분지한다. **후하소뇌동맥**(뒤아래소뇌동맥, posterior inferior cerebellar artery)이 척추동맥에서 발생하는 반면, **뇌저동맥**(뇌바닥동맥, basilar artery)은 소뇌를 담당하는 상소뇌동맥과 전하소뇌동맥의 근원이 된다. 뇌저동맥은 하후두엽과 후두엽, 중뇌 상부, 간뇌를 담당하는 후대뇌동맥이 되기 위해 분지한다. **윌리스환**(circle of Willis)은 혈압과 혈류의 평형을 이루고 대뇌피질 영역에 혈액 공급을 위한 중복된 경로를 제공하는 일련의 교통동맥이다.

소뇌(cerebellum)는 뇌간, 대뇌, 척수와 소통하는 운동과 감각 정보를 조정한다. **전**(anterior)·**중간**(middle)·**편엽소절**(타래결절, flocculonodular)엽으로 나뉘고 상·중·하**소뇌각**(소뇌다리, cerebral peduncle)을 거쳐 나머지 신경계와 소통한다. 공간 내 위치는 편엽소절엽을 거쳐 조정되고, 중력에 대한 조절은 전엽에 의해 중개된다. 후엽은 미세운동 조절을 중개한다. 상소뇌각은 뇌교로 들어가고 **치상핵**(dentate nucleus)과 **적핵**(red nucleus), **시상**을 담당한다. 하소뇌각은 척수소뇌로에서 입력을 받는 반면, 중소뇌각은 뇌교핵과 소통한다.

뇌간(brainstem)은 **연수**(medulla), **뇌교**(pons), **중뇌**(midbrain)로 나뉜다. 척수보다 고차원으로 조직되고 전정반응과 같은 고차원의 신체 기능을 중개한다. 연수의 **추체교차**(피라미드 교차, pyramidal decussation)는 대뇌피질의 한쪽 반구에서 시작하는 운동 명령이 신체 반대쪽을 담당하기 위해 가로지르는 지점이다. IX, X, XI, XII번 뇌신경은 **연수** 위치에서 뻗어 나온다. **뇌교**는 V, VI, VII, VIII번 4개의 뇌신경핵을 가진다. **중뇌**는 중요한 대뇌다리를 갖고 있고 III, IV번 뇌신경의 근원이다. **망상체**(그물체,

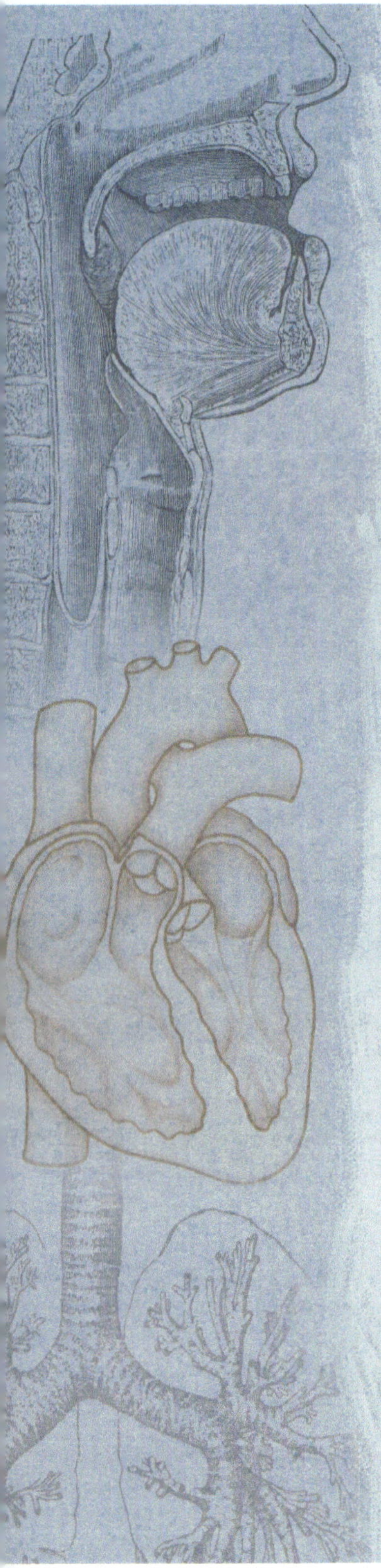

reticular formation)는 계통발생학적으로 생명 기능을 위해 필수적인 오래된 핵 집합체이다. 뇌교와 중뇌는 소뇌와 대뇌를 포함하는 뇌의 고차원과 소통하는 활동 무대이다. 이 연결망은 **복합적인 운동** (complex motor) 행위뿐만 아니라 **의식**(consciousness), **자각**(awareness), **수의**(volitional) 행위를 가능하게 한다.

뇌신경은 언어병리학자에게 대단히 중요하다. 뇌신경은 **감각성**(sensory), **운동성**(motor), 또는 **복합성**(mixed)이며, 기능을 토대로 **일반**(general)과 **특수**(specialized) 신경으로 분류되고, **내장**(visceral)과 **신체**(somatic) 기관 또는 구조를 담당하는 것으로 분류된다. **삼차신경**(V trigeminal)은 저작근과 구개장근에 분포하고 얼굴, 입, 치아, 점막내층, 혀에서 오는 감각과 소통한다. **안면신경**(VII facial)은 얼굴표정 근육을 지배하고 감각 요소는 혀의 앞쪽 2/3 부분의 미각을 담당한다. **전정와우신경**(VIII vestibulocochlear)은 청각과 평형 감각을 중개한다. **설인신경**(IX glossopharyngeal)은 혀 후방부의 미각수용체를 담당하고 혀, 구협, 인두, 이관의 체성감각을 담당한다. 경상인두근과 상인두수축근은 이 신경을 통해 운동신경지배를 받는다. **미주신경**(X vagus)은 자율 기능과 체성 기능을 담당하며, 고막에서 통증, 촉감, 온도를 중개하고 인두, 후두, 식도에서 오는 통증 감각을 담당한다. **반회후두**(되돌이후두, recurrent laryngeal) 신경과 **상후두**(superior laryngeal)신경은 후두내근의 운동신경지배를 담당한다. **부신경**(XI accessory)은 흉쇄유돌근과 승모근을 지배하며 구개, 후두, 인두근육의 활성화에서 미주신경과 협력한다. **설하신경**(XII hypoglossal)은 구개설근을 제외한 혀근육을 지배한다.

척수(spinal cord)는 **신경로**와 **핵**(nuclei)으로 구성된다. 31쌍의 **척수신경**은 팔다리와 몸통을 담당한다. **운동뉴런**(motor neuron)의 세포체는 척수 내에 있고 **감각신경**(sensory nerves)은 **후근신경절**(뒤뿌리신경절, dorsal root ganglia) 내에 세포체를 가진다. **상위운동신경원**(upper motor neurons)은 척수신경이 시작되는 분절 위에 세포체가 있다. **하위운동신경원**(lower motor neurons)은 원심성 연쇄에서 최종 뉴런이다. 피질척수로 같은 **원심성 경로**(efferent tracts)는 뇌에서 척수로 정보를 전달한다. **척수시상로**(spinothalamic tract)와 같은 구심성 경로는 팔다리와 몸통의 물리적 상태에 관한 정보를 고차원의 뇌중추에 전달한다. **피질연수로**(corticobulbar tract)는 발화를 위한 **운동뇌신경**(motor cranial nerves)을 담당하므로 언어병리학자에게 특별히 흥미로운 것 중 하나이다.

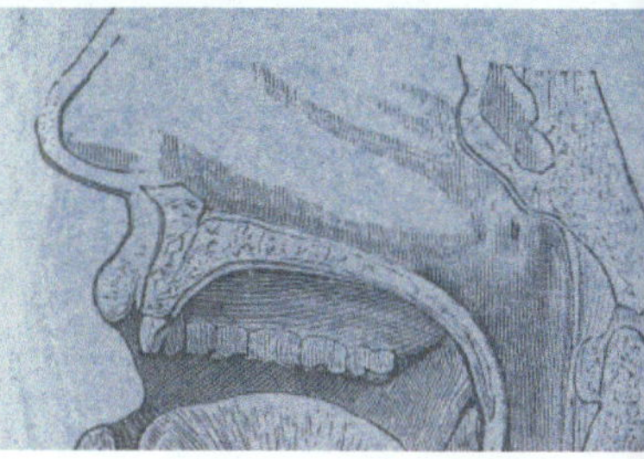

신경해부학에 대한 개요로 이 계통의 복잡성을 느낄 수 있다. 이 모든 체계의 상호작용은 발화에 필요한 원활한 운동 기능을 제공할 뿐만 아니라, 발화의 이해와 반응 형성에 요구되는 인지 언어적 과정을 제공한다. 12장에서는 그 과정의 일부를 살펴본다.

연구문제

1. ______________는 자발적 행동을 지배한다.

2. ______________는 운동 조절을 담당한다.

3. ______________은 근육과 관절 자세 감각이다.

4. ______________은 기능적 단위를 가진 말초신경계에 있는 세포체군이다.

5. ______________ 감각은 신체 움직임의 감각이다

6. 특수 감각은 ______________, ______________, ______________, ______________을 포함한다.

7. ______________계/기관은 대뇌, 소뇌, 피질하 구조, 뇌간과 척수를 포함한다.

8. ______________는 12쌍의 뇌신경과 31쌍의 척수신경으로 구성되어 있으며 신경수용체로도 알려져 있다.

9. ______________는 불수의근의 불수의적인 움직임을 담당한다.

10. ______________는 수의적 움직임을 담당한다.

11. 뇌에서 지시하는 정보를 ______________이라 한다면 뇌로 향하는 정보는 ______________이라 한다.

12. 발달상의 구분: 각 문장에서 언급된 부분을 쓰시오.

a. ______________는 '연장' 또는 '단축' 뇌라 하고, 대뇌반구를 포함하며, 바로 아래 백질과 기저핵, 후각로를 포함한다.

b. ______________는 후각망울 · 로 · 선, 이상와영역, 중간후각영역, 해마형성체, 원개를 말한다.

c. ______________는 시상, 시상하부, 뇌하수체와 시각로를 포함한다.

d. ______________를 중뇌라고 한다.

e. ______________은 뇌교와 소뇌를 포함한다.

f. ______________는 연수라고 한다.

13. 아래 그림에 표시된 신경세포 부분을 쓰시오.

a. ____________

b. ____________

c. ____________

d. ____________

e. ____________

f. ____________

g. ____________

h. ____________

i. ____________

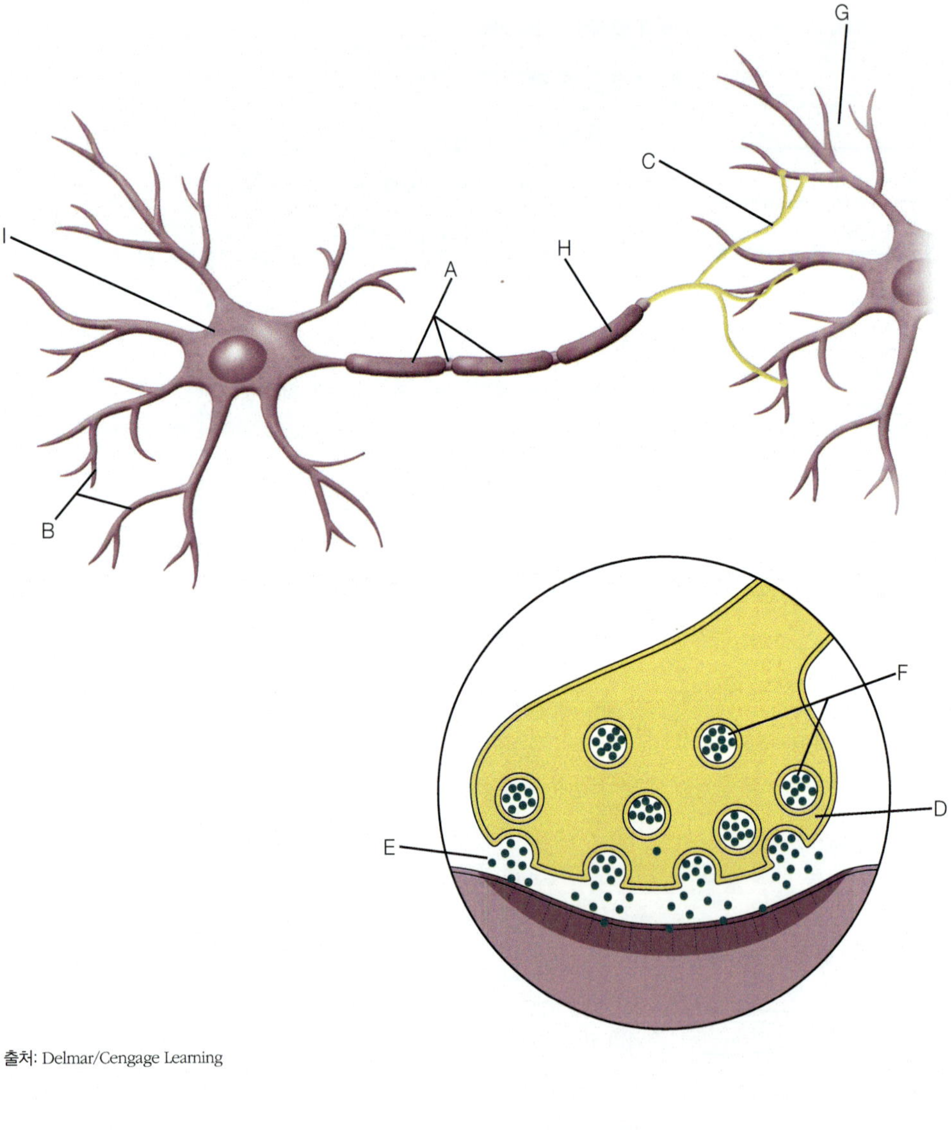

출처: Delmar/Cengage Learning

14. 아래 그림에 표시된 대뇌 부분을 쓰시오.

a. ________________엽

b. ________________엽

c. ________________엽

d. ________________엽

e. ________________회

f. ________________회

g. ________________구

h. ________________구

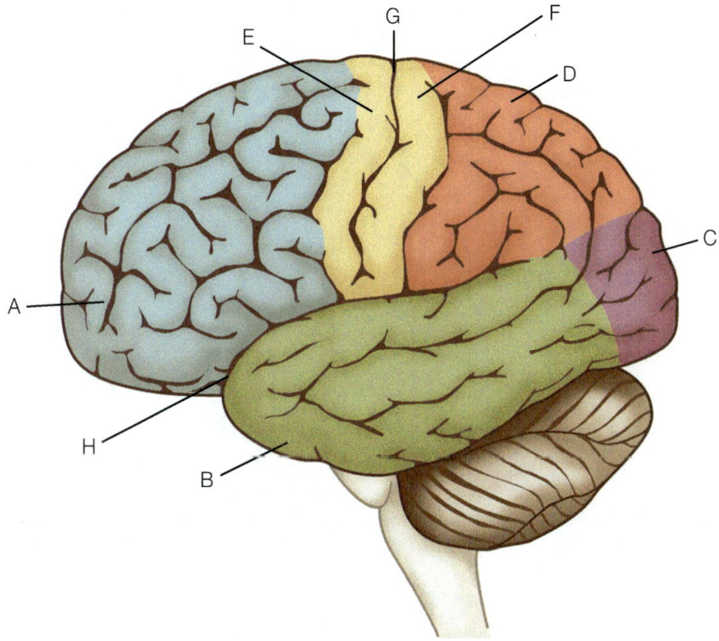

출처: Delmar/Cengage Learning

15. 아래 그림에 표시된 대뇌 표면 부분을 쓰시오.

a. ________________회

b. ________________

c. ________________회

d. ________________영역

e. ________________영역

f. ________________영역

g. ________________회

h. ________________회

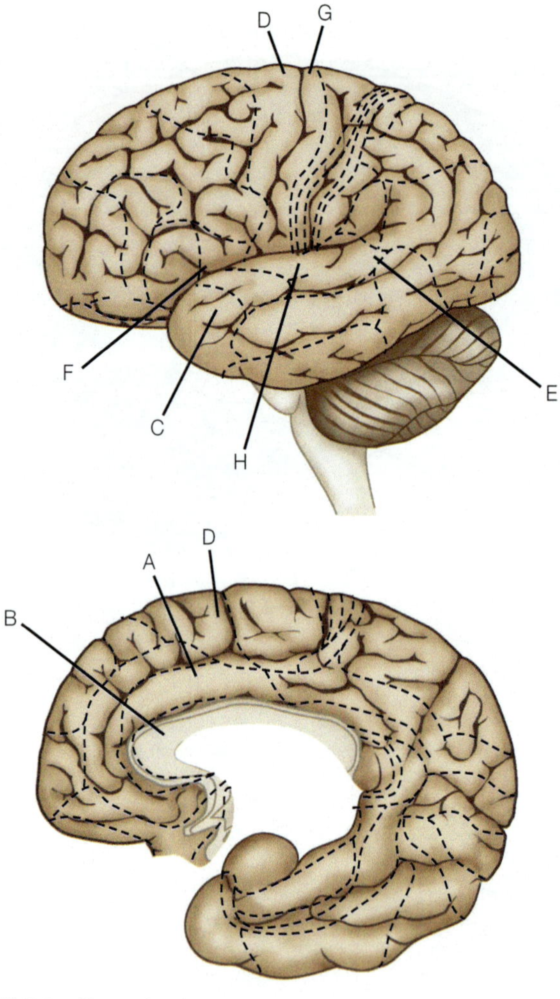

출처: Delmar/Cengage Learning

16. 아래 그림에 표시된 뇌실계(ventricle system) 부분을 쓰시오.

a. ________________

b. ________________

c. ________________

d. ________________

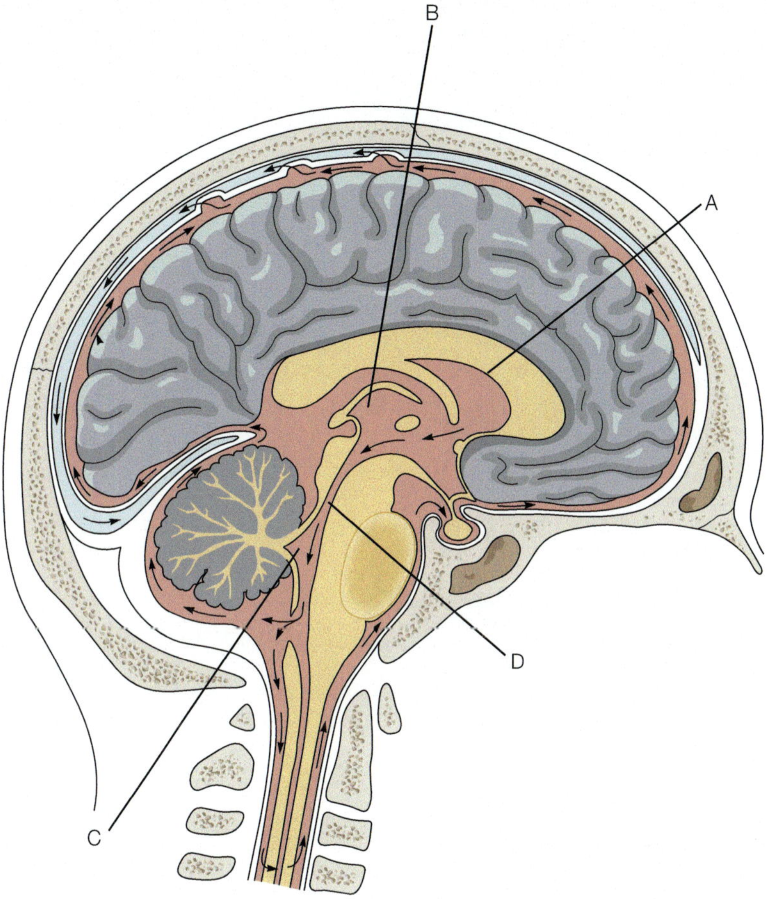

출처: Delmar/Cengage Learning

17. 아래 그림에 표시된 동맥과 구조를 쓰시오.

a. ________________동맥

b. ________________동맥

c. ________________동맥

d. ________________동맥

e. ________________동맥

f. ________________동맥

g. ________________동맥

h. ________________동맥

i. ________________

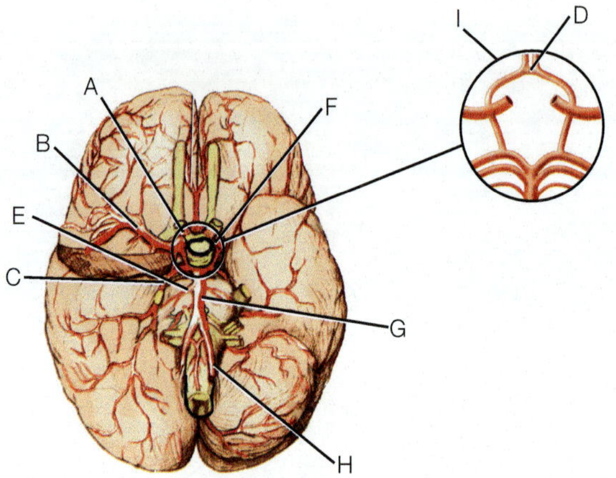

출처: Delmar/Cengage Learning

18. 중복성(redundancy)은 자연의 안전망이다. 신경계에 속한 중복계에 관해 아는 대로 쓰시오.

연구문제 정답

1. 대뇌는 자발적 행동을 지배한다.

2. 소뇌는 운동 조절을 담당한다.

3. 고유수용 감각은 근육과 관절 자세 감각이다.

4. 신경절은 기능적 단위를 가진 말초신경계에 있는 세포체군이다.

5. 운동 감각은 신체 움직임의 감각이다.

6. 특수 감각은 후각, 시각, 미각, 청각을 포함한다.

7. 중추신경계/기관은 대뇌, 소뇌, 피질하 구조, 뇌간과 척수를 포함한다.

8. 말초신경계는 12쌍의 뇌신경과 31쌍의 척수신경으로 구성되어 있으며 신경

수용체로도 알려져 있다.

9. 자율신경계는 불수의근의 불수의적인 움직임을 담당한다.

10. 체성신경계는 수의적 움직임을 담당한다.

11. 뇌에서 지시하는 정보를 원심성이라 한다면 뇌로 향하는 정보는 구심성이라 한다.

12. 발달상의 구분: 각 문장에서 언급된 부분을 쓰시오.
    a. 종뇌는 '연장' 또는 '단축' 뇌라 하고, 대뇌반구를 포함하며, 바로 아래 백질과 기저핵, 후각로를 포함한다.
    b. 후뇌는 후각망울 · 로 · 선, 이상와영역, 중간후각영역, 해마형성체, 원개를 말한다.
    c. 간뇌는 시상, 시상하부, 뇌하수체와 시각로를 포함한다.
    d. 중간뇌를 중뇌라고 한다.
    e. 후뇌는 뇌교와 소뇌를 포함한다.
    f. 수뇌(숨뇌)는 연수라고 한다.

13. 아래 그림에 표시된 신경세포 부분을 쓰시오.
    a. 축삭
    b. 수상돌기
    c. 축삭종말
    d. 종말단추
    e. 연접틈새
    f. 연접소포
    g. 연접후뉴런
    h. 미엘린수초
    i. 세포체

14. 아래 그림에 표시된 대뇌 부분을 쓰시오.
    a. 전두엽
    b. 측두엽
    c. 후두엽
    d. 두정엽
    e. 중심전회
    f. 중심후회
    g. 중심구
    h. 외측구

15. 아래 그림에 표시된 대뇌 표면 부분을 쓰시오.
    a. 대상회

b. 뇌량
c. 상측두회
d. 보조운동영역
e. 베르니케영역
f. 브로카영역
g. 중심전회
h. 헤쉴회

16. 아래 그림에 표시된 뇌실계(ventricle system) 부분을 쓰시오.

a. 측뇌실
b. 제3뇌실
c. 제4뇌실
d. 대뇌수도관

17. 아래 그림에 표시된 동맥과 구조를 쓰시오.

a. 전대뇌동맥
b. 중대뇌동맥
c. 후대뇌동맥
d. 전교통동맥
e. 상소뇌동맥
f. 내경동맥
g. 뇌저동맥
h. 척추동맥
i. 윌리스환

18. 중복성은 신경계에서 다양한 형태를 이룬다. 13장에서 살펴보겠지만, 기능적으로 동일하지 않다 하더라도 가장 명백한 특징 중 하나는 2개의 대뇌반구가 존재한다는 것이다. 사실상 피질척수로가 전측과 외측으로 나뉜다는 사실은 '위험 요소' 가운데 일종의 안전판이 있음을 알려 준다. 마찬가지로 뇌혈관계 내의 윌리스환은 중요한 안전장치이다. 뇌간의 절반씩 동일한 핵이 존재한다는 사실은 어떠한가? 윗면은 양측 지배를 한다는 사실은 어떠한가? 다른 중복성도 생각해 볼 수 있는가?

12

신경생리학

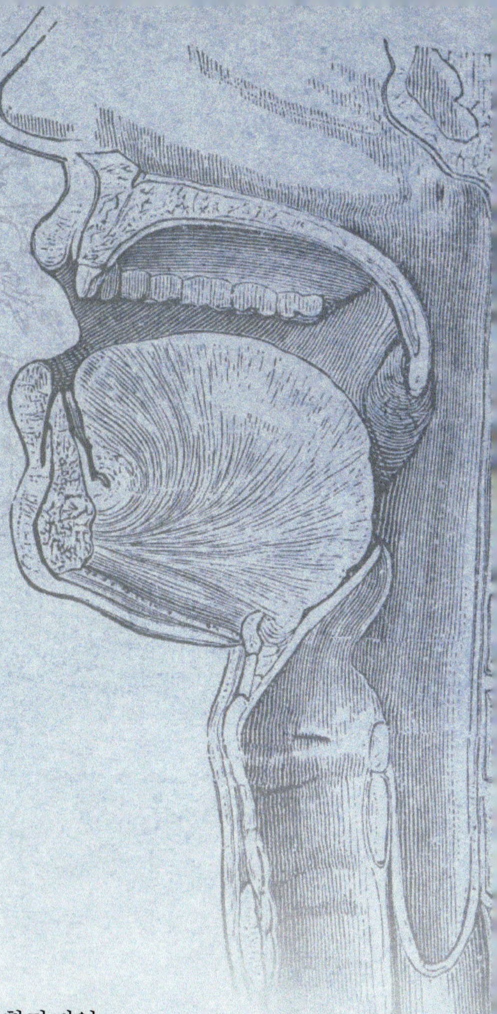

지난 30년간 놀라운 발전으로 뇌 활동에 대한 이해가 많이 확장되었지만 여전히 연구할 것이 많이 남아 있다. 이 장에서는 퍼즐 조각의 일부를 제공하고자 한다. 신경계 기능에 대한 지식은 언어병리학자의 성공적인 치료에 중요한 요소이다. 행동, 동기, 학습, 특히 말과 언어 기능은 정보를 처리하고 그것에 반응하는 능력에 좌우되기 때문에, 모든 말-언어 치료는 환자의 신경계 허용치 내에서 적용될 수 있다. 신경계 생리에 대한 개관을 통해 여러분이 그 기능을 평가해 보는 시도가 되길 희망한다.

신경계 기능에 대한 설명은 먼저 신경계의 가장 단순한 반응을 살펴보고(뉴런 간의 소통) 대뇌피질의 중요한 모든 기능으로 다가가는 상향식 접근을 할 것이다(표 12-1). 척수와 관련 있는 **단일뉴런반응**(single neuron response)과 **반사궁**(reflex arc)은 정보처리의 기초 단계를 설명하고, 뇌간 구조는 **평형**과 다른 **고차원 반사**(high-level reflexes)의 제어를 제공한다. 간뇌는 **자극**에 대한 주의 집중과 **위험에 대한 기초 반응**(고도로 조직화된)을 지원한다. 소뇌는 인지적으로 처리하는 데 참여할 뿐만 아니라 **감각 정보와 운동 계획의 통합**을 제공한다(Akshoomoff & Courchesne, 1992). 그러나 대뇌는 **의식**(consciousness), **계획**(planning), **개념**(ideation), **인지**(cognition)의 영역이다. 큰 소음에 무방비로 노출되었을 때, 하위 뉴런의 처리는 소음을 기록하고, 위치를 파악하게 하며, 움찔하게도 하고, 그것에

표 12-1. 신경계의 구조와 일반적 기능.

구조	일반적 기능
척수반사궁	주변 자극에 대한 잠재의식 반응
신경로	대뇌나 말초로 정보를 전달
뇌간	고차원 반사 중개와 생명 기능 유지, 뇌신경 활성화
간뇌	대뇌에 도달하는 감각 정보의 중개와 신체 유지를 위한 기초적 자율 반응
소뇌	운동 계획과 체성감각, 특수 감각 정보 통합과 협응운동 제어
대뇌	의식적 감각 정보 처리, 수의운동 행위의 계획과 실행, 자극 분석, 인지 기능 수행, 언어 정보 해독과 조합

서 벗어나게도 해 준다. 대뇌는 오로지 소음의 자질과 의미를 결정하기 위해 자극 정보를 평가한다. 눈은 모나리자에서 반사한 빛을 받아들이고 뇌간의 시각로는 모양, 형태, 재질, 색에 관한 정보를 처리한다. 하지만 대뇌는 모나리자가 왜 미소를 짓는지 궁금해할 것이다.

※ 뉴런

뉴런의 기능

신경계는 수많은 연접을 가진 수십억 개의 뉴런으로 구성되어 있으며, 단 하나의 기능은 소통하는 것이다. 뉴런 간의 소통은 두 뉴런의 결합인 **연접**(synapse)으로 일어난다. 연접은 종말단추(end bouton), 연접소포(synaptic vesicle), 연접틈새(synaptic cleft), 이온통로가 있는 연접후뉴런(postsynaptic neuron)으로 이루어져 있다. 11장에서 신경전달물질이 연접틈새로 방출될 때 연접후뉴런은 활동이 억제되거나 활동을 위해 흥분된다고 했던 것을 떠올릴 수 있다. 뉴런 수준에서 정보의 전달을 관찰해 보자. 그러기 위해서 에너지 차(energy gradient), 전하(electrical charge), 막투과성(membrane permeability)에 대해 알아야 한다.

전위차

급수탑의 유추는 전위차(gradients)를 설명하는 데 도움이 된다. 토목기사는 물을 담아 둘 급수탑을 만들고 나서 마실 물과 샤워할 물을 얻기 위해 전기 에너지를 사용해 물을 탑까지 끌어올리고, 여기서 소비된 에너지는 끌어올린 물에 저장된다. 에너지는 소비의 **전위**(potential)이기 때문에 전위 에너지(potential energy)라고 불린다. 물탱크와 수도꼭지 사이에는 압력 **차**(gradient)가 있고, 물은 높은 압력에서 낮은 압력 지점으로 흐른다. 물은 탱크가 있는 위로 흘러가지는 않지만, 집 안의 파이프가 터지면 아주 자연스럽게 흐르게 된다. 이 설명은 뉴런의 막벽을 통한 이온(ions) 통과를 설명하는 장치를 마련해 준다. 전위차는 세포의 안과 밖 사이에서 안정되고, 이온은 압력을 균등하게 하기 위해 흐르는 경향이 있다. 우리는 차이를 증가시키기 위해 이온을 움직이는 펌프를 가지고 있고, 이온이 흘러 들어가도록 열 수 있는 수도꼭지가 있다. 이온 수송을 진행하는 2개의 기본적인 전위차 형태가 있다—전기화학적 차이와 농도 차이.

전기화학적 차이. 뉴런에서 전위차는 중력보다는 전하와 분자 밀도를 이용하여 안정되지만, 급수탑의 유추는 유지된다. 두 자석의 양극은 서로 밀어내지만 음극은 끌어당기는 자석 놀이를 기억할 것이다. **이온**은 **전자**(electron; 음입자)를 잃거나 얻는 원자이며, 자석처럼 양전하 또는 음전하를 갖도록 한다. 자석처럼 양이온은 다른 양이온을 밀어내지만 음이온은 끌어당기게 된다.

농도 차이. 두 번째 차이는 이온의 농도에서 도출된다. 막의 한쪽 면에 고농도 분자가 있다면(**고농도 차이**), 막의 양쪽에 동일한 수의 분자가 있을 때까지 이동하는 경향이 있다. 전하 입자가 움직이면 그 움직임은 전류를 생산한다. 즉 이온이 세포로 들어가거나 나오기 위해 막을 가로질러 움직이면 움직임의 행위가 전류를 발생시킨다. 이것은 몇 가지 이유에서 중요하다. 첫째, 전류는 세포막을 활성화하기 위한 근본적 원동력인데, 이는 더 많은 움직임을 촉진하기 위해 이온통로가 열리도록 활성화한다. 둘째, 이것은 내과의가 뇌전도검사(electroencephalography, EEG)를 할 때 기록한 전기 활동이다—뇌전도검사 기록은 '생성원(generator)'에 의해 발생된 뇌 안의 많은 신경 활동의 총합이다. 이쪽 분야에서 더 중요한 것으로, 뉴런의 전기적 활동은 청각사가 **청성뇌간반응**(auditory brainstem response, ABR) 검사를 시행할 때 기록된다. 순음이나 딸깍 하는 소리와 같은 자극에 반응하는 EEG 측정으로 청각사는 청각로가 정상인지 판단할 수 있다. 청각적 절차에 대한 연구에서 더 많은 것을 배울 수 있지만, ABR과 뇌 기능에 대한 유사한 측정은 청각사가 사용하는 매우 중요한 도구이다.

막벽이 **투과적**이지 않으면 이온이 통과할 수 없다. **투과성**은 이온을 쉽게 통과시키는 막의 속성이다. 뉴런의 벽은 반투과성으로 간주되는데, 이는 적절한 환경이 주어지면 **세포체**(some) 이온이 통과할 수 있다는 의미이다. 이온은 두 가지 기제를 통해 건강한 뉴런벽 안으로 또는 밖으로 통과할 수 있다—수동운반과 능동운반.

수동운반. 고농도의 이온은 문지기(gate-keeper)로 작용하는 특별한 단백질에 의해 뉴런막을 가로지르는 것이 억제된다. **전압민감단백질**(voltage-sensitive protein)은 적절한 전기자극을 받으면 열리는 것이다. 특정 이온이 막을 통과하도록 해 주는 **채널단백질**(channel protein)도 있다. 본질적으로 이 단백질들은 특정 상황이 올 때까지 이온이 막을 통과하는 것을 억제한다. 이동의 상황이 충족되면 단백질은 특정한 이온만 막벽을 통과시킨다. 이온이 장벽을 건너는 데에는 에너지가 전혀 소비되지 않기 때문에 이 움직임은 수동운반으로 간주된다. 더 정확히 말하면 막 양쪽의 불균형에 의해 형성된 차이가 이온의 움직임을 유발한다.

능동운반. 이온을 움직이는(**이온 운반**) 두 번째 기제는 능동적인 펌프 작용이다. 무언가가 탱크 안으로 물을 퍼 올려야 하는 물탱크를 떠올려 보라. 그러기 위해서는 에너지를 사용하는 능동적인 과정이 필요하다. 전위차(예: '끝까지' 끌어올리는)에 대응하여 나트륨(Na)과 칼륨(K) 이온을 움직이는 이온 펌프가 있다. **나트륨-칼륨 펌프**(sodium-potassium pump) 단백질에 의해 사용된 에너지는 아데노신 삼인산염(adenosine triphosphate) 형태, 또는 세포 사립체의 생산물인 APT이다. 펌프는 2개의 칼륨 이온이 들어올 때마다 3개의 나트륨 이온이 나가면서 지속적으로 작동한다. 능동운반은 막을 건너는 이온 균형의 조정이 필요하고, 그래서 뉴런 안팎에 전위가 생긴다. 전위차의 결과로 이온은 수동적으로 막을 건너가지만 전위차가 없어지면 능동운반이 복구를 담당한다. 우리는 이제 뉴런을 '자극'하는 요소를 가지게 되었다.

그림 12-1은 휴지기의 뉴런을 보여 준다. 뉴런 안의 음극 표시는 음전하를 나타내며, **세포 내 공간**(각 세포 내의 공간, intracellular space)에서 **세포 간 공간**(세포 사이의 공간, interstitial space)인 외부보다 상대적으로 더 작은 수의 양이온에 의해 생긴다. 휴지기에 그 움직임을 허용하기 위해 통로가 열리면 이온의 움직임이 촉진되는 차이인 270 mV의 전위차가 된다. 이 전위는 **안정막전위**(resting membrane potential, RMP)라고 한다. 휴지기에 외부보다 내부에 30배나 더 많은 K^+ 이온이 있고, 내부보다 외부에 10배나 많은 Na^- 이온이 있다. K^+은 지속적으로 세포 밖으로 빠져나가고 지속적으로 나트륨-칼륨 펌프에 의해 다시 주입된다. 막의 이온 흐름이 자유롭게 되면 화학적 전위차는 Na^+을 세포 안으로 들이고 K^+은 세포

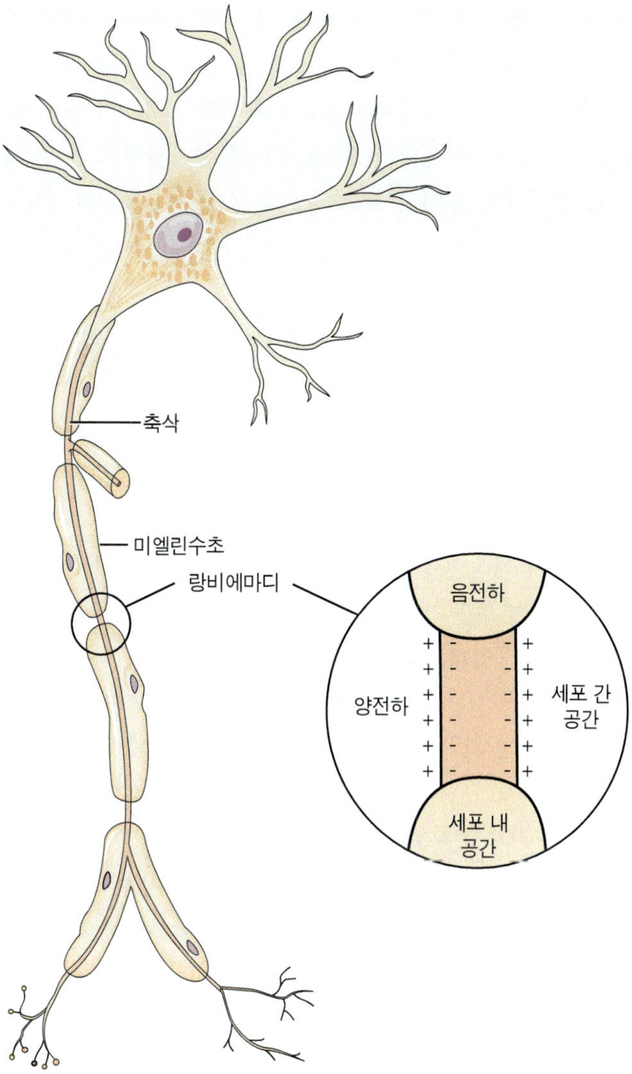

그림 12-1. 막전위의 평형을 보여 주는 휴지 뉴런(quiescent neuron).

출처: Delmar/Cengage Learning

밖으로 나가게 한다. 세포 내에 적은 수의 전하 입자는 전위차를 −70 mV 상태로 유지한다.

활동전위(action potential, AP)는 세포 내외 공간 사이의 이온 교환이 가능하도록 적절하게 세포막이 자극받을 때 일어나는 전위의 변화이다. 자극이 임계역치에 도달하면 Na^+ 이온 문이 열리고 세포 내 공간으로 많은 수의 이온이 흘러 들어가게 되며, 따라서 약 1 ms 동안 +50 mV까지 세포내 전위가 올라간다(총변화는 약 120 mV이다). 이러한 이온 차이의 평준화를 **탈분극**(depolarization)이라 한다. 약 0.5 ms 동안에는 막의 부위에 대한 어떠한 자극도 다시 탈분극이 일어나지 못하게 한다. 이 탈분극의 단계는 **절대불응기**(absolute refractory period)로 정의된다. 절대불응기는 탈분극을 위해 세포막이 자극될 수 없는 시간이다. 이 시간 동안에는 K^+ 통로가 열리고 K^+ 이온은 세포 내 공간 밖으로 흘러 나간다. 나트륨 문은 스스로 닫히고 비활성화되며[**나트륨 비활성화**(sodium inactivation)], 나트륨–칼륨 펌프는 K^+ 이온의 세포 내 농도를 증가시키는 반면, 대부분의 Na^+ 이온을 제거한다. 칼륨 통로는 나트륨 통로보다 느리고, 따라서 세포외액의 상대적 양성과 세포내액의 음성이 증가하기 때문에 K^+ 이온의 유출은 RMP의 복원을 촉진한다.

절대불응기 이후 막이 자극을 받을 수 있는 시간이 있지만, 초기에 탈분극화를 위해 필요한 자극보다 더 커야 한다. **상대불응기**(relative refractory period)는 다시 흥분되기 위해 막이 자극을 받는 시간이지만 통상적 자극보다 더 클 경우에만 해당된다. 이 기간은 절대불응기 이후에 오며 5~10 ms 정도 지속된다.

AP가 발생하기 위해 막통로가 차단되어야 한다. 세포막의 일부는 탈분극화되지만 다른 부분은 임계역치에 도달할 때까지 탈분극화되지 않는다. 막통로가 차단되는 **임계한도**(위험한계, critical limit)는 약 −50 mV이다. 즉 세포막의 일부는 탈분극화되지만, 이온의 움직임이 막전위를 −70 mV에서 −5 mV까지 올리기에 충분할 때까지 활동전위가 발생되지 않는다. 막이 전위차를 −50 mV까지 내리도록 하기에 충분한 자극을 받는다면 AP가 생성되고 이온 활동과 뉴런의 총탈분극화를 유발한다. 자극이 이 수준에 도달하기 위한 충분한 이온 이동을 초래하지 않는다면 활동전위가 촉발되지 않고 RMP는 진행 중인 이온 펌프의 활동에 의해 복원된다. 이것이 우리가 다룰 뉴런의 중요한 조절 기능이다—적절한 자극이 있을 때까지 뉴런의 점화를 막는다.

RMP에서 AP로, 다시 RMP로 돌아가는 전체 순환은 대부분의 뉴런에서 약 1 ms가 걸리는데 이것은 한정된 시간이다. 이는 뉴런이 1초의 1/1,000마다 반응, 또는 1초에 1,000번 반응한다는 의미이다. 1초에 2,000번 자극을 받더라도 더 많이 반응할 수는 없다.

전파. AP가 전파되지 않으면 어떤 정보도 다음 뉴런이나 근육섬유로 전달되지 않기 때문에 전혀 소용이 없다. **전파**(propagation)는 호수에 던진 돌에 의해 생성된 파동이 돌이 물과 접촉한 지점에서 바깥으로 퍼져 나가는 것과 같은 파동 행위의 방사 효과를 의미한다. AP는 탈분극의 파동으로 전파된다. 국소적 탈분극이 진행되는 막이 임계한도에 도달할 때 이온은 빠르게 막을 건너서 흘러간다. 인접한 막이 전압민감성 단백질 통로를 가지고 있기 때문에 전류 흐름이 역시 탈분극하는 지역을 자극한다. 이런 방법으로 탈분극화는 막을 따라 전파되고, 궁극적으로 축삭 종말에 도달한다. 축삭의 전체 길이에 따른 AP의 재생산은 정확하게 동일한 전압차를 일으킨다.

뉴런은 **실무율 방식**(all-or-nothing manner)으로 반응한다. 즉 탈분극하거나 하지 않는 것이다. 탈분극에 실패하면 AP가 생성되지 않고 아무런 정보도 전달되지 않는다. 탈분극을 위한 임계역치에 도달하면 AP가 생산되고 정보가 전달된다. 뉴런은 이런 면에서 전기 스위치처럼 작동하며, 유일한 정보의 변이는 **극파율**(spike rate) 또는 **방전율**(rate of discharge)이라 불리는, 뉴런이 켜진 상태의 빈도수이다.

AP의 전파는 축삭의 직경이나 수초의 존재에 의해서 촉진된다. 넓은 직경을 가진 섬유는 가는 것보다 더 빠른 속도로 전파하며 수초는 전파의 속도를 높인다. **그림 12-2**는 수초가 마디 사이에 노출된 막에 고리 모양으로 축삭 위에 덮여 있는 것을 보여 준다. 전압민감성 통로는 **랑비에마디**(node of Ranvier)의 막 내에서 발견되지만 일반적으로 수초화 부위에는 없다. 수초가 섬유를 절연하여 이온이 그것을 통과할 수 없기 때문에 통로가 있더라도 어떠한 기능도 담당하지 않는다. 랑비에마디는 축삭의 직경에 기반을 두고 최대 전도 시간을 촉진하는, 정확히 말하면 비어 있는 공간이다.

랑비에마디는 11장에서 살펴보았다.

따라서 막은 한 마디에서 탈분극화되고, 그 탈분극의 결과는 역시 막이 탈분극화하는 다음 마디에서 감지된다. 전파되는 활동전위는 마디에서 마디로 전달되고, 이 도약은 **도약전도**(saltatory conduction)라고 불린다. 실제로 긴 섬유에서 마디에서 마디로 건너뜀으로써 몇 ms는 절약될 수 있다.

자극(impulse)이 축삭의 종말 부분에 도달하면 고도로 전문화된 과정이 시작된다. 종말단추 내의 연접소포는 두 뉴런 간의 소통을 허용하는 신경전달물질을 방출한다. **신경전달물질**(neurotransmitter)은 다른 뉴런의 흥분이나 억제, 또는 근육섬유의 흥분을 유발하는 물질이다. AP가 종말 지점에 도달하면 소포는 막을 통해 연접틈새로 해당 신경전달물질을 방류하는 막벽으로 이동하도록 자극이 된다(**그림 12-3**, **표 12-2**).

신경전달물질은 틈새를 건너 매우 빠르게 이동하며[100 μs(마이크로초)] **연접후뉴런**의 수용체 단백질을 활성화하기 위해 틈새로 방류된다. 틈새에 신경전달물질의 출현은 이온통로가 열리도록 촉진한다. 신경전달물질은 특정 이온통로에 들어맞으며, 방출된 신경전달물질이 수용체 통로 단백질에 들어맞지 않으면 연접후뉴런은 점화되지 않는다. 즉 신경전달물질은 열쇠이고 수용체는 자물쇠로서 열쇠가 맞지 않으면 문이 열리지 않을 것

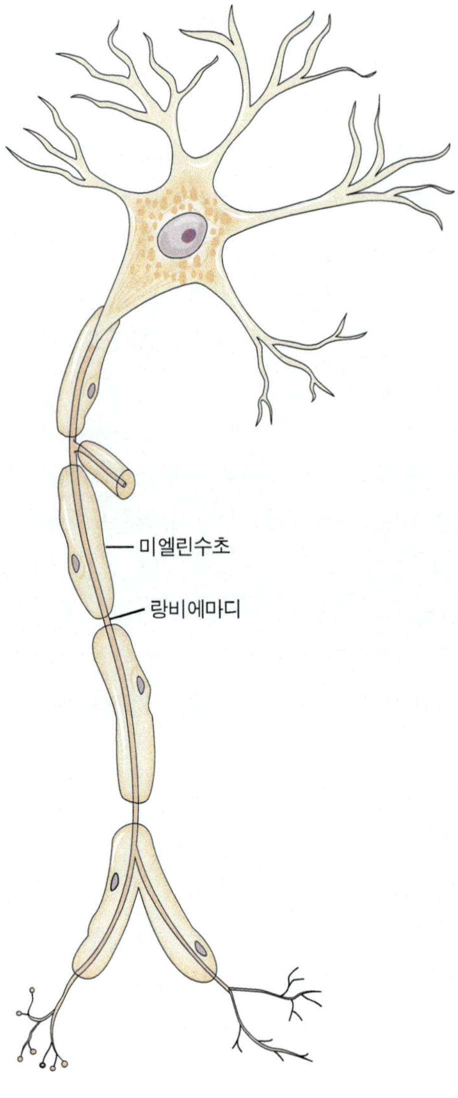

그림 12-2. 수초와 랑비에마디.

출처: Delmar/Cengage Learning

이다.

신경전달물질은 뉴런에 흥분성 또는 억제성 효과를 일으킨다. **흥분성 효과**(excitatory effects)는 뉴런이 탈분극화할 가능성을 높이고 **억제성**은 그 가능성을 감소시킨다. 흥분성 자극은 흥분성 **연접후전위**(EPSP)를 발생시키고, 억제성 자극은 **억제성 연접후전위**(IPSP)를 유발한다. 억제는 점화의 역치를 상당히 올리는 **과다분극**(hyperpolarization)을 유발하는 반면, 흥분은 탈분극을 유발한다. 일반적으로 억제성 연접은 세포체에서 발견된다. 수상돌기의 연접은 대개 흥분성이다. 축삭에서의 연접은 연접틈새로 방출된 신경전달물질의 양을 줄이는 경향이 있고, 그로 인해 신경전달물질의 흐름을 조정한다.

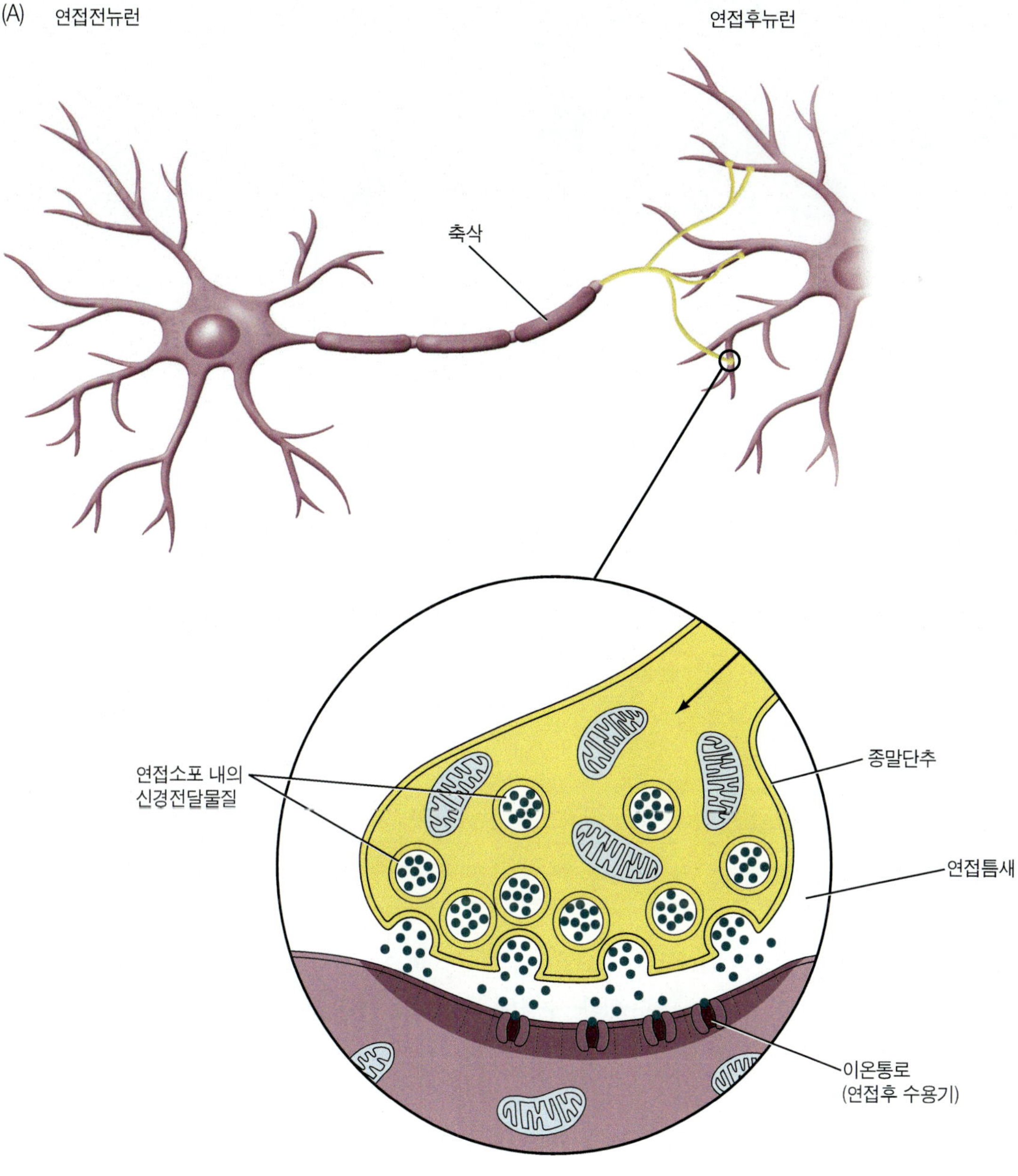

그림 12-3. (A) 두 뉴런 사이 연접부의 확대 그림. (계속)

출처: Delmar/Cengage Learning

EPSP는 실제로 **미세전위** 또는 **미세연접후전위**(miniature postsynaptic potential, MPSP)로 시작되어 약 3 mV 정도만으로 막을 탈분극화한다. 충분한 양의 MPSP 탈분극이 있다면 탈분극의 총액은 임계역치에 도달할 것이고, 이전처럼 AP가 발생할 것이다. 이것은 뉴런에 의해 산출된 것으로

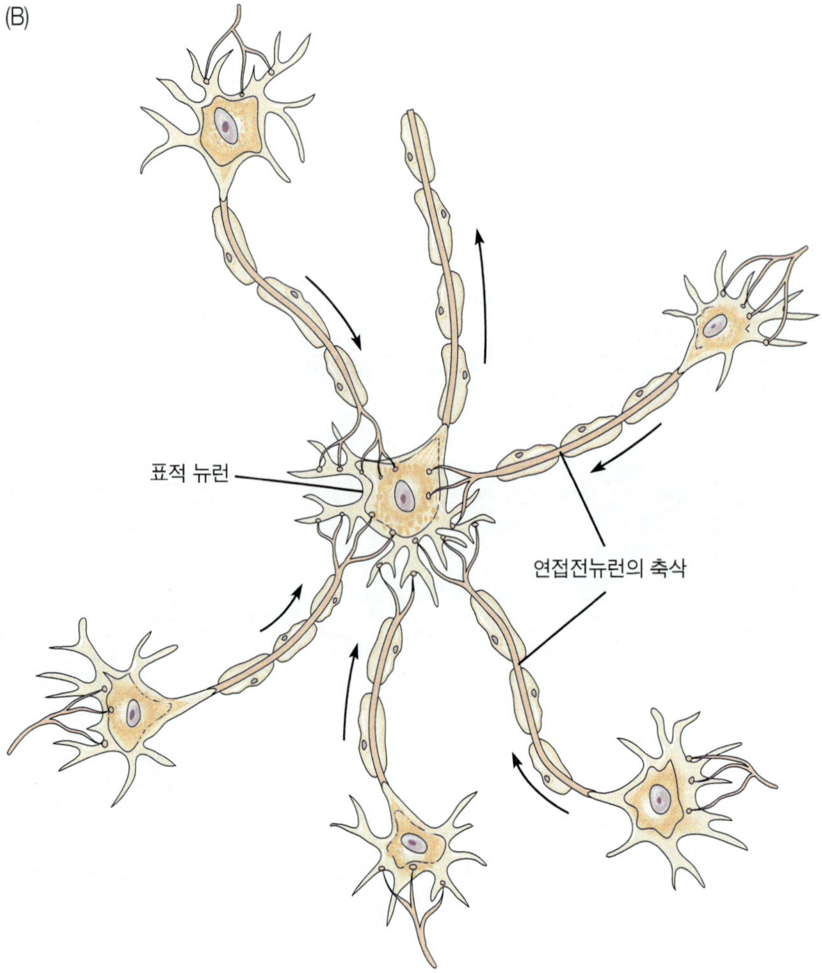

그림 12-3. (B) 하나의 연접후뉴런에 대한 다수 뉴런의 수렴.

출처: Delmar/Cengage Learning

생각할 수 있다. 수백 수천 개의 뉴런이 뉴런에 연접하고, 이는 단일 뉴런의 출력이 그 모든 뉴런의 대한 '일반적인 통념(conventional wisdom)'을 대변한다. 충분한 수의 연접이 활성화되면 다수가 이기게 된다—각 뉴런은 수용막에서 적은 비율의 활성화 형태로 활성화를 위해(또는 반대로) 사용된다. 충분한 수의 탈분극이 있다면 AP가 있게 된다. 이것을 **공간가중**(spatial summation)이라 한다. 공간가중은 거의 동시에 일어나는 수많은 연접 활성화 현상을 의미하며, 뉴런의 표면에 배열된 많은 접촉 지점을 보여 준다. 마찬가지로 동시에 적은 부분이 탈분극하는 **시간가중**(temporal summation)이 있다. 투표 이론에 빗대어 보면, 시간가중에 맞추기 위해 투표는 대략 집계가 되는 동일한 시간에 되어야 한다(늦게 메일로 도착하는 투표 용지는 포함되지 않는다).

단일 뉴런이 단일 반응을 생산하기 위해 수천 개의 다른 뉴런으로부터

표 12-2. 말초신경계와 중추신경계의 신경전달물질.

신경전달물질	위치	특정 영역(기능)
아세틸콜린(acetylcholine)	PNS	신경근접합부(흥분성)
	CNS	전뇌, 뇌간(조정성), 기저핵(억제성)
도파민(dopamine)	CNS	변연계(조절성), 기저핵(흥분성)
노르에피네프린(norepinephrine)	CNS	뇌간 망상체(조절성)
세로토닌(serotonin)	CNS	뇌간, 변연계(조절성)
감마아미노부티르산(GABA)	CNS	기저핵, 다른 CNS 구조(억제성)
엔도르핀(endorphins)	CNS	CNS 전체(통증 조절)

Bhatnagar, 2007; Cotman & McGaugh, 1980 등을 참조하라.

입력을 받는 과정을 **수렴**(convergence)이라 한다. 이러한 구성으로 정보의 양은 하나의 반응으로 다듬어진다. 대조적으로 **확산**(divergence)은 한 뉴런의 축삭이 다른 수천 개의 다른 뉴런과 연접할 때 발생한다. 하나의 정보는 방대하게 배열된 다른 뉴런으로 전달된다.

연접틈새로 방출된 신경전달물질은 낭비되지 않는다. 방출되자마자 뉴런 내에서의 재합성을 위해 특정한 효소가 신경전달물질을 분해한다.

요약하면,

- 신경계의 뉴런 간 소통은 **연접**에서 일어난다.
- **연접틈새**를 통과하는 **신경전달물질**은 연접후뉴런을 **흥분**시키거나 **억**

중증근무력증

중증근무력증(myasthenia gravis)은 신경근육 질환으로 일차적인 영향이 신경근접합부에 있다. 환자의 자율면역체계가 수용체를 차단하는 항체를 생성하여 신경근접합부의 신경전달물질 수용체에 면역 반응을 발전시키는 것으로 보인다. 차단된 수용체는 신경전달물질에 반응할 수 없어서 질병이 진전됨에 따라 많은 수용체가 차단되고 근육을 활성화하기 위해 아주 적은 통로만 활성화된다. 근력의 점진적인 감소는 근신경접합부에 의해 활성화된다.

중증근무력증 환자는 날마다 극심한 피로를 호소하는데 아침에는 상당히 기분이 좋지만 한낮이 되면 지쳐 버린다. 언어병리학자는 환자가 말하는 것을 더욱 어려워하고, 사람들이 환자의 말을 이해하기 어려워하는 것을 알아채기 때문에 종종 처음으로 중증근무력증을 의심해 볼 수 있다. 감소된 연구개 기능은 명료도가 저하된 과비성 발화를 산출함으로써 흔히 초기 신호가 될 수 있다.

제한다.

- 뉴런이 충분히 흥분되면 **활동전위**가 발생한다.
- **탈분극**을 위한 뉴런막의 자극은 세포 내외 공간 사이에 이온 교환을 유발하며, 이온의 이동은 막 전체의 전압에서 예상 가능한 큰 변화를 초래한다.
- **안정막전위**는 흥분 이전에 측정 가능한 전위이다.
- 흥분 후의 **절대불응기**는 뉴런이 점화를 위해 흥분될 수 없는 시간 구간이며, 적절한 자극이 주어진 **상대불응기** 동안에는 점화될 수 있다.
- **활동전위**는 항상 동일한 뉴런 반응을 초래하기 때문에 뉴런은 반응률을 통해 입력의 차이를 나타낼 수 있다.
- 수초화된 섬유는 탈수초화 섬유보다 더 빠르게 탈분극화 파동을 처리하는데, 이는 기본적으로 **도약전도** 때문이다.

근육 기능

유사한 과정이 신경과 근육이 소통하는 지점인 **신경근접합부**(neuromuscular junction)에서 일어난다. 이 경우에 소통의 결과물은 AP보다는 근육 연축일 것이다. 골격근 제어의 기본적 단위는 **운동단위**(motor unit)이며 운동뉴런과 그것의 축삭, 그리고 뉴런이 지배하는 근육섬유로 구성된다.

그림 12-4는 연접과 아주 비슷하게 보이는 신경근접합부를 보여 준다. 그러나 이 경우에는 바로 앞에 연접틈새가 있는 축삭의 **종말판**(terminal endplate)이 있다. 신경전달물질인 **아세틸콜린**(acetylcholine)이 활동 지역으로 방출되고, **미세종판전위**(miniature end plate potential, MEPP)가 발생한다. 충분한 수의 MEPPs가 있으면 근육활동전위가 발생될 수 있다. 이것은 곧 연접과 유사하고, 근육섬유를 흥분시키기 위해 활성화된 부위를 많이 취한다. 게다가 실제로 근육을 움직이고 일을 하기 위해 많은 근육섬유를 활성화해야 한다는 것을 알게 될 것이다.

움직임에는 근육의 노력이 필요하며, 근육은 두 지점 사이의 거리를 줄이기 위해 수축할 뿐이라는 것을 우리는 알고 있다. 이는 현미경으로 그 기능을 관찰할 수 있는 좋은 기회이다.

면으로 된 끈을 들여다보면 끈이 실제로는 나선형으로 휘감긴 더 작은 끈들로 이루어져 있다. 더 가까이 들여다보면 더 작은 나선형 끈이 각각의 줄로 이루어진 것을 볼 수 있고, 현미경은 이 줄들이 실로 짜인 면섬유로 이루어져 있다는 것을 보여 준다. 끈을 이루는 더 작은 요소가 연속적으로

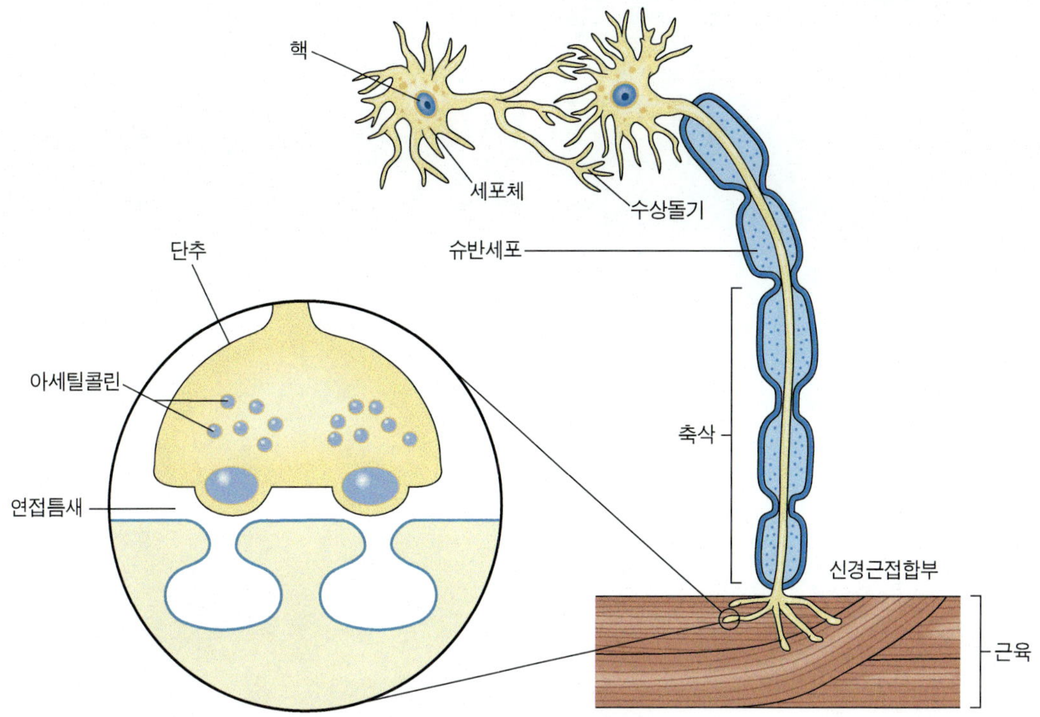

그림 12-4. 뉴런과 근육섬유 사이의 신경근접합부.

출처: Delmar/Cengage Learning

있고, 이것들은 모두 유사한 방위와 구조를 가진다. 근육도 이와 동일하다.

그림 12-5에서 보듯이 골격(횡문)근은 근육섬유 가닥으로 이루어진 기다란 끈 모양 구조이며, 각 끈은 근육의 길이를 따라 달리고 많은 핵을 가진다. 각 근섬유는 긴 근육원섬유(myofibrils)로 이루어지고, 근육원섬유는 **가늘거나 굵은 근육잔섬유**(myofilaments)로 이루어져 있다.

가는 근육잔섬유는 나선을 형성하기 위해 서로의 둘레를 휘감는 1쌍의 **악틴**단백질(actin protein) 가닥으로 구성되어 있다. **트로포닌**(troponin)의 분자와 짜인 **트로포미오신**(tropomyosin)의 이중가닥은 나선 주변을 감싼다. **굵은 잔섬유**(thick filaments)는 격자 형성으로 배열된 미오신 분자로 이루어져 있다. 이 두 요소(악틴과 미오신)는 움직임에 주요한 역할을 한다. 소근세사(actin filament)와 대근세사(myosin filament)는 미오신에서 악틴으로 **연결팔**(bridging arms)을 뻗치면서 근육이 수축하는 동안 서로 미끌어져 지나간다. 트로포미오신과 트로포닌은 연결팔을 촉진한다.

근육잔섬유가 근육원섬유를 형성하기 위해 서로 무리를 지으면 줄무늬모양의 특성이 나타난다. 이것이 어둡고 밝은 근육잔섬유를 번갈아 있

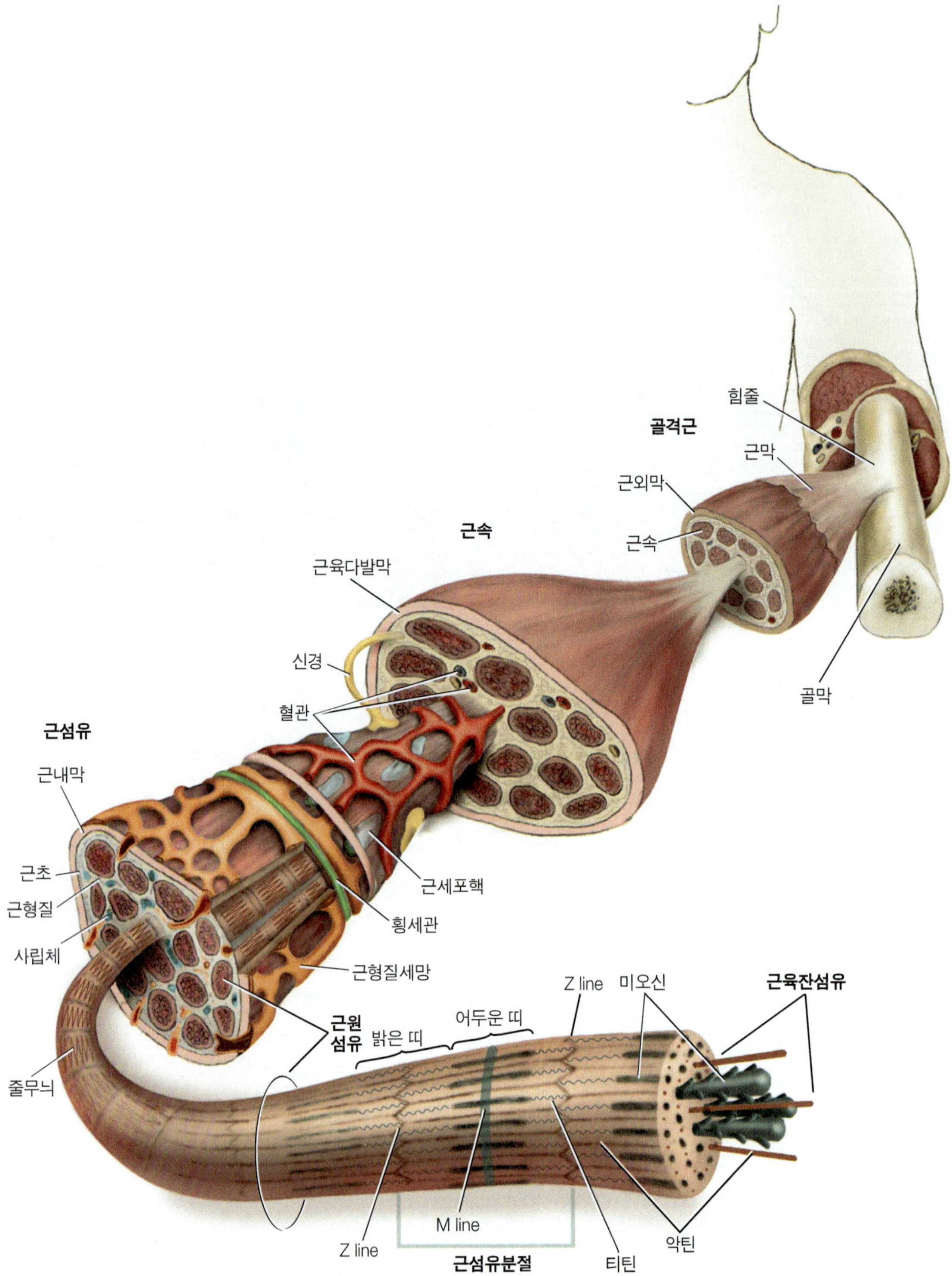

그림 12-5. 근섬유 구성요소의 분해 조립도. 각 근육섬유는 가늘거나 굵은 근육잔섬유로 이루어져 있다.

출처: Delmar/Cengage Learning

게 한 결과물이다. 이러한 각 복합 단위는 **근섬유분절**(근육원섬유마디, sarcomere)로 알려져 있다. 근섬유분절은 횡문근의 덩어리를 형성한다. **Z 선**(Z line)으로 알려진 이 부위는 근섬유분절의 가장자리를 표시하고, 가는 잔섬유는 이 지점에서 결합한다. 굵은 근육잔섬유는 근섬유분절 내의 가운데에 자리하여 겹쳐진 벽돌 모양을 이룬다. **어두운 띠**(A band)는 휴식기에 있는 가늘고 굵은 섬유 사이에 겹쳐진 부위이고, 근섬유분절의 중앙에 있는 **H역**(zone)은 굵은 근육잔섬유만 있는 부위이다. 이 두 근육잔섬유는 근육이 짧아질 때 서로 교차하여 가늘고 굵은 잔섬유의 중앙이 서로 가깝게 이동한다.

근육이 휴식기에 있을 때 가는 잔섬유에 있는 트로포미오신의 조절단백질은 결합 지점을 차단하여 연결다리의 형성을 억제한다. 조절단백질은 미오신과 약틴의 상호작용을 억제하는 파수꾼이다. 연결다리가 형성되도록 트로포미오신은 결합 지점을 자유롭게 하기 위해 그곳에서 제거되어야 하고, 그 기능은 칼슘에 의해서 수행된다. 칼슘이 주변에 나타나면 단백질의 구성을 변화시켜서 가는 잔섬유에 있는 결합 지점을 드러내고 연결다리의 발달을 촉진한다. 칼슘은 이 결합 지점에서 '파수꾼'인 트로포미오신을 제거하고 연결다리의 형성을 유발하는 '비밀번호'가 된다. 그런데 무엇이 칼슘을 주변으로 들어가게 하는 것일까?

칼슘은 근육세포질의 **근형질세망**(근세포질그물, sarcoplasmic reticulum) 내에서 발견된다(근형질세망은 세포형질세망의 형태이다). 신경근접합부에서 생성된 AP는 근형질세막과 접촉하는 수평세관의 연속에 의해서 근육세포 속으로 깊이 전달된다. AP는 근형질세망의 막을 탈분극하여 칼슘 이온이 방출되도록 한다. 트로포미오신과 트로포닌은 근육원섬유의 길이를 짧게 하면서 다리를 형성하는 데 결정적이다. 칼슘에 의해 트로포미오신과 트로포닌이 활성화되면서 미오신을 위한 연결 지점이 드러나도록 형태를 변화한다. 이것은 차례로 미오신이 가는 잔섬유와 다리를 형성할 수 있도록 한다. 아데노신 삼인산염은 연결팔에 에너지(과다 작업으로 피곤해졌을 때 소진해 버린 것과 같은 에너지)를 제공하는데, 이것은 가는 잔섬유에 있는 결합 지점에 도달해서, 다른 팔이 당기고 놓는 순간에 끌어당기고 놓는다. AP가 종결되면 칼슘은 근형질세망으로 되돌아가고, 결합 지점은 다시 숨겨지며, 수축은 중단된다. 즉 신경근접합부의 AP는 악틴과 미오신의 주변으로 칼슘을 방출시킨다. 칼슘은 결합 지점이 드러나도록 해서 근육 수축이 시작되는 지점인 두 분자 사이에 연결다리가 형성될 수 있다.

근육이 수축하기 위해서 많은 작업이 있는 것처럼 보이며, 사실 그렇기도 하다. 작업은 에너지를 필요로 하고 APT가 에너지를 제공한다. 실제

수축은 로프를 이용해 자신을 산 위로 끌어당기는 것과 유사하다. 로프를 잡아서(연결다리) 당기고, 손을 교대로 해서 위쪽으로 자신을 끌어당긴다. 우리의 팔은 미오신의 팔과 같고, 로프는 악틴의 가는 잔섬유와 같으며, 우리는 굵은 잔섬유이다. 이것이 근육 수축의 **활주잔섬유모델**(sliding filament model)이다.

이 과정에서 근섬유분절이 짧아지는 것처럼 근섬유분절(H역)의 중심이 사라질 수 있다. 가는 잔섬유로 건너서 연결할 수 있는 각각의 굵은 잔섬유에는 약 350개의 머리가 있고, 각 다리는 교차 행위를 초당 다섯 번 수행할 수 있다. 하나의 근육섬유를 이루기 위해 많은 근육잔가지를 취하고 근육다발은 많은 근육섬유로 이루어진다는 것을 기억한다면, 새끼손가락을 움직이는 데 관련된 활동의 크기를 깨닫기 시작할 것이다.

근육 제어

근육이 어떻게 일을 하는지는 아직 설명되지 않았다. AP가 발생되고 근형질세망이 칼슘을 방출하면 실무율 반응이 있고, 근육이 연축된다. 근육은 금새 증가되었다가 원래 크기로 되돌아가는 것을 이미 알고 있다. 게다가 근육은 총체적으로 느린 움직임에서 빠르고 정밀한 행위에 달하는 방대하게 다른 기능을 수행해야만 한다. 이것을 어떻게 처리할 수 있을까?

그 답은 주로 자원의 할당에 있다. 섬세한 움직임을 위해서는 많은 양을 움직이기 위해 노력하지 않기 때문에 한정된 수의 근육섬유만이 동원된다. 대조적으로 무거운 물체 들기는 많은 근육섬유의 동원이 요구된다. 물체를 옮기는 것과 관련된 노력을 고려한다면 이해가 될 것이다. 1개의 의자를 옮기는 데 한 사람만 필요하다면 피아노를 들기 위해서는 4~5명이 필요할 것이다.

신경운동지배는 자원 할당의 많은 부분을 설명한다—각 근육섬유는 하나의 운동뉴런에 의해 지배되지만, 각 운동뉴런은 많은 수의 근육섬유에 분포한다. 더 많은 운동뉴런이 활성화될수록 더 많은 섬유가 수축될 것이다. 근육을 활성화하기 위한 많은 운동신경의 사용을 **복합운동단위가중**(multiple motor unit summation)이라 한다.

다른 제어기제는 다양한 근육이 활동하는 방법의 기능적 차이로 생긴다. 근육섬유는 2개의 기본 유형이 있다—느리게 연축하는 섬유(slow twitch fibers)와 빠르게 연축하는 섬유. 이름이 의미하듯이 빠르게 연축하는 섬유는 훨씬 더 빠르게 움직일 수 있는 반면, **느리게 연축하는 섬유**는 움직이는 데 더 긴 시간이 걸린다. 느린 연축근육섬유는 빠른 연축섬유에 비해 5배나 오랫동안 수축된 상태를 유지하는데, 아마 칼슘이 더 오랫동안 세포형질 내에 남아 있기 때문일 것이다. 느린 연축섬유는 통상적으로 중력에 저항해서 신체를 지탱하는 데 사용되는 것과 같이 오랫동안 수축해야 하는 근육에서 발견된다. 빠른 연축섬유는 대조적으로 빠른 수축 요구를 충족하기 위해 사용된다. 이제 혀의 해부 구조와 생리에 대한 설명을 떠올려 보자. 혀끝은 부피가 큰 몸통보다 훨씬 더 빠르게 움직이지만, 그것은 반응의 속도를 결정하는 근육의 부피만은 아니다. 빠르게 움직이는 혀끝은 빠른 **연축섬유**가 지원하지만, 느리게 움직이는 깊은 혀근육은 **느린 연축섬유**를 가진다.

느린 연축섬유와 빠른 연축섬유 간에 중요한 차이가 있다. 하나의 뉴런은 수천 개의 느린 연축섬유를 지배하지만 빠른 연축섬유를 담당하는 뉴런은 오직 10개나 20개의 근육섬유를 지배한다. 신경지배율의 이런 차이로 매우 섬세하게 제어할 수 있다—음도 변화를 위해 성대를 빠르게 긴장해야 한다면, 노래하는 동안 높은 목소리를 유지하기 위해 요구되는 몇 밀리미터까지 정밀하게 제어할 수 있기를 원할 것이다. 이런 제어는 세밀한 단계에서 더 많은 운동단위를 점진적으로 활성화할 수 있는 능력에서 생긴다. 대조적으로 직립 자세를 유지하는 것은 덜 정밀하고 더 많은 체력을 요구한다.

요약하면,

- 근육섬유의 활성화는 **굵은 근육잔섬유**의 주변으로 칼슘을 방출을 유발하여, **가는 잔섬유**에서 **연결다리**를 허용하는 가는 잔가지에 있는 결합 지점을 노출시킨다.
- 연결 활동은 근육잔가지가 서로 미끄러져 지나가도록 하며, 그로 인해 근육이 짧아진다.
- **느린 연축섬유**는 **빠른 연축섬유**보다 더 오래 수축을 유지하며, 느린 연축섬유는 자세의 유지에 관여하고 빠른 연축섬유는 세밀하고 빠른 운동 기능에 관여한다.

근육방추 기능

11장에서 근육방추의 활동에 대해 다루었지만 그 기능을 더 자세히 설명하겠다. **그림 12-6**을 통해 일반적으로 자세와 운동 제어의 주요 역할을 볼 수 있다. 최저 단계의 운동 반응(신전반사)은 손가락의 섬세한 운동 제어

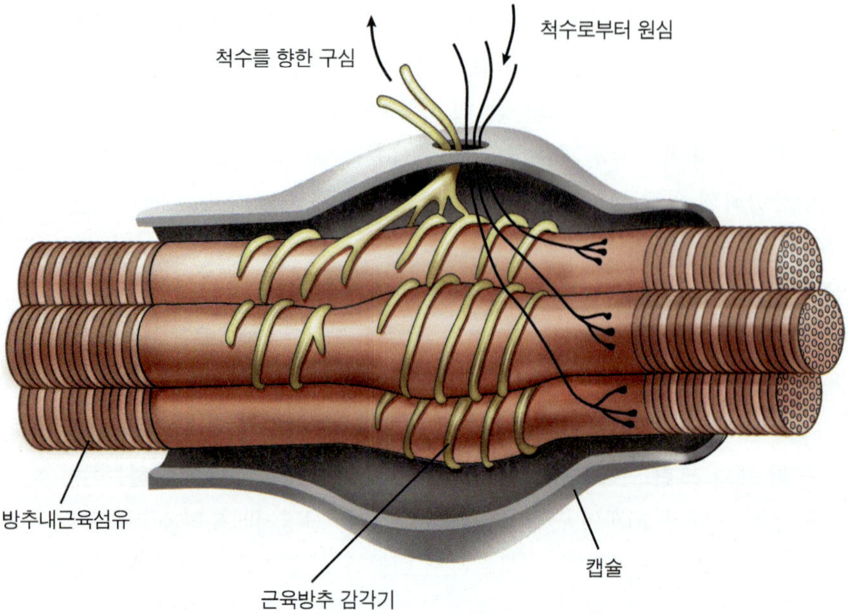

그림 12-6. 근육방추.

출처: Delmar/Cengage Learning

와 같이 특별한 기술과 기민함을 요구하는 최고 수준의 운동 반응과 밀접하게 관련되어 있다는 것을 알아야 한다. 근육방추에 대한 설명은 고수준 운동 제어에 대한 논의에 필요한 배경지식을 제공할 것이다.

근육방추의 역할은 근육 길이, 따라서 움직임 및 자세와 관련한 정보에 대한 신경운동체계에 피드백을 제공하는 것이다. 그 기능을 설명하기 전에 이 중요한 감각 요소의 구조를 살펴보자.

우리가 관심을 가져야 하는 횡문근 섬유에는 두 가지 기본 유형이 있다. **방추외근육**(extrafusal muscle)섬유는 앞서 여러 장에서 설명한 근육의 부피를 이룬다. 근육 구조 내의 깊은 곳은 **방추내근육**(intrafusal muscle)섬유라고 부르는 다른 근육섬유 뭉치이다. 이 섬유는 방추외근육섬유에 평행한 경로이며 근육의 육안검사에서는 별로 명확하지 않다. 근접검사로 근육에 부착된 짧은 **방추내근육섬유**를 구별하고 근육 길이의 변화를 감지할 수 있다. 방추 모양 때문에 **근육방추**로 이름 지어진 근육과 감각기의 연합인 신전감각기(stretch sensor)가 방추내근육섬유의 **적도부위**(equatorial region)나 근처에 있다.

핵낭섬유라는 용어는 근육섬유의 적도부위에 위치하여 신전수용체의 무리를 형성하는 근육방추의 일부분을 의미한다.

방추내근육섬유는 **가는 것**과 **굵은 것**으로 분류된다. 굵은 근육섬유는 대개 **핵낭섬유**(핵주머니섬유, nuclear bag fiber)를 포함하는 피막으로 이루어져 있고, 가는 근육섬유는 **핵사슬섬유**(nuclear chain fiber)를 담고 있다. 핵낭섬유는 방추내근육섬유의 적도부위에 집단으로 모인 신전수용체의 무리이다. 대조적으로 핵사슬섬유는 적도부위에 있는 신전감각기의 행렬이다. 이 두 구성체는 다른 기능을 담당한다. 적도부위 피막의 배치는 이 섬유의 부분이 비수축성이기 때문에 중요하다.

근육방추는 구심성과 원심성 신경분포를 모두 가진다. 원심성 체계는 방추내근육섬유의 수축을 유발하는 신경충동(자극)을 보내는 반면, 구심성 요소는 근육 길이 변화 감각을 중추신경계에 전달한다. 신경지배 형태는 중요하다. 핵낭섬유는 나선형성체 안의 피막을 둘러싸는 **Group Ia 일차** 구심섬유에 의해서 CNS에 정보를 전한다. Group Ia 일차 섬유는 크고, 근육이 신장할 때 핵낭의 모양이 변화한다. 이런 모양 변화는 신경을 점화하도록 하며, 척수로 정보를 보낸다. 핵사슬섬유 주변의 주머니는 또한 일차 Ia 또는 Group II 이차 구심섬유를 대신 가질 수도 있다. 이것은 근육의 신장에도 반응하긴 하지만, 기능적으로 다른 반응을 전달하는 더 작은 섬유이다.

방추외섬유(일반적으로 골격근)와 방추내근육섬유(근육방추)는 뚜렷하게 다른 신경지배를 가진다. 방추외근육은 **알파** 운동섬유에 의해 지배되는데, 이는 방추외근육의 **감마**(또는 **방추운동**) 원심성 섬유보다 직경이 더 크다.

알다시피 이러한 감각운동체계에서 일어나는 물리적 구별점이 많이 있다. 두 유형의 감각기, CNS에 정보를 전달하는 두 유형의 구심섬유, 방추내근육섬유가 수축하도록 할 수 있는 전문화된 원심체계(감마 원심성)가 있다.

근육방추는 위상과 긴장적 근육 길이에 반응한다. **위상적 연장**(phasic lengthening)은 근육 길이의 변화 과정을 의미한다. 이 정보는 핵낭섬유에 의해서 변환되고, Group Ia 구심섬유를 거쳐 CNS에 전달된다. **긴장성 연장**(tonic lengthening)은 연장된 상태로 근육을 유지하는 활동을 의미하며, 이 정보는 두 가지 유형의 구심섬유에 의해서 핵사슬섬유를 거쳐 전달된다. 두 가지 정보는 모두 운동 제어에 필수적인 것으로 드러났다.

그림 12-7은 우리가 근육을 제어하는 데 이 체계가 어떻게 도움을 주는지 설명하고 있다. 방추가 어떻게 작용하는지 설명하는 유용한 방법은 자세 제어를 생각하는 것이다. 우체국에서 줄 서 있을 때 신체에 면밀히 주의를 기울여 본다면, 약간만 옆으로 움직이는 것도 알아차릴 것이다. 우리가 감지하는 약간의 움직임은 방추내체계의 방아쇠이다.

약간만 기댈 때에는 다리근육이 조금 신장한다. 그렇게 하면 방추근육은 근육이 자세를 바꾸었다는 것을 척주 내의 운동뉴런에 통지한다. 그것과 연접하는 운동뉴런은 즉시 방추외근육이 수축하도록 활성화하고, 그래서 중력에 대한 반응으로 일어나는 우발적인 신장에 반대로 작용한다. 우

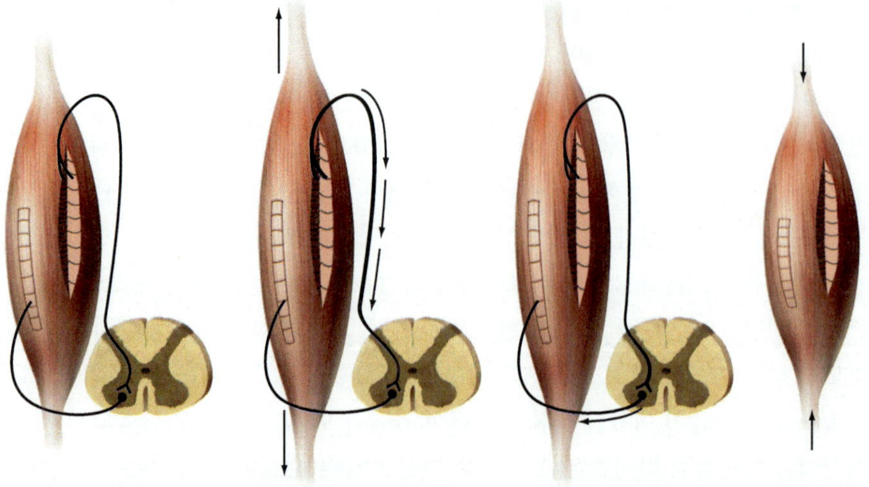

그림 12-7. 근육 길이를 제어하는 근육방추 기능.

출처: Delmar/Cengage Learning

리는 수동적으로 근육방추섬유를 신장하고 그 방추와 관련된 다리근육이 근육을 원래의 길이로 되돌리기 위해 수축한다는 것을 알아야만 한다.

그림 12-7에서 한 가지 더 주목할 것은 이런 구심섬유는 다른 뉴런과 연접한다는 것이다. 그림에서 굴곡근(굽힘근육, flexor) 내의 방추는 그 정보를 중앙으로 보낸다. 구심섬유는 동일한 관절에 관련된 신근과 **억제성** 연접을 하게 해서 신근을 능동적으로 수축할 뿐만 아니라 능동적으로 신근의 수축을 억제한다.

척수, 뇌간, 심지어 피질 반응에 의해 중개되는 반사반응의 무리가 있다. 그 설명은 여기의 고찰 범위를 넘어서는 반면, 그런 일부 반사의 예로서 **표** 12-3을 살펴볼 수 있다.

다리를 의도적으로 움직인다면? 어떻게 근육방추가 그 움직임에 대항할까? 새로운 자세를 취하면 방추내근육이 새로운 자세를 조절하는 방추의 긴장을 조정하기 위해 수축한다. 마찬가지로 근육방추 구심성 정보는 대뇌피질과 소뇌로 전달된다. 수의운동이 개시되면 알파체계와 감마체계가 모두 활성화된다. 감마체계는 필요하거나 목표한 근육 길이에 대해 피질로부터 정보를 받고, 그래서 이 길이를 달성하면 감마체계가 피질에 피드백을 제공한다는 이론이 있다. 그러므로 감마체계는 수의운동을 위한 조절기제가 되며 이 체계의 손상은 참담한 결과를 초래한다.

손상과 감마원심체계(gamma efferent system)

추체외계의 손상 결과를 평가하는 데는 간단한 운동이 도움이 된다. 연필을 잡기 위해 책상 위로 손을 뻗어 보라. 이렇게 할 때 근육이 무엇을 하는지 주의를 기울여 보라. 손이 연필에 도달할 때조차 팔꿈치는 물체에 접촉하도록 팔과 손의 요구를 조정하기 위해 회전한다. 목표물에 가까워질 때 손가락이 구부러지기 시작하고 팔 움직임의 속도가 감소한다. 이 모든 것이 일어나려면 뇌는 목표물이 손과 신체에 관련해서 공간 어디에 위치하는지뿐만 아니라 근육이 얼마나 빠르게 길이를 변화하는지 알아야 한다. 신전근의 수축은 중요하지만, 뇌는 움직임이 격해지지 않도록 신전근 수축 조절을 돕기 위해 굴곡근을 수축해야 한다.

소뇌의 손상은 방추운동체계의 활성화를 감소시킬 수 있다. 이 체계는 부드럽고 지속적인 근육 수축을 통해 근긴장도를 유지하기 때문에 소뇌 손상 환자의 근육은 긴장을 상실하고 이완된다. 대조적으로, 신장반사(stretch reflex)가 억제되기 않기 때문에 대뇌 손상에 의한 조절 제어의 상실은 항중력근(antigravity musculature)과 신근의 과긴장(hypertonia)을 유발한다. 이런 조건에서 알파체계는 무능력하게 되고 손상 때문에 감마체계와 잘 협응되지 않으며 경직이 생긴다.

기저핵의 손상과 상태에 따라 다양한 결과를 보이는데, 그중에 파킨슨병의 강직이 있다. 이런 조건에서는 신전근과 굴곡근을 위한 방추 내 체계가 억제되지 않고 길항근의 수축과 강직이 동시에 일어난다. 또 다른 기저핵 손상은 일반적으로 과다긴장성을 초래한다.

골지힘줄기관

잘 알려지지 않은 또 다른 유형의 감각기는, 힘줄에 위치하고 근육의 긴장 정도에 민감한 감각기인 골지힘줄기관(Golgi tendon organs, GTO)이다. 근육이 수동적으로 신장하면 GTO를 흥분하기 위해 많은 노력이 필요하다. 그러나 근육이 수축하면 GTO는 그 위에 얹힌 긴장에 아주 민감해진다.

GTO는 근육방추와 가까이 협력하여 작용하는 것으로 보인다. GTO는 근육에 얹힌 긴장에 민감한 반면 근육방추는 근육이 신장되면 언제나 활동적이다. 근육이 같은 크기로 긴장되면 신장은 최소화되나 GTO는 수축에 의해서 그것에 얹힌 긴장에 반응한다. 마찬가지로 근육이 수동적으로 신장되면 근육방추는 반응하지만 힘줄기관은 그렇지 않다.

그 외 감각과 감각기

8장과 11장에서 설명한 바와 같이 또 다른 수용체의 역할이 있다. 감각수

표 12-3. 척수와 뇌간에 의해 중개되는 반사 샘플. 간결성을 위해 특정 자극조건처럼 여러 변인이 빠져 있음.

척수반사	
손바닥쥐기반사	손가락의 배쪽에 물체를 놓으면 손가락을 구부림(3~4개월)
빨기반사	입술 외측을 건드리면 빨기 행동 유발(6개월~1년)
슬개건반사	무릎을 가볍게 두드리면 슬개건의 빠른 신전으로 다리의 신장 유발(6개월 후)
굴퇴반사	앙와위(바로 누움), 머리 중위치; 발바닥 자극 시 다리 구부림(2개월 말까지)
신근반사(펼침반사)	머리 중위치에 앙와위, 한쪽 하지는 굽히고 한쪽은 폄; 발바닥 자극 시 굽힌 다리 유지(2개월 말까지)
교차신전반사	머리 중위치에 앙와위, 한쪽 하지는 굽히고 한쪽은 폄; 편 다리를 굽혔을 때 반대쪽은 펴지거나(2개월 전) 구부린 채로 있음(2개월 이후)
교차신전반사	머리 중위치에 앙와위이며 두 다리 폄; 다리 내측면의 자극으로 내전됨(2개월 말까지)
뇌간반사	
비대칭목긴장반사	상지와 하지를 편 채로 머리 중위치에 앙와위; 머리를 돌릴 때 얼굴 쪽 팔을 펼치고 반대쪽은 구부림(4~6개월 말)
대칭목긴장반사	사지동물의 무릎; 복측 굴절(배로 향함), 사지 긴장(6개월 이전) 또는 상지 굴절의 아무 변화 없음, 또는 긴장 증가, 하지 펼침 또는 긴장 증가(6개월 이후)
긴장성미로척추반사	사지 편 채로 앙와위; 사지의 수동적 굴절에서 긴장을 증가시키거나(6개월 이전) 감소시키지 않음(6개월 이후)
긴장성미로복부반사	머리 중위치에 복와위(엎드린 자세); 굴절 긴장 없거나(4개월 이전) 머리 배측 굴절, 어깨 수축(당김), 사지 펼침 안 됨(4개월 이후)
연합반사	앙와위에서 물체를 압축할 때; 반대쪽 팔과 손에 긴장 증가(6개월 이전), 또는 반대쪽 긴장의 변화 없음(6개월 이후)
양성지지반응반사	직립 자세에 맨발로 뛸 때; 하지 긴장이 증가하지 않거나(8개월까지) 신장 긴장의 증가(8개월 이후)
목직립반사	머리 중위치에 앙와위, 사지 펼칠 때; 머리 회전, 신체 회전하거나(6개월 이전), 회전하지 않음(6개월 이후)
몸직립반사	머리 중위치에 앙와위, 사지 펼칠 때; 머리 한쪽으로 회전, 신체 전체적으로 회전(6개월 이전), 또는 머리 돌린 후 어깨, 마지막으로 골반 회전(6개월 이후)
미로직립반사	복와위에서 눈 감은 채 유지; 머리 들지 않음(2개월 이전), 또는 얼굴은 수직으로 듦, 입은 수평 유지(1개월 이후)
시각직립반사	복와위 유지; 머리 들지 않음(2개월 이전), 또는 얼굴은 수직, 입은 수평 유지(2개월 이후)
모로반사	기대고 머리를 뒤로 젖힌 자세; 상지 펼침, 상지 회전, 손가락 펼침과 외전(4개월 이전)

표 12-3. (계속)

란다우반사	복와위에서 흉부로 지탱한 자세; 머리를 들며 척추와 하지는 펼치고 굴절된 자세 유지(6개월부터)
양성펼침반사(낙하산 반응)	머리 위로 상지 펼치고 골반에 의해 고정된 복와위; 갑자기 아래로 움직임; 팔을 뻗침, 머리 보호하기 위해 손가락 외전, 펼침(6개월 이후)
포유반사와 빨기반사	입술 끝 쪽을 건드림; 유아는 빨기 동작을 하면서 건드린 손가락 쪽으로 향함(6개월 이전)
하악반사	하악을 세차게 아래로 당기거나 교근을 아래로 깊이 누름, 하악을 빨리 닫음(6개월 이전)

반사, 유발 절차, 정상적 및 병리적 반사에 대한 검토는 Bly(1994)와 Fiorentino(1973)를 참조하라.

용기는 에너지를 하나의 형태에서 다른 형태로 **변환**하기 위해 전문화된 신경종말이다.

이 감각기 중 하나가 자극을 받으면 그 자극에 관련된 정보를 처리하기 위해 CNS에 보낸다. 자극이 역치에 도달하지 않으면 자극을 인지하지 못할 것이다. **역치**(threshold)는 감각기에 따라 다양하고 개인에 따라서 다르다. 주어진 수용체에서 반응을 유발할 수 있는 자극을 **적합자극**(adequate stimulus)이라 한다. 수용체는 수상돌기를 자극하는 수용체 전위(receptor potential)를 발생함으로써 홍분 에너지를 전기화학적 에너지로 변환한다. 전위의 크기는 자극의 크기와 관련이 있고 통상적으로 자극이 제거될 때까지 지속된다.

감각기는 형태와 기능에 따라 다양하지만 일반적으로 캡슐화된 것과 비캡슐화된 것으로 분류한다. 캡슐화된 감각기는 압력에 민감한 경향이 있으며, 피부에 적용된 압력을 신경계에 의해 감지된 전기화학적 에너지로 변환한다. 어떤 감각기는 **빠르게 적응하는데**(rapidly adapting), 자극의 변화에만 반응한다. **느리게 적응하는**(slowly adapting) 감각기는 긴 시간 자극에 더 잘 반응하는데, 이런 감각기는 특별히 진동의 변환에 잘 어울린다. 통증, 온도, 일부 기계수용체는 하나 또는 여러 개의 다른 자극에 의해 자극 받을 때 반응하는 신경종말을 노출시킨다. 관절 위치의 감각은 캡슐화되거나 비캡슐화된 많은 감각기의 산물이다.

요약하면,

- **근육방추**는 근육 길이, 긴장, 움직임, 자세에 대하여 신경운동계에 피드백을 제공한다.

- **골지힘줄기관**은 근육 긴장을 감지하는 반면, 방추내근육섬유와 나란히 달리는 근육방추는 근육의 길이를 감지한다.
- **핵사슬섬유**는 지속적인 연장을 담당하는 반면, **핵낭섬유**는 가속도에 대한 정보를 전달한다.
- 근육이 수동적으로 신장하면 **분절반사**(segmental reflex)가 촉발된다. 이것은 근육방추와 병행하는 **방추외근육**을 활성화하고, 따라서 근육을 단축시킨다.
- **골지힘줄기관**은 능동적 수축이 있는 동안 근육 긴장에 반응한다.
- 그 외의 수용체 유형이 많이 있지만 공통된 맥락은 내부와 외부 환경 정보를 전기화학적 충동(자극)으로 변환한다는 것이다.
- 감각기가 반응을 위한 역치 이상으로 자극을 받으면 처리를 위해 자극에 관한 정보를 CNS로 보낸다.

❋ 고급 기능

지금까지 신경계의 가장 하위 수준에서 일어나고 종종 의식에조차 미치지 않는 반응에 대해 설명하였다. 뇌는 혀근육이 무엇을 하는지 아는 것이 필수적이지만, 근육 움직임보다는 발화에 대해 더 많이 알 필요가 있다는 것이 명백하다.

뇌 기능 국재화에 관련한 격렬한 논쟁이 100년 넘게 있었다. 한편으로는 **국재론자**(localizationist; 또는 1860년대에 불린 것처럼 '유물론자')는 충분히 민감한 도구로 정해진 특정 기능이 특정 뇌 영역에 배치된다고 주장한다. **유심론자**(spiritualist)가 주장한 반대 의견은, 인체는 아주 기계적으로 분석될 수 있지만 언어나 수학 같은 기능은 뇌의 단일 영역으로 분리될 수 없다는 것이다. 첫 번째 국재론자는 Joseph Gall로 추정되는데, 그는 적절히 지식이 있는 사람은 그 사람 머리의 튀어나온 부분을 해석함으로써(**골상학**, phrenology) 개인의 인지 특성을 구분할 수 있다고 주장하였다(Kandel, Schwartz, & Jessell, 2000).

골상학은 동조하는 사람들이 많지 않았지만, Gall의 한 추종자인 Paul Broca는 뇌의 우성반구 내 표현언어 영역을 처음으로 확인하였다(Kandel, Schwartz, & Jessell, 2000; Schuell, Jenkins, & Jiménez-Pabon, 1964). 다른 사람들은 Broca에 의해 확인된 부분에서 좀 더 바깥쪽으로 떨어진 다른 영역에서 발생한 언어장애를 가진 환자를 포함하여 반증을 제공하였다.

기능의 국재화 개념을 반박한 Sigmund Freud 같은 학자는 기본 처리를 위한 특정 영역은 발견될지 모르지만, 복잡한 인지 기능은 여전히 설명하지 못한다고 말했다(Schuell, Jenkins, & Jiménez-Pabon, 1964).

Carl Wernicke는 Broca에 의해서 확인된 것과는 다른 측두엽 내의 언어 중추를 확인하면서 논쟁에 돌입했다. 20세기가 끝나 갈 무렵, 기능의 국재화는 시각 재인과 청각 재인을 각각 제거한 개의 후두엽과 측두엽 제거 실험(ablation study)을 통하여 입증되었다. 연구자들은 개의 특정 대뇌 부위를 자극하면 팔다리의 일회적, 반복적 움직임을 유발할 수 있다는 것을 발견하였다(Schuell, Jenkins, & Jiménez-Pabon, 1964).

Karl Lashley 같은 저명한 연구자는 드러나는 증거의 실체에 반격했지만, 1 · 2차 세계대전에서 뇌 손상을 입은 군인을 실험한 연구에서 증상의 영역별 일관성을 많이 보여 주었다. 이런 결과는 후천성 언어장애의 연구와 치료를 가능하게 했다(Kandel, Schwartz, & Jessell, 2000).

원숭이를 실험한 David Hubel과 Torsten Wiesel(Hubel, 1979), 고양이를 실험한 Colin Blakemore는 Grahame Cooper(1970)와 같이 노벨상을 수여한 미생물학자에 의한 유사한 종류의 연구는 Broca의 꿈을 능가하는 신경계 내 특이도를 밝혀냈다. 학자들은 신경계 내에서 다른 자극에는 반응하지 않지만 정확히 한 형태의 자극에 반응하는 뉴런을 발견하였다(예를 들어 시각체계에서 나타나는 수직선). 이런 발견으로 기능 국재화의 극치를 밝혔다.

신경계의 복잡성은 끝이 없는 것처럼 보인다. 예를 들어 방추상회(fusiform gyrus)는 해마회의 바로 외측에 있다. 이것은 방추안면영역으로도 알려져 있으며 사람의 얼굴 인식을 담당하는 것으로 보인다(Tsao, Feirwald, Tootell, & Livingstone, 2006). 실제로 이 영역 내의 단일뉴런이 사람의 특정 얼굴을 전담한다는 많은 증거가 있다. 즉 한 예로 할머니를 인지하는 뉴런이 있다는 것이다(실제로 그것은 '할머니 뉴런'이라고 불린다). 그러나 뉴런은 할머니의 표준형을 재인하는 것이지 할머니에 대한 하나의 사진에 있는 상을 재인하는 것은 아니다. 예를 들어, 한 번도 본 적이 없는 할머니의 사진을 보면 동일 뉴런이 그 사진에 반응하여 점화된다. 간질발작을 위한 두개술(두개골 개방술, craniotomy)을 시행한 생리학적 단일뉴런 연구에서 이러한 증거가 나타났다. 이런 치료법으로 전극판을 환자의 뇌 표면에 배치하고 전기방전을 기록하였다. 환자는 간질을 측정하기 위해 입원해야만 한다. 많은 간질발작이 측두엽에 집중되기 때문에, 연구자들은 이런 환자들이 안면민감뉴런(face-sensitive neruron)을 연구하는 데 유용하다고 보았다. 이러한 안면민감뉴런은 신경처리 모델을 정의

하는 특이성 유형을 대변해 주기 때문에 국재론자들의 꿈이다.

대뇌피질의 기능에 대한 고찰에서는 영역적 접근을 택할 것이다. 운동회(운동띠, motor strip) 같은 대뇌피질의 영역은 특정 기능에 고도로 전문화된 것이 틀림없지만, 그 외 피질 영역은 잘 정의되어 있지 않다. 더욱 당황스러운 것은 발달 중인 뇌가 **유연하다**(plastic)는 것이다. 외상을 입은 유아의 뇌는 같은 외상을 입은 성인보다 기능 손상을 더 잘 극복하는 것 같다. 이것과 다른 증거들은 **등역가성**(equipotentiality) 이론을 이끌어 내는데, 여기에서는 뇌가 전체적으로 기능한다고 정의한다. **영역 등역가성**(regional equipotentiality) 개념을 비교 검토해 볼 수 있다. 이 이론에 따르면, 영역별로 기능적 단위가 있는 것 같지만, 외상을 입은 사람의 기능 손

연접전정

연접전정(synaptic pruning)이라 부르는 통상적이고 자연스러운 과정은 더 이상 필요하지 않은 연접의 제거에 관여한다. 이러한 가지치기는 연접, 축삭, 뉴런의 많은 소실을 야기하고 일생에 중요한 세 시점에서 일어난다—출생 전, 소아기, 사춘기. 이 모든 전정은 직접적인 경험의 결과로 일어난다. '사용하지 않으면 잃게 된다'는 말을 들은 적이 있을 것이다. 말 그대로 연접을 사용하지 않으면 소실되기 때문에 가장 명확한 표현이다. 뇌 연결로 가지치기를 하지 않으면 잔여 연결로의 소음으로 처리 과정이 압도되기 때문에 이것은 나쁜 일이 아니다. 학습의 과정(자극의 경험)은 강도 면에서 연접이 증가하도록 하고, 상실의 과정(자극에 대한 무경험)은 연접이 사라지게 한다. 이것은 기억과 학습을 지원하는 훌륭한 과정이며, 뇌가 압도되지 않도록 지켜 준다.

신경과학은 성상세포(astrocyte)의 방어 기능에서 발생하는 혈액-뇌장벽(blood-brain barrier)이 뇌 안에서 작동하는 면역체계를 유지하는 것으로 오랫동안 가정해 왔다. Chun과 Schatz(1999)의 연구는 뇌 안에 신경조직세포의 표지[주요 조직적합성(histocompatibility) 복합 [MHC] 표지]가 있을 뿐만 아니라, 필요하지 않은 연접을 가지치기하는 뉴런에 의해 분비되는 분자(C1q)와 MHC 표지가 함께 작동하는 것으로 보인다고 밝혔다. 성상세포는 연접의 발달을 지원하는 트롬보스폰딘(thrombospondin)을 분비한다. C1q는 연접을 쓰레기로 구분하고 포식세포(macrophage)는 그 연접을 모아서 처리한다.

이런 연접전정은 신경장애에 대한 흥미롭고 궁금한 의문을 제기한다. 일탈된 C1q 기능은 근위축측삭경화증이나 다발성경화증 같은 탈수초의 근원일 가능성이 있다. 알츠하이머 치매의 초기 징후를 보이는 환자는 이미 연접의 반 정도를 잃고, C1q 분자가 훨씬 많이 보인다. 마찬가지로, 자폐아는 확대된 대뇌 크기로 드러나듯이 과다한 수의 연접을 갖는다고 가정된다. 한 연구팀(Belmonte et al., 2004)은 태아기 성장 기간에 산모 감염이 태아의 뇌에 면역기능장애를 촉발하여 출생 후 부적절한 연접전정을 초래한다고 주장했다. 오랫동안 자폐증을 관찰한 결과 중 하나는 감각 과부하에 대한 개인의 이상 반응이며, 이는 전정 이론에 의해 뒷받침된다.

상 정도는 손상된 조직의 전체적인 크기와도 관련이 있다. 우리의 논의는 기능적 영역, 뇌의 연합로, 그리고 영역 간 상호 연결에 집중할 것이다.

피질은 체성감각을 위한 일차수용영역, 일차운동영역, 일차청각피질, 일차시각영역을 포함하는 일정 영역의 **일차** 활동 영역 주변에 조직화되어 있다(**그림 12-8**). 그 인접 영역은 **고차원처리영역**(higher-order areas of processing)이다. 즉 일차감각수용영역에 인접하여 2차, 3차, 또는 4차 고차원처리영역이 있다. 또한 운동 기능을 위한 고차원의 처리영역도 있다. 고차원처리영역 그 이상은 인간 사고의 최고 형태가 일어나는 **연합영역**(association areas)이다. 즉 일차수용영역에서는 감각에서 들어오는 정보를 받고, 받은 정보를 추출하며, 그것을 최고 수준의 처리 과정 영역에서의 양식과 관련된 다른 정보와 연합한다. 이 정보는 최고 수준의 인지처리를 위해 연합영역으로 전달된다.

일차시각수용영역(primary reception area for vision, VI)은 후두엽의 새발톱고랑(calcarine fissure) 내에 위치한다(17번 영역). 거기에서 망막에 들어온 정보의 정밀 지도가 투사된다. **이차시각처리영역**(secondary visual processing region)은 후두엽의 18번 영역으로 간주되며, 측두엽(20, 21번 영역)과 후두엽(19번 영역과 그 앞쪽 영역)에서 발견된 고차원처리영역도 함께한다. 두정엽의 7번 영역도 고차원적인 시각 정보 처리 과정을 수행한다. 고차원처리영역은 특징 추출에 관여하기 때문에 일차피질에 투사된 정밀한 시야 지도는 일반적으로 고차원처리영역에서는 발견되지 않는다.

체성감각(somatic sense)은 중심후회(중심뒤이랑; 1, 2, 3번 영역)가 위치한 일차수용영역(S1)이 있는 두정엽에서 받아들인다. 신체 감각은 이 띠를 따라서 신체 순서 배열(somatotopically)대로 투사된다는 것이 연구를 통해 지속적으로 제시되었지만, 이 투사는 이차영역에서는 그렇게 분명하지 않다. 두정엽의 덮개(opercular portion) 부분은 두정엽의 5번 영역

납 노출

납 노출(lead exposure)은 어린이에게 나쁘다고 오랫동안 알려져 왔다. 납 과다 노출은 영구적인 뇌 손상을 야기하고, 지적장애, 학습장애, 주의력 결핍, 기억 문제를 초래한다. 그러나 최근에 이러한 결과를 야기하는 잠행성 경로가 발견되었다. Basha 등(2005)은 어린 원숭이가 저농도의 납이 함유된 우유를 먹었을 때, 23세에 알츠하이머병과 유관한 플라크(plaque)가 나타나는 것을 발견했다. 만약 원숭이가 알츠하이머 민감성에 대한 유전적 표지를 갖고 있다면 플라크를 진전시키는 성향이 2배가 된다.

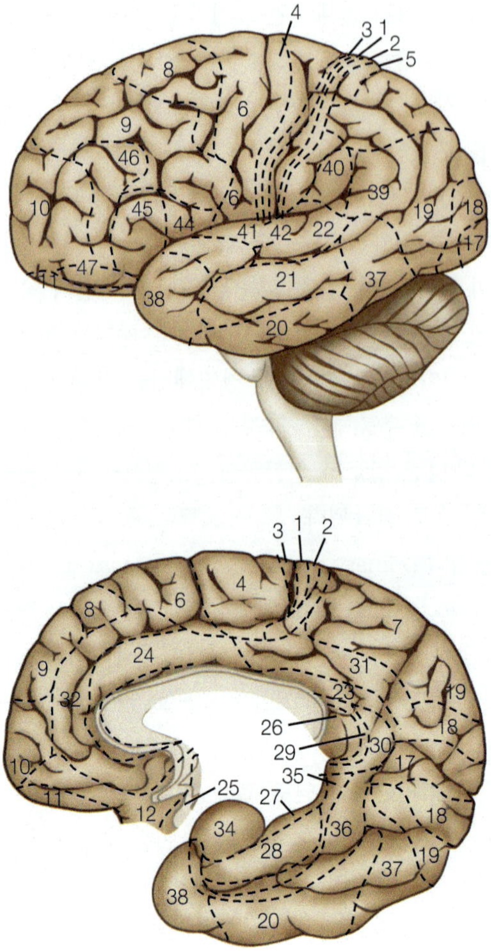

그림 12-8. 대뇌 외측면과 내측면의 브로드만영역 지도.

출처: Delmar/Cengage Learning

처럼 고차원처리영역으로 간주된다(Kupfermann, 1991).

청각 정보는 측두엽(AI)의 헤쉴회(헤쉴이랑; 41번 영역)에 주파수별로 투사되는 데 반해 상측두회(22번 영역)는 청각 입력의 고차원적인 처리를 수행한다. 고차원처리영역에서 수용된 신호의 주파수별 자질은 일부 보존된다. 고차원적인 청각 처리에 대한 통찰력을 얻기 위해 10장의 끝 부분에서 이에 대해 논의된 것을 언급할 수 있다.

와우와 뇌간핵은 주파수별로 투사하는 역할을 담당하는데, 이는 운동띠에서 관찰되는 공간적 배열과 연관되어 있다. 고주파수 소리는 와우의 기저부에서 처리되는 반면 저주파수 소리는 와우의 첨부에서 처리된다. 주파수는 순서대로 퍼져 나가며, 와우의 기저막을 따라 순차적으로 배열된다. 이러한 주파수별 배열은 청각신경로 거의 모든 단계의 투사 과정에서 보인다.

뇌의 세 영역이 **운동 기능**에서 중심 역할을 하지만, 이 영역을 설명하기 위해서는 수의적인 운동 행위에 대한 세 가지 국면을 명확히 해야 할 필요가 있다. 먼저 수의적 운동 과제를 수행하기 위해 혀끝을 치조에 닿게 하는 것처럼 목표를 확인해야만 한다. 다음으로는 목표 행동을 성취하기 위해 계획을 수립해야 한다. 마지막으로 정확한 시간, 힘과 속도로 근육 움직임을 요구하는 과정인 계획을 실행해야 한다.

이러한 세 가지 기능은 대뇌피질의 3개 다른 영역에 의해서 조절되는 것으로 보인다. 먼저 목표의 확인은 후두정엽(posterior parietal lobe)의 기능이다. 후두정엽(5, 7, 39, 40번 영역)은 공간 내 신체 위치 정보와 시각 정보의 통합을 포함해서 **공간지남력**(spatial orientation)과 관련된 체성감각 정보를 처리한다. 이와 같은 두정 영역으로의 입력은 시상에서 발생한다—복후외측시상핵(VPLo)은 원거리 수용체에서 오는 신체 감각 정보를 투사하고, 미측복외측시상핵(VLc)과 VPLo는 후두정엽 영역에 소뇌 정보를 투사하며, VLc와 배측전핵(VA)은 기저핵에서 후두정엽으로 정보를 투사한다. 이런 방법으로 후두정엽은 발화 조음기관을 포함하는 모든 신체 부위의 위치와 상태에 대한 완전한 신체 지도를 수용한다.

운동회 앞부분의 이차영역인 **전운동영역**(6번 영역)은 움직임을 계획하는 데 관여하는 것으로 보인다. 전운동영역은 근육과 관절의 직접적인 위치에 대해 두정엽(1, 2, 3번 영역)으로부터 정보를 얻고, 그 정보를 행동 계획과 통합한다. 게다가 **보조운동영역**(supplementary motor area, SMA; 6번 영역의 상부와 중앙부)은 발화 개시를 포함한 더욱 복잡한 행위에 관여한다. SMA는 행동 개시 결정뿐만 아니라 예비 발화 행위에 크게 관여한다. 만약 마음속으로만 연습해 보도록 지시를 받는다면 SMA는 전운동영역의 개입 없이 활성화될 것이다.

마지막으로 4번 영역에서 발견되는 중심전회(중심전이랑) 또는 **운동회**(MI)는 수의적 운동의 실행을 담당한다. 운동회 뉴런은 주요 운동 경로인 추체로의 반을 이루고 있다. 운동회에서 오는 근육 명령은 수축하는 힘의 정도와 시간에 대한 정보를 포함한다.

운동체계 손상

뇌 특정 영역의 손상은 그 영역의 기능을 추론하기 위해 계속해서 사용되어 왔다. 뇌의 일부분이 손상되고 특정 기능장애가 일관되게 확인된다면 뇌의 해당 부분은 손상된 기능과 밀접하게 관련이 있다고 가정할 수 있다. 그렇게 알려져 있긴 하지만, 고차원적인 인지처리 기능을 하는 특정 영역은 이와 관련된 처리가 아주 복잡하고 기능의 다중 하위 체계를 요구하기 때문에 세밀하게 명시하기 어렵다. 같은 맥락으로 라디오의 주파수 조절기를 제거하면 라디오 수신이 불가능할 수 있지만, 조절기가 신호의 수신과 관련된 유일한 요소임을 의미하는 것은 아니다. 말, 언어 및 인지처리 과정은 대단히 복잡하며 국재화된 기능에 대한 우리의 이해는 지속적으로 수정된다는 것을 깨달아야만 한다. 그럼에도 불구하고, 오랫동안 뇌 손상의 결과를 관찰함으로써 우리가 얻은 정보를 고찰하는 것은 유익하다.

운동회의 손상은 근육 약화와 손상된 신체 반대쪽의 운동 기능 상실을 초래한다. **마비말장애**(dysarthria)는 말근육의 마비, 근육 약화, 조정장애로 야기되는 발화장애이다. 마비말장애의 유형은 대체로 손상 부위에 의해 규정된다.

이완성 마비말장애(flaccid dysarthira)는 하위 운동뉴런(LMNs) 또는 세포체의 손상에서 초래된다. 그러므로 이완성 마비말장애는 일반적으로 말근육을 담당하는 뇌신경의 손상을 반영한다. 11장에서 설명했듯이 뇌신경의 국소적 손상은 그것이 담당하는 근육에 국소적 효과를 미치고, 이것은 임상적으로 보게 되는 이완성 마비말장애의 다양한 하위 유형에서 증명된다. 예를 들어, 5번 삼차신경의 손상은 저작근의 마비를 일으키는 반면, 7번 안면신경의 손상은 안면마비를 초래한다. 10번 미주신경 회귀(되돌이)후두신경의 손상은 이완성 발성장애를 초래한다. 모든 경우에 그 결과는 근육 약화와 **근육 긴장 저하**(hypotonia)에서 드러나는 이완성 마비가 된다. 세포체가 손상되면 관련된 조음기관의 **근육 수축**(fasciculations) 또는 연축성 움직임이 생긴다. 더욱이 손상은 반사궁(뇌간과 척수 내의 중추 현상)을 담당하는 중간 뉴런에서 멀리 떨어져서 발생하므로, 신경에 의해 중재되는 반사반응이 감소하거나 소실된다. 보통은 이완된 턱을 아래로 당김으로써 하악반사를 유도할 수 있지만, 5번 삼차신경이 관여된 이완성 마비말장애 환자에게서는 이 반사가 감소되거나 없을 수도 있다.

특정 뇌신경의 기능과 장애는 11장에서 설명했다.

경직성 마비말장애(spastic dysarthria)는 추체(직접로)와 추체외(간접로) 운동 경로 상위운동뉴런(UMNs)의 양측성 손상에 기인한다. 직접경로는 일반적으로 흥분성이며, 숙달된 운동 행위의 실행에 관여된다. 간접경로는 일반적으로 근긴장 유지, 자세, 운동의 궤적을 제어하는 주동근 수축과 같은 배경활동을 제어하는 억제성이다.

양측성 UMN 손상은 숙달된 운동 실행의 장애(마비)와 근육 약화를 초래한다. 추체외계의 손상은 **과긴장**(hypertonia)뿐만 아니라 반사 억제 상실 또는 **과다반사**(hyperreflexia)를 초래한다. 그러므로 이완성 마비말장애의 설명에서 언급한 하악반사는 개인이 반응을 통제할 수 없는 지점으로 매우 쉽게 촉발된다.

경직성 마비말장애 환자는 추체 손상으로 인해 감소된 근수축력을 보이고, 이것은 조음기관을 사용하려는 시도에서 쉽게 유발되는 반사성 수축에 의해 더욱 혼동된다. 즉 하악에 손상이 있는 환자의 시도는 턱을 올리는 근육의 반사적 수축을 초래하고, 따라서 그 시도가 좌절된다. 치료는 그런 반사의 제어를 되찾는 쪽으로 명백히 방향을 잡을 수 있다.

일측성 손상이 안면근육을 제어하는 영역에서 일어났을 때의 결과는 **일측성 상위운동뉴런**(unilateral upper motor neuron, UUMN) 마비말장애이다(Duffy, 2005). UUMN 마비말장애의 결과는 양측성 손상에 의한 것보다는 덜 심하다. 다른 조음근육은 양측으로 신경이 지배하는 반면, 혀와 아래쪽 얼굴근육은 일측성(대측성)으로 신경이 지배하기 때문에 UUMN은 혀와 얼굴 하부 근육 손상의 반대쪽 면에 경직성 징후를 초래한다.

실조성 마비말장애(ataxic dysarthria)는 소뇌 또는 뇌간 전정핵 손상으로 생긴다. 소뇌는 운동 행위의 협응을 담당하기 때문에, 실조성 마비말장애는 조음 목표 달성의 손상, 속도, 범위, 그리고 운동의 힘 조정에 문제가 있는 협응의 상실로 규정된다. 불규칙적인 조음은 **조음기관이 목표를 지나쳐서 움직이는 것**(overshoot)과 **목표에 도달하기에 불충분한 거리로 움직이는 것**(undershoot)에서 비롯되므로 실조성 마비말장애의 발화가 왜곡된다. 반복운동 능력의 결함인 **교대운동장애**(dysdiadochokinesia)는 발화의 억양이나 강세 유지의 결함인 **실율증**(억양장애, dysprosody)이 주된 특징이다.

과다운동성(hyperkinetic)과 과소운동성(hypokinetic) 마비말장애는 추체외계의 다른 영역이 손상된 결과이다. **과다운동성 마비말장애**(hyperkinetic dysarthria)는 수의적으로 발생된 운동에 더해서 발화근육의 관계없는 불수의적 움직임이 특징이다. 즉 과다운동성 마비말장애는 조음기관이 수의적인 근육 수축 없이 움직이고, 이것은 발화 행위에 겹쳐진다.

수면무호흡

수면무호흡(sleep apnea)은 두 가지 주요한 형태가 있다. 폐쇄성(obstructive) 수면무호흡은 후인두벽 같은 일부 구조물이 기도를 막기 때문에 깊은 수면 중에 호흡을 중단하는 상태이다. 이 상태는 상당한 심장 압박을 야기하기 때문에 생명을 위협할 수 있으며, 깊은 수면을 취할 수 없게 하기 때문에 상당한 수면 결핍과 관련된다.

무호흡의 두 번째 유형은 **중추수면무호흡**(central apnea)으로, 이는 수면 중에 사망하는 환자들의 사망 원인이 될지도 모른다(McKay, Janczewski, & Feldman, 2005). 퇴행성 신경장애에서 발견되는 것처럼 프리보칭거 복합체(preBotzinger-complex) 뉴런으로 알려진 뇌간 내의 세포 손상이 쥐에서 발견되었다. REM(급속안구운동수면, rapid eye movement sleep) 동안 완전히 호흡을 멈춘다.

운동항진증(hyperkinesias)은 특히 운동 억제를 담당하는 기저핵 회로의 손상에서 일차적으로 나타난다.

담창구(창백핵, globus pallidus)를 억제하는 시상밑부핵의 손상은 **무도병**(ballism)으로 알려진, 제어되지 않는 도리깨질을 초래한다. 기저핵의 손상이 신경전달물질인 아세틸콜린(ACh)의 감소나 도파민(DA)의 증가를 초래한다면, 헌팅턴병(Huntington's disease)에서 보이는 것처럼 관련 없는 **무도병적**(choreiform) 움직임(불수의적인 연축과 근육운동)이 일어난다. 과다운동증은 **틱**(tics; 근섬유 작은 단위의 빠른 움직임)에서부터 **진전**(tremor; 주기적인 수축), **무정위운동**(athetosis; 느리고 비틀거리는 움직임)과 **근긴장이상증**(dystonia; 자세를 짧게 유지하는 불수의적 움직임)에 이르는 많은 형태가 있다.

과소운동성 마비말장애(hypokinetic dysarthria)는 대부분 파킨슨병에서 관찰되는 것처럼 운동 상실로 규정된다. 파킨슨병은 도파민의 생산을 담당하는 세포 덩어리인 흑질의 손상으로 생긴다. 도파민은 아세틸콜린의 균형을 잡기 위해 기저핵에 의해서 사용되며, 도파민의 결핍은 억제된 운동 기능의 개시, 운동 범위의 감소, 주동근과 길항근의 동시 축소(**강직**을 초래하는), 특징적인 손의 환약조제양진전(환약말이떨림, pill-rolling tremor)을 초래한다. 파킨슨병의 발화는 감소된 말소리 길이, 감소된 음성 강도, 감소된 기본주파수의 변화와 함께 서둘러서 말한다.

혼합성 마비말장애(mixed dysarthria)는 조절체계 중 하나 이상의 손상에서 발생한다. **혼합성 경직-이완성 마비말장애**는 UMN과 LMN 섬유의 수초를 공격하는 병인 근위축측삭경화증(ALS)에서 발견된다. **혼합성 경직-실조성 마비말장애**는 다발성경화증에서 종종 보이는 것처럼 UMN과 소뇌 조절회로의 손상에서 초래된다. **혼합성 과소운동-실조-경직성 마비말장애**는 윌슨병(간렌즈핵 변성)이 악화되면서 일어난다. 일반적으로 병의 진행 과정에 개입된 체계에 기반하여 여러 조합의 마비말장애를 볼 수 있다(Duffy, 2005).

마비말장애는 근육 약화와 통제장애를 동반하는 일정 수준의 운동 기능 손실로 묘사된다. 이와 대조적으로 **통합운동장애**(dyspraxia)는 근육의 약화나 근육기능장애가 없는 운동 계획의 기능장애이다.

전운동(premotor)영역의 손상은 인접한 운동띠 뉴런이 대체로 맡은 부위에 의해 중개된 운동 기능에 대한 총체적인 통합운동장애를 초래한다. SMA가 손상된 환자는 발화 개시에 어려움이 있으며, 그 결과는 양측성이다. 구어성 통합운동장애는 우세반구 섬엽피질의 중심전영역 손상과 직접적으로 관련된 것으로 여겨진다. 이 영역은 표현언어 기능과 밀접하게 관련된 부위인 **브로카영역**의 심부이다. 구어성 통합운동장애는 현저한 유창성 상실 및 가장 단순한 조음과 관련되어서도 관찰되는 모색 행동이 특징이다. 통합운동장애는 운동회가 손상된 환자에게 통상적인 근육 약화 없이 일어나지만, 근육을 수의적으로 수축하는 능력이 손상된다. 환자들은 **구강실행증**(oral apraxia)을 경험할 수도 있는데, 이는 볼 부풀리기나 촛불 끄는 흉내를 모방하는 것과 같은 비구어적인 구강 동작을 수행하는 능력의 장애이다. 손상은 아주 국소적인 경우가 드물다. 통합운동장애를 유발하는 전두엽 손상은 운동회 영역도 포함하는 것이 중요하다. 즉 통합운동장애와 마비말장애는 매우 자주 동시에 일어난다.

만일 후두정피질에 손상이 있다면 그로 인해 행위의 목표에 초점을 맞추기가 어렵게 될 것이다. 환자는 정보를 사용할 수 없기 때문에 공간 내 물체의 위치를 알아내는 데 어려움을 겪고, 손상된 두정엽 조직세포가 담당하는 쪽의 신체를 무시한다. 게다가 연상회(모서리위이랑) 영역의 손상은 간단한 조음 동작의 장애를 초래하는 발화 운동전영역의 손상과 비교할 때, 길고 복잡한 순차적 움직임에 영향을 주는 구어통합운동장애(verbal dyspraxia)를 초래한다.

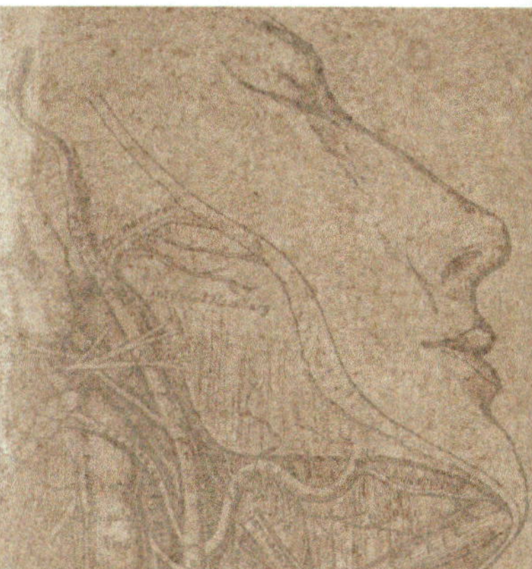

▩ 파킨슨병

파킨슨병(Parkinson's disease)은 진전, 근육 강직, 운동 개시의 어려움과 치매를 초래하는 신경근 질환이다. 이 병의 물리적인 원인은 중뇌의 대뇌다리 내에 있는 '흑색물질'인 흑질의 세포 상실로 알려져 있다. 이 병의 원인은 충분한 반면, 흑질의 손상 원인은 파악하기가 어렵다. 환경적 병인론의 일부가 작용한 것으로 오랫동안 받아들여졌지만 증거는 살충제를 통해 이 질환이 야기되는 것으로 드러나고 있다. Betarbet 등(2000)은 파킨슨병에 대한 5개국 연구에서 살충제의 사용이 노년기의 파킨슨병 발생과 크게 연관된다고 밝혔다.

그러나 파킨슨병과 관련된 좋은 소식은 파킨슨 환자의 뇌세포 조직에 아교세포계 신경영양인자(glial line neurotrophic factor, GDNF) 주사를 놓으면 운동 기능에 상당한 그리고 장기간의 성과를 보인다는 것이다. 주사를 맞은 모든 환자에게서 운동과 인지 기능에 뚜렷한 효과가 있었다. 불행하게도 안전에 대한 두려움 때문에 GDNF의 특허를 소유한 회사는 임상시험에서 제외되었다. 신경조직 이식을 이용한 사전 치료는 아주 성공적이었지만 조직세포의 출처(유산된 태아)에 대한 윤리적인 딜레마 때문에 실험적으로만 남아 있다.

심부 뇌 자극은 진전을 감소하고 발화, 보행과 삼킴을 위한 운동 기능을 증가시키므로 파킨슨병의 치료에 유익하다. ▩

구심성 입력

운동회는 거대한 베츠세포(Betz cell)에 의해 구성되고, 이 영역은 시상, 감각피질, 전운동영역으로부터 입력을 받는다. 미세운동 조절에 관여하는 영역(안면 부위와 손가락을 활성화하는 곳처럼)은 매우 풍부하게 나타난다. 이 운동영역에는 대량의 감각 입력이 있으며, 운동의 제어는 근육의 진행 상태와 위치에 대한 정보에 의해서 크게 영향을 받는다는 개념을 강조한다. 일부 근육방추 구심섬유는 운동회에서 종결되고, 척수반사는 최소한 부분적으로 이 영역에서 오는 활동에 의해 조정 및 제어된다. 신체의 특정 부분을 담당하는 운동회의 부분은 동일한 신체영역에서 오는 촉감과 고유감각 정보를 받아들이며, 운동 계획이 실행될 때조차도 그것의 조정을 위해 효과적인 경로를 제공한다.

전운동영역은 운동의 준비, 운동의 선행, 숙련된 운동의 조직에 관련된 것으로 보인다. 전운동영역은 두정엽에서 오는 체성감각 정보를 받아들일 뿐만 아니라 시상에서 오는 감각 정보를 받으며 운동회로 출력을 투사한다. 보조운동영역으로 가는 구심성 두정엽 정보는 운동 행위의 능동적인 계획과 준비뿐만 아니라 움직임에 대한 의사결정을 지원한다. 브로카영역(전두엽의 44, 45번 영역)은 논의했던 대로 발화 기능을 위한 조음기관의 움직임을 위해서 고차원적인 계획 기능을 수행하는 두정엽 정보를 사용한다.

연합영역

연합영역(association regions)은 최상위의 대뇌피질 정보처리를 제공한다고 간주된다. 고차원통합영역은 일차영역으로 온 신호 입력에서 세부적인 정보를 추출하는 반면, 연합영역은 그 정보가 양식과 효과적으로 연결되면서 다양한 처리 위치로 흘러가도록 한다. 이들 영역은 지적 능력, 인지 기능, 기억과 언어에 관계한다.

3개의 주요 관심 연합영역이 있다—측두-후두-두정(temporal-occipital-parietal, TOP) 연합피질, 변연 연합피질, 전전두 연합피질.

TOP 영역은 인간의 언어와 관련된 영역을 포함하므로 언어병리학자에게 매우 중요한 것 중 하나이다. 이 부위는 측두엽, 두정엽, 후두엽의 일부분을 포함한다(39, 40번 영역과 19번의 일부, 21, 22, 37번 영역). 청각, 시각, 체성감각 영역에서 입력을 받으며, 이 정보를 언어 기능으로 통합하도록 한다.

변연연합영역(23, 24, 38, 28, 11번 영역)은 해마곁회, 측두엽극, 대상회(두정엽과 전두엽), 안와면(하전두엽) 영역을 포함한다. 변연계는 동기 부여, 감정과 기억에 관여하며 그것을 이상적인 연합영역으로 만든다. 의심할 여지 없이 기억 기능은 다양한 감각 입력에서 오는 정보의 수용에 의해 수행된다.

전전두연합영역(6번 영역의 앞부분)은 운동 행위의 준비를 위한 정보의 통합뿐만 아니라 고차원적인 인지 과정에도 관여한다. 전운동회와 보조운동영역을 구성하는 전운동영역은 운동 활동의 개시에 중요한 것으로 드러난 반면, 이 영역의 앞부분인 전전두영역은 운동 계획에 관여한다. Kupferman(1991)에 따르면 전운동영역은 일차감각수용영역 또는 하위처리영역에서 입력을 받는 반면, 전전두영역은 고차원영역에서 입력을 이끌어 낸다. 전운동영역과 전전두영역은 모두 운동회로 투사되어 하위 및 추상적 감각 지각 모두가 운동 행위에 영향을 미치도록 한다. 브로카영역(44, 45번 영역), 전두엽 덮개, 섬엽은 또한 운동 프로그래밍에 관여한다. 이 영역의 손상은 운동계획장애와 단어 인출 문제를 포함한 고차원적인 언어 결손 모두를 초래하기 때문에 이 영역은 전전두연합영역과 전운동회의 속성을 공유한다.

또한 안와전두(orbitofrontal)영역은(눈 부위를 덮고 있는 대뇌 하복부 영역) 변연계 기능뿐만 아니라 지연된 실행과 관련된 운동 계획 기억에 관

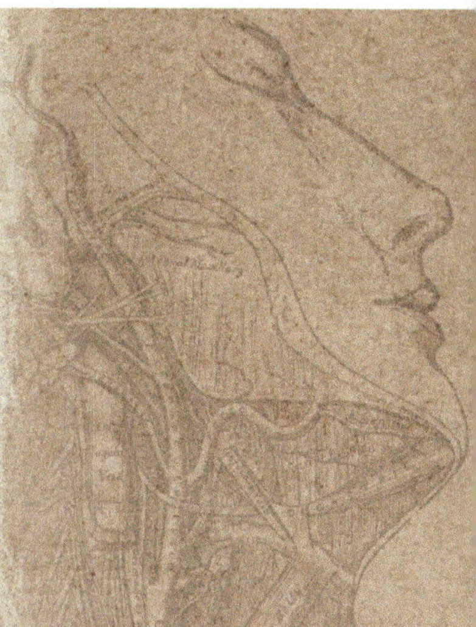

▩ 편도와 변연 기능

편도(amygdala)는 흥미로운 임무를 갖고 있다. 무서운 형체와 같은 공포스러운 자극의 처리에 관여한다. 무서운 형체(등산 중 만난 회색 곰과 같은)를 보게 되면 변연계는 위험(두려움)을 적절히 인지하도록 도와주고 빨리 탈출하게 한다. 편도가 손상되면 공포스러운 자극을 인지하지 못하게 된다. 반면에 편도가 비대해지면, 특히 성인일 경우 예외적으로 과도한 분노 반응을 보일 수 있다(Whittle et al., 2008). 편도는 대상회(띠이랑)에 의해 대뇌피질과 상호작용한다. Whittle 등은 공격 성향의 성인에서 더 큰 편도가 발견될 뿐만 아니라, 연결되는 피질영역이 그러한 것처럼 대뇌피질과의 연결이 더 적다는 것을 알아냈다. 대뇌피질과 변연계는 함께 정서 관련 정보를 감시하고 조절한다. 변연계는 정서적 내용(공포, 기쁨 등)에 대한 자극을 빠르게 선별하는 데 관여하고 기본적 반응(달리기, 싸우기 등)을 형성한다. 동시에 대뇌, 특히 안와전두피질(orbitofrontal cortex)은 또한 정보를 평가하는 데 관여한다. 전두엽은 자극의 고차원적인 인지처리를 수행하고 변연계의 출력을 조정할 수 있어, 초기의 공포 반응(회색 곰 머리)은 직접적으로 변연계에 이용할 수 없는 인지처리를 기반으로 단순한 흥미(동물원의 회색 곰)로 조절되기도 한다. ▩

▩ 알코올과 뇌

알코올은 신경조직 세포에는 **독소**이며, 따라서 중독이 된다. 알코올 섭취는 전 세계적으로 모든 문화에 퍼져 있으며, 알코올의 영향도 뇌에 퍼진다. 심각한 알코올 중독은 해마를 무력화하는데, 결과적으로 기피 반응으로 학습하는 능력을 포함해서 학습 또는 기억능력을 잃게 한다. 따라서 중독자와 의미 있는 정보를 논의하려는 것은 무의미한 활동이다. 만성적인 알코올 섭취는 더욱 불행한 영향을 끼친다. 만성적으로 알코올을 남용하는 환자의 전두엽은 퇴화하며, 인지적인 판단과 정보를 처리하는 능력이 감소된다. 장기간의 알코올 섭취는 신체의 비타민 B(티아민) 대사작용에 장애를 유발하는 간 손상(간경화)을 초래한다. 비타민 B 결핍은 뉴런과 아교세포의 신경 기능 저하를 유발할 뿐만 아니라 철분처리장애를 일으켜 결국 혈중 산소 운반 능력을 감소시킨다. 끝으로 만성적으로 알코올을 남용하고 유전적으로 알츠하이머병에 취약한 환자는 병에 걸릴 확률이 평균보다 2배이다. 티아민 결핍은 궁극적으로 혼동, 작화증(confabulation), 기억상실, 새로운 기억 암호화의 장애, 그리고 안진증, 실조증과 같은 다양한 운동성 징후로 묘사되는 비가역적 치매인 베르니케 코르사코프(Wernicke-Korsakoff) 증후군을 초래한다. ▩

▩ 명상과 뇌 변화

수천 년 동안 명상(meditation)을 해 왔다. 선종 수도승은 감마 뇌파의 강력한 동기화를 보여 주었다(Lutz et al., 2004). 조금 수련한 명상가와 달리 수도승은 고도로 협응된 신경 구조의 형태인 뇌파의 극도의 동기화를 보였다. 정신분열증 같은 병적인 상태는 대단히 비동기화된 뇌파 활동을 보여 주며, 그래서 일부 신경과학자들은 동기성의 이런 유형이 의식의 전형적인 특징이라고 여겼다.

티베트의 수도승과 가톨릭의 수녀는 전두엽에 증가된 혈류를 보이는데 이는 명상과 관련된 집중에 기인한 것으로 보인다. 그들은 두정엽에서는 감소된 혈류를 보였다. 명상가는 기능뿐만 아니라 구조에서도 상이함을 보인다. 명상은 우측 섬엽과 전두엽 내 뉴런의 밀도를 증가시킨다(Lazar et al., 2005; Treadway et al., 2005). 흥미롭게도 우측 섬엽은 최근 들어 중독에도 관련이 있는 것으로 밝혀졌다—이 부위의 손상으로 장기 흡연자가 담배에 더 이상 흥미를 가지지 않게 되었다. 이것에 대한 정보는 Navqui 등(2007)을 참조하라. ▩

여한다.

요약하면, 고차원적인 뇌 기능의 복잡성은 특정 기능에 대해 정확한 위치를 배정할 수 없음을 반영하고 있다.

- 일반적인 영역에는 폭넓은 기능이 배정되고, 이런 관점은 뇌 기능과 기능장애의 평가를 손쉽게 한다.

- 뇌 기능에 대한 광의의 관점에서는 대뇌영역을 일차영역, 고차원영역, 연합영역으로 분류한다.
- **일차**감각 및 운동영역은 체성감각의 **일차수용영역**, **일차운동영역**, **일차청각피질**, **시각수용**의 **일차**영역을 포함한다.
- 이 영역들의 인접부는 고차원적인 처리영역으로, 자극 특성의 추출을 담당한다.
- **연합영역**은 최고 인지처리영역이며, 여기에서 감각 정보는 기억과 통합된다.
- **전전두영역**은 운동 명령(운동 기능의 억제나 운동 반응을 변화하는 능력 같은)과 관련된 고기능에 관여하는 반면, **측두-후두-두정 연합영역**은 언어 기능에 연관된다.
- 변연연합영역은 동기 부여, 정서, 기억에 관련된 정보를 통합한다.
- **이완성 마비말장애**는 LMN의 손상으로 초래되고 UMN 손상은 **경직성 마비말장애**를 초래한다.
- **실조성 마비말장애**는 소뇌 손상으로 인해 생긴다.
- **과소운동성 마비말장애**는 추체외계 억제성 과정의 손상 결과인 반면, **과다운동성 마비말장애**는 흥분성 기제를 조절하는 영역의 손상에서 초래된다.
- **실행증**은 운동 행위의 준비와 계획에 관련된 영역의 손상에서 생긴다—특히 두정엽의 연상회, 브로카영역, 섬엽, SMA.

대뇌반구의 전문화

두 대뇌반구 간의 전반적인 유사성에도 불구하고 뇌는 필연적으로 비대칭적이며, 기능 및 해부학적인 비대칭은 언어병리학자에게 대단히 중요한 기본적인 처리 과정 차이의 기초가 된다. 학자들은 많은 뇌를 관찰해 보면서 외측구(외측종렬, lateral fissure)가 우반구보다 좌반구 쪽이 약간 더 길다는 것을 발견했다. 일차청각수용영역(측두평면 또는 헤쉴회)도 좌반구 쪽이 더 크다. 이러한 해부학적 비대칭은 두 반구 간 기능적 비대칭에 대해 지극히 의미심장한 실체를 뒷받침한다.

오른손으로 글자를 쓴다면, 좌반구에 언어와 말을 위한 기능적 우세가 있음을 나타내는 대부분의 사람들 중 하나일 것이다. 운동 경로는 하행할 때 교차하고 청각로는 상행에서 교차한다. 결과는 오른손(그리고 오른쪽 귀)이 좌반구의 활동에 의해서 지배된다는 것이다.

교차(decussate): 라틴어로 'X를 만드는, 다른 쪽으로 바뀌기 위한 교차(decussare)'

두 반구는 뇌량을 통해 구조적으로 연결되어 서로 협력하면서 지속적으로 기능한다. 모든 오른손잡이는 좌반구에서 언어 기능을 보이는 반면, 왼손잡이의 30%는 우반구 내에 언어 기능이 있거나 두 반구 간에 언어 기능을 나누어 가진다. 그러므로 통상 좌반구를 언어의 우세반구로 칭하고 그 반대인 사람이 있다는 것도 잘 알고 있다. 이것을 유념하면서 지금까지 발견된 반구 간의 차이를 살펴보자.

대뇌반구 전문화에 대해 지금까지 얻은 많은 정보는 발작장애의 치료에서 나온 것이다. 이 장애에는 종종 측두엽이 관여하는데, 그것은 본질적으로 언어 기능과 관계가 있다. 발작을 완화하기 위해 외과적 수술이 계획되면, 신경외과의는 말과 언어 영역을 보존하기 위해 가능한 모든 것을 한다. 이 영역들이 어디에 있는지 알기 위해 의사는 피질의 일부분을 제거하기에 앞서 그 위치를 결정하기 위해 뇌 부분을 전기적으로 자극하는데, 이는 **뇌지도화**(뇌매핑, brain mapping)로 알려져 있다. 내과의사는 대뇌의 기능을 중지시키는 아미탈나트륨(amytal sodium), 바르비투르산염(barbiturate)을 뇌반구 중 어느 한쪽의 경동맥에 주사한다. 이런 방법으로 외과의는 어느 쪽 반구가 언어 기능에 우세한지 결론지을 수 있다. 발작을 멈추기 위해 사용된 외과 절차 중에서 두 대뇌피질 사이의 소통 연결로인 뇌량이 있다.

뇌량 수술을 받은 환자는 반구 전문화에 대해 많은 증거를 제공했다. 우측 귀에 제시된 청각 정보는 좌반구에서 대부분 처리되고 좌측 귀의 정보는 우반구에 수용된다. 반응을 면밀히 관찰함으로써 학자들은 단기 음향 정보(자음, 전이, 폐쇄자음 파열과 같은)가 대부분 오른손잡이의 좌반구에 의해서 효과적으로 처리된다는 것을 발견하였다. 좌반구는 분리되어 있고 순차적이며 빠르게 변하는 정보를 촉진하는 분석 과정에 전문화된 것으로 보인다. 구어와 문어에 대한 지각과 산출은 이 반구에 의해서 촉진되는 반면, 비우세 우반구는 얼굴 인식, 발화 억양, 멜로디, 형태 지각과 같은 공간적이고 전체적인 요소를 선호한다. 이는 우반구가 언급할 거리가 없음을 의미하는 것이 아니다. 우반구는 문법은 부족하지만 상당히 풍부한 어휘(명사 지배적인)를 가지는 것으로 나타났다. 비록 표현 능력은 아주 제한적이더라도 우반구는 명령을 따르고 몸짓과 왼손을 이용한 가리키기를 통해 구어 정보에 대한 지식을 보여 줄 수 있다.

그러므로 대부분의 환자에게서 언어처리는 좌반구에 편재되며, 말 산출은 같은 반구에 의해서 제어된다. 억양과 얼굴표정을 통해 제시된 화자의 의도에 대한 해석은 우반구에 의해서 처리된다. 곧 살펴보겠지만 두 반구의 손상은 뚜렷이 다른 장애를 일으킨다.

▩ 뇌혈관 사고와 미세 공해물질

생활 방식과 뇌혈관 사고(CVA) 간에는 의미 있는 관계가 있다. 혈관계 내 플라크의 축적이 CVA를 초래한다고 이미 알려져 있다. 오염물질에 존재하는 작은 입자 또한 뇌졸중을 촉발한다고 밝혀졌다. 2.5미크론보다 작은 공해의 연기 입자는 혈관 내에 플라크를 형성하여 '시멘트'처럼 된다. 이 입자는 대도시의 고속도로 주변에서 발견된다. ▩

손상 연구

신경계 손상은 많은 원인으로 인해 발생한다. **뇌혈관사고**(cerebrovascular accident, CVA)는 뇌출혈(혈관 파열), 혈전증(핏덩이와 같은 이물질에 의한 혈관의 폐쇄), 또는 색전증(부유하는 핏덩이에 의한 혈관의 폐쇄)에 의한 신경조직 세포로의 혈류 중단(**허혈**, ischemia)을 야기하는 손상을 의미한다. 뇌출혈은 동맥류(약한 혈관벽으로 인한 혈관의 팽창)가 있다가 혈압이 증가될 때(고혈압) 일어날 수 있다. 동맥류는 뇌출혈 전에 발견되면 치료될 수 있다(그림 12-9). 만성 고혈압은 열공(고혈압) 뇌졸중(lacunar stroke)을 초래할 수 있는데, 발병은 잠행성이지만 실어증, 마비말장애, 치매를 초래할 수 있다.

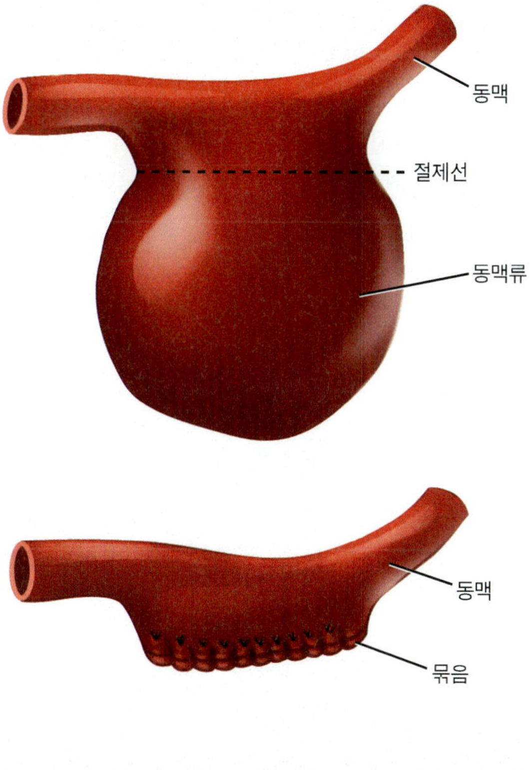

그림 12-9. 뇌출혈을 방지하기 위한 동맥류 수술.

출처: Delmar/Cengage Learning

손상은 외상성 뇌 손상(TBI)으로 발생하기도 한다. 손상은 외상의 유형에 좌우된다(**그림 12-10**). 개방성 손상은 총상을 포함하여 두개골이 골절되는 외상에서 초래된다. 폐쇄성 두부 손상(CHI)은 수평성(앞뒤 또는 양옆)이나 회전성이 될 수 있다. 수평성 손상은 물체가 두개골에 부딪히거나 두개골이 어딘가에 부딪힐 때 일어난다. 교통사고(MVA)의 결과로 차에서 튕겨 나가면 종종 전두엽이 손상되지만(**그림 12-10A**) 회전성 손상은 확산성 축상 손상을 일으킨다(**그림 12-10C**).

CVA는 실어증의 가장 흔한 원인이며, TBI는 가장 흔한 후천성 인지장애의 원인이다. 그렇기 때문에 두 장애군 모두 폭넓은 언어 및 인지기능장애를 유발할 수 있다.

실어증

사람 대뇌피질의 기능에 대한 주요 정보원은 손상 연구(lesion studies)이다. 연구자들은 환자들의 사고 또는 수술에 의한 손상에서 발생된 행동을 관찰함으로써 피질 기능에 대한 이해를 확장해 왔다.

이 분야에 대한 특별한 관심은 말, 언어와 관련된 영역이다. 베르니케영역(22번 영역 뒷부분)의 손상은 통상 수용성 또는 유창**실어증**(aphasia)으로 알려진 언어의 붕괴를 초래한다. 유사하게 브로카영역(44번과 45번 영역)의 손상은 언어나 말의 구어적 표현을 심하게 방해한다고 알려져 있다. 연구자들은 피질 지도화와 정밀한 손상 연구를 통해 이러한 조건과 손상 위치를 더욱 자세하게 설명하였고, 대뇌피질이 어떻게 기능하는지에 대한 통찰력을 제공해 주었다.

알다시피 측두엽의 헤쉴회는 청각수용에 일차적 역할을 한다—상측두회(상측두이랑)에 인접한 영역은 고차원적인 처리영역이고, 해마는 기억에 관여한다. 하측두회와 중측두회 일부는 시각 정보의 고차원통합영역이다. 베르니케영역은 이 뒤쪽에 있으며, 이론적으로는 측두엽의 후상회(상측두이랑의 뒷부분)를 포함하지만, 언어 기능은 현저히 더 넓은 부위에 관여하고, 일반적으로 측두-후두-두정 연합영역을 포함한다.

헤쉴회의 손상은 하위 청각신경계를 통해 들어온 정보를 듣는 데 어려움이 있는 피질성 난청을 초래한다. AI에 인접한 고차원처리영역의 손상은 복잡한 청각 정보를 처리하는 데 장애를 일으키고, 만약 그 손상이 하측두엽(28번 영역)과 연계되면 시각 정보와 관련된 기억장애를 경험하게 된다. 청각 경로와 청각 자극에 관련된 고차원적인 피질 기능에 대해서는 10장을 참조하기 바란다.

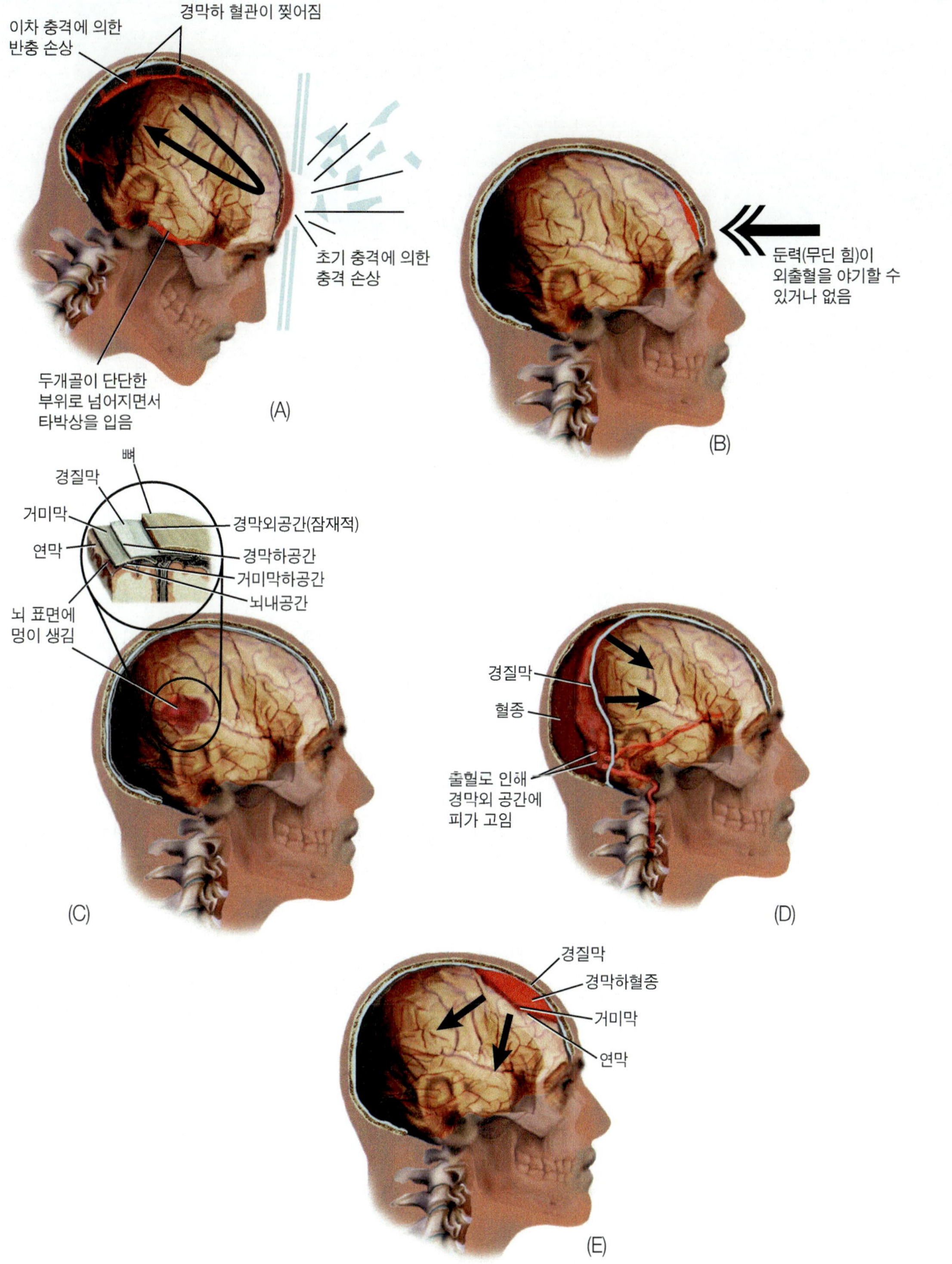

그림 12-10. 대뇌 외상의 결과와 관련된 구조. (A) 전두영역에 직접작용과 후두영역에 반동작용을 유발하는 폐쇄성 두부 손상(CHI). (B) 신경 손상을 야기하는 전두영역에 대한 물리적 외상이지만 외부적 손상은 명확하지 않다. (C) 뇌타박상(뇌에 멍이 듦). (D) 경질막 아래 혈관 파열로 인한 경막하혈종. (E) 경질막 표면의 혈관 파열로 인한 경막외혈종.

출처: Delmar/Cengage Learning

행복하게 마무리된 한 여인의 이야기

동맥류와 뇌출혈에 대한 이야기가 있다. 토요일 어느 공공 행사에서 S라는 한 친구가 쇠약성 두통(debilitating headache)을 겪게 되었다. 차 안에서 한 시간이 지나도 나아지지 않자 남편은 집으로 출발했다. 남편은 현명하게 지역 병원에 들러 진찰을 받도록 했는데 응급의사는 두통의 원인을 찾기 위해 MRI를 찍으라고 제안했다. MRI가 작동하자 S는 의식을 잃었다.

S는 가족력으로 동맥류가 있었고 그녀는 건강을 위해 계속 검사를 받아 왔다. 이런 사전 주의에도 불구하고 그녀의 뇌기저에서 동맥류가 발달하였고 MRI가 작동하자 뇌출혈을 일으켰다. 응급 헬기로 뇌출혈 관리가 특화된 대도시 병원으로 옮긴 후 친구와 가족이 걱정스럽게 지켜보는 가운데 S는 천천히 주변을 알아보기 시작했다. 모든 사람들이 크게 기뻐하고 안도한 가운데 완전히 회복하였고 장애 없이 일상생활과 일터로 되돌아갈 수 있었다. 응급실 의료팀과 옮겨 간 병원 뇌출혈팀의 빠른 처치로 S는 그녀를 아는 모든 사람에게 '기적의 여인'으로 불리게 되었다.

측두엽의 청각적·시각적 입력 기능의 개념을 가지고, 베르니케영역에 관련된 손상을 관찰해 보자. **베르니케실어증**은 이런 조건의 환자들이 상대적으로 정상적인 말의 흐름을 갖고 있기 때문에 **유창실어증**으로 불린다. 이런 환자의 표현언어는 상대적으로 정상적인 구문 구조를 갖고 있으나 발화의 내용은 현저히 감소된다. 환자들은 종종 단어를 대치하거나(**구어착어증**, verbal paraphasias) 완전히 새로운 단어를 만든다(**신조어증**, neologisms). 청각수용영역에 대한 베르니케영역의 근접성과 청각 통합에 대한 설명을 떠올린다면, 베르니케실어증 환자가 들은 것을 이해하는데 상당한 어려움을 갖고 상대방의 말을 정확하게 반복할 수 없는 것이 그리 놀라운 일은 아니다.

브로카실어증으로 알려진 상태는 베르니케실어증과는 완전히 대조적이다. 브로카실어증은 브로카영역의 손상뿐만 아니라 전두엽과 두정엽의 덮개, 섬엽, 두정엽의 연상회 손상으로 생긴다. 즉 브로카실어증은 중대뇌동맥의 위분지가 담당하는 부위의 손상에서 초래된다. 브로카영역은 발화 계획과 관련되고 여기에 관련된 실어증은 유창성과는 거리가 멀다. 브로카실어증 환자에게서 일반적으로 청각 또는 시각적 입력의 이해가 관찰되지만, 환자의 표현 능력은 심각하게 손상된다. 발화의 길이와 복잡성은 현저하게 감소되고, 발화는 극도의 노력을 필요로 한다.

베르니케영역과 브로카영역은 궁상속(활모양다발)에 의해 서로 직접 소통하며 언어의 수용 요소와 표현 요소 간의 아주 강한 연결고리를 제공한다. 이 섬유와 두정엽의 연상회(모서리위이랑)가 손상되면 환자는 **전도**

실어증(conduction aphasia)의 징후를 보인다. 이런 환자는 구어 및 문자 자료에 대한 좋은 이해력과 상대적으로 유창한 발화를 보이지만 들은 발화를 따라 말하는 능력이 손상된다. 또한 음소대치를 보이기도 한다(**음소착어증**, literal paraphasia).

뇌 손상이 베르니케영역과 브로카영역, 그리고 피질 아래 영역을 포함한다면 그 결과 **전반실어증**(global aphasia)이 된다. 이 상태에서는 표현 능력과 수용 능력 모두 심하게 손상된다. 발화는 문법 구조의 부족과 상당한 이해결함을 보이고, 머뭇거리며 비유창하다. 몸짓과 얼굴표정은 이런 환자의 주요 의사소통 수단이 된다.

우리는 어떻게 손상 부위가 서로 들어맞는지를 알 수 있다. 측두엽 영역의 손상은 손상 위치에 따라 수용언어 문제를 유발하는 경향이 있는 반면, 전두엽의 말 영역 손상의 경우 수용 능력은 완전히 유지되지만 언어 표현의 장애를 초래한다.

대뇌피질은 기저핵, 시상을 포함하는 피질하 구조에 단단히 부착되어 있다는 사실을 편의상 무시해 왔다. 뇌 영상 기술의 발달은, 이런 보고가 엄격한 국재론자의 입장에서는 가정하지 않는 중요성을 강조하지만, 이들 부위의 많은 손상이 언어장애를 초래한다는 것을 밝혀 주었다. 시상(thalamus)의 손상은 주의력에 심각한 영향을 주지만 또한 사물의 이름을 말하는 것의 어려움(**명칭실어증**), 신조어 생산(신조어증), 그리고 단어나 소리의 대치를 포함하는 실어증의 유형도 보여 주었다. 기저핵의 손상은 만약 조가비핵이나 꼬리핵에 손상이 있을 경우 비유창실어증을 초래한

▩ 실어증의 영향

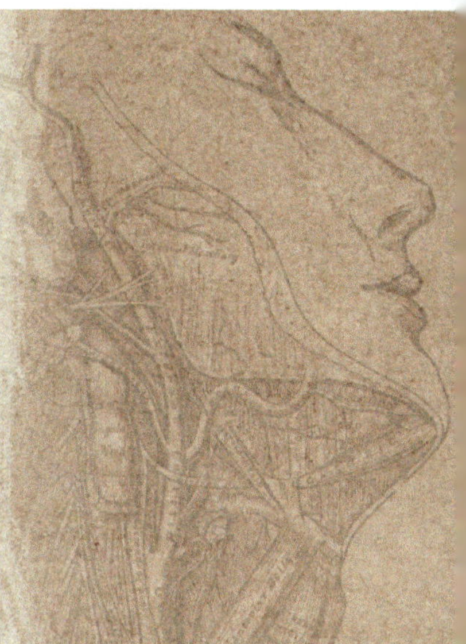

실어증 환자의 생활은 뇌혈관 사고에 의해 현저하게 변화한다. 뇌 손상으로 인해 환자가 주변과 어떻게 상호작용할지, 언어적 정보를 처리하고 의사소통하기 위해 얼마나 쉽게 사용할지, 그리고 얼마나 쉽게 인지적인 처리를 수행할 수 있을지 등에 대해 즉각적인 변화가 생긴다.

좌반구 전두엽 뇌졸중 환자는 비유창성을 보이며 발화상의 어려움을 겪고 구어적 산출의 혼란스러움을 매우 잘 인식한다. 만약 손상이 뒤쪽 영역일 경우, 발화는 더 유창할 수 있지만 내용은 비어 있고, 본인의 발화가 의도했던 것과 일치하지 않는 것을 깨닫지 못하면서 이해에 어려움이 생긴다.

이 과정에서 환자의 배우자나 가까운 친구의 도움이 조기에 적극적으로 개입되는 것이 대단히 중요하다. 의미 있는 주변인은 환자 삶의 모든 면에서 치료가 확장될 수 있게 하며, 환자에게 가장 소중한 의사소통 상대자가 된다. 대화 상대자가 조기에 포함되면 환자가 의사소통의 세계로 돌아갈 수 있도록 기회를 줄 수 있다. ▩

다. 뇌의 위계적 속성은 표현과 수용에 필요한 정보를 통합하는 계통발생적으로 오래된 구조의 사용과 관련 있으며, 이런 경로의 방해는 항상 어떤 장애를 초래하는 것으로 보인다.

뒤쪽 언어영역(TOP) 손상은 항상 수용장애를 초래하지만, 실어증을 가진 어떤 환자도 일정 정도의 수용장애를 갖게 된다. 이와 유사하게, 낱말찾기의 어려움은 실어증을 경험하는 환자에게는 거의 보편적이다. 엄격한 기능 국재화를 늘 증명할 수 있는 것은 아님을 이 두 장애를 통해 깨닫게 된다.

통합운동장애

때로는 손상이 근육 약화나 마비 없이 비구어(구강 통합운동장애) 또는 구어 산출(구어 통합운동장애)을 위해 조음기관을 프로그래밍하는 능력의 손상은 **일차구강**(primary oral) 통합운동장애(dyspraxia) 또는 **일차구어**(primary verbal) 통합운동장애를 초래할 수 있다. 통합운동장애는 종종 실어증과 동시에 발생하며 브로카실어증의 여러 요소에 의해 관찰된다. 통합운동장애에 의한 오류는 다른 원인으로 인해 야기되는 조음 오류보다는 덜 예측적이기는 하만 음소대치 오류를 보이는 경향이 있다. 이 장애를 가진 환자는 종종 이해도가 좋기 때문에 오류를 잘 인식하고, 수정하기 위해 애쓰게 된다. 이러한 노력은 발화 유창성의 손실을 초래한다(화자의 엄청난 좌절과 함께). 원하는 조음 형태가 더욱 복잡해짐에 따라 [단일 소리 대신 자음군(cluster) 조음처럼] 환자의 발화 어려움이 증가할 수 있다.

최소한 두 영역이 통합운동장애와 관련된다. 섬엽에 있는 전두엽에 손상이 제한된다면(Dronkers, 1996) 환자는 조음기관의 가장 간단한 동작조차 어렵게 된다[**실행성 통합운동장애**(executive dyspraxia)]. 두정엽의 연상회 손상은 더욱 복잡한 조음 움직임을 순차화하는 데 어려움을 초래한다[**계획성 통합운동장애**(planning dyspraxia)].

기타 장애

모든 손상이 언어에 직접적으로 영향을 끼치는 것은 아니다. 좌측 전두엽 손상은 종종 인지 기능의 장애를 초래한다. 인지는 정보를 지각하고 처리하는 방법으로 정의될 수 있다—인지 과정은 기억, 주의력, 지각과 같은 다양한 기능을 포함한다. 전두엽은 인지 기능을 위한 주요한 부위일 뿐만 아니라 인지 과정의 통제를 실행함으로써 **실행 기능**(executive functions)

의 중심 지역으로 간주된다. 실행 기능은 목표 설정, 운동 행동의 순서화, 자기감시 행동의 능력을 포함한다. 인지 과정의 상호작용과 실행 기능의 제어를 통해 우리는 무수한 신체 부위와 뇌에서 투사된 정보를 지각하고, 이 정보를 저장된 기억이나 이전의 분석과 비교하며, 자극을 평가하고, 적절한 반응을 계획할 수 있다. 같은 맥락으로 우리의 실행 기능은 반응을 제어하도록 도와줌으로써 충동적으로 말하지 않고 부적절한 행위를 하지 않는다.

CVA를 경험한 환자들은 비록 인지 기능의 상실을 나타내지만, 이런 기능들이 전전두엽 영역에 대부분 국한되는 것으로 보이는 사실은 TBI 환자가 왜 더 자주 이 영역에 장애를 갖는지를 설명해 준다. 대부분의 TBI는 자동차 사고로 생기기 때문에 빈번히 손상되는 영역이 전두엽이다. TBI로 인해 의사결정 능력의 손상과 문제 해결을 위한 전략의 변경에 어려움을 보인다. 종종 억제 반응의 손상이 있고, 의사소통 맥락을 평가하는 능력이며 화용 또는 언어 사용의 결손으로 알려진 사회적 의사소통 능력에서의 상실을 초래한다. 감정의 제어는 전두엽 손상에 의해 나빠질 수 있는데, 그 결과 **정서적 불안정**(자극과 반드시 연관되지 않는, 지나치고 제어되지 않는 감정 반응)을 초래한다. 성격 특징은 종종 전두엽 손상에 의해 변화한다.

대뇌피질의 해마곁영역이 관여되면 환자는 복잡한 과제를 배우거나 감각 양식을 통해 수용한 정보를 기억하는 데 어려움을 가질 것이다. Penfield와 Roberts(1959)는 양쪽 해마를 제거하면 심각한 장기기억 손상을 유발하는 반면, 일측성 손상은 훨씬 경미한 문제만 초래한다는 것을 발견하였다. 왼쪽 해마의 제거는 구어 정보를 기억하는 데 어려움을 초래한다.

우반구 손상은 일반적으로 실어증을 초래하지는 않지만 언어적 · 사회적인 의의를 가진다. 이 반구의 손상은 발화의 억양 정보를 처리하는 능력에 손상을 초래하여, 이로 인해 미묘한 차이(뉘앙스)를 잃어버리게 한다. 감정, 의도, 유머의 소통도 손상될 수 있다. 우반구 손상 환자는 종종 언어적으로 부적절한 반응을 보이고, 이는 대부분 화용 기능을 처리하는 것의 어려움으로 인해 발생한다. 우반구는 '큰 그림'을 얻는 것을 담당하는 것으로 보이기 때문에, 우뇌 손상 환자는 정보의 요지 파악과 대화 시 배경 맥락 정보를 제공해야 함을 인지하는 능력의 일부를 잃어버리고('새로운 정보' 위배), 감정적이고 준언어적 정보를 해독하는 데 어려움을 겪는다. 환자들은 세부적인(부분과의 관계 추론에 의해 그림의 많은 부분을 해석하는 것과 같은) 것으로부터 추론하는 데에 종종 어려움을 보인다. 좌반구

기억을 잃으면

기억은 대부분의 실행 기능에서 중요한 요소로 기여하기 때문에 인지 과정에서 가장 중요한 것 중 하나이다. 단기기억을 장기기억으로 처리하는 데 해마가 중요하다고 알고 있지만, H. M.의 경우는 이를 가장 역동적으로 보여 준다.

H. M.은 소아기 이후에 발작으로 고통 받았고, 이 문제를 완화하는 데 어떤 치료도 성공적이지 않았다. 1953년 27살이 되었을 때 양쪽 측두엽 절제술을 받았고 편도체와 해마 앞쪽 2/3를 포함해서 양쪽 내측 측두엽의 앞쪽 8 cm를 제거하였다.

마침내 발작이 조절되었으며, 엄청난 대가를 치르고도 절제술의 결과로 실행 기능 손상이 거의 없었고 언어 기능도 유지되었다. 그러나 수술의 놀라운 결과는 H. M.이 수술한 그날에 영원히 남게 되었다. 그 전까지의 기억은 이상이 없었지만, 2008년 그가 죽기까지 수술 후 일어난 일을 전혀 기억할 수 없었다. H. M.에게 대통령은 여전히 Dwight Eisenhower였고 한국전쟁이 아직도 끝나지 않았다. H. M.은 새 정보를 몇 분간은 기억할 수 있었지만 이 기억의 자취가 빠르게 지워졌다. 어떤 것을 잃어버렸다는 것을 희미하게 깨달았지만 자기 문제의 본질과 연관할 수 없었다. Phillip Hilts의 『Memory's ghost』를 읽어 보라. H. M.에 대한 최근의 연구는 Corkin(2002)에서 확인할 수 있다.

는 어휘의 표준적 또는 '사전적' 의미의 소재지인 경향을 보이는 반면, 우반구는 대체적 또는 덜 빈번하게 사용되는 의미를 가진다. 따라서 좌반구는 어휘의 전형적인 의미에 빠르게 접근할 수 있으나, 문맥에 적절치 않을 경우에는 우반구에서 그 의도에 더 잘 어울리는 어휘를 찾을 수 있다. 예를 들어 '선풍기가 돌고 있다(The fan is running)'라고 할 때, 좌뇌는 방 안에 공기를 움직이는 장치에 대한 그림을 그린다. 다시 말해, 텔레비전에서 운동장에 있으면 안 되는 누군가를 쫓는 경찰을 보여 준다면 'The fan is running'이라는 문장은 다른 의미를 가지게 되며, 문장과 맥락을 명확하게 하기 위해 우뇌의 도움을 받는다. 우반구기능장애(right hemisphere dysfunction, RHD) 환자는 매우 구체적인 표상만을 가지고, 앞서 언급한 것과 같은 문장을 적절하게 명확히 할 수 없을지도 모른다. 구체성(concreteness)은 문맥상 부조화에 대한 인식의 부족을 포함하기 때문에, RHD 환자는 자신의 해석에 어떤 문제가 있다는 것을 인지하지 못한다. 마찬가지로 RHD의 구체성은 관용구[예: 둘러대지 마(do not beat around the bush)]를 무관하거나 심지어 매우 중요하지 않은 것으로 만든다. 대체된 의미는 유머에 내재되어서, RHD의 구체성은 만화나 농담 속의 유머를 파악하는 능력의 상실을 초래할 수 있다[우반구기능장애에 대한 훌륭한 고찰은 Myers(1991)를 참조하라].

요약하면,

- 뇌의 **반구**는 뚜렷한 기능 차이를 보인다.
- 대부분 사람들의 **좌반구**는 언어와 말에 우세하고, 짧은 자극을 처리하며 세부적인 분석을 수행한다.
- **우반구**는 대조적으로 공간적이고 음색의 정보를 선호하면서 좀 더 전체적인 방법으로 정보를 처리하는 것으로 보인다.
- **얼굴 인식**은 우반구의 기능으로 여겨진다.
- 손상 연구에서는 우성반구 **베르니케영역**의 손상이 대개 상대적으로 온전한 발화 유창성을 보이는 수용성 언어장애를 초래하는 반면, **브로카영역**의 손상은 브로카실어증으로 명시되는 발화 유창성의 손상을 초래한다는 것을 밝히고 있다.
- 두 영역을 연결하는 **궁상속**의 손상은 **전도실어증**을 초래하고 모든 영역의 손상은 **전반적 손상**을 일으킨다.
- **구어 통합운동장애**는 브로카영역의 손상으로 초래되지만, 또한 연상회, 보조운동영역, 전두엽 덮개, 섬엽 손상으로 초래된다.
- **비우세반구 손상**은 종종 **화용**에 손상을 초래하는데, 특히 대화 상대자의 얼굴 반응, 발화의 억양에서 전달되는 정보, 의사소통 분위기의 모니터링과 관련된다.
- **전두엽 손상**은 판난과 억제 반응에 손상을 초래하는 반면, **해마** 손상은 특히 청각 정보와 관련된 단기기억에 영향을 준다.

발화에 대한 운동 제어

발화 산출은 대단히 복잡한 과정이다. 4번 영역을 '제1운동자'로 보는 경향이 있지만, 복잡한 계획과 프로그래밍, 준비가 달성되는 장소로 보는 것이 더 정확할 것이다. 움직임은 운동회에서 개시되지만, 그것은 마음속으로 생각하고 근육 활동이 관여된 단계가 준비되고 난 이후 단계이다. 근육에서 오는 구심성 입력에 관여하는 과정과 발화근육의 제어는 정밀하게 협응되어야 한다. 7장의 DIVA 모델에 대한 설명을 참고하라.

운동회로의 입력은 운동 행위의 준비에 관여하는 전운동영역에서 발생한다. 전운동회와 보조운동영역은 중심후회에서 근육의 상태에 대한 입력을 받는다. 그리고 공간 내 조음 위치에 대한 지식이 여기에서 정립되는 것으로 보인다. 더욱이 브로카영역(44번과 45번 영역)은 궁상속에 의해서 TOP와 소통하고 조음 계획과 밀접하게 관련이 있다. 두정엽의 연상회는 조기에 언어적 기반을 둔 조음운동의 계획에 관여한다. 전전두연합영역은 대뇌에 분산되어 있는 감각통합영역으로부터 입력을 받으며, 이 정보는 운동 행위의 실행(반응 억제와 같은)에 대한 의사결정을 위해 사용된다. 브로카영역이 그러하듯이 전전두 및 전운동영역은 전중심회(중심전이랑)로 투사되어 발화와 관련된 직접적인 계획과 인지 전략 모두의 출력에 영향을 미친다.

일차운동피질(MI)은 여러 가지 방법을 통해 근육, 힘줄, 조직의 상태에 대한 정보를 받는다. 감각피질(SI)은 이 정보를 잘 조직된 방법으로 받는다. 3번 영역은 시상에서 종결되는 Group Ia 신경섬유로부터 그리고 얼굴에서 말을 하기 위한 근육에 아주 중요한 피부의 기계수용체로부터 근육 구심성 정보를 받는다. 1번 영역 또한 기계수용체 입력을 받고, 2번 영역은 관절 감각을 받는다. 이 정보는 현재 상태를 토대로 운동 명령을 조절하기 위해 직접 또는 다른 S1영역을 통해서 모두 MI으로 향한다.

이 감각 정보는 MI에 의해서 처리되는 유일한 정보가 아니다. 전운동영역(6번 영역 외측)은 숙련된 수의적 운동을 위한 운동 행위를 조직하는 데 관여하고, 그 결과물은 직접 양쪽 반구의 MI로 향한다. MI는 신체 정보와 시각 정보를 수용하며 운동 계획으로 통합한다. SMA(6번 영역의 위쪽과 내측에 위치함)는 발화와 다른 순차적 운동의 프로그래밍뿐만 아니라 일부 반사 제어에도 관여하는 것으로 보인다. SMA는 촉감, 청각, 시각에 대한 정보를 수용한다. 소뇌와 기저핵에서 오는 정보는 MI, SMA, 전운동영역과 교환된다는 것을 기억해야 한다. SMA와 기저핵의 손상은 운동불능증(akinesia; 움직임을 개시하는 능력의 장애)을 초래하고 전운동피질의 손상은 실행증(움직임을 프로그래밍하는 능력의 장애)을 초래한다. M1 영역의 손상은 관련 근육군의 마비나 약화, 미세운동 조절의 감소, 조절되지 않는 반사에서 야기되는 경직성을 초래한다.

그러므로 MI에 의해서 개시되는 운동 흥분은 전두엽의 8, 9, 10번 영역에서 생기는 전략적인 조직과 함께 계획과 프로그램(브로카영역, SMA, 전운동영역 6번)의 최종 산물이다. 운동영역은 체성감각 구심섬유를 거쳐 SI, 시상, 소뇌로 가는 신체 근육의 현재 상태에 의해 영향을 받는다. 활동하는 조직세포에 대한 구심성 정보는 MI 영역이 미세운동 제어를 조정하기 위한 출력의 조절을 돕는다.

이런 방법으로 운동회에 의해 개시되는 운동 흥분은 전전두영역에서 발생하는 전략적 조직과 함께 계획과 프로그래밍의 최종 산물이다. 전전두영역의 실행 기능을 기억하자. 그리고 잘 형성되기 전 답을 불쑥 말하기 전에 두 번은 생각하게 될 것이며, 반응을 억제할 것이다. 운동영역은 신체 근육의 현재 상태에 의해서 영향을 받는다. 마찬가지로 실행자(executor)는 상황을 고려하여 구어 산출의 타당성을 주의 깊게 알아볼 것이며, 특정한 필요를 충족시키기 위해 내용과 형태를 수정하는 데 유용할 것이다(예: 교회에서 목사님의 질문에 대한 반응은 운전하는 동안 친한 친구가 한 동일 질문에 대한 반응과는 확실히 다르다).

발화의 실행은 빠르게 협응된 방법으로 뇌 영역의 광범위한 상호작용을 수반한다. 연구들은 우리가 말 산출 장애를 극복하는 데 놀랍도록 융통성이 있다는 사실을 발표해 왔다(신참 언어병리사에게는 반가운 소식이다). '새미는 내 친구다'라고 말해 보자. 그러고는 연필을 입 양옆의 어금니 사이에 끼우고 단단히 문 다음 다시 몇 번 말해 보라. 명료한 발화를 할 수 있는가? 연필이 일부 치아와 혀의 움직임을 방해하지만 전체적으로 이해 가능할 뿐만 아니라 정확하다. 개별 조음기관을 위한 프로그램이 '미리 정해져 있다면' 이런 일탈(교합저지기의 사용)을 참을 수 없을 것이며, 발화가 불명료해진다. 이런 종류의 관찰을 통해 나의 발화가 어떤 소리이기를 원하는가에 대한 내적 표준을 발달시켜야 함을 깨닫게 되며, 표준에 들어맞기 위해 필요한 무언가를 하게 된다. 그러므로 언어병리사로서 우리의 역할에 환자가 내적 표준을 개발하도록 돕는 것을 포함할 수 있다. 내적 모델을 바꾸는 상태는 필연적으로 산출을 변화시킨다.

교합저지기(바이트블록)는 아래턱을 안정시키기 위해 사용하는 장치이다. 단단한 아크릴이나 치아와 유사한 감촉의 물질로 만들어지는데, 진단과 치료의 목적으로 혀 움직임에 대한 하악의 개입을 제거하기 위해 사용된다. 교합저지기의 준비와 사용에 대한 설명은 Dworkin(1994)을 참조하라.

이 장의 요약

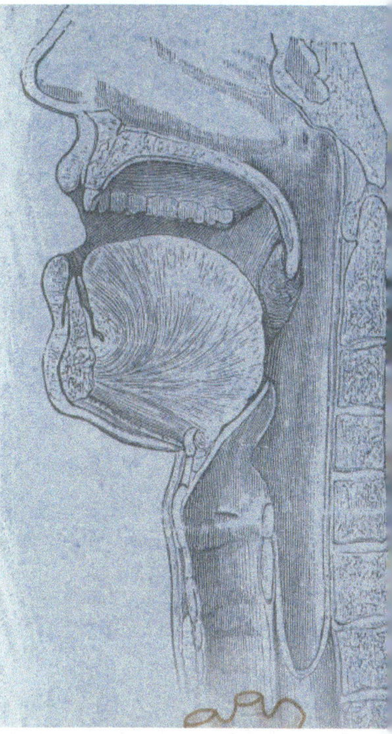

신경계의 뉴런 간 소통은 **연접**(synapse)에서 일어나고, **연접틈새**(synaptic cleft)를 통과하는 **신경전달물질**(neurotransmitters)은 연접후뉴런을 흥분시키거나 억제한다. 뉴런이 충분히 자극되면 막의 탈분극화 및 **세포 외**(extracellular) 공간과 **세포 내**(intracellular) 공간 사이의 이온 교환을 유발하는 **활동전위**(action potential)가 발생한다. **이온 이동**(ion movement)은 막을 건너서 광범위하고 예상 가능한 전압 변화를 초래한다. **안정막전위**(resting membrane potential)는 상대적으로 휴식기의 안정된 뉴런상태이다. 흥분 이후의 **절대불응기**(absolutely refractory period)는 뉴런이 점화하기 위해 흥분될 수 없는 기간이다. **상대불응기**(relative refractory period) 동안에 뉴런은 증가한 자극이 주어져서 점화하기 위해 자극될 수 있다. 뉴런은 반응**속도**를 통해서만 오직 입력의 차이를 표현할 수 있다. **수초화된 섬유**(myelinated fibers)는 근본적으로 도약전도 때문에 **탈수초화된 섬유**

(demyelinated fibers)보다 더 빠르게 탈분극의 파동을 처리한다.

근육(muscle)은 수축하는 동안 서로 교차해 미끄러지는 굵거나 가는 **근육잔섬유**(myofilaments)로 구성된다. 근육섬유의 **활성화**(activation)는 **굵은 근육잔섬유**(thick myofilaments) 주변으로 칼슘의 방출을 유발하고 굵은 잔섬유에서 교차 결합을 허용하는 **가는 잔섬유**(thin filaments)의 결합 부위를 드러낸다. **근육 수축**(muscle shortening)은 교차 결합의 반복된 수축 결과이다. **느린 연축섬유**(slow twitch fibers)는 **빠른 연축섬유**(fast twitch fibers)보다 오랫동안 수축 상태를 유지하는데, 느린 연축섬유는 자세 유지에 관여하고 빠른 연축섬유는 세밀하고 빠른 운동 기능에 관련된다.

근육방추(muscle spindles)는 근육 길이, 긴장, 움직임, 자세에 대하여 신경운동계 반응에 관여한다. 방추내근육섬유와 나란히 달리는 근육방추는 근육 길이의 감각기인 반면, **골지힘줄기관**(Golgi tendon organs)은 근육 긴장을 감지한다. **핵낭섬유**(nuclear bag fibers)는 가속도에 관한 정보를 전달하고 **핵사슬섬유**(nuclear chain fibers)는 지속된 연장에 반응한다. 근육이 수동적으로 신장되면 **분절반사**(segmental reflex)가 촉발된다. 근육방추와 병행한 방추외근육은 활성화되고 근육이 짧아진다. 골지힘줄기관은 능동수축 동안 근육의 긴장에 반응한다.

뇌의 고기능은 기능적 조직화에 대한 엄밀한 국재론적 접근을 허용하지 않는다. 베르니케영역과 같은 일반적인 영역은 광범위한 기능을 하는 것으로 볼 수 있고, 이런 관점은 뇌 기능과 기능장애에 대한 연구를 촉진한다. 뇌 기능은 **일차**(primary) · **고차원**(higher-order) · **연합영역**(association regions)으로 분류된다. **일차감각**(primary sensory) 및 **운동영역**(motor regions)은 신체 감각을 위한 일차수용영역, 일차운동영역, 일차청각영역, 일차시각수용영역을 포함한다. **고차원**처리영역은 자극 특성의 추출을 담당한다. **연합영역**은 감각 정보를 기억과 통합하는 최고 인지 과정 영역이다. **전전두영역**(prefrontal area)은 운동 출력과 관련된 고기능에 참여하는 것으로 보이는 반면, **측두-후두-두정 연합영역**(temporal-occipital-parietal association area)은 구어와 문어 기능에 관련한다. **변연 연합영역**(limbic association area)은 정서, 동기화, 감정에 관련된 정보를 통합한다.

마비말장애(dysarthria)는 중추신경계의 운동 실행체계 손상으로 인한 발화장애로 근육 약화와 운동 제어의 감소를 초래한다. **이완성 마비말장애**(flaccid dysarthria)는 LMN 손상으로 생기고, UMN 손상은 **경**

직성 마비말장애(spastic dysarthria)를 초래한다. **실조성 마비말장애**(ataxic dysarthria)는 소뇌 손상으로 발생한다. **과다운동성 마비말장애**(hyperkinetic dysarthria)는 추체외계 억제 과정의 손상 결과인 반면, **과소운동성 마비말장애**(hypokinetic dysarthria)는 흥분기제의 손상으로 초래된다. **실행증**(apraxia)은 운동 행위의 준비와 계획에 연관된 영역의 손상으로 생기는데, 특히 두정엽의 연상회, 브로카영역, SMA가 속한다. 실행증은 근육의 약화와 마비 없이 생기는 **운동 계획**(motor planning)의 장애이다.

뇌의 반구는 명확한 기능적 차이를 나타낸다. 말과 언어, 단기자극, 상세한 정보는 대부분 **좌반구**(left hemisphere)에서 처리된다. **우반구**(right hemisphere)는 공간과 운율 정보를 선호하는 좀 더 총체적인 방법으로 정보를 처리하는 것으로 보인다. 우세반구의 **베르니케영역**(Wernicke's area) 손상은 비교적 온전한 발화 유창성을 보이는 수용성 언어장애를 초래하는 반면, **브로카영역**(Broca's area)의 손상은 발화 유창성의 장애를 초래한다. 두 영역을 연결하는 **궁상속**(arcuate fasciculus)의 손상은 **전도실어증**(conduction aphasia)을 초래하고 모든 영역의 손상은 **전반적 손상**(global deficit)을 일으킨다. **구어 통합운동장애**(verbal dyspraxia)는 브로카영역, 연상회, 보조운동영역, 전두엽 덮개, 섬엽의 손상으로 초래된다. **우반구 손상**(right-hemisphere lesions)은 종종 화용 손상, 발화 억양에 실린 정보의 오역, 의사소통의 미묘한 차이에서의 결함을 보인다. **전두엽 손상**(frontal lobe lesions)은 판단장애, 반응 억제의 실패를 초래하는 반면, **해마**(hippocampus)의 손상은 단기기억에 영향을 미친다.

움직임은 **운동회**(motor strip)에서 개시되지만 계획은 그 부위 이전에서 일어난다. 브로카영역을 포함하는 **전운동영역**(premotor regions)은 운동 행위의 계획에 관련되고, 그 계획을 운동회로 투사한다. **전전두연합영역**(prefrontal association area) 또한 화행의 고차원적인 인지 요소와 관련된 입력을 운동회에 제공하고 최저 수준의 정보(근육 신장과 긴장에 대한 정보) 또한 운동회에 공급된다.

연구문제

1. ______________는 세포 내외 공간 사이의 이온 교환이 가능하도록 적절하게 세포막이 자극받을 때 일어나는 전위의 변화이다.
2. ______________는 탈분극을 위해 세포막이 자극될 수 없는 시간을 말한다.
3. ______________는 일반적인 자극보다 강한 자극으로 막이 다시 흥분되기 위해 자극되는 시간을 말한다.
4. 수초화된 축삭의 ______________는 도약전도를 촉진한다.
5. ______________로 알려진 이 물질은 연접틈새로 보내지고, 연접후뉴런을 자극한다.
6. 근육섬유의 활성화는 ______________ 근육잔섬유의 주변으로 칼슘을 방출시킨다.
7. ______________ 연축근육섬유는 ______________ 연축섬유보다 더 오래 수축을 유지한다.
8. ______________는 근육 길이, 긴장, 움직임, 자세에 대하여 신경운동계에 피드백을 제공한다.
9. 높은 인지처리는 일반적으로 ______________영역에서 일어난다.
10. ______________영역은 언어 기능에 관여한다.
11. ______________ 마비말장애는 LMN의 손상에서 초래되는 반면 UMN 손상은 경직성 마비말장애를 초래한다.
12. ______________ 마비말장애는 추체외계 억제 과정의 손상으로 초래된다.
13. ______________는 소뇌 손상으로 생긴다.
14. ______________은 운동 행위의 준비와 계획에 관련된 영역, 특히 두정엽의 연상회, 브로카영역, SMA 손상으로 초래된다.
15. 대뇌 ______________영역은 운동 명령(운동 기능의 억제나 운동 반응을 변화하는 능력 같은)과 관련된 고기능에 관여하는 반면, TOP 연합영역은 언어 기능에 관여한다.
16. ______________영역은 정서, 동기 부여, 감정과 관련된 정보를 통합한다.
17. ______________반구는 언어와 말에 우세하고, 짧은 자극을 처리하며 세부적인 분석을 수행한다.

18. ______________반구는 공간적이고 음색의 정보를 선호하면서 좀 더 전체적인 방법으로 정보를 처리한다.

19. 우성반구에서 ______________영역의 손상은 대개 상대적으로 온전한 발화 유창성을 보이는 수용성 언어장애를 초래한다.

20. 우성반구에서 ______________영역의 손상은 브로카실어증으로 명시되는 발화 유창성의 손상을 초래한다.

21. ______________ 손상은 전도실어증을 초래한다.

22. 뇌졸중과 좌측 신체에 근육 약화를 보이는 환자가 있다. 말을 정확하게 조음하기는 하지만 억양이 밋밋하다. 그녀는 신체적 문제가 얼마 없음에도 불구하고 친구들이 더 이상 전화하지 않는 것에 대해 불만을 토로했다. 그렇다면 이 환자의 병소 부위는 어디이며, 직접적으로 어떤 치료를 해야 하는가?

연구문제 정답

1. 활동전위는 세포 내외 공간 사이의 이온 교환이 가능하도록 적절하게 세포막이 자극받을 때 일어나는 전위의 변화이다.
2. 절대불응기는 탈분극을 위해 세포막이 자극될 수 없는 시간을 말한다.
3. 상대불응기는 일반적인 자극보다 강한 자극으로 막이 다시 흥분되기 위해 자극되는 시간을 말한다.
4. 수초화된 축삭의 랑비에마디는 도약전도를 촉진한다.
5. 신경전달물질로 알려진 이 물질은 연접틈새로 보내지고, 연접후뉴런을 자극한다.
6. 근육섬유의 활성화는 굵은 근육잔섬유의 주변으로 칼슘을 방출시킨다.
7. 느린 연축근육섬유는 빠른 연축섬유보다 더 오래 수축을 유지한다.
8. 근육방추는 근육 길이, 긴장, 움직임, 자세에 대하여 신경운동계에 피드백을 제공한다.
9. 높은 인지처리는 일반적으로 연합영역에서 일어난다.
10. 측두-후두-두정 연합영역은 언어 기능에 관여한다.
11. 이완성 마비말장애는 LMN의 손상에서 초래되는 반면 UMN 손상은 경직성 마비말장애를 초래한다.
12. 과다운동성 마비말장애는 추체외계 억제 과정의 손상으로 초래된다.
13. 실조성 마비말장애는 소뇌 손상으로 생긴다.

14. 실행증은 운동 행위의 준비와 계획에 관련된 영역, 특히 두정엽의 연상회, 브로카영역, SMA 손상으로 초래된다.

15. 대뇌 전전두영역은 운동 명령(운동 기능의 억제나 운동 반응을 변화하는 능력 같은)과 관련된 고기능에 관여하는 반면, TOP 연합영역은 언어 기능에 관여한다.

16. 변연연합영역은 정서, 동기 부여, 감정과 관련된 정보를 통합한다.

17. 좌반구는 언어와 말에 우세하고, 짧은 자극을 처리하며 세부적인 분석을 수행한다.

18. 우반구는 공간적이고 음색의 정보를 선호하면서 좀 더 전체적인 방법으로 정보를 처리한다.

19. 우성반구에서 베르니케영역의 손상은 대개 상대적으로 온전한 발화 유창성을 보이는 수용성 언어장애를 초래한다.

20. 우성반구에서 브로카영역의 손상은 브로카실어증으로 명시되는 발화 유창성의 손상을 초래한다.

21. 활모양 섬유다발(궁상속) 손상은 전도실어증을 초래한다.

22. 이 환자는 우반구의 전두엽이 손상되었다. 좌반구는 구어와 언어 기능을 지배하기 때문에 말이 영향을 받지 않았다. 하지만 의사소통의 문맥을 파악하는(우반구) 능력이 떨어지거나, 친구들이 제공하는 단서에 둔감해지거나, 의사소통 전략이 바뀌었을 수 있다. 치료의 중요한 목표는 화용 단서에 대한 인식을 높이고, 전략을 개발하여 문맥에 대한 민감성을 높이는 것이다.

부록 A
해부학 용어

해부학적 자세(anatomical position)	선 자세에서 손바닥은 앞으로, 눈은 바로 정면을 응시하고 발은 모은 상태
전(앞, anterior)	신체 또는 상체의 앞쪽을 향하여
무력증(asthenia)	약함
분기(갈림, bifurcation)	갈라짐; 두 부분으로 나뉨
미측(꼬리쪽, caudal)	꼬리 또는 미골을 향해
중심(central)	구조물의 중심 쪽
두개(머리, cranial)	머리 쪽
심부(깊은, deep)	표면에서 먼
원위(먼쪽, distal)	몸통이나 흉부로부터 먼; 부착한 끝 지점으로부터 먼
배측(등쪽, dorsal)	신체의 등 쪽과 관련된 또는 뒤쪽 면
신전(폄, extension)	고정된 자세에서 뻗거나 밖으로 움직임
외(바깥, external)	신체의 바깥쪽으로
굴곡(굽힘, flexion)	구부리는 행동
전두면(이마면, frontal plane)	신체를 앞과 뒤 반으로 나누는 것
수평면(horizontal plane)	신체를 위와 아래 반으로 나누는 것
하(아래, inferior)	좀 더 아래 지점; 발에 더 가까운
삽입(닿는 곳, insertion)	근육의 말단 부착점
내(속, internal)	밀폐된 또는 안쪽
외측(가쪽, lateral)	신체 또는 상체의 중심부로부터 먼
내측(안쪽, medial/mesial)	신체 또는 상체의 가운데 쪽으로
기시(시작점, origin)	근육의 근위 부착점
손바닥(palmar)	손바닥과 관련된
말초(peripheral)	중심으로부터 주변부 또는 먼

족저(발바닥, plantar)	발의 바닥과 관련된
후(뒤, posterior)	신체 또는 상체의 뒤쪽
복와(엎드린, prone)	얼굴을 아래로 하고 수평 자세를 취함
근위(몸쪽, proximal)	몸통 또는 흉부에 가까운; 부착 끝 지점에 더 가까운
방사(부채살, radial)	굴곡뼈(radius bone)와 관련된
시상면(sagittal plane)	신체 또는 상체를 오른쪽과 왼쪽 반으로 나눔
표재(얕은, superficial)	표면에 가까운
상(위, superior)	위 지점; 머리에 더 가까운
앙와(누운, supine)	얼굴을 위로 하고 수평 자세를 취함
복측(배쪽, ventral)	배나 앞면과 관련된

부록 B
유용한 복합형

-a-	없이; 부족한
ab-	~로부터 먼
ad-	~쪽으로
-algia	통증
amphi-	양측
an-	없이; 부족한
ana	위로
angio-	혈관
ante-	전에
antero-	전에
apo-	먼
arthr-	관절
bi-	둘
blast-	세균
brachy-	짧은
brady-	느린
capit-	머리 또는 머리 끝을 향하는
-carpal	손목
-cele	종양
cephalo-	머리 또는 머리 끝을 향하는
circum	주위
-cle	매우 작은 것을 의미
com-	같이 또는 함께
con-	같이 또는 함께
contra-	반대의
cor-	심장
corp-	신체
crus-	옆으로, 가로지르는; 다리나 팔의 일부
crur-	옆으로, 가로지르는; 다리나 팔의 일부
cryo-	추운
-cule	매우 작은 것을 의미
-culum	명사의 접미사 형태
-culus	명사의 접미사 형태
-cyte	세포
de-	먼
dextro-	오른쪽
-dynia	통증
dys-	나쁜; 어려움이 있는
e-	~로부터 나온
ec-	~의 밖으로
ecto-	바깥면에서; 표면을 향하는
-ectomy	삭제, 적출
-emia	혈액
endo-	안쪽을 향하는; 안에
ento-	안쪽을 향하는; 안에
ep-	위로 또는 그 밖에
epi-	위로 또는 그 밖에
etio-	원인 또는 기원

ex-	~로부터, 표면을 향하는
extero-	바깥을 향하는 또는 표면에 더 가까운
extra-	바깥
-gen	산출하는
-genic	산출하는
hemi-	절반의
hyper-	이상의; 증가한 또는 어떤 것보다 훨씬 많은
hypo-	이하의; 감소한 또는 어떤 것보다 훨씬 적은
idio-	이상한
-ilos	명사의 접미사 형태
infra-	아래
inter-	~사이
intero-	안쪽을 향한 또는 표면으로부터 먼
intra-	안에
intro-	안으로
ipsi-	같은
iso-	동일한
-itis	염증 또는 자극, 과민
-ium	명사의 접미사 형태
latero-	측면
lepto-	두꺼운
leuco-	흰
levo-	왼쪽
macro-	큰
medio-	가운데
megalo-	큰
meso-	가운데
meta-	뒤에; 시작한, 기반으로 한
micro-	작은
mono-	하나의
morph-	형태
my-	근육과 관련된
myelo-	척수와 관련된
myo-	근육과 관련된
naso-	코
neo-	새로운
neuro-	신경
oculo-	눈
-oma	신체가 병적인 상태, 흔히 종양
oro-	입
ortho-	똑바로
-osis	상태
osseo-	딱딱한 또는 뼈 부위
osteo-	뼈
pachy-	두꺼운
palato-	구개(입천장)
para	게다가; 부분
patho-	어떤 면에서 비정상적인
-pathy	질병
ped-	아동
ped-	발
-penia	부족
per	통하여; 통과하는; 전에
peri	주위
-phage	포식하는(먹는)
-phagia	포식하는(먹는)
-pher-	지탱하는 또는 운반하는
-plasia	성장
-plastic	만들 수 있는
-plasty	조형, 형성
-poiesis	만듦
poly-	많은
post-	후에; 뒤에
postero-	뒤에
pre-	전에; 앞에
pro-	전에; 앞에
proto-	원시적인; 단순한 형태
quadra-	4개의

quadri-	4개의
-raphy	봉합하는 또는 꿰매는
re-	뒤 또는 다시; 구부러진
retro-	뒤쪽으로, 후면으로
-rrhea	흐르는
scirrho-	딱딱한
sclero-	딱딱한
-sclerosis	딱딱해지는
scolio-	굽은
semi-	절반
sinistro-	왼쪽
soma-	신체와 관련된
somato-	신체와 관련된
steno-	좁은
strepto-	날쌘
sub-	아래
sup-	아래; 중간 정도의
super-	위에; 과도한
supra-	위에, 위쪽
sym-	같이 또는 함께
syn-	같이 또는 함께
tachy-	날쌘; 빠른
-tarsal	발목
telo-	~로부터 먼, 극도
tetra-	4개의
-tomy	자르는
trans-	저편의 또는 다른 면의
tri-	3개의
-trophic	영양(음식물)과 관련된
-trophy	성장, 일반적으로 확장에 의한 성장
-tropy	어떤 것을 찾거나 어떤 것을 향하는
uni-	하나의

부록 C
호흡근육

흡기에 관여하는 흉근

일차 흡기근

근육: **횡격막**(diaphragm; **흉골두, 늑골두, 추골두**)
시작점: 흉골의 검상돌기, 흉곽의 아랫면(7~12번 늑골), L1의 몸통, L1~L5의 횡돌기
경로: 위쪽 가운데로
삽입점: 건중심
신경지배: 척수신경 C3, C4, C5의 경신경총에서 분지된 횡격막신경
작용: 횡격막의 건중심을 아래로 당김, 흉부의 수직 면적을 확장, 복부를 팽창

흡기 보조근육

근육: **외늑간근**(external intercostal muscles)
시작점: 1~11번 늑골의 아랫면
경로: 아래쪽 사선 방향으로
삽입점: 바로 아래 늑골의 윗면
신경지배: 늑간신경: T1~T6에서 시작한 흉부늑간신경과 T7~T11에서 시작한 흉복부늑간신경
작용: 늑골을 올림

근육: **내늑간근**(internal intercostal muscles)
시작점: 1~11번 늑골의 아랫면
경로: 아래쪽 측면으로
삽입점: 바로 아래 늑골의 윗면
신경지배: 늑간신경: T2~T6에서 시작한 흉부늑간신경과 T7~T11에서 시작한 흉복부늑간신경
작용: 1~11번 늑골을 올림

근육: **단늑골거근(levator costarum, brevis)**
시작점: C7~T11 척추의 횡돌기
경로: 아래쪽 바깥 사선 방향으로
삽입점: 바로 아래 늑골의 결절
신경지배: T2~T12 척수신경에서 나온 늑간신경의 등쪽 분지
작용: 흉곽을 올림

근육: **장늑골거근(levator costarum, longis)**
시작점: T7~ T11의 횡돌기
경로: 아래쪽 바깥 사선 방향으로
삽입점: 근육이 시작된 늑골 바로 아래쪽 늑골을 우회하여 그다음 늑골에 부착
신경지배: T2~T12 척수신경에서 나온 늑간신경의 등쪽 가지
작용: 흉곽을 올림

근육: **상후거근(serratus posterior superior)**
시작점: C7에서부터 T1~T3의 극돌기
경로: 아래쪽 바깥 방향으로
삽입점: 2~5번 늑골의 늑골각 바로 아래
신경지배: T1~T4 또는 T5 척수신경의 복측 늑간신경
작용: 2~5번 늑골을 올림

척주기립근[(erector spinae(sacrospinal muscles)]: 세 유형으로 구성—바깥쪽[장늑골근(iliocostocervicalis)], 중간[최장근(longissimus)], 안쪽[극근(spinalis)]. 각 머리는 다음과 같이 세부적으로 나뉜다.

바깥 가지[장늑골경근(iliocostocervicalis)]: 요장늑근, 흉장늑근, 경장늑근으로 나뉜다.

근육: **바깥 가지(장늑골경근)의 요장늑근(iliocostalis lumborum)**
시작점: 천골능선, L1~L5, T11~T12
경로: 위쪽으로
삽입점: 6~12번 늑골각
신경지배: 아래 경신경의 등쪽 가지 및 흉신경, 요신경
작용: 척주를 지탱하고 움직임

근육: **바깥 가지(장늑골경근)의 흉장늑근(iliocostalis thoracis)**
시작점: 6~12번 늑골
경로: 위쪽으로
삽입점: 1~6번 늑골과 C7 척추뼈
신경지배: 아래 경신경의 등쪽 가지 및 흉신경, 요신경

작용: 척주를 지탱하고 움직임

근육: **바깥 가지(장늑골경근)의 경장늑근**(iliocostalis cervicis)
시작점: 3~6번 늑골
경로: 위쪽으로
삽입점: C4~C6 척추뼈
신경지배: 아래 경신경의 등쪽 가지 및 흉신경, 요신경
작용: 척주를 지탱하고 움직임

중간 가지(최장근, longissimus): 흉최장근, 경최장근, 두최장근으로 구분된다.

근육: **중간 가지(최장근)의 흉최장근**(longissimus thoracis)
시작점: L1~L5 횡돌기와 흉요근막
경로: 위쪽으로
삽입점: T1~T12 척추뼈의 횡돌기와 3~12번 늑골
신경지배: 아래 경신경의 등쪽 가지 및 흉신경, 요신경
작용: 척주를 지탱하고 움직임

근육: **중간 가지(최장근)의 경최장근**(longissimus cervicis)
시작점: T1~T5 척추뼈
경로: 위쪽으로
삽입점: C2~C6 척추뼈의 횡돌기
신경지배: 아래 경신경의 등쪽 가지 및 흉신경, 요신경
작용: 척주를 지탱하고 움직임

근육: **중간 가지(최장근)의 두최장근**(longissimus capitis)
시작점: C1~C5 척추뼈
경로: 위쪽으로
삽입점: 측두골의 유양돌기
신경지배: 아래 경신경의 등쪽 가지 및 흉신경, 요신경
작용: 척주를 지탱하고 움직임

안쪽 가지(극근, spinalis): 흉극근, 경극근, 두극근으로 구분된다.

근육: **안쪽 가지(극근)의 흉극근**(spinalis thoracis)
시작점: T11과 T12, L1~L3 척추뼈
경로: 위쪽으로

삽입점: T1~T8
신경지배: 아래 경신경의 등쪽 가지 및 흉신경, 요신경
작용: 척주를 지탱하고 움직임

근육: **안쪽 가지(극근)의 경극근(spinalis cervicis)**
시작점: 항인대(nuchal ligament)와 C7 척추뼈
경로: 위쪽으로
삽입점: C2 척추뼈
신경지배: 아래 경신경의 등쪽 가지 및 흉신경, 요신경
작용: 척주를 지탱하고 움직임

근육: **안쪽 가지(극근)의 두극근(spinalis capitis)**
시작점: T1~T6, C4~C7
경로: 위쪽으로
삽입점: 두개골의 목덜미선
신경지배: 아래 경신경의 등쪽 가지 및 흉신경, 요신경
작용: 척주를 지탱하고 움직임

보조 목근육

근육: **흉쇄유돌근(sternocleidomastoid)**
시작점: 측두골의 유양돌기
경로: 아래쪽으로
삽입점: 흉골두—위흉골자루
쇄골두—쇄골 윗면
신경지배: XI번 부신경, C2~C4 또는 C5 부위의 척수신경으로부터 나온 척수 분지
작용: 흉골과 함께 흉곽을 올림

근육: **전사각근(scalenus anterior)**
시작점: C3~C6 척추뼈의 횡돌기
경로: 아래쪽으로
삽입점: 1번 늑골의 윗면
신경지배: C4~C6
작용: 1번 늑골을 올림

근육: **중사각근(scalenus medius)**
시작점: C2~C7 척추뼈의 횡돌기

경로: 아래쪽으로
삽입점: 1번 늑골의 윗면
신경지배: C3와 C4로부터 나온 경신경총(cervical plexus)과 척수신경 C5~C8
작용: 1번 늑골을 올림

근육: **후사각근(scalenus posterior)**
시작점: C5~C7의 횡돌기
경로: 아래쪽으로
삽입점: 2번 늑골
신경지배: 척수신경 C5~C8
작용: 2번 늑골을 올림

상지와 어깨근육

근육: **대흉근(pectoralis major)**
시작점: 흉골두—갈비연골에서 흉골을 따라
쇄골두—빗장뼈의 앞면
경로: 측면에서 부채 모양으로 펼쳐지며 상완골에서 모아짐
삽입점: 상완골의 대결절
신경지배: 상완신경총, 척수신경 C5~C8과 T1의 윗가지
작용: 흉골을 들어올려 결과적으로 흉곽의 가로 면적을 확장

근육: **소흉근(pectoralis minor)**
시작점: 늑연골 가장자리 근처 2~5번 늑골의 앞면
경로: 위쪽 바깥으로
삽입점: 견갑골의 오훼돌기
신경지배: 상완신경총(척수신경 C4~C7과 T1)의 윗가지
작용: 흉곽의 가로 면적을 확장

근육: **전전거근(serratus anterior)**
시작점: 1~9번 늑골, 흉부의 옆면
경로: 위쪽 뒤로
삽입점: 견갑골의 안쪽 척추면
신경지배: 상완신경총, C5~C7에서 나온 장흉신경
작용: 1~9번 늑골을 올림

근육: **쇄골하근(subclavius)**

시작점: 쇄골의 아랫면
경로: 사선 안쪽으로
삽입점: 연골 가장자리에서 1번 늑골의 윗면
신경지배: 상완신경총, 5번과 6번 척수신경에서 나온 바깥 가지
작용: 1번 늑골을 올림

근육: **견갑거근(levator scapulae)**
시작점: C1~C4의 횡돌기
경로: 아래쪽으로
삽입점: 견갑골의 가운데면
신경지배: 경신경총의 C3~C5 분지
작용: 목 지지, 견갑골 올림

근육: **대능형근(rhomboideus major)**
시작점: T2~T5의 극돌기
경로: 아래쪽 바깥으로
삽입점: 견갑골
신경지배: 상완신경총 윗뿌리의 견갑배신경에서 나온 C5 척수신경
작용: 흉곽대 지지

근육: **소능형근(rhomboideus minor)**
시작점: C7~T1의 극돌기
경로: 아래쪽 바깥으로
삽입점: 견갑골의 가운데면
신경지배: 상완신경총 윗뿌리의 견갑배신경에서 나온 C5 척수신경
작용: 흉곽대 지지

근육: **승모근(trapezius)**
시작점: C2에서 T12의 극돌기
경로: 부채 모양으로 바깥으로
삽입점: 견갑골의 견봉과 쇄골의 윗면
신경지배: XI번 부신경, C2~C4 또는 C5 근처의 척수로부터 나온 척수 가지
작용: 목을 늘리고 머리를 조절

호기에 관여하는 흉근

근육: **내늑간근(internal intercostal), 골간 부위**

시작점: 1~11번 늑골의 아래 가장자리
경로: 아래쪽 바깥으로
삽입점: 바로 아래 늑골의 윗면
신경지배: 늑간신경—T2~T6에서 시작한 흉부늑간신경과 T7~T11에서 나온 흉복부늑간신경
작용: 첫째~열한 번째늑골을 아래로 내림

근육: **최내늑간근**(innermost intercostal)
시작점: 1~11번 늑골의 윗면; 흉곽 위쪽에 드물게 있거나 없기도 함
경로: 아래쪽 바깥으로
삽입점: 바로 아래 늑골의 윗면
신경지배: 늑간신경—T2~T6에서 나온 흉부늑간신경과 T7~T11에서 나온 흉복부늑간신경
작용: 1~11번 늑골을 내림

근육: **흉횡근**(transversus thoracis)
시작점: 흉골 안쪽 흉부의 바깥 가장자리
경로: 바깥쪽으로
삽입점: 2~6번 늑골의 안쪽 연골면
신경지배: T2~T6 척수신경에서 나온 흉부늑간신경과 흉복부늑간신경 및 늑골하신경
작용: 흉부를 내림

후흉근

근육: **늑골하근**(subcostal)
시작점: 흉부의 안쪽 아래; 위쪽 흉부에 드물게 있음; 늑골 안쪽면의 모서리에서 나옴
경로: 아래쪽 바깥으로
삽입점: 2번 또는 3번 늑골 바로 아래의 안쪽면
신경지배: 척수신경의 복측 가지로부터 나온 늑간신경
작용: 흉부를 내림

근육: **하후거근**(serratus posterior inferior)
시작점: T11, T12, L1~L3의 극돌기
경로: 위쪽 바깥으로
삽입점: 7~12번 늑골의 아래 가장자리
신경지배: T9~T11에서 나온 늑간신경과 T12에서 나온 늑골하신경
작용: 이 근육이 수축하면 흉곽이 아래로 당겨져 호기를 도움

호기에 관여하는 복근

앞바깥쪽 복근

근육: **복횡근**(transversus abdominis)
시작점: 복건막의 흉요근막을 경유하여 척주에서 후복벽
경로: 측면으로
삽입점: 복횡근막과 6~12번 늑골의 안쪽면에서 횡격막의 근섬유와 맞물림; 가장 아랫면은 치골에서 삽입
신경지배: 아래척수늑간신경(T7~T12에서 나옴)에서 나온 흉신경, 요신경과 1번 요신경, 장골하복신경 및 장골서혜신경가지
작용: 복부 압박

근육: **내복사근**(internal oblique abdominis)
시작점: 서혜인대와 장골능선
경로: 중앙으로 부채 모양으로 퍼짐
삽입점: 아래쪽 늑골들의 연골 부위와 복직근의 바깥쪽 복건막
신경지배: 아래척수늑간신경(T7~T12에서 나옴)에서 나온 흉신경, 요신경과 1번 요신경, 장골하복신경 및 장골서혜신경가지
작용: 몸통 회전; 몸통 구부림; 복부 압박

근육: **외복사근**(external oblique abdominis)
시작점: 아래 7개 늑골의 뼈 부분
경로: 아래쪽으로 부채 모양으로 넓게 퍼짐
삽입점: 장골능선, 서혜인대, 복직근 바깥의 복건막
신경지배: T7~T11에서 나온 흉복신경과 T12에서 나온 늑골하신경
작용: 양측 근육의 수축으로 척주를 굽히고 배를 압박; 한쪽 수축으로 몸통 회전

근육: **복직근**(rectus abdominis)
시작점: 치골 아래에서 4개 또는 5개의 분절이 시작됨
경로: 각 분절의 가장자리까지
삽입점: 흉골의 검상돌기와 5~7번 늑골과 아래 늑골들의 연골
신경지배: T7~T11 늑간신경(흉복부신경)과 T12에서 나온 늑골하신경(T7은 위쪽 분절, T8은 둘째 분절, T9은 나머지 분절)
작용: 척주를 구부림

뒤쪽 복근

근육: **요방형근(quadratus lumborum)**
시작점: 장골능선
경로: 넓게 위와 안쪽으로 퍼짐
삽입점: 요추의 횡돌기와 12번 늑골의 아랫면
신경지배: T12 흉신경과 L1~L4 요신경
작용: 양측 수축으로 복벽을 고정하여 복부 압박을 도움

상지근

근육: **광배근(latissimus dorsi)**
시작점: 요추, 천골, 아래 흉추
경로: 위로 넓게 퍼짐
삽입점: 상완골
신경지배: 상완신경총의 뒤쪽 가지; C6부터 C8 부위에서 나온 신경섬유는 긴 견갑하신경을 형성
작용: 호기를 위해 후복벽을 고정

부록 D
발성근육

내후두근

근육: **피열후두개근**(aryepiglottic)
시작점: 피열연골의 정점에서 나온 사피열근의 연장
경로: 피열후두개주름을 이루는 근육처럼 뒤쪽 위로
삽입점: 후두개의 바깥쪽
신경지배: X번 미주신경, 반회후두신경
작용: 후두입구를 좁힘

근육: **측윤상피열근**(lateral cricoarytenoid)
시작점: 윤상연골의 위쪽 측면
경로: 위쪽 뒤로
삽입점: 피열연골의 근육돌기
신경지배: X번 미주신경, 반회후두신경
작용: 성대의 내전, 성대내전력의 증가

근육: **횡피열근**(transverse arytenoid)
시작점: 피열연골 뒷부분의 바깥 가장자리
경로: 바깥쪽으로
삽입점: 반대편 피열연골 뒤의 바깥쪽 가장자리
신경지배: X번 미주신경, 반회후두신경
작용: 성대의 내전

근육: **사피열근**(oblique arytenoid)
시작점: 근육돌기의 뒤쪽 기저부
경로: 위쪽 사선 방향으로

삽입점: 반대편 피열연골의 정점
신경지배: X번 미주신경, 반회후두신경
작용: 피열연골의 정점을 가운데로 잡아당김

근육: **후윤상피열근(posterior cricoarytenoid)**
시작점: 윤상연골의 뒤쪽 판
경로: 위쪽으로
삽입점: 반대편 피열연골의 뒷부분
신경지배: X번 미주신경, 반회후두신경
작용: 성대의 외전

근육: **윤상갑상근(cricothyroid)**
시작점: 직근—윤상연골 앞면의 궁 아래
사근—윤상연골의 직근 바깥쪽
경로: 직근—위쪽 바깥쪽으로
사근—위쪽 사선 방향으로
삽입점: 직근—갑상판의 아랫면
사근—갑상연골의 갑상판과 하각 사이
신경지배: X번 미주신경 상후두신경의 외측 가지
작용: 갑상연골을 윤상연골 방향으로 내림, 성대를 긴장시킴

근육: **성대근(thyrovocalis; 갑상성대근, 내측 갑상피열근)**
시작점: 갑상절흔 근처의 갑상연골 안쪽면
경로: 뒤쪽으로
삽입점: 피열연골 성대돌기의 바깥면
신경지배: X번 미주신경, 반회후두신경
작용: 성대를 긴장시킴

근육: **갑상근(thyromuscularis; 외측 갑상피열근)**
시작점: 갑상절흔 근처 갑상연골의 안쪽면
경로: 뒤쪽으로
삽입점: 피열연골의 근육돌기 기저부
신경지배: X번 미주신경, 반회후두신경
작용: 성대를 이완시킴

근육: **상부 갑상피열근(superior thyroarytenoid)**
시작점: 갑상각의 안쪽 각

경로: 뒤쪽으로
삽입점: 피열연골의 근육돌기
신경지배: X번 미주신경, 반회후두신경
작용: 성대를 이완한다고 여겨짐

외후두근, 설골상근, 설골하근

설골상근 및 후두올림근

근육: **이복근**(digastricus), **전복**(anterior belly)**과 후복**(posterior belly)
시작점: 전복—하악골 안쪽면의 하악골이 결합하는 근처
후복—측두골의 유양돌기
경로: 가운데 아래쪽으로
삽입점: 설골, 중간힘줄 경유
신경지배: 전복—하치조신경의 하악설골근가지를 경유하는 V번 삼차신경의 하악가지
후복—VII번 안면신경의 이복근가지
작용: 전복—설골을 위쪽 앞쪽으로 당김
후복—설골을 위쪽 뒤쪽으로 당김
함께—설골을 상승시킴

근육: **경돌설골근**(stylohyoid)
시작점: 측두골의 경상돌기
경로: 아래쪽 앞으로
삽입점: 설골의 몸통
신경지배: VII번 안면신경
작용: 설골을 뒤로 움직임

근육: **하악설골근**(mylohyoid)
시작점: 하악골 안쪽면의 하악설골선
경로: 중앙섬유솔기와 설골에 부채 모양으로
삽입점: 설골의 몸통
신경지배: V번 삼차신경의 하악가지인 치조신경
작용: 설골을 올리거나 아래턱을 내림

근육: **이설골근**(geniohyoid)
시작점: 하악골 안쪽면의 이극

경로: 뒤쪽 아래로
삽입점: 설골의 몸통
신경지배: XII번 설하신경과 C1 척수신경
작용: 설골을 위로 올리거나 하악골을 아래로 내림

근육: **설골설근(hyoglossus)**
시작점: 설골 대각과 몸통
경로: 위쪽으로
삽입점: 혀의 양쪽 측면
신경지배: XII번 설하신경의 운동가지
작용: 설골을 위로 올리거나 혀를 아래로 내림

근육: **이설근(genioglossus)**
시작점: 하악골이 결합하는 안쪽면
경로: 위, 뒤, 아래쪽으로
삽입점: 혀와 설골 몸통
신경지배: XII번 설하신경의 운동가지
작용: 설골을 위로 올림

근육: **하인두수축근 중 갑상인두근(thyropharyngeus)**
시작점: 갑상판과 하각
경로: 위쪽 가운데로
삽입점: 후인두솔기
신경지배: X번 미주신경의 반회후두신경(바깥 후두가지), X번 미주신경의 상후두신경(인두가지)
작용: 인두를 수축시키고 설골을 올림

설골하근 및 후두내림근

근육: **흉골설골근(sternohyoid)**
시작점: 흉골병과 쇄골
경로: 위쪽으로
삽입점: 설골 몸통의 아래 가장자리
신경지배: C1~C3 척수신경에서 나온 경신경고리
작용: 설골을 내림

근육: **흉골갑상근(sternothyroid)**
시작점: 흉골병과 1번 늑골

경로: 위 바깥쪽으로
삽입점: 갑상연골의 경사선
신경지배: XII번 설하신경과 C1, C2 척수신경
작용: 갑상연골을 내림

근육: **갑상설골근**(thyrohyoid)
시작점: 갑상연골의 경사선
경로: 위쪽으로
삽입점: 설골의 대각
신경지배: XII번 설하신경과 C1 척수신경에서 나온 신경섬유
작용: 설골을 내리거나 갑상연골을 올림

근육: **견갑설골근**(omohyoid), **상복**(superior belly)**과 하복**(inferior belly)
시작점: 상복—중간힘줄
하복—견갑골의 윗면
경로: 상복—아래쪽으로
하복—위쪽 가운데로
삽입점: 상복—설골 아래쪽 경계
하복—중간힘줄
신경지배: 상복—C1 척수신경에서 나온 경신경고리의 위쪽 가지
하복—C2~C3 척수신경의 경신경고리
작용: 설골을 내림

부록 E
안면, 연구개, 인두 근육

안면근

근육: **소근(risorius)**
시작점: 교근의 근막을 따라 얼굴 뒤쪽
경로: 앞쪽으로
삽입점: 구각의 구륜근
신경지배: VII번 안면신경의 협근지
작용: 구각에서 입술을 잡아당김

근육: **협근(buccinator)**
시작점: 익돌하악인대
경로: 앞쪽으로
삽입점: 구각의 구륜근
신경지배: VII번 안면신경의 협근지
작용: 음식물을 분쇄하는 어금니의 넓은 윗면에 위치시킴; 구인두 수축

근육: **상순거근(levator labii superioris)**
시작점: 상악골의 안와하연
경로: 윗입술까지 아래 안쪽으로 내려옴
삽입점: 윗입술의 가운데 바깥 부위
신경지배: VII의 안면신경의 협근지
작용: 윗입술을 올림

근육: **구각거근(levator anguli oris)**
시작점: 상악골의 견치와
경로: 아래쪽으로

삽입점: 윗입술과 아랫입술의 꼬리
신경지배: VII번 안면신경의 상협근지
작용: 구각을 위쪽 가운데로 들어올림

근육: **소관골근**(zygomatic minor)
시작점: 관골의 얼굴면
경로: 아래쪽으로
삽입점: 윗입술의 가운데 바깥 부위
신경지배: VII번 안면신경의 협근지
작용: 윗입술을 올림

근육: **상순비익거근**(Levator labii alaeque nasi superioris)
시작점: 상악골의 전두돌기
경로: 코의 바깥 가장자리를 따라 수직으로
삽입점: 윗입술의 가운데 바깥 부위
신경지배: VII번 안면신경의 협근지
작용: 윗입술을 올림

근육: **대관골근**(zygomatic major, zygomaticus)
시작점: 관골 위의 소관골근 측면
경로: 아래쪽 사선 방향으로
삽입점: 구륜근의 가장자리
신경지배: VII번 안면신경의 협근지
작용: 구각을 올리면서 잡아당김

근육: **하순하제근**(depressor labii inferioris)
시작점: 하악골의 사선
경로: 아랫입술의 위와 안
삽입점: 아랫입술
신경지배: VII번 안면신경의 하악연지
작용: 입술을 아래 바깥으로 잡아당겨 입 입구를 확장

근육: **구각하제근**(depressor anguli oris, triangularis)
시작점: 하악골 사선의 바깥 가장자리
경로: 부채꼴로 위쪽으로
삽입점: 구륜근과 윗입술 가장자리
신경지배: VII번 안면신경의 하악지

작용: 입 가장자리를 내리고 윗입술이 아랫입술을 누르는 것을 도움

근육: **이근**(mentalis)
시작점: 하악골의 절치와 부위
경로: 아래쪽으로
삽입점: 턱 아래 피부
신경지배: VII번 안면신경의 하악연지
작용: 턱을 위로 올려 주름지게 하고 아랫입술을 바깥으로 잡아당김

근육: **하구륜근**(orbicularis oris inferior)**과 상구륜근**(superior)
시작점: 입술 가장자리
경로: 입술 내의 바깥쪽으로
삽입점: 입술의 반대편 가장자리
신경지배: VII번 안면신경
작용: 입을 닫음

근육: **활경근**(platysma)
시작점: 대흉근과 삼각근을 덮고 있는 근막
경로: 위쪽으로
삽입점: 구각, 하악결합 아래 부위, 하악골 아래 가장자리, 교근 근처 피부
신경지배: VII번 안면신경의 경지
작용: 하악골을 내림

혀내부근

근육: **상종설근**(superior longitudinal)
시작점: 후두덮개 근처의 섬유점막층, 설골, 정중섬유중격
경로: 앞쪽과 바깥쪽으로 넓게 퍼짐
삽입점: 혀의 바깥 가장자리와 설첨
신경지배: XII번 설하신경
작용: 설첨을 올리고, 잡아당김을 돕거나 한쪽으로 치우치게 함

근육: **하종설근**(inferior longitudinal)
시작점: 설근과 설골의 몸통
경로: 앞쪽으로
삽입점: 설첨
신경지배: XII번 설하신경

작용: 설첨을 아래로 당기고, 잡아당김을 돕거나 한쪽으로 치우치게 함

근육: **횡설근(transverse muscles of the tongue)**
시작점: 정중섬유중격
경로: 바깥쪽으로
삽입점: 혀 측면의 점막하 조직
신경지배: XII번 설하신경
작용: 혀를 좁힘

근육: **수직설근(vertical muscles of the tongue)**
시작점: 혓바닥
경로: 수직으로
삽입점: 점막덮개
신경지배: XII번 설하신경
작용: 혀를 입 바닥으로 끌어당김

혀외부근

근육: **이설근(genioglossus)**
시작점: 하악골 안쪽면의 섬유연골결합
경로: 넓게 위, 뒤, 앞쪽으로
삽입점: 설첨, 설배, 설골 몸통
신경지배: XII번 설하신경
작용: 앞 섬유는 혀를 잡아당김; 뒤 섬유는 혀를 내밂; 앞 섬유와 뒤 섬유가 함께 혀를 내림

근육: **설골설근(hyoglossus)**
시작점: 설골의 대각과 가쪽몸체
경로: 위쪽으로
삽입점: 경돌설근과 하종설근 사이 혀의 측면
신경지배: XII번 설하신경
작용: 혀의 측면을 아래로 잡아당김

근육: **경돌설근(styloglossus)**
시작점: 경상돌기의 앞 측면 가장자리
경로: 앞쪽 아래로
삽입점: 혀의 아래 측면
신경지배: XII번 설하신경

작용: 혀를 뒤쪽 위로 잡아당김

근육: **소각설근**(chondroglossus)
시작점: 설골의 소각
경로: 위쪽으로
삽입점: 설골설근이 삽입하는 지점의 중앙에서 혀내부근과 맞물림
신경지배: XII번 설하신경
작용: 혀를 내림

근육: **구개설근**(palatoglossus)
시작점: 앞 측면 구개건막
경로: 아래쪽으로
삽입점: 혀 뒤의 측면
신경지배: XI번 부신경과 X번 미주신경에서 나온 인두신경총
작용: 혀를 올리거나 연구개를 내림

하악 올림근과 내림근

근육: **교근**(masseter)
시작점: 광대활
경로: 아래쪽으로
삽입점: 하악지와 하악골의 근육돌기
신경지배: V번 삼차신경에서 나온 하악신경의 앞줄기
작용: 하악골을 올림

근육: **측두근**(temporalis)
시작점: 측두골과 두정골의 측두와
경로: 광대활을 경유하여 아래 앞쪽으로 모아짐
삽입점: 하악골의 근육돌기와 하악지
신경지배: V번 삼차신경에서 나온 하악신경의 측두지
작용: 하악골을 올리거나, 내밀어진 하악골을 뒤로 당김

근육: **내측익돌근**(medial pterygoid)
시작점: 접형골의 내측익돌판과 익돌와
경로: 아래 뒤쪽으로
삽입점: 하악지
신경지배: V번 삼차신경에서 나온 하악 분할

작용: 하악골을 올림

근육: **외측익돌근**(lateral pterygoid, external pterygoid)
시작점: 접형골의 외측익돌판과 대익
경로: 뒤쪽으로
삽입점: 하악골의 익돌와
신경지배: V번 삼차신경에서 나온 하악신경지
작용: 하악골을 돌출시킴

근육: **악이복근 전복**(digastricus anterior)
시작점: 하악골결합 근처인 이복근와가 있는 하악골 안쪽면
경로: 가운데 아래쪽으로
삽입점: 설골의 몸통과 큰뿔이 만나는 지점의 중간힘줄
신경지배: V번 삼차신경의 하악가지에서 나온 하치조신경의 악설골근지
작용: 설골을 앞으로 당김; 악이복근 후복과 결합된 상태라면 하악골을 내림

근육: **악이복근 후복**(digastricus posterior)
시작점: 측두골의 꼭지돌기
경로: 가운데 아래쪽으로
삽입점: 설골 몸통과 큰뿔이 만나는 지점의 중간힘줄
신경지배: VII번 안면신경의 이복근지
작용: 설골을 뒤로 당김; 악이복근 전복과 결합된 상태라면 하악골을 내림

근육: **하악설골근**(mylohyoid)
시작점: 하악 안쪽의 하악설골근선
경로: 뒤쪽 아래로
삽입점: 정중섬유봉선과 설골의 아래
신경지배: V번 삼차신경의 하악지에서 나온 치조신경
작용: 하악골을 내림

근육: **이설골근**(geniohyoid)
시작점: 하악골의 이극
경로: 가운데 쪽으로
삽입점: 설골 몸통
신경지배: XII번 설하신경
작용: 하악골을 내림

연구개근

근육: **구개거근**(levator veli palatini)
시작점: 측두골의 추체첨부와 이관 연골의 중간벽
경로: 아래 앞쪽으로
삽입점: 구개수의 측면에 있는 연구개의 구개건막
신경지배: XI번 부신경과 X번 미주신경에서 나온 인두신경총
작용: 뒤 목젖을 올리면서 잡아당김

근육: **구개수근**(musculus uvulae)
시작점: 구개골의 후비극과 구개건막
경로: 연구개의 길이를 따라
삽입점: 연구개를 덮고 있는 점막
신경지배: XI번 부신경과 X번 미주신경에서 나온 인두신경총
작용: 연구개의 길이를 줄임

근육: **구개범장근**(tensor veli palatini, tensor veli palati)
시작점: 접형골의 주상와, 접형골극 및 가쪽 이관벽
경로: 아래로 내려와 익돌구 주위를 지나는 힘줄에 도착한 후 가운데로 직행
삽입점: 구개건막
신경지배: V번 삼차신경의 하악신경
작용: 이관을 확장

근육: **구개설근**(palatoglossus)
시작점: 앞 가쪽 구개건막
경로: 아래쪽으로
삽입점: 혀 뒤쪽의 측면
신경지배: XI번 부신경과 X번 미주신경에서 나온 인두신경총
작용: 혀를 올리거나 연구개를 내림

근육: **구개인두근**(palatopharyngeus)
시작점: 경구개 앞쪽과 연구개의 중간선
경로: 가쪽 아래로
삽입점: 갑상연골의 뒤가장자리
신경지배: XI번 부신경과 X번 미주신경의 인두가지에서 나온 인두신경총
작용: 인두를 좁힘; 연구개를 내림

인두근

근육: **상인두수축근**(superior pharyngeal constrictor)
시작점: 익돌하악봉선
경로: 뒤쪽으로
삽입점: 구개건막의 정중봉선
신경지배: XI번 부신경과 X번 미주신경에서 나온 인두신경총
작용: 인두벽을 앞으로 당김; 인두의 직경을 수축

근육: **중인두수축근**(middle pharyngeal constrictor)
시작점: 설골의 뿔과 경상설골인대
경로: 위쪽 뒤로
삽입점: 정중인두봉선
신경지배: XI번 부신경과 X번 미주신경에서 나온 인두신경총
작용: 인두의 직경을 감소시킴

근육: **하인두수축근**(inferior pharyngeal constrictor, cricopharyngeus)
시작점: 윤상연골
경로: 뒤쪽으로
삽입점: 식도의 입구
신경지배: XI번 부신경과 X번 미주신경의 반회후두신경에서 나온 인두신경총
작용: 식도의 위쪽 입구를 조임

근육: **하인두수축근**(inferior pharyngeal constrictor, thyropharyngeus)
시작점: 갑상연골판의 사선
경로: 위쪽 뒤로
삽입점: 정중인두봉선
신경지배: XI번 부신경과 X번 미주신경에서 나온 인두신경총
작용: 하인두의 직경을 감소시킴

근육: **이관인두근**(salpingopharyngeus)
시작점: 이관의 아래 가장자리
경로: 아래쪽으로
삽입점: 구개인두근과 만남
신경지배: X번 미주신경과 XI번 척수부신경에서 나온 인두신경총
작용: 가쪽 인두벽을 상승시킴

근육: **경돌인두근**(stylopharyngeus)

시작점: 경상돌기
경로: 아래쪽으로
삽입점: 인두수축근과 갑상연골의 뒤쪽
신경지배: IX번 설인신경의 근육가지
작용: 인두를 올리고 벌림

부록 F
감지기

일반군

내수용기(interoceptor) 신체 내부에서 일어나는 일을 감시(예: 복부팽만, 혈당)

외수용기(exteroceptor) 신체 외부의 자극에 반응(촉각, 청각, 시각)

고유감각기(proprioceptor) 신체와 그 일부분의 자세 변화를 감시(예: 근육 및 관절 감지기, 전정감각)

특수형

말단(축삭)수용기(teloreceptor) 형태가 없는 자극에 반응(청각, 시각)

접촉수용기(contact receptor) 형태가 있는 자극에 반응(예: 촉각, 통증, 심부 및 빛의 압력, 온도)

화학수용기(chemoreceptor) 화학적 변화에 반응(냄새, 맛, pH 등)

빛수용기(photoreceptor) 빛의 변화에 반응(시각)

온도수용기(thermoreceptor) 열에 반응

기계수용기(mechanoreceptor) 기계적 힘에 반응(촉각, 근육 길이 및 긴장, 청각, 전정 수용기 등)

통각수용기(nociceptor) 통증감지기

감각군

체성감각(somatic sense) 통증, 온도, 신체구조(피부, 근육, 관절)에 대한 기계적 자극과 관련 있음

운동 감각(kinesthesia) 움직임에 대한 감각

특수 감각(special senses) 시각, 청각, 후각과 같은 특정한 외수용성 정보를 중개하는 감각

부록 G
뇌신경

뇌신경군

일반체성구심(general somatic afferent, GSA) 통증, 온도, 신체구조(피부, 근육, 관절)에 대한 기계적 자극과 관련 있음

일반체성원심(general somatic efferent, GSE) 골격근을 중재

일반내장구심(general visceral afferent, GVA) 내장구조에 있는 수용기(예: 소화관)

일반내장원심(general visceral efferent, GVE) 자율적인 원심성 섬유

특수체성구심(special somatic afferent, SSA) 특수 감각—시각, 청각, 평형

특수내장구심(special visceral afferent, SVA) 냄새, 맛에 대한 특수 감각

특수내장원심(special visceral efferent, SVE) 인두굽이에서 시작되는 근육을 중재: 후두, 인두, 안면

뇌신경, 근원 및 기능

I. 후각(olfactory)

SVA: 냄새에 대한 감각

근원: 후각망울의 승모세포

II. 시각(optic)

SSA: 시각

근원: 다극신경세포와 연접하는 양극개재신경세포와 연접을 이루는 막대수용체세포 및 원뿔수용체세포; 시신경은 다극신경세포의 축삭임; 신경은 안와로 나가고 두개골로 들어간 이후 수초화됨; 좌우신경은 시각교차에서 교차되고 신경로를 따라 외측 슬상체로 투사됨; 시각방

사를 통해 후두피질로 투사됨; 좌측 코신경 영역과 우측 관자신경 영역은 시각교차 이후 연결됨; 좌측 관자신경 영역과 신경의 우측 코면은 시각교차 이후 연결됨; 좌측 코와 우측 관자 시야(이미지의 오른쪽 부분)는 좌측 대뇌피질로 투사됨; 좌측 관자 및 우측 코 시야(이미지의 왼쪽 부분)는 우측 대뇌피질로 투사됨

III. 동안(oculomotor)

GSE: 위쪽 경사근 및 외측 직근을 제외한 모든 외부의 안구근육

근원: 동안신경핵

GVE: 빛과 조절 반사

근원: 에딩거-베스트팔핵(부동안신경핵)

IV. 활차(trochlear)

GSE: 눈의 위쪽 경사근(눈이 내전할 때 아래로 향하게 함)

근원: 활차신경핵

V. 삼차(trigeminal)

GSA: 얼굴, 이마, 입과 코의 근육점막, 치아 두개 경막으로부터의 촉각 자극과 통증, 온도에 대한 외수용성 구심; 치아, 잇몸, 턱관절, 저작을 위한 신장수용기로부터의 고유감각(심부 압력, 운동 감각)

근원: 삼차신경의 감각핵

SVE: 저작근, 고막긴장근, 구개범장근

근원: 삼차신경의 운동핵

삼차신경의 구성요소

눈(안구)신경 가지: 감각만

GSA: 각막, 홍채, 위눈꺼풀, 두피 앞쪽

상악신경 가지: 감각만

GSA: 아래눈꺼풀, 코, 입천장, 위턱

하악신경 가지: 감각 및 운동

GSA: 아래턱, 치아, 점막, 뺨, 측두하악관절, 혀 앞쪽 2/3

SVE: 저작에 관여하는 근육(내 · 외부 익돌, 측두근, 깨물기), 고막긴장

VI. 외전(Abducens)

GSE: 안구 외전에 관여하는 외측 직근

근원: 외전신경핵

VII. 안면(Facial)

SVE: 표현을 위한 안면근육—활경근(넓은목근), 볼근

근원: 안면신경의 운동핵

SVA: 맛, 혀 앞쪽 2/3

근원: 고립핵

GSA: EAM과 귀의 피부 감각

근원: 삼차신경핵

GVE: 눈물샘(눈물); 입과 코의 점막

근원: 상분비 및 눈물핵

VIII. 전정와우(vestibulocochlear)

SSA: 전정 그리고 와우 감각

와우(청각) 영역: 감지기는 융모세포를 갖고 있음; 세포체는 나선신경절에 위치함; 축삭은 VIII번 신경임, 청각 영역 내; 저주파수(첨단부) 섬유는 배쪽 와우신경(VCN)에서 끝나고, 고주파수 섬유(기저부)는 등쪽 와우신경(DCN)에서 끝남; 소리 감각은 중추신경계로 이동함

근원: 나선신경절

전정 영역: 반고리관, 타원낭, 소낭; 연수의 전정핵, 뒤이어 뇌간, 척수, 소뇌, 시상 및 대뇌피질의 모든 단계로 투사함; 신전 정도의 유지, 항중력 반응, 균형, 공간 내 위치 감각; III번 동안, IV번 활차, VI번 외전신경으로의 투사를 통한 협응된 눈/머리 움직임

근원: 전정신경절

IX. 설인(glossopharyngeal)

GVA: 혀 뒤쪽 1/3, 편도, 상인두, 이관, 유양돌기세포의 체성(촉감, 온도, 통증 감각)

근원: 고립핵

SVA: 맛, 혀 뒤쪽 1/3

근원: 하분비핵

GSA: EAM과 귀 피부의 체성감각

근원: 척수삼차신경핵

SVE: 경상인두근, 상인두수축근을 지배

근원: 하분비핵

GVE: 이하선(귀밑샘)

근원: 하침분비핵

X. 미주(vagus)

GSA: EAM의 피부 감각

근원: 삼차신경핵

GVA: 인두, 후두, 기관, 식도, 흉부의 내장, 복부의 감각

근원: 고립핵

SVA: 후두개와 후두계곡에 인접한 미뢰

근원: 고립핵

GVE: 부교감 신경절, 흉부, 복부

근원: 미주신경의 배측운동핵

SVE: 후두와 인두의 가로무늬근

근원: 의문핵

XI. 부(accessory)

SVE, 뇌 영역: 후두의 내근을 지배하기 위한 되돌이 후두신경을 형성하는 미주신경과 연결

SVE, 척수 영역: 흉쇄유돌근과 승모근을 지배

근원: 뇌 영역−연수의 의문핵; 척수 영역−C1~C5 척수신경의 앞뿔; 연합 및 상행; 대후두공을 통해 두개골로 들어감; 경정맥공에서 미주신경과 나감

XII. 설하(hypoglossal)

GSE: 혀근육

군원: 설하핵, 설하신경핵

임상적 기록: 하부운동신경원의 손상은 동측 장애를 유발(혀는 손상된 쪽으로 치우침)

부록 H
말 산출에 영향을 미치는 병리

아래 나열된 질환은 완벽하지는 않지만 신체적인 원인에 의해 말, 언어 및 청각 문제에 많은 영향을 미치는 예시이다.

호흡 하위체계	영향
폐기종(emphysema)	폐용량과 폐용적이 감소하고 호흡에 필요한 노력이 증가하여 그 결과 성문하압이 낮아지고 한 호흡당 말 길이가 짧아지며 음성강도가 감소한다.
강직형 마비 질환	뇌성마비, 후천성 강직형 마비; 호흡근의 긴장도가 증가하고 운동 범위가 감소하여 폐용량이 감소하고 역행적인 호흡이 이루어진다. 그 결과 성문하압을 높이는 능력이 감소하고 말 길이가 감소하며 순간적인 압력 산출이 어려워 운율이 손상된다.
실조형 질환	실조형 마비말장애는 호흡에 영향을 미쳐 하위체계 간의 협응이 감소하고 흡기와 호기에 필요한 협응된 조화 능력이 감소한다. 그 결과 부적절한 순간에 흡기와 호기가 이루어지고 폭발적인 호기가 나타날 수 있다.
근위축과 다른 이완성 마비 질환	높은 성문하압을 산출할 수 있는 능력의 저하, 폐용량의 감소, 호흡근의 운동 범위 감소로 말 길이가 감소하며, 운율이 손상되고 음성강도가 낮아진다.
헌팅턴병, 무정위운동형 및 다른 과다운동형 질환	근육의 수의적인 수축과 함께 조절되지 않은 움직임으로 인해 예기치 못한 흡기와 호기가 산출; 폭발적인 파열, 부적절하게 흡기 또는 호기가 종료되거나 멈추고, 음성강도 조절 능력 상실 및 운율의 손상을 포함한 말 산출 기능이 손상된다.
파킨슨병과 과소운동형으로 인한 다른 질환	근육의 강직으로 폐용량과 운동 범위 조절 능력의 상실; 발성을 유지할 수 있는 적절한 성문하압이 이루어지지 못해 과도하게 음성강도가 낮아진다.
인공호흡기 의존에 의한 호흡부전	많은 질환이 기계적 호흡에 의존하는데 발성 기전은 기관절개술과 연결되기 때문에 그 결과 발성을 못한다. 일부 환자들에게 이러한 어려움을 피해 갈 수 있는 밸브 기술을 적용한다.

발성 하위체계

성대마비	X번 신경의 손상에 의해 발생; 수술(갑상선 수술) 또는 외상(자동차 사고)에 의해 발생; 그 결과 전형적으로 두개외병변일 경우에는 내전근 마비, 두개내병변일 경우에는 외전근 마비가 초래된다. 외전근 마비는 흡기와 호기 모두에서 발성이 가능하지만 내전근 마비는 발성을 위한 성대의 내전 능력이 손상된다.

점거성병변(space-occupying lesions)
유두종, 암, 용종을 포함한다. 공간을 차지하는 병변은 양측 성대의 비대칭적 진동(이중음성 초래), 기본주파수와 발성 범위 감소, 거칠고 쉰 음성 산출, 흡기나 호기 시 '퍽퍽' 튀는 소리를 산출하지만 발성에 미치는 영향은 다소 적다[유경형 용종(pedunculated polyp)]. 그리고 무성음 및 감소된 음성강도를 초래한다.

강직형 마비 질환
강직형 발성장애와 강직성은 뇌혈관 질환(CVA)이나 다른 질환에 기인하며, 이로 인해 긴장되고 거친 발성, 음성강도 범위와 기본주파수의 감소, 음절에 강세를 과도하게 주거나 동일하게 하여 운율이 손상되며 간혹 과도하게 음성강도가 높아지기도 한다. 강직형 발성장애에서 강직성으로 인해 성대의 외전이나 내전이 조절되지 않고 발성이 손실되거나 발성의 시작이 거칠게 나타난다.

호르몬 치료
남성호르몬은 일부 암을 치료하는 데 사용되며 이로 인해 되돌릴 수 없을 정도로 기본주파수가 낮아진다.

성대 과작용
과도하게 큰 소리로 말하는 등 음성 기전의 기능적 남용으로 성대결절이 초래될 수 있다.

후두절제술
암으로 인해 후두를 절제할 경우 발성 기능이 완전 손실된다.

이완형 마비 질환
하운동신경(lower motor neuron) 손상으로 성대기관의 이완형 마비가 초래된다. 반회후두신경(recurrent laryngeal nerve)이나 상후두신경(superior laryngeal nerve)에 직접적으로 손상을 초래하여 성대 마비가 발생한다(앞에서 본 바와 같이). 근위축과 같이 전반적인 상태가 손상된 경우에는 내전력이 약해지거나 성대의 내전 능력이 감소하거나 기본주파수 범위가 감소하거나 음성강도가 감소한다. 중증근무력증(근신경접합부 질환)은 노력에 따라 이완성 상태가 진전되며 적절하게 휴식을 취한 후에 발성 능력이 기초선 근처 수준까지 되돌아간다.

실조형 질환
소뇌나 뇌간의 교뇌핵(pontine nuclei)의 손상으로 발성 행동이 조화를 이루지 못한다. 내전과 외전의 시간적 부조화, 발성과 다른 하위체계(호흡, 조음) 간의 불협응, 갑작스러운 발성 시작, 발성의 부적절한 종료 및 음성강도와 기본주파수의 부적절한 조절이 초래된다.

과소운동형 질환
대부분 파킨슨병은 근육을 경축시킨다. 발성 시 음성강도가 현저하게 감소할 뿐 아니라 음성강도와 기본주파수의 범위가 감소한다.

과다운동형 질환
헌팅턴병, 무정위운동형, 다른 운동과잉증으로 수의 운동 외에 예기치 못한 근육 수축이 야기된다. 발성 시 운동과잉증으로 음성강도가 조절할 수 없을 정도로 증가하거나 감소하고, 기본주파수의 변동이 많으며, 정상적으로 발성되어야 하는 분절에서 음성이 상실된다.

통합운동장애(dyspraxia)
운동장애는 근육의 약화나 마비는 없는 상태에서 근육의 수의적인 수축 능력이 감소하는 것으로 전형적으로 불수의적인 기능이 유지된다. 뇌혈관 질환이 주요 원인이고 이로 인해 자발적으로 발성을 시작하는 데 어려움이 있지만, 지속적으로 연습할 경우에는 발성을 유지할 수 있는 능력이 유지될 뿐 아니라 정상적인 기침과 헛기침이 가능하다.

혼합형 마비말장애
근위축성측삭경화증(ALS) 또는 윌슨병과 같은 질환은 혼합형 마비말장애를 초래한다. 이 질환은 마비말장애의 유형(강직형, 이완형, 실조형, 일측성 상운동신경, 과소운동형, 과다운동형)에 따라 발성에 미치는 영향이 달라진다.

구개열	구개열은 일반적으로 발성 기전에 직접적으로 관여하지 않지만 종종 발성에 영향을 미치기도 한다. 구강과 비강이 기계적 요인에 의해 부적절하게 분리된 아동의 경우 음성강도를 증가시키거나 음성 과기능이 발생할 수 있다. 또한 음성강도를 과도하게 증가시키거나 후두의 조절이 약해짐에 따라 후두 조절을 증가시키려고 하기 때문에 음성 과기능이 발생할 수도 있다. 성문상압(구강압)의 상실로 성문을 통과하는 압력(transglottal pressure)이 높아지고 후두 조절 능력이 감소한다.
후두횡격막	선천성 후두횡격막은 성대 수준의 위나 아래 부분이 결합한 조직으로 구성된다. 이 막은 생명을 위협할 수 있고 발성에 나쁜 영향을 미친다.

조음 하위체계

구개순과 구개열	입술과 구개의 선천적 결함으로 구개골이나 근육이 부적절하게 닫혀서 나타나는 구개열(cleft palate)과 치조, 입술 또는 전상악이 부적절하게 봉합되어 발생하는 구개순(cleft lip)이 초래된다. 이로 인해 주로 고압력 자음(마찰음, 파열음, 파찰음)의 산출이 영향을 받고, 보상 조음으로 인한 음운적 결함이 초래된다.
점막하구개열	구개골 구조의 누공이나 파열이 상피로 덮여 있어 일반적인 검사에 의해서는 발견되지 않는다. 파열된 부위가 푸르스름하게 보이고 촉진에 의해 만져진다. 말을 산출하는 동안 구강과 비강 사이가 명확하게 뚫려 있지는 않지만 두 공간을 분리하는 상피막에 의해 음향 에너지가 통과함으로써 비음이 나타난다.
구개부전	연구개의 근육조직이 불충분하거나 근육의 약화로 인해 연구개가 적절하게 움직이지 못해 과다비성이나 비음동화가 발생할 수 있다.
상악암(maxillary carcinoma)	상악을 수술로 절제하면 구강과 비강 사이가 연결되며, 기구를 이용하여 말 산출 시 구강음이 비음화되지 않도록 교정해야 한다.
이완형 마비 질환	구강근육이나 연구개근육의 약화를 초래하는 질환[예: 근이영양증(muscular dystrophy)과 중증근무력증]은 조음을 왜곡시킨다. 이완형 마비로 조음점의 부정확, 약한 파열음, 약한 마찰음, 또는 심지어 마찰음이 파열음으로 전환, 연인두폐쇄기전이 부적절하여 이차적으로 과다비성이 발생할 수 있으나 상대적으로 조음교대운동 속도는 정상이다.
강직형 마비 질환	경직이 초래되는 질환(예: 뇌혈관 손상)은 조음기관의 움직임을 방해한다. 조음정확도와 말속도가 감소하고 구개음이나 연구개음을 산출하는 동안 '구역질 같은' 소리를 특징으로 하는 경직성의 증후가 나타난다.
실조형 마비말장애	소뇌나 핵 및 소뇌에 연결된 신경로의 손상으로 조음근육의 협응이 손상되고 호흡과 발성 간의 상호 협응이 상실될 수 있다. 부정확한 조음으로는 일관성이 없는 왜곡, 폭발적인 조음, 운동의 속도, 범위 및 조절력의 오류가 특징이다. 조음교대운동 또한 손상된다.
과다운동형 질환	헌팅턴병, 근긴장이상증(dystonia), 느린비틀림운동(athetosis)과 같은 질환은 추가적인 불수의적 움직임을 초래하여 결과적으로 왜곡과 같은 부정확한 조음이 산출된다.
과소운동형 질환	파킨슨병에서 주로 초래되며 점진적인 근육의 강직으로 운동 범위가 제한되고 조음이 약하면서 부정확하며, 운동 범위가 제한됨으로써 (역설적으로) 조음교대운동 속도가 빨라진다.
혼합형 마비말장애	간렌즈핵변성(hepatolenticular degeneration), 근위축측삭경화증(amyotrophic lateral sclerosis) 또는 다발성경화증과 같은 질환은 초래된 마비말장애의 유형에 따라 말소리에 영향을 준다.

치아 기형 축에서 벗어난 치열이나 치아 손실로 마찰음이 왜곡되거나 다른 조음이 부정확할 수 있다.

구강 근기능 장애 '혀 내밀기(tongue thrust)' 장애는 구강/인두근육의 균형 손실, 저작근과 혀근육 긴장의 손실 및 입술근육 긴장의 증가 또는 감소와 관련이 있다. 혀 내밀기 장애가 있는 대상자는 혀의 근력이 약하고, 입을 벌린 채로 있으며, 이를 교정하지 않으면 구개천장이 높아지고 얼굴 모양이 길고 좁아진다. 혀 내밀기 장애가 교정되지 않으면 부적절하게 음식덩이를 준비하고 밀어내며 삼킴 장애가 초래될 수 있다. 혀근육이 약화되어 말에도 영향을 초래하여 치조마찰음이 왜곡된다. 구강의 근기능 결함이 중재되기 전까지는 말을 교정하는 것이 의미 없을 수 있다.

관련 대설증 혀가 구강에서 상대적으로 과도하게 클 경우를 대설증(macroglossia)이라 한다. 이 질환은 저긴장 상태(다운증후군)인 대상자에서 종종 관찰된다. 왜곡된 조음은 상대적으로 혀가 크거나 이완됨으로써 초래될 수 있다.

설소대단축증 설소대(lingual frenum)의 단축으로 치조음, 구개음 및 연구개음을 조음하기 어렵게 된다. 짧은 설소대 부위를 외과적으로 수술하면 말소리가 향상될 수 있다.

아데노이드 비대 아데노이드 비대 조직으로 코를 통해 호흡하기가 어렵거나 상부호흡기 질환, 이관을 통한 중이의 적절한 환기가 어렵거나 습관적 구강호흡 및 과소공명 말소리 등이 발생할 수 있다. 개인에 따라서는 안면이형증(facial dysmorphia; 구강호흡), 만성중이염, 청각손실(이관 기능 장애) 및 비음의 구강음화가 나타날 수 있다.

청각 기전

외이의 염증성 질환 외이염은 외이의 통증이 심한 염증으로 특히 외이도에 주로 발생한다. 통증은 귀연골을 덮고 있는 상피가 팽팽해지면서 주로 급성으로 나타난다.

외이의 선천성 결핍 많은 선천성 질환이 귀의 외부 구조에 영향을 미친다. 귓바퀴가 선천적으로 없거나(선천성 폐쇄증, congenital atresia) 형태가 변형될 수 있다. 외이도가 선천적으로 결손(폐쇄증)되거나 좁아지기도(협착, stenosis) 한다. 전이개오목(귓바퀴앞오목, preauricular pits)과 귀표(ear tag)가 임상적으로 문제 되지는 않지만 아가미-귀-콩팥증후군(branchio-oto-renal syndrome)과 같은 유전적 질환 가능성의 신호가 될 수 있다. 낮은 이개는 많은 유전적 증후군의 특성이기도 하고, 이개가 뒤쪽으로 회전된 것은 태아알코올증후군의 증상이기도 하다.

중이 감염 만성중이염은 중이 공간이 적절하게 환기되지 않거나 박테리아 감염에 의해 흔히 초래된다. 그 결과 말과 언어 발달에 심각한 영향을 미치는 전도성 난청이 발생한다.

중이 외상 소골(작은뼈, ossicle)은 측두골의 외상이나 폭발음을 경험하는 것과 같은 고강도의 음향학적 충격에 의해 관절이 분리될 수 있다. 두부 외상의 결과로 초래될 수 있는 측두골의 골절로 뇌척수액이루(뇌척수액귓물, cerebrospinal fluid otorrhea: 뇌척수액이 두개 공간에서 중이 공간으로 배출)가 발생하며, 이로 인해 수막의 박테리아 감염과 같은 생명을 위협하는 질환이 초래될 수 있다.

중이의 신생물 경정맥사구종양(glomus jugulare tumor)은 이과(otologic) 질환으로 오진할 수 있다. 종양이 고막과 맞닿는다면 고막에서 맥이 뛰는 움직임이 발생할 수 있다. 만약 종양이 소골과 만나면 귀경화증에서 보이는 증상이 나타날 수 있다. 난청의 정도는 일반적으로 중이의 전도성 기전에 관여하는 구조물에 어느 정도 침범하였는지와 연관이 있다.

이경화증(otosclerosis) 이 질환은 난원창(oval window)의 등골(stape)이 고정되어 전도성 난청이 초래된다.

내이 질환 바이러스나 박테리아 감염에 의해 초래되는 내이의 염증 질환인 내이염(미로염)으로 감염 경로의 말기에 사라지기도 하는 현기증, 균형 문제, 이명이 발생한다. 와우막(전형적으로 라이스너막)의 일부가 찢어져 외림프와 내림프가 섞여 상대적으로 국소적인 감각신경성 난청이 발생하는 외림프누공(perilymph fistula)과 같은 다른 문제가 발생하기도 한다. 내림프수종(endolymphatic hydrop)은 내림프와 외림프의 압력이 상승하는 질환으로 전정기관과 와우기관의 감각기관이 영구적으로 손상되어 이명부터 전정 기능의 장애까지 다양한 증상이 초래될 수 있다. 두부 외상으로 측두골이 골절되어 감각신경성 난청이 초래되기도 한다.

신경 질환

뇌혈관 손상 뇌혈관장애는 신경조직의 손상으로 혈류의 흐름이 막힌 상태이다. 말기능이 뇌에 집중되어 있기 때문에 말에 미치는 영향은 운동, 인지 및 언어학적 기능의 완전 손실까지 다양하게 나타날 수 있다.

퇴행성 질환 신경조직의 퇴행에 의해 많은 질환이 발생한다. 소뇌도 다양한 질환에 의해 퇴행하지만 결과적으로 운동 기능 조절 능력의 상실을 초래한다. 헌팅턴병과 같이 두정엽이 퇴행하면 인지 기능이 상실되지만, 파킨슨병과 같이 흑질(substantia nigra)이 퇴행할 경우 운동을 시작하는 능력이 손실된다. 일반적으로 일부 국소적인 병변은 그 병변에 해당하는 증상이 나타나지만 넓은 부위에 영향을 미치는 질환(예: 다발성 경화증)에서는 좀 더 다양한 증상이 나타난다.

외상 두부 외상은 말, 언어 및 인지 기능의 전반에 걸쳐 영향을 초래할 수 있다. 손상의 정도와 유형은 외상의 위치, 외상의 규모와 유형 그리고 치료 시기에 의해 크게 영향을 받는다. 전두엽 손상은 자동차 사고에서 흔하게 발생하며 기억, 인지, 운동 및 표현 언어의 결핍을 초래할 수 있다. 미사일 충격(missile trauma; 예: 총상과 파편)은 뇌의 어떠한 부위에도 영향을 초래하지만 그 영향은 매우 국소적이다. 회전 외상(rotatory trauma)은 뇌간과 뇌의 투사섬유를 손상시킬 수 있다.

용어 해설

-a-	없는	없는; 부족한
-ab-	먼	~로부터 먼
abdomen	복부	흉부와 골반 사이의 신체 부위
abdominal fixation	복부 고정	흡기를 통해 폐 내에 공기를 가두고 성대를 강하게 내전시켜 복부 내 압력을 증가시키는 과정
abdominal viscera	복부내장	복부의 장기
abduction	외전	구조물을 중앙으로부터 멀어지게 하는 과정
absolute refractory period	절대불응기	자극에 의한 추가적인 탈분극이 더 진행되지 않는 동안 세포막의 탈분극 후에 오는 기간
acetylcholine	아세틸콜린	여러 계층 신경세포 간의 그리고 신경과 근육 간의 상호작용에 관여하는 신경전달물질
actin	악틴	가는근육미세섬유
action potential	활동전위	세포막의 탈분극으로 인해 발생하는 전기전위
ad-	~쪽으로	'~쪽으로'를 의미하는 복합형
adduct	내전하다	두 구조물을 가깝게 만나게 하거나 중앙으로 움직이게 하다
adduction	내전	두 구조물을 가깝게 하거나 중앙으로 움직이게 하는 과정
adenoids	아데노이드	비인두 내 림프조직
adequate stimulus	적합자극	반응을 유발하는 적절한 강도나 주파수의 자극
adipose	지방조직	지방세포가 스며든 결합조직
aditus of mastoid [tympanic antrum]	유양돌기 입구/고실동	고실동으로 들어가는 입구
aeration	환기	공간이나 공동 안으로 공기를 유입시키는 과정
afferent	구심	중심 부위를 향하여 움직이는; 일반적으로 감각신경자극
agonists	작용근	특정 운동 활동을 목적으로 수축하는 근육(이와 대조되는 용어는 대항근)
ala	날개	날개 모양의 구조
-algia	~통	'통증'을 의미하는 복합형
alpha motor neuron	알파운동신경세포	대부분의 골격근 활동에 관여하는 운동신경
alveolar pressure	폐포압	폐의 폐포 수준에서 측정된 공기 압력
alveolus	폐포	폐의 폐포로서 가스 교환이 일어나는 공기 주머니와 같은 작은 공간

ambulation	보행	걷기
amphi-	양쪽	양쪽
amphiarthrodial	반관절	연골로 연결된 뼈들 사이에 있는 뼈 관절
ampulla	팽대	구조물의 확장
an-	없는	없는; 부족한
ana	위로	위로
anastomoses	문합	두 혈관이나 구조물 사이의 연결
anatomical dead space	해부학적 죽은공간	가스 교환에 관여하지 않는 호흡계의 전달통로 내 공간
anatomical position	해부학적 위치	손・발바닥, 팔, 손을 앞으로 하여 신체가 직립한 상태
anatomy	해부학	기관의 구조에 관한 학문
aneurysm	동맥류	혈관(전형적으로 동맥)이 비정상적으로 확장하거나 부푼 상태
angio-	혈관	혈관
angiology	혈관학	혈관과 림프계를 다루는 과학
annular	환상	고리 모양의
anomia	명칭실어증	사물의 명칭을 기억하기 어려움
ansa	고리	고리 또는 원호(둥근 활 모양) 형태의 구조물
antagonist	대항근	다른 근육(길항근)의 수축에 반대되는 근육
ante-	전에	전에
anterior	전	앞; 전에
anterior process of manubrium	흉골병의 앞돌기	흉골병의 앞부분에 튀어나온 부위로 추골(망치뼈)의 앞인대와 연결되는 지점
antero-	전에	전에
antitragus	대이주	이주(귀구슬, tragus)의 뒤쪽 아래 부위
antrum	방	불완전하게 닫힌 공간
apex	첨	꼭대기; 맨 끝
aphasia	실어증	후천성 언어장애로 뇌혈관 손상에 의해 발생
apical	첨	구조물의 꼭대기를 말함
apo-	~에서 먼	~에서 먼
aponeurosis	건막	얇은 건(힘줄)
appendicular skeleton	사지골격	상지와 하지를 포함한 골격
applied anatomy	응용해부학	진단, 치료 및 수술적 중재와 관련된 해부학의 하위 학문
approximate	접근	서로 가까워지는
areolar	원형조직	성긴결합조직
arm	상지	팔꿈치부터 어깨까지 부위를 포함한 상지
arthr-	관절	관절
arthrology	관절학	관절에 관한 학문
articulation	관절	두 구조물 간의 결합 지점
articulator	조음기관	말 산출 시 말소리를 산출하기 위해 사용되는, 움직이거나 움직이지 않는 구조물
articulatory system	조음계	말과학에서 말소리를 산출하기 위한 구강을 형성하는 구조물들의 계통
ascending pathway	상행로	신경계의 감각경로
association fibers	연합섬유	동일한 대뇌반구의 두 부위 간에 정보를 전달하는 신경
asthenia	무력증	약함

astrocytes	성상세포	신경교세포(neuroglial cell)의 한 형태
ataxia	실조증	운동 조정 능력의 결핍
atlas	환추	첫 번째 경추
atmospheric pressure	대기압	무게에 의해 생성되는 대기의 압력; 대략 760 mm Hg
attrition	마모	닳는
audition	청각	청력
aditory evoked potential	유발전위검사	청각 자극으로부터 생성된 전기전위
auditory tube	이관	이관; 비인두와 중이를 연결하는 환기관
auricular tubercle	이개결절	귓바퀴 위-뒤의 돌출
autonomic	자율	독립적으로 기능하는
autonomic nervous system	자율신경계	불수의 신체 기능을 조절하는 신경계 부분
axial skeleton	축골격	몸통, 머리 및 목을 포함하는 골격계 부분
axis	축	신체의 중심축 주위 지점을 나타내는 가상의 선
axoaxonic synapse	축삭축삭연접	두 축삭 간의 연접
axodendritic synapse	축삭수상돌기연접	축삭과 수상(가지)돌기에 관여하는 연접
axon	축삭	몸통이나 신체로부터 정보를 전달하는 신경돌기
Babinski reflex	바빈스키반사	발의 복측면을 자극할 때 엄지발가락은 후방으로 굽혀지고 다른 발가락은 펼쳐지는 반사
baroreceptors	압력수용기	압력감지기
basal ganglia	기저핵	대뇌반구 내 깊이 위치한 핵으로 운동의 시작과 종료에 관여하고 미상핵(caudate nucleus), 렌즈핵(lentiform nucleus), 편도핵(amygdala), 담장(claustrum)을 포함
base	기저	구조물의 아래 또는 지지하는 부위
basilar membrane	기저막	코르티기관이 부착한 와우관의 부분
bellies	불룩한 부분	근육의 두툼한 부위
Bernoulli effect	베르누이 효과	주어진 일정량의 흐르는 기체나 액체에 대한 설명으로, 좁아진 지점에서 유체에 수직인 기체의 압력이나 액체의 압력은 감소하고 유체의 속도는 증가한다는 이론
best frequency	최적 주파수	소리 자극에 대해 신경이 가장 활발하게 반응하는 주파수
bi-	둘	둘
bifurcate	이분	두 갈래; 두 부분 또는 경로로 나뉜
bite block	교합저지기	실험상에서 또는 임상에서 조음 과제를 수행하는 동안 하악의 움직임을 제거하는 구조물
blast-	세균-	세균
bolus	음식덩이	삼킬 수 있도록 저작된 음식물 덩어리
Boyle's law	보일의 법칙	주어진 일정 온도의 기체에 대한 설명으로, 공간의 부피가 증가하면 그 내부 기체의 압력은 감소한다는 이론
brachy-	짧은	짧은
brady-	느린	느린
brain mapping	뇌지도화	말, 읽기 또는 다른 과제를 수행하는 동안 전기 자극에 의해 대뇌가 기능하는 부위를 확인하는 절차
brevis	짧은	짧은; 간단한
Broca's aphasia	브로카실어증	유창성 상실과 어휘 결핍으로 특징지어지는 실어증으로 일반적으로 우세반구의 브로드만영역 44와 45(브로카영역)의 손상에 의해 발생

Broca's area	브로카영역	우세반구의 브로드만영역 44와 45로 말의 운동을 계획하고 표현언어의 구성요소를 담당
Brodmann areas	브로드만영역	기능과 해부 기관을 바탕으로 다양하게 특징지어지는 대뇌 반구의 부위
bronchi	기관지	기관에서 우폐와 좌폐로 나뉘는 2개의 큰 가지
bronchial tree	기관세지	기관지와 기관지관의 연결망
bronchial tube	기관지관	주기관지(mainstem bronchi) 수준 이하의 호흡에 관여하는 분지된 가지
bronchioles	세기관지	기관지나무의 작은 분지
buccal	협	볼(뺨)을 포함하는
buccal cavity	협강	볼(뺨)로 둘러싸인 치아 바깥 공간
buildup response	축적 반응	신경 점화 초기 단계에 점화 속도가 느리게 증가할 때 나타나는 특징적인 신경 반응
bulb	연수-	뇌간에 관계된
bulbar	연수-	뇌간에 관계된
capillary	모세혈관	미세한 혈관
capit-	머리-	'머리 또는 머리끝을 향하는'을 의미하는 복합형
caput	두부	머리
caries	우식	연조직이나 뼈조직의 부식
-carpal	손목	'손목'을 의미하는 복합형
cartilage	연골	기질(바탕질)이 내장되어 강한 압축력과 인장력을 견딜 수 있는 결합조직
catilaginous	연골의	연골로 이루어진
cartilaginous joints	연골관절	두 뼈를 연결하기 위해 연골로 이루어진 관절
caudal	꼬리	꼬리 또는 미골을 향한
cavum conchae	이갑개강	이개의 깊은 부위
-cele	종양	'종양'을 의미하는 복합형
cementum	백악질	치아와 치조를 연결하는 뼈로 이루어진 얇은 층
central	중심의	상대적으로 구조물의 가장 중심
central nervous system	중추신경계	뇌와 척수
cephalo-	머리 또는 머리끝	'머리 또는 머리끝을 향하는'을 의미하는 복합형
cerebrospinal fluid	뇌척수액	뇌실의 맥락총(choroid pelxus)에서 생성되는 액체로 뇌 구조물의 완충 역할
cerebrovascular system	뇌혈관계통	신경계를 지지하는 혈관계
cerumen	귀지	외이도 내의 납질(waxy) 분비물
channel proteins	채널 단백질	특정 철분만을 통과시키는 세포막을 가진 특정 단백질
characteristic frequency	고유주파수	소리 자극에 대해 신경이 가장 활발하게 반응하는 주파수
checking action	조절작용	말호흡 과정에서 기류가 빠져나가는 것을 막는 흡기근의 작용
chemoreceptors	화학수용기	특정 화학 성분에 민감한 감각기관
chondral	연골의	연골과 관련된
chopper response	초퍼 반응	자극 전반에 걸쳐 존재하는, 주기적이고 시간적으로 잘게 조각난 유형을 갖는 신경계 반응
cilia	섬모	머리카락 같은 돌기
circum	둘레에	둘레에

class I malocclusion	I형 부정교합	어금니의 위치는 정상이지만 앞니의 위치가 비정상적인 부정교합
class I occlusion	I형 교합	하악궁의 첫째 어금니가 상악 어금니보다 치아 반 정도 앞에 있는 위 치조궁과 아래 치조궁 간의 관계
class II malocclusion	II형 부정교합	하악의 첫째 어금니가 상악의 첫째 어금니로부터 적어도 하나 이상의 치아보다 뒤에 있는 경우 위 치조궁과 아래 치조궁 간의 관계
class III malocclusion	III형 부정교합	하악의 첫째 어금니가 상악의 첫째 어금니로부터 하나의 치아보다 앞으로 나온 경우 위 치조궁과 아래 치조궁 간의 관계
-cle	작은	'매우 작은 어떤 것'을 의미하는 복합형
clinical eruption	임상치아맹출	구강 내에서 치아의 맹출
clinker	클린커	숙련된 기술자에 의해 확인된 불연성 물질 덩어리
cm	센티미터	센티미터
coarticulation	동시조음	하나의 소리 위에 다른 소리가 겹친 효과
cochlear aqueduct	와우수도관	전정계단(scala vestibuli)과 두개강의 지주막하강 사이 작은 구멍
cochlear duct	와우관	내이의 감각기관을 둘러싸는 와우미로(cochlear labyrinth)의 막
cochlear microphonic	와우전위	직접적 전기 아날로그 자극인 자극 관련 청각전위
cochlear nucleus	와우핵	뇌교 내에 있는 청각 경로의 초기 뇌간핵이며 전복측, 후복측, 배측 와우핵으로 구분
com-	함께	'함께 또는 같이'를 의미하는 복합형
commissural fibers	교련섬유	한쪽 대뇌반구에 한쪽에서 반대쪽 동일한 위치로 연결되는 신경섬유
comparative anatomy	비교해부학	다른 동물들에서 상동 구조물을 연구하는 학문
compressive strength	내압강도	누르는 힘에 견디는 능력
con-	함께	'함께 또는 같이'를 의미하는 복합형
concha	이갑개	외이도로 들어가는 입구
conduction aphasia	전도실어증	궁형다발(arcuate fasciculus)의 병변으로 인한 실어증
conduction velocity	전도 속도	신경을 통과하는 자극의 전도 속도
condyle	관절융기	뼈의 둥글게 튀어나온 부위
cone of light	광추면	막이 팽팽해질 때 생기는 고막 뒤쪽 앞면의 밝은 부분
contra-	반대	'반대'를 의미하는 복합형
contracture	구축	근육의 영구적 수축
contralateral	반대쪽	반대쪽에 일어나는
convergence	수렴	한 지점을 향하여 모이는
convolutions	뇌회	돌림; 접힘; 뇌회(이랑)
cor-	심장	'심장'을 의미하는 복합형
cornu	각	뿔
coronal section	관상면	신체를 앞과 뒤 절반으로 나누는 단면
corp-	체	신체를 의미하는 복합형
corpus	신체	신체
cortex	피질	바깥 껍질

cough	기침	성대를 넓게 외전시켜 깊게 숨을 들이마신 후 긴장되고 강하게 성대를 내전시키고 후두를 올린 상태에서 강한 호기에 의해 호흡기를 통과해 강하게 배출하는 것
cranial	두개의	머리 쪽으로
cranial nerves	뇌신경	뇌에서 나온 12쌍의 신경
craniostosis	두개조기골화	두개 봉합의 조기 골화
cranium	두개골	뇌가 들어 있는 두개뼈 부위
crista ampularis	팽대부릉	신경세포가 배열된 반고리뼈관(semicircular canal)의 두꺼워진 부위
crossed olivocochlear bundle	교차올리브와우속	원심청각전도로의 부위로 소음 속에서 신호를 통합하는 과정
crown	관	구조물에서 가장 높은 지점
crur-, crus	교차-	'교차'를 의미하는 복합형; 다리 부위
crura anthelicis	대이륜각	대이륜(antihelix)이 갈라지면서 생긴 외이의 주요 지표
crux	교차	'교차'를 의미하는 복합형
cryo-	추위-, 냉동-	'추위'를 의미하는 복합형
-cule	매우 작은	'매우 작은 어떤 것'을 의미하는 복합형
-culum, -culus	아주 작은	명사에 결합하여 '아주 작은'을 의미하는 복합형
cycle of respiration	호흡주기	호흡에서 흡기와 호기 단계를 모두 완료
cycle of vibration	진동주기	진동이 반복되기 시작하는 진동주기 시점
-cyte	세포	'세포'를 의미하는 복합형
cytology	세포학	세포의 구조를 다루는 과학
de-	~에서	~에서
dead space air	사강공기	가스 교환에 참여하지 않는 전도성 경로 내의 공기
decibel	데시벨	두 소리 압력 또는 힘의 음향학적 수준 간의 비율을 나타낸 대수 표현
deciduous	탈락의; 낙엽성의	탈락하는
deciduous dental arch	유치 치열궁	10개의 임시 치아가 있는 치열궁
decussate	교차하다	교차하다
deep	심부	표면으로부터 먼
defecation	배변	장을 비움
deglutition	연하	삼키기
dendrite	수상돌기	세포체에 정보를 전달하는 신경돌기
dendrodendritic synapse	수상돌기 간 연접	두 수상돌기 간의 연접
dentate	치아의	'치아'를 의미; 톱니 모양의; 치아 같은
dentin	상아질	치아의 뼈조직 부위
depolarization	탈분극	두 구조물 간의 극성 차이를 중화
dermatome	피부분절	특정한 척수신경에 의해 신경 전달이 되는 신체 부위
descending pathways	하행 경로	중추신경계의 운동신경 경로
developmental anatomy	발달해부학	출생부터 성장과 발달에 관한 해부학적 측면의 연구
dextro-	오른쪽의	오른쪽의
diffusion	확산	한 물질(예: 액체)이 다른 물질로 이동하거나 섞임
digestive system	소화계	음식물과 액체를 소화하는 데 관여하는 장기와 샘에 관한 계통
dilate	확장하다	입구를 열거나 확장하다

dissection	절개	사체 시료의 조직을 자르는 과정
distoverted	원심전위	정중선으로부터 기울어진
divergence	확산	점차적으로 멀리 떨어짐
dorsal	배측	신체나 말단의 등과 관련된
dorsum	등	구조물이 뒷면
-dynia	-통	통증
dys-	악화	나쁜; 어려운
dysmetria	측정이상증	사지나 혀와 같은 구조물의 움직임 범위 조절 능력 결핍
e-	~에서	~로부터 나온
ear drum	고막	외이와 중이를 나누는 막으로 중이의 기계적 임피던스 정합 과정의 시작을 담당
ec-	~의 밖으로	~의 밖으로
ecto-	외부의~	바깥면의; 표면 쪽으로
-ectomy	절제; 적출	절제; 적출
efferent	원심성	중심 지점으로부터 멀어진
elasticity	탄력성	팽창된 후에 제자리로 되돌아가려는 물질의 성질
electrophysiology	전기생리학	세포 생리와 관련된 전기적 현상에 관한 학문
ellipsoid	타원체	방추 모양
embolism	색전증	물체나 혈전에 의한 혈관 폐쇄
embolus	색전	혈류에 의해 운반되어 혈관 내에 존재하는 물체
embryonic development	배아 발달	인간에서 임신 7~8주간
-emia	~한 혈액을 가진 상태	'혈액'을 의미
en passant	지나가는 말로	지나가는 말로
enamel	사기질	치아의 단단한 바깥면
encephalon	뇌	뇌
endo-	-내	안쪽으로; 안에
endocochlear potential	와우내 전위	전정계단과 말초 전정계단 및 고실계단 사이의 지속적인 양극 전위 차이
endolymph	내림프	전정계단에 있는 액체
endolymphatic duct	내림프관	전정의 낭에서 나온 관으로 측두골의 추체(petrous) 부위에서 끝남
ensiform	검상	칼 모양
ento-	-안	안쪽으로; 안에
ep-, epi-	-위	어떤 것의 위에
epimysium	근외막	골격근 주위의 결합조직층
equilibrium	평형	균형 상태
equipotentiality	등전위성	동일한 전하 상태
esophageal reflux	위식도역류	위액이 식도를 통해 인두 부위로 유입
etio-	원인-	원인이나 기원과 관련된
Eustachian tube	이관	중이로부터 비인두강으로 나 있고 중이의 환기를 담당
eversion	외번	바깥으로 돌림
ex-	밖-	밖으로, 표면으로
expiration	호기	호흡하는 동안 폐로부터 공기를 배출하는 과정
extension	신전	굽힘 상태에서 펴거나 밖으로 움직임
external	외	신체의 바깥쪽으로

external auditory meatus	외이도	외이도로 고막에서 끝남
extero-	외-	바깥을 향한 또는 외수용기에 가까운
extra-	밖으로	밖으로
eye tooth	상악견치	견치
facet	면	작은 면
fasciculus	속	작은 다발
feature detectors	자질 감지기	자극의 고유한 특성에 반응하는 신경세포
fibroblasts	섬유모세포	연결조직의 초기(미발달) 세포
final common pathway	최종공통경로	근육이나 근육다발에 연결된 아래운동신경세포
fissure	열구	상대적으로 깊은 홈
flexion	굴곡	구부리는 행위, 종종 복면 쪽으로
foramen	공	개방 또는 통로
fossa	와	함몰, 홈 또는 고랑
fovea	와	구멍, 패인 곳
frenum	소대	둘 중의 하나는 움직이는 두 조직을 연결하는 작은 띠조직
frenulum	소대	작은 소대; 주로 frenum과 동의어
frequency	1. 주파수; 2. 빈도, 수	1초당 진동주기의 횟수
frontal	1. 앞; 2. 전두(이마)	앞; 앞쪽에 관련된
frontal plane	전두면	신체를 앞쪽과 뒤쪽으로 나누는 면
function	기능, 작용	구조의 행동이나 처리
functional unity	기능적 일치성	기능의 유사성을 나타내는 구조
fundamental frequency	기본주파수	성대의 진동 또는 배음열에서 가장 낮은 진동주파수
funiculus	섬유단	작고 끈과 같은 구조
ganglion	1. 신경절; 2. 결절종	중추신경계의 바깥에 존재하는 신경세포체의 덩어리
-gen	~을 내는 것; ~에서 나온 것	산출하는
general somatic afferent	일반체성구심신경	통각, 온도, 피부에 대한 기계적 자극, 근육의 길이와 긴장, 관절의 운동과 자세같이 피부, 근육, 관절로부터 오는 감각 정보와 소통하는 감각신경
general somatic efferent	일반내장원심신경	골격근에 신경자극을 전달하는 세포
general visceral afferent	일반내장구심신경	소화기관 같은 장기에 분포하는 수용기로부터의 감각 정보를 전달하는 세포
general visceral efferent	일반내장원심신경	장기나 분비선으로 뻗은 자율 원심성 신경
-genic	~을 생성하는; ~에 의해 생성되는	산출하는
genu	슬	무릎
gingiva	치은	치은조직
glia	교세포	뇌를 지지하는 조직
glottal	성문	성문에 관련된
glottal fry	성대 프라이	낮은 주파수와 당김음 처리된 비트가 특징인 발성 방식
glottis	성문	진성대 사이의 공간
gooseflesh, goosebumps	소름	자동적인 피부의 반응으로 피부 유두가 기립하는 현상
gray matter	회(색)질	신경세포의 세포체와 수상돌기
gross anatomy	육안해부학	현미경 없이 육안으로 신체와 그 부분을 연구하는 학문
gustation	미각	맛보기 감각
gyrus	회	대뇌피질의 두드러진 조직

habitual pitch	습관적 음도	습관적으로 사용하는 청지각적인 음성의 기본주파수
hamulus	갈고리	갈고리
hard palate	경구개	입천장의 뼈 부분으로 구개골의 수평판과 상악의 구개돌기로 이루어짐
head	1. 두; 2. 갈래	뼈의 근위부
helicotrema	와우공	전정계단과 고실계단의 미세한 연합을 이루는 와우의 갈고리 모양 영역
hemi-	반-	'반'이라는 뜻
hemiballism	편무도병	신체의 좌측 또는 우측 팔다리의 불수의적이며 통제되지 않는 동요성 움직임으로 운동과다(hyperkinetic) 상태
hemispheric specialization	반구특성화	반대편에 비해 한쪽 뇌반구가 언어와 같은 특정 과제나 기능에 보다 높은 능력으로 특성화된 것을 나타내는 개념
Hertz	헤르츠	1초당 진동주기
Heschl's gyrus	헤쉴회	측두엽의 41번 영역; 일차청각영역
Hg	수은	수은
hiatus	열공	개방
high spontaneous rate	고자발 비율	청신경섬유가 나타내는 고자발 방전비율과 자극에 대한 저역치
histogram	히스토그램	발생의 빈도에 근거한 데이터 정렬 방식
histology	조직학	현미경으로 조직을 연구하는 학문
homunculus	호먼큘러스	말 그대로 작은 사람; 중심고랑을 따라 대뇌피질 영역에 인체의 부분을 상징하는 신경섬유의 공간적 배치를 내타낸 그림
horizontal plane	수평면	신체 또는 그 부분을 위와 아래로 나누는 면
hyaline cartilage	유리연골	관절을 이룬 뼈의 말단을 덮고 있는 부드러운 연골
hyper-	과도한; 초월; 건너편의	위의; 증가한; 무언가 과도한
hyperextension	과신전	과도한 젖힘
hyperpolarization	과분극	탈분극을 위한 역치가 상승되어, 방전을 위해 상승된 자극이 요구되는 상태
hypo-	아래에; 이하; 조금	아래에; 감소된; 무언가 너무 적은
hypotonia	저긴장	근육의 긴장도가 낮은 상태
hypoxic	저산소의	산소 결핍
idio-	특수한, 특유의	이상한
-ilos	명사 어미	명사형
impedance	임피던스	에너지 흐름의 저항
incisors	절치	치열궁의 4개 앞니
incudostapedial joint	침등관절	침골과 등자골의 관절 부위
incus	침골	중이의 이소골 연쇄 중 가운데 뼈
indirect system	간접체계	중추신경계의 추체외로계이며 배경운동과 평형성, 근육의 긴장도를 조절하는 기능을 함
inertia	무기력, 무력증; 불활성; 관성	정지 상태의 몸체가 계속 정지해 있으려 하고, 운동 상태의 몸체가 계속 운동하려는 경향
inferior	하	아래쪽; 발에 더 가까운
inferior colliculus	하구	뇌간의 세포핵 배치로 공간의 소리 위치를 파악함
infra-	아래에, 아래쪽에; 안에	아래의

infraverted	저위치아	치열에서 충분히 나오지 못한 치아
inhibition	억제, 저지	신경계 기능에서 시냅스의 활동을 통한 방전을 위하여 신경세포의 능력을 감소시키는 과정
inner hair cells	내유모세포	청각 신호 전달이 주된 역할인 와우 속 내측 열의 유모세포로 약 3,500개가 있음
innervation	신경분포, 신경지배	신경을 통한 자극
insertion	삽입점, 부착점	근육에 부착된 상대적으로 유동적인 지점
inspiration	흡기	흡기; 호흡계로 공기를 들이마심
inspiratory capacity	흡기용적	1회 호기 후에 최대한 들이마실 수 있는 가능 용량
inspiratory reserve volume	흡기예비량	1회 흡기 후에 더 들이마실 수 있는 공기량
intensity	강도, 세기	두 압력이나 힘 사이에서 상대적으로 표현되는 소리의 크기
inter-	간; 사이; 상호	둘 사이
interaural intensity difference	양이 강도차	청자의 양측 귀에 도달한 신호 강도의 차이
interaural phase difference	양이 위상차	청자의 양측 귀에 도달한 청각 신호 도착 시간의 차이
interchondral	늑연골간	앞쪽 흉곽의 연골 부위 사이 영역
intercostal	늑간	늑골 사이
internal	속, 안; 내, 내부	몸통의 안쪽
intero-	내부	안쪽을 향한 또는 표면에서 멀리 있는
interoceptor	내수용기	체내의 자극으로 활성화되는 감각수용기(외수용기의 반대말)
interspike interval histogram	극파 간격 그래프	신경섬유의 개별적 반응 사이의 시간을 제공하는 신경반응 히스토그램
interstitial	세포 간	세포 또는 시관 사이의 공간
intertragic incisure	주간절흔	이주와 대이주 사이의 영역
intonation	어조, 억양, 인토네이션	발화 중 기본주파수의 변이에 의하여 나타나는 말의 선율
intra-	안에, 내부에	이내, 범위 내
intracellular	세포 내, 세포 속	세포 내
intracellular resting potential	세포 내 안정막전위	내림프와 주변액 사이의 음전위 차이
intrafusal muscle fibers	방추내근섬유	근방추가 부착된 근육
intraoral	구강내	입속
intraosseous eruption	골속맹출	치아가 뼈를 뚫고 솟아 나오는 것
intrapleural pressure	흉막강내압	폐의 늑막 안에서 측정된 압력
intro-	안으로	밖에서 안으로
ion	이온	음과 양의 전기량을 전달하는 알갱이
ipsi-	동일	같은
ipsilateral	동측	같은 쪽
iso-	동, 동질이성체	같은, 동등한
isthmus	협부	공간 사이의 좁은 통로
-itis	-염증	염증 또는 자극
-ium	라틴어계 명사 어미	명사형
joint	관절	관절(접합)
kinesthesia	운동 감각	범위, 방향, 무게 등의 감각

kinocilium	운동섬모	전정계의 유모세포에서 발견되는 하나의 털
labioverted	순측전위	입술 쪽으로 기울어진
lamina	층	납작한 막 또는 층
laryngologist	후두전문의	성대 질병 전문가
laryngoscope	후두경	후두 및 그 관련 구조를 보기 위한 도구
lateral	외측	측면을 향한
lateral process of manubrium	추골병외측돌기	고막의 이완부와 전후 추골접힘(malleolar folds)을 형성하는 추골병(manubrium)의 위쪽 돌기
lateral semicircular canal	외측반규관	세반고리관 중에서 보다 수평에 위치하며 신체의 횡측면 움직임을 느끼는 관
lateral superior olive	외측상올리브	양 귀 사이의 강도 차이를 처리하는 상올리브총의 세포핵 집합
latero-	외측	옆
leg	1. 하퇴; 2. 하지	1. 다리, 특히 무릎과 발목 사이의 영역; 2. 곡물을 땅에서부터 세우는 데 사용되는 장치
lepto-	얇은, 세밀한, 미미한	얇은
lesion	1. 병변, 병소; 2. 손상	손상된 조직이나 상처 영역
leuco-	백색의	하얀
lever advantage	지레이익	추골에 비하여 긴 등골의 돌기 길이 감소를 통한 이득
levo-	왼쪽의	왼쪽
ligaments	인대	뼈나 연골에 연결된 섬유성 연결조직
limbic system	변연계	해마, 편도(핵), 치상회(치아이랑), 대상회(띠이랑)로 구성되며, 동기와 각성을 중재하는 역할을 하는 중추신경계의 구조
lingual	1. 혀; 2. 설측	혀에 관련된
linguaverted	설측전위	혀 쪽으로 기울어진
lobe	엽	한 구조에서 윤곽이 뚜렷한 영역
localization	국소화	자유장에 제시된 음원을 확인하는 과정
loudness	강도	소리의 강도와 심리적으로 관련됨
low spontaneous rate	저자발적 비율	낮은 자발적 이행 속도와 상대적으로 높은 자극역치를 갖고 있는 청신경섬유
lower motor neuron	하위운동신경원	척수신경의 앞뿔세포와 신경뿌리 및 신경을 포함하는, 근육에 도달하는 종착 공통 신경경로
lumbar puncture	요추천자	통상 L4 아래쪽, 척수의 지주막하 영역으로 흡인바늘을 삽입
lymphoid tissue	림프조직	편도와 아데노이드를 포함하는, 림프기관으로 이뤄진 림프조직
macro-	거시	거대한, 큰
macula	황반	소낭과 타원낭의 감각기관
malleus	추골	이소골 연쇄에서 첫 번째 뼈
manometer	압력계	기압 차이를 측정하는 장치
manubrium	흉골병	고막에 주요 부착을 형성하는 추골의 돌기
mass	덩이	무력증을 제공하는 물체의 특성
mastication	저작	씹기
maximum phonation time	최대발성지속시간	발성을 지속할 수 있는 시간

meatus	길	통로
mechanoreceptors	기계수용기	피부에 닿는 압력과 같은 기계적 자극에 민감한 감각수용기
medial	중앙, 내측	신체 또는 일부분의 중간선으로 향함
medial compression	성대내전력	접촉 지점에서 성대에 의해 적용될 수 있는 힘의 정도
medial geniculate body	내측슬상체	청신경로의 최종 뇌간핵
medial superior olive	내측상올리브	양이 간 도달 시간차 과정에 관여하는 상올리브 복합체의 핵집합체
median	정중	중앙
mediastinal	종격	중앙 공간과 관련 있음; 호흡 시 폐를 나누는 기관을 의미함
medio-, medius-	중간	중앙, 가운데
megalo	거대	큰
membranous glottis	막성문	성대 가장자리의 앞쪽 3/5, 성대의 연조직(성문은 실제로 성대 사이의 공간이기 때문에 여기서는 보통 성문이라는 용어를 사용함)
membranous labyrinth	막성미로	내이의 골미로 안에 위치해 있는 주머니, 듣기와 전정 감각의 수용기를 갖고 있음
meningeal infection	수막 감염	뇌와 척수의 수막 내층 감염
meninges	수막	뇌와 척수의 막 내층
mesencephalon	중뇌	중뇌
mesial	내측면	신체 또는 일부분의 중간선으로 향함(동의어: 내측)
mesioverted	근심전위	중간선으로 기울어져 향함
meso-	중간	중앙
meta-	탈바꿈	이후; 받쳐 놓은 또는 가득 들어선
metencephalon	후뇌	소뇌와 뇌교가 유래되는 뇌의 초기 영역
micro-	미세	작은
micron	마이크론	1밀리미터의 1/1,000; 1미터의 1/100만
microscopic anatomy	현미경적 해부학	현미경을 이용한 신체 구조에 대한 연구
minute volume	분당 호흡량	1분 동안 유기체에 의해 교환되는 공기의 양
mitochondria	사립체	세포에 에너지원을 제공하는 현미경적 세포 구조
ml	밀리리터	밀리리터; 1리터의 1/1,000; 1센티미터와 같음
mm	밀리미터	밀리미터; 1미터의 1/1,000
modal register	음계음역	정상적인 대화에서 사용되는 성구(예: 성구라는 표현이 더 자주 사용됨)
modiolus	달팽이축	와우의 중심핵을 형성하는 골미로의 구조
molars	큰어금니	가는 데 사용되는 성인 치조궁의 후방 3개 치아
mono-	단일	단 하나의
monoloud	단강도	음량의 변이가 없는(음성강도에 대한 지각)
monopitch	단음도	음도의 변이가 없는(주파수에 대한 지각)
morph-	형태	형태
morphology	형태학	기능에 대한 고려 없이 구조의 형태에 대한 연구
motor endplate	운동종말판	운동신경세포와 근육섬유 사이의 접촉 지점
motor neurons	운동신경세포	근육을 지배하는 신경세포
motor strip	운동회	전두엽의 중심전이랑; 수의적 운동의 집행이 시작되는 지점
motor unit	운동단위	하부운동신경세포와 그것이 지배하는 근육섬유
mucous	점액성	점액을 분비하는 조직

mucus	점액	점액 조직이나 선에 의해 분비된 점성 유체
multipolar neurons	다극신경세포	2개 이상의 돌기를 갖고 있는 신경세포
muscle	근육	기능적 통일성을 갖고 있는 근육섬유의 응집
my-	근육	근육에 관계된
myelencephalon	연수	숨뇌를 생기게 하는 배아 뇌의 부위
myelin	수초	신경의 축삭을 둘러싸고 있는 지방질의 초
myelo-	척수	척수에 관계된
myo-	근	근육에 관계된
myoelastic-aerodynamic theory	근탄성공기역학 이론	조직의 질량, 탄성, 그리고 공기역학 원리의 상호작용으로 발성을 설명할 수 있는 성대 기능에 대한 이론
myology	근육학	근육과 그 일부분에 대한 연구
nares	비공	콧구멍
naso-	코	코
nasopharynx	비인두	비강과 입천장 윗부분보다 뒤에 있는 인두의 영역
neck	경	한 구조의 좁아진 부분
neo-	신생	새로운
neologism	신조어증	새로운 단어; 병리학에서 개인이 처음 사용한 새로운 단어이나 청자와 그 의미를 공유할 수 없음
nerve	신경	기능적 통일성을 갖고 있는 중추신경계 외부의 신경섬유다발
neuraxis	신경축	신경계의 축; '배아 뇌축'을 의미함
neuro-	신경	신경
neurology	신경학	신경계에 관한 학문
neuromotor dysfunction	신경운동 기능장애	신경계 또는 신경운동접합부 내의 손상으로 인해 발생하는 운동 능력의 기능장애
neuromuscular junction	신경근접합부	근육섬유와 근육을 지배하는 신경 간의 접촉 지점
neuron	신경세포	신경세포
neurotransmitters	신경전달물질	신경흥분을 통해 시냅스 간극으로 방출되는 물질
neutroclusion	중심교합	위, 아래 치조궁 사이의 정상적인 어금니 관계
nodes of Ranvier	랑비에마디	유수섬유에서 수초가 없는 영역
nucleus	핵	중추신경계 내에 있는 신경세포체의 집합
oblique	사선	경사, 사선의
occlusal surface	교합면	접촉을 이루면서 서로 반대되는 치조궁 내에 있는 치아의 표면
occlusion	교합	근접해 있는 상태
oculo-	눈	눈
olfaction	후각	냄새 감각
olivocochlear bundle	올리브와우다발	교차된 그리고 교차되지 않은 올리브달팽이다발을 총칭하는 용어; 원심성 청신경섬유는 소음 상황에서 청각 신호를 처리하는 데 관여함
-oma	종	신체 일부분의 병적인 상태, 흔히 종양
onset response	개시 반응	휴지기 이후 뒤따라오는, 자극의 시작과 관련된 활동의 초기 방출이 있는 신경 반응
optimal pitch	적정음도	이상적인 또는 가장 효율적인 성대의 진동 빈도를 나타내는 지각적 특성

oral cavity	구강	앞쪽은 입의 구멍이 있고, 치조궁에 의해 측면이 그리고 인후에 의해 후방이 경계지어진 영역
oral diadochokinesis	구강 길항반복	말(입술, 아랫턱, 혀)과 관련된 길항근의 교대적 수축을 요하는 반복적인 움직임을 수반한 과제
organ of Corti	코르티기관	내이에 있는 청각 감각기관
organelles	소기관	세포의 전문화된 구조(예: 사립체)
organs	기관	기능적 통일성을 갖고 있는 신체조직
origin	시작점	근육의 근위 부착; 상대적으로 적은 움직임을 가진 근육의 부착 지점
oro-	구	입
oropharynx	구인두	구개 기둥, 후방으로는 연구개, 아래로는 후두개에 의해 뒤쪽에 인접한 인두 영역
ortho	정상	직각
oscillation	진동	예측할 수 있는 반복적 움직임
-osis	-증	상태
osseo-	-골	골화된 또는 뼈 부분
osseous labyrinth	골성미로	내이에 있는 골성의 관
osseous serial lamina	골연쇄판	전정계단과 고실을 분리해 주는, 달팽이축의 표면을 따라 있는 골판
ossicular chain	이소골 연쇄	추골, 침골, 등골을 총칭하는 용어
ossified	골화된	조직이 뼈로 변하는 과정
osteo-	골	뼈
osteology	골학	뼈의 구조와 기능에 대한 연구
otolithic membrane	이석막	타원낭을 덮고 있는 막층
outer hair cells	외유모세포	코르티기관 유모세포의 바깥쪽 3개 열, 약 12,000개
oval window	난원창	등골의 족판이 부착된 전정계로 통하는 문
overbite	수직피개교합	어금니가 닫혔을 때 하악의 앞니 위로 상악의 앞니가 수직으로 겹쳐진 상태
overjet	수평피개교합	하악의 앞니 위로 상악의 앞니가 수직으로 겹쳐짐
pachy-	비후	두꺼운
palatine tonsils	구개편도	목구멍 사이에 있는 림프조직
palato-	구개	입천장
palmar	손바닥	손의 바닥과 관련된
palpate	촉진	접촉을 통한 검사
para	곁	옆에, 부분적
pars	영역	파트, 부분
pars flaccida	이완 영역	상위 영역에서 고막의 이완된 부분
patho-	병	어느 정도는 비정상적인
pathological anatomy	병리해부학	병리적인 개체와 관련된 신체의 부분에 관한 연구
-pathy	-병	질병
pauser response	휴지반응	먼저 정반응(on-response)이 나타나고 뒤이어 휴지기가 나타나는 신경 반응 특성으로 자극이 지속되면 낮은 수준의 발화율로 반응을 유지함
ped-	발-	발; 아동
-penia	-감소	결핍

per	-사이	사이; 사이로 빠져나가다; 이전
perfusion	관류	관류
peri	주변	주변
pericardium	심장막	심장 주변을 싸고 있는 막
perilymph	외림프	전정계와 고실계를 채우고 있는 림프액
perimysium	근육다발막	근육다발을 싸고 있는 막
period	주기	진동이나 운동에서 하나의 주기를 이루는 데 필요한 시간
periodic	주기적	일정하게 반복되는
peripheral	말초	상대적으로 주변(외곽), 중심으로부터 멀어진
peripheral nervous system	말초신경계	척수와 뇌신경을 포함하는 신경계통의 한 부분
permeability	투과성	투과의 질
persistent closed bite	지속적 폐교합	전치부 치열궁의 상부 조건은 구치부가 폐색되지 못하게 함
persistent open bite	지속적 개교합	상하 치열궁의 앞니 조건은 전방 접촉을 막는 구치부의 부정교합 때문에 수직의 공간을 보임
pes	발의-	발 모양 구조
-phage, phagia	삼킴증	식이
pharyngeal tonsil	인두편도	비인강 내부에 있는 림프조직 덩어리
pharynx	인두	비강과 구강, 후두강이 만나는 호흡로
phase-locking	위상결속	음향 신호에 특정한 위상에 반응하는 신경세포의 기질
-pher-	-향	방향 또는 운반
phonation	발성	성대 진동으로 산출되는 유성음
phonatory system	발성계	후두를 포함한 발성 시스템
photoreceptors	광수용체	시각 자극을 받는 감각수용기
physiological dead space	생리적 사강	병적이지 않지만 무효 호흡과 환기 용적(공간); 용어는 해부학과 생리학에서 동일하게 사용함
physiology	생리학	인체과 인체를 구성하는 장기의 기능을 연구하는 학문
pillar cells of Corti	코르티기관 지지세포	코르티기관 지지세포
pinna	이개	귓바퀴, 이개, 눈으로 볼 수 있는 외이의 부분
pitch	음도	물리적 용어인 주파수를 사람이 지각하는 관점에서 표현한 용어
pitch range	음도 범위	개인별 기본주파수 범위
place Theory of Hearing	청각위치 이론	와우에서 자극 주파수에 따라 기저막 위치와 유모세포 위치가 서로 다르다는 주파수 분석 이론
plantar	족저	발바닥의
plantar grasp reflex	족저파악반사	가벼운 자극에 발가락이 움츠러드는 발바닥 반사
-plasia	-형성	-형성
-plastic	-형성의	-형성의
-plasty	-성형술	-성형술
pleural	흉막	폐 흉막의
pleurisy	흉막염	폐 흉막 염증, 흉막염, 늑막염
plexus	총	신경회로망, 신경총
poly-	다수의	다수의
post-	후-	후, 뒤쪽의
postsynaptic neuron	연접후뉴런	정보를 받아들이는 신경원, 연접후 신경원
posterior	후	뒤의, 뒤쪽의

postero-	후-	뒤
potential energy	잠재 에너지	잠재 에너지
pre-	전-	전, 앞
premotor area	전운동영역	중심앞이랑(6번 영역)의 앞쪽 대뇌피질 영역
pressure	압력	특정 범위에 가해지는 힘
primary oral apraxia	일차구강실행증	비구어 행동의 계획 결함, 근육의 약화나 마비가 없이 자발적인 비구어, 구강 제스처 산출 또는 모방에 어려움이 있음
primary verbal apraxia	일차말실행증	구어 행동의 계획 결함, 근육의 약화나 마비가 없이 자발적인 구어 운동 행위에 대해 구강 모색 행동을 포함하는 비일관적인 음소 왜곡과 대치를 보임
primary-like response	일차유사반응	발화양상이 청신경과 유사한 뇌간 신경섬유의 신경반응 특성
pro-	전	전, 앞
process	돌기	돌기(해부학적 구조)
projection fibers	투사섬유	대뇌피질 원위부에서 대뇌 각 부위로 연결되어 신경 정보를 전달하는 연결로, 투사섬유
pronate	복와위	복와위(손바닥을 아래로 향하고 엎드린 자세)
prone	복와	엎드린 자세
proprioception	고유감각	공간에서 무게, 자세, 움직임, 위치
prosencephalon	전뇌	발생학에서 종뇌와 간뇌가 발생되는 전뇌 부분
proto-	원시의	원시의; 단순한 형식
protuberance	융기	표면으로부터 툭 튀어나온 부분
proximal	근위	몸통에 가까운, 근위의
psychoacousticians	심리음향학자	청각 자극을 심리학적 측면에서 분석하는 연구자
pulse register	성대 프라이	성대 프라이; 성대의 당김음으로 된 진동을 포함하는 저주파수로 특징지어지는 성구
quadra-, quadri	4개	4
quiet tidal volume	편안한 일회호흡	1회 호흡 시 교환된 공기의 양
radial	요골의	요골의
ramus	분지	가지 또는 분지
-raphy	봉합술	봉합술
rate of discharge	신경발화율	신경원의 발화(분극)율
re-	재-	뒤 또는 다시; 다시 돌리는 것
reciprocal	상호 교환	상호 교환이 가능한
reflex	반사	자극에 의해 비수의적으로 일어나는 원심성 반응
Reissner's membrane	라이스너막	전정계와 중간계를 나누는 막
relative micrognathia	상대적 대상악증	상악에 비해 하악의 상대적 미형성
residual volume	잔기량	호흡에서 최대 호기 후 남아 있는 공기의 양
resonant frequency	공명주파수	공명체가 소리 자극에 대하여 가장 강하게 반응하는 주파수
resonatory system	공명계	성대 진동의 음향학적 산출이 성도를 통해 울리는 부분(보통 구강, 인두강 비강을 포함함; 때때로 비강과 비인두만을 언급하기도 함)
respiration	호흡	유기체와 환경 사이에 가스의 교환 과정
respiratory physiology	호흡생리학	호흡생리학

respiratory system	호흡계	폐, 기관 통로, 기관, 후두, 인두, 구강, 비강을 포함한 호흡기계통
resting lung volume	휴식 시 폐용량	호기 후 폐에 남은 공기 용적(호기 예비 용적)
resting potential	정지전위	안정 상태 와우에서 측정되는 전압 차이(정지전위, 안정막전위)
retro-	뒤로	뒤쪽, 뒤쪽의
rhinorrhea	콧물	코로 흘리는 액체 분비물
rhombencephalon	능뇌	배아기 뇌, 교뇌, 소뇌, 연수 등으로 분화
rima glottidis	성문	성대 사이의 공간(성문)
rima vestibuli	가성대공간	가성대 사이의 공간
root	근	다른 조직들 사이로 숨겨진 기관의 한 부분
rostrum	문측	뾰쪽한 부리 모양 또는 갈고리 모양의 구조
round window	정원창	내이 고실계와 중이강 사이의 창
-rrhea	루	(체내에서 액체가) 흘러 나옴
ruga, rugae	주름	조직 주름
saccule	낭	내이 전정에 있는 전정 감각기계
sagittal plane	시상면	몸통을 좌우로 나누었을 때 볼 수 있는 단면
scala media	중간계단	막미로에 의해 분리된 내이의 중간층; 청각수용기관이 포함되어 있음
scala tympani	고실계단	정원창을 통해 중이강과 연결되는 와우의 외측 공간
scala vestibuli	전정계단	난원창과 전정을 통해 중이와 연결되는 와우의 외측 공간
scaphoid fossa	주상와	이개에서 이륜과 대이륜 사이
scirrho-, sclero	경화	굳은, 경화
-sclerosis	경화	경화, 경화증
scolio-	굽은	굽은
segmental	분절	부분으로 나누어진, 분절의
selective enhancement	선택적 촉진	청각계통에서 발생한 공명으로 얻는 상대적 이득
sellar	안장	안장 같은
semi-	반의	반의
semicircular canal	반규관	공간에서 머리의 움직임 감각을 담당하는 전정계통의 관
sensation	감각	신체 상태를 인지하는 것
septum	중격	양쪽으로 나누는 해부학적 구조물
shearing action	흔들림 운동	소리 자극으로 기저막과 개막의 운동에 의해 유모세포가 구부러지는 것
short association fibers	단연합섬유	동측 반구 내 신경정보 전달을 담당하는 대뇌 신경원
sinistro-	좌측의	왼쪽의
sinus	동	인체 내 공간(강) 또는 통로
skeletal muscle	골격근	골격근, 가로무늬근
slow twitch	느린 연축	느린 반응을 보이는 근육섬유
smooth muscle	평활근	내장근
soft palate	연구개	구인두와 비인두를 구분하는 근건 구조; 연구개
soma	세포체	세포체
somatic muscle	체성근육	골격근; 가로무늬근
somato-	체성-	몸통의
somesthetic	체성감각	체성감각의

sound wave	음파	소리가 매질을 지나면서 보이는 물리적 현상
spatiotopic	공간국소	신체 각 부위를 나타내는 대뇌피질의 영역(예: 중심전회 또는 중심후회)
special sense	특수 감각	후각, 청각, 시각
special somatic afferent	특수체성구심신경	시각, 청각과 같은 감각 정보를 수용하는 구심성 뇌신경
special visceral afferent	특수내장구심신경	맛, 냄새와 같은 감각 정보를 수용하는 구심성 뇌신경
special visceral efferent	특수내장원심신경	후두, 인두, 연구개, 안면, 저작근을 포함하는 새궁의 가로무늬근을 지배하는 원심성 뇌신경
spectral analysis	스펙트럼 분석	개별 주파수 성분의 상대적 기여도를 결정하기 위한 음향 신호 분석
speculum	검안경	구멍과 관을 검사하기 위해 사용하는 기구
spheroid	접형	구와 비슷한 모양 같은
spike rate	극파율	신경원의 발화 비율
spinal column	척주	척주(척추로 연결된 기둥)
spinal cord	척수	척주 안을 지나는 신경다발과 세포체
spinal cord segment	척수분절	각 척추 부분별 척수분절
spinal nerves	척수신경	척수에서 분지하는 말초신경
spiral ligament	나선인대	중간계에서 혈관조를 지지
spiral limbus	나선연	개막이 시작하는 중간계 영역
spirometer	폐활량계	호흡 용적을 측정하는 데 사용되는 장비
stapedius	등골	등골 움직임에 관여하는 중이 근육
stapes	등골	이소골 연쇄의 마지막 뼈
steno-	협착	좁은
stereocilia	부동섬모	유모세포의 표면에서 돌출된 작은 섬모
stereognosis	입체감각 인식	촉각으로 물체를 지각하는 능력
strepto-	연쇄	연쇄
stress	강세	음성에서 기본주파수, 음성강도, 지속 시간이 상대적으로 증가되어 산출
stria vascularis	혈관선	중간계 나선인대에서 기시하는 혈관조 조직
striated	-선	줄무늬의, 가로무늬의
strohbass	성대 프라이	성대 프라이
sub-	-아래	아래의, 하부의
subglottal	성문하	성문 하부의
subglottal pressure	성문하압	성대의 아래 호흡계에서 발생하는 공기 압력
sulcus	구	홈
summating potential	가중전위	코르티기관이 소리 자극을 받아 와우내전위(직류)가 누적되어 가중되는 전위
sup-	-아래	아래의; 보통의
super-	-위	위의; 매우
superficial	표면	표면 가까이
superior	-위	어떤 지점에서 바로 위의; 머리에서 가까운
superior olivary complex	상올리브복합체	공간에서 소리의 위치를 일차적으로 판단하는 뇌간핵복합체
supination	회의	바로 누운 자세
supine	앙와	얼굴을 위로 한 수평 자세

supra-	-위의	위의; 위쪽의
supraverted	상방	위쪽으로 틀다
surface anatomy	표면해부학	피부 밑으로 만져지거나 보이는 구조물을 연구하는 해부학
surfactant	계면활성제	표면 장력을 감소시키는 화학작용제
suture	봉합	두 가지 해부학적 구조물을 결합하는 부동관절
sym-	함께	같이 또는 함께
symphysis	결합	발달 초기 분리된 2개의 구조물이 부동관절을 통해 하나로 결합한 것
syn-	함께	같이 또는 함께
synapse	연접	인접한 2개의 신경원이 서로 소통하는 나들목(연접)
synaptic cleft	연접틈새	인접한 2개의 신경원이 소통하기 위하여 신경전달물질을 방출하는 곳
synaptic vesicle	연접소포	신경전달물질을 담고 있는 축삭 말단의 소낭
synergist	협력근	움직임을 용이하게 하기 위해 또 다른 근육과 접합하는 근육
synovial fluid	윤활액	관절 활막 내의 낭액
system	계통	기능적으로 동일한 기관 그룹
systematic anatomy	계통해부학	계통해부학, 기술해부학
tachy-	빠른	신속한, 빠른
tactile	촉감	촉각 감각
-tarsal	발목	발목
tectorial membrane	피개막	와우 유모세포를 덮고 있는 막
teleceptor	원격수용기	신체 외부 자극에 반응하는 감각수용기
telencephalon	종뇌	대뇌반구와 후뇌로 발달하는 배아기 구조
telo-	~에서 멀리	~에서 멀리, 극한으로 향하는
telodendria	축삭종말	축삭끝가지
tendon	건	근육과 뼈 또는 연골을 연결하는 조직
tensile strength	신장강도	가공할 견인에 저항하는 힘
tensor tympani	고막장근	추골에 작용하는 중이근
teratogen	기형유발물질	비정상적 배아 발달을 야기하는 물질
tetra-	4개의	4개의
thermoreceptor	온도수용기	온도에 반응하는 수용기
thorax	흉부	횡격막과 7번 경추 사이의 몸통 부분
thrombosis	혈전증	혈관계에서 혈전의 형성
thrombus	혈전	혈관 폐색을 일으키는 혈전
tidal volume	일호흡량	평상시 호기와 흡기의 용적
tissue recoil	조직 탄성	신전과 이완 후 원래 상태로 되돌아가려 하는 조직의 특성
-tomy	절개	절개의
tonic	수축의	근위축의, 근수축의
tonotopic arrangement	음위상학적 배열	기저부 신경섬유가 고주파수, 첨부 신경섬유가 저주파수 정보를 처리하는 청신경섬유의 배열
torque	회전력	회전력
torsiversion	치아 회전	치아 장축을 중심으로 회전
torso	몸통	몸통
total lung capacity	총폐용량	일회호흡량, 흡기예비량, 호기예비량, 잔류량의 총합

tract	로	중추신경계통의 신경섬유다발
tragus	이주	이개 가까이 덮개 모양의 이개 구조물
trans-	반대	반대편 또는 뒤
transduce	변환	에너지가 또 다른 형태로 변환
transducer	변환장치	에너지를 또 다른 형태로 변환시키는 장치
transverse	횡	장축으로 가로지르는
traveling wave	진행파	전정계 외림프에서 생성된 자극에 의해 기저막이 파장처럼 진행하는 것
tremor	진전	불수의적 미세 반복운동
tri-	3개의	3개의
triangular fossa	삼각와	대이륜각 사이의 공간
trifurcate	3부로 나누다	세 부분으로 나누기
trochleariform process	활차상돌기	중이의 노두로 고막긴장근이 기시함
-trophic	영양의	영양분의, 자양분의
-trophy	성장	성장, 일반적으로 외형적 성장
-tropy	~의 굴성을 가진 상태	탐색 또는 향하는 것
trunk	몸통	머리와 사지를 제외한 몸통
tubercle	결절	뼈에서 작고 동그랗게 돌출된 부분
tunnel of Corti	코르티터널	코르티기둥의 연결되어 만들어진 코르티기관 주변
turbulence	난기류	액체나 기체관에서 불규칙성이 주는 와류
tympanic membrane	고막	외이와 중이를 구분하는 막; 중이 임피던스 정합이 시작되는 부분
umbo	제	고막 안쪽에서 추골이 연결되는 맨 끝 부분
uni-	하나의	하나의
upper extremity	상지	상완, 전완, 손목, 손
utricle	난형낭	전정계에서 이석기가 있는 공간
vascularized	혈관의	맥관의, 혈관성
vasoconstriction	혈관수축	혈관의 직경 감소
velum	연구개	연구개
ventilation	환기	단위 시간당 들이마신 공기량
ventral	복측	배(복부)쪽 또는 앞쪽의
ventricular system	뇌실질계	체강 사이, 뇌와 척수 사이를 흐르는 뇌척수액 통로
venule	세정맥	소정맥
vestibule	후두전정	입구, 통로
viscera	내장	체강 내부 기관
visceral	내장의	체강 내 기관의
vital capacity	폐활량	최대 호기 후에 들이마실 수 있는 공기의 총량
vocal fundamental frequency	음성 기본주파수	성대 진동의 일차 주파수
vocal intensity	음성강도	음압으로 표현한 음성의 크기
vocal jitter	음성 지터	진동의 기본주파수에서 한 사이클에서 다음 사이클의 변화
voiced	유성음의	성대 진동을 통해 산출된 말소리
voiceless phonemes	무성 음소	성대를 진동하지 않고 산출된 음소
waveform	파형	진동에서 진폭의 변화를 그림으로 표시, 파형
wet spirometer	습식폐활량계	호흡량 측정에 사용되는 장치

용어의 영어/한자어·외래어/한글 표기

동의어는 [ ] 안에 표기하고, 생략 가능한 말은 ( ) 안에 표기했다.

영어	한자어·외래어	한글
A band	A 띠	어두운 띠
A fiber	A 섬유	
abdomen	복부	배
abdominal aponeurosis	복건막	배널힘줄
abdominal cavity	복강	배안
abdominal viscera	복부내장	
abduction	외전	벌림
abductor paralysis	외전근 마비	벌림근 마비
abduncens nerve	외전신경	갓돌림신경
absolute refractory period	절대불응기	
accessory cuneatus nucleus	부신경설상핵	부쐐기핵
accessory nerve	부신경	더부신경
acetylcholine	아세틸콜린	
acoustic reflex	음향반사	
acoustic striae	음향선	
acromion	견봉	어깨뼈봉우리
actin	악틴	가는근육미세섬유
action potential	활동전위	
activation	활성화	
Adam's apple	후두융기	아담의 사과
adduction	내전	모음
adductor paralysis	내전근 마비	모음근 마비
adenoid	인두편도[아데노이드]	
adequate stimulus	적합자극	
adipose tissue	지방조직	
aditus laryngx	후두입구[후두개구부]	
aditus to the mastoid antrum	유양동구	꼭지방입구
aeration	환기	
afferent	구심성	들-

afferent nerve	구심신경	들신경
afferent pathway	구심성 경로	들성 경로
agonist	작용근[주동근]	
air sac	기낭	공기 주머니
all-or-nothing manner	실무율 방식	
alpha	알파	
alveolar arch	치조궁	이틀궁
alveolar duct	폐포관	허파꽈리관
alveolar pressure	폐포압	허파꽈리압
alveolar process	치조돌기	이틀돌기
alveolar region	치조부위	이틀부위
alveolar ridge	치조능선	이틀능선
alveoli	폐포	허파꽈리
alveolus	치조	이틀뼈
amelogenesis imperfect	사기질형성부전증 [불완전사기질형성증]	
amphiarthrodial joint	반관절	
ampulla	팽대	
amygdaloid body	편도체[편도핵]	
amyotrophic lateral sclerosis [ALS]	근위축측삭경화증[루게릭병]	근육위축가쪽경화증
anastomoses	문합	연결망
anatomical position	해부학적 위치	
anatomy	해부학	
anesthesia	마취	
aneurysm	동맥류	동맥자루
angiology	혈관학[맥관학]	
angle	각	구석
angular gyrus	각회	각이랑
annular ligament	윤상인대	고리인대
anomia	명칭실어증	이름못대기증
anosmia	후각상실증[무후각증]	
ansa cervicalis	경신경고리	목신경고리
antagonist	대항근[길항근]	
anterior	전	앞
anterior(ventral) median fissure	전(복측)중앙열	앞정중틈새
anterior belly	전복	앞힘살
anterior cerebral artery	전대뇌동맥	앞대뇌동맥
anterior clinoid process	전상돌기	앞침상돌기
anterior commissure	전교련[전연합]	앞맞교차
anterior communicating artery	전교통동맥	앞교통동맥
anterior corticospinal tract	전피질척수로	앞겉질척수로
anterior gray column	전회색질원주	앞회색질기둥
anterior horn	전각	앞뿔
anterior inferior cerebellar artery	전하소뇌동맥	앞아래소뇌동맥
anterior insula	전도회	앞대뇌섬
anterior lateral sulcus	전측구	앞가쪽고랑
anterior ligament of malleus	추골 전인대	망치뼈 앞쪽 인대
anterior limb	전가지	앞가지
anterior lobe	전엽	앞엽

anterior nasal spine	전비극	앞코가시
anterior scalenus	전사각근	앞목갈비근
anterior spinal artery	전척수동맥	앞척수동맥
anterior spinocerebellar tract	전척수소뇌로	앞척수소뇌로
anterior spinothalamic tract	전척수시상로	앞척수시상로
anterior vertical semicircular canal	전수직반규관	앞쪽 수직반고리뼈관
anterior white commissure	전백색교련	앞백색질맞교차
anterolateral	전측	앞가쪽
anterolateral belt	전외측 주변부	바깥 앞쪽 주변부
anteroventral cochlear nucleus	전복측와우핵	앞배쪽 달팽이관
antihelix	대이륜	맞둘레
antitragus	대이주	맞구슬
aortic hiatus	대동맥공	대동맥구멍
aperture	공간국소	구멍
apex	첨부	꼭대기
aphasia	실어증[언어상실증]	
aphonia	무성증[발성불능증]	
apical pleura	첨흉막	꼭대기쪽가슴막
aplasia	이개 기형	귓바퀴 무형성증
aponeurosis	건막	널힘줄
appendicular skeleton	사지골격	팔다리뼈대
applied anatomy	응용해부학	
apraxia	실행증[행위상실증]	
arachnoid mater	지주막	거미막
archicerebellum	원시소뇌	
arcuate fasciculus	궁상속	활모양다발
areolar tissuc	원형조직	성근조직
Arnold-Chiari Malformation	아놀드-키아리 기형	
arthrology	관절학	
articular capsule	관절낭	관절주머니
articular facet	관절와	관절오목
articulation	관절/조음	
articulator	조음자	
articulatory goal	조음 목표	
articulatory system	조음계	
aryepiglottic fold	피열후두개주름	모뿔덮개주름
aryepiglottic muscle	피열후두개근	모뿔덮개근
arytenoid cartilage	피열연골	모뿔연골
aspiration	흡인	사레
aspiration pneumonia	흡인성 폐렴	
associated chain theory	연합연쇄 이론	
association area	연합영역	
association fiber	연합섬유	
astrocyte	성상세포	별아교세포
ataxic dysarthria	실조성 구음장애	실조성 마비말장애
athetosis	무정위운동	느리고 비틀거리는 움직임
atlas	환추	고리뼈
atmospheric pressure	대기압	
atresia	폐쇄증[폐색증]	

atrophy	위축	
attrition	마모	
auditory	청각	
auditory brainstem response	청성뇌간반응	
auditory core of cortex	청각 중심 피질	
auditory echo	청각 반향	
auditory nerve	청각신경	속귀신경
auditory radiation [geniculotemporal radiation]	청각방사[슬상관자방사]	
auditory reception	청각 수용	
auditory tube	이관[귀이두관]	이관의 입구
auricle[pinna]	이개	귓바퀴
auricular cartilage	이개연골	귓바퀴 물렁뼈
auricular tubercle	이개결절	귓바퀴결절
automaticity	자동성	
autonomic nervous system	자율신경계	
average fundamental frequency	평균기본주파수	
awareness	자각	
axial skeleton	축골격	몸통뼈대
axis	축추	중쇠뼈
axoaxonic synapse	축삭축삭 연접[축삭축삭시냅스]	
axodendritic synapse	축삭수상돌기 연접	축삭가지돌기시냅스
axon	축삭	
axon hillock	축삭소구	축삭둔덕
axosomatic synapse	축삭세포체 연접[축삭세포체시냅스]	
Babinski reflex	바빈스키반사	
back	등	
background activity	배경활동	
background tonicity	배후긴장성	
balance	평형	
ballism	무도병	도리깨질증
baroreceptor	압력수용기	
barrel chest	종형흉곽	술통형가슴
basal ganglia	기저핵	바닥핵
basal sulcus	기저구	바닥고랑
basement membrane	기저막	바닥막
basilar artery	뇌저동맥	뇌바닥동맥
basilar membrane	기저막	바닥막
basilar part	기저부	바닥 부분
basilar portion	기저부	바닥 부위
basket cell	농세포	바구니세포
Bell's palsy	벨마비	
belly	근복	힘살
best frequency	최적 주파수	
beta	베타	
bicuspid	소구치	작은어금니
bipolar	양극	
blood	혈액	피
blood-brain barrier	혈액뇌장벽	
body	몸체	몸통

body of the incus	침골체	모루뼈몸통
body system	신체계통	
bolus	식괴	음식덩이
bone	골	뼈
bony cage	골격실	골격우리
brachia conjunctiva	상소뇌각	결막앞다리
brachial plexus	상완총	팔신경얼기
brain mapping	뇌지도화[뇌매핑]	
brain stem	뇌간	뇌줄기
branch	줄기	가지
breathiness	기식성	바람새는 소리
breaths per minute(bpm)	분당 호흡수	
breathy phonation	기식성 발성	바람새는 소리의 산출
bridging arm	연결팔[브리지암]	
Broca's area	브로카영역	
Broca's aphasia	브로카실어증[브로카언어상실증]	
bronchi [bronchial tube]	기관지	
bronchial tree	기관지수상구조	기관지나무
bronchiole	세기관지	
buccal cavity	협강	입안안뜰
buccal surface	협면	볼면
buccinator	협근	볼근
buccoversion	협측전위	볼쪽자리바뀜
buckling effect	버클링 효과	
bulbar	연수	숨뇌, 망울
cadal parabelt	미측 외곽부	꼬리 바깥부
calamus scriptorius	필첨	꾀촉 끝
calcarine sulcus	조거구	새발톱고랑
canal of tensor tympani	고막장근관[고막긴장근관]	
canine eminence	견치융기	송곳니두덩
caput	두부	머리
cardiac muscle	심근[심장근육]	
caries	우식[충치]	
carina trachea	기관용골	기관갈림부
carotid body	경동맥소체	목동맥토리
carotid division	경동맥분지	목동맥분지
cartilage	연골	물렁뼈
cartilaginous glottis	연골성문[연골성대문]	
cartilaginous join	연골관절	물렁뼈결합
cartilaginous septum	연골중격	물렁뼈가로막
cauda equina	마미신경	말총
caudate nucleus	미상핵	꼬리핵
caudolateral	미외측	바깥 꼬리쪽
caudolateral belt	미외측 주변부	바깥 꼬리쪽 주변부
caudomedial	미내측	안쪽 꼬리 부분
caudomedial belt	미내측 주변부	안쪽 꼬리쪽 주변부
cavum conchae	이갑개강	조가비공간
cementum	백악질[시멘트질]	
center frequency	중심주파수	

central apnea	중추수면무호흡	
central canal	중심관	
central control theory	중앙제어 이론	
central gray matter	중앙회색질	
central incisor	중절치	중간앞니
central nervous system	중추신경계	
central nucleus of inferior colliculus	하구 중심핵	아래 둔덕 가운데 핵
central portion	중앙부	
central sulcus (Rolandic sulcus)	중심구	중심고랑[롤란도고랑, 롤란도틈새]
central sulcus of the insula	섬엽의 중심구	대뇌섬의 중심구
central tendon	중심건	중심널힘줄
cephalo-caudally	상하	머리에서 꼬리쪽(아래)으로
cerebellar cortex	소뇌피질	소뇌겉질
cerebellar fossa	소뇌와	소뇌우묵
cerebellar peduncle	소뇌각	소뇌다리
cerebellopontine angle	소뇌교각	소뇌다리뇌각
cerebellopontine angle tumor	소뇌교각종양	소뇌다리뇌각종양
cerebellum	소뇌	
cerebral aqueduct	중뇌수도[대뇌수도관]	
cerebral cortex	대뇌피질	대뇌겉질
cerebral fossa	대뇌와	대뇌우묵
cerebral hemisphere	대뇌반구	
cerebral longitudinal fissure [superior longitudinal fissure, interhemispheric fissure]	대뇌종렬	위세로틈새[반구간 틈새]
cerebral peduncle	대뇌각	대뇌다리
cerebrospinal fluid	뇌척수액	
cerebrospinal fluid rhinorrhea	뇌척수액비루	뇌척수액콧물
cerebrovascular accident	뇌혈관사고	
cerebrovascular system	뇌혈관계	
cerebrum	대뇌	
cerumen [ear wax]	귀지	
cervical fascia	경근막	목근막
cervical nerve	경추	목신경
cervical plexus	경신경총	목신경얼기
cervical vertebra	경추	목뼈
cervicofacial	경안면	목얼굴
channel protein	채널단백질	
characteristic delay	특이지연	
characteristic frequency	고유주파수[특이주파수]	
checking action	조절작용	
chiasma	교차점	
chiasmatic groove	시신경교차구	시각교차고랑
chondroglossus muscle	소각설근	작은뿔혀근
chorda tympani	고삭신경	고실끈신경
choreiform	무도병적	무도병의
choroid plexus	맥락총	맥락얼기
chronic obstructive pulmonary disease	만성폐쇄폐질환	
cilia	섬모	

cingulated gyrus	대상회	띠이랑
cingulum	대상속	띠다발
circle of Willis	대뇌동맥륜[윌리스환]	
circular sulcus	윤상구	섬둘레고랑
class I occlusal relationship	class I 교합	
class II malocclusion	class II 부정교합	
class III malocclusion	class III 부정교합	
clava[gracilis] tubercle	박속핵결절	널판결절
clavicle	쇄골	빗장뼈
clavicular breathing	쇄골호흡	빗장뼈호흡
clavicular head	쇄골두	빗장뼈머리
cleft sternum	흉골열	복장뼈갈림(증)
clinical anatomy	임상해부학	
clinical eruption	임상치아맹출	임상이돋이
clivus	경사대	비스듬틀
closure	폐쇄	다물기
coarticulation	공조음[동시조음]	
coccygeal ligament	미골인대	꼬리인대
coccygeal vertebrae	미추	꼬리뼈척추
coccyx	미골	꼬리뼈
cochlear	와우	달팽이
cochlear canaliculus [cochlear aqueduct]	와우소관	달팽이소관
cochlear duct	와우관	달팽이관
cochlear microphonic	와우전위(와우마이크로포닉)	달팽이관 음전기반응
cochlear nucleus	와우핵	달팽이핵
cochlear recess	와우와	달팽이오목
cochleariform process	와우 각상돌기	숟가락돌기
cognition	인지	
cognitive function	인지 기능	
collagenous fiber	아교섬유	
columella	비주	코기둥
columnar epithelium	원주상피	
combined sensation	연합감각	
commissural fiber	교련섬유	맞교차섬유
compact bone	치밀골	치밀뼈
comparative anatomy	비교해부학	
complex motor	복합운동	
complex speech production	복잡한 발화 산출	
compound action potential	복합활동전위	
compressive strength	내압 강도	압축힘
conceptual system	개념체계	
concha	이갑개	귀선반
concha auriculae	이갑개	귀조가비
conducting zone	전도구역	
conduction aphasia	전도실어증[전도언어상실증]	
conduction velocity	전도 속도	
condylar joint	과상관절[타원관절]	
condylar process	관절돌기	
condyle	관절융기	

cone of light	광추면	
conjugate movement	동향운동	결합운동
connective tissue	결합조직	
consciousness	의식	
contralateral cerebellar hemisphere	대측 소뇌반구	반대쪽 소뇌반구
contralateral innervation	대측성 신경지배	반대쪽 신경지배
contralateral stimulation	대측자극	반대쪽 자극
contralaterally	대측으로	반대쪽으로[맞은편으로]
cornu	각	뿔
conus elasticus	탄성원추	탄력원뿔
conus medullaris	척수원추	척수원뿔
convergence	수렴	눈모음
convolution	회[산]	이랑
coordinating	협응[조화]	
coordinative structure	협응구조[조화구조]	
coracoids process	오훼돌기	부리돌기
corniculate cartilage	소각연골	잔뿔연골
corona radiate	방사관	대뇌부챗살
coronal	관상	좌우세로
coronal section	관상절개[관상면]	좌우세로절개
coronal suture	관상봉합	좌우세로봉합
coronoid process	구상돌기[근육돌기]	갈고리돌기
corpora quadrigemina	사구체	
corpus	체	몸통
corpus callosum	뇌량	뇌들보
corpus sterni	흉골몸체	복장뼈몸체
corpus striatum	선조체	줄무늬체
corticobulbar tact	피질연수로	겉질숨뇌경로
corticopontine	피질교뇌	겉질다리뇌
corticopontine tract	피질교뇌로	겉질다리뇌경로
costal pleura	늑흉막	갈비가슴막
cotyloid joint	구상관절	절구관절
cough reflex	기침반사	
course	경로	
cover	덮개(층)	
cranial cavity	두개강	머리안
cranial nerve	뇌신경	
cranial root	뇌근	뇌뿌리
craniosynostosis	두개골유합증	머리뼈붙음증
cranium	두개골	머리뼈
cribriform plate	사(골)판	체판
cricoarytenoid joint	윤상피열관절	반지모뿔관절
cricoid arch	윤상연골궁	반지연골활
cricoid cartilage	윤상연골	반지연골
cricopharyngeal muscle	윤상인두근	반지인두근
cricothyroid joint	윤상갑상관절	반지방패관절
cricothyroid muscle	윤상갑상근	반지방패근
cricotracheal membrane	윤상기관막	반지기관막
crista ampularis	팽대부릉[팽대능선]	

crista galli	계관	볏돌기
critical limit	임계한도[위험한계]	
cross-bridging	연결다리	
crossed olivocochlear	교차올리브와우	교차올리브달팽이관
crossed olivocochlear bundle	교차올리브와우속	교차올리브달팽이다발
crown	치관	치아머리
crura	각	다리
crura antihelicis	대이륜각	맞둘레다리
crus cerebri	대뇌각	대뇌다리
crus commune	총각	공통다리
cuboidal cell	입방세포[Type II 폐세포]	
cuneate tubercle	설상결절	쐐기다발결절
cuneiform cartilage	설상연골	쐐기연골
cuneocerebellar tract	설상소뇌로	쐐기소뇌로
cuneus	설상엽	쐐기소엽
Cupid's bow	큐피드궁	큐피드의 활
cupola	마루	꼭대기
cuspid	견치	송곳니
cut	절단	
cymba conchae	이갑개주	조가비틈
cytology	세포학	
Darwin's tubercle	이개결절	귓바퀴결절
dead air	사공	죽은공기
dead space air	사강공기	죽은공간공기
deciduous arch	유치궁	젖니활
deciduous teeth	유치	젖니
decussation	교차하다	
deep	심부[상층]	깊은
deep cervical fascia	경근막	목근막
deep lamina propria	고유층 중 심층	
deep sensation	심부 감각	깊은 감각
deglutition	연하	삼킴
delta	델타	
demyelination	탈수초화	말이집탈락
dendrite	수상돌기	가지돌기
dendrodendritic synapse	수상돌기 간 연접	가지돌기사이시냅스
dental alveoli	치조	이틀
dental arch	치조궁	이틀활
dentate gyrus	치상회	치아이랑
dentate nucleus	치상핵	
dentate suture	치아봉합	치아꿰맴
dentatothalamic	치시상	
denticulate ligament	치상인대	돌기인대
dentin	상아질	
depolarization	탈분극	
depression	억제[우울, 함몰]	내림
depressor anguli oris muscle	구각하제근	입꼬리내림근
depressor labii inferior muscle	하순하제근	아랫입술내림근
dermatome	피부분절	

descending abdominal aorta	하행복부대동맥	내림배대동맥
descending corticospinal tract	하행 피질척수로	내림겉질척수로
descriptive anatomy	기술해부학	
development	발달	
developmental anatomy	발달해부학	
developmental apraxia of speech	발달성 말실행증	발달성 말행위상실증
developmental division	발생학적 분류	
diadochokinesis	교대운동	길항운동 반복
diadochokinetic rate	교대운동 속도	길항운동 반복속도
diaphragm	횡격막	가로막
diaphragma sella	안격막	안장가로막
diaphragmatic hiatus	횡격막공	가로막구멍
diaphragmatic pleura	횡격막흉막	가로막가슴막
diarthrodial joint	가동관절	움직관절
diencephalon	간뇌	사이뇌
differentiation	분화	
diffusion	확산	
digastric muscle [digastricus]	이복근	두힘살근
digestive system	소화계	
diplegia	양측마비	양쪽마비
diplopia	복사시	겹보임
dissect	절개[분리]	
distal	원위	먼쪽
distal surface	원심면	먼쪽면
distoversion	원심전위	바깥쪽치우침
distribution	분배	
divergence	확산	퍼짐
dorsal	배측	등쪽
dorsal acoustic striae	배측 음향선	등쪽 음향선
dorsal cochlear nucleus	배측 와우핵	등쪽 달팽이관핵
dorsal medial geniculate body	후내측 슬상체	뒤쪽 안쪽 무릎체
dorsal nucleus of lateral lemniscus	외측 융대후핵	바깥쪽 섬유대 등쪽 핵
dorsal root fiber	후근신경섬유	뒤뿌리신경섬유
dorsal root ganglia	후근신경절	뒤뿌리신경절
dorsal scapular nerve	견갑배신경	등쪽어깨신경
dorsal spinocerebellar tract	배측 척수소뇌로	등쪽 척수소뇌로
dorsal stria	배측 선조체	등쪽 줄무늬체
dorsiflexion	배측굴곡	후방굽힘[손등굽힘, 발등굽힘]
dorsolateral sulcus	배외측구	등외측고랑
dorsum	(설)배	(혀)등
dorsum sellae	안배	안장등
dry pleurisy	건성흉막염	건성가슴막염
ductus reunion	연합관	결합관
dura mater	경(질)막	
dynamic model	역동 모델	
dynamic range	가청 범위[역동 범위]	
dysarthria	구음장애	마비말장애
dysdiadochokinesia	길항운동장애[상반운동반복장애]	
dysphagia	연하장애	삼킴장애

dyspraxia	통합운동장애[행동곤란증]	
dysprosody	실율증[억양장애]	
dystonia	이긴장(증)[근(육)긴장이상(증)]	
ear drum	고막	
ectopia cordis	심장이소증	심장딴곳증
edema	부종	
Edinger-Westphal nucleus	에딩거-베스트팔핵	
effector system	효과기체계	
efferent	원심성	날-
efferent nerve	원심신경	날신경
efferent pathway	원심성 경로	내보내는 경로
elastic fiber	탄력섬유	
electrical potential	전기전위	
electron	전자	
elevation	융기	올림
ellipsoid joint	난형관절[타원관절]	
elliptical recess	난형낭와	타원오목
emboliform nucleus	전상핵	마개핵
embolism	색전증	
embolus	색전	
emotional lability	정서적 불안정	
emphysema	폐기종	공기증
en passant[in passing]	통과	
enamel	사기질[법랑질]	
encephalon	뇌	
end-effector	최종효과기	
endocochlear potential	와우내전위	달팽이내전위
endocrine system	내분비계	
endolymph	내림프	속림프
endolymphatic duct	내림프관	속림프관
endotracheal tube	기관내(삽)관	
entrance to the Eustachian tube	이관[유스타키오관] 입구	
epidural hematoma	경막외혈종	경질막바깥혈종
epidural space	경막외공간	경질막바깥공간
epiglottis	후두개	후두덮개
epimysium	근외막	근육바깥막
epithelial tissue	상피조직	
equatorial region	적도부위	
equipotentiality	등전위성[등역가성]	
erector spinae [sacrospinal muscle]	척주기립근	척주세움근
esophageal hiatus	식도문	식도구멍
esophageal reflux	식도역류	
esophageal sphincter	식도괄약근	식도조임근
esophageal stage	식도단계	
esophagus	식도	
ethmoid bone	사골	벌집뼈
Eustachian tube	이관[유스타키오관]	
eversion	외번	뒤집힘
excitatory effect	흥분성 효과	들뜸 효과

excite	흥분	들뜸
executive dyspraxia	실행성 통합운동장애 [실행성 행동곤란증]	
executive function	실행 기능	
expectoration	객담배출	가래뱉음
expiration	호기	날숨
expiratory reserve volume	호식성 예비용적	날숨예비량
expulsive reflex	반출반사[배출반사]	
extension	신전	펴짐
external	외	바깥
external auditory meatus	외이도	바깥귀길
external intercostal	외늑간근	바깥갈비사이근
external nucleus of inferior colliculus	하구외핵	아래둔덕 바깥핵
external oblique abdominis	외복사근	배바깥빗근
external occipital protuberance	외후두융기	바깥뒤통수뼈융기
external thyroarytenoid muscle	외측갑상피열근	바깥방패모뿔근
exteroceptor	외수용체	바깥수용체
extracellular	세포외	세포바깥
extracellular matrix	세포외바탕질	세포바깥바탕질
extrafusal muscle	방추외근육	방추밖근육
extrafusal muscle fiber	방추외근섬유	방추밖근섬유
extrapyramidal	추체외	피라미드바깥
extrinsic laryngeal muscle	외후두근	바깥후두근
eye tooth	상악견치	위송곳니
face	상	얼굴
face recognition	안면인식	
facial colliculus	안면신경구	얼굴신경둔덕
facial nerve	안면신경	얼굴신경
false rib	가성늑골	거짓갈비뼈
false vocal fold	가성대	가짜성대
falsetto	가성	
falx cerebella	소뇌겸	소뇌낫
falx cerebri	대뇌겸	대뇌낫
fascia	근막	
fasciculation	연축[근육 수축]	근섬유다발 수축
fasciculus	속	다발
fasciculus cuneatus	설상속	쐐기다발
fasciculus gracilis	박속	얇은다발
fast twitch	빠른 연축	
fast twitch fiber	빠른 연축섬유	
fastigial nucleus	실정핵	꼭지핵
faucial pillar	구협지주[협구궁]	목구멍기둥
feature detector	자질감지기[특징탐지자]	
feedback theory	피드백 이론	
feeding center	섭식중추	
fibroblast	섬유모세포	
fibrocartilage	섬유연골	
fibroelastic membrane	섬유탄력막	
fibrous connective tissue	섬유결합조직	

fibrous joint	섬유관절	
fibrous membrane	섬유막	
fibrous tissue	섬유조직	
filum terminale	종사	종말끈
fimbria hippocampus	해마술	해마가장자리
final common pathway	최종 공통경로	
fine motor	미세운동	
fissure	열구	틈새
flaccid	이완성	
flaccid dysarthira	이완성 구음장애	이완성 마비말장애
flexion	굴곡[굴절]	굽힘
flexor	굴근	굽힘근
floating rib	부유늑골	뜬갈비뼈
flocculonodular lobe	편엽소절엽	타래결절엽
flocculus	편엽	타래
footplate	족판	발판
foramen cecum	설맹공	혀막구멍
foramen magnum	대공	큰구멍
foramen ovale	난원공	타원구멍
foramen rotundum	정원공	원형구멍
foramen round	정원창	원형구멍
foramen vena cava	대정맥공	대정맥구멍
foramina	추공	척추뼈구멍
forced expiration	노력성 호기	노력성 날숨
forced inspiration	노력성 흡기	노력성 들숨
formant frequency	공명[포먼트]주파수	
fornix	원개(궁)	뇌활
frequency perturbation	주파수 변동	
frequency specificity	주파수 특이도	
frontal	전두	이마[앞]
frontal bone	전두골	이마뼈
frontal epidural hematoma	전경막외혈종	앞경질막바깥혈종
frontal gyrus	전두회	이마이랑
frontal lobe	전두엽	이마엽
frontal lobe lesion	전두엽 손상	이마엽 손상
frontal process	전두돌기	이마돌기
frontal section	전두절개	이마절개
fronto-parietal operculum	전두-두정 덮개	이마-마루 덮개
frontopontine	전두뇌교	이마다리뇌
functional	기능적	
functional residual capacity	기능적 잔류용량[기능잔기용량]	
fundamental frequency	기본주파수	
funiculus	섬유단	신경근뿌리
fusimotor	방추운동신경	
gag reflex	구역반사[구토반사]	
gamma	감마	
gamma motor neuron	감마 운동뉴런[감마 운동신경세포]	
ganglia	신경절	
gastroesophageal reflux	위식도역류	

general	일반화	
general somatic afferent nerve	일반체성구심신경	일반몸들신경
general somatic efferent nerve	일반체성원심신경	일반몸날신경
general visceral afferent nerve	일반내장구심신경	일반내장들신경
general visceral efferent nerve	일반내장원심신경	일반내장날신경
generator potential	기동전위[발생기전위]	
geniculate ganglion	슬신경절	무릎신경절
genioglossus muscle	이설근	턱끝혀근
geniohyoid muscle	이설골근	턱끝목뿔근
genu	슬	무릎
ginglymus	접번관절[경첩관절]	
glabrous	무모	털 없는 피부
glia	아교세포	
glial cell	교세포[신경아교세포]	
gliding	활두	미끄러짐
global aphasia	전반실어증[완전언어상실증]	
global deficit	전반적 손상	
globose nucleus [nucleus interpositus]	구상핵[중간위치핵]	
globus pallidus	담창구 [창백핵]	
glomerulus	사구체	후각 사이신경세포
glomus tumor	사구종양	토리종양
glossoepiglottic fold	설후두개주름	혀덮개주름
glossopharyngeal nerve	설인신경	혀인두신경
glottal attack	성대접촉	
glottal fry	진동음역[성대 프라이]	성대튀김소리
glottis	성(대)문	
goblet cell	술잔세포	
Golgi cell	골지세포	
Golgi tendon organ	골지힘줄기관	
gomphosis	정식관절	못박이관절
gradient	경사(차)	기울기(차이)
granular epithelium	선세포	샘세포
granular layer	과립층	과립층
gray matter	회(색)질	
greater cornu	대각	큰뿔
greater wing	대익	큰날개
groove	구	고랑
gross anatomy	육안해부학	
gustation	미각	맛감각
gyrus	회	이랑
H zone	H 역	
habenular commissure	고삐교련	고삐맞교차
habenular nucleus	고삐핵	
habitual pitch	습관적 음도	
hamulus	갈고리	갈고리 모양 돌기
hard glottal attack	강한 성대접촉	
hard palate	경구개	단단입천장
head	두부	머리
head shadow	두영	머리에 의한 음영

hearing	청각	
helicotrema	와우공	달팽이구멍
helix	이륜	귀둘레
hematoma	혈종	
hemiballism	편무도병	반도리깨질증
hemiplegia	편마비[반신마비]	
hemisphere	반구	
Heschl's gyrus	헤쉴회	헤쉴이랑
heteronymous bitemporal hemianopia	대측양이반맹	반대쪽 양귀쪽 반맹
hiatus	열공	구멍
high concentration gradient	고농도 차이	
high spontaneous rate	고자발비율[저역치, 고자발적 발화율]	
high threshold reuron	고역치 신경원	
higher-order	고차원	
higher-order area of processing	고차원 처리영역	
higher-order region	고차원 영역	
high-level reflex	고차원 반사	
hilum	폐문	
hinge joint	경첩관절	
hip bone	관골	볼기뼈
hippocampal formation	해마형성체	
hippocampus	해마	
histology	조직학	
hoarseness	애성	쉰목소리
homonymous hemianopia	동측반맹	같은쪽 반맹
homunculus	호먼큘러스	뇌난쟁이
horizontal plate	수평판	
humerus	상완골	위팔뼈
hyaline cartilage	유리연골	
hyoglossal membrane	설골설막	목뿔혀막
hyoepiglottic ligament	설골후두개인대	목뿔덮개인대
hyoglossus muscle	설골설근	목뿔혀근
hyoid	설골	목뿔뼈
hyperextension	과신전	젖힘
hyperkinetic dysarthria	운동과다 구음장애	과운동성 마비말장애
hyperpolarization	과분극	
hyperreflexia	반사항진[과다반사]	
hypertonia	과긴장[근육긴장항진증]	
hyperventilation	과다호흡	
hypoglossal nucleus	설하신경핵	혀밑신경핵
hypoglossal trigone	설하신경삼각	혀밑신경삼각
hypokinetic dysarthria	운동감소구음장애	과소운동성 마비말장애
hypophyarynx	후두인두[하인두]	
hypophyseal fossa	하수체와	뇌하수체오목
hypophysis	뇌하수체	
hypoplasia	형성저하증	
hyporeflexia	반사저하	
hypothalamus	시상하부	
hypotonia	근긴장저하[근육긴장감소증]	

hypoxia	저산소증	
ideation	개념	
iliac crest	장골능	엉덩뼈능선
iliacus muscle	장골근	엉덩근
iliocostal muscle	장늑골근	엉덩갈비근
iliocostalis cervicis	경장늑근	목엉덩갈비근
iliocostalis lumborum	요장늑근	허리엉덩갈비근
iliocostalis thoracis	흉장늑근	등엉덩갈비근
iliohypogastric muscle	장골하복	엉덩아랫배
ilioinguinal	장골서혜	엉덩샅굴
illium	장골	엉덩뼈
impedence matching	임피던스 정합	
incisive foramen	절치공	앞니구멍
incisive fossa	절치와	앞니오목
incisor	절치	앞니
incudostapedial joint	침등관절	모루등자관절
incus	침골	모루뼈
indirect system	간접체계	
indusium griseum	회색층	
inferior	하	아래
inferior alveolar nerve	하치조신경	아래이틀신경
inferior articular facet	하관절면	아래관절면
inferior belly	하복	아래힘살
inferior cerebellar peduncle	하소뇌각	아래소뇌다리
inferior colliculus	하구	아래둔덕
inferior cornu	하각	아래뿔
inferior costal facet	하늑골면	아래갈비면
inferior frontal gyrus	하전두회	아래이마이랑
inferior horn	하각	아래뿔
inferior intervertebral notch	하추절흔	아래척추뼈패임
inferior longitudinal muscle	하종설근	혀아래세로근
inferior mental spine	하이극	아래턱끝가시
inferior nasal concha	하비갑개	아래코선반
inferior olivary	하올리브	아래올리브
inferior olivary complex	하올리브복합체	아래올리브복합체
inferior pharyngeal constrictor	하인두수축근	아래인두수축근
inferior pontine sulcus	하뇌교구	아래다리뇌고랑
inferior turbinate	하비갑개	아래코선반
inferior vena cava	하대정맥	아래대정맥
inferior vestibular nucleus	하전정핵	아래안뜰핵
infrahyoid muscle	설골하근	목뿔아래근
infraorbital foramen	안와공	눈확아래구멍
infraorbital margin	안와하연	눈확아래모서리
infraorbital nerve	안와신경	눈확신경
infraversion	저위(치아)[하방시]	
inguinal ligament	서혜인대	샅고랑인대
inhalatory stridor	흡기천명	들숨 그렁거림
inhibition	억제	
inhibitory	억제성	

inhibitory postsynaptic potential	억제성 연접[시냅스]후전위	
inner ear	내이	안쪽귀
inner hair cell	내유모세포	안쪽털세포
inner layer	내층[점막층]	
innermost intercostal muscle	최내늑간근	맨속갈비사이근
innominate bone	관골[무명골]	볼기뼈
insertion	삽입점[정지]	닿는곳
inspiration	흡기	들숨
inspiratory capacity	흡기용적	들숨폐활량
inspiratory reserve volume	흡기예비용적	들숨예비량
insula	뇌섬엽	대뇌섬
intensity	강도	소리크기
interaural intensity difference	양이 간 강도	
interaural phase[time] difference	양이 간 위상	양쪽 귀 시간차
intercellular resting potential	세포 간 안정막전위	
intercostal memebrane	늑간막	갈비사이막
intercostal nerve	늑간신경	갈비사이신경
intermaxillary suture	상악골간봉합	위턱사이뼈봉합
intermediate	중	가운데
intermediate acoustic stria	중간음향선	가운데 음향선
intermediate lamina propria	고유층 중 중간층	
intermediate layer	중간층	
intermediate stria	중간선조체	중간줄무늬체
intermediate tendon	중간건	가운데힘줄
internal	내	속
internal auditory meatus	내이도	안쪽귀길
internal capsule	내포	속섬유막
internal carotid artery	내경동맥	속목동맥
internal genu	외반슬	밖굽이무릎
internal intercostal muscle	내늑간근	속갈비사이근
internal oblique abdominal muscle	내복사근	배속빗근
internal pterygoid muscle	내측익돌근	안쪽날개근
internal strabismus	내사시	
interneuron	중간뉴런[중간신경세포]	
interoceptor	내수용체	
interosseous	골간	뼈사이
interpeduncular fossa	경간와	다리사이오목
interspike interval histogram	극파 간격 그래프 [인터스파이크 간격 히스토그램]	
interstitial space	세포 간 공간	세포 사이의 공간
intertragic incisure	주간절흔	귀구슬사이패임
intervertebral disc	추간판	척추원반
intervertebral foramina	추간공	척추사이구멍
intracellular	세포 내	
intracellular resting potential	세포 내 안정막전위	
intracellular space	세포 내 공간	각 세포 내의 공간
intrafusal fiber	방추내근육섬유	방추속근육섬유
intrafusal muscle	방추내근육	방추속근육
intrafusal muscle fiber	방추내근육섬유	방추속근육섬유

intraoral pressure	구강내압	입안압력
intraosseous eruption	골속맹출	뼈속이돋이
intraparietal sulcus	두정엽내구	마루엽속고랑
intrapleural pressure	흉막강내압	가슴막내압
intrinsic laryngeal muscle	내후두근	후두속근
inversion	내번	자리바꿈
involuntary muscle	불수의근	제대로근육
ion	이온	
ion movement	이온 이동	
ion transport	이온 운반	
ipsilateral	동측	같은 쪽
ischemia	허혈	
ischium	좌골	궁둥뼈
island of Reil	라일의 섬	
isthmus	협부	잘룩
jaw jerk reflex	하악반사	아래턱반사
jejunostomy	공장조루술	빈창자창냄술
joint	관절	
jugular foramen	경정맥공	목정맥구멍
kinesthetic sense [kinesthesia]	운동 감각	
kinocilium	운동섬모	
labioversion	순측전위	입술쪽자리바뀜
labyrinthine hair receptor	미로모수용체	
lacrimal bone	누골	눈물뼈
laminae	층	
lambdoid suture	시옷봉합[삼각봉합]	시옷물림
laminar flow	층류	
laryngeal cavity	후두강[후두공간]	
laryngeal depressor	후두하제	후두내림근
laryngeal elevator	후두상전	후두올림근
laryngeal saccule	후두소낭	후두실주머니
laryngeal stridor	후두천명	후두 그렁거림
laryngeal ventricle [laryngeal sinus]	후두실	
laryngectomee	후두적출자	
laryngectomy	후두적출술	
laryngitis	후두염	
laryngologist	후두전문의	
laryngopharynx	후두인두	
laryngoscope	후두(내시)경	
larynx	후두	
lateral	외측	가쪽
lateral aperture [foramina of Luschka]	외측공[루시카공]	가쪽구멍
lateral corticospinal tract	외측피질척수로	가쪽겉질척수로
lateral cricoarytenoid muscle	측윤상피열근	바깥반지모뿔근
lateral fissure	외측열	가쪽틈새
lateral geniculate body	외측슬상체	가쪽무릎체
lateral glossoepiglottic ligament	외측설후두개인대	바깥혀덮개인대
lateral incisor	측절치	옆앞니
lateral lemniscus	외측융대[외측섬유대]	가쪽섬유띠

lateral ligament of malleus	추골 측인대	망치뼈 가쪽인대
lateral process	측돌기	가쪽돌기
lateral pterygoid muscle	외측익돌근	가쪽날개근
lateral pterygoid plate	외측익돌판	바깥날개판
lateral semicircular canal	외측반규관	바깥반고리뼈관
lateral spinothalamic tract	외측척수시상로	가쪽척수시상로
lateral sulcus	외측구	가쪽고랑
lateral superior olive	외측상올리브	가쪽위올리브
lateral thyroarytenoid muscle	외측갑상피열근	바깥방패모뿔근
lateral thyrohyoid ligament	외측갑상설골인대	바깥방패목뿔인대
latissimus dorsi muscle	광배근	넓은등근
left hemisphere	좌반구	왼쪽 반구
left lung	좌폐	왼폐
lemniscal pathway	모대로[모대경로]	
lenticular process	두상돌기	렌즈돌기
lentiform nucleus	렌즈핵	
lesser cornu	소각	작은뿔
lesser wing	소익	작은날개
levator anguli oris	구각거근	입꼬리올림근
levator costarum muscle, brevis	단늑골거근	짧은 갈비올림근
levator costarum muscle, longis	장늑골거근	긴 갈비올림근
levator labii superioris muscle	상순거근	윗입술올림근
levator labii superioris alaeque nasi muscle	상순비익거근	윗입술콧방울올림근
levator scapulae muscle	견갑거근	어깨뼈올림근
levator veli palatine muscle	구개거근	입천장올림근
ligament	인대	
limb apraxia	사지실행증[사지행위상실증]	
limbic association area	변연연합영역	둘레연합영역
limbic lobe	변연엽	둘레엽
limbic system	변연계	둘레계통
limitans nucleus of thalamus	시상경계핵	
linea alba	백(색)선	
linea semilunaris	반월선	반달선
lingual depressor	설하제근	혀내림근
lingual frenulum	설소대	혀주름띠
lingual gyrus	설회	혀이랑
lingual nerve	설신경	혀신경
lingual papillae	설유두	혀유두
lingual surface	설면	혀면
lingual tonsil	설편도	혀편도
linguaversion	설측전위	혀쪽자리바뀜
linguistic dominance	언어우세성	
lingula bronchi	설구역기관지	혀구역기관지
literal paraphasia	음소착어증	자음말이상증
lobar bronchi	엽기관지	
lobar [intermediate] bronchi	엽기관지[중간기관지]	
lobule[lobe]	이수	귓볼
locked-in syndrome	감금증후군	
long association fiber	장연합섬유	긴연합섬유

longissimus muscle	최장근	가장긴근
longissimus capitis	두최장근	머리가장긴근
longissimus cervicis	경최장근	목가장긴근
longissimus thoracis	흉최장근	등가장긴근
longitudinal	종단	세로
loudness	강도	소리크기
low spontaneous rate	저자발비율[고역치, 저자발적 발화율]	
low threshold fiber	저역치 신경섬유	
low threshold neuron	저역치 신경원	
lower extremity	하지	다리
lower motor neuron [LMN]	하위운동신경원	
lower respiratory system	하부기도	
lumbar nerve	요신경	허리신경
lumber vertebra	요추	허리뼈
lumbodorsal fascia	요배근막	등허리근막
lung capacity	폐용적	
lung volume	폐용량	
lymph node	림프소절	
lymphocyte	림프구	
lymphoid tissue	림프조직	
macrophage	포식세포	
macula cribrosa media	중간체평형체반	
magnocellular nucleus	대세포성 핵	큰세포핵
mainstem bronchus	일차기관지	
malleolar facet	관절면	
malleolar fold	추골추벽	망치주름
malleus	추골	망치뼈
malocclusion	부정교합	맞물림장애
mammillary body	유두체	
mandible	하악골	아래턱뼈
mandibular branch	하악신경가지	아래턱뼈신경가지
mandibular foramen	하악공	턱뼈구멍
mandibular fossa	하악와	턱관절오목
mandibular hypoplasia	하악골발육부전증	아래턱뼈형성저하증
mandibular marginal branch	하악연지	턱모서리가지
mandibular notch	하악절흔	아래턱뼈패임
manometer	압력계	
manubrium (sterni)	흉골병	복장뼈자루
manubrium corpus	흉골체	복장뼈몸통
manubrosternal angle	흉골각	복장뼈각
margin	모서리	가장자리
masseter	교근	깨물근
mast cell	비만세포	
mastication	저작	씹기
mastoid air cell	유양봉소	꼭지벌집[유돌벌집]
mastoid portion	유양돌기부위	꼭지돌기부위
mastoid process	유양돌기	꼭지돌기
mastoiditis	유돌염	꼭지돌기염
matrix	기질	바탕질

maxilla	상악골	위턱뼈
maxillary branch	상악신경가지	위턱신경가지
maxillary process	상악돌기	위턱돌기
maxillary sinus	상악동	위턱굴
maximum phonation time	최대발성지속시간	
mechanoreceptor	기계수용기	
medial	중앙[내측]	안쪽
medial compression	성대내전력[성대접촉력]	
medial geniculate body	내측슬상체	안쪽무릎체
medial lemniscus	내측섬유대	안쪽섬유띠
medial longitudinal fasciculus	내측종속	안쪽세로다발
medial nucleus of trapezoid body	능형체 내핵	마름섬유체 안쪽 핵
medial pterygoid muscle	내측익돌근	안쪽날개근
medial pterygoid plate	내측익돌판	안쪽날개판
medial pulvinar of thalamus	내측시상침상핵	안쪽시상베개핵
medial superior olive	내측상올리브	안쪽위올리브
medial surface	내측면	안쪽면
medial vestibular nucleus	내측전정핵	안쪽안뜰핵
median	정중	
median aperture [foramen of Magendie]	정중공[마젠디공]	정중구멍
median fibrous septum	중간섬유막	중간사이섬유막
median glossoepiglottic ligament	중간설후두개인대	가운데혀덮개인대
median palatine suture	정중구개봉합	정중입천장봉합
median pharyngeal raphe	중인두봉선	중앙인두솔기
median raphe	정중봉선	정중솔기
median sulcus	(설)중심구	(혀의)중심고랑
median thyrohyoid ligament	중간갑상설골인대	가운데방패목뿔인대
mediastinal pleura	종격흉막	세로칸가슴막
mediastinum	종격	세로칸
medulla oblongata	연수	숨뇌
medullary reticulospinal	연수망상척수로	숨뇌그물척수로
medullary veli	연수범	숨뇌 천장
Meissner's corpuscle	표면감각기[마이스너소체]	
membranous glottis	막성(대)문	
membranous labyrinth	막성미로	
membranous pneumocyte	막폐포세포[Type I 폐세포]	
memory	기억	
meningeal lining	수막층[뇌막층]	
mental foramen	이공	턱끝구멍
mental protuberance	하악융기	턱끝융기
mental spine	이극	턱끝가시
mental symphysis	이결합	턱끝결합
mental tubercle	이결절	턱끝결절
mentalis	이근	턱끝근
Merkel disk receptor	메르켈원반수용기	
mesencenphalon	중뇌	
mesial	내측면	안쪽면
mesioversion	근심전위	안쪽치우침
metencephalon	후뇌	후뇌

microdontia	소치증	작은치아증
microglia	미세아교세포	소교세포
micrognathia	소악증	작은턱증
micropotential	미세전위	
microscopic anatomy	현미경적 해부학	
microtia	소이증	작은귀증
microvilli	미세융모	
midbrain	중뇌	
middle area	중간영역	
middle cerebellar peduncle	중소뇌각	중간소뇌다리
middle cerebral artery	중대뇌동맥[중간대뇌동맥]	
middle ear	중이	가운데귀
middle ear cavity	중이강	가운데귀공간
middle ear effusion	중이저류액[중이삼출액]	
middle frontal gyrus	중전두회	중간이마이랑
middle lateral belt	내외측 주변부	바깥 중간쪽 주변부
middle lobe	중(간)엽	
middle medial belt	중내측 주변부	안쪽 중간쪽 주변부
middle nasal concha	중비갑개	중간코선반
middle pharyngeal constrictor	중인두수축근	가운데인두조임근
middle temporal gyrus	중측두회	중관자이랑
midline	중앙선	
midsagittal section	정중시상절개[단면]	
milk teeth	유치	젖니
mimetic muscle	얼굴표정근육	
miniature end plate potential	미세종판전위[미세종말판전위]	
miniature postsynaptic potential	미세연접후전위[미세시냅스이후전위]	
minute volume	분시환기량[분당 호흡량]	
mitochondria	사립체[미토콘드리아]	
mixed	복합성	
mixed dysarthria	혼합성 구음장애	혼합성 마비말장애
mixed hypokinetic-ataxic-spastic dysarthria	혼합성 운동감소-실조-경직성 구음장애	혼합성 과소운동-실조-경직성 마비말장애
mixed sensory-motor	감각과 운동의 혼합성	
mixed spastic-ataxic dysarthria	혼합성 경직-실조성 구음장애	혼합성 경직-실조성 마비말장애
mixed spastic-flaccid dysarthria	혼합성 경직-이완성 구음장애	혼합성 경직-이완성 마비말장애
modal register	진성구[음계음역]	
modiolus	와우축	달팽이축
molar	대구치	큰어금니
molecular layer	분자층	
monoplegia	단일마비	홑팔다리마비
monopolar [unipolar]	단극	홑극
morphology	형태학	
motor	운동	
motor activation	운동 활성화	
motor commands	운동 명령	
motor cranial nerve	운동뇌신경	

motor endplate	운동종말판	운동끝단
motor function	운동 기능	
motor neuron	운동신경세포	
motor planning	운동 계획	
motor region	운동영역	
motor strip	운동회[운동신경대]	
motor unit	운동단위	
mucus	점액	
multiple motor unit summation	복합운동단위가중 [다중운동단위의 중합]	
multiple sclerosis	다발경화증	
multipolar	다극	뭇극
muscle	근육	
muscle movement system	근육운동체계	
muscle shortening	근육 수축	
muscle spindle	근육방추	
muscle tone	근긴장	
muscular process	근육돌기	
muscular system	근육계	
musculo-tendinous junction	근육-힘줄접합부	근육-힘줄이음부
myasthenia gravis	중증근무력증	
myology	근육학	
mydriasis	산동[동공확대]	
myelencephalon	수뇌	숨뇌
myelin sheath	수초[미엘린]	신경말이집[말이집]
myelinated axon	수초화된 축삭	
myelinated fiber	수초화된 섬유	
mylohyoid line	하악설골선	턱목뿔선
mylohyoid	하악설골근	턱목뿔근
myofilament	근(육)잔섬유[미오필라멘트]	
nares	전비공	콧구멍
nasal alae	비익	콧불
nasal bone	비골	코뼈
nasal cavity	비강	코안
nasal choanae	후비공	뒤콧구멍
nasal conchae	비갑개	코선반
nasal crest	비릉	코능선
nasal notch	비절흔	코패임
nasal regurgitation	비역류	비역류
nasal septum	비중격	코사이막
nasogastric tube	비위관	코위영양관
nasopharynx	비인두	코인두
neocerebellum [pontocerebellum]	신소뇌	새소뇌
neologism	신조어증	
nerve	신경	
nerve-muscle junction	신경-근육접합부	신경-근육이음부
nervous system	신경계	
nervous tissue	신경조직	
nervus intermedius	중간신경	

neuraxis	신경축	
neurology	신경학	
neuromuscular junction	신경근접합부	신경근(육)이음부
neuron	신경세포[뉴런]	
neurotransmitter	신경전달물질	
neutroclusion	중심교합	중심맞물림
nociceptor	통각수용기[통증감각기]	
node of Ranvier	랑비에마디	
nodulus	소결절	
non pyramidal cell	비추체세포[비피라미드세포]	
nondominant hemisphere lesion	비우세반구 손상	
nuchal ligament	항인대	목덜미인대
nuchal line	항선	목덜미선
nuclear bag fiber	핵낭섬유	핵주머니섬유
nuclear chain fiber	핵사슬섬유	
nucleus	핵	
nucleus ambigus	의핵[의문핵]	
nucleus cuneatus	설상핵	쐐기핵
nucleus gracilis	박속핵	널판핵
nucleus solitary	고립핵[고립로핵]	
Nussen fundopication	위저부주름술	위바닥주름술
obex	빗장	
oblique arytenoid muscle	사피열근	경사내모뿔근
oblique interarytenoid muscle	사피열간근	빗모뿔사이근
oblique line	사선[경사선]	
occipital horn	후두각	뒤통수뿔
occipital lobe	후두엽	뒤통수엽
occipitomastoid suture	후두유돌봉합	뒤통수꼭지봉합
occlusal surface	교합면	맞물림면
occlusion	교합	맞물림
oculomotor	동안	눈돌림
odontoid malformation	치상돌기기형	치아돌기기형
olfaction	후각	냄새 감각
olfactory bulb	후각신경구	후각망울
olfactory nerve	후각신경	
olfactory sulcus	후각구	후각고랑
oligodendrocyte	희돌기아교세포	
olive	올리브	
olivocerebellar fiber	올리브소뇌섬유	
olivocerebellar tract	올리브소뇌로	
olivocochlear bundle	올리브와우다발	올리브달팽이다발
omohyoid muscle	견갑설골근	어깨목뿔근
operculum	충란뚜껑	덮개
ophthalmic branch	안구신경가지	눈신경가지
optic canal	시신경관[시각신경관]	
optic chiasm	시신경교차[시각교차]	
optic nerve	시각신경	
optic radiation	시방선	시각부챗살
optic tract	시각로	

optimal pitch	적정음도	
oral apraxia	구강실행증[구강행위상실증]	
oral cavity	구강	입안
oral myofunctional therapy	구강근기능치료	구강근기능치료
oral preparatory stage	구강준비단계	입안준비단계
oral stage	구강단계	입안단계
oral surface	(설)구강면	(혀의)입면
oral transit time	구강 이동 시간	입안 이동 시간
oral-peripheral examination	구강말초검사	
orbicularis oris	구륜근	입둘레근
orbital margin	안와면	눈확모서리
orbital plate	안와판	눈확판
orbital portion	안와부위	눈확부위
orbital process	안와돌기	눈확돌기
orbital surface	안와면	눈확면
orbitofrontal cortex	안전두피질	눈이마피질
organ of Corti	나선기관[코르티기관]	
origin	시작점[기시]	이는곳
oropharynx	구인두	입인두
os odontoideum malformation	치아돌기이형증	치아돌기기형
osseous cochlear canal	소관	골달팽이관
osseous cochlear labyrinth	골성와우미로	뼈성달팽이미로
osseous labyrinth	골성미로	뼈미로
osseous spiral lamina	골나선판	뼈나선판
ossicle	이소골	귓속뼈
ossicle chain	이소골 연쇄	귓속뼈 연쇄
osteology	골격학	
osteomalacia	골연화증	뼈연화증
osteoporosis	골다공증	뼈엉성증
otitis externa	외이도염	바깥귀길염
otolithic membrane	이석막	평형모래막
otosclerosis	이경화증	귀경화증
outer ear	외이	바깥귀
outer hair cell	외유모세포	바깥털세포
outer layer	외층[상피층]	
outer molecular layer	외분자층	바깥분자층
oval window[fenestra vestibule, fenestra ovalis]	난원창	안뜰창
overbite	수직피개교합	수직겹침
overjet	수평피개교합[상치돌출]	수평겹침
overshoot	오버슛	지나치기
Pacinian corpuscle	심부감각기[파치니소체]	
pain	통증	
pain withdrawal reflex	통증제거반사	
palatine aponeurosis	구개건막	입천장널힘줄
palatine bone	구개골	입천장뼈
palatine process	구개돌기	입천장돌기
palatine surface	구개면	(혀의)목구멍면
palatine tonsil	구개편도	
palatoglossus muscle	구개설근	입천장혀근

palatopharyngeus muscle	구개인두근	입천장인두근
paleocerebellum [spinocerebellum]	구소뇌	옛소뇌
palmar	팰머	손바닥
palmar grasp reflex	수장반사	손바닥움켜잡기반사
palpation	촉진	
palsy	마비	
papillae	유두	꼭지
paracentral lobule	중심구주위소엽	중심주변엽
parahippocampal gyrus	해마결회	해마곁이랑
paraplegia	하반신마비	
parasympathetic system [carniosacral system]	부교감신경계	
parietal bone	두정골	마루뼈
parietal pleura	벽측흉막	벽쪽가슴막
parieto-occipital sulcus	두정-후두구	마루-뒤통수고랑
pars flaccida	이완부	
pars oblique	사근	빗근
pars opercularis [frontal operculum]	판개부	전두덮개
pars orbitale [orbital region]	안와부	안와이랑
pars recta	직근	가로근
Passavant's pad	파사반트 패드	
pathological anatomy	병리적 해부학	
pectoral girdle	흉곽대	팔이음뼈
pectoral nerve	흉신경	가슴근신경
pectoralis major muscle	대흉근	큰가슴근
pectoralis minor muscle	소흉근	작은가슴근
pectus carinatum	돌출흉	새가슴
pectus excavatum	함몰흉	오목가슴
pedicle	척추경	척추뼈뿌리
pelvic girdle	골반대	다리이음뼈
pelvis	골반	
perfusion	관류	
periaqueductal	중뇌수도주위[뇌수도관주위]	
pericardial cavity	심낭	심장막안
pericardium	심장막	
pericentral nucleus	중심 주위핵	
perilymph	외림프	바깥림프
perimysium	근육다발막	
period histogram	주기 그래프[기간 히스토그램]	
periodontal ligament	치주인대[치아주위인대]	
perioral region	구강주위	입주위
periosteum	골막	뼈막
peripheral	말초	
peripheral nervous system	말초신경계	
peristaltic	연동	물결
permanent arch	영구치궁	간니활
permanent teeth	영구치	간니
permeability	투과성	
perpendicular plate	수직판	
persistent closed bite	지속적 닫힘부정교합	

persistent open bite	지속적 개방부정교합	
perturbation	변동[교란, 섭동]	흔들림
pes hippocampus	해마발	
petrosal ganglia	추체신경절	바위신경절
petrous portion	추체부위	바위부위
pharyngeal aponeurosis	인두건막	인두널힘줄
pharyngeal branch	인두가지	
pharyngeal cavity	인두강[인두공간]	
pharyngeal constrictor	인두수축근	
pharyngeal raphe	인두봉선	인두솔기
pharyngeal recess	인두함요	인두오목
pharyngeal stage	인두단계	
pharyngeal surface	(설)인두면	
pharyngeal tonsil	인두편도	
pharyngeal transit time	인두 이동 시간	
pharyngotympanic tube [Eustachian tube]	이관[유스타키오관]	
pharynx	인두	
phase-locking	위상결속[위상동기]	
phasic lengthening	위상적 연장	
philtrum	인중	
phonation	발성	
phonatory system	발성계	
phonological system	음운체계	
photoreceptor	광수용체	
phrenic nerve	횡격막신경	가로막신경
phrenicoabdominal nerve	횡격막복측신경	가로막배쪽신경
phrenology	골상학	뼈형태학
physiology	생리학	
pia mater	연(질)막	
pinna	이개	귓바퀴
pitch	음도	
pitch range	음도 범위	
pituitary fossa	하수체와	뇌하수체오목
pituitary gland	뇌하수체	
pivot joint	차축관절	중쇠관절
place theory	위치 이론	
plane joint	평면관절	
planning	계획	
planning dyspraxia	계획성 통합운동장애 [계획성 행동곤란증]	
plantar	족저	발바닥
plantar flexion	족저굴곡	바닥쪽굽힘
plantar grasp reflex	족저파악반사	발바닥움켜잡기반사
planum temporale	측두평면[관자평면]	
plasma	혈장	
plastic	성형[형성]	
platysma	활경근	넓은목근
pleura	흉막[늑막]	가슴막
pleurisy	흉막염	가슴막염

plexus	총	얼기
pneumocyte	폐세포	
pneumothorax	기흉	공기가슴증
pons	뇌교	다리뇌
pontine nucleus	뇌교핵	다리뇌핵
pontine reticulospinal	뇌교망상척수로	뇌교그물척수로
pontine tegmentum	뇌교피개	뇌교덮개
pontocerebellar fiber	뇌교소뇌섬유	
pontocerebellar tract	뇌교소뇌로[뇌교소뇌경로]	
postcentral gyrus	중심후회	중심뒤이랑
postcentral sulcus	중심후구	중심뒤고랑
posterior	후	뒤
posteior belly	후복	뒤힘살
posterior cerebral artery	후대뇌동맥	뒤대뇌동맥
posterior commissure	후교련[후연합]	뒤맞교차
posterior communicating artery	후교통동맥	뒤교통동맥
posterior cricoarytenoid muscle	후윤상피열근	뒤반지모뿔근
posterior fossa epidural hematoma	후두와경막외혈종	뒤오목경질막바깥혈종
posterior gray column[horn]	후회색질원주	후회색질뿔
posterior horn	후각	뒤뿔
posterior inferior cerebellar artery	후하소뇌동맥	뒤아래소뇌동맥
posterior intermediate sulcus	후중간구	뒤중간고랑
posterior ligament of incus	침골 후인대	망치뼈 뒤쪽 인대
posterior limb	후가지	뒷가지
posterior lobe	후엽	뒷엽
posterior median sulcus	후정중구	뒤정중고랑
posterior nasal spine	후비극	뒤코가시
posterior pharyngeal raphe	후인두솔기	뒤인두솔기
posterior quadrate lamina	후방사각판	뒤네모판
posterior spinal artery	후척수동맥	뒤척수동맥
posterior spinocerebellar tract	후척수소뇌로	뒤척수소뇌로
posterior vertical semicircular canal	후반규관[후수직반규관]	뒤쪽 수직반고리뼈관
posterior/superior ligament of stape	등골의 후/상인대	등자뼈의 뒤위쪽인대
posteroventral cochlear nucleus	후복측 와우핵	뒤배쪽 달팽이관
post-stimulus time histogram	자극 후 반응 시간 추이도	
postsynaptic neuron	연접후뉴런[시냅스이후신경세포]	
postsynaptic potential	연접후전위[시냅스이후전위]	
postural adjustment	자세 조정	
potential	전위	
pragmatics	화용론	
precentral gyrus	중심전회	중심앞이랑
precuneus	설전부	쐐기앞소엽
prefrontal area	전전두영역	이마엽앞영역
prefrontal association area	전전두연합영역	이마엽앞연합영역
premature sagittal synostosis	조기시상골유합(증)	조기시상뼈붙음(증)
premature systosis	조기골유합(증)	조기뼈붙음(증)
premaxilla	상악전구골	앞위턱뼈
premaxillary suture	상악전구봉합	앞위턱뼈봉합
premolar	소구치	작은어금니

premotor region	전운동영역	
preoccipital notch	전후두절흔	후두앞패임
pressed phonation	압착음성	누르는 발성
presynaptic neuron	연접전뉴런[시냅스전신신경세포]	
primary	일차[제1]	
primary afferent fiber	제1구심 섬유	제1들성섬유
primary auditory cortex	일차청각피질	제1청각겉질
primary fissure	소뇌제일열	첫째 틈새
primary motor area	일차운동영역[제1운동영역]	
primary oral	일차구강[제1구강]	
primary reception area	일차수용영역[제1수용영역]	
primary reception area for vision	일차시각수용영역[제1시각수용영역]	
primary region	일차영역[제1영역]	
primary sensory	일차감각[제1감각]	
primary verbal	일차구어[제1구어]	
principal inferior olivary nucleus	주요 하올리브핵	주요 아래올리브핵
projection fiber	투사섬유	
prominence of the facial nerve	안면신경관융기	얼굴신경관융기
promontory	갑	곶
promontory of the cochlea	와우갑	달팽이곶
pronation	회내	엎침
prone	복와	엎드린
propagation	전파[증식]	
proprioceptive sense	고유감각	
proprioceptor	고유수용기	
prosencephalon	전뇌	앞뇌
protrusion	돌출[전돌]	튀어나옴[내밀기]
proximal	근위	몸쪽
proximo-distally	근위부에서 원위부로	중앙에서 바깥으로
pseudoplexus	위총	거짓얼기
psoas major muscle	대요근	큰허리근
psoas minor muscle	소요근	작은허리근
pterygoid fovea	익돌와	날개오목
pterygoid hamalus	익돌구	날개갈고리
pterygomandibular raphe	익돌하악봉선	날개아래턱솔기
ptosis	안검하수증	눈꺼풀처짐
puberphonia	변성발성[사춘기음성]	
pubic bone	치골	두덩뼈
pubic symphysis	치골결합	두덩결합
pulmonary artery	폐동맥	
pulp	치아속질	
pulvinar nucleus	시상침상핵	베개핵
puncture	천자	
Purkinje cell	심장전도근육세포	조롱박세포
Purkinje layer	심장전도근육층	조롱박층
putamen	피각	조가비핵
pyramidal	추체[피라미드]	
pyramidal cell	추체세포[피라미드세포]	
pyramidal decussation	추체교차[피라미드교차]	

pyramidal eminence	추체융기[피라미드융기]	
pyramidal tract	추체로	
pyriform lobe	이상엽	조롱박엽
pyriform sinus	이상동	조롱박오목
quadrangular membrane	사각막	네모막
quadrate lamina	사각판	네모판
quadrates lumborum	요방형근	허리네모근
quadriplegia	사지마비	팔다리마비
quiet inspiration	편안한 흡기	편안한 들숨
quiet tidal breathing	편안한 일회호흡	
quiet tidal volume	편안한 일회호흡량	
radicular artery	근동맥	뿌리동맥
ramus	분지	가지
rate	속도	
rate of discharge	방전율[방출률]	
receptor site	수용체 위치	
rectus abdominis	복직근	배곧은근
recurrent laryngeal nerve	반회후두신경	되돌이후두신경
red nucleus	적핵	
reflex arc	반사궁	
reflexive response	반사적 반응	
regional equipotentiality	영역 등전위[영역 등역가성]	
Reissner's membrance	라이스너막	안뜰막
relative micrognathia	상대적 소악증	상대적 작은턱증
relative refractory period	상대불응기	
reproductive system	생식계	
residual volume	잔기량	
resonatory system	공명계	
respiration	호흡	
respiratory bronchiole	호흡세기관지	
respiratory cycle	호흡주기	
respiratory physiology	호흡생리학	
respiratory system	호흡계	
respiratory zone	호흡구역	
resting lung volume	휴식 시 폐용량	
resting membrane potential	안정막전위	
resting potential	정지전위[안정전위]	
retching	구역질	
reticular activating system	망상활동계	그물활동계
reticular fiber	그물섬유	그물섬유
reticular formation	망상체	그물체
retraction	후퇴	뒤당김
rhinencephalon	후각뇌	
rhombencephalon	능뇌	마름뇌
rhomboideus	능형근	마름근
rhomboideus major muscle	대능형근	큰마름근
rhomobideus minor muscle	소능형근	작은마름근
rib	늑골	갈비뼈
rib cage	흉곽	가슴우리

right hemisphere	우반구	오른쪽반구
right lung	우폐	오른폐
right-hemisphere lesion	우반구 손상	오른쪽반구 손상
rigidity	경축	과다굳음
rima vestibuli	후두전정틈새[가성대공간]	후두안뜰틈새
risorius	소근	입꼬리당김근
rocking	요동	
root	근	뿌리
rooting reflex	포유반사	먹이찾기반사
rootlet	세근	잔뿌리
rostral	문측	입쪽[부리]
rostral belt	문측 주변부	입쪽 주변부
rostral core	문측 중심부	입쪽 중심부
rostral parabelt	미측 외곽부	입쪽 외곽부
rostral spinocerebellar tract	문측 척수소뇌로	입쪽 척수소뇌로
rostrolateral belt	문외측 주변부	바깥 입쪽 주변부
rostromedial	문내측	안쪽 입쪽
rostromedial belt	문내측 주변부	입쪽 안쪽 주변부
rostrotemporal	문측두엽	관자엽 입쪽
rostrotemporal belt	문측두 주변부	측두 입쪽 주변부
rotating	회전	
roughness	조조성	거친 소리
round window [fenestra cochlea, fenestra rotunda]	정원창	둥근창[달팽이창]
rubrospinal tract	적색척수로	
Ruffini ending	루피니종말	
saccule	낭	주머니
sacral crest	천골능선	엉치뼈능선
sacral foramina	천추공	엉치뼈구멍
sacral nerve	천골신경	엉치신경
sacral vertebra	천추	엉치척추뼈
sacroiliac joint	천장관절	엉치엉덩관절
sacrum	천골	엉치뼈
saddle joint	안장관절	안장관절
sagittal plane	시상면	
sagittal section	시상절개	
salivation	타액분비	침분비
salivatory nucleus	타액분비핵	침분비핵
salpingopharyngeal fold	이관인두주름	귀관인두주름
salpingopharyngeus	이관인두근	귀관인두근
saltatory conduction	도약전도	
sarcomere	근섬유분절[근절]	근육원섬유마디
sarcoplasmic reticulum	근형질세망	근세포질그물
satiety center	포만중추	
scala media	중간계단	
scala tympani	고실계단	
scala vestibule	전정계단	안뜰계단
scalene	사각근	목갈비근
scaphoid fossa	주상와	배오목

scapula	견갑골	어깨뼈
Schwann cell	슈반세포	
secondary visual processing region	이차시각처리영역	
segmental bronchi	구역기관지	
segmental reflex	분절반사	
segmental spinal reflex arc	분절척수반사궁	
sella turcica	하수체와	뇌하수체오목
sellar joint	안상관절	
semicircular canal	반규관	반고리뼈관
sensation	감각	
sensory	감각성	
sensory awareness	감각인식	
sensory feedback	감각피드백	
sensory nerve	감각신경	
septal cartilage	중격연골	사이막연골
serous	장액성	
serrate suture	거상봉합	톱니봉합
serratus anterior muscle	전거근	앞톱니근
serratus posterior inferior muscle	하후거근	아래뒤톱니근
serratus posterior superior muscle	상후거근	위뒤톱니근
shedding teeth	유치	젖니
short association fiber	단연합섬유	짧은 연합섬유
short process	단돌기[단각]	짧은 다리
shoulder girdle	흉곽대	가슴이음뼈[팔이음뼈, 어깨이음구조]
side	측면	
single neuron response	단일뉴런반응	
sinus	동	굴
skeletal ligament	골격인대	
skeletal muscle	골격근	
skeletal system	골격계	
skull	두개골	머리뼈
sliding filament model	활주잔섬유모델[이동미세섬유모델]	
smooth muscle	평활근	민무늬근육
sodium inactivation	나트륨 비활성화	
sodium-potassium pump	나트륨-칼륨 펌프	
soft palate	연구개	물렁입천장
solitary tract nucleus	고립로핵	
soma	세포체	
somatic	체성	몸
somatic muscle	체성근육	몸근육
somatic nervous system	체성신경계	몸신경계
somatic sense	체성감각	몸감각
somatic sensory reception	체성감각 수용	몸감각 수용
somatosomatic synapse	세포체간 연접	몸체간 시냅스
source-filter theory	음원여과 이론	
spastic	강직성	
spastic dysarthria	경직성 구음장애	경직성 마비말장애
spatial orientation	공간지남력[공간방향감]	

spatial summation	공간가중	
spatiotopic	공간국소	
special sense	특수감각	
special somatic afferent nerve	특수체성구심신경	특수몸들신경
special somatic efferent nerve	특수체성원심신경	특수몸날신경
special visceral afferent nerve	특수내장구심신경	특수내장들신경
special visceral efferent nerve	특수내장원심신경	특수내장날신경
specialized	특수화	
specific thalamic nucleus	특정 시상핵	
speculum	검안경	벌리개
speech act	화행	언어행위
sphenoid bone	접형골	나비뼈
sphenoid sinus	접형동	나비굴
sphenoid spine	접형골극	접형골가시
spherical recess	구형낭와	둥근오목
spheroid joint	구상관절[절구관절]	
sphincteric muscle	괄약근	조임근
spike rate	극파율	
spinal column	척주	
spinal cord	척수	
spinal cord segment	척수분절	
spinal meningeal lining	척수막층	
spinal nerve	척수신경	
spinal reflex arc	척수반사궁	척수반사활
spinal root	척수근	척수뿌리
spinal tract nucleus	척수로핵	
spinalis	극근	
spinocerebellum [paleocerebellum]	구소뇌	옛소뇌
spinothalamic tract	척수시상로	
spinous process	척추돌기	가시돌기
spiral lamina	나선판	
spiral ligament	나선인대	
spiral limbus	나선연	나선판 가장자리
spiritualist	유심론자	
spirometer	폐활량계	
splenium	뇌량팽대[뇌구조팽대]	
spongy bone	해면골	해면뼈
squamous epithelium	편평상피	
squamous portion	인상부위	비늘부위
squamous suture	인상봉합[비늘봉합]	비늘물림
stability	안정성	
stapedial reflex	등골반사	등자반사
stapedius muscle	등골근	등자근
stapes	등골	등자뼈바닥
stellate	성상	별모양
stenosis	협착증	
stereocilia	부동섬모[입체섬모]	
sternal head	복장두	복장뼈머리
sternal notch	흉골상절흔	목아래패임

sternocleidomastoid muscle	흉쇄유돌근	목빗근
sternohyoid muscle	흉골설골근	복장목뿔근
sternothyroid muscle	흉골갑상근	복장방패근
sternum	흉골	복장뼈
stimulation	자극	
stoma	기공[기관공]	
stomach	위장	
strap muscle	피대근	띠근육
stretch reflex	신장반사	뻗침반사
stria vascularis	혈관선	혈관줄
striae medularis	시상수조	
striated muscle	횡문근	가로무늬근
striatum	선조핵	줄무늬핵
styloglossus muscle	경돌설근	붓혀근
stylohyoid ligament	경상설골인대	붓목뿔인대
stylohyoid muscle	경상설골근	붓목뿔근
styloid process	경상돌기	붓돌기
stylopharyngeal muscle	경상인두근	붓인두근
subclavian artery	쇄골하동맥	빗장밑동맥
subclavius muscle	쇄골하근	빗장밑근
subcortical nucleus	피질하핵	피질아래핵
subcostal muscle	늑골하근	갈비밑근
subcostal nerve	늑골하신경	갈비밑신경
subdural hematoma	경막하혈종	경막밑혈종
subglottal pressure	성문하압	성문아래압력
subglottal region	성문하부	성대아랫부분
subglottis	성대하부	성대아래
sublingual fold	설하주름	혀밑주름
sublingual gland	설하선	혀밑샘
submandibular gland	하악선	턱밑샘
subscapular nerve	견갑하신경	어깨밑신경
substantia nigra	흑질	
subthalamic	시상하부	시상밑부
subthalamic nucleus	시상하부핵	시상밑부핵
successional teeth	계승치아	
sucking reflex	흡철반사	빨기반사
sulcus	구	고랑
summating potential	가중전위	
superadded teeth	과잉치아	
superficial	표재	얕은
superficial lamina propria	고유층 중 표면층	
superficial sensation	표면감각	
supergeniculate limitans nucleus	시상 상슬상 경계핵	
superior	상	위
superior articular facet	상관절면	위관절면
superior belly	상복	위힘살
superior cerebellar artery	상소뇌동맥	위소뇌동맥
superior cerebellar peduncle	상소뇌각	위소뇌다리
superior colliculus	상구	위둔덕

superior cornu(a)	상각	위뿔
superior costal facet	상늑골면	위갈비면
superior frontal gyrus	상전두회	위이마이랑
superior frontal sulcus	상전두구	위이마고랑
superior intervertebral notch	상추절흔	위척추뼈패임
superior laryngeal nerve	상후두신경	위후두신경
superior ligament of malleus	추골 상인대	망치뼈 위쪽 인대
superior ligament of the incus	침골 상인대	모루뼈 위쪽 인대
superior longitudinal muscle	상종설근	위세로근
superior nasal concha	상비갑개	위코선반
superior olivary complex	상올리브복합체	위올리브복합체
superior orbital fissure	상안와열	위눈확틈새
superior pharyngeal constrictor	상인두수축근	위인두조임근
superior process	상돌기	위돌기
superior temporal gyrus	상측두회	위관자이랑
superior temporal sulcus	상측두구	위관자고랑
superior thyroarytenoid muscle	상부 갑상피열근	위방패모뿔근
supernumerary teeth	과다치아	
supination	회의	뒤침
supine	앙와	바로 누운
supplementary motor area	보조운동영역	보충운동영역
suprageniculate nucleus of medial thalamus	내시상 상슬상핵	시상 안쪽 위무릎핵
suprahyoid muscle	설골상근	목뿔위근
supramarginal gyrus	연상회	모서리위이랑
suprasegmental	초분절적	
suprasternal	흉골상	복장위
supraversion	고위치아	상방시
surface anatomy	표면해부학	
surface tension	표면장력	
surfactant	계면활성제[표면활성제]	
suture	봉합	
Sylvial fissure	실비안열구	
sympathetic system [thoracholumbar system]	교감신경계	
sympathetic trunk ganglia	교감신경 줄기신경절	
symphysis	결합	
symphysis mente	하악골결합	아래턱결합
synapse	시냅스[연접]	
synaptic cleft	연접틈새[시냅스틈새]	
synaptic vesicle	연접소포[시냅스소포]	
synarthrodial joint	부동관절	
synchondrosis	유리연골결합	
syncopation	당김음	
syndactyly	합지증	손발가락융합증
syndesmosis	인대결합	
synergist	협력근[협동근]	
synostosis	골유합(증)	뼈붙음(증)
synovial joint	윤활관절	
synovial membrane	윤활막	
system	계통	

systematic anatomy	계통해부학	
tactile	촉감	
tactile sense	촉각[접촉 감각]	
tail	미상핵	꼬리핵
task dynamic theory	과제역동 이론	
taste bud	미각수용기	맛봉오리
taste cell	미각세포	
taste pore	미공	맛구멍
tectorial membrane	피개막	덮개막
tectospinal tract	피개척수로	덮개척수로
tectum [quadrigeminal plate]	피개	덮개
tegmentum	피개	덮개
teleceptor	원격수용체	
telencephalon	종뇌	끝뇌
telodendria	축삭종말	축삭끝가지
temporal bone	측두골	관자뼈
temporal fossa	측두와	관자우묵
temporal gyrus	측두회	관자이랑
temporal lobe	측두엽	관자엽
temporal operculum	측두덮개	관자덮개
temporal process	측두돌기	관자돌기
temporal sulcus	측두구	관자고랑
temporal summation	시간가중	
temporalis	측두근	관자근
temporal-occipital-parietal association region	측두-후두-두정 연합영역	관자-뒤통수-마루 연합영역
temporofacial	측두안면	관자얼굴
temporomandibular joint	악관절[측두하악관절]	턱관절
temporoparietal	측두두정	관자마루
temporo-parieto-occipital association	측두-두정-후두 연합	관자-마루-뒤통수 연합
tendinous intersection	건획	나눔힘줄
tendon	건	힘줄
tendonous slip	활주건	미끄럼힘줄
tensile strength	신장강도[장력]	당김힘
tensor tympani muscle	고막장근[고막긴장근]	
tensor veli palatine muscle	구개범장근	입천장긴장근
tentorium cerebelli	소뇌천막	
teratogen	기형유발물질	
terminal button	종말단추[말단단추]	
terminal device	종말장치[말단장치]	
terminal endplate	종말판[말단판]	
terminal respiratory bronchiole	종말-호흡세기관지 [말단-호흡세기관지]	
terminal sulcus	분계구	분계고랑
thalamus	시상	
thermoreceptor	온도수용체	
thick filament	굵은 미세섬유	굵은 잔섬유
thin filament	가는 미세섬유	가는 잔섬유
thoracic cavity	흉강	가슴안
thoracic fixation	흉곽고정	가슴고정

thoracic intercostals nerve	흉부늑간신경	가슴갈비사이신경
thoracic nerve	흉신경	가슴신경
thoracic vertebra	흉추	등뼈
thoracic wall	흉곽벽	가슴벽
thoracoabdominal intercostal nerve	흉복부늑간신경	가슴배갈비사이신경
thoracoabdominal nerve	흉복부신경	가슴배신경
thoracolumbar fascia	흉요근막	등허리근막
thorax	흉부	가슴
threshold	역치[한계치]	문턱
thrombosis	혈전증	
thrombus	혈전	
thymus gland	흉선	가슴샘
thyroarytenoid muscle	갑상피열근	방패모뿔근
thyroepiglottic ligament	갑상후두개인대	방패덮개인대
thyroepiglottic muscle	갑상후두개근	방패후두덮개근
thyrohyoid membrane	갑상설골막	방패목뿔막
thyrohyoid muscle	갑상설골근	방패목뿔근
thyroid angle	갑상각	방패각
thyroid cartilage	갑상연골	방패연골
thyroid lamina	갑상판	방패판
thyroid notch	갑상절흔	방패패임
thyromuscularis muscle	갑상근	방패근
thyropharyngeus muscle	갑상인두근	방패인두근
thyrovocalis muscle	(갑상)성대근	방패성대근
tic	틱	
tidal volume	일회호흡량	
tip	(설)첨	(혀)끝
tissue	조직	
tongue base	혀 내밀기	
tongue dorsom	설기저	혓바닥
tongue thrust	설배	혓등
tongue tie	설소대단축증	
tongue tip	설첨	혀끝[혀꼭지]
tonic lengthening	긴장성 연장	
tonotopic arrangement	음위상학적 배열[주파수대응배열]	
tonotopicity	주파수배열	
tonotopology	와우위치배열	달팽이관위치배열
torque	회전력	
torsiversion	치아회전	
torus tubarius	이관융기	귀인두관융기
total lung capacity	총폐활량	
touch	접촉	
trachea	기관	
trachealis muscle	기관근육	
tracheostoma	기관루[기관창]	
tracheostomy	기관절개술	기관창냄술
tract	로	관
tragus	이주	귀구슬
trajectory	궤적	

transduce	변환	
transducer	변환장치	
transudation	삼출물	묽은 액체
transverse arytenoid muscle	횡피열근	가로모뿔근
transverse foramina	횡돌기공	가로돌기구멍
transverse interarytenoid muscle	횡피열간근	가로모뿔사이근
transverse muscle	횡설근	혀가로근
transverse process	횡돌기공	가로돌기
transverse section	횡단	가로절개
transverses thoracis muscle	흉횡근	가로가슴근
transversus abdominis muscle	복횡근	배가로근
transversus abdominis aponeurosis	복횡근건막	배가로널힘줄
trapezius	승모근	등세모근
trapezoid body	능형체	마름섬유체
traveling wave	진행파[이동파]	
tremor	진전	떨림
triangular fossa	삼각와	세모오목
tricial cartilage	맥립연골	밀알연골
trigeminal nerve	삼차신경	
trigeminal neuralgia	삼차신경통	
triplegia	삼지마비	
triticial cartilage	맥립연골	밀알연골
trochlear	활차	도르래신경
trochleariform process	활차상돌기	도르래모양돌기
trochoid joint	중쇠관절	
tropomyosin	트로포미오신	
troponin	트로포닌	
true rib	진늑골	참갈비뼈
trunk [torso]	몸통	
tuberculum sellae	안장결절	
tuberculum supratragicum	주상결절	구슬위결절
tuning curve	동조곡선[조율곡선]	
tunnel of Corti	코르티터널	
turbulence	난기류	
tympanic portion	고실부위	
tympanic sulcus	고실구	고막고랑
tympanic tembrane	고막	
umbo	제	고막배꼽
uncinate fasciculus	구회속	갈고리다발
uncrossed olivocochlear	비교차올리브와우	비교차올리브달팽이관
uncrossed olivocochlear bundle	비교차올리브와우다발	비교차올리브달팽이다발
uncus	구상회	갈고리이랑
undershoot	언더슈트	목표에 도달하기에 불충분한 거리로 움직이는 것
unilateral upper motor neuron	일측성 상위운동뉴런	
upper extremity	상지	팔이음뼈
upper motor neuron [UMN]	상위운동신경원	
upper respiratory system	상부기도	
urinary system	비뇨계	

utricle	난형낭	타원주머니
utricular macula	난형난반[타원형반점]	
uvular	구개수	목젖
uvular muscle	구개수근	목젖근
vagal trigone	미주신경삼각	
vagus nerve	미주신경	
valleculae	후두개계곡	후두덮개계곡
vasoconstriction	혈관수축	
velopharyngeal port	연인두입구	입천장입구[입천장구멍]
velum [soft palate]	연구개	물렁입천장
venous system	정맥계[정맥계통]	
ventilation	환기	
ventral	복측	배쪽
ventral acoustic striae	복측음향선	배쪽음향선
ventral coclear nucleus	복측와우핵	배쪽달팽이핵
ventral funiculi	복측삭	배쪽섬유단
ventral medial geniculate body	복내측 슬상체	배쪽 안쪽 무릎체
ventral nucleus of lateral lemniscus	외측 융대 전핵	바깥쪽 섬유대 배쪽 핵
ventral ramus	복측분지	배쪽가지
ventral spinocerebellar tract	복측척수소뇌로	배쪽척수소뇌로
ventral stria	복측선조체	배쪽 줄무늬체
ventricle	뇌실	
ventricle enlargement	뇌실팽대	뇌실비대
ventricular [vestibular] fold	후두실주름[가성대]	
ventricular phonation	가성대발성	
ventrolateral sulcus	복외측구	배외측고랑
venule	세정맥	
verbal apraxia	구어실행증[구어행위상실증]	
verbal dyspraxia	구어통합운동장애	말행동곤란증
verbal paraphasia	구어착어증	말착어증
vermis	충부	벌레[소뇌벌레]
vertebra	척추골	척추뼈
vertebral artery	척추동맥	
vertebral canal	척주관	
vertebral column [spinal column]	척주	
vertebral corpus	척추체	척추뼈몸통
vertebral division	척추분지	
vertebral foramen	추공	척추뼈구멍
vertebral notch	추골절흔	척추뼈패임
vertebral rib	척추늑골	척추갈비뼈
vertebrochondral rib	척추늑골연골	척추갈비연골
vertebrosternal rib	척추흉골늑골	척추복장갈비뼈
vertical muscle	수직설근	혀수직근
vestibular ganglion	전정신경절	안뜰신경절
vestibular ligament	후두전정인대	후두안뜰인대
vestibular nucleus	전정핵	안뜰핵
vestibule	후두전정	후두안뜰
vestibulocerebellum	전정소뇌	안뜰소뇌
vestibulocochlear nerve	전정와우신경	속귀신경

vestibulospinal	전정척수로	안뜰척수로
viscera	내장	
visceral ligament	내장인대	
visceral pleura	장측흉막	내장쪽가슴막
visual field	시야	
visual reception	시각수용	
vital capacity	폐활량	
vocal attack	발성시작[기성]	
vocal fold [plicae vocalis]	성대	
vocal fundamental frequency	발성기본주파수	
vocal ligament	성대인대	
vocal process	성대돌기	
vocal register	성구[음역]	
vocal tract	성도	말소리길
voicing	음성[성대진동/유성음]	
volitional	수의	맘대로
voltage-sensitive protein	전압민감단백질	
voluntary control pattern	자의적 제어형태	
voluntary movement	수의운동	맘대로운동
voluntary musculature	수의근	맘대로근육
vomer	서골	보습뼈
vomiting	구토	
Wernicke's aphasia	베르니케실어증[베르니케언어상실증]	
Wernicke's area	베르니케영역	
wet spirometer	습식폐활량계	
whistle register	휘파람 음역	
white fibrous tissue	백색섬유조직	
white matter	백질	
whole nerve action potential	전체 신경활동전위	
wisdom teeth	지치	사랑니
wormian bone	충양골	보름뼈
xerostomia	구강건조증	입안마름증
xiphoid [ensiform] process	검상돌기	칼돌기
yellow [elastic] cartilage	황색연골[탄력연골]	
Z line	Z 선	근섬유분절의 가장자리
zygomatic arch	관골궁	광대활
zygomatic bone	관골	광대뼈
zygomatic major	대관골근	큰광대근
zygomatic minor	소관골근	작은광대근
zygomatic process	관골돌기	광대돌기

용어의 한자어·외래어/영문/한글 표기

동의어는 [ ] 안에 표기하고, 생략 가능한 말은 ( ) 안에 표기했다.

한자어·외래어	영어	한글
가는 미세섬유	thin filament	가는 잔섬유
가동관절	diarthrodial joint	움직관절
가성	falsetto	
가성늑골	false rib	거짓갈비뼈
가성대	false vocal fold	가짜성대
가성대발성	ventricular phonation	
가중전위	summating potential	
가청 범위[역동 범위]	dynamic range	
각	angle	구석
각	cornu	뿔
각	crura	다리
각회	angular gyrus	각이랑
간뇌	diencephalon	사이뇌
간접체계	indirect system	
갈고리	hamulus	갈고리 모양 돌기
감각	sensation	
감각과 운동의 혼합성	mixed sensory-motor	
감각성	sensory	
감각신경	sensory nerve	
감각인식	sensory awareness	
감각피드백	sensory feedback	
감금증후군	locked-in syndrome	
감마 운동뉴런[감마 운동신경세포]	gamma motor neuron	
감마	gamma	
갑	promontory	곶
갑상각	thyroid angle	방패각

갑상근	thyromuscularis muscle	방패근
갑상설골근	thyrohyoid muscle	방패목뿔근
갑상설골막	thyrohyoid membrane	방패목뿔막
(갑상)성대근	thyrovocalis muscle	방패성대근
갑상연골	thyroid cartilage	방패연골
갑상인두근	thyropharyngeus muscle	방패인두근
갑상절흔	thyroid notch	방패패임
갑상판	thyroid lamina	방패판
갑상피열근	thyroarytenoid muscle	방패모뿔근
갑상후두개근	thyroepiglottic muscle	방패후두덮개근
갑상후두개인대	thyroepiglottic ligament	방패덮개인대
강도	intensity	소리크기
강도	loudness	소리크기
강직성	spastic	
강한 성대접촉	hard glottal attack	
개념	ideation	
개념체계	conceptual system	
객담배출	expectoration	가래뱉음
거상봉합	serrate suture	톱니봉합
건	tendon	힘줄
건막	aponeurosis	널힘줄
건성흉막염	dry pleurisy	건성가슴막염
건획	tendinous intersection	나눔힘줄
검상돌기	xiphoid [ensiform] process	칼돌기
검안경	speculum	벌리개
견갑거근	levator scapulae muscle	어깨뼈올림근
견갑골	scapula	어깨뼈
견갑배신경	dorsal scapular nerve	등쪽어깨신경
견갑설골근	omohyoid muscle	어깨목뿔근
견갑하신경	subscapular nerve	어깨밑신경
견봉	acromion	어깨뼈봉우리
견치	cuspid	송곳니
견치융기	canine eminence	송곳니두덩
결합	symphysis	
결합조직	connective tissue	
경(질)막	dura mater	
경간와	interpeduncular fossa	다리사이오목
경구개	hard palate	단단입천장
경근막	cervical fascia	목근막
경근막	deep cervical fascia	목근막
경돌설근	styloglossus muscle	붓혀근
경동맥분지	carotid division	목동맥분지
경동맥소체	carotid body	목동맥토리
경로	course	
경막외공간	epidural space	경질막바깥공간

경막외혈종	epidural hematoma	경질막바깥혈종
경막하혈종	subdural hematoma	경막밑혈종
경사(차)	gradient	기울기(차이)
경사대	clivus	비스듬틀
경상돌기	styloid process	붓돌기
경상설골근	stylohyoid muscle	붓목뿔근
경상설골인대	stylohyoid ligament	붓목뿔인대
경상인두근	stylopharyngeal muscle	붓인두근
경신경고리	ansa cervicalis	목신경고리
경신경총	cervical plexus	목신경얼기
경안면	cervicofacial	목얼굴
경장늑근	iliocostalis cervicis	목엉덩갈비근
경정맥공	jugular foramen	목정맥구멍
경직성 구음장애	spastic dysarthria	경직성 마비말장애
경첩관절	hinge joint	
경최장근	longissimus cervicis	목가장긴근
경추	cervical nerve	목신경
경추	cervical vertebra	목뼈
경축	rigidity	과다굳음
계관	crista galli	볏돌기
계면활성제[표면활성제]	surfactant	
계승치아	successional teeth	
계통	system	
계통해부학	systematic anatomy	
계획	planning	
계획성 통합운동장애 [계획성 행동곤란증]	planning dyspraxia	
고농도 차이	high concentration gradient	
고립로핵	solitary tract nucleus	
고립핵[고립로핵]	nucleus solitary	
고막	ear drum	
고막	tympanic tembrane	
고막장근[고막긴장근]	tensor tympani muscle	
고막장근관[고막긴장근관]	canal of tensor tympani	
고삐교련	habenular commissure	고삐맞교차
고삐핵	habenular nucleus	
고삭신경	chorda tympani	고실끈신경
고실계단	scala tympani	
고실구	tympanic sulcus	고막고랑
고실부위	tympanic portion	
고역치 신경원	high threshold reuron	
고위치아	supraversion	상방시
고유감각	proprioceptive sense	
고유수용기	proprioceptor	
고유주파수[특이주파수]	characteristic frequency	

고유층 중 심층	deep lamina propria	
고유층 중 중간층	intermediate lamina propria	
고유층 중 표면층	superficial lamina propria	
고자발비율[저역치, 고자발적 발화율]	high spontaneous rate	
고차원 반사	high-level reflex	
고차원 영역	higher-order region	
고차원 처리영역	higher-order area of processing	
고차원	higher-order	
골	bone	뼈
골간	interosseous	뼈사이
골격계	skeletal system	
골격근	skeletal muscle	
골격실	bony cage	골격우리
골격인대	skeletal ligament	
골격학	osteology	
골나선판	osseous spiral lamina	뼈나선판
골다공증	osteoporosis	뼈엉성증
골막	periosteum	뼈막
골반	pelvis	
골반대	pelvic girdle	다리이음뼈
골상학	phrenology	뼈형태학
골성미로	osseous labyrinth	뼈미로
골성와우미로	osseous cochlear labyrinth	뼈성달팽이미로
골속맹출	intraosseous eruption	뼈속이돋이
골연화증	osteomalacia	뼈연화증
골유합(증)	synostosis	뼈붙음(증)
골지세포	Golgi cell	
골지힘줄기관	Golgi tendon organ	
공간가중	spatial summation	
공간국소	aperture	구멍
공간국소	spatiotopic	
공간지남력[공간방향감]	spatial orientation	
공명[포먼트]주파수	formant frequency	
공명계	resonatory system	
공장조루술	jejunostomy	빈창자창냄술
공조음[동시조음]	coarticulation	
과긴장[근육긴장항진증]	hypertonia	
과다치아	supernumerary teeth	
과다호흡	hyperventilation	
과립층	granular layer	과립층
과분극	hyperpolarization	
과상관절[타원관절]	condylar joint	
과신전	hyperextension	젖힘
과잉치아	superadded teeth	
과제역동 이론	task dynamic theory	

관골[무명골]	innominate bone	볼기뼈
관골	hip bone	볼기뼈
관골	zygomatic bone	광대뼈
관골궁	zygomatic arch	광대활
관골돌기	zygomatic process	광대돌기
관류	perfusion	
관상	coronal	좌우세로
관상봉합	coronal suture	좌우세로봉합
관상절개[관상면]	coronal section	좌우세로절개
관절/조음	articulation	
관절	joint	
관절낭	articular capsule	관절주머니
관절돌기	condylar process	
관절면	malleolar facet	
관절와	articular facet	관절오목
관절융기	condyle	
관절학	arthrology	
괄약근	sphincteric muscle	조임근
광배근	latissimus dorsi muscle	넓은등근
광수용체	photoreceptor	
광추면	cone of light	
교감신경 줄기신경절	sympathetic trunk ganglia	
교감신경계	sympathetic system [thoracholumbar system]	
교근	masseter	깨물근
교대운동 속도	diadochokinetic rate	길항운동 반복속도
교대운동	diadochokinesis	길항운동 반복
교련섬유	commissural fiber	맞교차섬유
교세포[신경아교세포]	glial cell	
교차올리브와우	crossed olivocochlear	교차올리브달팽이관
교차올리브와우속	crossed olivocochlear bundle	교차올리브달팽이다발
교차점	chiasma	
교차하다	decussation	
교합	occlusion	맞물림
교합면	occlusal surface	맞물림면
구	groove	고랑
구	sulcus	고랑
구각거근	levator anguli oris	입꼬리올림근
구각하제근	depressor anguli oris muscle	입꼬리내림근
구강 이동 시간	oral transit time	입안 이동 시간
구강	oral cavity	입안
구강건조증	xerostomia	입안마름증
구강근기능치료	oral myofunctional therapy	구강근기능치료
구강내압	intraoral pressure	입안압력
구강단계	oral stage	입안단계
구강말초검사	oral-peripheral examination	

구강실행증[구강행위상실증]	oral apraxia	
구강주위	perioral region	입주위
구강준비단계	oral preparatory stage	입안준비단계
구개거근	levator veli palatine muscle	입천장올림근
구개건막	palatine aponeurosis	입천장널힘줄
구개골	palatine bone	입천장뼈
구개돌기	palatine process	입천장돌기
구개면	palatine surface	(혀의)목구멍면
구개범장근	tensor veli palatine muscle	입천장긴장근
구개설근	palatoglossus muscle	입천장혀근
구개수	uvular	목젖
구개수근	uvular muscle	목젖근
구개인두근	palatopharyngeus muscle	입천장인두근
구개편도	palatine tonsil	
구륜근	orbicularis oris	입둘레근
구상관절[절구관절]	spheroid joint	
구상관절	cotyloid joint	절구관절
구상돌기[근육돌기]	coronoid process	갈고리돌기
구상핵[중간위치핵]	globose nucleus [nucleus interpositus]	
구상회	uncus	갈고리이랑
구소뇌	paleocerebellum [spinocerebellum]	옛소뇌
구소뇌	spinocerebellum [paleocerebellum]	옛소뇌
구심성 경로	afferent pathway	들성 경로
구심성	afferent	들-
구심신경	afferent nerve	들신경
구어실행증[구어행위상실증]	verbal apraxia	
구어착어증	verbal paraphasia	말착어증
구어통합운동장애	verbal dyspraxia	말행동곤란증
구역기관지	segmental bronchi	
구역반사[구토반사]	gag reflex	
구역질	retching	
구음장애	dysarthria	마비말장애
구인두	oropharynx	입인두
구토	vomiting	
구협지주[협구궁]	faucial pillar	목구멍기둥
구형낭와	spherical recess	둥근오목
구회속	uncinate fasciculus	갈고리다발
굴곡[굴절]	flexion	굽힘
굴근	flexor	굽힘근
굵은 미세섬유	thick filament	굵은 잔섬유
궁상속	arcuate fasciculus	활모양다발
궤적	trajectory	
귀지	cerumen [ear wax]	
그물섬유	reticular fiber	그물섬유
극근	spinalis	

극파 간격 그래프 [인터스파이크 간격 히스토그램]	interspike interval histogram	
극파율	spike rate	
근	root	뿌리
근(육)잔섬유[미오필라멘트]	myofilament	
근긴장	muscle tone	
근긴장저하[근육긴장감소증]	hypotonia	
근동맥	radicular artery	뿌리동맥
근막	fascia	
근복	belly	힘살
근섬유분절[근절]	sarcomere	근육원섬유마디
근심전위	mesioversion	안쪽치우침
근외막	epimysium	근육바깥막
근위	proximal	몸쪽
근위부에서 원위부로	proximo-distally	중앙에서 바깥으로
근위축측삭경화증[루게릭병]	amyotrophic lateral sclerosis [ALS]	근육위축가쪽경화증
근육 수축	muscle shortening	
근육	muscle	
근육계	muscular system	
근육다발막	perimysium	
근육돌기	muscular process	
근육방추	muscle spindle	
근육운동체계	muscle movement system	
근육학	myology	
근육-힘술접합부	musculo-tendinous junction	근육-힘줄이음부
근형질세망	sarcoplasmic reticulum	근세포질그물
기계수용기	mechanoreceptor	
기공[기관공]	stoma	
기관	trachea	
기관근육	trachealis muscle	
기관내(삽)관	endotracheal tube	
기관루[기관창]	tracheostoma	
기관용골	carina trachea	기관갈림부
기관절개술	tracheostomy	기관창냄술
기관지	bronchi [bronchial tube]	
기관지수상구조	bronchial tree	기관지나무
기낭	air sac	공기 주머니
기능적 잔류용량[기능잔기용량]	functional residual capacity	
기능적	functional	
기동전위[발생기전위]	generator potential	
기본주파수	fundamental frequency	
기술해부학	descriptive anatomy	
기식성 발성	breathy phonation	바람새는 소리의 산출
기식성	breathiness	바람새는 소리
기억	memory	

기저구	basal sulcus	바닥고랑
기저막	basement membrane	바닥막
기저막	basilar membrane	바닥막
기저부	basilar part	바닥 부분
기저부	basilar portion	바닥 부위
기저핵	basal ganglia	바닥핵
기질	matrix	바탕질
기침반사	cough reflex	
기형유발물질	teratogen	
기흉	pneumothorax	공기가슴증
긴장성 연장	tonic lengthening	
길항운동장애[상반운동반복장애]	dysdiadochokinesia	
나선기관[코르티기관]	organ of Corti	
나선연	spiral limbus	나선판 가장자리
나선인대	spiral ligament	
나선판	spiral lamina	
나트륨 비활성화	sodium inactivation	
나트륨-칼륨 펌프	sodium-potassium pump	
난기류	turbulence	
난원공	foramen ovale	타원구멍
난원창	oval window[fenestra vestibule, fenestra ovalis]	안뜰창
난형관절[타원관절]	ellipsoid joint	
난형난반[타원형반점]	utricular macula	
난형낭	utricle	타원주머니
난형낭와	elliptical recess	타원오목
낭	saccule	주머니
내	internal	속
내경동맥	internal carotid artery	속목동맥
내늑간근	internal intercostal muscle	속갈비사이근
내림프	endolymph	속림프
내림프관	endolymphatic duct	속림프관
내번	inversion	자리바꿈
내복사근	internal oblique abdominal muscle	배속빗근
내분비계	endocrine system	
내사시	internal strabismus	
내수용체	interoceptor	
내시상 상슬상핵	suprageniculate nucleus of medial thalamus	시상 안쪽 위무릎핵
내압 강도	compressive strength	압축힘
내외측 주변부	middle lateral belt	바깥 중간쪽 주변부
내유모세포	inner hair cell	안쪽털세포
내이	inner ear	안쪽귀
내이도	internal auditory meatus	안쪽귀길
내장	viscera	
내장인대	visceral ligament	
내전	adduction	모음

내전근 마비	adductor paralysis	모음근 마비
내측면	medial surface	안쪽면
내측면	mesial	안쪽면
내측상올리브	medial superior olive	안쪽위올리브
내측섬유대	medial lemniscus	안쪽섬유띠
내측슬상체	medial geniculate body	안쪽무릎체
내측시상침상핵	medial pulvinar of thalamus	안쪽시상베개핵
내측익돌근	internal pterygoid muscle	안쪽날개근
내측익돌근	medial pterygoid muscle	안쪽날개근
내측익돌판	medial pterygoid plate	안쪽날개판
내측전정핵	medial vestibular nucleus	안쪽안뜰핵
내측종속	medial longitudinal fasciculus	안쪽세로다발
내층[점막층]	inner layer	
내포	internal capsule	속섬유막
내후두근	intrinsic laryngeal muscle	후두속근
노력성 호기	forced expiration	노력성 날숨
노력성 흡기	forced inspiration	노력성 들숨
농세포	basket cell	바구니세포
뇌	encephalon	
뇌간	brain stem	뇌줄기
뇌교	pons	다리뇌
뇌교망상척수로	pontine reticulospinal	뇌교그물척수로
뇌교소뇌로[뇌교소뇌경로]	pontocerebellar tract	
뇌교소뇌섬유	pontocerebellar fiber	
뇌교피개	pontine tegmentum	뇌교덮개
뇌교핵	pontine nucleus	다리뇌핵
뇌근	cranial root	뇌뿌리
뇌량	corpus callosum	뇌들보
뇌량팽대[뇌구조팽대]	splenium	
뇌섬엽	insula	대뇌섬
뇌신경	cranial nerve	
뇌실	ventricle	
뇌실팽대	ventricle enlargement	뇌실비대
뇌저동맥	basilar artery	뇌바닥동맥
뇌지도화[뇌매핑]	brain mapping	
뇌척수액	cerebrospinal fluid	
뇌척수액비루	cerebrospinal fluid rhinorrhea	뇌척수액콧물
뇌하수체	hypophysis	
뇌하수체	pituitary gland	
뇌혈관계	cerebrovascular system	
뇌혈관사고	cerebrovascular accident	
누골	lacrimal bone	눈물뼈
늑간막	intercostal memebrane	갈비사이막
늑간신경	intercostal nerve	갈비사이신경
늑골	rib	갈비뼈

늑골하근	subcostal muscle	갈비밑근
늑골하신경	subcostal nerve	갈비밑신경
늑흉막	costal pleura	갈비가슴막
능뇌	rhombencephalon	마름뇌
능형근	rhomboideus	마름근
능형체 내핵	medial nucleus of trapezoid body	마름섬유체 안쪽 핵
능형체	trapezoid body	마름섬유체
다극	multipolar	뭇극
다발경화증	multiple sclerosis	
단극	monopolar [unipolar]	홑극
단늑골거근	levator costarum muscle, brevis	짧은 갈비올림근
단돌기[단각]	short process	짧은 다리
단연합섬유	short association fiber	짧은 연합섬유
단일뉴런반응	single neuron response	
단일마비	monoplegia	홑팔다리마비
담창구 [창백핵]	globus pallidus	
당김음	syncopation	
대각	greater cornu	큰뿔
대공	foramen magnum	큰구멍
대관골근	zygomatic major	큰광대근
대구치	molar	큰어금니
대기압	atmospheric pressure	
대뇌	cerebrum	
대뇌각	cerebral peduncle	대뇌다리
대뇌각	crus cerebri	대뇌다리
대뇌겸	falx cerebri	대뇌낫
대뇌동맥륜[윌리스환]	circle of Willis	
대뇌반구	cerebral hemisphere	
대뇌와	cerebral fossa	대뇌우묵
대뇌종렬	cerebral longitudinal fissure [superior longitudinal fissure, interhemispheric fissure]	위세로틈새[반구간 틈새]
대뇌피질	cerebral cortex	대뇌겉질
대능형근	rhomboideus major muscle	큰마름근
대동맥공	aortic hiatus	대동맥구멍
대상속	cingulum	띠다발
대상회	cingulated gyrus	띠이랑
대세포성 핵	magnocellular nucleus	큰세포핵
대요근	psoas major muscle	큰허리근
대이륜	antihelix	맞둘레
대이륜각	crura antihelicis	맞둘레다리
대이주	antitragus	맞구슬
대익	greater wing	큰날개
대정맥공	foramen vena cava	대정맥구멍
대측 소뇌반구	contralateral cerebellar hemisphere	반대쪽 소뇌반구
대측성 신경지배	contralateral innervation	반대쪽 신경지배

대측양이반맹	heteronymous bitemporal hemianopia	반대쪽 양귀쪽 반맹
대측으로	contralaterally	반대쪽으로[맞은편으로]
대측자극	contralateral stimulation	반대쪽 자극
대항근[길항근]	antagonist	
대흉근	pectoralis major muscle	큰가슴근
덮개(층)	cover	
델타	delta	
도약전도	saltatory conduction	
돌출[전돌]	protrusion	튀어나옴[내밀기]
돌출흉	pectus carinatum	새가슴
동	sinus	굴
동맥류	aneurysm	동맥자루
동안	oculomotor	눈돌림
동조곡선[조율곡선]	tuning curve	
동측	ipsilateral	같은 쪽
동측반맹	homonymous hemianopia	같은쪽 반맹
동향운동	conjugate movement	결합운동
두개강	cranial cavity	머리안
두개골	cranium	머리뼈
두개골	skull	머리뼈
두개골유합증	craniosynostosis	머리뼈붙음증
두부	caput	머리
두부	head	머리
두상돌기	lenticular process	렌즈돌기
두영	head shadow	머리에 의한 음영
두정골	parietal bone	마루뼈
두정엽내구	intraparietal sulcus	마루엽속고랑
두정-후두구	parieto-occipital sulcus	마루-뒤통수고랑
두최장근	longissimus capitis	머리가장긴근
등	back	
등골	stapes	등자뼈바닥
등골근	stapedius muscle	등자근
등골반사	stapedial reflex	등자반사
등골의 후/상인대	posterior/superior ligament of stape	등자뼈의 뒤위쪽인대
등전위성[등역가성]	equipotentiality	
라이스너막	Reissner's membrance	안뜰막
라일의 섬	island of Reil	
랑비에마디	node of Ranvier	
렌즈핵	lentiform nucleus	
로	tract	관
루피니종말	Ruffini ending	
림프구	lymphocyte	
림프소절	lymph node	
림프조직	lymphoid tissue	
마루	cupola	꼭대기

마모	attrition	
마미신경	cauda equina	말총
마비	palsy	
마취	anesthesia	
막성(대)문	membranous glottis	
막성미로	membranous labyrinth	
막폐포세포[Type I 폐세포]	membranous pneumocyte	
만성폐쇄폐질환	chronic obstructive pulmonary disease	
말초	peripheral	
말초신경계	peripheral nervous system	
망상체	reticular formation	그물체
망상활동계	reticular activating system	그물활동계
맥락총	choroid plexus	맥락얼기
맥립연골	tricial cartilage	밀알연골
맥립연골	triticial cartilage	밀알연골
메르켈원반수용기	Merkel disk receptor	
명칭실어증	anomia	이름못대기증
모대로[모대경로]	lemniscal pathway	
모서리	margin	가장자리
몸체	body	몸통
몸통	trunk [torso]	
무도병	ballism	도리깨질증
무도병적	choreiform	무도병의
무모	glabrous	털 없는 피부
무성증[발성불능증]	aphonia	
무정위운동	athetosis	느리고 비틀거리는 움직임
문내측 주변부	rostromedial belt	입쪽 안쪽 주변부
문내측	rostromedial	안쪽 입쪽
문외측 주변부	rostrolateral belt	바깥 입쪽 주변부
문측 주변부	rostral belt	입쪽 주변부
문측 중심부	rostral core	입쪽 중심부
문측 척수소뇌로	rostral spinocerebellar tract	입쪽 척수소뇌로
문측	rostral	입쪽[부리]
문측두 주변부	rostrotemporal belt	측두 입쪽 주변부
문측두엽	rostrotemporal	관자엽 입쪽
문합	anastomoses	연결망
미각	gustation	맛감각
미각세포	taste cell	
미각수용기	taste bud	맛봉오리
미골	coccyx	꼬리뼈
미골인대	coccygeal ligament	꼬리인대
미공	taste pore	맛구멍
미내측 주변부	caudomedial belt	안쪽 꼬리쪽 주변부
미내측	caudomedial	안쪽 꼬리 부분
미로모수용체	labyrinthine hair receptor	

미상핵	caudate nucleus	꼬리핵
미상핵	tail	꼬리핵
미세아교세포	microglia	소교세포
미세연접후전위[미세시냅스이후전위]	miniature postsynaptic potential	
미세운동	fine motor	
미세융모	microvilli	
미세전위	micropotential	
미세종판전위[미세종말판전위]	miniature end plate potential	
미외측 주변부	caudolateral belt	바깥 꼬리쪽 주변부
미외측	caudolateral	바깥 꼬리쪽
미주신경	vagus nerve	
미주신경삼각	vagal trigone	
미추	coccygeal vertebrae	꼬리뼈척추
미측 외곽부	cadal parabelt	꼬리 바깥부
미측 외곽부	rostral parabelt	입쪽 외곽부
바빈스키반사	Babinski reflex	
박속	fasciculus gracilis	얇은다발
박속핵	nucleus gracilis	널판핵
박속핵결절	clava[gracilis] tubercle	널판결절
반관절	amphiarthrodial joint	
반구	hemisphere	
반규관	semicircular canal	반고리뼈관
반사궁	reflex arc	
반사저하	hyporeflexia	
반사석 반응	reflexive response	
반사항진[과다반사]	hyperreflexia	
반월선	linea semilunaris	반달선
반출반사[배출반사]	expulsive reflex	
반회후두신경	recurrent laryngeal nerve	되돌이후두신경
발달	development	
발달성 말실행증	developmental apraxia of speech	발달성 말행위상실증
발달해부학	developmental anatomy	
발생학적 분류	developmental division	
발성	phonation	
발성계	phonatory system	
발성기본주파수	vocal fundamental frequency	
발성시작[기성]	vocal attack	
방사관	corona radiate	대뇌부챗살
방전율[방출률]	rate of discharge	
방추내근육	intrafusal muscle	방추속근육
방추내근육섬유	intrafusal fiber	방추속근육섬유
방추내근육섬유	intrafusal muscle fiber	방추속근육섬유
방추외근섬유	extrafusal muscle fiber	방추밖근섬유
방추외근육	extrafusal muscle	방추밖근육
방추운동신경	fusimotor	

배경활동	background activity	
배외측구	dorsolateral sulcus	등외측고랑
배측 선조체	dorsal stria	등쪽 줄무늬체
배측 와우핵	dorsal cochlear nucleus	등쪽 달팽이관핵
배측 음향선	dorsal acoustic striae	등쪽 음향선
배측 척수소뇌로	dorsal spinocerebellar tract	등쪽 척수소뇌로
배측	dorsal	등쪽
배측굴곡	dorsiflexion	후방굽힘[손등굽힘, 발등굽힘]
배후긴장성	background tonicity	
백(색)선	linea alba	
백색섬유조직	white fibrous tissue	
백악질[시멘트질]	cementum	
백질	white matter	
버클링 효과	buckling effect	
베르니케실어증 [베르니케언어상실증]	Wernicke's aphasia	
베르니케영역	Wernicke's area	
베타	beta	
벨마비	Bell's palsy	
벽측흉막	parietal pleura	벽쪽가슴막
변동[교란, 섭동]	perturbation	흔들림
변성발성[사춘기음성]	puberphonia	
변연계	limbic system	둘레계통
변연연합영역	limbic association area	둘레연합영역
변연엽	limbic lobe	둘레엽
변환	transduce	
변환장치	transducer	
병리적 해부학	pathological anatomy	
보조운동영역	supplementary motor area	보충운동영역
복강	abdominal cavity	배안
복건막	abdominal aponeurosis	배널힘줄
복내측 슬상체	ventral medial geniculate body	배쪽 안쪽 무릎체
복부	abdomen	배
복부내장	abdominal viscera	
복사시	diplopia	겹보임
복와	prone	엎드린
복외측구	ventrolateral sulcus	배외측고랑
복잡한 발화 산출	complex speech production	
복장두	sternal head	복장뼈머리
복직근	rectus abdominis	배곧은근
복측	ventral	배쪽
복측분지	ventral ramus	배쪽가지
복측삭	ventral funiculi	배쪽섬유단
복측선조체	ventral stria	배쪽 줄무늬체
복측와우핵	ventral coclear nucleus	배쪽달팽이핵

복측음향선	ventral acoustic striae	배쪽음향선
복측척수소뇌로	ventral spinocerebellar tract	배쪽척수소뇌로
복합성	mixed	
복합운동	complex motor	
복합운동단위가중 [다중운동단위의 중합]	multiple motor unit summation	
복합활동전위	compound action potential	
복횡근	transversus abdominis muscle	배가로근
복횡근건막	transversus abdominis aponeurosis	배가로널힘줄
봉합	suture	
부교감신경계	parasympathetic system [carniosacral system]	
부동관절	synarthrodial joint	
부동섬모[입체섬모]	stereocilia	
부신경	accessory nerve	더부신경
부신경설상핵	accessory cuneatus nucleus	부쐐기핵
부유늑골	floating rib	뜬갈비뼈
부정교합	malocclusion	맞물림장애
부종	edema	
분계구	terminal sulcus	분계고랑
분당 호흡수	breaths per minute(bpm)	
분배	distribution	
분시환기량[분당 호흡량]	minute volume	
분자층	molecular layer	
분절반사	segmental reflex	
분절척수반사궁	segmental spinal reflex arc	
분지	ramus	가지
분화	differentiation	
불수의근	involuntary muscle	제대로근육
브로카실어증[브로카언어상실증]	Broca's aphasia	
브로카영역	Broca's area	
비갑개	nasal conchae	코선반
비강	nasal cavity	코안
비골	nasal bone	코뼈
비교차올리브와우	uncrossed olivocochlear	비교차올리브달팽이관
비교차올리브와우다발	uncrossed olivocochlear bundle	비교차올리브달팽이다발
비교해부학	comparative anatomy	
비뇨계	urinary system	
비릉	nasal crest	코능선
비만세포	mast cell	
비역류	nasal regurgitation	비역류
비우세반구 손상	nondominant hemisphere lesion	
비위관	nasogastric tube	코위영양관
비익	nasal alae	콧불
비인두	nasopharynx	코인두
비절흔	nasal notch	코패임

비주	columella	코기둥
비중격	nasal septum	코사이막
비추체세포[비피라미드세포]	non pyramidal cell	
빗장	obex	
빠른 연축	fast twitch	
빠른 연축섬유	fast twitch fiber	
사(골)판	cribriform plate	체판
사각근	scalene	목갈비근
사각막	quadrangular membrane	네모막
사각판	quadrate lamina	네모판
사강공기	dead space air	죽은공간공기
사골	ethmoid bone	벌집뼈
사공	dead air	죽은공기
사구종양	glomus tumor	토리종양
사구체	corpora quadrigemina	
사구체	glomerulus	후각 사이신경세포
사근	pars oblique	빗근
사기질[법랑질]	enamel	
사기질형성부전증 [불완전사기질형성증]	amelogenesis imperfect	
사립체[미토콘드리아]	mitochondria	
사선[경사선]	oblique line	
사지골격	appendicular skeleton	팔다리뼈대
사지마비	quadriplegia	팔다리마비
사지실행증[사지행위상실증]	limb apraxia	
사피열간근	oblique interarytenoid muscle	빗모뿔사이근
사피열근	oblique arytenoid muscle	경사내모뿔근
산동[동공확대]	mydriasis	
삼각와	triangular fossa	세모오목
삼지마비	triplegia	
삼차신경	trigeminal nerve	
삼차신경통	trigeminal neuralgia	
삼출물	transudation	묽은 액체
삽입점[정지]	insertion	닿는곳
상	face	얼굴
상	superior	위
상각	superior cornu(a)	위뿔
상관절면	superior articular facet	위관절면
상구	superior colliculus	위둔덕
상늑골면	superior costal facet	위갈비면
상대불응기	relative refractory period	
상대적 소악증	relative micrognathia	상대적 작은턱증
상돌기	superior process	위돌기
상복	superior belly	위힘살
상부 갑상피열근	superior thyroarytenoid muscle	위방패모뿔근

상부기도	upper respiratory system	
상비갑개	superior nasal concha	위코선반
상소뇌각	brachia conjunctiva	결막앞다리
상소뇌각	superior cerebellar peduncle	위소뇌다리
상소뇌동맥	superior cerebellar artery	위소뇌동맥
상순거근	levator labii superioris muscle	윗입술올림근
상순비익거근	levator labii superioris alaeque nasi muscle	윗입술콧방울올림근
상아질	dentin	
상악견치	eye tooth	위송곳니
상악골	maxilla	위턱뼈
상악골간봉합	intermaxillary suture	위턱사이뼈봉합
상악돌기	maxillary process	위턱돌기
상악동	maxillary sinus	위턱굴
상악신경가지	maxillary branch	위턱신경가지
상악전구골	premaxilla	앞위턱뼈
상악전구봉합	premaxillary suture	앞위턱뼈봉합
상안와열	superior orbital fissure	위눈확틈새
상올리브복합체	superior olivary complex	위올리브복합체
상완골	humerus	위팔뼈
상완총	brachial plexus	팔신경얼기
상위운동신경원	upper motor neuron [UMN]	
상인두수축근	superior pharyngeal constrictor	위인두조임근
상전두구	superior frontal sulcus	위이마고랑
상전두회	superior frontal gyrus	위이마이랑
상종설근	superior longitudinal muscle	위세로근
상지	upper extremity	팔이음뼈
상추절흔	superior intervertebral notch	위척추뼈패임
상측두구	superior temporal sulcus	위관자고랑
상측두회	superior temporal gyrus	위관자이랑
상피조직	epithelial tissue	
상하	cephalo-caudally	머리에서 꼬리쪽(아래)으로
상후거근	serratus posterior superior muscle	위뒤톱니근
상후두신경	superior laryngeal nerve	위후두신경
색전	embolus	
색전증	embolism	
생리학	physiology	
생식계	reproductive system	
서골	vomer	보습뼈
서혜인대	inguinal ligament	샅고랑인대
선세포	granular epithelium	샘세포
선조체	corpus striatum	줄무늬체
선조핵	striatum	줄무늬핵
설골	hyoid	목뿔뼈
설골상근	suprahyoid muscle	목뿔위근
설골설근	hyoglossus muscle	목뿔혀근

설골설막	hyoglossal membrane	목뿔혀막
설골하근	infrahyoid muscle	목뿔아래근
설골후두개인대	hyoepiglottic ligament	목뿔덮개인대
(설)구강면	oral surface	(혀의)입면
설구역기관지	lingula bronchi	혀구역기관지
설기저	tongue dorsom	혓바닥
설맹공	foramen cecum	혀막구멍
설면	lingual surface	혀면
설배	tongue thrust	혓등
(설)배	dorsum	(혀)등
설상결절	cuneate tubercle	쐐기다발결절
설상소뇌로	cuneocerebellar tract	쐐기소뇌로
설상속	fasciculus cuneatus	쐐기다발
설상연골	cuneiform cartilage	쐐기연골
설상엽	cuneus	쐐기소엽
설상핵	nucleus cuneatus	쐐기핵
설소대	lingual frenulum	혀주름띠
설소대단축증	tongue tie	
설신경	lingual nerve	혀신경
설유두	lingual papillae	혀유두
(설)인두면	pharyngeal surface	
설인신경	glossopharyngeal nerve	혀인두신경
설전부	precuneus	쐐기앞소엽
(설)중심구	median sulcus	(혀의)중심고랑
설첨	tongue tip	혀끝[혀꼭지]
(설)첨	tip	(혀)끝
설측전위	linguaversion	혀쪽자리바뀜
설편도	lingual tonsil	혀편도
설하선	sublingual gland	혀밑샘
설하신경삼각	hypoglossal trigone	혀밑신경삼각
설하신경핵	hypoglossal nucleus	혀밑신경핵
설하제근	lingual depressor	혀내림근
설하주름	sublingual fold	혀밑주름
설회	lingual gyrus	혀이랑
설후두개주름	glossoepiglottic fold	혀덮개주름
섬모	cilia	
섬엽의 중심구	central sulcus of the insula	대뇌섬의 중심구
섬유결합조직	fibrous connective tissue	
섬유관절	fibrous joint	
섬유단	funiculus	신경근뿌리
섬유막	fibrous membrane	
섬유모세포	fibroblast	
섬유연골	fibrocartilage	
섬유조직	fibrous tissue	
섬유탄력막	fibroelastic membrane	

섭식중추	feeding center	
성(대)문	glottis	
성구[음역]	vocal register	
성대	vocal fold [plicae vocalis]	
성대내전력[성대접촉력]	medial compression	
성대돌기	vocal process	
성대인대	vocal ligament	
성대접촉	glottal attack	
성대하부	subglottis	성대아래
성도	vocal tract	말소리길
성문하부	subglottal region	성대아랫부분
성문하압	subglottal pressure	성문아래압력
성상	stellate	별모양
성상세포	astrocyte	별아교세포
성형[형성]	plastic	
세근	rootlet	잔뿌리
세기관지	bronchiole	
세정맥	venule	
세포 간 공간	interstitial space	세포 사이의 공간
세포 간 안정막전위	intercellular resting potential	
세포 내 공간	intracellular space	각 세포 내의 공간
세포 내 안정막전위	intracellular resting potential	
세포 내	intracellular	
세포외	extracellular	세포바깥
세포외바탕질	extracellular matrix	세포바깥바탕질
세포체	soma	
세포체간 연접	somatosomatic synapse	몸체간 시냅스
세포학	cytology	
소각	lesser cornu	작은뿔
소각설근	chondroglossus muscle	작은뿔혀근
소각연골	corniculate cartilage	잔뿔연골
소결절	nodulus	
소관	osseous cochlear canal	골달팽이관
소관골근	zygomatic minor	작은광대근
소구치	bicuspid	작은어금니
소구치	premolar	작은어금니
소근	risorius	입꼬리당김근
소뇌	cerebellum	
소뇌각	cerebellar peduncle	소뇌다리
소뇌겸	falx cerebella	소뇌낫
소뇌교각	cerebellopontine angle	소뇌다리뇌각
소뇌교각종양	cerebellopontine angle tumor	소뇌다리뇌각종양
소뇌와	cerebellar fossa	소뇌우묵
소뇌제일열	primary fissure	첫째 틈새
소뇌천막	tentorium cerebelli	

소뇌피질	cerebellar cortex	소뇌겉질
소능형근	rhomobideus minor muscle	작은마름근
소악증	micrognathia	작은턱증
소요근	psoas minor muscle	작은허리근
소이증	microtia	작은귀증
소익	lesser wing	작은날개
소치증	microdontia	작은치아증
소화계	digestive system	
소흉근	pectoralis minor muscle	작은가슴근
속	fasciculus	다발
속도	rate	
쇄골	clavicle	빗장뼈
쇄골두	clavicular head	빗장뼈머리
쇄골하근	subclavius muscle	빗장밑근
쇄골하동맥	subclavian artery	빗장밑동맥
쇄골호흡	clavicular breathing	빗장뼈호흡
수뇌	myelencephalon	숨뇌
수렴	convergence	눈모음
수막층[뇌막층]	meningeal lining	
수상돌기 간 연접	dendrodendritic synapse	가지돌기사이시냅스
수상돌기	dendrite	가지돌기
수용체 위치	receptor site	
수의	volitional	맘대로
수의근	voluntary musculature	맘대로근육
수의운동	voluntary movement	맘대로운동
수장반사	palmar grasp reflex	손바닥움켜잡기반사
수직설근	vertical muscle	혀수직근
수직판	perpendicular plate	
수직피개교합	overbite	수직겹침
수초[미엘린]	myelin sheath	신경말이집[말이집]
수초화된 섬유	myelinated fiber	
수초화된 축삭	myelinated axon	
수평판	horizontal plate	
수평피개교합[상치돌출]	overjet	수평겹침
순측전위	labioversion	입술쪽자리바뀜
술잔세포	goblet cell	
슈반세포	Schwann cell	
슬	genu	무릎
슬신경절	geniculate ganglion	무릎신경절
습관적 음도	habitual pitch	
습식폐활량계	wet spirometer	
승모근	trapezius	등세모근
시각로	optic tract	
시각수용	visual reception	
시각신경	optic nerve	

시간가중	temporal summation	
시냅스[연접]	synapse	
시방선	optic radiation	시각부챗살
시상 상슬상 경계핵	supergeniculate limitans nucleus	
시상	thalamus	
시상경계핵	limitans nucleus of thalamus	
시상면	sagittal plane	
시상수조	striae medularis	
시상절개	sagittal section	
시상침상핵	pulvinar nucleus	베개핵
시상하부	hypothalamus	
시상하부	subthalamic	시상밑부
시상하부핵	subthalamic nucleus	시상밑부핵
시신경관[시각신경관]	optic canal	
시신경교차[시각교차]	optic chiasm	
시신경교차구	chiasmatic groove	시각교차고랑
시야	visual field	
시옷봉합[삼각봉합]	lambdoid suture	시옷물림
시작점[기시]	origin	이는곳
식괴	bolus	음식덩이
식도	esophagus	
식도괄약근	esophageal sphincter	식도조임근
식도단계	esophageal stage	
식도문	esophageal hiatus	식도구멍
식도역류	esophageal reflux	
신경	nerve	
신경계	nervous system	
신경-근육접합부	nerve-muscle junction	신경-근육이음부
신경근접합부	neuromuscular junction	신경근(육)이음부
신경세포[뉴런]	neuron	
신경전달물질	neurotransmitter	
신경절	ganglia	
신경조직	nervous tissue	
신경축	neuraxis	
신경학	neurology	
신소뇌	neocerebellum [pontocerebellum]	새소뇌
신장강도[장력]	tensile strength	당김힘
신장반사	stretch reflex	뻗침반사
신전	extension	펴짐
신조어증	neologism	
신체계통	body system	
실무율 방식	all-or-nothing manner	
실비안열구	Sylvial fissure	
실어증[언어상실증]	aphasia	
실율증[억양장애]	dysprosody	

실정핵	fastigial nucleus	꼭지핵
실조성 구음장애	ataxic dysarthria	실조성 마비말장애
실행 기능	executive function	
실행성 통합운동장애 [실행성 행동곤란증]	executive dyspraxia	
실행증[행위상실증]	apraxia	
심근[심장근육]	cardiac muscle	
심낭	pericardial cavity	심장막안
심부 감각	deep sensation	깊은 감각
심부[상층]	deep	깊은
심부감각기[파치니소체]	Pacinian corpuscle	
심장막	pericardium	
심장이소증	ectopia cordis	심장딴곳증
심장전도근육세포	Purkinje cell	조롱박세포
심장전도근육층	Purkinje layer	조롱박층
아교섬유	collagenous fiber	
아교세포	glia	
아놀드-키아리 기형	Arnold-Chiari Malformation	
아세틸콜린	acetylcholine	
악관절[측두하악관절]	temporomandibular joint	턱관절
악틴	actin	가는근육미세섬유
안검하수증	ptosis	눈꺼풀처짐
안격막	diaphragma sella	안장가로막
안구신경가지	ophthalmic branch	눈신경가지
안면신경	facial nerve	얼굴신경
안면신경관융기	prominence of the facial nerve	얼굴신경관융기
안면신경구	facial colliculus	얼굴신경둔덕
안면인식	face recognition	
안배	dorsum sellae	안장등
안상관절	sellar joint	
안와공	infraorbital foramen	눈확아래구멍
안와돌기	orbital process	눈확돌기
안와면	orbital margin	눈확모서리
안와면	orbital surface	눈확면
안와부	pars orbitale [orbital region]	안와이랑
안와부위	orbital portion	눈확부위
안와신경	infraorbital nerve	눈확신경
안와판	orbital plate	눈확판
안와하연	infraorbital margin	눈확아래모서리
안장결절	tuberculum sellae	
안장관절	saddle joint	안장관절
안전두피질	orbitofrontal cortex	눈이마피질
안정막전위	resting membrane potential	
안정성	stability	
알파	alpha	

압력계	manometer	
압력수용기	baroreceptor	
압착음성	pressed phonation	누르는 발성
앙와	supine	바로 누운
애성	hoarseness	쉰목소리
양극	bipolar	
양이 간 강도	interaural intensity difference	
양이 간 위상	interaural phase[time] difference	양쪽 귀 시간차
양측마비	diplegia	양쪽마비
억제[우울, 함몰]	depression	내림
억제	inhibition	
억제성 연접[시냅스]후전위	inhibitory postsynaptic potential	
억제성	inhibitory	
언더슈트	undershoot	목표에 도달하기에 불충분한 거리로 움직이는 것
언어우세성	linguistic dominance	
얼굴표정근육	mimetic muscle	
에딩거-베스트팔핵	Edinger-Westphal nucleus	
역동 모델	dynamic model	
역치[한계치]	threshold	문턱
연(질)막	pia mater	
연결다리	cross-bridging	
연결팔[브리지암]	bridging arm	
연골	cartilage	물렁뼈
연골관절	cartilaginous join	물렁뼈결합
연골성문[연골성대문]	cartilaginous glottis	
연골중격	cartilaginous septum	물렁뼈가로막
연구개	soft palate	물렁입천장
연구개	velum [soft palate]	물렁입천장
연동	peristaltic	물결
연상회	supramarginal gyrus	모서리위이랑
연수	bulbar	숨뇌, 망울
연수	medulla oblongata	숨뇌
연수망상척수로	medullary reticulospinal	숨뇌그물척수로
연수범	medullary veli	숨뇌 천장
연인두입구	velopharyngeal port	입천장입구[입천장구멍]
연접소포[시냅스소포]	synaptic vesicle	
연접전뉴런[시냅스전신신경세포]	presynaptic neuron	
연접틈새[시냅스틈새]	synaptic cleft	
연접후뉴런[시냅스이후신경세포]	postsynaptic neuron	
연접후전위[시냅스이후전위]	postsynaptic potential	
연축[근육 수축]	fasciculation	근섬유다발 수축
연하	deglutition	삼킴
연하장애	dysphagia	삼킴장애
연합감각	combined sensation	

연합관	ductus reunion	결합관
연합섬유	association fiber	
연합연쇄 이론	associated chain theory	
연합영역	association area	
열공	hiatus	구멍
열구	fissure	틈새
엽기관지[중간기관지]	lobar [intermediate] bronchi	
엽기관지	lobar bronchi	
영구치	permanent teeth	간니
영구치궁	permanent arch	간니활
영역 등전위[영역 등역가성]	regional equipotentiality	
오버슛	overshoot	지나치기
오훼돌기	coracoids process	부리돌기
온도수용체	thermoreceptor	
올리브	olive	
올리브소뇌로	olivocerebellar tract	
올리브소뇌섬유	olivocerebellar fiber	
올리브와우다발	olivocochlear bundle	올리브달팽이다발
와우 각상돌기	cochleariform process	숟가락돌기
와우	cochlear	달팽이
와우갑	promontory of the cochlea	달팽이곶
와우공	helicotrema	달팽이구멍
와우관	cochlear duct	달팽이관
와우내전위	endocochlear potential	달팽이내전위
와우소관	cochlear canaliculus [cochlear aqueduct]	달팽이소관
와우와	cochlear recess	달팽이오목
와우위치배열	tonotopology	달팽이관위치배열
와우전위(와우마이크로포닉)	cochlear microphonic	달팽이관 음전기반응
와우축	modiolus	달팽이축
와우핵	cochlear nucleus	달팽이핵
외	external	바깥
외늑간근	external intercostal	바깥갈비사이근
외림프	perilymph	바깥림프
외반슬	internal genu	밖굽이무릎
외번	eversion	뒤집힘
외복사근	external oblique abdominis	배바깥빗근
외분자층	outer molecular layer	바깥분자층
외수용체	exteroceptor	바깥수용체
외유모세포	outer hair cell	바깥털세포
외이	outer ear	바깥귀
외이도	external auditory meatus	바깥귀길
외이도염	otitis externa	바깥귀길염
외전	abduction	벌림
외전근 마비	abductor paralysis	벌림근 마비
외전신경	abduncens nerve	갓돌림신경

외측 융대 전핵	ventral nucleus of lateral lemniscus	바깥쪽 섬유대 배쪽 핵
외측 융대후핵	dorsal nucleus of lateral lemniscus	바깥쪽 섬유대 등쪽 핵
외측	lateral	가쪽
외측갑상설골인대	lateral thyrohyoid ligament	바깥방패목뿔인대
외측갑상피열근	external thyroarytenoid muscle	바깥방패모뿔근
외측갑상피열근	lateral thyroarytenoid muscle	바깥방패모뿔근
외측공[루시카공]	lateral aperture [foramina of Luschka]	가쪽구멍
외측구	lateral sulcus	가쪽고랑
외측반규관	lateral semicircular canal	바깥반고리뼈관
외측상올리브	lateral superior olive	가쪽위올리브
외측설후두개인대	lateral glossoepiglottic ligament	바깥혀덮개인대
외측슬상체	lateral geniculate body	가쪽무릎체
외측열	lateral fissure	가쪽틈새
외측융대[외측섬유대]	lateral lemniscus	가쪽섬유띠
외측익돌근	lateral pterygoid muscle	가쪽날개근
외측익돌판	lateral pterygoid plate	바깥날개판
외측척수시상로	lateral spinothalamic tract	가쪽척수시상로
외측피질척수로	lateral corticospinal tract	가쪽겉질척수로
외층[상피층]	outer layer	
외후두근	extrinsic laryngeal muscle	바깥후두근
외후두융기	external occipital protuberance	바깥뒤통수뼈융기
요동	rocking	
요방형근	quadrates lumborum	허리네모근
요배근막	lumbodorsal fascia	등허리근막
요신경	lumbar nerve	허리신경
요장늑근	iliocostalis lumborum	허리엉덩갈비근
요추	lumber vertebra	허리뼈
우반구 손상	right-hemisphere lesion	오른쪽반구 손상
우반구	right hemisphere	오른쪽반구
우식[충치]	caries	
우폐	right lung	오른폐
운동 감각	kinesthetic sense [kinesthesia]	
운동 계획	motor planning	
운동 기능	motor function	
운동 명령	motor commands	
운동 활성화	motor activation	
운동	motor	
운동감소구음장애	hypokinetic dysarthria	과소운동성 마비말장애
운동과다 구음장애	hyperkinetic dysarthria	과운동성 마비말장애
운동뇌신경	motor cranial nerve	
운동단위	motor unit	
운동섬모	kinocilium	
운동신경세포	motor neuron	
운동영역	motor region	
운동종말판	motor endplate	운동끝단

운동회[운동신경대]	motor strip	
원개(궁)	fornix	뇌활
원격수용체	teleceptor	
원시소뇌	archicerebellum	
원심면	distal surface	먼쪽면
원심성 경로	efferent pathway	내보내는 경로
원심성	efferent	날-
원심신경	efferent nerve	날신경
원심전위	distoversion	바깥쪽치우침
원위	distal	먼쪽
원주상피	columnar epithelium	
원형조직	areolar tissue	성근조직
위상결속[위상동기]	phase-locking	
위상적 연장	phasic lengthening	
위식도역류	gastroesophageal reflux	
위장	stomach	
위저부주름술	Nussen fundopication	위바닥주름술
위총	pseudoplexus	거짓얼기
위축	atrophy	
위치 이론	place theory	
유돌염	mastoiditis	꼭지돌기염
유두	papillae	꼭지
유두체	mammillary body	
유리연골	hyaline cartilage	
유리연골결합	synchondrosis	
유심론자	spiritualist	
유양돌기	mastoid process	꼭지돌기
유양돌기부위	mastoid portion	꼭지돌기부위
유양동구	aditus to the mastoid antrum	꼭지방입구
유양봉소	mastoid air cell	꼭지벌집[유돌벌집]
유치	deciduous teeth	젖니
유치	milk teeth	젖니
유치	shedding teeth	젖니
유치궁	deciduous arch	젖니활
육안해부학	gross anatomy	
윤상갑상관절	cricothyroid joint	반지방패관절
윤상갑상근	cricothyroid muscle	반지방패근
윤상구	circular sulcus	섬둘레고랑
윤상기관막	cricotracheal membrane	반지기관막
윤상연골	cricoid cartilage	반지연골
윤상연골궁	cricoid arch	반지연골활
윤상인대	annular ligament	고리인대
윤상인두근	cricopharyngeal muscle	반지인두근
윤상피열관절	cricoarytenoid joint	반지모뿔관절
윤활관절	synovial joint	

윤활막	synovial membrane	
융기	elevation	올림
음도 범위	pitch range	
음도	pitch	
음성[성대진동/유성음]	voicing	
음소착어증	literal paraphasia	자음말이상증
음운체계	phonological system	
음원여과 이론	source-filter theory	
음위상학적 배열[주파수대응배열]	tonotopic arrangement	
음향반사	acoustic reflex	
음향선	acoustic striae	
응용해부학	applied anatomy	
의식	consciousness	
의핵[의문핵]	nucleus ambigus	
이갑개	concha auriculae	귀조가비
이갑개	concha	귀선반
이갑개강	cavum conchae	조가비공간
이갑개주	cymba conchae	조가비틈
이개 기형	aplasia	귓바퀴 무형성증
이개	auricle[pinna]	귓바퀴
이개	pinna	귓바퀴
이개결절	auricular tubercle	귓바퀴결절
이개결절	Darwin's tubercle	귓바퀴결절
이개연골	auricular cartilage	귓바퀴 물렁뼈
이결절	mental tubercle	턱끝결절
이결합	mental symphysis	턱끝결합
이경화증	otosclerosis	귀경화증
이공	mental foramen	턱끝구멍
이관[귀이두관]	auditory tube	이관의 입구
이관[유스타키오관] 입구	entrance to the Eustachian tube	
이관[유스타키오관]	Eustachian tube	
이관[유스타키오관]	pharyngotympanic tube [Eustachian tube]	
이관융기	torus tubarius	귀인두관융기
이관인두근	salpingopharyngeus	귀관인두근
이관인두주름	salpingopharyngeal fold	귀관인두주름
이극	mental spine	턱끝가시
이근	mentalis	턱끝근
이긴장(증)[근(육)긴장이상(증)]	dystonia	
이륜	helix	귀둘레
이복근	digastric muscle [digastricus]	두힘살근
이상동	pyriform sinus	조롱박오목
이상엽	pyriform lobe	조롱박엽
이석막	otolithic membrane	평형모래막
이설골근	geniohyoid muscle	턱끝목뿔근
이설근	genioglossus muscle	턱끝혀근

이소골 연쇄	ossicle chain	귓속뼈 연쇄
이소골	ossicle	귓속뼈
이수	lobule[lobe]	귓볼
이온 운반	ion transport	
이온 이동	ion movement	
이온	ion	
이완부	pars flaccida	
이완성 구음장애	flaccid dysarthira	이완성 마비말장애
이완성	flaccid	
이주	tragus	귀구슬
이차시각처리영역	secondary visual processing region	
익돌구	pterygoid hamalus	날개갈고리
익돌와	pterygoid fovea	날개오목
익돌하악봉선	pterygomandibular raphe	날개아래턱솔기
인대	ligament	
인대결합	syndesmosis	
인두 이동 시간	pharyngeal transit time	
인두	pharynx	
인두가지	pharyngeal branch	
인두강[인두공간]	pharyngeal cavity	
인두건막	pharyngeal aponeurosis	인두널힘줄
인두단계	pharyngeal stage	
인두봉선	pharyngeal raphe	인두솔기
인두수축근	pharyngeal constrictor	
인두편도[아데노이드]	adenoid	
인두편도	pharyngeal tonsil	
인두함요	pharyngeal recess	인두오목
인상봉합[비늘봉합]	squamous suture	비늘물림
인상부위	squamous portion	비늘부위
인중	philtrum	
인지 기능	cognitive function	
인지	cognition	
일반내장구심신경	general visceral afferent nerve	일반내장들신경
일반내장원심신경	general visceral efferent nerve	일반내장날신경
일반체성구심신경	general somatic afferent nerve	일반몸들신경
일반체성원심신경	general somatic efferent nerve	일반몸날신경
일반화	general	
일차[제1]	primary	
일차감각[제1감각]	primary sensory	
일차구강[제1구강]	primary oral	
일차구어[제1구어]	primary verbal	
일차기관지	mainstem bronchus	
일차수용영역[제1수용영역]	primary reception area	
일차시각수용영역[제1시각수용영역]	primary reception area for vision	
일차영역[제1영역]	primary region	

일차운동영역[제1운동영역]	primary motor area	
일차청각피질	primary auditory cortex	제1청각겉질
일측성 상위운동뉴런	unilateral upper motor neuron	
일회호흡량	tidal volume	
임계한도[위험한계]	critical limit	
임상치아맹출	clinical eruption	임상이돋이
임상해부학	clinical anatomy	
임피던스 정합	impedence matching	
입방세포[Type II 폐세포]	cuboidal cell	
자각	awareness	
자극 후 반응 시간 추이도	post-stimulus time histogram	
자극	stimulation	
자동성	automaticity	
자세 조정	postural adjustment	
자율신경계	autonomic nervous system	
자의적 제어형태	voluntary control pattern	
자질감지기[특징탐지자]	feature detector	
작용근[주동근]	agonist	
잔기량	residual volume	
장골	illium	엉덩뼈
장골근	iliacus muscle	엉덩근
장골능	iliac crest	엉덩뼈능선
장골서혜	ilioinguinal	엉덩샅굴
장골하복	iliohypogastric muscle	엉덩아랫배
장늑골거근	lcvator costarum muscle, longis	긴 갈비올림근
장늑골근	iliocostal muscle	엉덩갈비근
장액성	serous	
장연합섬유	long association fiber	긴연합섬유
장측흉막	visceral pleura	내장쪽가슴막
저산소증	hypoxia	
저역치 신경섬유	low threshold fiber	
저역치 신경원	low threshold neuron	
저위(치아)[하방시]	infraversion	
저자발비율[고역치, 저자발적 발화율]	low spontaneous rate	
저작	mastication	씹기
적도부위	equatorial region	
적색척수로	rubrospinal tract	
적정음도	optimal pitch	
적합자극	adequate stimulus	
적핵	red nucleus	
전(복측)중앙열	anterior(ventral) median fissure	앞정중틈새
전	anterior	앞
전가지	anterior limb	앞가지
전각	anterior horn	앞뿔
전거근	serratus anterior muscle	앞톱니근

전경막외혈종	frontal epidural hematoma	앞경질막바깥혈종
전교련[전연합]	anterior commissure	앞맞교차
전교통동맥	anterior communicating artery	앞교통동맥
전기전위	electrical potential	
전뇌	prosencephalon	앞뇌
전대뇌동맥	anterior cerebral artery	앞대뇌동맥
전도 속도	conduction velocity	
전도구역	conducting zone	
전도실어증[전도언어상실증]	conduction aphasia	
전도회	anterior insula	앞대뇌섬
전두	frontal	이마[앞]
전두골	frontal bone	이마뼈
전두뇌교	frontopontine	이마다리뇌
전두돌기	frontal process	이마돌기
전두-두정 덮개	fronto-parietal operculum	이마-마루 덮개
전두엽 손상	frontal lobe lesion	이마엽 손상
전두엽	frontal lobe	이마엽
전두절개	frontal section	이마절개
전두회	frontal gyrus	이마이랑
전반실어증[완전언어상실증]	global aphasia	
전반적 손상	global deficit	
전백색교련	anterior white commissure	앞백색질맞교차
전복	anterior belly	앞힘살
전복측와우핵	anteroventral cochlear nucleus	앞배쪽 달팽이관
전비공	nares	콧구멍
전비극	anterior nasal spine	앞코가시
전사각근	anterior scalenus	앞목갈비근
전상돌기	anterior clinoid process	앞침상돌기
전상핵	emboliform nucleus	마개핵
전수직반규관	anterior vertical semicircular canal	앞쪽 수직반고리뼈관
전압민감단백질	voltage-sensitive protein	
전엽	anterior lobe	앞엽
전외측 주변부	anterolateral belt	바깥 앞쪽 주변부
전운동영역	premotor region	
전위	potential	
전자	electron	
전전두연합영역	prefrontal association area	이마엽앞연합영역
전전두영역	prefrontal area	이마엽앞영역
전정계단	scala vestibule	안뜰계단
전정소뇌	vestibulocerebellum	안뜰소뇌
전정신경절	vestibular ganglion	안뜰신경절
전정와우신경	vestibulocochlear nerve	속귀신경
전정척수로	vestibulospinal	안뜰척수로
전정핵	vestibular nucleus	안뜰핵
전척수동맥	anterior spinal artery	앞척수동맥

전척수소뇌로	anterior spinocerebellar tract	앞척수소뇌로
전척수시상로	anterior spinothalamic tract	앞척수시상로
전체 신경활동전위	whole nerve action potential	
전측	anterolateral	앞가쪽
전측구	anterior lateral sulcus	앞가쪽고랑
전파[증식]	propagation	
전피질척수로	anterior corticospinal tract	앞겉질척수로
전하소뇌동맥	anterior inferior cerebellar artery	앞아래소뇌동맥
전회색질원주	anterior gray column	앞회색질기둥
전후두절흔	preoccipital notch	후두앞패임
절개[분리]	dissect	
절단	cut	
절대불응기	absolute refractory period	
절치	incisor	앞니
절치공	incisive foramen	앞니구멍
절치와	incisive fossa	앞니오목
점액	mucus	
접번관절[경첩관절]	ginglymus	
접촉	touch	
접형골	sphenoid bone	나비뼈
접형골극	sphenoid spine	접형골가시
접형동	sphenoid sinus	나비굴
정맥계[정맥계통]	venous system	
정서적 불안정	emotional lability	
정식관절	gomphosis	못박이관절
정원공	foramen rotundum	원형구멍
정원창	foramen round	원형구멍
정원창	round window [fenestra cochlea, fenestra rotunda]	둥근창[달팽이창]
정중	median	
정중공[마젠디공]	median aperture [foramen of Magendie]	정중구멍
정중구개봉합	median palatine suture	정중입천장봉합
정중봉선	median raphe	정중솔기
정중시상절개[단면]	midsagittal section	
정지전위[안정전위]	resting potential	
제1구심 섬유	primary afferent fiber	제1들성섬유
제	umbo	고막배꼽
조거구	calcarine sulcus	새발톱고랑
조기골유합(증)	premature systosis	조기뼈붙음(증)
조기시상골유합(증)	premature sagittal synostosis	조기시상뼈붙음(증)
조음 목표	articulatory goal	
조음계	articulatory system	
조음자	articulator	
조절작용	checking action	
조조성	roughness	거친 소리

조직	tissue	
조직학	histology	
족저	plantar	발바닥
족저굴곡	plantar flexion	바닥쪽굽힘
족저파악반사	plantar grasp reflex	발바닥움켜잡기반사
족판	footplate	발판
종격	mediastinum	세로칸
종격흉막	mediastinal pleura	세로칸가슴막
종뇌	telencephalon	끝뇌
종단	longitudinal	세로
종말단추[말단단추]	terminal button	
종말장치[말단장치]	terminal device	
종말판[말단판]	terminal endplate	
종말-호흡세기관지 [말단-호흡세기관지]	terminal respiratory bronchiole	
종사	filum terminale	종말끈
종형흉곽	barrel chest	술통형가슴
좌골	ischium	궁둥뼈
좌반구	left hemisphere	왼쪽 반구
좌폐	left lung	왼폐
주간절흔	intertragic incisure	귀구슬사이패임
주기 그래프[기간 히스토그램]	period histogram	
주상결절	tuberculum supratragicum	구슬위결절
주상와	scaphoid fossa	배오목
주요 하올리브핵	principal inferior olivary nucleus	주요 아래올리브핵
주파수 변동	frequency perturbation	
주파수 특이도	frequency specificity	
주파수배열	tonotopicity	
줄기	branch	가지
중(간)엽	middle lobe	
중	intermediate	가운데
중간갑상설골인대	median thyrohyoid ligament	가운데방패목뿔인대
중간건	intermediate tendon	가운데힘줄
중간계단	scala media	
중간뉴런[중간신경세포]	interneuron	
중간선조체	intermediate stria	중간줄무늬체
중간설후두개인대	median glossoepiglottic ligament	가운데혀덮개인대
중간섬유막	median fibrous septum	중간사이섬유막
중간신경	nervus intermedius	
중간영역	middle area	
중간음향선	intermediate acoustic stria	가운데 음향선
중간체평형체반	macula cribrosa media	
중간층	intermediate layer	
중격연골	septal cartilage	사이막연골
중내측 주변부	middle medial belt	안쪽 중간쪽 주변부

중뇌	mesencenphalon	
중뇌	midbrain	
중뇌수도[대뇌수도관]	cerebral aqueduct	
중뇌수도주위[뇌수도관주위]	periaqueductal	
중대뇌동맥[중간대뇌동맥]	middle cerebral artery	
중비갑개	middle nasal concha	중간코선반
중소뇌각	middle cerebellar peduncle	중간소뇌다리
중쇠관절	trochoid joint	
중심 주위핵	pericentral nucleus	
중심건	central tendon	중심널힘줄
중심관	central canal	
중심교합	neutroclusion	중심맞물림
중심구	central sulcus (Rolandic sulcus)	중심고랑[롤란도고랑, 롤란도틈새]
중심구주위소엽	paracentral lobule	중심주변엽
중심전회	precentral gyrus	중심앞이랑
중심주파수	center frequency	
중심후구	postcentral sulcus	중심뒤고랑
중심후회	postcentral gyrus	중심뒤이랑
중앙[내측]	medial	안쪽
중앙부	central portion	
중앙선	midline	
중앙제어 이론	central control theory	
중앙회색질	central gray matter	
중이	middlc car	가운데귀
중이강	middle ear cavity	가운데귀공간
중이저류액[중이삼출액]	middle ear effusion	
중인두봉선	median pharyngeal raphe	중앙인두솔기
중인두수축근	middle pharyngeal constrictor	가운데인두조임근
중전두회	middle frontal gyrus	중간이마이랑
중절치	central incisor	중간앞니
중증근무력증	myasthenia gravis	
중추수면무호흡	central apnea	
중추신경계	central nervous system	
중측두회	middle temporal gyrus	중관자이랑
지방조직	adipose tissue	
지속적 개방부정교합	persistent open bite	
지속적 담힘부정교합	persistent closed bite	
지주막	arachnoid mater	거미막
지치	wisdom teeth	사랑니
직근	pars recta	가로근
진늑골	true rib	참갈비뼈
진동음역[성대 프라이]	glottal fry	성대튀김소리
진성구[음계음역]	modal register	
진전	tremor	떨림

진행파[이동파]	traveling wave	
차축관절	pivot joint	중쇠관절
채널단백질	channel protein	
척수	spinal cord	
척수근	spinal root	척수뿌리
척수로핵	spinal tract nucleus	
척수막층	spinal meningeal lining	
척수반사궁	spinal reflex arc	척수반사활
척수분절	spinal cord segment	
척수시상로	spinothalamic tract	
척수신경	spinal nerve	
척수원추	conus medullaris	척수원뿔
척주	spinal column	
척주	vertebral column [spinal column]	
척주관	vertebral canal	
척주기립근	erector spinae [sacrospinal muscle]	척주세움근
척추경	pedicle	척추뼈뿌리
척추골	vertebra	척추뼈
척추늑골	vertebral rib	척추갈비뼈
척추늑골연골	vertebrochondral rib	척추갈비연골
척추돌기	spinous process	가시돌기
척추동맥	vertebral artery	
척추분지	vertebral division	
척추체	vertebral corpus	척추뼈몸통
척추흉골늑골	vertebrosternal rib	척추복장갈비뼈
천골	sacrum	엉치뼈
천골능선	sacral crest	엉치뼈능선
천골신경	sacral nerve	엉치신경
천자	puncture	
천장관절	sacroiliac joint	엉치엉덩관절
천추	sacral vertebra	엉치척추뼈
천추공	sacral foramina	엉치뼈구멍
첨부	apex	꼭대기
첨흉막	apical pleura	꼭대기쪽가슴막
청각 반향	auditory echo	
청각 수용	auditory reception	
청각 중심 피질	auditory core of cortex	
청각	auditory	
청각	hearing	
청각방사[슬상관자방사]	auditory radiation [geniculotemporal radiation]	
청각신경	auditory nerve	속귀신경
청성뇌간반응	auditory brainstem response	
체	corpus	몸통
체성	somatic	몸
체성감각 수용	somatic sensory reception	몸감각 수용

체성감각	somatic sense	몸감각
체성근육	somatic muscle	몸근육
체성신경계	somatic nervous system	몸신경계
초분절적	suprasegmental	
촉각[접촉 감각]	tactile sense	
촉감	tactile	
촉진	palpation	
총	plexus	얼기
총각	crus commune	공통다리
총폐활량	total lung capacity	
최내늑간근	innermost intercostal muscle	맨속갈비사이근
최대발성지속시간	maximum phonation time	
최장근	longissimus muscle	가장긴근
최적 주파수	best frequency	
최종 공통경로	final common pathway	
최종효과기	end-effector	
추간공	intervertebral foramina	척추사이구멍
추간판	intervertebral disc	척추원반
추골 상인대	superior ligament of malleus	망치뼈 위쪽 인대
추골 전인대	anterior ligament of malleus	망치뼈 앞쪽 인대
추골 측인대	lateral ligament of malleus	망치뼈 가쪽인대
추골	malleus	망치뼈
추골절흔	vertebral notch	척추뼈패임
추골추벽	malleolar fold	망치주름
추공	foramina	처추뼈구멍
추공	vertebral foramen	척추뼈구멍
추체[피라미드]	pyramidal	
추체교차[피라미드교차]	pyramidal decussation	
추체로	pyramidal tract	
추체부위	petrous portion	바위부위
추체세포[피라미드세포]	pyramidal cell	
추체신경절	petrosal ganglia	바위신경절
추체외	extrapyramidal	피라미드바깥
추체융기[피라미드융기]	pyramidal eminence	
축골격	axial skeleton	몸통뼈대
축삭	axon	
축삭세포체 연접[축삭세포체시냅스]	axosomatic synapse	
축삭소구	axon hillock	축삭둔덕
축삭수상돌기 연접	axodendritic synapse	축삭가지돌기시냅스
축삭종말	telodendria	축삭끝가지
축삭축삭 연접[축삭축삭시냅스]	axoaxonic synapse	
축추	axis	중쇠뼈
충란뚜껑	operculum	덮개
충부	vermis	벌레[소뇌벌레]
충양골	wormian bone	보름뼈

측돌기	lateral process	가쪽돌기
측두골	temporal bone	관자뼈
측두구	temporal sulcus	관자고랑
측두근	temporalis	관자근
측두덮개	temporal operculum	관자덮개
측두돌기	temporal process	관자돌기
측두두정	temporoparietal	관자마루
측두-두정-후두 연합	temporo-parieto-occipital association	관자-마루-뒤통수 연합
측두안면	temporofacial	관자얼굴
측두엽	temporal lobe	관자엽
측두와	temporal fossa	관자우묵
측두평면[관자평면]	planum temporale	
측두회	temporal gyrus	관자이랑
측두-후두-두정 연합영역	temporal-occipital-parietal association region	관자-뒤통수-마루 연합영역
측면	side	
측윤상피열근	lateral cricoarytenoid muscle	바깥반지모뿔근
측절치	lateral incisor	옆앞니
층	laminae	
층류	laminar flow	
치골	pubic bone	두덩뼈
치골결합	pubic symphysis	두덩결합
치관	crown	치아머리
치밀골	compact bone	치밀뼈
치상돌기기형	odontoid malformation	치아돌기기형
치상인대	denticulate ligament	돌기인대
치상핵	dentate nucleus	
치상회	dentate gyrus	치아이랑
치시상	dentatothalamic	
치아돌기이형증	os odontoideum malformation	치아돌기기형
치아봉합	dentate suture	치아꿰맴
치아속질	pulp	
치아회전	torsiversion	
치조	alveolus	이틀뼈
치조	dental alveoli	이틀
치조궁	alveolar arch	이틀궁
치조궁	dental arch	이틀활
치조능선	alveolar ridge	이틀능선
치조돌기	alveolar process	이틀돌기
치조부위	alveolar region	이틀부위
치주인대[치아주위인대]	periodontal ligament	
침골 상인대	superior ligament of the incus	모루뼈 위쪽 인대
침골 후인대	posterior ligament of incus	망치뼈 뒤쪽 인대
침골	incus	모루뼈
침골체	body of the incus	모루뼈몸통
침등관절	incudostapedial joint	모루등자관절

코르티터널	tunnel of Corti	
큐피드궁	Cupid's bow	큐피드의 활
타액분비	salivation	침분비
타액분비핵	salivatory nucleus	침분비핵
탄력섬유	elastic fiber	
탄성원추	conus elasticus	탄력원뿔
탈분극	depolarization	
탈수초화	demyelination	말이집탈락
통각수용기[통증감각기]	nociceptor	
통과	en passant[in passing]	
통증	pain	
통증제거반사	pain withdrawal reflex	
통합운동장애[행동곤란증]	dyspraxia	
투과성	permeability	
투사섬유	projection fiber	
트로포닌	troponin	
트로포미오신	tropomyosin	
특수감각	special sense	
특수내장구심신경	special visceral afferent nerve	특수내장들신경
특수내장원심신경	special visceral efferent nerve	특수내장날신경
특수체성구심신경	special somatic afferent nerve	특수몸들신경
특수체성원심신경	special somatic efferent nerve	특수몸날신경
특수화	specialized	
특이지연	characteristic delay	
특정 시상핵	specific thalamic nucleus	
틱	tic	
파사반트 패드	Passavant's pad	
판개부	pars opercularis [frontal operculum]	전두덮개
팰머	palmar	손바닥
팽대	ampulla	
팽대부릉[팽대능선]	crista ampularis	
편도체[편도핵]	amygdaloid body	
편마비[반신마비]	hemiplegia	
편무도병	hemiballism	반도리깨질증
편안한 일회호흡	quiet tidal breathing	
편안한 일회호흡량	quiet tidal volume	
편안한 흡기	quiet inspiration	편안한 들숨
편엽	flocculus	타래
편엽소절엽	flocculonodular lobe	타래결절엽
편평상피	squamous epithelium	
평균기본주파수	average fundamental frequency	
평면관절	plane joint	
평형	balance	
평활근	smooth muscle	민무늬근육
폐기종	emphysema	공기증

폐동맥	pulmonary artery	
폐문	hilum	
폐세포	pneumocyte	
폐쇄	closure	다물기
폐쇄증[폐색증]	atresia	
폐용량	lung volume	
폐용적	lung capacity	
폐포	alveoli	허파꽈리
폐포관	alveolar duct	허파꽈리관
폐포압	alveolar pressure	허파꽈리압
폐활량	vital capacity	
폐활량계	spirometer	
포만중추	satiety center	
포식세포	macrophage	
포유반사	rooting reflex	먹이찾기반사
표면감각	superficial sensation	
표면감각기[마이스너소체]	Meissner's corpuscle	
표면장력	surface tension	
표면해부학	surface anatomy	
표재	superficial	얕은
피각	putamen	조가비핵
피개	tectum [quadrigeminal plate]	덮개
피개	tegmentum	덮개
피개막	tectorial membrane	덮개막
피개척수로	tectospinal tract	덮개척수로
피대근	strap muscle	띠근육
피드백 이론	feedback theory	
피부분절	dermatome	
피열연골	arytenoid cartilage	모뿔연골
피열후두개근	aryepiglottic muscle	모뿔덮개근
피열후두개주름	aryepiglottic fold	모뿔덮개주름
피질교뇌	corticopontine	겉질다리뇌
피질교뇌로	corticopontine tract	겉질다리뇌경로
피질연수로	corticobulbar tact	겉질숨뇌경로
피질하핵	subcortical nucleus	피질아래핵
필첨	calamus scriptorius	펜촉 끝
하	inferior	아래
하각	inferior cornu	아래뿔
하각	inferior horn	아래뿔
하관절면	inferior articular facet	아래관절면
하구 중심핵	central nucleus of inferior colliculus	아래 둔덕 가운데 핵
하구	inferior colliculus	아래둔덕
하구외핵	external nucleus of inferior colliculus	아래둔덕 바깥핵
하뇌교구	inferior pontine sulcus	아래다리뇌고랑
하늑골면	inferior costal facet	아래갈비면

하대정맥	inferior vena cava	아래대정맥
하반신마비	paraplegia	
하복	inferior belly	아래힘살
하부기도	lower respiratory system	
하비갑개	inferior nasal concha	아래코선반
하비갑개	inferior turbinate	아래코선반
하소뇌각	inferior cerebellar peduncle	아래소뇌다리
하수체와	pituitary fossa	뇌하수체오목
하수체와	sella turcica	뇌하수체오목
하수체와	hypophyseal fossa	뇌하수체오목
하순하제근	depressor labii inferior muscle	아랫입술내림근
하악골	mandible	아래턱뼈
하악골결합	symphysis mente	아래턱결합
하악골발육부전증	mandibular hypoplasia	아래턱뼈형성저하증
하악공	mandibular foramen	턱뼈구멍
하악반사	jaw jerk reflex	아래턱반사
하악선	submandibular gland	턱밑샘
하악설골근	mylohyoid	턱목뿔근
하악설골선	mylohyoid line	턱목뿔선
하악신경가지	mandibular branch	아래턱뼈신경가지
하악연지	mandibular marginal branch	턱모서리가지
하악와	mandibular fossa	턱관절오목
하악융기	mental protuberance	턱끝융기
하악절흔	mandibular notch	아래턱뼈패임
하올리브	inferior olivary	아래올리브
하올리브복합체	inferior olivary complex	아래올리브복합체
하위운동신경원	lower motor neuron [LMN]	
하이극	inferior mental spine	아래턱끝가시
하인두수축근	inferior pharyngeal constrictor	아래인두수축근
하전두회	inferior frontal gyrus	아래이마이랑
하전정핵	inferior vestibular nucleus	아래안뜰핵
하종설근	inferior longitudinal muscle	혀아래세로근
하지	lower extremity	다리
하추절흔	inferior intervertebral notch	아래척추뼈패임
하치조신경	inferior alveolar nerve	아래이틀신경
하행 피질척수로	descending corticospinal tract	내림겉질척수로
하행복부대동맥	descending abdominal aorta	내림배대동맥
하후거근	serratus posterior inferior muscle	아래뒤톱니근
함몰흉	pectus excavatum	오목가슴
합지증	syndactyly	손발가락융합증
항선	nuchal line	목덜미선
항인대	nuchal ligament	목덜미인대
해마	hippocampus	
해마결회	parahippocampal gyrus	해마곁이랑
해마발	pes hippocampus	

해마술	fimbria hippocampus	해마가장자리
해마형성체	hippocampal formation	
해면골	spongy bone	해면뼈
해부학	anatomy	
해부학적 위치	anatomical position	
핵	nucleus	
핵낭섬유	nuclear bag fiber	핵주머니섬유
핵사슬섬유	nuclear chain fiber	
허혈	ischemia	
헤쉴회	Heschl's gyrus	헤쉴이랑
혀 내밀기	tongue base	
현미경적 해부학	microscopic anatomy	
혈관선	stria vascularis	혈관줄
혈관수축	vasoconstriction	
혈관학[맥관학]	angiology	
혈액	blood	피
혈액뇌장벽	blood-brain barrier	
혈장	plasma	
혈전	thrombus	
혈전증	thrombosis	
혈종	hematoma	
협강	buccal cavity	입안안뜰
협근	buccinator	볼근
협력근[협동근]	synergist	
협면	buccal surface	볼면
협부	isthmus	잘룩
협응[조화]	coordinating	
협응구조[조화구조]	coordinative structure	
협착증	stenosis	
협측전위	buccoversion	볼쪽자리바뀜
형성저하증	hypoplasia	
형태학	morphology	
호기	expiration	날숨
호먼큘러스	homunculus	뇌난쟁이
호식성 예비용적	expiratory reserve volume	날숨예비량
호흡	respiration	
호흡계	respiratory system	
호흡구역	respiratory zone	
호흡생리학	respiratory physiology	
호흡세기관지	respiratory bronchiole	
호흡주기	respiratory cycle	
혼합성 경직-실조성 구음장애	mixed spastic-ataxic dysarthria	혼합성 경직-실조성 마비말장애
혼합성 경직-이완성 구음장애	mixed spastic-flaccid dysarthria	혼합성 경직-이완성 마비말장애

혼합성 구음장애	mixed dysarthria	혼합성 마비말장애
혼합성 운동감소-실조-경직성 구음장애	mixed hypokinetic-ataxic-spastic dysarthria	혼합성 과소운동-실조-경직성 마비말장애
화용론	pragmatics	
화행	speech act	언어행위
확산	diffusion	
확산	divergence	퍼짐
환기	aeration	
환기	ventilation	
환추	atlas	고리뼈
활경근	platysma	넓은목근
활동전위	action potential	
활두	gliding	미끄러짐
활성화	activation	
활주건	tendonous slip	미끄럼힘줄
활주잔섬유모델[이동미세섬유모델]	sliding filament model	
활차	trochlear	도르래신경
활차상돌기	trochleariform process	도르래모양돌기
황색연골[탄력연골]	yellow [elastic] cartilage	
회(색)질	gray matter	
회[산]	convolution	이랑
회	gyrus	이랑
회내	pronation	엎침
회색층	indusium griseum	
회의	supination	뒤침
회전	rotating	
회전력	torque	
횡격막	diaphragm	가로막
횡격막공	diaphragmatic hiatus	가로막구멍
횡격막복측신경	phrenicoabdominal nerve	가로막배쪽신경
횡격막신경	phrenic nerve	가로막신경
횡격막흉막	diaphragmatic pleura	가로막가슴막
횡단	transverse section	가로절개
횡돌기공	transverse foramina	가로돌기구멍
횡돌기공	transverse process	가로돌기
횡문근	striated muscle	가로무늬근
횡설근	transverse muscle	혀가로근
횡피열간근	transverse interarytenoid muscle	가로모뿔사이근
횡피열근	transverse arytenoid muscle	가로모뿔근
효과기체계	effector system	
후	posterior	뒤
후가지	posterior limb	뒷가지
후각	olfaction	냄새 감각
후각	posterior horn	뒤뿔
후각구	olfactory sulcus	후각고랑

후각뇌	rhinencephalon	
후각상실증[무후각증]	anosmia	
후각신경	olfactory nerve	
후각신경구	olfactory bulb	후각망울
후교련[후연합]	posterior commissure	뒤맞교차
후교통동맥	posterior communicating artery	뒤교통동맥
후근신경섬유	dorsal root fiber	뒤뿌리신경섬유
후근신경절	dorsal root ganglia	뒤뿌리신경절
후내측 슬상체	dorsal medial geniculate body	뒤쪽 안쪽 무릎체
후뇌	metencephalon	후뇌
후대뇌동맥	posterior cerebral artery	뒤대뇌동맥
후두(내시)경	laryngoscope	
후두	larynx	
후두각	occipital horn	뒤통수뿔
후두강[후두공간]	laryngeal cavity	
후두개	epiglottis	후두덮개
후두개계곡	valleculae	후두덮개계곡
후두상전	laryngeal elevator	후두올림근
후두소낭	laryngeal saccule	후두실주머니
후두실	laryngeal ventricle [laryngeal sinus]	
후두실주름[가성대]	ventricular [vestibular] fold	
후두염	laryngitis	
후두엽	occipital lobe	뒤통수엽
후두와경막외혈종	posterior fossa epidural hematoma	뒤오목경질막바깥혈종
후두유돌봉합	occipitomastoid suture	뒤통수꼭지봉합
후두융기	Adam's apple	아담의 사과
후두인두[하인두]	hypophyarynx	
후두인두	laryngopharynx	
후두입구[후두개구부]	aditus laryngx	
후두적출술	laryngectomy	
후두적출자	laryngectomee	
후두전문의	laryngologist	
후두전정	vestibule	후두안뜰
후두전정인대	vestibular ligament	후두안뜰인대
후두전정틈새[가성대공간]	rima vestibuli	후두안뜰틈새
후두천명	laryngeal stridor	후두 그렁거림
후두하제	laryngeal depressor	후두내림근
후반규관[후수직반규관]	posterior vertical semicircular canal	뒤쪽 수직반고리뼈관
후방사각판	posterior quadrate lamina	뒤네모판
후복	posteior belly	뒤힘살
후복측 와우핵	posteroventral cochlear nucleus	뒤배쪽 달팽이관
후비공	nasal choanae	뒤콧구멍
후비극	posterior nasal spine	뒤코가시
후엽	posterior lobe	뒷엽
후윤상피열근	posterior cricoarytenoid muscle	뒤반지모뿔근

후인두솔기	posterior pharyngeal raphe	뒤인두솔기
후정중구	posterior median sulcus	뒤정중고랑
후중간구	posterior intermediate sulcus	뒤중간고랑
후척수동맥	posterior spinal artery	뒤척수동맥
후척수소뇌로	posterior spinocerebellar tract	뒤척수소뇌로
후퇴	retraction	뒤당김
후하소뇌동맥	posterior inferior cerebellar artery	뒤아래소뇌동맥
후회색질원주	posterior gray column[horn]	후회색질뿔
휘파람 음역	whistle register	
휴식 시 폐용량	resting lung volume	
흉강	thoracic cavity	가슴안
흉골	sternum	복장뼈
흉골각	manubrosternal angle	복장뼈각
흉골갑상근	sternothyroid muscle	복장방패근
흉골몸체	corpus sterni	복장뼈몸체
흉골병	manubrium (sterni)	복장뼈자루
흉골상	suprasternal	복장위
흉골상절흔	sternal notch	목아래패임
흉골설골근	sternohyoid muscle	복장목뿔근
흉골열	cleft sternum	복장뼈갈림(증)
흉골체	manubrium corpus	복장뼈몸통
흉곽	rib cage	가슴우리
흉곽고정	thoracic fixation	가슴고정
흉곽대	pectoral girdle	팔이음뼈
흉곽대	shoulder girdle	가슴이음뼈[팔이음뼈, 어깨이음구조]
흉곽벽	thoracic wall	가슴벽
흉막[늑막]	pleura	가슴막
흉막강내압	intrapleural pressure	가슴막내압
흉막염	pleurisy	가슴막염
흉복부늑간신경	thoracoabdominal intercostal nerve	가슴배갈비사이신경
흉복부신경	thoracoabdominal nerve	가슴배신경
흉부	thorax	가슴
흉부늑간신경	thoracic intercostals nerve	가슴갈비사이신경
흉선	thymus gland	가슴샘
흉쇄유돌근	sternocleidomastoid muscle	목빗근
흉신경	pectoral nerve	가슴근신경
흉신경	thoracic nerve	가슴신경
흉요근막	thoracolumbar fascia	등허리근막
흉장늑근	iliocostalis thoracis	등엉덩갈비근
흉최장근	longissimus thoracis	등가장긴근
흉추	thoracic vertebra	등뼈
흉횡근	transverses thoracis muscle	가로가슴근
흑질	substantia nigra	
흡기	inspiration	들숨

흡기예비용적	inspiratory reserve volume	들숨예비량
흡기용적	inspiratory capacity	들숨폐활량
흡기천명	inhalatory stridor	들숨 그렁거림
흡인	aspiration	사레
흡인성 폐렴	aspiration pneumonia	
흡철반사	sucking reflex	빨기반사
흥분	excite	들뜸
흥분성 효과	excitatory effect	들뜸 효과
희돌기아교세포	oligodendrocyte	
A 띠	A band	어두운 띠
A 섬유	A fiber	
class I 교합	class I occlusal relationship	
class II 부정교합	class II malocclusion	
class III 부정교합	class III malocclusion	
H 역	H zone	
Z 선	Z line	근섬유분절의 가장자리

찾아보기

[ㄴ]

[ㄷ]

[ㄹ]

[ㅁ]

[ㅂ]

[ㅅ]

[ㅇ]

[ㅈ]

[ㅊ]

[ㅋ]

[ㅌ]

[ㅍ]

[ㅎ]

[기타]

역자 소개

■ 김재옥

University of Florida, 언어병리학 박사(음성장애 전공)
현, 강남대학교 교육대학원 언어치료교육전공 부교수

■ 김정완

연세대학교 언어병리학 박사(신경언어장애 전공)
현, 대구대학교 언어치료학과 조교수

■ 송윤경

이화여자대학교 언어병리학 박사(음성장애 전공)
현, 동명대학교 보건복지교육대학 언어치료학과 조교수

■ 표화영

이화여자대학교 언어병리학 박사(음성장애 전공)
현, 조선대학교 보건과학대학 언어치료학과 부교수

■ 허승덕

동아대학교 의학박사(전기생리학 전공)
현, 대구대학교 언어치료학과 조교수

말, 언어, 청각의 해부와 생리, 제4판
Anatomy & Physiology for Speech, Language, and Hearing

발 행 일 | 2015년 8월 20일 초판 1쇄 발행
저 자 | J. Anthony Seikel · Douglas W. King · David G. Drumright
역 자 | 김재옥 · 김정완 · 송윤경 · 표화영 · 허승덕
발 행 인 | 구본하
발 행 처 | 도서출판 **박학사**
주 소 | 서울시 마포구 월드컵북로5길 33 동아빌딩 2층
전 화 | (02)3142-3764~5
팩 스 | (02)3142-3766
웹사이트 | www.pakhaksa.co.kr
등록번호 | 제10-2230호

정가 37,000원 ISBN 978-89-98521-33-2